Eduard Batschelet

Einführung in die Mathematik für Biologen

Mit 226 Abbildungen

Springer-Verlag
Berlin Heidelberg New York 1980

Professor Dr. Eduard BATSCHELET †
Mathematisches Institut der Universität Zürich,
Freiestraße 36, CH-8032 Zürich

Titel der englischen Originalausgabe:
Introduction to Mathematics for Life Scientists, 3rd edition

ISBN-13: 978-3-642-96540-1 e-ISBN-13: 978-3-642-96539-5
DOI: 10.1007/978-3-642-96539-5

Cip-Kurztitelaufnahme der Deutschen Bibliothek. Batschelet, Eduard: Einführung in die Mathematik für Biologen/Eduard Batschelet. – Berlin, Heidelberg, New York: Springer 1980. Engl. Ausg. u.d.T.: Batschelet, Edward: Introduction to mathematics for life scientists.

Softcover reprint of the hardcover 1st edition 1980

Druck und Bindearbeiten: Konrad Triltsch, Graphischer Betrieb, 8700 Würzburg
2141/3140-543210

Vorwort zur deutschen Ausgabe

Die Gelegenheit zur deutschen Übersetzung wurde dazu benützt, auf Neuerscheinungen hinzuweisen. Auch wurden Einheiten wie cal, dyn, erg, at, poise durch die neuen gesetzlichen SI-Einheiten ersetzt. Einigen kritischen Hinweisen wurde ebenfalls Rechnung getragen. So bin ich vor allem Dr. Tor Gulliksen von der Universität Oslo für einige Verbesserungen dankbar.

Zur Übersetzung ins Deutsche trugen die folgenden Studierenden der beiden Hochschulen Zürichs wesentlich bei: Regula Aeppli, Roger Baer, Franz Baumberger, Peter Bieler, Urs Borschberg, Ursula Germann, Marko Th. Heinemann, Angelo Lanfranconi, Claude Meier, Charlotte Müller, Karl Münger, Franco Rossi, Stephan Strasser, Beat Stucki und Priska Zehnder. Beim Korrekturenlesen half mir meine Frau. Ich konnte wiederum auf die Sorgfalt und das Entgegenkommen der Mitarbeiter des Springer-Verlages und der Druckerei zählen. Ihnen allen bin ich für ihre Hingabe zu großem Dank verpflichtet.

Die Leser bitte ich, mich auf Druckfehler und Versehen aufmerksam zu machen.

Mathematisches Institut der
Universität Zürich, Herbst 1979 E. BATSCHELET

Professor Batschelet verstarb vor der Fertigstellung dieser deutschen Ausgabe seines Buches. Die abschließende redaktionelle Überarbeitung und Korrektur wurden daher im Verlag vorgenommen.

Heidelberg, im Juli 1980 SPRINGER-VERLAG

Aus dem Vorwort zur englischen Ausgabe

Vor einigen Jahrzehnten spielte die Mathematik in den biologischen Wissenschaften nur eine bescheidene Rolle. Heute jedoch wird eine große Vielfalt von mathematischen Methoden angewandt. Unter ihnen befinden sich zumeist solche, die sich bereits in Physik, Chemie, Technik und den Wirtschaftswissenschaften als nützlich erwiesen haben.

Die heutige Ausbildung der Biologen kommt dieser Entwicklung nur in geringem Maße entgegen. Eine mathematische Schulung der Anfänger und der Fortgeschrittenen ist aber unumgänglich geworden. Dieses Buch ist für einen einführenden Kurs gedacht. Es ist anwendungsorientiert. Mit zahlreichen Hinweisen auf weitere Literatur mag es auch dem Autodidakten dienen und dem Lehrer in seinen Vorbereitungen eine Hilfe sein.

Biologen wollen begreiflicherweise nicht allzu tief in die Mathematik eindringen. Von vielen Feinheiten in den Grundlagen der Mathematik kann daher abgesehen werden. Darum unterscheidet sich das Buch beträchtlich von einer Einführung für angehende Mathematiker. Begriffe werden nicht in erster Linie abstrakt, sondern möglichst intuitiv eingeführt. Dem Leser wird auch immer wieder erklärt, warum er dieses und jenes studieren soll. Dazu dienen zahlreiche Beispiele und Übungsaufgaben, die aus der Biologie und verwandten Gebieten ausgewählt wurden. Nirgends wird der Versuch unternommen, aus dem Biologen einen Mathematiker zu machen und ihn damit von seinem eigentlichen Gegenstand abzulenken. Das Ziel besteht darin, dem Studierenden das mathematische Rüstzeug so nahe wie möglich zu bringen. Insbesondere sollte es ihm ermöglicht werden, sich erfolgreich mit einem Mathematiker zu verständigen, wenn er dessen Hilfe braucht.

Viele Abbildungen und historische Anmerkungen sollen dem Leser über die Anfangsschwierigkeiten hinweghelfen. Die Übungsaufgaben wurden in Kursen auf ihre Nützlichkeit geprüft. Aufgaben und Abschnitte mit einem Stern sind nicht notwendigerweise schwieriger; sie beziehen sich bloß auf weniger zentrale Gebiete.

Das Buch ist der Auffassung entsprungen, sogenannte Kochbuch-Mathematik sei abzulehnen. Mit fertigen, aber unverstandenen Regeln ist dem Naturwissenschaftler nicht gedient. Begriffliches Verständnis soll gleichzeitig mit den Anwendungen gelernt und eingeübt werden. Das erfordert eine ziemlich breite Darstellung. Um den Umfang des Buches dennoch in Grenzen zu halten, wurde eine stoffliche Auswahl getroffen. So wurden Computerwissenschaften und Statistik fortgelassen. Diese wichtigen Gegenstände können in getrennten Büchern ohnehin besser dargestellt werden. Der Leser wird hingegen in dem vorliegenden Buch auf das spätere Studium anderer Gebiete gründlich vorbereitet.

Zürich, Oktober 1971 E. BATSCHELET

Inhaltsverzeichnis

Kapitel 8. Grenzwerte

Kapitel 9. Differential- und Integralrechnung

Kapitel 10. Exponential- und Logarithmusfunktionen II

Kapitel 11. Gewöhnliche Differentialgleichungen

Kapitel 12. Funktionen von zwei oder mehr unabhängigen Variablen

Kapitel 13. Wahrscheinlichkeit

Kapitel 14. Matrizen und Vektoren

Kapitel 15. Komplexe Zahlen

Kapitel 1

Reelle Zahlen

1.1 Einleitung

Die Absicht des ersten Kapitels ist es, einen Rückblick auf einige Gesetze und Regeln der Algebra zu geben. Es wird eine Auswahl angeboten, die die Bedürfnisse des Naturwissenschaftlers betont. Gleichzeitig wollen wir wichtige Konzepte einführen, die normalerweise in mathematischen Lehrbüchern fehlen.

1.2 Klassifizierung und Messung

Klassifizierung von Objekten und Ereignissen ist die einfachstc Methode, um zu einer Skala zu gelangen. Man spricht dann von einer *nominalen Skala* (von lateinisch nomen = Name). Wir sagen auch, daß wir auf einer *nominalen Stufe* arbeiten.

Wenn wir biologische Arten oder verschiedene Verhaltensweisen von Tieren klassifizieren, oder wenn wir zwischen Wetterlagen unterscheiden, arbeiten wir auf einer nominalen Stufe. So benutzt ein Verhaltensforscher eine nominale Skala, wenn er Tiere als aktiv, inaktiv, wachsam, aggressiv oder unterwerfend einordnet. Für weitere Beispiele siehe Abb. 3.1, 3.3 und 3.4. Man mag den Mangel an quantitativer Information bedauern, aber eine ganz klare Unterscheidung von Objekten ist schon eine wissenschaftliche Leistung.

Beispiel 1.2.1. Die Chemie ist fähig zwischen Hunderttausenden, wenn nicht Millionen von verschiedenen Substanzen zu unterscheiden. Jede Substanz ist entweder eine chemische Verbindung oder eine Mischung aus Verbindungen. Bei den Verbindungen gibt es keine Überlappung; jede ist eindeutig definiert. Eis, Wasser und Wasserdampf gehören zu der gleichen Verbindung, während zwischen den verschiedenen Zuckersorten ein klarer Unterschied gemacht wird. Dies im Unterschied zur Umgangssprache, wo Wörter wie Zucker, Salz, Wasser, Alkohol etc. nicht klar definiert sind. Mit chemischen Verbindungen kann man eine nominale Skala bilden.

Wir erhalten eine brauchbarere Art von Skala, wenn es uns gelingt, Objekte und Ereignisse zu *ordnen*. Es ist für uns leicht, zwei verschiedene Musiktöne inbezug auf die Tonhöhe auseinander zu halten. Wir klassifizieren die Töne nicht nur nach ihrer Qualität, sondern wir sind fähig, sie als höher oder tiefer einzustufen. Wenn es uns möglich ist, Objekte und Ereignisse zu ordnen, arbeiten wir mit einer *ordinalen Skala* (von lateinisch ordo = Ordnung). Wir sagen auch, daß wir die *ordinale Stufe* erreichen.

Beispiel 1.2.2. Ein Forscher unterscheidet einige Arten von *Nierenversagen* nach übermäßigem Gebrauch gewisser Medikamente. Er kann das Versagen nach Schwere des Schadens ordnen. Es ist bequem, der Eigenschaft "kein Schaden" die Zahl 0, der

Eigenschaft "schwacher Schaden" die Zahl 1, der Eigenschaft "mäßiger Schaden" die Zahl 2 und der Eigenschaft "starker Schaden" die Zahl 3 zuzuordnen. Er führt damit eine ordinale Skala mit den *Rangzahlen* 0, 1, 2, 3 ein. Daraus darf man keineswegs schließen, daß die Zunahme von schwachem zu mäßigem Schaden gleich groß ist wie die Zunahme von mäßigem zu starkem Schaden, auch wenn der Unterschied der Ränge in beiden Fällen Eins ist.

Beispiel 1.2.3. Die Mineralogen haben eine *Härteskala* für feste Mineralien vorgeschlagen. Ein Mineral S wird als härter als ein Mineral T bezeichnet, wenn S das Mineral T ritzen kann. Auf diese Art können wir die Mineralien inbezug auf Härte einreihen. Sie können nach zunehmender Härte mit 1, 2, 3, . . . numeriert werden; aber es gibt keine Möglichkeit, die Abstände zwischen aufeinanderfolgenden Härtegraden miteinander zu vergleichen.

Beispiel 1.2.4. Die Einführung des Intelligenzquotienten (I.Q.) ist ein Versuch, die menschliche Intelligenz zu messen. Der I.Q. ist typisch für eine Messung auf ordinaler Stufe. Bis zu welchem Ausmaß die Einreihung von Intelligenz in einer eindimensionalen Skala möglich ist, ist allerdings eine Streitfrage.

Wir erreichen eine höhere Stufe der Skalenbildung, sobald Intervalle eine konkrete Bedeutung bekommen. Betrachten wir die Celsius-Skala der Temperatur. Der Nullpunkt 0°C ist ziemlich willkürlich beim Gefrierpunkt des Wassers unter einer Atmosphäre Druck angenommen. Die Temperaturen 1°C, 2°C, 3°C etc. sind nicht nur geordnete Größen wie bei einer ordinalen Skala, sondern ein Intervall von 1°C hat eine feste physikalische Bedeutung: Das Quecksilber eines Thermometers steigt immer um den gleichen Betrag, wenn die Temperatur um 1°C zunimmt.

Jede Skala mit sinnvollen Intervallen nennen wir eine *Intervallskala*. Wir sagen auch, daß wir auf der *Intervallstufe* arbeiten.

Beispiel 1.2.5. Die *Höhe* ist typisch für eine Intervallskala. Der Bezugspunkt ist willkürlich gewählt, z.B. die Bodenhöhe, der Meeresspiegel, etc. Verschiedene Höhen haben aber gut definierte Unterschiede, welche in Metern ausgedrückt werden können. Die Intervalle hängen nicht vom Bezugspunkt ab.

Beispiel 1.2.6. *Zeitpunkte* t werden auf einer Intervallskala dargestellt. Es gibt kein natürliches Phänomen, das einen universellen Bezugspunkt $t = 0$ nahe legen würde. Wir wählen immer einen Nullpunkt, der unseren individuellen Bedürfnissen dienlich ist. Aber Intervalle zwischen Zeitpunkten haben eine klare Bedeutung.

Beispiel 1.2.7. Das *elektrische Potential*, gemessen in Volt, ist nur gegen ein angenommenes Nullpotential definiert; aber eine Änderung im elektrischen Potential, z.B. entlang einer Nervenfaser, hat eine genaue physikalische Bedeutung. Folglich wird das elektrische Potential auf einer Intervallskala dargestellt.

Beispiel 1.2.8. *Richtungen* in einer Ebene werden mit Winkeln von einer angenommenen Nullrichtung aus gemessen. Wenn Norden als Nullrichtung gewählt wird, und die Winkel im Uhrzeigersinn zunehmen, werden die Richtungen durch ihr *Azimut* gemessen. Das Intervall von Azimut 0° bis 90° ist gleich groß wie das zwischen 90° und 180°, nämlich ein rechter Winkel. Demgemäß werden Richtungen auf einer Intervallstufe bestimmt.

Es gibt aber noch nützlichere Skalen, als diejenigen auf der Nominal-, Ordinal- und Intervallstufe. Betrachten wir das Gewicht eines Körpers. Hier müssen wir keinen willkürlichen Nullpunkt setzen. Null ist ein natürlicher Bezugspunkt. Deshalb ist es sinnvoll zu sagen, daß ein Tier zweimal so viel wiege wie ein anderes, oder daß das Gewicht um 2% ansteige. Da das Verhältnis zwischen zwei Gewichten einen Sinn hat, nennen wir eine solche Skala eine *Verhältnisskala*. Wir arbeiten also auf der *Verhältnisstufe*.

Es wäre absurd zu sagen, ein Körper von 20°C sei zweimal so warm wie ein Körper von 10°C, oder die Zeit sei um 50% vorgerückt, oder eine Richtung sei zehnmal "größer" als eine andere, denn Verhältnisse haben auf der Intervallstufe keine wirkliche Bedeutung.

Beispiel 1.2.9. Längen, Höhen, Dicken und Volumina eines Körpers werden alle mit einer Verhältnisskala gemessen. Wir müssen jedoch zwischen der Höhe eines Körpers und der Höhe eines Ortes unterscheiden. Die Höhe eines Ortes wird nicht mit der Verhältnisskala gemessen (s. Beispiel 1. 2. 5.). Die Höhe eines Körpers kann als die Differenz zwischen zwei Höhen interpretiert werden und hat deshalb einen klaren Bezugspunkt, die Differenz Null. Die Höhe eines Ortes dagegen hat einen willkürlich gewählten Bezugspunkt. In der Alltagssprache ist dies meist der Meeresspiegel; er wird als absolut betrachtet. Nur unter dieser Bedingung kann man sagen, daß der Mount Everest zweimal so hoch sei wie der Mont Blanc.

Beispiel 1.2.10. Die *Temperatur* hat einen Tiefstpunkt bei ungefähr −273°C. Deshalb ist es möglich, für die Temperatur eine Verhältnisskala zu definieren. Mit den gleichen Intervallen wie bei der Celsiusskala wurde die Kelvinskala eingeführt, wobei hier 273°K den Gefrierpunkt und 373°K den Siedepunkt des Wassers unter einer Atmosphäre Druck bedeuten. Beim Messen mit Kelvingraden ist es sinnvoll zu sagen, 180°K sei 80% höher als 100°K.

Zusammenfassung. *Für eine adäquate Anwendung der algebraischen Gesetze müssen wir die verschiedenen Arten von Messungen berücksichtigen. Die wichtigsten sind in der folgenden Tabelle aufgeführt:*

Stufe der Messung:	Eigenschaften:
Nominal	Keine feste Ordnung
Ordinal	Ordnung ist möglich, Intervalle sind nicht definiert
Intervall	Ordnung ist möglich, Intervalle sind definiert, willkürlicher Bezugspunkt, Verhältnisse und Prozente sind sinnlos
Verhältnis	Ordnung ist möglich, Intervalle sind definiert, absoluter Bezugspunkt existiert, Verhältnisse und Prozente sind sinnvoll

Diese wichtige Unterscheidung zwischen verschiedenen Stufen von Messungen geht auf S. S. Stevens (1951) zurück. Für eine ausführlichere Behandlung siehe Hammond und Householder (1963).

1.3 Ein Problem mit Prozenten

Ist 20% + 20% = 44%? Sicher nicht. Arbeiten von Anfängern zeigen oft solche unsinnigen Resultate. Nehmen wir an, ein Biologe betrachte das Wachstum eines Fohlens. Beim Beginn seiner Beobachtungen wiegt das Fohlen 50 kg. Diese runde Zahl wurde der Einfachheit halber gewählt. Innerhalb eines Monats nimmt das Gewicht um 20% zu, das ist 1/5 von 50 kg, und erreicht somit 60 kg. Nimmt das Gewicht in einem zweiten Monat wieder um 20% zu, dann neigen wir dazu zu sagen "die totale Zunahme sei 20% + 20% = 40%."

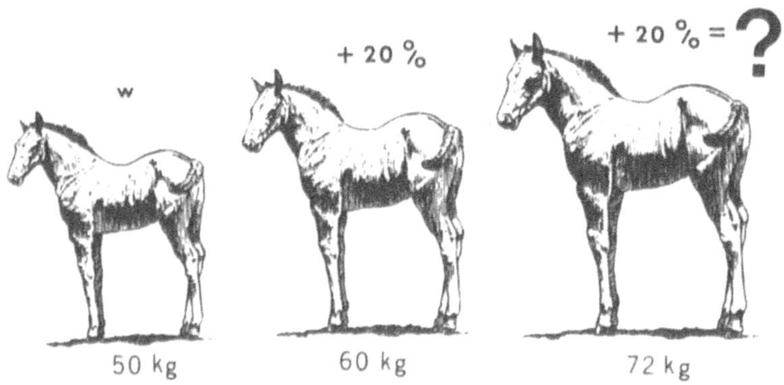

Abb. 1.1. Wachstum eines Fohlens

Die Berechnung ergibt aber ein anderes Resultat: 20% von 60 kg sind 12 kg, so daß das Schlußgewicht 72 kg ist, was 22 kg oder 44% mehr ist als das ursprüngliche Gewicht von 50 kg (s. Abb. 1.1).

Intuitiv sind die prozentualen Gewichtszunahmen zusammenzuzählen. Eine Addition ist jedoch nicht notwendigerweise eine Addition im strengen algebraischen Sinn. Eine korrekte Behandlung dieses Beispiels erhalten wir durch *eine Multiplikation statt durch eine Addition.* Wir setzen w als Anfangsgewicht des Fohlens. Nach einem Monat wird das Gewicht zu $w + 0{,}2\,w$ ansteigen, was $1{,}2\,w$ entspricht. Daher müssen wir, um das Gewicht nach einer Periode von einem Monat zu erhalten, mit dem Faktor 1,2 multiplizieren. Die gleiche Operation muß für eine zweite Periode von einem Monat angewandt werden. Dies ergibt

$$1{,}2 \times 1{,}2\,w = 1{,}44\,w = w + \frac{44}{100}\,w.$$

Wir erhalten einen tieferen Einblick in das vorangegangene Beispiel, wenn wir es verallgemeinern. Wir setzen wieder w als Anfangsgröße[1], z.B. ein Gewicht oder eine Länge; p sei der Prozentsatz der Zunahme. Dann ist die Zunahme

$$\frac{p}{100} \cdot w.$$

---

1 Buchstaben zur Bezeichnung von Größen wurden zum ersten Mal um 1600 verwendet. So einfach diese Erfindung erscheint, ohne sie hätte sich die Algebra nicht zu der heute erreichten Stufe entwickeln können.

Die neue Größe ist demzufolge

$$w + \frac{p}{100} \cdot w = w\left(1 + \frac{p}{100}\right). \tag{1.3.1}$$

Um von der ursprünglichen Größe w zur neuen Größe zu gelangen, haben wir w mit dem Faktor $1 + \frac{p}{100}$ zu multiplizieren. Für eine weitere Zunahme um den gleichen Prozentsatz, müssen wir erneut mit $1 + \frac{p}{100}$ multiplizieren. Somit erhalten wir

$$\left[w\left(1 + \frac{p}{100}\right)\right]\left(1 + \frac{p}{100}\right), \tag{1.3.2}$$

wofür wir vereinfacht schreiben

$$w\left(1 + \frac{p}{100}\right)^2. \tag{1.3.3}$$

Die gleiche Operation kann beliebig oft wiederholt werden. Nach n Zeitintervallen erhalten wir für das Gewicht

$$w\left(1 + \frac{p}{100}\right)^n. \tag{1.3.4}$$

Dieses Resultat wird in Kap. 6 für die Einführung der Exponentialfunktion verwendet werden.

Problem 1.3.1. Der Weiße Nil wurde oberhalb des Staudammes von Jebel Aulia durch ein Unkraut, die Wasserhyazinthe, überwachsen. 1958 bedeckte die Pflanze nur 12 km², aber der jährliche Zuwachs betrug 50%. a) Welche Fläche wurde 1, 2, . . . , n Jahre später bedeckt? b) Wie lange dauerte es, bis die ganze Fläche des Stausees von 200 km² bedeckt war?

Lösung a) Fläche $A = 12 \times 1{,}5^n$ km² $\quad (n = 1, 2, \ldots)$

b) $12 \times 1{,}5^n = 200$ (km²)

$n \log 1{,}5 = \log (200/12)$, $n = 6{,}9$ Jahre.

Demzufolge war der Stausee bis 1965 völlig überdeckt. Für weitere Angaben s. Holm et al. (1969).

1.4 Richtige und falsche Anwendung von Prozenten

Wie wir in Abschn. 1.2. betonten, können Prozente nur für Größen angewandt werden, die mit einer *Verhältnisskala* gemessen werden.

In der Alltagssprache, aber auch in Zeitungen, Magazinen und Meldungen werden oft Veränderungen in Prozenten angegeben, obwohl dies nicht angemessen ist. Angaben wie 10% Zunahme der Reinigungskraft oder 40% Abnahme des Lärmniveaus eines Motors können schwerlich als sinnvoll angesehen werden. Es ist deshalb wichtig, die Vielfalt von Situationen sorgfältig zu prüfen.

Beispiel 1.4.1. Es ist sinnlos, von einer 40%igen Zunahme der *Produktivität* eines Labors zu sprechen, solange die Skala nicht spezifiziert ist. Beziehen sich die 40% auf die Anzahl Arbeitsstunden, auf die Menge der benützten Laboreinrichtungen oder auf die Anzahl der wissenschaftlichen Veröffentlichungen? Angenommen, es sei die Meinung, von einer 40%igen Verbesserung der Qualität der wissenschaftlichen Berichte zu sprechen. Dann können wir diese Idee nicht akzeptieren, da Qualität im besten Fall mit einer ordinalen Skala gemessen wird. Sogar wenn sich die 40% auf die Anzahl der Publikationen beziehen, sollten wir mißtrauisch sein. Die "Anzahl der Publikationen" ist zwar auf der Verhältnisstufe; aber wenn, in absoluten Zahlen ausgedrückt, das Wachstum in der Zunahme von 5 auf 7 Publikationen besteht, deutet das Verhältnis 40% auf eine Genauigkeit hin, die niemals erreicht wurde.

Beispiel 1.4.2. Wenn ein Arzt im Oktober 6 neue Fälle von Tuberkulose beobachtet und im November 8 neue Fälle, dann ist es arithmetisch richtig, von einer Zunahme von 33 1/3% zu sprechen. Diese Zahl ist jedoch irreführend. Das Ereignis von neuen Fällen ist zufälligen Schwankungen unterworfen. Das Auf und Ab in einer monatlichen Folge wie 6, 8, 5, 9, 5, 7 etc. bedeutet nicht, daß das Risiko einer Infektion wechselt. Es wären größere Abweichungen nötig, um einen wirklichen Wechsel anzuzeigen. Die Behauptung, es habe sich ein Wechsel vollzogen, müßte durch einen statistischen Test für die Signifikanz der beobachteten Abweichungen bestätigt werden. Sogar im Falle von Signifikanz sollte man Prozentsätze vermeiden, ausgenommen der Fehler sei klein genug. Andernfalls wird eine Genauigkeit vorgespiegelt, die nicht existiert. Wenn zum Beispiel der wirkliche Prozentsatz zwischen 10% und 50% schwankt, ist es lächerlich 33 1/3% anzugeben.

Beispiel 1.4.3. Angenommen, eine Maschine für Massenherstellung habe eine Produktion von acht defekten auf 100 produzierte Teile. Wenn dieses Verhältnis auf 6:100 reduziert werden kann, dann kann dies als 2% ige Verbesserung gewertet werden. Es ist jedoch eindrucksvoller, dies als 25% ige Verbesserung zu erklären; alles was man zu tun hat, ist die acht defekten Teile als 100% zu betrachten.

Beispiel 1.4.4. *Ein 50-prozentiges Wachstum und eine spätere 50-prozentige Abnahme heben einander nicht auf.* Wenn zum Beispiel der Ertrag eines Apfelbaumes in einem Jahr von 120 kg auf 180 kg Äpfel anwächst, bezeichnen wir das als 50% iges Wachstum. Eine nachfolgende Abnahme von 50% wird üblicherweise auf die 180 kg bezogen, d.h. 180 kg = 100%. Demzufolge wird der Ertrag auf 90 kg reduziert, anstatt auf die ursprünglichen 120 kg.

Beispiel 1.4.5. Eine Verhältnisskala mag mathematisch und physikalisch sinnvoll sein, ohne biologisch zu genügen. Nehmen wir zum Beispiel unsere Gehörkapazität. Kinder können akustische Wellen bis zu einer Frequenz von 20 000 Hz wahrnehmen[2]. Die obere Grenze nimmt mit zunehmendem Alter ab. Eine vierzigjährige Person kann schwerlich einen Ton über 16 000 Hz hören. Dies könnte den Eindruck erwecken, es handle sich um eine Einbuße von 4 000 Hz, d.h. um 20% der ursprünglichen Kapazität. Es ist aber falsch, unser Ohr so zu beurteilen. Das Intervall zwischen zwei Tönen wird durch das Verhältnis und nicht durch die Differenz ihrer Frequenzen gemessen. Der Verlust wird also durch das Verhältnis 20 000:16 000 = 5:4 gemessen. In der Musik bedeutet dies ein kleines Intervall, das man als *Terz* bezeichnet. Verglichen mit den zehn Oktaven unseres Hörbereiches ist der Verlust ganz unbedeutend für unser Leben. Wir erhalten eine bessere Skala für die Tonhöhe, wenn wir die Frequenzen durch ihren Logarithmus ersetzen (s. Abschn. 6.6).

2 Hertz (Hz) ist die Einheit der Frequenz, d.h. der Anzahl "Schwingungen" pro Sekunde. Heinrich Rudolf Hertz (1857–1894) war deutscher Physiker. Er ist der Entdecker der elektromagnetischen Wellen

1.5 Algebraische Gesetze

Um unser Wissen zu vertiefen, aber auch um uns für die Boolesche Algebra in Kap. 2 vorzubereiten, müssen wir auf die algebraischen Gesetze eingehen, die wir meist unbewußt seit unserer Kindheit anwenden.

Die einfachsten sind die beiden kommutativen Gesetze für die Addition und die Multiplikation:

$a + b = b + a$	(Kommutatives Gesetz der Addition)	(1.5.1)
$ab = ba$	(Kommutatives Gesetz der Multiplikation)	(1.5.2)

In Worten: *Die Reihenfolge, in der wir zwei Zahlen addieren oder multiplizieren, kann vertauscht werden.*

Beispiel 1.5.1. Ein Tier verliere in einer ersten Periode 30% seines Gewichts und in einer zweiten Periode 10%. Erhalten wir das gleiche Resultat, wenn wir die Reihenfolge der Gewichtverluste vertauschen? Die Antwort ist ja. Wir bezeichnen mit w das ursprüngliche Gewicht oder 100% und drücken die Abnahme in der ersten Periode durch Multiplikation mit dem Faktor $1 - \frac{30}{100} = \frac{7}{10}$ aus. Um die zweite Abnahme zu berechnen, multiplizieren wir das Resultat mit $1 - \frac{10}{100} = \frac{9}{10}$. Somit erhalten wir für das Endgewicht

$$w \cdot \frac{7}{10} \cdot \frac{9}{10},$$

ein Resultat, das bei der Anwendung des kommutativen Gesetzes der Multiplikation unverändert bleibt.

Als Einführung zu den assoziativen Gesetzen betrachten wir die Addition

$$28 + 13 + 87.$$

Man kann zuerst $28 + 13 = 41$ und in einem zweiten Schritt $41 + 87 = 128$ rechnen. Dieser Vorgang kann durch Klammern wie folgt angezeigt werden:

$$(28 + 13) + 87.$$

Es gibt jedoch einen einfacheren Weg zum Resultat. Wir führen zuerst die Addition $13 + 87 = 100$ durch, die zu einer runden Zahl führt. Der zweite Schritt $28 + 100 = 128$ ist dann entsprechend einfach. Dieses Mal folgten wir der Regel

$$28 + (13 + 87).$$

Entsprechend gehen wir bei der Multiplikation vor. Bei

$$658 \times 2 \times 5$$

sind wieder zwei Wege möglich, ohne die Reihenfolge der Faktoren zu verändern. Es sind dies entweder

$$(658 \times 2) \times 5 = 1316 \times 5 = 6580$$

oder

$$658 \times (2 \times 5) = 658 \times 10 = 6580.$$

Es erübrigt sich zu betonen, daß der zweite Weg viel schneller ist. Die allgemeinen Regeln lauten

$$(a + b) + c = a + (b + c) \quad \text{(Assoziatives Gesetz der Addition)} \qquad (1.5.3)$$

$$(ab)c = a(bc) \quad \text{(Assoziatives Gesetz der Multiplikation)} \qquad (1.5.4)$$

In Worten: *Wenn mehr als zwei Zahlen addiert oder multipliziert werden müssen, spielt es keine Rolle, welche zwei Zahlen wir zuerst addieren oder multiplizieren.*

Beispiel 1.5.2. Wir kommen auf Formel (1.3.2) zurück. Es ist dort unbequem, w und $1 + \frac{p}{100}$ zuerst zu multiplizieren, wie es durch die Klammern angegeben ist. Es erleichtert unsere Aufgabe, daß wir den zweiten und dritten Faktor zuerst multiplizieren dürfen, was zur Formel (1.3.3) führt.

Es gibt noch ein fünftes Gesetz, das Addition und Multiplikation verbindet. Die Rechnung

$$(4 \times 32) + (4 \times 68)$$

kann man kompliziert ausführen, nämlich

$$4 \times 32 = 128,\ 4 \times 68 = 272,\ 128 + 272 = 400,$$

oder auf einfache Art:

$$4 \times (32 + 68) = 4 \times 100 = 400.$$

Nach folgendem Gesetz führen die beiden Wege zum gleichen Ergebnis:

$$ab + ac = a(b + c) \quad \text{(Distributives Gesetz)} \qquad (1.5.5)$$

In Worten: *Anstatt zwei Zahlen mit einem gemeinsamen Faktor zu multiplizieren und die Produkte zu addieren, können wir zuerst die beiden Zahlen addieren und dann die Summe mit dem Faktor multiplizieren.*

Als Beispiel s. Formel (1.3.1).

In diesem Zusammenhang wollen wir noch einen Blick auf die Schreibweise von Formeln werfen. In

$$ab + c$$

könnten wir Zweifel haben, ob die Multiplikation oder die Addition zuerst ausgeführt werden müsse. Das Resultat wäre nicht dasselbe! Nach Konvention kommt *die Multiplikation vor der Addition*, wenn keine Klammern stehen. Somit bedeutet $ab + c$

$$(ab) + c.$$

Eine entsprechende Regel wird angewandt, wenn die horizontale Linie für Brüche durch einen schrägen Strich[3] ersetzt wird. Wir müssen lernen, klar zwischen folgenden Ausdrücken zu unterscheiden

$$1 + p/100, \quad (1 + p)/100, \quad p/100 + 1, \quad p/(100 + 1),$$

was übertragen bedeutet

$$1 + \frac{p}{100}, \quad \frac{1+p}{100}, \quad \frac{p}{100} + 1, \quad \frac{p}{100 + 1}.$$

Nur der erste und dritte Ausdruck haben den gleichen Wert. Die Klammern werden gebraucht, um die Reihenfolge anzugeben, in welcher die Operationen auszuführen sind.

In späteren Kapiteln werden wir folgendes Produkt häufig verwenden:

$$n! = 1 \cdot 2 \cdot 3 \cdots n \qquad \text{(lies: } n \text{ Fakultät)}$$

für irgendeine natürliche Zahl n. Somit ist $1! = 1$, $2! = 2$, $3! = 6$, $4! = 24$ etc.

1.6 Relative Zahlen

Oft müssen wir Plus- und Minuszeichen beachten, wenn wir mit *relativen Zahlen* arbeiten. Die Temperaturskala gibt uns einen Anhaltspunkt, wie man die relativen Zahlen entlang einer Linie, der sogenannten *reellen Zahlengeraden*, einordnen kann (Abb. 1.2).

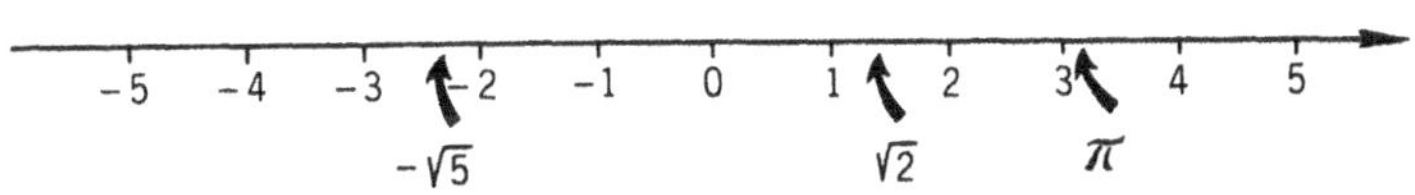

Abb. 1.2. Die Zahlengerade

Die Zahlen werden durch Punkte auf der Geraden dargestellt. In der Regel werden positive Zahlen rechts von Null aufgeführt und negative Zahlen links davon. Wenn zwei verschiedene Zahlen gegeben sind, so liegt die eine weiter rechts von der anderen, d.h. *die reellen Zahlen sind geordnet*. Im Falle von Temperaturen bedeutet dies, daß die Zahl weiter rechts eine höhere Temperatur darstellt. Im allgemeinen sagen wir, daß die Zahl rechts *größer* als diejenige weiter links und daß die Zahl links *kleiner* als die Zahl weiter rechts sei. Somit ist $+2$ größer als -5 und 0 ist größer als -10. Für "b größer als

3 Der schräge Bruchstrich wurde 1845 in England von Augustus de Morgan (1806–1871) vorgeschlagen. Die Idee setzte sich aber erst in neuerer Zeit durch, als Schreib- und Druckkosten eingespart werden mußten

Die Methode zur Auflösung einer Ungleichung zu ist ähnlich wie bei einer Gleichung. In unserem Problem (1.7.1) addieren wir zuerst auf beiden Seiten 5. Dies verändert das gegebene Ungleichgewicht auf beiden Seiten nicht. Wir erhalten so

$$3x < x + 8.$$

Als nächstes subtrahieren wir von beiden Seiten die gleiche Zahl x und erhalten

$$2x < 8.$$

Wieder verändern wir das Ungleichgewicht nicht, wenn wir beide Seiten durch 2 dividieren. Somit haben wir

$$x < 4,$$

womit unser Problem (1.7.1) gelöst ist.

Große Vorsicht ist geboten, wenn wir durch eine negative Zahl dividieren oder mit einer negativen Zahl multiplizieren. Zum Beispiel ist

$$(-6) > (-10) \tag{1.7.2}$$

gleichbedeutend mit $(+6) < (+10)$, denn bei der Multiplikation mit -1 wechselt das Ungleichheitszeichen von $>$ zu $<$. Die allgemeine Regel lautet: *Wenn wir eine Ungleichung mit einer negativen Zahl multiplizieren oder dividieren, müssen wir das Ungleichheitszeichen umkehren.*

Beispiel 1.7.1. Löse die Ungleichung

$$u(u-1) > p - 4u + u^2 \tag{1.7.3}$$

nach u auf. Zuerst schaffen wir die Klammern weg, indem wir das distributive Gesetz (1.5.5) anwenden. Dann subtrahieren wir u^2 von beiden Seiten. Daraufhin addieren wir auf beiden Seiten $4u$ und dividieren schließlich durch 3. So erhalten wir nacheinander

$$u^2 - u > p - 4u + u^2,$$
$$-u > p - 4u,$$
$$3u > p,$$
$$u > p/3.$$

Das gleiche Resultat erhalten wir, wenn wir $-u > p - 4u$ mit (-1) multiplizieren und dann auf beiden Seiten u subtrahieren und p addieren. Somit

$$u < -p + 4u \quad \text{(“kleiner als” Zeichen!)}$$
$$p < 3u,$$
$$p/3 < u.$$

Für biologische Anwendungen solcher Ungleichungen siehe Abschn. 3.7.

Wenn die unbekannte Zahl quadriert wird, wie in

$$x^2 < 2, \tag{1.7.4}$$

kann die Lösung nicht einfach durch das Ziehen der Quadratwurzel gefunden werden. Wir müssen die Plus- und Minuszeichen beachten. Somit führt (1.7.4) zu

$$-\sqrt{2} < x < \sqrt{2},$$

was bedeutet, daß x irgendeine Zahl auf der reellen Zahlengeraden zwischen den entgegengesetzten Zahlen $-\sqrt{2}$ und $+\sqrt{2}$ ist. Wir können ebenso $|x| < \sqrt{2}$ schreiben.

Merken Sie sich, daß

$$x^2 > 9 \tag{1.7.5}$$

die Lösung

$$x > 3 \text{ oder } x < -3$$

hat, ein Resultat, das in der einfachen Form $|x| > 3$ geschrieben werden kann. (Achtung: Schreiben Sie nie $-3 > x > 3$, da x nicht beide Ungleichungen gleichzeitig erfüllen kann.)

1.8 Mittelwerte

Wenn sich eine Größe mit der Zeit verändert, oder wenn ein Experiment verschiedene Male wiederholt wird, müssen wir viele Daten für die einzelnen Messungen zusammenfassen. Wir können dann Durchschnittswerte oder Mittelwerte berechnen.

In diesem Abschnitt wollen wir zwei Arten von Mittelwerten vorstellen, die sich auf algebraische Erwägungen stützen.

Ist die betrachtete Menge mit einer Intervall- oder Verhältnisskala (s. Abschn. 1.2) gemessen, ist der am häufigsten gebrauchte Mittelwert das *arithmetische Mittel.* Für zwei Meßwerte x_1 und x_2 definieren wir

$$\bar{x} = \frac{x_1 + x_2}{2}. \tag{1.8.1}$$

Der Strich über dem Buchstaben x zeigt das arithmetische Mittel an.

Es gibt Ereignisse, bei denen das arithmetische Mittel seine biologische Bedeutung verliert. Betrachten wir das Wachstum eines Fohlens, wie in Abschn. 1.3 beschrieben. Bei gleichen Zeitintervallen erreicht das Fohlen folgende Gewichte:

50 kg, 60 kg, 72 kg.

Diese Reihe war das Resultat der wiederholten Multiplikation von 50 kg mit dem konstanten Faktor 1,2. Wir fühlen, daß 60 kg das eigentliche Mittel zwischen 50 kg und 72 kg ist. Das arithmetische Mittel wäre aber (50 kg + 72 kg)/2 = 61 kg. Wir können es mit dem *geometrische Mittel* versuchen, das durch die Formel

$$x_g = \sqrt{x_1 x_2} \tag{1.8.2}$$

definiert ist. Wir erhalten $\sqrt{50 \times 72} = \sqrt{3600} = 60$, also den gewünschten Wert.

Das geometrische Mittel ist nur anwendbar, wenn die betrachteten Größen mit einer *Verhältnisskala* gemessen werden.

Es sind noch andere Formeln für Mittelwerte möglich. Die Wahl der zu verwendenden Formel ist von der Art des Problems abhängig. Manchmal muß die Wahl auf eine statistische Analyse gestützt werden.

Wichtig ist, daß eine Mittelwertformel nicht auf der ordinalen Stufe angewandt werden darf. Drei verschiedene Ergebnisse mögen die Werte 3, 7, 20 haben. Wenn das willkürlich gewählte Punktsystem verändert wird, können die gleichen Resultate die Werte 2, 15, 18 annehmen. Offensichtlich könnte ein Mittelwert so manipuliert werden, daß er zwischen die ersten beiden oder zwischen die letzten beiden Resultate fällt.

1.9 Summen

Wir betrachten eine Messung, die n-mal wiederholt wurde, wobei n eine der Zahlen 2, 3, 4, ... ist. Wir nahmen an, $x_1, x_2, x_3, \ldots, x_n$ seien die n Meßwerte. Das arithmetische Mittel ist dann

$$\bar{x} = \frac{x_1 + x_2 + \ldots + x_n}{n}. \tag{1.9.1}$$

Es ist üblich, eine Summe von gleichartigen Gliedern abgekürzt zu schreiben, indem man das Summenzeichen Σ (das große griechische Sigma) benutzt[7]. Jedes Glied der Summe ist von der Form x_i, wobei der variable Index i für eine der Zahlen $1, 2, \ldots n$ steht; $i = 1$ ist der kleinste und $i = n$ der größte Wert. Jetzt wird die Summe als $\sum\limits_{i=1}^{i=n} x_i$ geschrieben, oder häufiger $\sum\limits_{i=1}^{n} x_i$, im Druck auch $\sum_{i=1}^{n} x_i$. Die Summe wird gelesen als "Summe von x(Index)i, i(geht) von 1 bis n." Die Formel (1.9.1) kann auf eine der folgenden Arten geschrieben werden:

$$\bar{x} = \frac{1}{n} \sum_{i=1}^{n} x_i = \sum_{i=1}^{n} x_i/n. \tag{1.9.2}$$

Beachten Sie, daß ein willkürlich gewählter Buchstabe als Index verwendet werden kann, ohne daß damit die Bedeutung verändert wird. Als Beispiel:

$$x_1 + x_2 + \ldots + x_n = \sum_{i=1}^{n} x_i = \sum_{k=1}^{n} x_k = \sum_{v=1}^{n} x_v.$$

Normalerweise ist ein Forscher nicht nur an den Mittelwerten interessiert, sondern auch an den Abweichungen vom Mittelwert. Betrachten wir die Differenzen

$$x_1 - \bar{x}, \quad x_2 - \bar{x}, \ldots, \quad x_n - \bar{x}$$

oder abgekürzt $x_i - \bar{x}$ für $i = 1, 2, \ldots, n$. Da einige der Werte x_i größer und einige kleiner als $\bar{x}$ sind, nehmen die Differenzen $x_i - \bar{x}$ sowohl positive als auch negative Werte an. Aus Formel (1.9.1) schließen wir, daß die *Summe der Differenzen Null* ergibt:

$$\begin{aligned} \sum_{i=1}^{n} (x_i - \bar{x}) &= (x_1 - \bar{x}) + (x_2 - \bar{x}) + \ldots + (x_n - \bar{x}) \\ &= x_1 + x_2 + \ldots + x_n - n\bar{x} = 0. \end{aligned} \tag{1.9.3}$$

7 Das Summenzeichen kam um 1800 in Gebrauch

Diese Formel ist sehr praktisch, um den numerischen Wert von $\bar{x}$ zu prüfen.

Um die Größe einer Abweichung $x_i - \bar{x}$ zu beurteilen, spielt es keine Rolle, ob die Abweichung positiv oder negativ ist. Wir führen den *absoluten Wert* von $x_i - \bar{x}$ ein, in Zeichen

$$|x_i - \bar{x}|, \tag{1.9.4}$$

den wir mit zwei senkrechten Strichen angeben (Abschn. 1.6). Anstatt alle n Abweichungen aufzuführen ist es bequemer, das arithmetische Mittel der Abweichungen zu betrachten, das gleich

$$\frac{1}{n}\sum_{i=1}^{n} |x_i - \bar{x}|$$

ist. Das Resultat gibt uns ein Bild von der Streuung der n Meßwerte. Ein Ausdruck, der absolute Werte enthält, ist jedoch mathematisch sehr schwer zu handhaben. Ein Mathematiker würde sagen, der Ausdruck habe "unangenehme Eigenschaften." Um diese Schwierigkeit zu beheben, war es eine gute Idee von Laplace und Gauss[8] um 1800, den absoluten Betrag durch das Quadrat der Abweichung zu ersetzen. In der Tat hebt Quadrierung negative Vorzeichen auf (Beispiel $(-5)^2 = +25$). Aus diesem Grund wird das arithmetische Mittel des Quadrats der Abweichungen

$$\frac{1}{n}\sum_{i=1}^{n} (x_i - \bar{x})^2 \tag{1.9.5}$$

benutzt, um das Ausmaß der Streuung zu beurteilen. Der Ausdruck (1.9.5) wird *Varianz* der n Meßwerte $x_1, x_2, \ldots, x_n$ genannt. In der Statistik wird der Nenner n häufig durch n-1 ersetzt, aus Gründen, die in diesem Zusammenhang nicht erklärt werden können.

Es ist üblich, die Rechnung in Kolonnen durchzuführen, wie es das folgende Beispiel zeigt:

x_i	$x_i - \bar{x}$	$(x_i - \bar{x})^2$
2,4	−0,3	0,09
3,1	+0,4	0,16
2,8	+0,1	0,01
2,9	+0,2	0,04
2,2	−0,5	0,25
2,8	+0,1	0,01
16,2	0	0,56

$\bar{x} = 16{,}2/6 = 2{,}7$ $\quad \Sigma(x_i - \bar{x})^2 = 0{,}56$

1.10 Potenzen

In vielen biomathematischen Problemen und in statistischen Methoden werden Potenzen gebraucht. Zum Beispiel wenden wir die Formeln

$$S = 4\pi r^2, \quad V = (4/3)\pi r^3 \tag{1.10.1}$$

8 Pierre Simon Laplace (1749–1827) in Frankreich und Carl Friedrich Gauss (1777–1855) in Deutschland trugen beide zur Entwicklung der mathematischen Statistik bei

an, um die Oberfläche und das Volumen einer kugelförmigen Zelle zu berechnen, dies mit Hilfe der zweiten und dritten Potenz des Radius und der Zahl $\pi = 3{,}14\ldots$. In Abschn. 1.9 erwähnten wir die Summe der Quadrate von Abweichungen. Und in Formel (1.3.4) sahen wir, daß ein Problem mit Prozenten dazu zwang, Potenzen einzuführen.

In einer Potenz wie

a^n (gelesen "a hoch n")

werden *a Basis* und *n Exponent* genennt; der Ausdruck *Potenz* ist für den *ganzen Ausdruck* reserviert.

---

n = Exponent

a^n = Potenz

a = Basis

Potenzen sind sehr nützlich, um große und kleine Zahlen in einer übersichtlichen Form zu schreiben:

$$100 = 10^2,$$
$$1000 = 10^3,$$
$$10\,000 = 10^4, \text{ etc.}$$

Die Basis ist 10, und die Exponenten sind 2, 3, 4, ... Es ist praktisch, diese Liste in der Gegenrichtung auszuweiten und den Begriff der Potenz zu verallgemeinern:

$$10 = 10^1,$$
$$1 = 10^0,$$
$$1/10 = 0{,}1 = 10^{-1},$$
$$1/100 = 0{,}01 = 10^{-2},$$
$$1/1000 = 0{,}001 = 10^{-3}, \text{ etc.}$$

Hier haben wir Potenzen mit negativen Exponenten eingeführt.

Die Gleichheit $10^0 = 1$ verwirrt viele Leute. Die linke Seite scheint "ein Produkt, das aus keinem Faktor besteht" anzugeben, während die rechte Seite Eins und nicht Null ist, wie man erwarten könnte. Das folgende Argument wird dem Leser helfen, diese Besonderheit zu verstehen: Wir beginnen mit $10^3 = 1000$. Dann nehmen wir einen Faktor 10 weg. Dies ist gleichbedeutend mit einer Division durch 10 (keine Subtraktion!). Wir erhalten $10^2 = 100$. Fahren wir fort mit der Division durch 10. Wir erhalten $10^1 = 10$, und im nächsten Schritt $10^0 = 1$. Somit erhalten wir die Zahl 1, da "einen Faktor 10 wegnehmen" einer Division durch 10 entspricht. Fahren wir fort durch 10 zu dividieren, erhalten wir weiter $10^{-1} = 1/10$, $10^{-2} = 1/100$, etc. Diese Resultate erhält man auch, wenn man die Regel $10^n/10^m = 10^{n-m}$ anwendet und diese auf dem Fall $m = n$ und dann auf dem Fall $m > n$ ausweitet. Beispiele:

$$10^4/10^2 = 10^2,\ 10^3/10^2 = 10^1 = 10,\ 10^3/10^3 = 10^0 = 1,$$
$$10^2/10^3 = 10^{-1} = 1/10.$$

Für Größen wie 378 000 km oder 0,0074 mg sollten wir

$3{,}78 \times 10^5$ km und $7{,}4 \times 10^{-3}$ mg

schreiben. Der Hauptvorteil besteht darin, daß es leichter ist mit Zehnerpotenzen zu rechnen als mit Zahlen mit vielen Nullen oder Dezimalen[9].

In diesem Zusammenhang wollen wir uns einige häufig verwendete Vorsilben für Vielfache merken[10]:

Symbol		Faktor	
T	tera-	1 000 000 000 000	$= 10^{12}$
G	giga-	1 000 000 000	$= 10^9$
M	mega-	1 000 000	$= 10^6$
k	kilo-	1 000	$= 10^3$
m	milli-	0,001	$= 10^{-3}$
μ	mikro-	0,000 001	$= 10^{-6}$
n	nano-	0,000 000 001	$= 10^{-9}$
p	pico-	0,000 000 000 001	$= 10^{-12}$

Beispiele sind μg (Mikrogramm), μm (Mikrometer, früher nur als μ bezeichnet), nm (Nanometer), mHz (Megahertz $= 10^6$ Schwingungen pro Sekunde), mHz (Millihertz $= 10^{-3}$ Schwingungen pro Sekunde).

Das häufig gebrauchte Symbol "ppm" (Engl. parts per million) ist ebensowenig wie % oder ‰ eine Einheit. Es zeigt *Millionstel* an. So ist z.B. eine Verschmutzung durch 1 Milligramm Pb gleich 1 ppm bezogen auf das Gesamtgewicht einer Substanz von 1 kg. Ähnliches gilt von einem Kubikmeter Wasser, der 3 g Rohöl enthält: Der Verschmutzungsgrad beträgt 3 ppm.

Oft treten negative Potenzen auf. Nehmen wir an, x sei irgendeine Basis (ausgenommen 0). Dann finden wir mit aufeinanderfolgenden Divisionen $x^3/x = x^2$, $x^2/x = x = x^1$, $x/x = 1 = x^0$, $1/x = x^{-1}$, $x^{-1}/x = x^{-2}$, $x^{-2}/x = x^{-3}$, etc.

Deshalb werden auch *reziproke Werte* wie $1/A$ als A^{-1} geschrieben und entsprechend finden wir m $\sec^{-1}$ anstelle von m/sec für die Einheit der Geschwindigkeit.

Im Zusammenhang mit Potenzen zur Basis zehn erwähnen wir den Begriff "*Größenordnung*." Wenn man sagt, zwei Quantitäten seien von verschiedener Größenordnung, kann dies entweder bedeuten, daß sie in der Größe nicht vergleichbar sind oder daß die eine Größe zumindest zehnmal größer ist als die andere. "Zwei Größenordnungen" bedeuteten dann einen Faktor von ungefähr $10^2 = 100$, etc.

Problem 1.10.1. Lampert et al. (1969) maßen das Trockengewicht von Herpes-simplex-Viruspartikeln mittels eines Elektronenmikroskops. Das Innere wog 2×10^{-16} g, die leere nackte Kapsel 5×10^{-16} g, die volle nackte Kapsel 7×10^{-16} g und die volle eingepackte Kapsel 13×10^{-16} g. In welcher Größenordnung ist das Gewicht einer vollständigen Herpes-simplex-Viruspartikel, verglichen mit dem Gewicht eines Sauerstoffmoleküls?

9 Ein weiterer Grund besteht in der Kennzeichnung der signifikanten Ziffern (s. Abschn. 1.12)

10 Griechisch teras = Ungeheuer, gigas = Riese, megas = groß, mikros = klein, nanos = Zwerg. Die Vorsilbe pico leitet sich vom Italienischen piccolo ab

Lösung Das Gewicht einer solchen Viruspartikel ist von der Größenordnung 10^{-15} g. Dies ist acht Ordnungen höher als das Gewicht eines einzigen Sauerstoffmoleküls (5×10^{-23} g).

Problem 1.10.2. Der Sauerstoffgehalt von Säugetierblut ist ungefähr 200 ml pro Liter Blut und vermag, wenn voll verbraucht, eine Energie von $4{,}2 \times 10^3$ J (Joule) zu erzeugen.

a) Um wieviele Grade Celsius kann die Temperatur des Blutes angehoben werden, wenn der Sauerstoff des Blutes aufgezehrt wird?

b) Wieviele Meter kann ein 70 kg schwerer Mensch steigen, wenn er den Sauerstoff in seinen 3,5 Litern Blut verbraucht?

Lösung a) Beim Erwärmen verhält sich Blut wie Wasser: Mit der Energie von $4{,}2 \cdot 10^3$ J kann man einen Liter um 1 °C erwärmen. Gerade diese Energie steht mit dem Sauerstoffgehalt des Blutes zur Verfügung. Daher kann sich das Blut um 1°C erwärmen.

b) Zum Heben einer Masse von 1 kg um 1 m bedarf es 9,81 Nm (Newtonmeter) $= 9{,}81$ J. Pro Meter Höhendifferenz verbraucht ein Mensch von 70 kg also $70 \times 9{,}81$ J/m $= 690$ J/m. Im Sauerstoff von 3,5 l Blut steckt eine Energie von $3{,}5 \times 4{,}2 \times 10^3$ J $= 14{,}7 \times 10^3$ J. Diese Energiemenge reicht für eine Höhendifferenz von

$$\frac{14{,}7 \times 10^3 \text{ J}}{690 \text{ J/m}} = 21 \text{ m}$$

(vgl. Schmidt-Nielsen, 1972).

Problem 1.10.3. Ein elektromagnetisches Feld mit Ultrafrequenz ($\nu = 2{,}45$ GHz) tötet Pflanzen und Samen mancher Spezies nach einer kurzen, aber starken Exposition ab. Berechnen Sie die Wellenlänge λ, die in der Mikrowellenregion des Radiofrequenzbandes liegt (GHz = Gigahertz = 10^9 Schwingungen pro Sekunde; Lichtgeschwindigkeit $c = 3{,}00 \times 10^5$ km/sec).

Lösung

$\nu = 2{,}45 \times 10^9 \text{ sec}^{-1}$,

$c = 3{,}00 \times 10^5 \text{ km sec}^{-1} = 3{,}00 \times 10^{10} \text{ cm sec}^{-1}$,

$\lambda = c/\nu = (3{,}00 \times 10^{10} \text{ cm sec}^{-1})/(2{,}45 \times 10^9 \text{ sec}^{-1}) = 12{,}2$ cm
(für experimentelle Resultate s. Davis et al., 1971).

1.11 Gebrochene Potenzen

In den vorangegangenen Kapiteln waren die Exponenten immer ganze, entweder positive oder negative Zahlen oder Null. Jetzt wollen wir Brüche als Exponenten einführen. Wir betrachten die Gleichung $2^3 = 8$. Nun sei n eine der ganzen Zahlen 2, 3, 4, . . . und wir erweitern beide Seiten der Gleichung in die n-te Potenz. Dies ergibt $(2^3)^n = 8^n$ oder, nach der bekannten Regel für "Potenzen von Potenzen" umgeformt: $2^{3n} = 8^n$. Umgekehrt reduzieren wir die letzte Gleichung, wenn wir beide Exponenten durch n dividieren. Wir verallgemeinern dieses Vorgehen und wenden den letzten

Schritt auch für Exponenten an, die kein Vielfaches von n sind. Wir betrachten noch einmal die Gleichung $2^3 = 8 = 8^1$ und dividieren beide Exponenten durch n. Dann erhalten wir

$$2^{3/n} = 8^{1/n}.$$

Im Spezialfall von $n = 3$ erhalten wir $2^{3/3} = 8^{1/3}$ oder $8^{1/3} = 2$. Dies ist die Umkehrung von $2^3 = 8$. Mehr vertraut sind wir mit der Wurzelschreibweise, also mit $\sqrt[3]{8} = 2$. Aus dem gleichen Grund erhalten wir $9^{1/2} = \sqrt{9} = 3$, $81^{1/4} = \sqrt[4]{81} = 3$, $6^{2/3} = \sqrt[3]{6^2} = \sqrt[3]{36}$. Wurzeln und Potenzen mit gebrochenen Exponenten sind das gleiche[11].

Alle Regeln für Potenzen mit ganzen Zahlen als Exponenten können auch für Potenzen mit gebrochenen Exponenten angewandt werden. Zum Beispiel $a^{2/3} \cdot a^{1/2} = a^{2/3+1/2} = a^{4/6+3/6} = a^{7/6}$. Die gleiche Rechnung mit Wurzelzeichen, nämlich $\sqrt[3]{a^2} \cdot \sqrt{a}$ wäre ziemlich schwierig gewesen. Ebenso ist $x^{-1/2}$ leichter zu handhaben als $1/\sqrt{x}$.

Für den Maschinenschreiber oder den Drucker ist es leichter $8^{1/3}$ zu schreiben als $\sqrt[3]{8}$. Dies ist der Grund, weshalb im modernen Druck das Wurzelzeichen verschwindet.

Unter den Wurzeln sind die *Quadratwurzeln* speziell häufig in biologischen und medizinischen Forschungsarbeiten (s. Tafel B). Dem Anfänger verursacht die Verschiebung des Dezimalpunktes einige Schwierigkeiten. Wir wissen, daß $4^{1/2} = \sqrt{4} = 2$, $400^{1/2} = 20$, $40000^{1/2} = 200$, etc. Die Radikanden sind 4, 400, 40 000 etc., wobei das Komma um *zwei Stellen* oder um ein Vielfaches von zwei verschoben wird. Anderseits ergeben sich die Quadratwurzeln 2, 20, 200 etc. mit einer Verschiebung des Kommas um je *eine Stelle*. Ebenso erhalten wir $0.04^{1/2} = 0{,}2$ und $0{,}0004^{1/2} = 0{,}02$, etc. Für $40^{1/2}$ ergeben sich aus der Tafel ganz andere Ziffern, nämlich $40^{1/2} = 6{,}32\ldots$. Unter Anwendung der Regel für das Komma erhalten wir zum Beispiel $4000^{1/2} = 63{,}2\ldots$ und $0{,}4^{1/2} = 0{,}632\ldots$. Wenn die Tafel den Wert $389^{1/2} = 19{,}72$ liefert, schließen wir daraus, daß $3{,}89^{1/2} = 1{,}972$, $0{,}0389^{1/2} = 0{,}1972$ und $38900^{1/2} = 197{,}2$ ist. Wir müssen aber $38{,}9^{1/2}$ an einem andern Ort in der Tafel suchen, entweder in einer Kolonne mit der Überschrift $\sqrt{10n}$ oder bei der Eintragung 3890. Dort finden wir $3890^{1/2} = 62{,}37$; somit ist $38{,}9^{1/2} = 6{,}237$.

Die Quadratwurzel einer negativen Zahl wie $(-4)^{1/2}$ ist keine reelle Zahl, da das Quadrat einer reellen Zahl wie $(+2)^2$ und $(-2)^2$ immer größer oder gleich Null ist. Es müssen neue Zahlen eingeführt werden, um die Gleichung $x^2 = -4$ zu lösen. Diese Zahlen werden wir in Kap. 15 behandeln.

Nach Definition ist die Quadratwurzel einer positiven Zahl immer positiv. Somit ist $\sqrt{16} = +4$. Jedoch ist $\sqrt{x^2}$ nicht einfach gleich x; im Falle einer negativen Zahl x müsren wir schreiben

$$\sqrt{x^2} = |x|. \qquad (1.11.1)$$

Z.B. ist $\alpha = 120°$, $\cos\alpha = -0{,}5$, aber $\sqrt{\cos^2\alpha} = +0{,}5$. Die Lösung von $x^2 = 200$ ist nicht durch $x = \sqrt{200}$, sondern durch $x = \pm\sqrt{200}$ vollständig gegeben.

---

11 Das Wurzelzeichen besteht aus zwei Teilen $\surd$ und $\overline{}$. Der erste Teil bezeichnet die Operation (möglicherweise r = lat. radix = Wurzel). Der zweite Teil ist die ehemalige Form für Klammern. So bedeutete $\overline{a+b}$ dasselbe wie $(a+b)$.

Potenzen wie a^2, x^3 erschienen zum ersten Mal im Druck in einem Werk des französischen Philosophen und Mathematikers René Descartes (1596–1650), der auch unter dem lateinischen Namen Cartesius bekannt ist. 1655 führte der englische Mathematiker und Theologe John Wallis (1616–1703) Potenzen mit negativen und gebrochenen Exponenten wie x^{-n} und $x^{1/n}$ ein. Sie wurden vom englischen Physiker und Mathematiker Isaac Newton (1642–1727) propagiert; doch dauerte es viele Jahre, bis sich solche Potenzen auf dem europäischen Festland durchsetzen konnten

1.12 Rechnen mit angenäherten Zahlen

Forscher müssen sich oft mit der Ungenauigkeit von Zahlen befassen. Ein Grund dafür sind Zählfehler, Unsicherheiten im Ablesen von Instrumenten oder Zufallsschwankungen bei Stichproben. Schließlich verursachen auch die Rundungsfehler einige Probleme.

In diesem Kapitel können statistische Gesichtspunkte nicht behandelt werden. Auch wollen wir nicht alle Regeln aufzählen, die für die Handhabung von angenäherten Zahlen nützlich sind.

Angenommen, eine Zahl wie 14,07 habe einen Fehler, der nicht größer als 0,005, d.h. nicht größer als die Hälfte der letzten Ziffer ist. Dann ist die letzte Dezimale 7 genau und wir sagen, daß 14,07 vier *signifikante Stellen* (oder Ziffern) habe.

Die Zahl der signifikanten Stellen ist unabhängig vom Komma. Offenbar bedeuten 140,7 m und 0,1407 km die gleiche Größe; beide Zahlen haben deshalb den gleichen Genauigkeitsgrad. Nullen, die nur gebraucht werden, um das Komma zu markieren, werden nicht als signifikante Ziffern gezählt. Somit besitzen 0,01407 und 0,001407 beide nur vier signifikante Stellen. In Zahlen wie 14070 und 140700 ist es nicht klar, ob die Nullen zur Präzision beitragen oder nicht. Um Zweideutigkeit zu vermeiden, schreiben wir diese Zahlen in der Form $1{,}407 \times 10^4$ und $1{,}407 \times 10^5$. Merken wir uns, daß $3{,}8 \times 10^2$ zwei und $3{,}80 \times 10^2$ drei signifikante Stellen hat. Aus diesem Grunde sind die beiden Zahlen von unterschiedlicher Präzision. Der Fehler der ersten Zahl beträgt höchstens $0{,}05 \times 10^2$, der zweiten Zahl aber höchstens $0{,}005 \times 10^2$. Ohne Potenzschreibweise wären beide Zahlen gleich 380 und gäben demzufolge keinen Genauigkeitsgrad an.

In der praktischen Anwendung sind wir meistens gezwungen, *eine Stelle hinter der letzten signifikanten Ziffer* mitzunehmen. Ergibt zum Beispiel eine Messung oder eine Rechnung 3,47 mg mit einem Fehler von etwa 0,02 mg, ist die Ziffer 7 zwar nicht signifikant. Lassen wir diese Ziffer jedoch weg und runden richtigerweise zu 3,5 mg, kann dies den Verlust wichtiger Information bedeuten. Beträgt der Fehler jedoch 0,1 mg, wird die Ziffer 7 bedeutungslos und sollte weggelassen werden. Dann hat 3,5 mg nur *eine* signifikante Stelle, nämlich 3 mit der zusätzlichen Ziffer 5, die wertvolle Information enthält. In einem anderen Beispiel sei bekannt, daß die Größe 23,8165 mm einen Fehler von 0,2 mm aufweist. Hier wäre es lächerlich, die letzten drei Ziffern mitzunehmen. Das Resultat wird zu 23,8 mm gerundet. Nur die ersten beiden Ziffern sind signifikant.

Das *Runden* wird nach folgenden Regeln durchgeführt. Die Ziffern 1, 2, 3 und 4 werden *abgerundet*, d.h. die vorangehende Ziffer bleibt unverändert. Die Ziffern 6, 7, 8 und 9 werden *aufgerundet*, d.h. die vorangehende Ziffer wird um 1 größer. Für die Ziffer 5 wird eine gewisse Zufälligkeit angestrebt, wie z.B. in der Regel, abgerundet wird, wenn die vorangehande Ziffer gerade und aufgerundet, wenn die vorangehende Ziffer ungerade ist. Somit würden 4,65 und 4,75 zu 4,6 resp. 4,8 gerundet.

Gelegentlich muß eine Rundungsregel verletzt werden, wenn nämlich besondere Nebenbedingungen vorhanden sind. So darf zum Beispiel $19{,}36\% + 34{,}17\% + 46{,}47\% = 100\%$ zu $19{,}3\% + 34{,}2\% + 46{,}5\% = 100\%$ gerundet werden mit einer kleinen Regelverletzung bei 19,36%. Ist jedoch 46,47% als eine Zahl bekannt, die weniger genau ist als die anderen, wird vorzugsweise zu $19{,}4\% + 34{,}2\% + 46{,}4\% = 100\%$ gerundet.

Durch die Addition oder Subtraktion von angenäherten Zahlen verlieren wir oft signifikante Stellen. Zum Beispiel ergibt $18{,}7 + 0{,}814 = 19{,}5$ und nicht 19,514. Die letzte Ziffer von 19,5 ist jedoch nicht notwendigerweise signifikant. Entsprechend erhalten wir für $0{,}493 - 0{,}4871 = 0{,}006$ mit *höchstens einer* signifikanten Ziffer.

Für die Multiplikation und die Division existiert eine einfache Regel, die wir hier ohne Beweis anführen:

Das Resultat einer Multiplikation oder einer Division hat ungefähr die gleiche Anzahl signifikanter Stellen wie die Zahl mit der kleinsten Anzahl signifikanter Stellen.

Bei 14,04 × 2,3/39,7 = 0,813 ist 2,3 die Zahl mit der kleinsten Anzahl signifikanter Stellen. Sie hat eine, höchstens zwei signifikante Stellen. Demzufolge hat 0,813 nicht mehr als zwei signifikante Stellen. Das Resultat sollte auf 0,81 abgerundet werden, besonders für den Fall, daß der Faktor 2,3 nur eine signifikante Stelle hat.

Gelegentlich wird die Anzahl signifikanter Stellen erhöht. Dies kann durch das arithmetische Mittel von zehn oder mehr Messungen geschehen, wenn die Streuung klein genug ist. Aus einem Grund, der hier nicht erklärt werden kann, ist die Genauigkeit des arithmetischen Mittels größer als diejenige einer einzelnen Messung. Angenommen, zehn Blätter eines Baumes werden zufällig ausgewählt und deren Längen in cm gemessen:

5,8 6,1 5,7 5,6 6,2 5,8 5,9 6,2 6,0 5,9.

Jede Messung enthält zwei signifikante Stellen. Das arithmetische Mittel, berechnet mit Hilfe der Formel (1.9.1), ist 5.92. Es hat eine höhere Genauigkeit als nur zwei signifikante Stellen.

Für Rechnungen in mehreren Schritten ist es nicht immer empfehlenswert, Zwischenresultate zu runden, da dies eine Anhäufung von Fehlern verursachen kann. Eine angemessene Anzahl Ziffern müssen mitgenommen werden; aber das Schlußresultat soll richtig gerundet werden. Typische Beispiele dieser Art bilden die Probleme 1.9.9 bis 1.9.10 am Ende dieses Kapitels.

*1.13 Eine Anwendung

Um die Anwendung von gebrochenen Potenzen in der Biologie zu illustrieren, betrachten wir die Körperform von Vierfüßlern (Abb. 1.3). Mit l bezeichnen wir die Körperlänge, vom Schulter-bis zum Hüftgelenk gemessen, und mit h die durchschnittliche Dicke des Körpers in der vertikalen Richtung gemessen. Dann wird der Körper mit einem gleichförmigen Balken der Länge l und der Weite h verglichen, der an seinen Enden gestützt wird. Das Gewicht verursacht eine Senkung des Balkens. Die Physik zeigt, daß das Verhältnis

$$l : h^{2/3} \qquad (1.13.1)$$

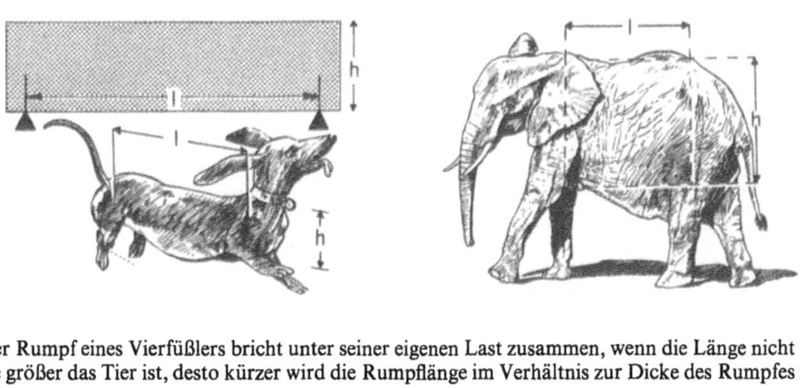

Abb. 1.3. Der Rumpf eines Vierfüßlers bricht unter seiner eigenen Last zusammen, wenn die Länge nicht begrenzt ist. Je größer das Tier ist, desto kürzer wird die Rumpflänge im Verhältnis zur Dicke des Rumpfes

irgendwie begrenzt ist. Wenn das Verhältnis einen gewissen Wert überschreitet, bricht der Stab. Zum Beweis siehe Rashevsky (1970). Obwohl der Körper eines Tieres ein kompliziertes System aus Knochen, Muskeln und Sehnen ist, und demzufolge verschieden von einem einfachen Stab, führt uns die Anwendung des Verhältnisses (1.13.1) die Längenbegrenzung von Vierfüßlern vor Augen. Einige der höchsten, von Vierfüßlern erreichte Werte sind[12]:

	l	h	$l:h^{2/3}$
Hermelin (*Mustela erminea*)	12 cm	4 cm	4,8:1
Dachshund	35 cm	12 cm	6,7:1
Tiger (*Panthera tigris*)	90 cm	45 cm	7,1:1
Lama (*Lama glama*)	122 cm	73 cm	7,0:1
Indischer Elephant (*Elephas maximus*)	153 cm	135 cm	5,8:1

Die meisten anderen Vierfüßler haben ein beträchtlich kleineres Verhältnis als 7:1. Ihr Rumpf wird durch das Gewicht weniger bedroht.

Das Verhältnis ist von der Maßeinheit abhängig. Wenn wir mit Zentimetern oder Metern arbeiten, erhalten wir verschiedene Zahlenverhältnisse.

Wie wir aus der vorangehenden Tabelle sehen, ist die Schulter-Becken-Länge eines Dachshundes fast dreimal so groß wie die Dicke. Versuchen wir uns ein Tier mit der gleichen äußeren Form vorzustellen, aber viel größer, sagen wir $l = 350$ cm und $h = 120$ cm. Dann ist $l:h^{2/3} = 14:1$. Ein solches Tier könnte kaum mehr auf seinen Füßen stehen. Der Rumpf würde möglicherweise den Boden berühren[13].

1.14 Überblick

Das System der reellen Zahlen enthält die folgenden Zahlenklassen:

Natürliche Zahlen	1, 2, 3, . . .
Null	0
Ganze Zahlen	$0, \pm 1, \pm 2, \pm 3, \ldots$
	(das Symbol $\pm$ bedeutet "positiv oder negativ")
Rationale Zahlen	1/2, 2/3, 8/5, 7/1, −2/9, 4,88, −1,5
Irrationale Zahlen[14]	$2^{1/2} = 1{,}414\ldots$
	$\pi = 3{,}14159\ldots$
	$\log 2 = 0{,}30103\ldots$

12 Ich bin Herrn H. P. Friedrich für die Messung einiger Vierbeiner im Zoo von Zürich und dem Direktor des Zoos, Prof. Dr. H. Hediger, für die Erlaubnis zu Dank verpflichtet

13 Über die Stabilität des tierischen Körpers findet man genauere Angaben bei Kummer (1959)

14 Das Wort "rational" leitet sich vom Lateinischen "ratio" ab, das u.a. Zahlenverhältnis bedeutet. "Irrational" heißt also wörtlich "nicht durch ein Verhältnis von (ganzen) Zahlen darstellbar "

Merken Sie sich, daß die natürlichen Zahlen ein Spezialfall der ganzen Zahlen und die ganzen Zahlen ein Spezialfall der rationalen Zahlen sind.
Für reelle Zahlen gelten die folgenden Gesetze:
Addition:

Kommutatives Gesetz $a + b = b + a$

Assoziatives Gesetz $a + (b + c) = (a + \mathrm{b}) + \mathrm{c}$ (1.14.1)

Multiplikation:

Kommutatives Gesetz $ab = ba$

Assoziatives Gesetz $a(bc) = (ab)c$ (1.14.2)

Addition und Multiplikation:

Distributives Gesetz $a(b + c) = ab + ac$ (1.14.3)

Für die *inversen Operationen*, Subtraktion und Division, gelten die gleichen Gesetze:

$$a - b = (-b) + a$$
$$a - (b - c) = (a - b) - (-c) = a - b + c$$
$$a/b = a \cdot (1/b) = (1/b) \cdot a \quad (b \neq 0) \tag{1.14.4}$$
$$(ab)/(cd) = (a/c) \cdot (b/d) \quad (c \neq 0, d \neq 0)$$
$$(a + b)/c = (a/c) + (b/c) \quad (c \neq 0)$$

Andere Regeln:

$$(a + b)^2 = a^2 + 2ab + b^2 \tag{1.14.5}$$
$$(a - b)^2 = a^2 - 2ab + b^2 \tag{1.14.6}$$
$$(a + b)(a - b) = a^2 - b^2 \tag{1.14.7}$$

Für positive oder negative ganze Zahlen m und n und für $a \neq 0$, $b \neq 0$,

$$a^n \cdot a^m = a^{n+m}, \quad a^n/a^m = a^{n-m} \tag{1.14.8}$$
$$(a^n)^m = a^{nm} \tag{1.14.9}$$
$$a^n \cdot b^n = (ab)^n \tag{1.14.10}$$

Die Formeln (1.14.8) bis (1.14.10) sind auch dann gültig, wenn m und n Brüche sind und gleichzeitig $a > 0$, $b > 0$ gilt.

Zum weiteren Studium empfohlen:

Defares et al. (1973), Guelfi (1966), Smith (1966).

Übungsaufgaben

1.3.2 Die Erdoberfläche besteht aus Wasser (71%) und Land (29%). Zwei Fünftel des Landes sind Wüste oder mit Eis bedeckt und ein Drittel ist Weideland, Wald oder Gebirge, der Rest ist kultiviert. Welcher Prozentsatz der ganzen Erdoberfläche ist kultiviertes Land?

1.3.3 Jede Woche nimmt die Erdbevölkerung um 1,4 Millionen zu. Im Jahr 1976 wurde die Erdbevölkerung auf 4×10^9 geschätzt. Berechnen Sie die jährliche prozentuale Zunahme.

1.3.4 1974 hatte Mexiko 58,4 Millionen Einwohner. Pro Monat nahm die Bevölkerung um 175000 zu. Berechnen Sie die jährliche prozentuale Zunahme.

1.3.5 Das Radiumisotop ^{228}Ra verliert jedes Jahr 9,8% seiner Radioaktivität. Wenn I_0 die ursprüngliche Intensität bezeichnet, welches ist die Intensität nach einem und nach zwei Jahren? Bestimmen Sie eine zu (1.3.4) analoge Formel für die Intensität I_n nach n Jahren.

1.3.6 Für gewisse Diagnosen wird das radioaktive Kaliumisotop ^{42}K benutzt. Es verliert pro Stunde 5,4% seiner Intensität. Welchen Prozentsatz verliert es in drei Stunden?

1.3.7 Gewisse Leute sind fähig, Phenylthiocarbamid als eine bittere Substanz zu schmecken, andere Leute finden es geschmackslos. Das Merkmal, ein "Schmecker" oder ein "Nichtschmecker" zu sein, ist erblich. In einer zufällig ausgewählten Stichprobe war das Verhältnis von "Schmeckern" zu "Nichtschmeckern" 1 139:461. Berechnen Sie die Prozentsätze jeder Gruppe (Werte nach Li, 1961).

1.3.8 In einer Stichprobe einer adulten Population fanden Genetiker 219 Personen mit Diabetes mellitus, 380 Personen mit einer milden Form von Diabetes und 3050 Personen ohne Anzeichen von Diabetes. Berechnen Sie die Prozentsätze der einzelnen Gruppen.

1.3.9 15% der Glieder einer Population waren durch eine epidemische Krankheit angesteckt. Von den angesteckten Personen starben 8%. Berechnen Sie die Mortalität inbezug auf die ganze Population.

1.3.10 In einem Wettkampf gewannen 22% der Wettkämpfer eine Auszeichnung. Von den Gewinnern bekamen 3% eine spezielle Auszeichnung. Berechnen Sie den Prozentsatz der letzteren inbezug auf die ganze Teilnehmerzahl.

1.4.1 Die moderne medizinische Forschung versucht, die Elektrokardiographie für die automatische Diagnose von Herzleiden zu entwickeln. Angenommen es sei möglich, bei 70% aller Patienten mit Herzstörungen eine richtige Diagnose zu stellen. Wie könnte man die folgende Behauptung verstehen: "Durch eine gewisse Verbesserung könnte die Anzahl der Fehlklassifikationen um 20% reduziert werden"? Geben Sie zwei verschiedene Antworten.

1.4.2 Dank der "Grünen Revolution" war es einem Farmer möglich, den Ernteertrag an Weizen um 45% zu steigern. Inbezug auf den erhöhten Ertrag war die nächste Ernte jedoch 20% tiefer. Ergäbe sich das gleiche Resultat, wenn der Ertrag zuerst um 20% sinkt und dann um 45% steigt?

1.5.1 Gegeben $a = 4$, $b = 5$, $c = 6$. Berechnen Sie $a + b/c$, $(a + b)/c$, $a/b + c$, $a/(b + c)$. Schreiben Sie auch die vier Ausdrücke mit horizontalen Bruchstrichen.

1.5.2 Berechnen Sie $p/q - 3$, $p - q/3$, $p/(q - 3)$, $(p - q)/3$ für $p = 36$, $q = 6$.

1.5.3 Vereinfachen Sie den Ausdruck $x(x + y) + y(x - y)$ und zählen Sie, wie oft das kommutative, assoziative und disttributive Gesetz angewandt werden.

1.5.4 Welche Gesetze werden gebraucht um die folgenden Ausdrücke zu vereinfachen? a) $px \cdot p^2$, b) $m(s + 3) + s(m - 3)$.

1.5.5 Vereinfachen Sie die folgenden Rechnungen, indem Sie die algebraischen Gesetze anwenden:

a) $(17 \times 19) + (13 \times 19)$,
b) $25 \times 17 \times 4$,
c) $33 \times 125 \times 5 \times 8$.

1.5.6 Berechnen Sie auf einfachste Art:

a) $(219 \times 67) + (281 \times 67)$,
b) $20 \times 3817 \times 5$,
c) $4 \times 313 \times 750$.

1.5.7 Vereinfachen Sie:

a) $6!/4!$, b) $97!/98!$.

1.5.8 Berechnen Sie:

a) $5!$, b) $2 + 1/2! + 1/3! + 1/4!$.

1.6.1 Berechnen Sie:

a) $(-1)^2 + (-2)^2 + (-3)^2$, b) $(-1)(-2)(-3)$,
c) $(-1)^2(-2)^2(-3)^2$, d) $(+5)(-8)(-200)(+125)$.

1.6.2 Berechnen Sie:

a) $(-1)^3 + (-2)^3 + (-3)^3$, b) $(-1)^3(-2)^3(-3)^3$,
c) $1/(-1) + 1/(-2) + 1/(-3)$, d) $1/(-1)^2 + 1/(-2)^2 + 1/(-3)^2$,
e) $|m - m^2|$ für $m = -5$, f) $p + |p| + p^2$ für $p = -10$.

1.6.3 Welche der folgenden Angaben sind richtig und welche sind falsch? Korrigieren Sie die falschen Angaben.

a) $3/4 > 0{,}75$, b) $(-5) < 5$, c) $(-6) > 5$,
d) $|-5| > 4$, e) $(-1) < 0 < 1$, f) $(-5) > (-1) > 0$.

1.6.4 Bezeichnen Sie die falschen unter den folgenden Angaben:

a) $(-2) > (-1)$, b) $|-2| > |-1|$, c) $|-2||-1| > 1$,
d) $0{,}375 < 3/8$, e) $|-5| < 3$, f) $5 > |-2| + |-3|$.

1.6.5 Für ein Experiment werden Mäuse in folgende Gewichtsklassen eingeteilt: kleiner als (nicht eingeschlossen) 20 g, von 20 g zu 22 g, von 22 g zu 24 g, von 24 g aufwärts. Wenn w das Gewicht bezeichnet, schreiben Sie die Ungleichungen für w auf.

1.6.6 Ein Biologe will Phytoplankton inbezug auf den Salzgehalt von Meerwasser studieren. Er beschließt, die ganzen Abstufungen des Salzgehaltes in drei Klassen zu unterteilen, nämlich von 3% bis und mit 3,3%, von 3,3% bis und mit 3,5% und von 3,5% bis zu 3,8%. Bezeichnen Sie den Salzgehalt mit s und schreiben Sie die Ungleichungen für die drei Klassen nieder.

1.6.7 Lösen Sie die folgenden Gleichungen nach x auf:

a) $8x = x^2$, b) $px^2 = x$ $(p \neq 0)$, c) $x = x^3$.

1.6.8 Lösen Sie die folgenden Gleichungen nach q auf:

a) $q^2 = 2q$, b) $q^3 = 3q^2$, c) $a^2q = q^3$ $(a > 0)$.

1.7.1 Lösen Sie die folgenden Ungleichungen:

a) $x + 4 > 7$, b) $8 - y > 1$,
c) $4(u - 5) > 3(5 - u)$,
d) $1 - p^2 \leqq (2 - p)(p + 1)$,
e) $2s^2 < 8$, f) $3 < t^2$.

1.7.2 a) $z - 4 > 7$, b) $14 - x < 13$,
c) $(y + 3)2 < 3(1 - y)$, d) $x^2 < 16/9$,
e) $p^2 > 1{,}44$, f) $(8 + t)(8 - t) \geqq (3 - t)(2 + t)$,
g) $(u - 3)(2u + 5) < (1 - u)(1 - 2u)$.

1.8.1 Das arithmetische Mittel von 4 und 9 ist 6,5. Es ist größer als das geometrische Mittel, das 6,0 ist. Zeigen Sie, daß das arithmetische Mittel zweier positiver Zahlen a und b immer größer oder gleich groß wie das geometrische Mittel ist. (Anleitung: Quadrieren Sie beide Mittel und reduzieren Sie die Ungleichung zu dem selbstverständlichen Ergebnis $(a - b)^2 \geqq 0$.)

1.8.2 Zeigen Sie, daß in der Reihe 1, 2, 4, 8, 16, 32 . . . jeder Term das geometrische Mittel der beiden benachbarten Terme ist.

1.9.1 Schreiben Sie folgende Summen mit dem Summenzeichen:

a) $x_1 + x_2 + x_3 + x_4 + x_5$, b) $z_0 + z_1 + \ldots + z_k$,
c) $a_3 + a_4 + \ldots + a_n$, d) $a_1^2 + a_2^2 + a_3^2 + a_4^2$,
e) $(a_1 + b_1)^2 + (a_2 + b_2)^2 + \ldots + (a_N + b_N)^2$

1.9.2 Schreiben Sie die folgenden Summen ohne Summenzeichen:

a) $\sum_{i=1}^{5} p_i$, b) $\sum_{k=3}^{5} s_k$, c) $\sum_{j=0}^{n} x_j$,

d) $\sum_{i=1}^{N} x_i^2$, e) $\sum_{k=0}^{4} 2t_k$, f) $\sum_{j=1}^{3} (x_j + y_j)^2$.

1.9.3 Zeigen Sie, daß $\sum_{i=1}^{n} (x_i + y_i) = \sum_{i=1}^{n} x_i + \sum_{i=1}^{n} y_i$.

1.9.4 Zeigen Sie, daß $\sum_{k=1}^{m} cu_k = c \sum_{k=1}^{m} u_k$.

1.9.5 Zeigen Sie, daß $\sum_{j=1}^{n} (x_j + a) = \sum_{j=1}^{n} x_j + na$.

1.9.6 Zeigen Sie, daß $\sum_{i=1}^{n} (x_i + a)^2 = \sum_{i=1}^{n} x_i^2 + 2a \sum_{i=1}^{n} x_i + na^2$.

1.9.7 Fünf Heringe haben die folgenden Gewichte x_i in Grammen:

77,8 75,7 72,3 81,4 76,3.

Berechnen Sie:

a) das arithmetische Mittel $\bar{x}$,
b) die Differenzen $x_i - \bar{x}$,
c) die Summe der Differenzen als Rechenkontrolle,
d) die Summe der Quadrate der Abweichungen.
(Wink: Benutzen Sie das Schema in Abschn. 1.9)

1.9.8 Lösen Sie das gleiche Problem für die folgenden x_i-Werte:

8,3 8,9 9,1 8,5.

1.9.9 Zeigen Sie durch Anwendung der Formeln (1.14.6) und (1.9.1), daß $\sum_{i=1}^{n} (x_i - \bar{x})^2$ auf die folgenden drei Arten geschrieben werden kann, die in Berechnungen oft nützlich sind:

a) $\Sigma\, x_i^2 - n\bar{x}^2$, b) $\Sigma\, x_i^2 - \frac{1}{n}(\Sigma\, x_i)^2$,

c) $\Sigma\, x_i^2 - \bar{x}(\Sigma\, x_i)$.

1.9.10 Wenden Sie die drei Formeln aus Aufgabe 1.9.9 auf die numerischen Daten von Aufgabe 1.9.8 an. Welche Vor- und Nachteile haben die einzelnen Formeln?

1.10.4 Schreiben Sie die folgenden Potenzen in Brüchen:

x^{-1} u^{-2} $(a+b)^{-3}$ $a^{-2}b^{-3}$ $(3s-t)^{-1}$.

1.10.5 Schreiben Sie die folgenden Brüche mit Hilfe negativer Potenzen:

$1/p$ $1/(a+b)$ $2/p^5$ $5/(x-z)$ $(u-v)/(u+v)$.

1.10.6 Der Ausbruch des Vulkans Halemaumau auf Hawaii in den Jahren 1967/68 erzeugte 84×10^6 m³ Lava in 8,2 Monaten. Wieviel Lava wurde durchschnittlich im Monat ausgeworfen? (Angaben von Swanson, 1972)

1.10.7 Die Küstenlinien der Erde (Seen, Arktis und Antarktisregionen eingeschlossen) haben eine Länge von ungefähr 440000 km (mehr als zehnmal den Erdumfang). Wenn jeder Erdbewohner ($4{,}2 \times 10^9$ im Jahre 1978) sich dazu entschließen würde, ein Stück dieser Küstenlinie zu besitzen, wieviel würde jeder im Durchschnitt erhalten (s. Inman et al., 1973, S. 26.)

1.10.8 In unserer Zivilisation benötigt jede Person im Durchschnitt 60 m^2 als Wohnraum, 40 m^2 für seine Arbeit, 50 m^2 für öffentliche Gebäude und Sportmöglichkeiten, 90 m^2 für den Verkehr und 4000 m^2 für die Produktion seiner Nahrung. Von diesem Gesichtspunkt aus sind einige Länder überbevölkert. Nehmen wir zum Beispiel die Schweiz mit ihren 6,4 Millionen Einwohner. Ungefähr 11000 km^2 sind Acker- und Wohnland. Für wieviele Leute könnte die Schweiz entsprechenden Raum bieten?

1.10.9 Jeder cm^2 der Erdoberfläche ist mit einer Masse von 1 kg Luft belastet. Die Erdoberfläche beträgt ca. $5{,}1 \times 10^8$ km^2.

a) Berechnen Sie die Masse der Atmosphäre.
b) Welche Masse hat O_2? (22% der Gesamtmasse ist Sauerstoff.)

1.10.10 Ein km^2 junger Wald produziert ungefähr $2{,}5 \times 10^5$ kg Sauerstoff im Jahr. In welchem Verhältnis steht diese Masse zur Totalmasse des atmosphärischen Sauerstoffes über 1 km^2 der Erdoberfläche? (Die Masse des atmosphärischen Sauerstoffs nehmen Sie von Aufgabe 1.10.9)

1.10.11 Es wird geschätzt, daß alle grünen Pflanzen der Erde (Plankton eingeschlossen) jährlich $0{,}9 \times 10^{13}$ kg O_2 produzieren. Dies ist die Nettoproduktion, welche die von den Pflanzen selber konsumierete Menge nicht einschließt. Wieviele Jahre würde es zum Aufbau des gesamten Sauerstoffs der Atmosphäre brauchen, wenn kein tierisches Leben und kein Feuer ihn konsumierten? (Benützen Sie das Resultat von Aufgabe 1.10.9)

1.10.12 Zellen in lebendem Gewebe sind von bemerkenswert einheitlicher Größe. Die Länge einer typischen Zelle ist ungefähr 3 μm (Mikrometer). Berechnen Sie das Volumen (in μm^3) unter der Annahme, daß die Gestalt kugelförmig sei.

1.10.13 Winderzeugte Meereswellen setzen ihre Energie hauptsächlich bei der Brandung am Strand um. Bei einer Wellenhöhe von 1 Meter wird pro Meter Strand ungefähr 10 kJ Energie pro Sekunde in Wärme verwandelt.

a) Um wieviele Grade Celsius könnte 1 Liter Wasser pro Sekunde mit dieser Energie erwärmt werden? (1 Liter Wasser braucht pro Grad Celsius 4,19 kJ).
b) Wenn sich alle Wärmeenergie pro Meter Küstenlinie auf 100 m^3 Meereswasser verteilte, wie rasch würde die Temperatur steigen? (Die Angaben stammen von Inman et al., 1973).

1.10.14 Um wieviele Größenordnungen unterscheiden sich die folgenden Paare:

a) Wellenlänge von rotem Licht = 0,76 μm, Wellenlänge von grünem Licht = 0,48 μm (μm = Mikrometer).
b) Wellenlänge von blauem Licht = 0,42 μm, Länge einer Gewebezelle = 3 μm.
c) Erdumfang = $4{,}0 \times 10^4$ km, Distanz Erde-Mond = $3{,}8 \times 10^5$ km.
d) Alter der Erde = $4{,}5 \times 10^9$ Jahre, Alter der Hominoiden = 10^7 Jahre.
e) Halbwertszeit von $^{14}C = 5{,}77 \times 10^3$ Jahre, Zeitdauer der europäischen Geschichte = 2500 Jahre.

1.10.15 Jeder Liter Autobenzin enthält 0,1 bis 0,4 g Blei. Angenommen, der durchschnittliche Verbrauch eines Autos sei zwischen 1 200 und 1 400 Liter pro Jahr. Wieviel Blei würde dann durch die 10^6 Autos einer großen Stadt abgegeben? Suchen Sie eine obere und eine untere Schranke.

1.10.16 Eine Million Liter Trinkwasser, gemischt mit einem Liter Rohöl ist ungenießbar. Wieviel einsickerndes Rohöl würden genügen, um $1{,}5 \times 10^{10}$ Liter Grundwasser, d.h. den Wasserbedarf einer Stadt mit 100000 Einwohner für ein Jahr, ungenießbar zu machen?

1.10.17 Einige Atomkraftwerke benützen Wasser von Flüssen als Kühlung. Angenommen, ein Werk nehme 30 m^3 Wasser pro Sekunde aus dem Fluß auf und erwärme es um 10°C. Der gesamte Wasserfluß (Kühlwasser eingeschlossen) ist 200 m^3/sec. Wenn sich das erwärmte Wasser dem Fluß beimischt, um wieviele Grade wird die Temperatur des Flusses steigen? (Wärmepollution)

1.10.18 Wenn Getreide angesäht wird, werden 5 kg Herbizide pro ha ausgestreut, um das Wachsen von Unkraut zu hemmen. Wieviele Tonnen Herbizide würden gebraucht, um ein Gebiet so groß wie den Staat Iowa (146×10^3 km^2) zu bedecken? (1 ha = 10000 m^2)

1.10.19 Polyvinylchloride (PVC) sind toxische Substanzen und sind gefährlich, da sie sehr langsam zerfallen. Sie finden vielseitige Verwendung in der Technik: Wärmeüberträger-Technik, Isolationsflüssigkeiten, Kühlsysteme, große Energietransformatoren, Autoreifen, Bremsbeläge, Schmiermittel und Farben. Einige der PVC's belasten die Umwelt. Im Nordatlantik beträgt die durchschnittliche Konzentration von PVC im Oberflächenwasser (0–20 m Tiefe) 35 ng (Nanogramm) pro Liter Wasser. Die Oberfläche das Nordatlantik mißt 5×10^{12} m^2. Berechnen Sie die totale Menge an PVC im Oberflächenwasser. (Angaben von Harvey et al., 1973)

1.10.20 Messungen im Jahre 1970 haben gezeigt, daß in der Luft von Chicago Partikel mit einem mittleren Gewicht von $0{,}45 \times 10^{-6}$ μg (μg = Mikrogramm) schweben. Die mittlere Dichte dieser Partikel betrug 86 μg/m^3. Wenn alle Partikel von der gleichen Größe wären, wieviele davon wären in einem Kubikmeter Luft vorhanden? (Daten von Lee, 1972)

1.10.21 Der Durchmesser von H_2O-Molekülen beträgt ungefähr $2{,}5 \times 10^{-10}$ m. In einem Mol (= 18 g) Wasser befinden sich $6{,}02 \times 10^{23}$ Moleküle (Avogadrosche Zahl). Wie lange wäre eine Kette solcher Moleküle? Vergleichen Sie das Resultat mit der Distanz von der Erde zur Sonne, welche ungefähr $1{,}5 \times 10^8$ km beträgt.

1.10.22 Sporen von Farnen schweben in der Atmosphäre und werden vom Wind über die ganze Erde transportiert. Sie fallen nur mit dem Regen zur Erde nieder. Welches Gewicht hat eine kugelförmige Spore mit einem Durchmesser von 30 μm, wenn die Dichte 1,0 g cm^{-3} beträgt? (Kugelvolumen = $4/3 \cdot \pi r^3$)

1.10.23 Lösen Sie das gleiche Problem für eine Spore mit einem Durchmesser, der um 20% kleiner ist.

1.10.24 Bei einem Pulsschlag pumpt das Herz rund 100 ml Blut durch die Gefäße. Dazu wird durchschnittlich eine Arbeit von 1,32 J geleistet. Durch Reibung in den Blutgefäßen wird diese Arbeit vollständig in Wärmeenergie umgesetzt. Um wieviele Grade Celsius erwärmen sich etwa die 4 Liter Blut eines Menschen bei 100 Pulsschlägen? (vgl. Randall 1958, p. 161)
(Wink: Mit der Energie von $4{,}2 \cdot 10^3$ J kann man einem Liter Blut um 1°C erwärmen)

1.10.25 Kürzen Sie

a) x^2y^2/axy, b) a^3bc/ab^2c,
c) $(a^2 + 2ab)/(2a - a^2)$, d) $(x^2 - y^2)/(x + y)$.

1.10.26 Kürzen Sie

a) s^3t/pst^4, b) $A^2B^2C^2/AB^2C^3$,
c) $(3pq - p^2)/(6q - 2p)$, d) $(m - n)/(m^2 - n^2)$.

1.10.27 Führen Sie die folgenden Additionen und Subtraktionen durch:

a) $(1/x) + (1/y)$, b) $(1/2) - (1/t)$,
c) $(1/u) - (1/u^2)$, d) $(5/3x^2y) - (2/xy^2)$.

1.10.28 Führen Sie die Additionen und Subtraktionen durch:

a) $(1/x^2) - (1/xy)$, b) $1/(u-3) + 1/(u+3)$,
c) $(7/a^3b) + (5/a^2b^2)$, d) $x/(x+1) - 3x/(x-2)$.

1.11.1 Schreiben Sie die folgenden Wurzeln als gebrochene Potenzen:

$$\sqrt{7} \quad \sqrt[3]{10} \quad \sqrt{A} \quad \sqrt{a+b} \quad \sqrt[3]{1-x} \quad \frac{1}{\sqrt{3}} \quad \frac{1}{\sqrt[3]{p}}.$$

1.11.2 Schreiben Sie die folgenden Potenzen als Wurzeln:

$8^{1/2} \quad 2^{3/4} \quad (p+q)^{1/3} \quad 5^{-1/2} \quad x^{-1/4} \quad (1-z)^{-2/3}$.

1.11.3 Vereinfachen Sie $\sqrt{a} \cdot \sqrt[4]{a} \cdot \sqrt{a^3}$.

1.11.4 Vereinfachen Sie $\sqrt[3]{p^2} \cdot \sqrt{p^3} \cdot \sqrt[5]{p}$.

1.11.5 Um welchen Faktor ist $1773^{1/2}$ von $0{,}1773^{1/2}$ verschieden?

1.11.6 Suchen Sie mit Hilfe von Tafel B die Quadratwurzeln von

8830, 883, 88,3, 8,83, 0,883, 0,0883.

1.11.7 Es sei $b > a$. Berechnen Sie $\sqrt{(a-b)^2}$.

1.12.1 Runden Sie die folgenden Zahlen auf *eine* Dezimalstelle:

8,06 4,01 18,35 20,85 0,7445 0,1555.

1.12.2 Runden Sie die folgenden Prozentsätze auf ganze Zahlen, so daß das Total 100% bleibt: 78,3%, 11,4%, 10,3%. Betrachten Sie 78,3% als weniger genau als die anderen beiden Prozentsätze.

1.12.3 Berechnen Sie 25% von 108,52, wenn a) 25% ein genauer Prozentsatz ist; b) 25% ein ungefährer Prozentsatz ist mit einem Fehler, der nicht größer als 1% ist (Spannweite 24% bis 26%).

1.12.4 Angenommen, 372 habe drei signifikante Stellen. Wieviele signifikante Stellen hat $372^2 = 138384$?
(Wink: Quadrieren Sie 371,5 und 372,5 und vergleichen Sie die Differenzen.)

1.12.5 Digitalrechner arbeiten mit einer festen Anzahl von Ziffern. Zeigen Sie mit Hilfe des Beispiels $a = 2{,}56$ und $b = 2{,}54$ und einer Kapazität von nur drei Ziffern, daß die zwei Ausdrücke $a^2 - b^2$ und $(a+b)(a-b)$ nicht zum gleichen numerischen Resultat führen.

1.12.6 Es seien drei Meßwerte gegeben: $x_1 = 6{,}08$, $x_2 = 6{,}06$, $x_3 = 6{,}13$ mit einem Mittelwert von $\bar{x} = 6{,}09$. Berechnungen sollten bei jedem Schritt mit nur drei Ziffern durchgeführt werden, wobei es nicht auf die Stellung des Kommas ankommt. Berechnen Sie $\Sigma(x_i - \bar{x})^2$ und zeigen Sie, daß die algebraisch gleichwertige Formel $\Sigma x_i^2 - 3\bar{x}^2$ versagt, wenn ein ebenso gutes Resultat erhalten werden soll.

1.12.7 Die Differenz zwischen dem gemessenen Wert und dem exakten Wert einer Größe wird als *absoluter Fehler* bezeichnet (zur Vereinfachung vernachlässigen wir das Vorzeichen der Differenz). Wenn wir den absoluten Fehler durch den exakten Wert dividieren, erhalten wir den *relativen Fehler*; er wird üblicherweise in Prozenten angegeben. Bestimmen Sie die relativen Fehler in den folgenden Beispielen:

Gemessener Wert	Genauer Wert
a) 3,4 μm	3,15 μm
b) 0,88 ml	1,06 ml
c) 80 sec	66,7 sec

1.12.8 Führen Sie die gleiche Berechnung mit folgenden Beispielen durch:

Gemessener Wert	Genauer Wert
a) 13,5 nm	12,9 nm
b) 125 kHz	108 kHz
c) 0,17 μg	0,21 μg

1.14.1 Berechnen Sie auf einfachste Art $(a - b)^2(a + b)^2$.

1.14.2 Suchen Sie den Irrtum in der folgenden Rechnung: Nehmen Sie an, a und b seien gleiche Zahlen. Dann ist $a = b$, $ab = b^2$, $ab - a^2 = b^2 - a^2$, $a(b - a) = (b + a)(b - a)$, $a = b + a$, $a = a + a$, $a = 2a$, $1 = 2$. (Wink: Lesen Sie den Schluß von Abschn. 1.6.)

Kapitel 2

Mengen und mathematische Logik

2.1 "Neue Mathematik"

Was man heute als "neue Mathematik" bezeichnet, ist die landläufige Benennung einer Entwicklungsrichtung der Mathematik, die zu Beginn des letzten Jahrhunderts stattgefunden hat. Während einer langen Zeitspanne betrachtete man die Mathematik als einen Wissenszweig, in dem man sich mit *Größen* wie Längen, Flächen, Winkeln und Gewichten befaßte. In der Tat werden sowohl in der elementaren Algebra wie in der Infinitesimalrechnung die mathematischen Operationen auf zähl- und meßbare Gegenstände angewandt. Nach und nach wurde den Mathematikern aber bewußt, daß Axiome, Probleme der Logik, Operationen mit abstrakten Symbolen und die Struktur des Raumes typischer für das mathematische Denken sind. Die mathematische Logik und Mengenlehre wurden vor 1850, die abstrakte Algebra vor 1900 begründet. Heute muß man es als falsch bezeichnen, Mathematik als die Lehre von Größen zu definieren.

Die angewandte Mathematik öffnete sich diesen neuen Aspekten nur zögernd. Die überraschende Wendung fand um 1925 statt, als Physiker, die sich mit Quantenmechanik beschäftigten, erfolgreich die Gruppentheorie anwandten, ein Gebiet, das sich mit abstrakten Elementen und Operationen dieser Elemente befaßt. Seither hat die moderne Mathematik in zahlreichen anderen Gebieten der wissenschaftlichen Forschung, einschließlich der biologischen Wissenschaften Eingang gefunden.

In diesem Kapitel befassen wir uns hauptsächlich mit Mengen und Mengenoperationen. Am Ende des Kapitels werden wir eine Verwandtschaft zwischen Mengenlehre und Logik finden.

2.2 Mengen

Unsere Sprache enthält viele Ausdrücke zur Bezeichnung von Mengen. Biologen verwenden Kategorien wie Ordnung, Familie, Gattung, um Pflanzen oder Tiere, die gewisse Gemeinsamkeiten aufweisen, zusammenzufassen. Wirtschaftswissenschaftler unterteilen die Bevölkerung in verschiedene soziale Klassen. Statistiker gebrauchen das Wort Stichprobe, wenn sie aus einer Population einzelne Individuen auswählen. Und wenn sie Meßwerte gruppieren, sprechen sie von Klassen. Psychologen befassen sich mit Batterien von Tests und Ärzte mit Syndromen; das sind Gruppen von Symptomen. Alle diese Ausfrücke, wie Ansammlung, Auswahl, Gesamtheit, Kategorie, Klasse, Gruppe usw. haben eine gewisse gemeinsame Bedeutung. Die Mathematiker ihrerseits bevorzugen die Bezeichnung *Menge*.

Eine Menge kann eine Ansammlung von Menschen, Tieren, Pflanzen, Erscheinungen, Reizen, Reaktionen, genetischen Merkmalen, Methoden, Ideen, logischen Möglichkeiten, von verschiedensten Dingen sein. *Eine Menge ist erst dann definiert, wenn es klar ist, ob ein gegebenes Objekt zur Menge gehört oder nicht.* Zweideutigkeiten sind nicht zugelassen. Von nun an werden wir die Objekte einer Menge als deren *Elemente* bezeichnen. Eine Menge kann eine *endliche* oder *unendliche* Anzahl Elemente enthalten. Jenachdem spricht man von einer *endlichen* oder *unendlichen* Menge. Eine Menge kann auch nur aus einem einzigen Element bestehen. Auch eine Menge zu definieren, die überhaupt kein Element enthält, die sogenannte *leere Menge* oder *Nullmenge*, erweist sich als nützlich.

Beispiele

1. Es ist leicht, die Menge aller Patienten in einem Spital auf eindeutige Weise zu definieren. Hingegen ist es kaum möglich, die Menge aller Rheumakranken zu erfassen, da der Begriff Rheumatismus in verschiedenen Bedeutungen gebraucht wird. Zudem ist eine sichere Diagnose, auch einer wohldefinierten Krankheit, oftmals nur schwer zu stellen.
2. Auf einfache Weise kann auch die Menge aller Sauerstoff produzierenden Pflanzen definiert werden, enthalten sie doch alle Chlorophyll. Aber sehr schwierig, wenn nicht unmöglich wird es, wenn wir die Menge der breitblättrigen Gewächse definieren wollen. Die Bezeichnung "breitblättrig" beruht doch letztlich auf einem persönlichen Urteil und ist zweideutig.
3. Die Menge aller Staaten auf dem australischen Kontinent besteht aus dem einzigen Element: Australien. Die Menge aller Staaten am Nord- oder Südpol ist die leere Menge.
4. Die Menge der chemischen Elemente ist genau definiert. Sie ist endlich, wenn auch noch nicht gänzlich bekannt. Ebenso ist eine Menge aller chemischen Verbindungen denkbar, obwohl wir bis heute nur einen ganz kleinen Teil davon kennen. Diese Menge ist möglicherweise unendlich.
5. Ökologen sind an der Menge der Ressourcen und an der Menge der Umweltbedingungen interessiert. Wir erkennen, daß zum Beispiel das Licht ein gemeinsames Element beider Mengen darstellt.

2.3 Bezeichnungen und Symbole

Mengen bezeichnen wir mit Großbuchstaben: A, B, C, ... Die leere Menge wird durch eine schräg durchstrichene Null, $\emptyset$, dargestellt. Elemente einer Menge werden in geschweifte Klammern gefaßt. So ist zum Beispiel

$$S = \{\text{sehen, hören, riechen, schmecken, tasten}\}$$

die Menge der traditionellen fünf Sinne.

Die unendliche Menge der *natürlichen Zahlen* bezeichnet man mit dem Standardsymbol

$$\mathbb{N} = \{1, 2, 3, \ldots\}. \tag{2.3.1}$$

In Analogie steht $\mathbb{R}$ für die Menge der *reellen Zahlen.*

Die Tatsache, daß ein Objekt zu einer Menge gehört, wird durch das Symbol $\in$, ursprünglich das griechische Epsilon, ausgedrückt[1].

$$a \in T \tag{2.3.2}$$

bedeutet also "a ist ein Element von T" oder "a gehört zu T." Das Gegenteil wird

1 Das Symbol $\in$ wurde vom italienischen Mathematiker Giuseppe Peano (1858–1932) vorgeschlagen

durch $\notin$ symbolisiert. Dieses Zeichen wird als "ist nicht Element von" oder "gehört nicht zu" gelesen. So gilt beispielsweise:

$$5 \in \mathbb{N}, \quad \tfrac{1}{2} \in \mathbb{R}, \quad \tfrac{1}{2} \notin \mathbb{N}.$$

Zwei Mengen sind *gleich*

$$A = B, \tag{2.3.3}$$

wenn sie genau dieselben Elemente enthalten. Bezeichnet x ein Element einer Menge und ist $x \in A$, dann gilt automatisch auch $x \in B$ und umgekehrt. Die Gleichheit (2.3.3) bedeutet auch, daß, falls $x \notin A$, auch $x \notin B$ ist. Weil $\{1, 2, 3\}$ und $\{3, 1, 2\}$ genau die gleichen Elemente enthalten, sind sie identisch. Aus demselben Grund ist auch $\{1, 2, 3\} = \{1, 2, 2, 3\}$.

Wenn eine Menge A nur Elemente einer Menge B, wenn auch nicht notwendigerweise alle, enthält, schreiben wir

$$A \subset B \tag{2.3.4}$$

und sagen "A ist in B enthalten." A nennt man eine *Teilmenge* von B. Das Symbol $\subset$ erinnert uns an $<$ für "ist kleiner als," besitzt aber natürlich eine andere Bedeutung. Die Definition der Teilmenge läßt auch die Interpretation zu, daß eine Menge Teilmenge von sich selbst ist, etwa B ist Teilmenge von B: $B \subset B$.

Wenn wir ausdrücken wollen, daß A eine *echte Teilmenge* von B ist, das heißt, A enthält weniger Elemente als B, so schreiben wir:

$$A \subset B, \quad A \neq B. \tag{2.3.5}$$

Die leere Menge ist in jeder Menge als Teilmenge enthalten:

$$\emptyset \subset A. \tag{2.3.6}$$

Die Aussage (2.3.4) kann auch durch

$$B \supset A \tag{2.3.7}$$

ersetzt werden. Das bedeutet "B enthält A." Die Analogie mit $>$ ist augenfällig[2].

Mengen irgendwelcher Elemente können als *Punktmengen* dargestellt werden. Der zeichnerischen Einfachkeit halber werden meist rechteckige oder kreisförmige Punktmengen verwendet. In Abb. 2.1. ist die Beziehung (2.3.4) bzw. (2.3.7) auf diese Art dargestellt. Derartige Figuren nennt man *Venn-Diagramme* [3].

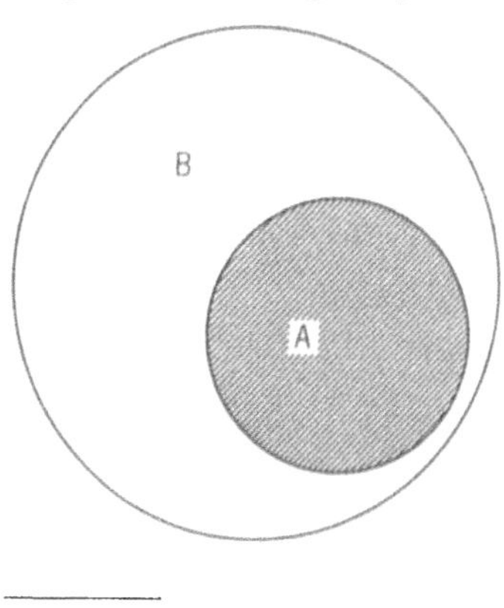

Abb. 2.1.
Venn-Diagramm der Beziehung "A ist in B enthalten"

---

2 Die Symbole $\supset$ und $\subset$ gehen auf den deutschen Mathematiker Ernst Schröder (1841–1902) zurück

3 Benannt nach dem englischen Theologen und Logiker John Venn (1834–1923). In Venn-Diagrammen sind Größe und Form der Figuren nicht auf die Zahl der Elemente der Mengen bezogen

Beispiele

1. Die Menge der drei Zahlen $\{1,2,3\}$ enthält die folgenden Teilmengen: $\{1,2,3\}$ sich selbst, und als echte Teilmengen $\{1,2\}, \{1,3\}, \{2,3\}, \{1\}, \{2\}, \{3\}$, sowie die leere Menge $\emptyset$. Man beachte, daß 3 nicht das gleiche bedeutet wie $\{3\}$. Das erste Symbol bezeichnet ein Element, das zweite eine Menge. Konsequenterweise müssen wir $\{3\} \subset \{1,2,3\}$, aber $3 \in \{1,2,3\}$ schreiben. Ebenso gilt $\emptyset \subset \{1,2,3\}$, jedoch $0 \notin \{1, 2, 3\}$.
2. Gewisse Mineralstoffe bilden eine Teilmenge der Menge der Nährstoffe.
3. Für einen Sozialarbeiter sind die Stummen eine Teilmenge der Invaliden und diese eine Teilmenge der Behinderten. In symbolischer Bezeichnung: $S \subset I \subset B$.
4. Man kennt etwa 5000 Ameisenarten. Jede Art ist eine Teilmenge einer der 170 Gattungen. Andererseits ist jede Gattung eine Teilmenge der Familie *Formicidae* und diese Familie eine Teilmenge der Ordnung *Hymenoptera*.
5. Bezeichne A die Menge aller Patienten, die unter Brustschmerzen irgendwelcher Art leiden, und B die Menge aller Patienten mit Angina pectoris. Dann gilt $A \supset B$.
6. Schauen wir uns die geometrische Konfiguration von Vierecken an. Sei R die Menge aller Rechtecke (Vierecke mit vier rechten Winkeln) und P die Menge aller Parallelogramme (Vierecke mit zwei Paaren von parallelen Seiten). Da nun aber auch jedes Rechteck zwei Paare paralleler Seiten besitzt, erkennt man, daß $R \subset P$.
7. Die Menge der natürlichen Zahlen ist eine Teilmenge der reellen Zahlen:

   $\mathbb{N} \subset \mathbb{R}$.

2.4 Variable Elemente

Es kann unpraktisch, ja unmöglich sein, bei großen Mengen sämtliche Elemente einzeln aufzuzählen. In einem solchen Fall versucht man, die Elemente mit Worten oder mathematischen Ausdrücken zu charakterisieren. So ist es für uns zum Beispiel unmöglich, alle Zahlen, die größer sind als 5 aufzuführen, da diese Menge nicht nur ganze, sondern auch rationale und irrationale Zahlen beinhaltet. In diesem Fall drängt sich die Einführung von variablen Elementen auf, die wir etwa mit x bezeichnen. Wir charakterisieren die Elemente mit der Einschränkung $x > 5$. So schreibt man für diese Menge:

$$\{x | x > 5\}.$$

Man liest: "die Menge aller Zahlen x, so daß x größer ist als 5." Der vertikale Strich bedeutet also "so daß" oder "unter der Bedingung daß"[4].

Das Element x braucht nicht unbedingt eine Zahl zu sein. Wenn x irgendeine chemische Verbindung bedeutet, so schreibt man die Menge der Säuren

$$\{x | x = \text{Säure}\}.$$

---

4 Auch die Schreibweise $\{x : x > 5\}$ ist gebräuchlich. Statt des vertikalen Strichs steht ein Doppelpunkt

Auch die Lösungen mathematischer Probleme können mit Mengenlehre dargestellt werden. Die Lösungen der Gleichung $x^2 = 4$ sind $x = 2$ und $x = -2$. Diese beiden Werte stellen die *Lösungsmenge* unserer obigen Gleichung dar. Folglich können wir schreiben:

$$\{x \mid x^2 = 4\} = \{2, -2\}.$$

Ebenso gilt:

$$\{t \mid 3t - 4 = 5\} = \{3\}.$$

Wir führen noch drei Ungleichungen und deren Lösungen auf:

$$\{x \mid 2x + 5 < 7\} = \{x \mid x < 1\},$$
$$\{y \mid y^2 < 4\} = \{y \mid -2 < y < 2\} = \{y \mid |y| < 2\},$$
$$\{z \mid z^{\frac{1}{2}} < 8\} = \{z \mid 0 \leqq z < 64\}.$$

2.5 Komplementärmenge

Wenn man eine Bevölkerung unterteilt, etwa in Gesunde und Kranke, Männer und Frauen, oder aktive und passive Personen, dann spricht man von komplementären Teilen oder Klassen. In der Mengenlehre bedienen wir uns einer etwas verschiedenen Sprache: Es sei U die Menge, deren Unterteilung wir betrachten wollen. Man nennt U auch die *Universalmenge* oder *Grundmenge*. A sei eine Teilmenge von U, also $A \subset U$. Nun sind wir an den Elementen interessiert, die zwar in U, nicht aber in A liegen. Diese Elemente bilden eine neue Menge, die man die *Komplementärmenge* oder *das Komplement von A in U nennt*. Diese Komplementärmenge wird durch $\bar{A}$ symbolisiert[5]. Abb. 2.2 zeigt das Venn-Diagramm von $\bar{A}$.

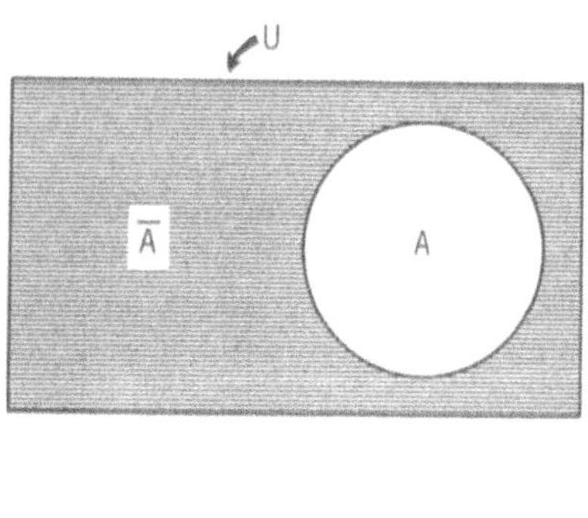

Abb. 2.2. Venn-Diagramm des Komplementes

Immer wenn zwei Mengen, hier U und A, gegeben sind und wir daraus eine neue Menge bilden, führen wir eine *Mengenoperation* aus. In den folgenden zwei Abschnitten werden wir noch andere Mengenoperationen kennenlernen. Mit unserer Symbolschreibweise stellt man das Komplement von A in U dar als

$$\bar{A} = \{x \mid x \in U, x \notin A\}. \qquad (2.5.1)$$

5 Andere Bezeichnungen für das Komplement sind A', $\tilde{A}$, $\sim A$, A^c oder $\complement A$

Beispiele

1. Wenn $U = \{1, 2, 3, 4, 5\}$ und $A = \{2, 5\}$, dann ist $\bar{A} = \{1, 3, 4\}$.
2. Die Grundmenge U bestehe aus allen Tierarten, die zur Ordnung *Hymenoptera* gehören. Die Familie der *Formicidae* F ist eine Teilmenge von U. $\bar{F}$ besteht folglich aus allen Arten die zwar in U nicht aber in F liegen.

2.6 Vereinigungsmenge

Mit zwei Mengen A und B kann man immer eine neue Menge C bilden, indem man einfach alle Elemente beider Mengen zusammenfaßt. Die so entstandene Menge C nennt man die *Vereinigungsmenge* von A und B und schreibt symbolisch

$$C = A \cup B. \tag{2.6.1}$$

Das wird als "A vereinigt mit B" gelesen. Das Symbol $\cup$ erinnert uns an den Buchstaben *u* im Wort "Union." C enthält genau die Elemente, welche in A oder B, oder in beiden Mengen enthalten sind. Ein gleiches Element kommt in der Vereinigungsmenge nur einmal vor. In Abb. 2.3. ist das Venn-Diagramm der Vereinigung zweier Mengen dargestellt. Diese Operation erinnert etwas an die Addition. Man sollte sich aber im Klaren sein, daß $A \cup A = A$ und, falls $B \subset A$, $B \cup A = A$ gilt.

In symbolischer Schreibweise kann die Vereinigung zweier Mengen A und B als

$$A \cup B = \{x \mid x \in A \text{ oder } x \in B\} \tag{2.6.2}$$

definiert werden. Es ist wichtig, daß man hier einsieht, daß das Wort "oder" im Sinne von "und/oder" gebraucht wird.

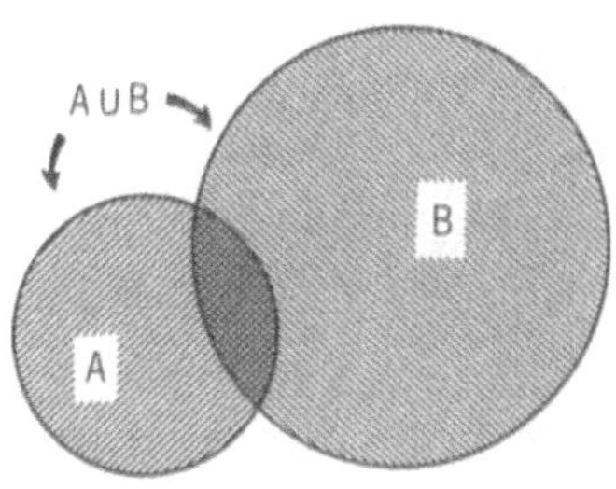

Abb. 2.3. Vereinigt man die Elemente von A und B, so bilden sie eine neue Menge, die *Vereinigungsmenge* von A und B

Beispiele

1. $\{1, 2\} \cup \{1, 5, 6\} = \{1, 2, 5, 6\}$. Das Element 1 erscheint nur einmal.
2. Patienten, die entweder an *Rhinitis atopica* (Heufieber etc.) oder an *Urticaria* (Nesselfieber) leiden, bezeichnet man als allergisch. Diese Patienten bilden zwei Mengen. Die Vereinigung besteht aus allen Patienten, die entweder *Rhinitis atopica* oder *Urticaria*, oder beide Krankheiten aufweisen.
3. Ein Ökologe mag an der Vereinigung der Umwelteinflüsse und der Ressourcen interessiert sein, wenn er die Gesamtheit aller Einflüsse auf ein Ökosystem untersucht.
4. Ein primitives Säugetier, der Tanrek (Borstenigel), erzeugt Ultraschallfrequenzen, wenn man die Lichtintensität verändert (Reizmenge L) oder ein Geräusch erzeugt (Reizmenge G). Dann ist $S = G \cup L$ die Menge aller bekannten Reize, welche eine Ultraschallantwort hervorrufen.

5. Sei A eine Teilmenge der Grundmenge U und $\bar{A}$ das Komplement von A. Dann ergibt die Vereinigung von A und $\bar{A}$ die Grundmenge:

$$A \cup \bar{A} = U.$$

2.7 Schnittmenge

Zusätzlich zu den zwei behandelten Operationen "bilde das Komplement" und "bilde die Vereinigung" wollen wir nun eine dritte Operation einführen, die ebenfalls großen praktischen Wert besitzt. Betrachten wir einführend zwei sich schneidende Geraden. Diese Geraden können als unendliche Mengen von Punkten interpretiert werden. Die so erhaltenen Mengen besitzen genau einen gemeinsamen Punkt, den Schnittpunkt. Seien nun allgemein A und B zwei beliebige Mengen. Es gibt Fälle wo es uns interessiert, ob sich diese Mengen überschneiden, oder anders ausgedrückt, ob sie gemeinsame Elemente besitzen. Diese Menge aller gemeinsamen Elemente, auch wenn es sich um die leere Menge handelt, nennen wir die *Schnittmenge* oder den *Durchschnitt* von A und B und schreiben

$$D = A \cap B. \tag{2.7.1}$$

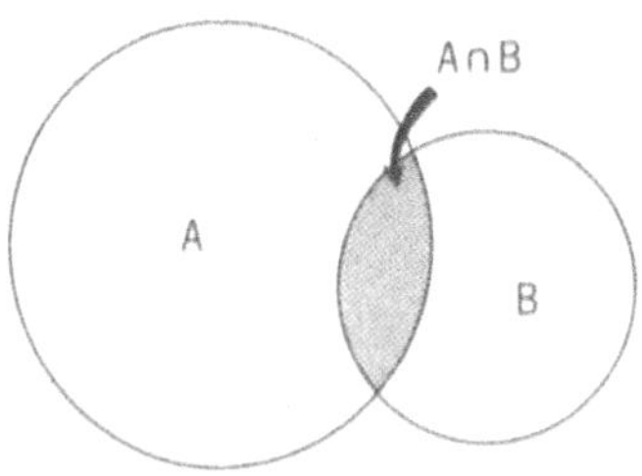

Abb. 2.4. Die Elemente, die zwei Mengen A und B gemeinsam angehören, bilden eine neue Menge, die *Schnittmenge* oder den *Durchschnitt* von A und B

Das lesen wir als "D ist gleich der Schnittmenge von A und B." A und B haben genau dann keine gemeinsamen Elemente, wenn D gleich der leeren Menge ist, also $A \cap B = \emptyset$. Dann heißen diese beiden Mengen *disjunkt* oder *elementefremd.*

Das Symbol $\cap$ leitet sich von keinem Buchstaben ab. Es soll einfach den Gegensatz zu $\cup$ (Vereinigung) betonen[6].

Das in Abb. 2.4 gezeigte Venn-Diagramm veranschaulicht diese neue Operation.

In der Symbolschreibweise wird die Schnittmenge als

$$A \cap B = \{x | x \in A \text{ und } x \in B\} \tag{2.7.2}$$

definiert. In der obigen Formel erscheint das Wort "und" im Sinne von "sowohl . . . als auch . . . ." Vergleicht man (2.7.2) mit (2.6.2), so kann man feststellen, daß "und" in Verbindung mit der Schnittmenge und "oder" im Zusammenhang mit "Vereinigung" gebraucht wird.

Beispiele

1. $\{3, 4, 5, 6\} \cap \{4, 6, 8\} = \{4, 6\}$, $\{1, 2\} \cap \{3, 4\} = \emptyset$.

6 Die Symbole $\cup$ und $\cap$ wurden 1888 vom italienischen Mathematiker Giuseppe Peano vorgeschlagen

2. Zwei Familien derselben Pflanzen-oder Tierordnung sind definitionsgemäß disjunkt, sie besitzen also keine gemeinsamen Species. Ihre Schnittmenge ist die leere Menge.
3. Nehmen wir Geraden als unendliche Mengen von Punkten an. Die Schnittmenge zweier in einer Ebene liegender Geraden ist ein Punkt, wenn sie sich schneiden, eine Gerade, wenn sie zusammenfallen, und die leere Menge, wenn sie parallel sind.
4. In einem Ökosystem bezeichne E die Menge der Umweltbedingungen und R die Menge der Ressourcen. Das Licht ist dann sowohl in E wie auch in R enthalten, dient es doch sowohl als Stimulus für Aktivität, wie auch als Ressource zur Biosynthese von verschiedenen chemischen Verbindungen. Wenn l für Licht steht, dann können wir schreiben $l \in (E \cap R)$ oder ohne Klammern $l \in E \cap R$.
5. Betrachten wir die MN Blutgruppen. Jedes Individuum hat eines der Antigene M, N, oder auch deren beide. U bezeichne eine Population, $\mathcal{M}$ und $\mathcal{N}$ die Teilmengen der Individuen, die das Antigen M bzw. N besitzen[7]. Dann ist $\mathcal{M} \cap \mathcal{N}$ die Teilmenge aller Personen, die sowohl das M als auch das N Antigen haben.
6. Schauen wir uns die geometrische Konfiguration von Vierecken an. R sei die Menge aller Rechtecke (Vierecke mit vier rechten Winkeln) und S die Menge aller Rhombusse (Vierecke mit vier gleichlangen Seiten). Die Schnittmenge $R \cap S$ ist dann die Menge der Quadrate. In der Tat haben Quadrate (und nur Quadrate) sowohl vier rechte Winkel wie auch vier gleichlange Seiten.
7. Wenn bei Säugetierzellen I für die Menge aller Insulin produzierenden Zellen und A für die Menge aller Antikörper bildendenden Zellen steht, dann ist $I \cap A = \emptyset$. Denn diese total verschiedenen Molekülarten werden in unterschiedlichen Zellen synthetisiert.
8. Es sei A eine Teilmenge von U und $\bar{A}$ das Komplement von A. Dann ist

   $$A \cap \bar{A} = \emptyset.$$
9. Wenn A eine Teilmenge von B ist, $A \subset B$, dann ist $A \cap B = A$.

Wir werden nun noch eine andere Operation, die *Subtraktion von Mengen*, kennenlernen. Da zwischen dieser Operation und der Subtraktion von Zahlen nur eine geringe Ähnlichkeit besteht, ersetzen wir das normale Minuszeichen (−) durch einen schrägen Balken \. Wir definieren

$$A \setminus B \tag{2.7.3}$$

als die Menge aller Elemente in A, die nicht in B enthalten sind. In Symbolen:

$$A \setminus B = \{x \mid x \in A \text{ und } x \notin B\} \tag{2.7.4}$$

Wir lesen dies als "A ohne B."
$A \setminus B$ und $B \setminus A$ sind in einem Venn Diagramm in Abb. 2.5 dargestellt.

Beispiele

1. $\{3, 4, 5, 6\} \setminus \{5, 6, 7\} = \{3, 4\}$

---

7 Im gleichen Zusammenhang sollten verschiedenartige Begriffe auch mit verschiedenen Symbolen bezeichnet werden. M und N bedeuten Antigene. Für die entsprechenden Mengen dürfen wir nicht dieselben Buchstaben verwenden, sondern z.B. $\mathcal{M}$ und $\mathcal{N}$ wie oben oder M^* und N^*

2. Mit unseren neuen Kenntnissen können wir das in Abschn. 2.5 erwähnte Komplement neu als

$$\bar{A} = U \setminus A$$

definieren.

3. Bezeichne K die Menge aller Karnivoren und H die Menge aller Herbivoren. Dann besteht $K \setminus H$ aus der Menge aller "nur" fleischfressenden Tierarten. Zum Beispiel fallen Tiger und Löwen in $K \setminus H$, Bären jedoch nicht.

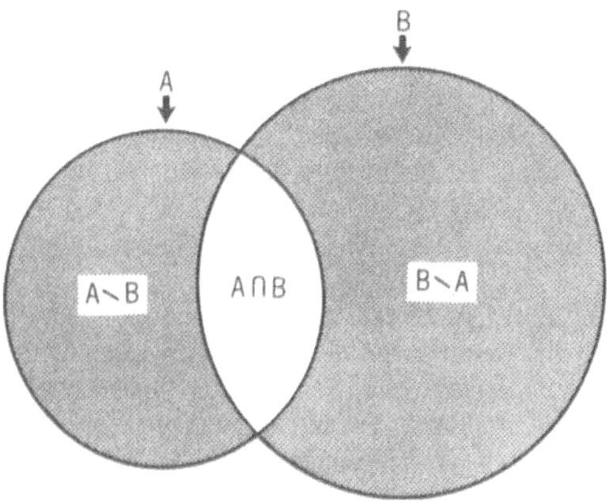

Abb. 2.5. Subtraktion von Mengen. $A \setminus B$, d.h. "A ohne B," enthält alle Elemente von A, die nicht auch zu B gehören

*2.8 Mathematische Logik

Viele Forscher glauben, daß Logik ein Teil des gesunden Menschenverstandes sei. Sie finden es deshalb überflüssig, sich mit formaler Logik zu befassen oder sehen zumindest keine Anwendungsgebiete in ihrem Forschungsprojekt. Dabei übersehen sie aber die Zweideutigkeiten und die mangelnde Klarheit, die man in vielen Ausdrücken des täglichen Lebens, aber auch in wissenschaftlichen Abhandlungen findet. Sie vergessen auch, daß die wissenschaftliche Denkweise ständig an Komplexität gewinnt, und daß deshalb eine einfachere, schnellere aber dennoch eindeutige Darstellungsweise dringend notwendig ist.

Ein Beispiel möge die Zweideutigkeiten der Kommunikation vor Augen führen. Eine Forschungsgruppe, die sich mit Humangenetik befaßte, untersuchte die Verwandschaftsverhältnisse von allergischen Krankheiten. Der Projektleiter beauftragte seinen Assistenten, aus dem Archiv eines Spitals alle Fälle von Bronchialasthma und atopischer Rhinitis (Heufieber usw.) zu sichten. Auf ein Stück Notizpapier schrieb er symbolisch A + Rh. Sowohl der Assistent wie auch sein Auftraggeber waren von der Eindeutigkeit ihrer Aufgabe überzeugt. Der Assistent arbeitete sich durch tausende von Registraturkarten. Er stellte alle Patienten, die sowohl an Bronchialasthma als auch an atopischer Rhinitis litten, zusammen. Gefühlsmäßig hatte er das + Zeichen im Sinne von "sowohl . . . als auch . . . " verstanden. Der Projektleiter seinerseits wollte mit seinem + Zeichen aber den Sachverhalt "und/oder" ausdrücken; er verlangte also ein Verzeichnis der Patienten, die an mindestens einer der beiden Krankheiten litten. Folglich hatte der Assistent seine ganze zeitraubende Arbeit nochmals durchzuführen.

In diesem Kapitel versuchen wir zwei Ziele zu erreichen. Erstens wollen wir eine wirklich eindeutige Sprache finden und zweitens soll diese Sprache stenographische Kürze besitzen. Nur so können wir uns schwerfällige, wortreiche Satzgebilde ersparen. Der wissenschaftliche Fortschritt wurde beschleunigt, als man fähig war, beispielsweise die mathematische Gleichung $x^2 - 2x + 5 = 0$, oder die chemische Reaktion $CO_2 + H_2O \leftrightarrows H_2CO_3$ ohne Worte, aber dennoch auf eindeutige Weise zu formulieren.

Beginnen wir mit dem Ausdruck "Aussage." Dafür existiert keine eindeutige Definition. Aber wir nennen jeden Sachverhalt eine "Aussage," wenn diese entweder *richtig oder falsch* ist. Feinheiten wie "beinahe richtig" oder "eher falsch" können nicht berücksichtigt werden. "Die Erde ist kugelförmig" und "Die Erde hat die Gestalt einer Scheibe" sind zwei Aussagen, von denen die erste richtig und die zweite falsch ist. Die Behauptung "127 ist eine Primzahl" kann nicht auf den ersten Blick verifiziert werden, aber sie ist eindeutig richtig oder falsch.

Wir bezeichnen Aussagen mit Großbuchstaben wie P, Q .... Das Symbol $\vee$ steht für das Wort "oder." Sind P und Q Aussagen, entsteht eine neue Aussage, wenn wir schreiben

$$P \vee Q \qquad (\text{"}P \text{ oder } Q\text{"}) \tag{2.8.1}$$

Die neue Aussage stimmt, falls P oder Q aber auch sowohl P wie Q richtig sind. Anderenfalls ist $P \vee Q$ falsch[8].

So ist etwa die Behauptung "Adrenalin ist ein Hormon oder Enzym" richtig, da Adrenalin zu den Hormonen zählt. Dagegen kann die Behauptung "Adrenalin ist ein Vitamin oder Enzym" nicht aufrecht gehalten werden, da es weder die Funktion eines Enzyms noch eines Vitamins aufweist.

Um von der Logik eine Brücke zur Mengenlehre zu schlagen, bedienen wir uns einer Illustration. Bedeute x irgend eine chemische Verbindung und

E: Menge aller Enzyme.

Nun betrachten wir die Aussage

P: x ist ein Enzym.

Diese Behauptung stimmt für alle $x \in E$, ist aber nicht zutreffend für alle $x \notin E$. So erhalten wir die folgenden Analogien:

Mengen	Aussagen
$\in$	richtig
$\notin$	falsch

Nun definieren wir die Mengen

E: Menge aller Enzyme,
H: Menge aller Hormone,

und die entsprechenden Aussagen

8 Das Zeichen $\vee$ war ursprünglich der Buchstabe *v* im lateinischen Wort "vel," das "und/oder" bedeutet. Das Zeichen $\vee$ kam erst 1910 in Gebrauch

P: x ist ein Enzym,
Q: x ist ein Hormon.

Aus (2.6.2) folgt nun

$$E \cup H = \{x \mid P \vee Q\},$$

oder in Worten: Die Vereinigung der Mengen aller Enzyme und Hormone besteht aus allen Verbindungen x, für welche P oder Q zutrifft. Das zeigt die Verwandtschaft von "Vereinigung" und "oder" auf. Diese Beziehung äußert sich auch in der Ähnlichkeit entsprechender Symbole $\cup$ und $\vee$.

Das Symbol $\wedge$ wird zur Bezeichnung der logischen Operation "und" im Sinne von "sowohl . . . als auch . . . " verwendet. Dieses Zeichen stammt von keinem Buchstaben ab, es soll einfach den Gegensatz zu "oder" ($\vee$) unterstreichen[9]. Wenn P und Q Aussagen bezeichnen, so ergibt

$$P \wedge Q \qquad (\text{"}P \text{ und } Q\text{"}) \tag{2.8.2}$$

eine neue Aussage, die genau dann richtig ist, wenn sowohl P als auch Q stimmen. In allen anderen Fällen ist die obige Behauptung falsch.

Beispielsweise ist die Behauptung "Der Bär ist sowohl karnivor als auch herbivor" richtig, weil er tierische wie auch pflanzliche Nahrung verzehrt. Eine analoge Behauptung für den Löwen wäre falsch.

Um abermals von der Logik eine Verbindung zur Mengenlehre zu schaffen, nehmen wir ein Beispiel zu Hilfe. Es bezeichne x ein beliebiges Säugetier und K und H die Mengen der Karnivoren bzw. Herbivoren. Wir wenden uns nun den beiden Aussagen

P: x ist karnivor,
Q: x ist herbivor

zu. Nach (2.7.2) folgt dann

$$K \cap H = \{x \mid P \wedge Q\},$$

oder in Worten: Der Durchschnitt der Mengen K und H besteht aus der Menge aller Säuger, für die beide Aussagen P und Q zutreffen. Das zeigt den Zusammenhang von "Durchschnitt" und "und" auf. Auch die Symbole $\cap$ und $\wedge$ sehen sich sehr ähnlich.

*2.9 Negation und Implikation

Die logische Negation ist eine andere Operation, die die Analogie zwischen mathematischer Logik und Mengenlehre aufzeigt. P bedeute eine beliebige Aussage. Dann wird

$$\neg P \qquad (\text{"nicht } P\text{"})$$

zu einer Aussage, die genau dann richtig ist, wenn P falsch, und falsch, wenn P richtig ist[10]. Die Negation zu: "Vögel haben Federn" ist "Es ist nicht wahr, daß Vögel Federn haben." Die Behauptung "Die Stute ist ein männliches Pferd" ist falsch, da "Stute" ein weibliches Pferd bezeichnet. Die Negation liest sich als "Die Stute ist kein männliches

---

9 Das Zeichen $\wedge$ für "und" hat sich nur langsam durchzusetzen vermocht. Das bekannte und-Zeichen & und ein quadratischer Punkt ■ werden immer noch gebraucht

10 Das Symbol $\neg$ für die Negation scheint sich durchgesetzt zu haben. Häufig gebraucht wurde das Zeichen $\sim$

Pferd." Das ist richtig. Nehmen wir zur Kenntnis, daß aus der Negation nicht unmittelbar folgt, daß die Stute ein weibliches Pferd ist.

Wir stellen uns jetzt die Grundmenge U als die Menge aller Vertebraten vor. x ist eine Variable, die eine beliebige Vertebratenart darstellen kann, also $x \in U$. Die Klasse der Vögel bildet eine Teilmenge, etwa V, also $V \subset U$. P steht für die Behauptung "x hat Federn." Dann bedeutet $\neg P$ "x hat keine Federn." Diese Behauptung entspricht dem Komplement $\bar{V}$ in U (vgl. Abschn. 2.5). Wir haben also die Beziehung

$$V = \{x \mid P\}, \qquad \bar{V} = \{x \mid \neg P\}, \tag{2.9.1}$$

die den Begriff des Komplements aus der Mengenlehre mit der logischen Negation verbindet. Die Bedeutung der logischen Symbole $\vee$, $\wedge$, $\neg$ kann in einer sognannten *Wahrheitstafel* zusammengestellt werden:

Gegeben		Daraus folgt		
P	Q	$P \vee Q$	$P \wedge Q$	$\neg P$
wahr	wahr	wahr	wahr	falsch
wahr	falsch	wahr	falsch	falsch
falsch	wahr	wahr	falsch	wahr
falsch	falsch	falsch	falsch	wahr

Es existiert noch eine weitere Analogie zwischen Mengenlehre und mathematischer Logik. Die Aussage "Die Menge K ist in der Menge M enthalten," in Symbolschreibweise $K \subset M$, entspricht "Aussage P *impliziert* Aussage Q," oder symbolisch

$$P \Rightarrow Q. \tag{2.9.2}$$

Wir wollen diesen Zusammenhang an Beispiel verdeutlichen und definieren die Mengen

K: Menge der Känguruhs,
M: Menge der Säugetiere,

und die Behauptungen

P: x ist ein Känguruh,
Q: x ist ein Säugetier.

Wir wissen, daß $P \Rightarrow Q$, und mit demselben Recht, daß $K \subset M$.

Die exakte Bedeutung von $P \Rightarrow Q$ ist: Wenn P zutrifft, dann ist auch Q richtig. Wenn aber P falsch ist, dann kann Q richtig oder falsch sein. Das ist ganz analog zu: Wenn $x \in K$, dann $x \in M$. Ist aber $x \notin K$, dann gilt entweder $x \in M$ oder $x \notin M$.

Das folgende Beispiel führt uns jetzt noch um einen Schritt weiter. Wir stellen folgende Behauptungen auf:

P: die Diagonalen eines Vierecks halbieren sich,
Q: gegenüberliegende Seiten eines Vierecks sind parallel.

Von der Geometrie her ist uns bekannt, daß bei Parallelogrammen sowohl P als auch Q erfüllt sind. In diesem Fall impliziert P die Behauptung Q, aber auch Q die Behauptung P:

$P \Rightarrow Q$ und $Q \Rightarrow P$.

In einem solchen Fall schreiben wir einfach

$$P \Leftrightarrow Q \tag{2.9.3}$$

Die genaue Bedeutung von (2.9.3) ist: Entweder ist sowohl P als auch Q richtig, oder beide sind falsch. Mit anderen Worten: P und Q haben den gleichen "Wahrheitswert." In der Mengenlehre entspricht dies der Gleichheit: $A = B$ bedeutet, daß aus $x \in A$ auch $x \in B$, und aus $x \notin A$ auch $x \notin B$ folgt.

Die untenstehende Tabelle faßt die Analogien zwischen Mengenlehre und Logik zusammen:

Mengen	Aussagen
$x \in A$	P ist wahr
$x \notin A$	P ist falsch
$A \subset B$	$P \Rightarrow Q$
$A = B$	$P \Leftrightarrow Q$
$\bar{A}$	$\neg P$
$A \cup B$	$P \vee Q$
$A \cap B$	$P \wedge Q$

Die Wahrheitstafel kann sich als Hilfe erweisen, wenn man diese Beziehungen konkret anwenden will. Dazu behandeln wir ein Beispiel mit den folgenden Aussagen:

P: Säugetiere ernähren ihre Jungen mit Milch,
Q: Känguruhs ernähren ihre Jungen mit Milch,
R: Vögel ernähren ihre Jungen mit Milch.

Wir wissen, daß P und Q richtig sind, R aber nicht zutrifft. Wie steht es mit dem Wahrheitswert von

$$P \vee (Q \wedge R)?$$

Sei $Q \wedge R = S$. Aus der Wahrheitstafel ersieht man, daß S (also auch $Q \wedge R$) nicht stimmt, weil R falsch ist. Jedoch ist $P \vee S$ richtig, weil P wahr ist. Folglich ist $P \vee (Q \wedge R)$ richtig.

*2.10 Boolesche Algebra

Wenn man mengentheoretische und logische Operationen auf zwei und mehr Mengen oder Aussagen anwendet, entsteht eine besondere Algebra, die man *Boolesche Algebra*[11] nennt. Auf einfache Weise kann man das *kommutative Gesetz* für die Operationen "Vereinigung," "Schnittmenge," "oder," "und" verifizieren:

$$\begin{aligned} &A \cup B = B \cup A, \qquad A \cap B = B \cap A, \\ &P \vee Q \Leftrightarrow Q \vee P, \qquad P \wedge Q \Leftrightarrow Q \wedge P. \end{aligned} \tag{2.10.1}$$

Jetzt betrachten wir den Fall mit drei Mengen. Wir übernehmen dazu ein Beispiel aus Thrall, Mortimer, Rebman, und Baum (1967), das sich mit Blutgruppen befaßt. Die Individuen einer Population wurden auf das Vorhandensein eines oder mehrerer der

11 Der Entdecker ist der Logiker und Mathematiker George Boole (1815–1864). Er wurde in England geboren, lebte aber später in Irland

Antigene A, B und Rh geprüft. A und B sind Antigene der ABO-, und Rh dasjenige der Rhesus-Blutgruppe. Wir bezeichnen die Population als Grundmenge U. Den Teilmengen der Personen mit den Antigenen A, B, Rh ordnen wir die entsprechenden Symbole $\mathscr{A}$, $\mathscr{B}$, $\mathscr{R}$ zu. Es sei u eine beliebige Person in U, also $u \in U$. In unserer symbolischen Schreibweise erhalten wir:

$$\mathscr{A} = \{u|u \text{ besitzt Antigen A}\},$$
$$\mathscr{B} = \{u|u \text{ besitzt Antigen B}\},$$
$$\mathscr{R} = \{u|u \text{ besitzt Antigen Rh}\}.$$

Wir fragen jetzt nach den Teilmengen von Personen, die mindestens zwei der Antigene haben. Diese Teilmengen sind Schnittmengen, nämlich

$$\mathscr{A} \cap \mathscr{B} = \{u|u \text{ besitzt Antigene A und B}\},$$
$$\mathscr{A} \cap \mathscr{R} = \{u|u \text{ besitzt Antigene A und Rh}\},$$
$$\mathscr{B} \cap \mathscr{R} = \{u|u \text{ besitzt Antigene B und Rh}\}.$$

Um die Teilmenge der Individuen, die *alle drei Antigene* aufweisen, zu erhalten, stehen uns mehrere Möglichkeiten offen:

$$(\mathscr{A} \cap \mathscr{B}) \cap \mathscr{R} \text{ oder } (\mathscr{A} \cap \mathscr{R}) \cap \mathscr{B} \text{ oder } (\mathscr{B} \cap \mathscr{R}) \cap \mathscr{A}.$$

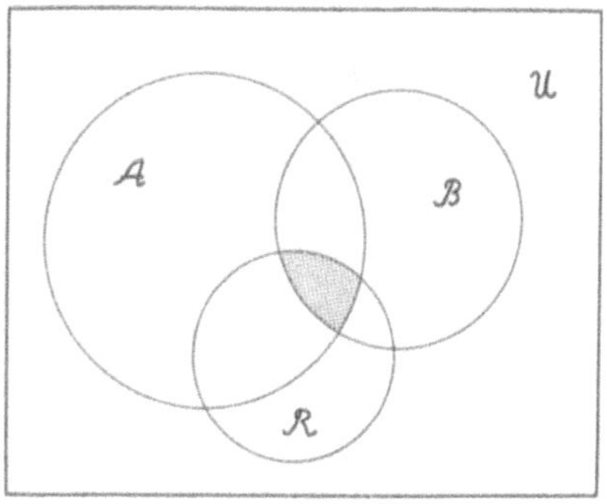

Abb. 2.6. Die gerasterte Fläche stellt die Schnittmenge dreier Mengen dar

Die obigen drei Mengen sind äquivalent. Das Resultat ist im Venn-Diagramm von Abb. 2.6. dargestellt. Damit haben wir das *assoziative Gesetz* der Operation "Durchschnitt" bewiesen. Auch wenn im allgemeinen Fall E, F, G beliebige Mengen bedeuten, ist die Gleichheit

$$(E \cap F) \cap G = E \cap (F \cap G) \tag{2.10.2}$$

gewährleistet. Wir können das Gesetz so verstehen, daß die Klammern unnötig sind und deshalb weggelassen werden dürfen: $E \cap F \cap G$.

Ein analoges Resultat erhalten wir für die Vereinigung von Mengen. Wenn wir zuerst je zwei Mengen vereinigen, erhalten wir

$$\mathscr{A} \cup \mathscr{B} = \{u|u \text{ besitzt das Antigen A oder B}\},$$
$$\mathscr{A} \cup \mathscr{R} = \{u|u \text{ bestitzt das Antigen A oder Rh}\},$$
$$\mathscr{B} \cup \mathscr{R} = \{u|u \text{ besitzt das Antigen B oder Rh}\}.$$

Um dann in einem zweiten Schritt die Menge aller Individuen, die mindestens eines der drei Antigene besitzen, zu bekommen, bieten sich uns wieder verschiedene Möglichkeiten an:

$$(\mathscr{A} \cup \mathscr{B}) \cup \mathscr{R} \text{ oder } (\mathscr{A} \cup \mathscr{R}) \cup \mathscr{B} \text{ oder } \mathscr{A} \cup (\mathscr{B} \cup \mathscr{R}).$$

Wie man aus Abb. 2.7. ersehen kann, sind die drei Mengen übereinstimmend.

Allgemein gilt also das assoziative Gesetz bei der Anwendung der Operation "Vereinigung" für beliebige drei Mengen E, F, G,:

$$(E \cup F) \cup G = E \cup (F \cup G). \tag{2.10.3}$$

Folglich sind die Klammern überflüssig und werden weggelassen. Wir schreiben einfach $E \cup F \cup G$.

Im Abschn. 1.5 haben wir das kommutative und das assoziative Gesetz für die Addition und Multiplikation von Zahlen hergeleitet. Soweit ist die Algebra für die Operationen "Vereinigung" und "Schnittmenge" ganz analog. Nun wollen wir

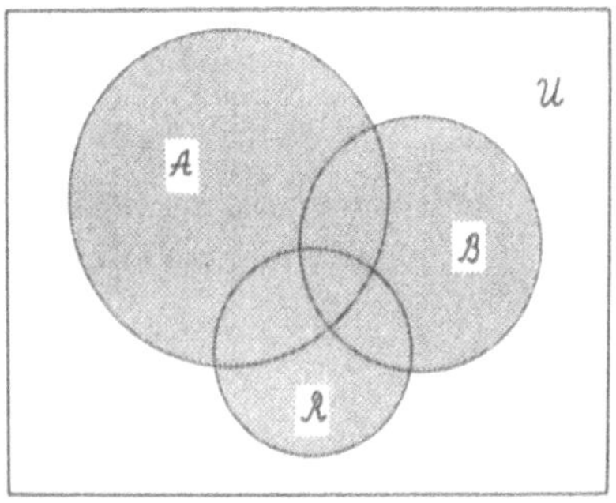

Abb. 2.7. Die gerasterte Fläche stellt die Vereinigungsmenge dreier Mengen dar

versuchen, auch das distributive Gesetz zu verifizieren. Für Zahlen heißt dieses Gesetz $a(b+c) = ab + ac$. Man erkennt, daß Addition und Multikation nicht untereinander ausgetauscht werden können. Denn sonst würden wir erhalten: $a + (bc) = (a+b)(a+c)$, was falsch ist, da $a + bc \neq a^2 + ab + ac + bc$. Bei Mengen wissen wir nicht, wie Vereinigungs- und Schnittmenge der Addition und Multiplikation entsprechen. Deshalb prüfen wir beide Alternativen. Nehmen wir zuerst an, es sei

$$E \cup (F \cap G) = (E \cup F) \cap (E \cup G). \tag{2.10.4}$$

Dieser Sachverhalt kann anhand der Abb. 2.8 verifiziert werden. In a) ist die Vereinigung von E und $(F \cap G)$ dargestellt. Das entspricht der linken Seite von Gl. (2.10.4). In b) wird der Durchschnitt von $(E \cup F)$ und $(E \cup G)$ gezeigt. Dieses in der Figur dunkler schraffierte Gebiet repräsentiert die rechte Seite der Gleichung. Die beiden Flächstücke sind indessen gleich groß; damit ist der Beweis erbracht.

Jetzt ziehen wir auch noch die zweite Möglichkeit in Betracht:

$$E \cap (F \cup G) = (E \cap F) \cup (E \cap G). \tag{2.10.5}$$

Den Beweis dazu ersieht man aus Abb. 2.9. Der doppelt schraffierte Teil in a) zeigt die Schnittmenge von E und $(F \cup G)$, die linke Seite der Gleichung. $(E \cap F)$ vereinigt mit $(E \cap G)$ liegt in der schraffierten Fläche von b). Das ist die rechte Seite der Gleichung. Beide Flächenstücke sind gleich; Gl. (2.10.5) ist bewiesen.

Die Tatsache, daß in der Booleschen Algebra *beide Arten des distributiven Gesetzes*

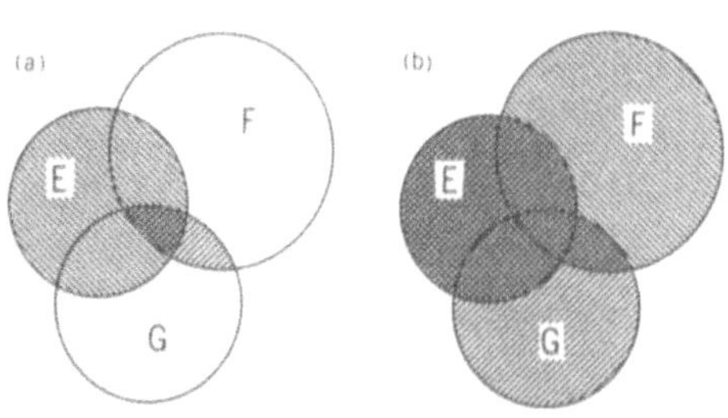

Abb. 2.8. Beweis des distributiven Gesetzes (2.10.4) mit Hilfe des Venn-Diagramms

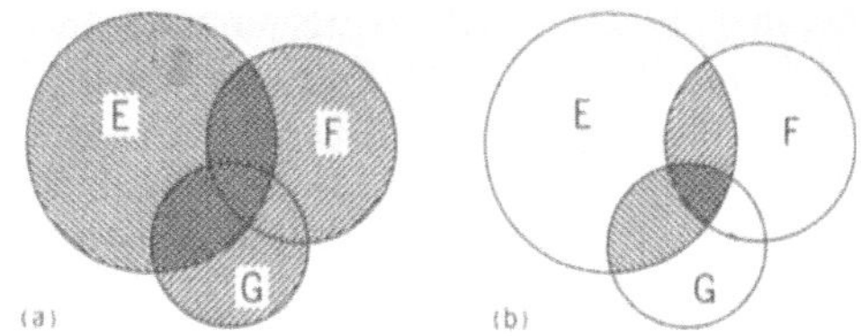

Abb. 2.9. Beweis des distributiven Gesetzes (2.10.5) mit Hilfe des Venn-Diagramms

gelten, ist besonders bemerkenswert. Zusammen mit den Eigenschaften $A \cup A = A$ und $A \cap A = A$ unterscheidet sich die Boolesche Algebra wesentlich von der normalen Algebra der Zahlen.

Die entsprechenden Gesetze für Aussagen werden im Problem 2.10.5 am Ende dieses Kapitels erwähnt. In Abb. 2.6 erkennen wir, daß die Population von U in acht disjunkte Teilmengen unterteilt ist. Diese entsprechen acht, sich wechselseitig ausschließenden Blutgruppen. Dabei kann jede Teilmenge mit den Zeichen für Vereinigung und Durchschnitt eindeutig dargestellt werden. In der Schreibweise, die in der Biomedizin üblich ist, schreibt man AB wenn sowohl A wie B, und O wenn weder A noch B vorhanden sind. Rh^+ symbolisiert die Anwesenheit, Rh^- die Abwesenheit das Antigens Rh. Wenn wir diese Notation beibehalten, bekommen wir die folgende Tabelle der Blutgruppen:

$$\begin{aligned}
\mathcal{A} \cap \mathcal{B} \cap \mathcal{R} &= \{u|\text{Typ (AB, Rh}^+)\},\\
\mathcal{A} \cap \mathcal{B} \cap \bar{\mathcal{R}} &= \{u|\text{Typ (AB, Rh}^-)\},\\
\mathcal{A} \cap \bar{\mathcal{B}} \cap \mathcal{R} &= \{u|\text{Typ (A, Rh}^+)\},\\
\mathcal{A} \cap \bar{\mathcal{B}} \cap \bar{\mathcal{R}} &= \{u|\text{Typ (A, Rh}^-)\},\\
\bar{\mathcal{A}} \cap \mathcal{B} \cap \mathcal{R} &= \{u|\text{Typ (B, Rh}^+)\},\\
\bar{\mathcal{A}} \cap \mathcal{B} \cap \bar{\mathcal{R}} &= \{u|\text{Typ (B, Rh}^-)\},\\
\bar{\mathcal{A}} \cap \bar{\mathcal{B}} \cap \mathcal{R} &= \{u|\text{Typ (O, Rh}^+)\},\\
\bar{\mathcal{A}} \cap \bar{\mathcal{B}} \cap \bar{\mathcal{R}} &= \{u|\text{Typ (O, Rh}^-)\}.
\end{aligned}$$

Mit einem Venn-Diagramm kann man die oben zusammengestellten Verhältnisse leicht überblicken. Ein ähnliches Beispiel aus der Ökologie findet man in Patten (1966). Die Art und Weise, wie kompliziertes Zahlenmaterial graphisch dargestellt wird, ist von Autor zu Autor verschieden. Wir beschließen dieses Kapitel mit einer

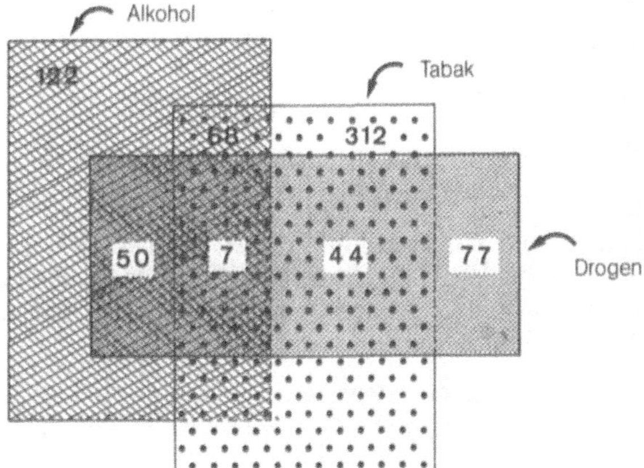

Abb. 2.10. Venn-Diagramm zur Darstellung der Häufigkeit des Alkohol-, Tabak- und Drogenmißbrauches

Studie aus der Verhaltensforschung: 680 Süchtige wurden auf ihre Abhängigkeit von Alkohol, Tabak oder Drogen untersucht. Davon waren 122 nur von Alkohol, 312 nur von Tabak und 77 nur von einer Droge abhängig, 68 waren sowohl von Alkohol als auch Tabak, 50 von Alkohol und Drogen, 44 von Tabak und Drogen, und nur 7 von Tabak, Drogen und Alkohol abhängig. Dieses Resultat wurde in Abb. 2.10. dargestellt.

Als weiterführende Literatur empfehlen wir: Arbib (1964), Feinstein (1967), George (1961), Hays (1963), Kerlinger (1964), Lefort (1967), Nahikian (1964), Rashevsky (1960), Stibitz (1966), Tarski (1965).

Übungsaufgaben

2.3.1 Betrachten Sie die geometrische Konfiguration von Vierecken. U sei die Menge aller Vierecke, P die Teilmenge aller Parallelogramme, R die Teilmenge aller Rhombusse, T die Teilmenge aller Rechtecke und S die Teilmenge der Quadrate. Erarbeiten Sie die Beziehungen, die zwischen diesen Mengen bestehen.

2.3.2 Betrachten Sie die Mengen aller möglichen Skalen auf einer Geraden. Benennen Sie die Menge der Nominalskalen mit N, die Menge der Ordinalskalen mit O, die Menge der Intervallskalen mit I und die Menge der Verhältnisskalen mit V. Welche dieser Mengen sind Teilmengen anderer Mengen?

2.4.1 Welcher Zusammenhang besteht zwischen den beiden Zahlenmengen $C = \{x \mid x > 5\}$ und $D = \{x \mid x \geq 5\}$?

2.4.2 Wie hängen die Mengen $A = \{t \mid 0 < t < 3\}$ und $B = \{\frac{1}{2}, \frac{3}{2}, \frac{5}{2}\}$ voneinander ab?

2.4.3 Bestimmen Sie die Lösugsmengen von

a) $\{x \mid x + 7 < 12\}$, b) $\{y \mid 3y = 15 - y\}$,
c) $\{x \mid x = 3(x + 3) - x\}$, d) $\{u \mid u^2 = 10\}$,
e) $\{x \mid 3x - 5 \geq x + 7\}$, f) $\{t \mid t^2 > 0\}$.

2.4.4 Suchen Sie die Lösungsmengen von

a) $\{x \mid (x - 3)(x + 2) = x^2\}$, b) $\{t \mid 2t + 3 = 2(t - 1)\}$,
c) $\{x \mid x^2 < 16\}$, d) $\{y \mid y^2 > 9\}$,
e) $\{x \mid x^2 - 4 = (x + 2)(x - 2)\}$.

Erinnern Sie sich: Als Lösungsmenge kann auch die leere Menge, oder eine unendliche Zahlenmenge in Frage kommen.

2.5.1 Ein Wurf von fünf Mäusen kann aus 0, 1, 2 . . . bis 5 Männchen und zum Rest aus Weibchen bestehen. Wir symbolisieren diese sechs Möglichkeiten mit a_0, $a_1, \ldots, a_5$ und fassen sie zu einer Menge U zusammen. Bilden Sie die Teilmengen

A: mindestens vier Mäuse sind männlich,
B: höchstens drei Mäuse sind weiblich,

sowie $\bar{A}$ und $\bar{B}$.

2.5.2 Mit entsprechenden Definitionen kann man alle Leute einer der folgenden Kategorien zuordnen:

a: groß und schlank,
b: groß und dick,
c: klein und schlank,
d: klein und dick.

Diese vier Kategorien bilden eine Menge $U = \{a, b, c, d\}$. Suchen Sie die Teilmengen groß, klein, schlank, dick, und die dazu gehörigen Komplementärmengen.

2.7.1 In einer Ebene zeichnen wir einen Kreis und eine gerade Linie. Interpretieren Sie beide Linien als Punktmengen und zählen Sie drei Möglichkeiten der Schittmenge der beiden Linien auf.

2.7.2 Nehmen sie die Oberfläche einer Kugel und eine Gerade als Punktmengen an. Untersuchen Sie alle Möglichkeiten für den Durchschnitt der beiden Mengen.

2.7.3 Betrachten Sie Ebenen im dreidimensionalen Raum als Punktmengen. Unterscheiden Sie drei Möglichkeiten für den Durchschnitt von zwei Ebenen. Was für Fälle sind mit drei Ebenen möglich?

2.7.4 Die Punkte einer Ebene bilden die Grundmenge U. In dieser Ebene ziehen wir einen Kreis. K sei die Menge der Punkte auf dem Kreisbogen, I die Punktmenge innerhalb, A die Punktmenge außerhalb des Kreises. Zeigen Sie die Beziehungen auf, welche diese drei Mengen zueinander haben.

2.7.5 Eine Untersuchung über die ABO-Blutgruppen von 6000 Chinesen ergab folgende Resultate: 2527 hatten das Antigen A, 2234 das Antigen B und 1846 überhaupt keines dieser Antigene. Wieviele Personen hatten beide Antigene? (Übernommen aus Li, 1958)

2.7.6 A und B seien Teilmengen der Grundmenge U und es gelte $A \cap B \neq \emptyset$. Entwerfen Sie ein Venn-Diagramm, um zu zeigen, daß

$$(A \cap \bar{B}) \cup (B \cap \bar{A})$$

die Menge aller Elemente ist, die entweder zu A oder B, nicht aber zu beiden Mengen A und B gehören.

2.7.7 Weisen Sie nach, daß die gleiche Menge wie in Problem 2.7.6. auch als

$$(A \setminus B) \cup (B \setminus A)$$

geschrieben werden kann.

2.7.8 Betrachten Sie die MN Blutgruppen. Ein Individuum besitzt entweder das Antigen M, N oder deren beide. U bezeichne eine gegebene Population und $\mathcal{M}$ und $\mathcal{N}$ die Teilmengen aller Personen mit dem M- bzw. N- Antigen. Zeichnen Sie ein Venn-Diagramm und stellen Sie die Teilmengen $\bar{\mathcal{M}}$, $\bar{\mathcal{N}}$, $\mathcal{M} \cap \mathcal{N}$, $\mathcal{M} \cup \mathcal{N}$, $\bar{\mathcal{M}} \cap \mathcal{N}$, $\bar{\mathcal{M}} \cup \mathcal{N}$ dar.

2.7.9 In einer Ebene sind zwei Punkte P_1 und P_2 gegeben. Wir bilden zwei Mengen: Menge A_1 enthält alle Geraden durch P_1, Menge A_2 alle Geraden durch P_2. Bilden Sie $A_1 \cap A_2$. (Anleitung: Die Elemente von A_1 und A_2 sind Geraden, keine Punkte. Unterscheiden Sie die Fälle $P_1 = P_2$ und $P_1 \neq P_2$.)

2.7.10 Im dreidimensionalen Raum sind zwei Geraden g_1 und g_2 gegeben. Diese können zusammenfallend, parallel, sich schneidend oder windschief sein. Wir bilden zwei Mengen: Menge A_1 enthält alle Ebenen durch g_1, Menge A_2 alle Ebenen durch g_2. Bilden Sie $A_1 \cap A_2$.

*2.10.1 An elektrischen Schaltschemen kann man die Wirkungsweise der Neuronen im Gehirn studieren. In Abb. 2.11 a und b sind zwei Grundtypen solcher Schaltschemen aufgezeichnet. Bei Abb. 2.11 a spricht man von *Serieschaltung*: Ein elektrischer Strom kann nur fließen, falls sowohl Schalter *a*, als auch *b* geschlossen sind. Die Aussage *A* bedeutet "*a* ist geschlossen" und *B* "*b* ist geschlossen." Die Bedingung für Stromfluß lautet dann $A \wedge B$. In Abb. 2.11 b sind die Schalter *parallel* zueinander. Der Strom fließt, wenn Schalter *a*, *b*, oder beide geschlossen sind. Die Bedingung lautet somit $A \vee B$. Stellen Sie entsprechende logische Ausdrücke zu Abb. 2.11 c und d auf.

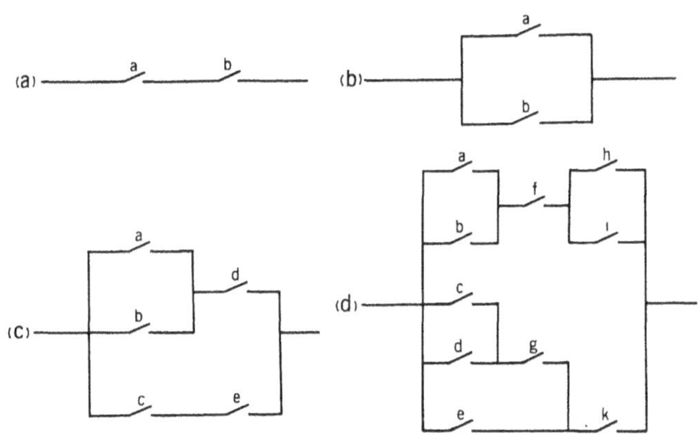

Abb. 2.11. Boolesche Algebra, angewandt auf Schaltschemen

*2.10.2 Zeichnen Sie elektrische Schaltschemen, die zu den folgenden Aussagen passen:

a) $A \wedge (B \vee C)$, b) $(A \vee B) \wedge (C \vee D)$,
c) $(A \wedge B) \vee (C \wedge D)$, d) $(A \wedge B) \vee (C \vee D)$.

*2.10.3 Drücken Sie

a) $(x > 0) \wedge (y > 0) \Rightarrow x + y > 0$,
b) $(x < 0) \wedge (y < 0) \Rightarrow xy > 0$,
c) $x^2 + y^2 > 0 \Rightarrow (x \neq 0) \vee (y \neq 0)$

in Worten aus.

*2.10.4 Es seien a, b, c, d die Seiten eines Vierecks und $\alpha, \beta, \gamma, \delta$ seine Winkel, beide im Uhrzeiger- oder Gegenuhrzeigersinn. Definieren Sie folgende Aussagen:

P_1: $a \parallel c$, P_2: $b \parallel d$,
Q_1: $\alpha = \gamma$, Q_2: $\beta = \delta$,
R_1: $a = c$, R_2: $b = d$.

Zeigen Sie, daß

a) $P_1 \wedge P_2 \Leftrightarrow R_1 \wedge R_2$,
b) $Q_1 \wedge Q_2 \Leftrightarrow P_1 \wedge P_2$.

*2.10.5 Beweisen Sie mit einer Wahrheitstafel (Abschn. 2.9), daß für beliebige Aussagen P, Q, R folgende Gesetze gelten:

a) $P \vee P \Leftrightarrow P, \quad P \wedge P \Leftrightarrow P,$

b) $(P \wedge Q) \wedge R \Leftrightarrow P \wedge (Q \wedge R),$
$(P \vee Q) \vee R \Leftrightarrow P \vee (Q \vee R),$ (assoziatives Gesetz)

c) $P \vee (Q \wedge R) \Leftrightarrow (P \vee Q) \wedge (P \vee R),$
$P \wedge (Q \vee R) \Leftrightarrow (P \wedge Q) \vee (P \wedge R),$ (distributives Gesetz).

Kapitel 3

Relationen und Funktionen

3.1 Einleitung

In den Naturwissenschaften sind nicht alle Beziehungen von quantitativer Natur. So werden zukünftige Naturwissenschaftler in der Lage sein, Zellen, Viren, Gene, Antikörper, etc. von Molekülen her zu verstehen, deren Struktur jedoch so komplex ist, daß eine Beschreibung mehr oder weniger qualitativ sein muß. Die Untersuchung von Wechselwirkungen, entweder bei chemischen oder elektrischen Austausch verlangt nach mathematischen Werkzeugen, die nicht einfach aus Formeln bestehen. Wie ein Organ arbeitet, seine Reaktion auf einen Reiz, oder wie sich ein Lebewesen verhält, kann kaum nur mit Zahlen ausgedrückt werden. Deshalb geben wir in diesem Kapitel Definitionen, die so allgemein gehalten sind, daß sie sowohl qualitative als auch quantitative Eigenschaften umschließen.

Mit Hilfe der Mengenlehre werden wir eine mathematische Definition des Begriffes *Relation* geben. Der Begriff *Funktion* wird sich als Spezialfall ergeben. Am Ende des Kapitels werden wir die *linearen Funktionen* behandeln.

3.2 Produktmengen

Wir betrachten zuerst ein einführendes Beispiel. Die ABO-Blutgruppen werden theoretisch durch drei Gene oder Allele am selben Genlocus erklärt. Wir benennen die Allele mit a, b, und o. Die Allele a und b sind dominant über o. Lebewesen, welche die Genkombination oo tragen, haben weder Antigen A noch Antigen B in ihrem Blut. Mit den Kombinationen aa oder ao enthält das Blut das Antigen A, mit bb oder bo enthält es das Antigen B und mit ab enthält das Blut beide Antigene. Um alle Möglichkeiten der genetischen Rekombination zu erfassen, führen wir die Menge der Allele ein

$$S = \{a, b, o\}.$$

Jede Gamete (Ei- oder Samenzelle) trägt eines der drei Allele. Wir stellen die möglichen Allele der Spermien durch Punkte auf einer horizontalen Achse dar und die möglichen Allele der Eizellen durch Punkte auf einer vertikalen Achse (s. Abb. 3.1). Dann ziehen wir parallele Linien durch jede Serie von Punkten und erhalten so neun Schnittpunkte, die sogenannten *Gitterpunkte*. Jeder dieser Gitterpunkte stellt eine mögliche Rekombination der Allele in einer Zygote (befruchtete Zelle) dar. Es gibt neun verschiedene Typen von Rekombinanten, nämlich die geordneten Paare

$$\begin{array}{lll} (a, a), & (a, b), & (a, o), \\ (b, a), & (b, b), & (b, o), \\ (o, a), & (o, b), & (o, o). \end{array} \tag{3.2.1}$$

Eines der genetischen Gesetze besagt, daß die Reinhenfolge der beiden Allele keine

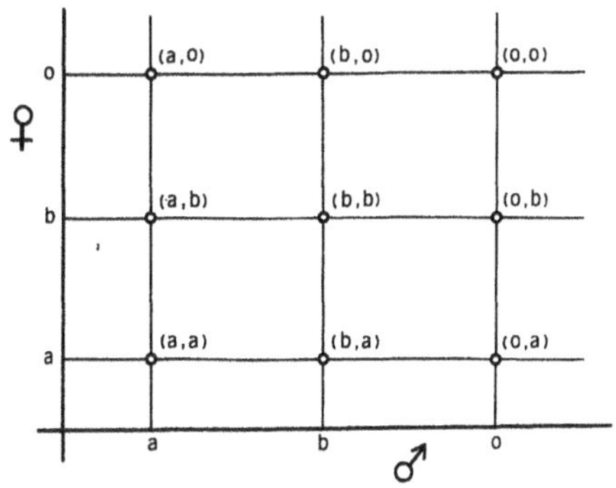

Abb. 3.1. Darstellung möglicher Genkombinationen in einer befruchteten Eizelle

Rolle spielt. Zum Beispiel können Lebewesen mit (a, b) und (b, a) nicht voneinander unterschieden werden. Wenn eine ähnliche Darstellung auf ein anderes Untersuchungsobjekt angewandt wird, kann die Reihenfolge jedoch von Bedeutung sein.

Die Paare in (3.2.1) bilden eine neue Menge, welche durch eine *Operation* der ursprünglichen Menge $S = \{a, b, o\}$. erzeugt wurde. Die neue Menge wird *Produktmenge* oder *kartesisches Produkt*[1] genannt und wird mit $S \times S$ bezeichnet. Wir sagen dafür "S Kreuz S," und gemäß Definition können wir schreiben

$$S \times S = \{(a, a), (a, b), (a, o), (b, a), (b, b), (b, o), (o, a), (o, b), (o, o)\}. \tag{3.2.2}$$

Die neue Mengenoperation sollte nicht mit einer Multiplikation von Zahlen verwechselt werden.

Im vorangegangenen Beispiel untersuchten wir die Produktmengen endlicher Mengen. Aber mit stetig sich ändernden Größen kann eine Menge unendlich groß sein. Wenn wir uns mit Fieber beschäftigen, sind wir an der Beziehung zwischen Körpertemperatur undder Pulsfrequenz interessiert. Beide Größen können mit großer Genauigkeit gemessen werden. Sei t die Temperatur in Celsiusgraden, die sich von 35° bei gesunden bis zu 41° bei kranken Personen bewegt, und sei f die Pulsfrequenz, die zwischen 50 und 150 Schlägen pro Minute schwankt. Beide Größen ändern sich fortlaufend. Nun bilden wir die beiden Mengen

$$A = \{t | 35° \leq t \leq 41°\},$$
$$B = \{f | 50 \leq f \leq 150\}.$$

Indem wir Temperatur und Pulsfrequenz kombinieren, erhalten wir die geordneten Paare (t, f), welche die Produktmenge $A \times B$ bilden. Diese Menge ist unendlich.

Die bekannteste Anwendung der Produktmenge ist die *kartesische Ebene*. Sei $\mathbb{R}$ die Menge der reellen Zahlen. Dann ist nach Definition die kartesische Ebene die Menge der geordneten Paare (x, y), mit reellen Zahlen x und y, nämlich die Produktmenge

$$\mathbb{R} \times \mathbb{R} = \{(x, y) | x \in \mathbb{R} \text{ und } y \in \mathbb{R}\}. \tag{3.2.3}$$

Die graphische Darstellung besteht aus zwei senkrecht zueinander stehenden Achsen, die sich im Punkt mit den Koordinaten $x = 0, y = 0$ schneiden. Aber weder der rechte Winkel noch der spezielle Schnittpunkt sind wirkliche Bedingungen. In den meisten Anwendungen sind die Einheiten der Achsen unterschiedlich. Wir bezeichnen die kartesische Ebene als einen *zweidimensionalen* Raum und bezeichnen ihn mit

---

1 Cartesius ist der lateinische Name des französischen Philosophen und Mathematikers René Descartes (1596–1650). Er erfand das Koordinatensystem mit den beiden Achsen. Heute betrachtet man das (x, y)-Koordinatensystem als einen Spezialfall des kartesischen Mengenproduktes

$$\mathbb{R}^2 = \mathbb{R} \times \mathbb{R} \tag{3.2.4}$$

während $\mathbb{R}$ selbst als eindimensionaler Raum aufgefaßt werden kann.

Man beachte, daß das Paar (x, y) geordnet ist, falls wir (x, y) von (y, x) unterscheiden. Die geordneten Paare (x_1, y_1) und (x_2, y_2) sind gleich, wenn $x_1 = x_2$ und $y_1 = y_2$, andernfalls sind sie ungleich.

Die erste Zahl wird *Abszisse*, die zweite Zahl *Ordinate* genannt, und beide nennt man *Koordinaten*. Die x- und y-Achsen sind Graphen der Menge $\mathbb{R}$ der reellen Zahlen. Die beiden Mengen werden manchmal mit X und Y bezeichnet. Beide Achsen zusammen bilden ein *Koordinatensystem*. Jedes geordnete Paar wird durch einen Punkt der kartesischen Ebene dargestellt. Zwei verschiedene Paare entsprechen zwei verschiedenen Punkten. Auch die Umkehrung gilt: Zwei verschiedene Punkte entsprechen zwei verschiedenen geordneten Paaren von Zahlen. Eine solche Zuordnung nennt man *eineindeutig* oder *umkehrbar eindeutig*. (x, y) wird oft kurz Punkt (x, y) genannt, obwohl ein Zahlenpaar und ein Punkt keineswegs identisch sind. Der Punkt $(0, 0)$ wird *Nullpunkt* oder *Ursprung* des Koordinatensystems genannt. Für einige Eigenheiten der Darstellung s. Abb. 3.2.

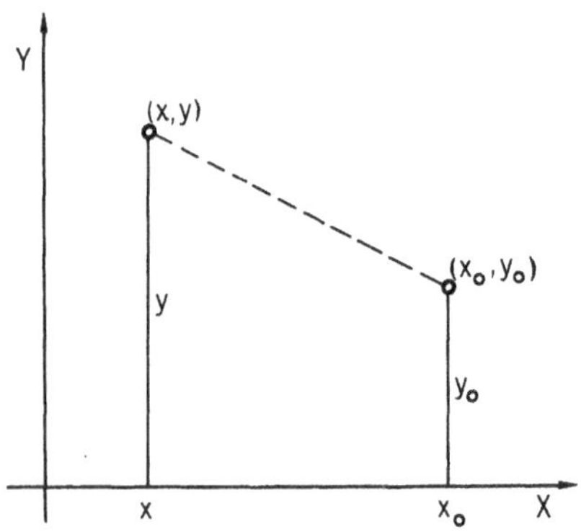

Abb. 3.2. Abszissen und Ordinaten in einem kartesischen Koordinatensystem. Der Buchstabe x steht an der Stelle $(x, 0)$, während y oft in die Mitte der vertikalen Linie gesetzt wird

Zusammenfassung: *Eine Produktmenge* $A \times B$ besteht aus allen geordneten Paaren (a, b), so daß a ein Element der Menge A und b ein Element der Menge B ist. Die kartesische Ebene besteht aus allen Punkten (x, y), d.h. allen Elementen der Produktmenge $\mathbb{R} \times \mathbb{R}$, wobei $\mathbb{R}$ die Menge der reellen Zahlen bezeichnet.

3.3 Relationen

Ein Beispiel soll uns zu der Definition des Begriffs *Relation* führen. Wir untersuchen die Beziehung zwischen Neuronen (Nervenzellen im Gehirn). In der Abb. 3.3a betrachten wir die Menge

$$S = \{a, b, c, d, e, f\}$$

von sechs Neuronen, die in willkürlicher Anordnung aufgeführt sind. Ein Neuron kann einen Impuls entweder direkt zu einem andern Neuron senden oder es kann es nicht. Ein Impuls wird, biologisch gesprochen, durch einen ziemlich komplizierten

Mechanismus übermittelt, der aus Dendriten, Axon und Synapsen besteht, ein Mechanismus, der schematisch —— ⊂—— in Abb. 3.3a abgebildet ist. Der Impuls geht dabei nur in einer Richtung: Das Neuron a kann Impulse zu b und d senden, es kann aber keine von b und d erhalten, usw. Die Beziehung "*a kann einen Impuls zu b senden*" wird mathematisch durch das geordnete Paar (a, b) ausgedrückt. Die Produktmenge $S \times S$ mit ihren 36 Elementen enthält alle vorstellbaren Verbindungen der 6 Neuronen. Die tatsächlich existierenden Verbindungen bilden eine Teilmenge von $S \times S$ und sind mit schwarzen Punkten in Abb. 3.3b gekennzeichnet. Wir bezeichnen diese Teilmenge mit R. Sie enthält nur die folgenden zehn Elemente:

$$R = \{(a, b), (a, d), (c, a), (b, d), (b, c), \\ (c, d), (d, e), (c, f), (d, f), (f, e)\}.$$

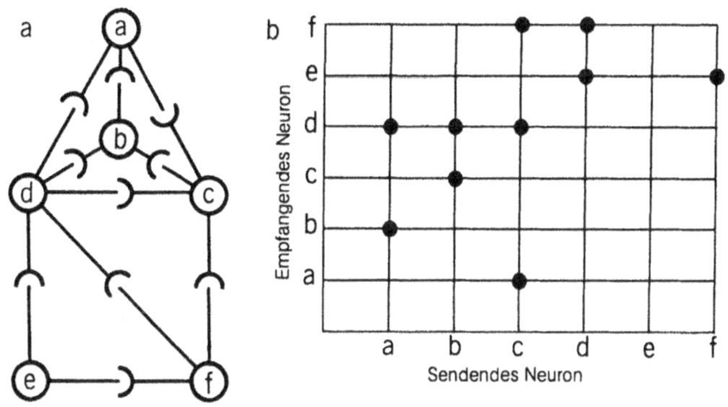

Abb. 3.3. Die Verbindungen von Neuronen werden durch eine Relation in einer Produktmenge dargestellt

Gemäß Abschn. 2.3 schreiben wir

$$R \subset S \times S. \tag{3.3.1}$$

Die Teilmenge R zeigt die Beziehung zwischen den Neuronen auf. In der Mathematik wird R einfach *Relation* in der Produktmenge $S \times S$ genannt. Um zu zeigen, daß ein geordnetes Paar (a, b) wirklich in der Relation R erscheint, schreiben wir auch aRb und wir sagen dafür "*a ist R-bezogen zu b.*" In unserem Beispiel ist aRd, cRd, bRd, usw. Aber bRa, cRe, fRf wären falsch.

Ein weiteres Beispiel kommt aus der Physik. Sei

$$A = \{\text{H, He, Li, Be, B, C, N, O}, \ldots\}$$

die Menge der chemischen Elemente, geordnet nach ihrer Atomzahl, und sei

$$\mathbb{N} = \{1, 2, 3, 4, \ldots\}$$

die Menge aller möglichen Atomgewichte (gerundet zu ganzen Zahlen). Dann bedeutet ein geordnetes Paar wie zum Beispiel (He, 4) ein Helium-Isotop mit Gewicht 4, dasselbe wie ^{4}He in normaler physikalischer Schreibweise. Alle Isotope, die entweder in der Natur existieren oder im Labor künstlich erzeugt werden, bilden eine Teilmenge der Produktmenge $A \times \mathbb{N}$. Auch hier wird diese Teilmenge Relation in der Produktmenge $A \times \mathbb{N}$ genannt. Ein Teil der Relation ist in der Abb. 3.4 aufgezeichnet.

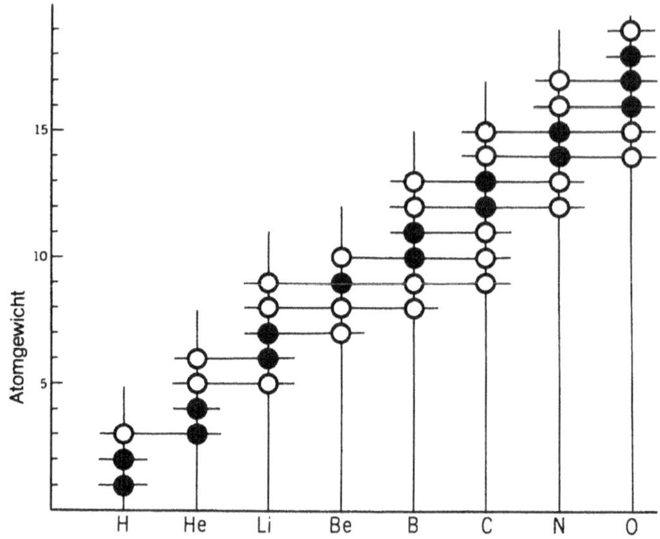

Abb. 3.4. Stabile Isotope (schwarze Kreise) und radioaktive Isotope (weiße Kreise) bilden je eine Relation in der Produktmenge $A \times \mathbb{N}$

Eine Relation kann auch durch eine mathematische Formel bestimmt sein. Zum Beispiel hat

$$x^2 + 3y^2 = 21 \tag{3.3.2}$$

eine unbegrenzte Anzahl von geordneten Paaren (x, y) als Lösungen. Darunter befinden sich z.B. die Paare

$$(3,-2),\ (3,2),\ (-3,2),\ (-3,-2),\ (0,\sqrt{7}),\ (0,-\sqrt{7}),\ (\sqrt{21},0),\ (1,\sqrt{20/3}).$$

Die Menge

$$R = \{(x, y) | x \in \mathbb{R}, y \in \mathbb{R}, x^2 + 3y^2 = 21\} \tag{3.3.3}$$

ist Teilmenge von $\mathbb{R} \times \mathbb{R}$ und folglich eine Relation in der kartesischen Ebene. Einen Graphen von R zeigt Abb. 3.5.

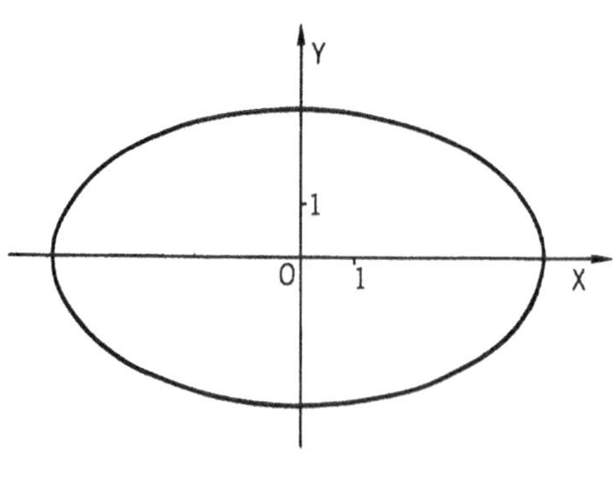

Abb. 3.5. Die abgebildete Ellipse ist ein Graph der Relation (3.3.3)

Gleichermaßen definiert eine Ungleichung, wie zum Beispiel

$$y > x,$$

eine Teilmenge von $\mathbb{R} \times \mathbb{R}$, welche wiederum Relation genannt wird. In symbolischer Schreibweise sieht die Relation folgendermaßen aus:

$$R = \{(x, y) | x \in \mathbb{R}, y \in \mathbb{R}, y > x\}.$$

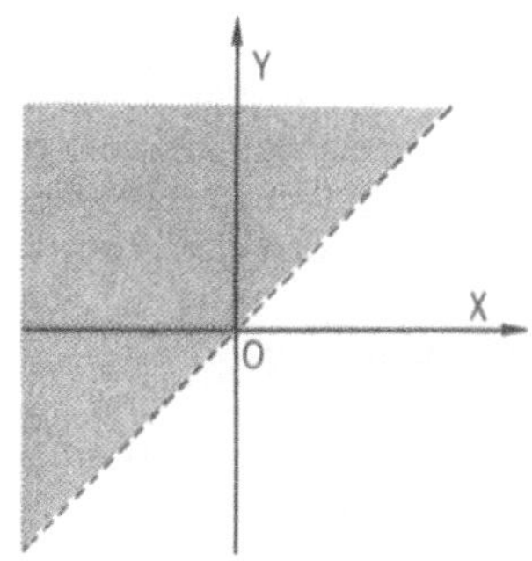

Abb. 3.6. Die schattierte Fläche enthält alle Punkte, die zu der Relation $y > x$ gehören

Aber in der mathematischen *Alltagssprache* sagen wir einfach *die Relation "$y > x$."* Einen Graphen dieser Relation zeigt Abb. 3.6.

Zusammenfassung: *Sei $A \times B$ eine Produktmenge, bestehend aus allen geordneten Paaren (a, b), wobei a ein Element der Menge A, und b ein Element der Menge B ist. Jede Teilmenge von $A \times B$ wird dann Relation genannt.*

3.4 Funktionen

Betrachten wir eine Menge U von Menschen aus einer Population und die Menge F der Fingerabdrücke dieser Menschen. Jede Person hat zehn Fingerabdrücke. Da die Beziehung zwischen Fingerabdrücken und Personen von praktischer Bedeutung ist, führen wir die geordneten Paare

(Fingerabdruck, Person)

ein. Diese Paare sind Elemente der Produktmenge $F \times U$. Bestimmte Fingerabdrücke gehören zu bestimmten Personen, so daß sie eine Teilmenge von $F \times U$ bilden. Wir nennen diese Teilmenge Relation wie in den vorangehenden Abschnitten. In unserem Beispiel hat diese Relation eine besondere Eigenschaft: *Jeder Fingerabdruck x gehört zu genau einer Person y.* Mit einem vorgegebenen Fingerabdruck können wir die dazugehörige Person eindeutig bestimmen. Eine solche Relation nennt man *Abbildung oder Funktion* [2].

---

2 Das Wort "*abbilden*" wurde ursprünglich nur für die Nachzeichnung einer Landschaft verwendet. Jedem Objekt der Landschaft entspricht eindeutig ein Eintrag auf der Landkarte. In der modernen Mathematik wird "abbilden" für jede Art *eindeutiger Zuordnung* verwendet.

Das Wort "*Funktion*" hat eine andere Geschichte. Im 17. Jahrhundert wurde jede von einer anderen Größe abhängige Variable eine Funktion genannt. So wurde in $y = x^2$ die Variable y selbst Funktion genannt. Heute heißt y *Funktionswert*, und das Wort *Funktion wird verwendet für die Art und Weise der Zuordnung*. Dabei sind x und y nicht notwendigerweise Zahlen

Ganz ähnlich hat jede Person aus einer Gruppe von Leuten, die im Sonnenlicht steht, ihren eigenen Schatten. Also können wir sagen, daß diese Relation eine Funktion ist. Die eine Variable ist die Person x, die andere Variable ist der Schatten y. Beide Variablen sind vom nominalen Typ (s. Kap. 1).

Zu jeder biologischen Art gehört eine bestimmte Anzahl Chromosomen (davon ausgeschlossen sind pathologische Fälle). Deshalb wird auch diese Beziehung Funktion genannt. Dabei ist die biologische Art eine Variable des nominalen Typs, die Anzahl Chromosomen ist aber eine quantitative Variable.

Beachten wir, daß in allen diesen Beispielen die Eindeutigkeit der Beziehung nur in einer Richtung gilt. Jede Person y hat mehr als einen Fingerabdruck x; ein Schatten y kann zu mehr als einer Person x gehören (z.B. wenn sie nahe beieinander stehen); eine Anzahl y von Chromosomen kann für eine große Anzahl von Arten x charakteristisch sein. Um also von Funktion sprechen zu können, brauchen wir eine Eindeutigkeit der Beziehung in nur einer Richtung, wie sie in den geordneten Paaren (Fingerabdruck/Person), (Person/Schatten), (Art/Chromosomenzahl) ausgedrückt wird.

Wenn beide Variablen x und y quantitativ sind, entweder auf der Intervall-oder Verhältnisstufe, erhalten wir mehr geläufige Beispiele von Funktionen. So ist der Druck eines Gases eine Funktion seiner Temperatur, vorausgesetzt, daß das Volumen konstant gehalten wird.

Eine ganz spezielle Art von Funktionen wird durch eine Formel gegeben, zum Beispiel durch $y = x^2$. Mit jedem Wert einer numerischen Variablen x ist nur eine Zahl y verknüpft. Deshalb ist diese Beziehung eine Funktion. Üblicherweise sagt man dafür: y ist eine quadratische Funktion von x. Beachten wir, daß der Begriff *Funktion* für eine Beziehung, und nicht für die spezielle Variable y steht.

Wir führten die Funktion als einen Spezialfall der Relation ein. Aber nicht alle Relationen sind Funktionen. Zum Beispiel kann in Abb. 3.4 dasselbe chemische Element verschiedene Atomgewichte haben. Deshalb ist das Atomgewicht keine Funktion des chemischen Elements. Ähnlich erkennen wir auch in Abb. 3.5 und 3.6, daß mehr als ein y-Wert mit einem einzigen x-Wert verknüpft ist. In keinem der beiden Fälle handelt es sich um eine Funktion.

Allgemein gesagt seien x und y zwei Variablen der nominalen, ordinalen, Intervall- oder Verhältnisstufe. Die Variable x bezeichne ein Element einer Menge A und y ein Element einer Menge B, was symbolisch $x \in A$, $y \in B$ geschrieben wird. *Vorausgesetzt, daß zu jedem x ein eindeutiges y zugeordnet ist, nennen wir diese Relation eine Funktion.* Dafür schreiben wir

$$f: \quad x \to y \qquad (3.4.1a),$$

oder

$$x \mapsto f(x) \qquad (3.4.1b),$$

oder

$$y = f(x). \qquad (3.4.1c).$$

Die ersten beiden Schreibweisen sind modern. Die dritte ist älter, aber immer noch üblich[3].

Beachten wir, daß $x \mapsto f(x)$ und $t \mapsto f(t)$ dieselbe Abbildung, und folglich dieselbe Funktion bezeichnen. Die Wahl der Buchstaben für die unabhängige Variable spielt keine Rolle.

3 Das Symbol $\mapsto$ für die Abbildung einer Variablen darf weder mit dem logischen Symbol für Implikation ($\Rightarrow$, Abschn. 2.9), noch mit dem Zeichen für "strebt nach" ($\to$, Abschn. 8.1) verwechselt wercen. In der älteren Literatur wurde das Zeichen $\to$ für alle drei Operationen verwendet

Der Begriff der Abbildung ist nicht an das kartesiche Koordinatensystem gebunden. Eine abstrakte Art einer Funktion zeigt Abb. 3.7.

In einer Abbildung wird x *unabhängige*, y *abhängige Variable* genannt. Die Menge A der x-Werte wird *Definitionsbereich* der Funktion genannt. Wenn die Menge B so definiert ist, daß alle Elemente von B mit Elementen aus A verknüpft sind, so nennt man B *Bildmenge* der Funktion.

Beispiel 3.4.1. Abb. 3.8 zeigt einen Ausschnitt aus einer Kurve. Die Ordinate y eines Punktes dieser Kurve ist eindeutig mit einer Abszisse x verknüpft. Folglich definiert diese Kurve eine Funktion. Wir können diese Beziehung mit $y = f(x)$ bezeichnen. Die Kurve nennt man *Graph* der Funktion.

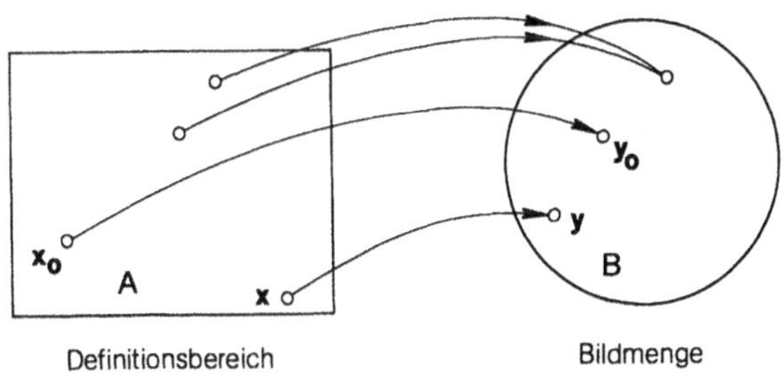

Abb. 3.7. Abbildung der Elemente x aus dem Definitionsbereich A auf die Elemente y der Bildmenge B

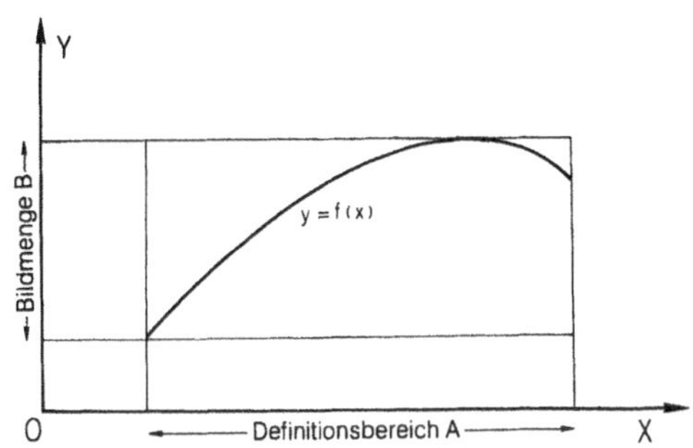

Abb. 3.8. Definitionsbereich und Bildmenge einer Funktion in kartesischen Koordinaten

Beispiel 3.4.2. Mit jeder elektromagnetischen Welle der Wellenlänge λ (griechisches Lambda) aus dem approximativen Definitionsbereich

$$A = \{\lambda | 3{,}8 \times 10^{-7}\ \mathrm{m} < \lambda < 7{,}8 \times 10^{-7}\ \mathrm{m}\}$$

nimmt das menschliche Auge eine spezifische Spektralfarbe wahr, die entweder einen Namen hat oder nicht. Diese Beziehung stellt eine Funktion dar. Die abhängige Variable, die Farbe, ist eine ordinale Größe. Die Bildmenge ist die unendliche Menge aller Spektralfarben.

Beispiel 3.4.3. Funktionen können auch durch Formeln definiert sein, wie z.B. $y = ax + b$, $y = 1/x$, $y = x^{1/2}$. Jede dieser Formeln ordnet einem gegebenen x-Wert einen eindeutigen y-Wert zu. Wir spezifizieren nun für jeden dieser Fälle einen Definitionsbereich A und eine Bildmenge B.

Für $y = ax + b$ kann die Variable x jeden reellen Wert annehmen. Also können wir den Definitionsbereich A der Menge $\mathbb{R}$ der reellen Zahlen gleichsetzen. In naturwissenschaftlichen Anwendungen ist der Definitionsbereich A normalerweise ein endliches Interval, da x nicht beliebig groß oder klein sein kann.

Im Fall $y = 1/x$ ist jeder reelle x-Wert geeignet, ausgenommen $x = 0$, da wir nicht durch 0 dividieren können. Also kann jede Menge auf der x-Achse, die den Wert $x = 0$ nicht enthält, Definitionsbereich dieser Funktion sein.

Für die Formel $y = x^{1/2}$ müssen wir alle negativen Werte von x ausschließen, wenn wir imaginäre Zahlen verhindern wollen. Folglich ist der Definitionsbereich A die Menge $\{x|x \geqq 0\}$ oder jede Teilmenge davon.

Die Graphen dieser Funktionen sind Kurven, die wir in späteren Kapiteln behandeln werden.

Beachten wir, daß nicht jede Formel eine Funktion bildet. Wie wir schon wissen, definiert die Formel (3.3.2) zwar eine Relation, aber dabei wird nicht jedem x eindeutig ein y zugeordnet.

Beispiel 3.4.4. Der Graph einer Funktion von numerischen Variablen ist nicht immer eine Kurve. Sowohl der Definitionsbereich als auch die Bildmenge können aus einzelnen, verstreuten Punkten bestehen. Das trifft z.B. für eine empirische Funktion einer begrenzten Anzahl von Messungen $y_1, y_2, \ldots, y_n$ zu, welche mit gegebenen x-Werten $x_1, x_2, \ldots, x_n$, in dieser Reihenfolge verknüpft sind. Sowohl der Definitions bereich als auch die Bildmenge bestehen, solange wir nicht interpolieren, aus einer endlichen Anzahl von Elementen.

Beispiel 3.4.5. Der Definitionsbereich sei $A = \mathbb{N} = \{1, 2, 3, \ldots\}$. Jedem $x \in \mathbb{N}$ ordnen wir den größten Primfaktor von x zu, und nennen ihn y. Dies ist eine Abbildung, und wir können schreiben

$$f\colon\ x \to y$$

oder $y = f(x)$. Für diese Funktion gibt es keine Formel. Der Graph ist in Abb. 3.9 gezeichnet.

Zusammenfassung. *Für eine Funktion braucht es drei Dinge, nämlich eine Menge A, eine Menge B, und eine Regel, wonach jedem Element von A genau ein Element aus B zugeordnet wird. Wir sagen, daß jedes Element des Definitionsbereiches A auf ein Element der Bildmenge B abgebildet wird.*

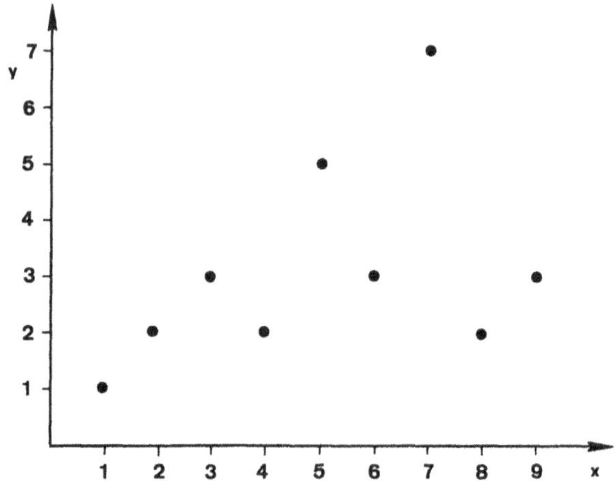

Abb. 3.9. Der größte Primfaktor y, der in einer ganzen Zahl x enthalten ist, wird als Ordinate gegen die Abszisse x dargestellt. Sowohl Definitionsbereich als auch Bildmenge sind die Menge $\mathbb{N}$ der natürlichen Zahlen

Naturwissenschaftler neigen zu der Ansicht, daß im Begriff Funktion eine gewisse *Kausalität* enthalten sein müsse. Zum Beispiel kann die Temperatur einer Lösung als Funktion der Energieabgabe variieren. Trotzdem sollten wir vorsichtig sein, wenn wir eine Kausalität in den Begriff der Funktion bringen. Manchmal ist die Ursachenbeziehung nicht gut begründet. Auch wenn die Ursache bekannt ist, muß das Resultat nicht unbedingt zu einer eindeutigen Verknüpfung von x und y führen. Zum Beispiel könnte eine Wiederholung eines Experimentes zu verschiedenen y-Werten für dasselbe x führen. Der Hauptgrund dafür, daß Kausalität schlecht zum Begriff Funktion paßt, ist der folgende: Für viele Funktionen existiert eine sogenannte inverse Funktion. Kausalzusammenhänge sind jedoch einseitig und können nicht umgekehrt werden. Ist z.B. $y = x^2$, so gilt auch $x = y^{1/2}$; also ist sowohl y eine Funktion von x, als auch x eine Funktion von y. Wenn aber y durch die Größe von x verursacht wird, kann die Umkehrung nicht wahr sein.

Sogar wenn man die moderne Definition der Funktion anwendet, wird das Wort "Funktion" oft in einer unscharfen Art und Weise gebraucht. Streng genommen sind Sätze wie "y ist eine Funktion von x" und "die Funktion variiert zwischen 0 und 1" falsch; denn eine Funktion stellt eine Beziehung dar und besitzt keinen Zahlenwert. Als eine gegebene Beziehung kann eine Funktion nicht einmal variieren. Trotzdem sind solche Sätze in der naturwissenschaftlichen Alltagssprache weit verbreitet und können wohl kaum ausgerottet werden. Wir dürfen das Wort Funktion in einen freieren Sinn gebrauchen, wenn Mißverständnisse ausgeschlossen sind.

3.5 Eine spezielle lineare Funktion

Eine der einfachsten Funktionen wird durch die Formel

$$y = ax \tag{3.5.1}$$

gegeben, wobei a eine Konstante ist. In der kartesischen Ebene wird diese Funktion durch eine Gerade durch den Ursprung dargestellt.

Als erläuterndes Beispiel wollen wir die Absorption von Kalium (K) durch Blattgewebe von *Zea mays* (Mais) als Funktion der Zeit betrachten. Wir folgen einem Bericht von Rains (1967). Die unabhängige Variable ist die Zeit t, gemessen in Stunden. Die abhängige Variable y ist die Menge von absorbiertem Kalium, gemessen in μmol pro Gewichteinheit des Blattes, (welche hier nicht näher bestimmt wird). Die Funktion $y = at$ entspricht den Meßwerten sehr gut für den Definitionsbereich $\{t | 0 \leqq t \leqq 4\}$. Wird das Experiment in Dunkelheit durchgeführt, erhält man eine Konstante von $a = 1{,}8$ μmol pro Gewichtseinheit pro Stunde. Wenn das Blatt belichtet wird (mit einer Lichtintensität von ungefähr 2×10^4 Lumen/m^2) erhält man als Konstante $a = 4{,}0$ μmol pro Gewichtseinheit pro Stunde. Die Konstante a wird *Absorptionsrate* genannt. Daher kann das Ergebnis des Experiments folgendermaßen zusammengefaßt werden: Die Absorptionsrate bei Licht ist etwa zweimal so groß wie bei Dunkelheit. Die beiden Geraden werden in Abb. 3.10 gezeigt.

Die Formel (3.5.1) besagt, dass y *proportional* zu x ist. Für diese Beziehung wird manchmal das Symbol $\propto$ gebraucht. Falls also die Art der Funktion wichtiger ist als der spezifische Wert von a, schreiben wir:

$$y \propto x \tag{3.5.2}$$

und sagen "y ist proportional zu x"[4].

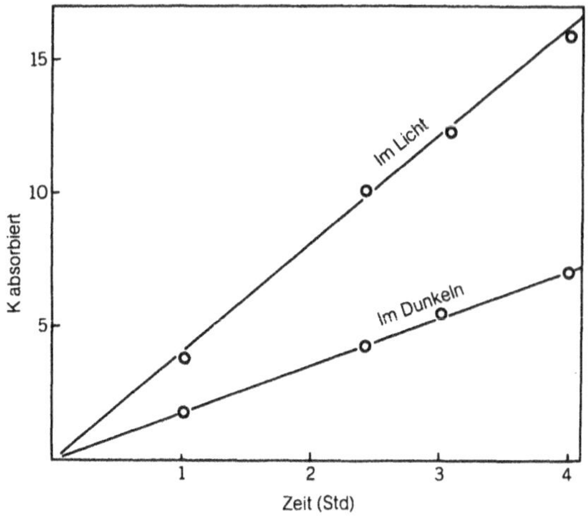

Abb. 3.10. Absorption von Kalium durch das Blattgewebe von *Zea mays* im Licht und im Dunkeln (nach Rains, 1967)

Das konstante Verhältnis $y/x = a$ wird auch *Wachstumsrate* genannt, besonders wenn die unabhängige Variable die Zeit ist. Ähnlich sprechen wir von einer Reaktionsrate, einer Absorptionsrate, einer Mutationsrate usw. In der kartesischen Ebene stellt a die *Steigung* dar. Falls $a = 0$ ist, fällt die Gerade mit der x-Achse zusammen. Für $a > 0$ steigt die Gerade von links nach rechts, und für $a < 0$ fällt sie. Besondere Beachtung verdient die Tatsache, daß ein großer Wert für a nicht unbedingt

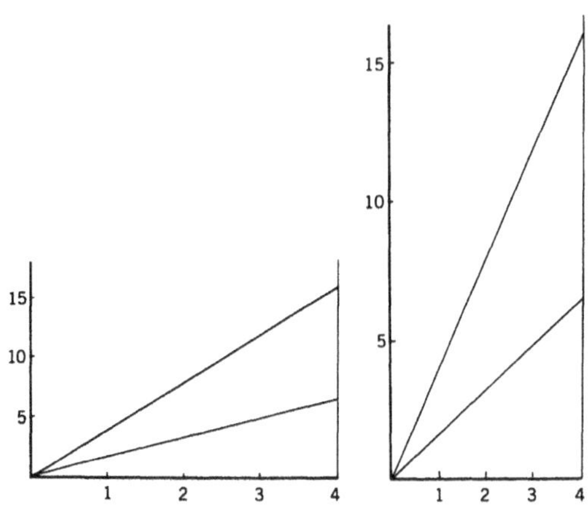

Abb. 3.11. Die Steilheit von geraden Linien im Koordinatensystem hängt von der Wahl der Einheiten auf der x- und der y-Achse ab

4 Das Zeichen $\propto$ für Proportionalität ist sehr praktisch. Es wird von Mathematikern wenig verwendet, ist aber z.B. in der Biophysik sehr gebräuchlich

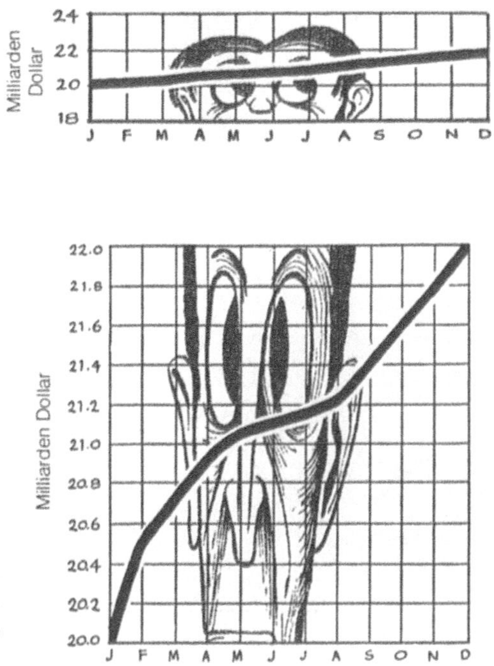

Abb. 3.12. Zwei verschiedene Darstellungen ein- und desselben Sachverhalts: die Zunahme des nationalen Einkommens in einem Jahr (nach Huff, 1956)

bedeutet, daß die Gerade steil ansteigt. Die Steilheit hängt nämlich von den Einheiten ab, die wir für die x- und die y-Achse wählen. Dieselbe lineare Beziehung kann auf verschiedene Arten gezeichnet werden. Die beiden Diagramme in 3.11 stellen genau dieselben Funktionen wie Abb. 3.10 dar, jedoch hat der Betrachter in Abb. 3.11a den Eindruck, die beiden Absorptionsraten seien klein, während Abb. 3.11b genau den entgegengesetzten Eindruck erweckt. *Der Eindruck der Steilheit ist also sehr subjektiv.* In der Werbung und für politische Zwecke wird die Steilheit oft dazu verwendet, gewisse Zusammenhänge zu manipulieren. Ein sowohl humoristisches wie auch instruktives Beispiel stammt von Huff (1956) und wird in Abb. 3.12 gezeigt.

In diesem Zusammenhang schließen wir, daß dem *Steigungswinkel* im allgemeinen keine Bedeutung zukommt. Doch gibt es Ausnahmen. Bei der *Eichung* bedeutet zum Beispiel x eine variable Maßanzeige auf der Skala eines Instruments, während y das entsprechende genaue Maß darstellt, das nach einer gebräuchlichen Art genormt ist. Folglich werden x und y in der gleichen Maßeinheit angegeben und, aufgrund einer Konvention, auch in derselben Skaleneinheit gezeichnet. Vergleichbar ist der Fall, wo zwei experimentelle Methoden miteinander verglichen und die entsprechenden x- und y-Werte einander gegenübergestellt werden. In einem solchen Fall kann der Steigungswinkel sehr relevant sein. Ein Beispiel dafür zeigt Abb. 3.13.

Vorausgesetzt, daß x und y in derselben Maßeinheit gezeichnet werden, kann der Steigungswinkel α aus folgender Gleichung bestimmt werden:

$$\tan \alpha = a \tag{3.5.3}$$

Bei einer positiven Steigung, d.h. $a > 0$, liegt α zwischen 0° und 90°. Bei einer negativen Steigung, d.h. $a < 0$, liegt α zwischen 90° und 180° (Die oberen und unteren Schranken sind ausgeschlossen). Für die Definition des Tangens siehe Formel (5.5.6).

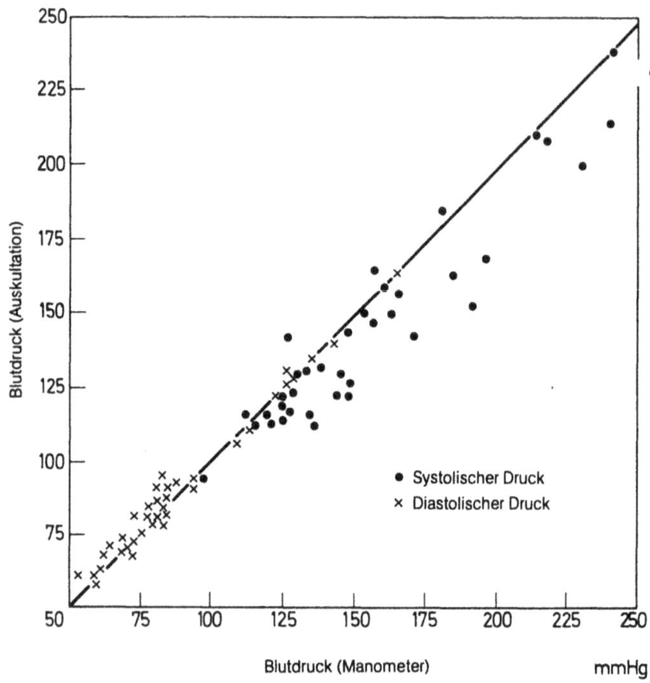

Abb. 3.13. Der Blutdruck, auf zwei Arten gemessen: x = Meßwert mit Manometer, y = Schätzwert an der gleichen Person durch Behorchen. Gäbe es keine Meß- und Schätzfehler, so lägen alle Punkte auf der Geraden $y = x$ mit dem Neigungswinkel 45° (nach Sunderman und Boerner, 1949)

3.6 Allgemeine lineare Funktion

Betrachten wir die Gleichung

$$y = ax + b. \tag{3.6.1}$$

Die rechte Seite besteht aus zwei Termen, dem linearen Teil ax, der im vorangehenden Abschnitt behandelt wurde, und der Konstanten b. Entsprechend kann der Graph der Funktion von der Geraden $y = ax$ hergeleitet werden, indem man die (positive oder negative) Konstante b zu jeder Ordinate addiert (s. Abb. 3.14). Dieses Vorgehen führt zu einer parallelen Geraden, die wir auch erhalten, wenn wir die Gerade $y = ax$ in der y-Achsenrichtung um b verschieben. Der Schnittpunkt mit der y-Achse ist $(0, b)$, und deshalb wird b der *y-Achsenabschnitt* genannt. Der y-Achsenabschnitt ist nur sichtbar, wenn sich die x- und y-Achsen im Punkt $(0, 0)$ schneiden.

Die Konstante b spielt für die Steigung der Geraden keine Rolle. Die Steigung von (3.6.1) ist dieselbe wie die von $y = ax$, nämlich a. Wir erhalten einen tieferen Einblick in den Begriff Steigung, wenn wir die Gleichung der Geraden in einer anderen und oft praktischeren Form schreiben. Sei (x_0, y_0) ein beliebiger, aber fester Punkt auf der Geraden, und sei (x, y) ein variabler Punkt auf der gleichen Geraden (s. Abb. 3.15). Die Differenzen

$$\Delta x = x - x_0, \quad \Delta y = y - y_0 \tag{3.6.2}$$

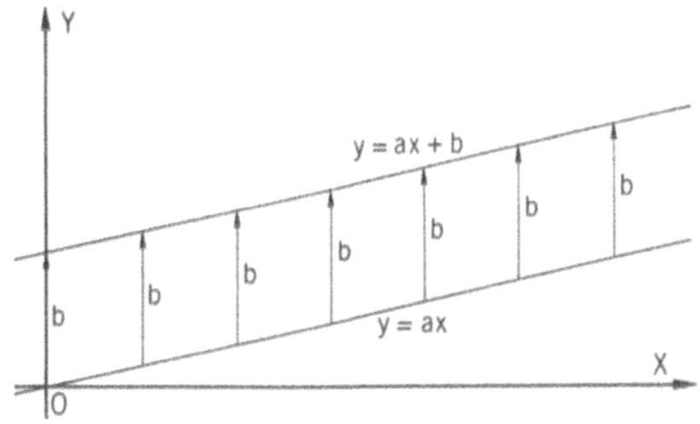

Abb. 3.14. Der Graph von $y = ax + b$ entsteht durch Verschiebung des Graphen von $y = ax$

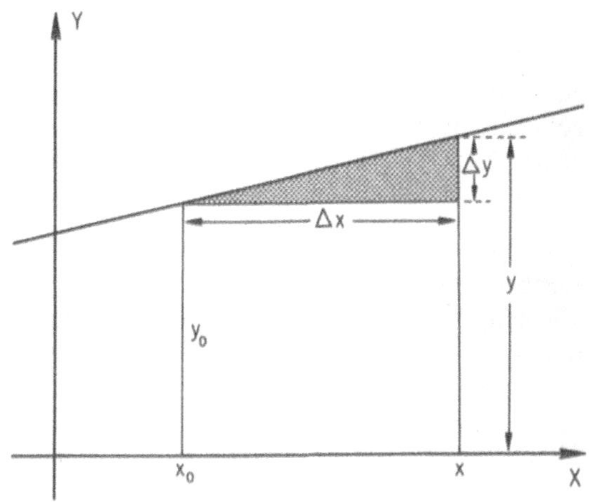

Abb. 3.15. Die Inkremente Δx und Δy einer linearen Funktion

werden *Inkremente*[5] von x und y genannt. Sie können positiv, negativ oder Null sein. Nehmen wir an, es sei $\Delta x \neq 0$. Aus Abb. 3.15 sehen wir, daß dann die Steigung der Geraden

$$a = \Delta y / \Delta x, \tag{3.6.3}$$

beträgt, unabhängig davon, wie groß oder wie klein Δx gewählt wurde. Anders ausgedrückt: Während der variable Punkt (x, y) sich entlang der Geraden bewegt, erhalten wir immer denselben Wert $\Delta y / \Delta x$, solange der variable Punkt (x, y) nicht mit dem festen Punkt (x_0, y_0) zusammenfällt. Für $\Delta x = 0$ versagt die Formel (3.6.3), da wir nicht durch 0 dividieren können.

Wir können also sagen, Δy sei zu Δx proportional, und dafür schreiben

$$\Delta y \propto \Delta x.$$

Formel (3.6.3) wird in Kap. 9 bei der Infinitesimalrechnung eine größere Rolle spielen.

---

5 Δ ist der große griechische Buchstabe Delta. Das Symbol wird gerne bei der Bildung von Differenzen gebraucht (Abschn. 4.4). In Δx ist Δ ein Operator und keine Zahl. Man sollte Δx nicht mit der Multiplikation zweier Zahlen Δ und x verwechseln

Mit Hilfe der Formel (3.6.2) kann die Formel (3.6.3) folgendermaßen neugeschrieben werden:

$$\frac{y - y_0}{x - x_0} = a. \qquad (x \neq x_0) \tag{3.6.4}$$

Diese Gleichung besagt, daß der Punkt (x, y) auf der Geraden durch (x_0, y_0) mit der Steigung a liegt. *Folglich ist* (3.6.4) *eine andere Form der Gleichung* (3.6.1). Indem wir die Gleichung (3.6.4) umordnen und mit (3.6.1) vergleichen, erhalten wir für den konstanten Term

$$b = y_0 - ax_0.$$

Beispiel 3.6.1. Gegeben sei die lineare Funktion

$$y = (3{,}2)x + 30{,}5.$$

Zu entwerfen ist der Graph dieser Funktion.

Lösung. Der Graph ist eine Gerade mit der Steigung $a = 3{,}2$ und dem y-Achsenabschnitt $b = 30{,}5$. Das Zeichnen des Graphen bereitet insofern Schwierigkeiten, als sowohl a als auch b große Werte haben. Es liegt deshalb nahe, auf den beiden Achsen verschiedene Einheiten zu wählen, z.B. die Einheit auf der x-Achse fünfmal so groß wie die Einheit auf der y-Achse. Ferner können wir die y-Achse unterbrechen, um die Gerade hinunterzusetzen (Abb. 3.16). Es sei B der Schnittpunkt mit der y-Achse. Von dort zeichnen wir ein Segment der Länge $\Delta x = 1$ (in der x-Einheit) nach rechts. Wir bezeichnen der Punkt, den wir so erhalten, mit C. Aus der Gleichung (3.6.3) erhalten wir $\Delta y = a\Delta x = 3{,}2$. Dann zeichnen wir von C aus aufwärts ein Segment der Länge $\Delta y = 3{,}2$ (in der y-Einheit). Mit den beiden Segmenten Δx und Δy ist der Graph bestimmt.

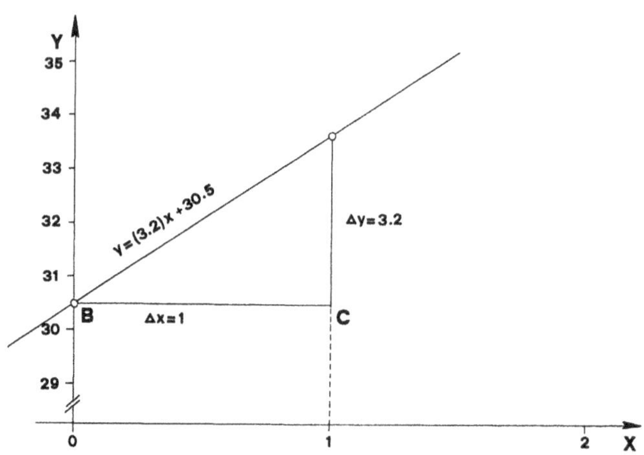

Abb. 3.16. Graph einer linearen Funktion. Die y-Achse ist unterbrochen. Für $\Delta x = 1$ ergibt sich $\Delta y = a = 3{,}2$, so daß die Gerade leicht zu zeichnen ist

Beispiel 3.6.2. In einer Untersuchung der Reduktion von 2,6-Dichlorphenolindophenol bei Licht berichtet McNaughton (1967), daß die photochemische Reaktion bei *Thypha latifolia* (breitblättriger Rohrkolben) umso wirksamer ist, je höher der Ort über Meer liegt, an welchem Pflanzen dieser Art gedeihen. McNaughton fand heraus, daß die sogenannte Hill-Aktivität eine beinahe lineare Funktion der frostfreien Periode des Ortes ist, an dem die Pflanze lebt. Abb 3.17 stellt ein Diagramm der Geraden dar, die den Meßwerten angepaßt wurde[6].

Wir bezeichnen die frostfreie Periode mit x (in Tagen) und die Hill-Aktivität (in Hill-Einheiten = μmol von 2,6-Dichlorphenolindophenol pro mg Chlorophyll pro Minute). Wir wählen zwei Punkte auf der Geraden, die nicht nahe beieinanderliegen, z.B.

$$x_0 = 100 \text{ Tage}, \qquad y_0 = 42 \text{ Hill-Einheiten},$$
$$x_1 = 300 \text{ Tage}, \qquad y_1 = 21 \text{ Hill-Einheiten}$$

(abgelesen mit der größten Genauigkeit, die der Graph zuläßt). Mit Hilfe von (3.6.2) und (3.6.3), worin wir (x, y) durch (x_1, y_1) ersetzen, erhalten wir

$$\Delta x = x_1 - x_0 = 200 \text{ Tage},$$
$$\Delta y = y_1 - y_0 = -21 \text{ Hill-Einheiten},$$
$$a = -21/200 \text{ Hill-Einheiten/Tag} = -0{,}105 \text{ Hill-Einheiten/Tag}.$$

Jetzt führt die Formel (3.6.4) zur Gleichung der Geraden

$$\frac{y - 42}{x - 100} = -0{,}105$$

oder durch Umformen zur Gleichung

$$y = (-0{,}105)x + 52{,}5. \qquad (3.6.5)$$

Der Einfachheit halber lassen wir die Einheiten in den Formeln weg.

Wir können das Resultat kontrollieren, indem wir den konstanten Term (das sind 52,5 Hill-Einheiten) mit dem y-Achsenabschnitt in Abb. 3.17 vergleichen.

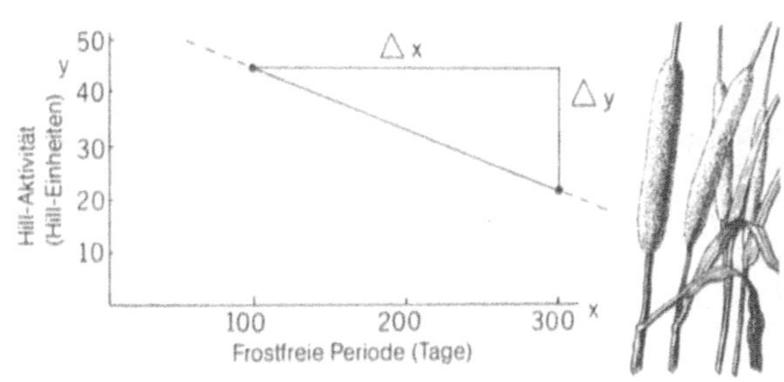

Abb. 3.17. *Typha latifolia* zeigt eine größere Hill-Aktivität, wenn die frostfreie Periode des Jahres kürzer ist

Das andere Problem, d.h. das Diagramm zu zeichnen, wenn die Geradengleichung gegeben ist, wird in der umgekehrten Reihenfolge gelöst. Gegeben sei die Gleichung (3.6.5). Dann bestimmen wir die Koordinaten eines beliebigen Punktes auf der Geraden, der Einfachheit halber den Punkt $(0, b)$, in unserem Beispiel (0, 52,5). Wir zeichnen diesen Punkt, und fahren in der Richtung der Steigung a weiter. Da $\Delta y = a\Delta x$ ist, gehen wir um einen beliebigen Abschnitt Δx nach rechts, und von dort aus

6 Eine analytische Methode zum Anpassen einer Geraden an Meßpunkte wird in Abschn. 12.3 eingeführt werden

auf-oder abwärts um den entsprechenden Wert Δy. In unserem Beispiel können wir $\Delta x = 300$ Tage wählen (für grosse Genauigkeit sollte Δx mindestens die halbe Breite des Diagrammes betragen). Der entsprechende Wert von Δy beträgt

$$\Delta y = a\Delta x = (-0{,}105) \times 300 = -31{,}5 \text{ (Hill-Einheiten).}$$

Folglich gehen wir nun vom Punkt (0, 52,5) um $\Delta x = 300$ Schritte nach rechts und $\Delta y = -31{,}5$ Schritte in vertikaler Richtung (abwärts). Das führt uns zu einem zweiten Punkt der Geraden.

Ein zweiter, etwas verschiedener Weg, die Gerade zu zeichnen, basiert auf der Berechnung der Koordinaten zweier Punkte. In unserem Beispiel können wir $x_0 = 100$ Tage und $x_1 = 300$ Tage wählen. Aus (3.6.5) erhalten wir $y_0 = 42$ und $y_1 = 21$ Hill-Einheiten. Mit den beiden Punkten (x_0, y_0) und (x_1, y_1) ist die Gerade bestimmt.

Wie in Abschn. 3.5 möchten wir den Leser darauf aufmerksam machen, daß die Steigung a im allgemeinen nichts mit dem Steigungswinkel zu tun hat. Nur in dem Spezialfall, wo x und y in derselben Einheit gemessen und gezeichnet werden, kann der Steigungswinkel α von Bedeutung sein.

Der Vollständigkeit halber sollte der Definitionsbereich der Funktion noch angegeben werden. In unserem Beispiel ist die Beziehung zwischen Hill-Aktivität und frostfreier Periode nur für $\{x|50 < x \leqq 365\}$ gültig. Für $x < 50$ wird die Beziehung durch das Experiment nicht bestätigt.

*3.7 Lineare Relationen

In mathematischen Anwendungen treten lineare Funktionen oft *implizit* auf. Ein Beispiel soll das erläutern. Es ist bekannt, daß 100 g getrocknete Sojabohnen 35 g Proteine und 100 g getrocknete Linsen 26 g Proteine enthalten. Männer von durchschnittlicher Größe, die in einem gemäßigten Klima leben, brauchen etwa 70 g Proteine in ihrer täglichen Nahrung[7]. Nehmen wir an, daß ein Mann seinen täglichen Proteinbedarf durch Sojabohnen und/oder Linsen decke. Sei x die tägliche Menge Sojabohnen und y die tägliche Menge Linsen (x und y gemessen in Einheiten von 100 g). Was für eine Beziehung besteht dann zwischen x und y?

Das Protein, das pro Tag mit Sojabohnen zu sich genommen wird, beträgt 35 x, und dasjenige mit Linsen 26 y (beides gemessen in g). Der gesamte tägliche Proteinbedarf beträgt 70 g. Daraus erhalten wir die Gleichung

$$35x + 26y = 70. \tag{3.7.1}$$

Durch Umformen können wir y als Funktion von x ausdrücken:

$$y = -\frac{35}{26}x + \frac{70}{26} \text{ oder } y = (-1{,}35)x + 2{,}69. \tag{3.7.2}$$

Wir nennen eine Gleichung der Form (3.7.1) eine *implizite Funktion*, und eine solche der Form (3.7.2) eine *explizite Funktion*. Alle möglichen Paare aufzuzählen, die die Gln. (3.7.1) oder (3.7.2)erfüllen, ist unmöglich, da es unendlich viele solche Paare gibt, sogar wenn wir die naheliegenden Nebenbedingungen $x \geqq 0$ und $y \geqq 0$ berücksichtigen. Ein Diagramm bietet aber einen guten Überblick über alle Möglichkeiten. Die Funktion (3.7.2) wird durch eine Gerade mit y-Achsenabschnitt 2,69 und Steigung $-1{,}35$ dargestellt (s. Abb. 3.18). Der Abschnitt, der die Nebenbedingung $x \geqq 0, y \geqq 0$

7 Die Zahlen sind dem Werk Diem et al. (1970) entnommen

erfüllt, ist als stark ausgezogene Linie gezeichnet. Alle passenden (x, y)-Paare liegen auf diesem Abschnitt.

Um das Diagramm vorzubereiten, ist es nicht unbedingt notwendig, y explizit als Funktion von x auszudrücken. Wir können Gl. (3.7.1) direkt anwenden. Für $x = 0$ erhalten wir $y = 70/26 = 2{,}69$ und für $y = 0$ den Wert $x = 70/35 = 2{,}00$. Dieser letzte Wert ist der x-Achsenabschnitt.

Wenn wir dieses Beispiel verallgemeinern, erhalten wir die *lineare Gleichung*

$$Ax + By + C = 0, \tag{3.7.3),}$$

die der expliziten Formel

$$y = -\frac{A}{B}x - \frac{C}{B} \text{ oder } y = ax + b \tag{3.7.4}$$

entspricht, vorausgesetzt daß $B \neq 0$ ist. Wenn $B = 0$ ist, kann y keine Funktion von x sein.

Verallgemeinern wir nun das vorangehende Beispiel. Nehmen wir an, daß ein Mann Sojabohnen und Linsen esse, um *mindestens* 70 g Proteine im Tag zu sich zu nehmen. Dann müßen wir das Gleichheitszeichen in (3.7.1) durch das Zeichen "größer gleich" ersetzen. Also erhalten wir die *Ungleichung*

$$35x + 26y \geqq 70. \tag{3.7.5}$$

Ungleichungen dieser Art treten normalerweise in "Mischproblemen" auf, in denen es um das Mischen zweier Arten von "Dingen," wie z.B. das Mischen von Nahrungsmitteln, Waren, Plankton, Bakterienkulturen etc. geht.

Die Frage bleibt dieselbe wie zuvor: Welche Paare (x, y) erfüllen die Ungleichung (3.7.5)? Um einen praktischen Weg zu finden, lösen wir zuerst die Ungleichung (3.7.5) nach y auf. Wir subtrahieren auf beiden Seiten $35x$ und dividieren dann durch 26, genan so wie wir es bei einer Gleichung tun würden:

$$\begin{array}{rcl} 35x + 26y & \geqq & 70 \\ -35x \qquad & = & -35x \\ \hline 26y & \geqq & -35x + 70 \\ \dfrac{26y}{26} & \geqq & \dfrac{-35x + 70}{26}. \end{array}$$

So erhalten wir die explizite Ungleichung

$$y \geqq (-1{,}35)x + 2{,}69. \tag{3.7.6}$$

Die Ungleichung (3.7.6) unterscheidet sich von der Gl. (3.7.2) nur durch das Zeichen $\geqq$. Die Gl. (3.7.2) ordnet jedem x-Wert einen bestimmten y-Wert zu, was bei der Ungleichung (3.7.6) nicht mehr zutrifft. Also ist (3.7.6) keine Funktion von x, sondern stellt nach Abschnitt 3.3 eine Relation dar. Wir nennen (3.7.6) eine *lineare Relation.*

Damit fällt es uns leicht, die Relation (3.7.6) zu zeichnen. In Abb. 3.18 fügen wir zu allen Punkten auf der Geraden alle diejenigen Punkte hinzu, die einen größeren y-Wert haben. So erhalten wir die Menge aller Punkte über der Geraden. Eine solche Menge nennen wir eine *Halbebene*. Bei unserem speziellen Nahrungsmittelproblem müssen wir auch die Ungleichungen $x \geqq 0$ und $y \geqq 0$. beachten. Die zulässigen Punkte liegen im schattierten Teil der Abb. 3.19.

Biologische Probleme dieser Art sind oft komplexer. An Stelle von nur einer Ungleichung müssen oft mehrere erfüllt werden. Probleme dieser Art werden unter

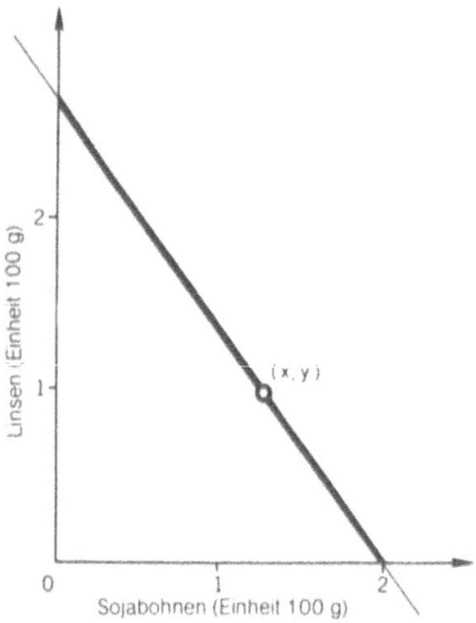

Abb. 3.18. Nahrungskombinationen, dargestellt durch Punkte, die auf einem Abschnitt einer Geraden liegen

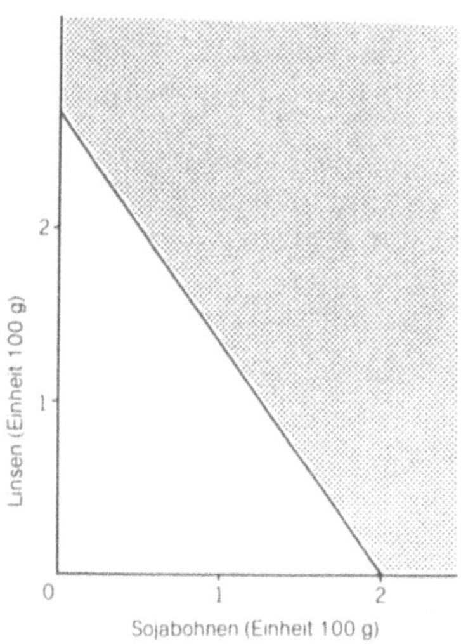

Abb. 3.19. Nahrungskombinationen, die ein Minimum an Proteinen sicherstellen

dem Begriff *lineares Programmieren* (linear programming) behandelt. Wir schließen dieses Kapitel mit einem typischen Beispiel. In einem Labor stehen zwei Bakterienzähler zur Verfügung. Zähler C_1 kann von einem Assistenten bedient werden, der DM 8,- pro Stunde verdient. Im Durchschnitt zählt er 6 Proben pro Stunde. Zähler C_2 ist zwar schneller, aber auch anspruchsvoller. Nur eine gut augebildete Person, die DM 20,- in der Stunde verdient, kann ihn bedienen. Mit der gleichen Genauigkeit wie mit C_1 kann man mit C_2 zehn Proben in der Stunde zählen. Gegeben seien 1000 Proben, die innerhalb einer bestimmten Periode von höchstens 80 Stunden gezählt werden sollten. *Wie lange soll jeder der beiden Zähler in Betrieb sein, um die Aufgabe mit minimalen Kosten zu bewältigen?*

Sei x die Anzahl Stunden, die für C_1 verwendet wird, und y die entsprechende Anzahl für C_2. Dann erhalten wir die folgende Tabelle:

Zähler	Anzahl Proben pro Stunde	Stunden-lohn	Anzahl Stunden in Betrieb
C_1	6	DM 8,-	x
C_2	10	DM 20,-	y

Da die Aufgabe in höchstens 80 Stunden erledigt sein sollte, erhalten wir die Ungleichungen

$$\begin{aligned} 0 &\leqq x \leqq 80, \\ 0 &\leqq y \leqq 80. \end{aligned} \tag{3.7.7}$$

C_1 zählt $6x$, und C_2 zählt $10y$ Proben. Zusammen zählen sie

$$6x + 10y = 1000 \tag{3.7.8}$$

Proben. Die Kosten zur Bedienung von C_1 betragen $8x$ und für C_2 $20y$ (beide Beträge in DM). Folglich betragen die Gesamtkosten

$$8x + 20y. \tag{3.7.9}$$

Diese Kosten sollen minimiert werden. Das Problem kann mit Hilfe eines Diagramms gelöst werden. In Abb. 3.20 enthält das schattierte Quadrat die Punkt (x, y), welche die Ungleichungen (3.7.7) erfüllen. Zusätzlich muß man die Gl. (3.7.8) befriedigen, was bedeutet, daß die Punkte (x, y) auf der entsprechenden Geraden liegen. Um alle Bedingungen zu erfüllen, müssen die zulässigen Punkte auf der *Schnittmenge* des Quadrats (schattiert) und der Geraden liegen. Diese Schnittmenge ist als stark ausgezogenes Segment gezeichnet. Wir berechnen nun die Koordinaten der Endpunkte. Für den oberen Endpunkt wissen wir, daß $y = 80$ ist, und aus (3.7.8) erhalten wir $x = 33$ (abgerundet zur nächsten ganzen Zahl). Für den unteren Endpunkt ergibt sich $x = 80$ und $y = 52$. Nun berechnen wir die Kosten der Bedienung. Aus (3.7.8)

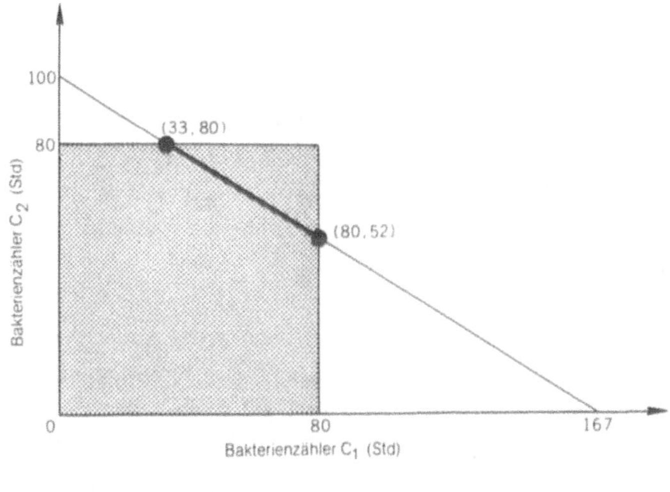

Abb. 3.20. Konstruktion des optimalen Punktes beim ökonomischen Betrieb von zwei Bakterienzählern

erhalten wir $y = (-0{,}6)x + 100$. Mit diesem Wert für y werden die Gesamtkosten (3.7.9) den Betrag

$$8x + 20y = 8x + 20\,[(-0{,}6)x + 100] = 2000 - 4x$$

annehmen. Folglich sind die Kosten eine lineare Funktion von x. Wenn wir vom oberen zum unteren Endpunkt gehen, d.h. von $x = 33$ zu $x = 80$, sinken die Gesamtkosten von DM 1868,- auf DM 1680,-. Das Ergebnis lautet also: Die Ausgaben werden minimal, wenn Zähler C_1 80 Std und Zähler C_2 52 Std eingesetzt werden.

Empfohlene Zusatzliteratur: Defares et al. (1973), Grossman and Turner (1974), Guelfi (1966), Hays (1963), Kerlinger (1964), Lefort (1967), Nahikian (1964), Olinick (1978), C. A. B. Smith (1966), Stibitz (1966).

Übungsaufgaben

3.2.1 Bestimmen Sie die Produktmenge von $A = \{0, 1\}$ und $B = \{0, 2, 4\}$ und zeichnen Sie einen Graphen. Zeigen Sie, daß $A \times B \neq B \times A$, d.h. daß das Kommutativgesetz für das Kreuzprodukt nicht gilt.

3.2.2 Seien $S = \{a, A\}$, $T = \{b, B\}$, $U = \{c, C\}$. Geben Sie die geordneten Tripel des Kreuzproduktes $S \times T \times U$ an.

3.3.1 Sei $A = \{0, 1, 2, 3, 4\}$. Die Ungleichung $x + y \geqq 3$ definiert eine Relation in der Produktmenge $A \times A$. Geben Sie eine graphische Darstellung dieser Relation. Wieviele der 25 Paare (x, y) erfüllen die Ungleichung?

3.3.2 Beim Stammbaum in Abb. 3.21 sind die Männer durch Quadrate und die Frauen durch Kreise abgebildet. Die Individuen werden mit $a, b, c, \ldots, n$ bezeichnet. Stellen Sie die folgenden Relationen graphisch dar:

a) x ist Bruder oder Schwester von y,
b) x ist Nachkomme von y,
c) x ist Vorfahre von y.

(Anleitung: Verwenden Sie das kartesische Produkt)

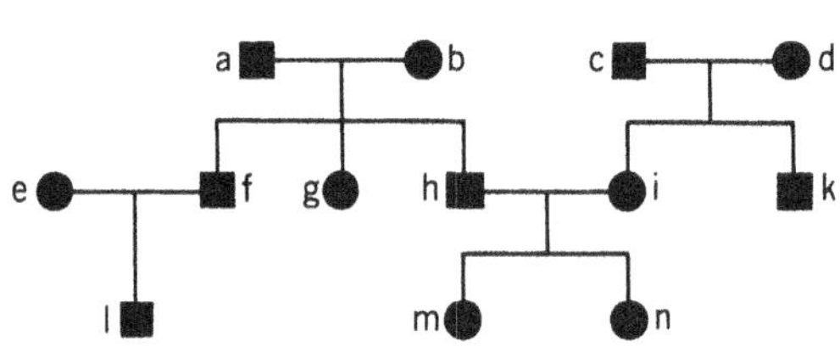

Abb. 3.21. Stammbaum

3.3.3 In einem marinen Ökosystem wird Phytoplankton entweder von Zooplankton oder von Omnivoren gefressen, oder es zerfällt. Zooplankton wird entweder von Omnivoren oder Karnivoren gefressen, oder es zerfällt. Schließlich fressen sich Omnivoren und Karnivoren entweder gegenseitig auf, oder sie zerfallen. Bilden Sie mit diesen Angaben eine Relation in der Produktmenge $S \times S$, wobei $S = \{$Phytoplankton, Zooplankton, Omnivoren, Karnivoren, Zerfall} und entwerfen Sie einen passenden Graphen (vgl. Patten 1966).

3.3.4 Die pazifische Entenmuschel (*Pollicipes polymerus*), eine Crustacea, die sich an Felsen festhaftet, hat ein primitives Zirkulationssystem. Hämolymphe wird durch einen unidentifizierten Muskel durch den Körper gepumpt. Die Kontraktionsfrequenz hängt eng von der Körpertemperatur ab. Wird die Körpertemperatur (°C) auf einer horizontalen und die Kontraktionsfrequenz (Schläge pro Minute = Spm) auf einer vertikalen Achse gezeichnet, ist eine Relation durch die Punkte in einem Dreieck gegeben, dessen Scheitelpunkte folgende Koordinaten haben:

°C	Schläge pro Minute
7	1
23	15
25	50

Zeichnen Sie die Relation und entscheiden Sie, ob die folgenden Punkte zur Relation gehören oder nicht: (15°, 9 Spm), (15°, 25 Spm), (24°, 20 Spm). Die Meßwerte stammen von Fyhn et al. (1973).

3.3.5 Fünf Personen prüfen ihre körperliche Leistungsfähigkeit auf einem ansteigenden Bergpfad. Sie messen die Zeit, die sie benötigen, um von einer bestimmten Anfangshöhe aus auf einen höher gelegenen Punkt zu gelangen:

Person Nr.	Klassifikation	Höhe		Benötigte Zeit
		Tiefere Stufe	Höhere Stufe	
1	Sehr stark	800 m	2200 m	2 Std 42 min
2	Untrainiert	1200 m	2100 m	3 Std 6 min
3	Sehr stark	1200 m	2900 m	3 Std 30 min
4	Ziemlich stark	1500 m	2350 m	2 Std 12 min
5	Untrainiert	950 m	2250 m	4 Std 6 min

Berechnen Sie die "Steigfähigkeit" in m Std^{-1} (Meter vertikale Distanz pro Stunde) für jede der fünf Personen und bilden Sie eine Relation, indem Sie die Steigfähigkeit der Stärkeklassierung graphisch gegenüberstellen.

3.4.1 Zwanzig mit den Nummern 1, 2, 3, . . . , 20 versehene Versuchsmäuse werden getestet, wie sie auf eine bestimmte Dosis Strychnin reagieren. Wir ordnen einer positiv reagierenden Maus die Ziffer 1 und einer negativ reagierenden Maus die Ziffer 0 zu. Diese Zuordnung ist eine Funktion. Wieso? Bestimmen Sie den Definitionsbereich und die Bildmenge dieser Funktion.

3.4.2 Zwölf Personen, numeriert von 1 bis 12, werden in linkshändig, rechtshändig oder beidhändig eingeteilt. Diese Zuordnung bildet eine Funktion. Bestimmen Sie Definitionsbereich und Bildmenge dieser Funktion.

3.4.3 In welchem der folgenden Fälle ist es zutreffend zu sagen, daß x-Elemente auf y-Elemente abgebildet werden, oder, anders gesagt, daß die Verknüpfung von y mit x eine Funktion darstellt?

a) x = Pulsfrequenz, y = Körpertemperatur eines Patienten, x und y mehrere Male gemessen.
b) x = Dreieck, y = Fläche des Dreiecks.
c) x = Frequenz einer elektromagnetischen Welle, y = Spektralfarbe.
d) x = Abschnitt einer Straße, y = Durchschnittsgeschwindigkeit eines Autos.
e) x = Geschwindigkeit eines Autos, y = *kürzester Bremsweg*, x und y gemessen unter verschiedenen Straßenzuständen.

3.4.4 Sei $x \in \mathbb{N} = \{1, 2, 3, \ldots\}$ und y der Rest 0, 1, 2, oder 3, der nach einer Division von x durch 4 bleibt. Wieso ist diese Verknüpfung von y und x eine Funktion? Zeichnen Sie ein Diagramm dieser Funktion und geben Sie Definitionsbereich und Bildmenge an.

3.5.1 Gemäß Timoféeff-Ressovsky und Zimmer (1947) steigt die Anzahl geschlechtsgebundener Mutationen bei *Drosophila melanogaster* fast linear mit der Dosis Röntgenstrahlen, vorausgesetzt daß die Dosis den Wert von 6 kR (Kiloröntgen) nicht übersteigt. Sei x die Dosis (in kR) und y die Mutationsrate (in Prozenten). Bei einer Dosis von 3 kR beträgt die Mutationsrate 8,4%. Zeichnen Sie ein Diagramm und bestimmen Sie die Gleichung für x und y. Welches sind Definitionsbereich und Bildmenge der Funktion? Hat der Steigungswinkel eine Bedeutung?

3.5.2 Der Druck von Wasser hängt von der Tiefe ab. Sei d die Tiefe (in Metern) und p der Druck (in bar). In Meerwasser wurden folgende Messungen gemacht: $d = 98{,}0$ m, $p = 9{,}28$ bar. Drücken Sie p in Abhängigkeit von d aus. Falls ein Fehler bei p von weniger als 1% vernachlässigbar ist, beträgt der Definitionsbereich der Funktion approximativ $\{d | 0 \leqq d \leqq 1000\}$. Bestimmen Sie die entsprechende Bildmenge.

3.5.3 Ein springendes Tier, wie z.B. eine Katze, ein Delphin oder ein Floh bewegt sich so, daß sein Schwerpunkt eine vertikale Beschleunigung von 9,81 m/s^2 erfährt. Bestimmen Sie die Gleichung der vertikalen Geschwindigkeit, falls der Zeitpunkt Null gewählt wird im Augenblick, wo die Vertikalgeschwindigkeit Null ist (im Kulminationspunkt). Berechnen Sie die vertikalen Geschwindigkeiten für $t = 0{,}1$ s, 0,2 s usw. Zeichnen Sie ein Diagramm und interpretieren Sie die Funktionswerte für negative Werte von t.

3.5.4 Die Sauerstoffverbrauchsrate der Lunge wird in ml min^{-1} gemessen. Je größer diese Rate ist, desto ausgedehnter muß die Oberfläche A der Alveolen sein. Da Sauerstoffverbrauch einen Diffusionsprozeß voraussetzt, erwarten wir, daß die Verbrauchsrate Q der Oberfläche der Alveolen proportional sei. Bestimmen Sie das arithmetische Mittel von Q/A aus den folgenden Meßdaten (übernommen von Tenney und Remmers, 1963):

	A (m^2)	Q (ml min^{-1})
Ratte	0,4	2,0
Hase	6,5	18
Mensch	62	210
Delphin	110	1000
Kuh	300	1400
Wal	1700	12000

3.5.5 Die Erde ist ungefähr eine Kugel mit Umfang 40000 km. Nehmen wir an, daß ein Draht um den Äquator einer solchen Kugel gespannt werde. Jetzt verlängern wir diesen 40000 km langen Draht um 10 m und spannen ihn wieder so, daß ein Abstand von konstanter Höhe zwischen Erde und Draht bleibt. Kann nun eine Maus zwischen Draht und Erde durchschlüpfen?

3.6.3 Zeichnen Sie den Graphen der Funktion $y = 8{,}8x - 20$, wobei Sie die Einheit der y-Achse nur 1/10 der Einheit der x-Achse wählen.

3.6.4 Zeichnen Sie den Graphen der Funktion $y = 0{,}35x + 25$ mit derselben Einheit auf der x- und der y-Achse, aber mit einer "unterbrochenen" y-Achse, um Platz zu sparen.

3.6.5 Zeichnen Sie die Geraden, die durch die Gleichung $y - 3 = a(x - 2)$ für ($a = 0; 0{,}6; 1{,}3; 2{,}8; -0{,}9; -1{,}6$ gegeben sind. (Hinweis: Vergleichen Sie mit Gl. (3.6.4.). Um die Steigung zu zeichnen, wählen Sie ein willkürliches Δx, z.B. $\Delta x = 10$, bestimmen Sie dazu Δy und tragen Sie Δx Einheiten nach rechts und Δy Einheiten nach oben oder unten ab.)

3.6.6 Zeichnen Sie ohne Rechnung die Graphen von
$y - 5 = a(x - 2)$ für
a) $a = 2{,}5$, b) $a = 3{,}5$, c) $a = -3{,}5$.
Gebrauchen Sie verschiedene Einheiten für die x- und die y-Achse, z.B. die x-Achseneinheit doppelt so groß wie die y-Achseneinheit. (Hinweis: Gebrauchen Sie Gl. (3.6.4). Um die Steigung zu zeichnen, wählen Sie $\Delta x = 1$.)

3.6.7 Eine lineare Funktion $Q = Q(t)$ hat den Wert $Q_1 = 88{,}3$ mg zum Zeitpunkt $t_1 = 14$ s, und den Wert $Q_2 = 89{,}6$ mg zum Zeitpunkt $t_2 = 39$ s. Berechnen Sie die Wachstumsrate, und bestimmen Sie die lineare Funktion.

3.6.8 Biologische Experimente sind im allgemeinen zeitaufwendig. Die Kosten bestehen dabei aus zwei Teilen:

1. Eine feste Summe für den Kauf von Instrumenten, Ausrüstung, Tieren oder Pflanzen.
2. Eine variable Summe, die täglich anwächst durch Löhne für die Experimentatoren und/oder deren Assistenten und die Kosten für Nahrungsmittel und Strom. Sei f die feste Summe, r die tägliche Wachstumsrate, t die Zeit in Tagen und F die Gesamtkosten. Bestimmen Sie die Gleichung für F in Abhängigkeit von t. Prüfen Sie nach, daß $\Delta F/\Delta t$ konstant ist.

3.6.9 Wenn auf eine schraubenförmige Stahlfeder eine Kraft wirkt, ist die Länge der Feder eine lineare Funktion der Kraft, solange die Kraft eine gewisse Grenze nicht übersteigt (Hookesches Gesetz). Sei F die Kraft (in Newton) und l die Länge der Feder (in cm). l_0 bezeichne die ursprüngliche Länge, solange keine Kraft wirkt. Sei $a = \Delta l/\Delta F$ die Zuwachsrate. Drücken Sie l in Abhängigkeit von F aus.

3.6.10 Die Kohlendioxidkonzentration in der wetteraktiven Höhe von 9–12 km war 313 ppm im Jahre 1960 und 321 ppm in Jahre 1970. Es gab einen gleichmäßigen Anstieg. Schätzen Sie die CO_2-Konzentration für die Jahre 1980, 1990 und 2000 mit Hilfe der linearen Extrapolation (ppm = parts per million).

3.6.11 Liegen die folgenden drei Punkte auf derselben Geraden?

$x_0 = 1{,}5, \quad x_1 = 4{,}5, \quad x_2 = 12{,}0,$
$y_0 = -2{,}0, \quad y_1 = 2{,}5, \quad y_2 = 13{,}75.$
(Hinweis: Berechnen Sie $\Delta y/\Delta x$ für verschiedene Punktepaare.)

3.6.12 Sei
$x_0 = 2, \quad x_1 = 6, \quad x_2 = 9,$
$y_0 = 7{,}5, \quad y_1 = 5{,}5, \quad y_2 = w.$
Berechnen Sie mit Hilfe von $\Delta y/\Delta x$ den Wert von w so, daß die drei Punkte (x_0, y_0), (x_1, y_1) und (x_2, y_2) auf derselben Geraden liegen.

3.6.13 Simpson, Roe und Lewontin (1960) berichten, daß bei den Weibchen der Schlange *Lampropeltis polyzona* die Gesamtlänge y mit hoher Genauigkeit eine lineare Funktion der Schwanzlänge x darstellt. Der Definitionsbereich ist das Interval von 30–200 mm, und die Bildmenge das Interval von 200–1400 mm. Die folgenden Punkte seien gegeben:
$x_0 = 60$ mm, $x_1 = 140$ mm,
$y_0 = 455$ mm, $y_1 = 1050$ mm.
Bestimmen Sie die Gleichung von y als eine Funktion von x und zeichnen Sie ein Diagramm mit passenden Einheiten für x und y. Kommt dem Steigungswinkel eine Bedeutung zu?

3.6.14 Ein Kupferstab, ein Teil eines Instruments, wird verschiedenen Temperaturen ausgesetzt. Seine Länge l ist eine lineare Funktion der Temperatur t, vorausgesetzt daß $t < 150$°C ist. Bestimmen Sie die Gleichung für l mit Hilfe der folgenden Meßwerte:
$t_1 = 15°$, $l_1 = 76{,}45$ cm und $t_2 = 100°$, $l_2 = 76{,}56$ cm.

3.6.15 Die Temperatur auf der Celsius-Skala, bezeichnet mit x, und diejenige auf der Fahrenheit-Skala, bezeichnet mit y, werden durch die Relation $5y - 9x = 160$ verknüpft. Drücken Sie y als Funktion von x aus, und zeichnen Sie die Funktion. Stellen Sie eine Umrechnungstabelle für $x = 36{,}0°$, $36{,}1°$, $36{,}2°, \ldots, 37{,}0°$ her.

3.6.16 In den Lungen erreicht die Luft Körpertemperatur. Die ausgeatmete Luft ist kälter als die Körpertemperatur da sie an den Nasenwänden abgekühlt wird. Es wurden Meßungen am Kaktuszaunkönig (ein kleiner Wüstenvogel) durchgeführt. Für die umgebende Luft war der Definitionsbereich $\{T_A | 12° < T_A < 30°\}$. Die Temperatur T_E der ausgeatmenten Luft hängt linear von der umgebenden Temperatur T_A ab:
$T_E = 8{,}51 + 0{,}756\ T_A$ (empirische Funktion).
Zeichnen Sie den Graphen dieser Funktion und bestimmen Sie die Bildmenge (Meßwerte von Schmidt-Nielsen, 1972).

3.6.17 Einer der Schadstoffe, der bei der Verbrennung fossiler Brennstoffe gebildet wird, ist Schwefeldioxid (SO_2). Eine Untersuchung in Oslo, Norwegen, hat gezeigt, daß die Anzahl N von Todesopfern pro Woche eine lineare Funktion der Durchschnittskonzentration C des SO_2 (gemessen in $\mu g/m^3$) ist. Die empirische Funktion lautet $N = 94 + (0{,}031)C$. Der Definitionsbereich ist $\{C | 50 < C < 700\}$.
a) Zeichnen Sie den Graphen,
b) Bestimmen Sie die Bildmenge
(Meßwerte von Wilson, 1972).

3.6.18 Durch Verbrennen fossiler Brennstoffe läßt der Mensch pro Jahr 200 Millionen Tonnen giftigen Kohlenmonoxids in die Atmosphäre entweichen.

Trotzdem bleibt die CO-Konzentration zwischen 0,04 und 0,90 ppm (parts per million) in der umgebenden Luft. Der Hauptgrund dafür liegt darin, daß in Erdboden lebende Mikroorganismen CO rasch absorbieren und es in CO_2 oder Methan überführen. In einem Experiment mit 10 Litern Luft und ein wenig hinzugegebener Topferde wurden 1443 μg CO innerhalb 3 Stunden auf 47 μg reduziert. Die Abnahme war linear.

a) Zeichnen Sie das Resultat in ein rechtwinkliges Koordinatensystem.

b) Bestimmen Sie die Gleichung für die Abnahme von CO

(Meßwerte von Inman et al., 1971).

3.6.19 Die Fähigkeit einer Person, Spektralfarben zu unterscheiden, wird gemessen, indem man zu jeder Frequenz ν_0, die nächste Frequenz mißt, die gerade noch unterschieden werden kann, sagen wir ν_1. Der absolute Betrag dieser Differenz, d.h. $\delta = |\nu_1 - \nu_0|$, kann als Ordinate mit der entsprechenden Frequenz ν_0 als Abszisse abgetragen werden. δ wird minimal bei Frequenzen, die nahe an den Grenzen zwischen zwei Farben (wie z.B. blau, grün, rot) liegen, und wird maximal bei Frequenzen nahe beim Zentrum einer Farbe. Bilden δ und ν_0 eine Relation? Eine Funktion? Eine lineare Funktion?

*3.7.1 Lösen Sie die folgenden Ungleichungen nach y auf und stellen Sie die Relationen in der kartesischen Ebene dar:

a) $x + y < 5$, b) $x - y < 5$,

c) $x + 2y > 8$, d) $3x - 3y < 10$.

*3.7.2 Gegeben sind die beiden Ungleichungen

A: $x > y$, B: $3x < y$.

Bestimmen Sie graphisch alle Paare (x, y), die

a) sowohl A als auch B,

b) A und/oder B,

c) entweder A oder B

erfüllen.

*3.7.3 Bestimmen Sie graphisch die Schnitt- und Vereinigungsmenge von

$$\{(x, y) | x + y - 5 > 0\} \text{ und } \{(x, y) | x - 2y + 2 > 0\}.$$

*3.7.4 Nehmen wir an, ein Erwachsener brauche mindestens 300 g Kohlenhydrate in seiner täglichen Nahrung. Was für Möglichkeiten gibt es für ihn, wenn er seinen täglichen Bedarf mit Kartoffeln und Sojabohnen decken will? 100 g roher Kartoffeln enthalten 19 g und 100 g getrockneter Sojabohnen 35 g Kohlenhydrate (Meßwerte nach Diem et al., 1970). Stellen Sie das Resultat anhand eines Diagramms dar.

*3.7.5 Lösen Sie das Problem am Ende des Abschn. 3.7 unter der Annahme, die Stundenlöhne seien DM 4,- resp. DM 6,- für die Bedienung der Zähler C_1 und C_2.

*3.7.6 Eine Fläche von 10 ha soll mit Weizen und Kartoffeln bepflanzt werden. Um eine Monokultur zu vermeiden, wird verlangt, daß höchstens 70% der wirklich bebauten Fläche für Weizen oder für Kartoffeln reserviert werde. Sei x die Anzahl Hektaren, die mit Weizen bepflanzt werden, und y die entsprechende Anzahl für Kartoffeln. Bestimmen Sie graphisch die Paare (x, y), die alle Bedingungen erfüllen.

*3.7.7 In einem Entwicklungsland wird ein Gebiet von höchstens 10 km^2 (= 1000 ha) mit Kartoffeln oder Mais bepflanzt. Um gegen Insekten und Pflanzenkrankheiten zu kämpfen, ist es nötig, daß nicht mehr als 70% des

Gebietes mit einer der beiden Sorten bepflanzt werden. Der Ertrag an Kartoffeln wird auf 8,3 t pro ha, und der Ertrag an Mais auf 7,7 t pro ha geschätzt. Jedes Kilo roher Kartoffeln enthält 20 g Proteine, während die entsprechende Menge bei Mais 32 g beträgt (Meßwerte nach Diem et al., 1970). Es wird verlangt, daß die Gesamtmenge Proteine in der Ernte nicht kleiner als 200 t sei. Wenn x die Anzahl km^2 bezeichnet, die mit Kartoffeln bepflanzt werden, und y die entsprechende Anzahl für Mais, welche Paare (x, y) erfüllen alle Bedingungen? Lösen Sie dieses Problem graphisch.

Kapitel 4

Die Potenzfunktion und verwandte Funktionen

4.1 Definitionen

Im Abschn. 3.5 haben wir die spezielle Funktion $y = ax$ studiert, wo also y proportional zu x ist. Die Variable x kann auch als erste Potenz x^1 geschrieben werden. So erscheint die lineare Funktion als ein besonderer Fall von

$$y = ax^n. \tag{4.1.1}$$

wobei a und n konstante Zahlen sind. Eine Funktion dieses Typs wird *Potenzfunktion* genannt. Gleichung (4.1.1) besagt, daß y proportional zu x^n ist, was wir auch folgendermaßen schreiben können:

$$y \propto x^n \tag{4.1.2}$$

Dabei haben wir ein Symbol benutzt, das bereits in Formel (3.5.2) eingeführt wurde. Das Verhalten einer Potenzfunktion wird vor allem durch den Exponenten n bestimmt. Abb. 4.1 gibt einen Überblick über Potenzfunktionen mit positivem Exponenten. Der

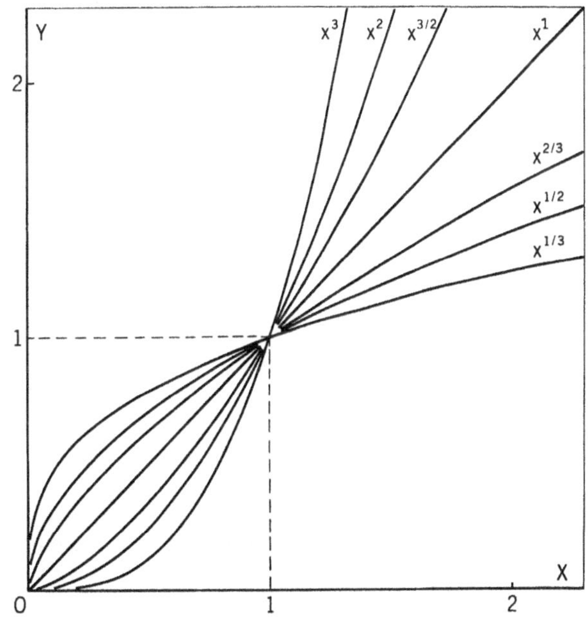

Abb. 4.1. Potenzfunktionen mit positiven Exponenten

Einfachheit halber wählen wir $a = 1$ und schränken den Definitionsbereich auf $x \geqq 0$ ein. Je größer n ist, desto steiler steigt der Graph an.

In (4.1.1) bestimmen die Konstanten a und n eine Potenzfunktion eindeutig. Konstanten mit dieser Eigenschaft heißen *Parameter* einer Funktion. Wir sagen auch, daß (4.1.1) eine *Funktion mit zwei Parametern* sei. Ein anderes Beispiel für eine *zweiparametrische* Funktion ist $y = ax + b$ mit der Steigung a und dem y-Achsenabschnitt b als Parametern.

In diesem Kapitel wollen wir uns nicht nur mit Potenzfunktionen beschäftigen, sondern auch mit Polynomen, die Summen von Potenzfunktionen sind.

4.2 Beispiele von Potenzfunktionen

Als erste Anwendung betrachten wir ein hüpfendes oder ein springendes Tier, z.B. einen Floh, eine Katze oder einen Delphin. Ein Gesetz von Galilei[1] sagt, daß der Schwerpunkt für alle Körper derselben Beschleunigung unterworfen ist, vorausgesetzt, daß der Luftwiderstand vernachlässigt werden kann. Das Gesetz beschreibt die Bahn des Schwerpunktes, ganz gleich, welche Bewegung das Tier während des Sprungs ausführt. Sehen wir uns den höchsten Punkt an, den der Schwerpunkt erreicht. Zur Zeit $t = 0$ sei dieser höchste Stand gerade erreicht, und s bezeichne die vertikale Distanz des Schwerpunktes zum höchsten Punkt (s. Abb. 4.2). Dann gilt

$$s = \frac{g}{2} t^2. \tag{4.2.1}$$

Dabei bezeichnet g die Beschleunigung. Die vertikale Distanz ist proportional zum Quadrat der Zeit. Mißt man t in sec und s in cm, so ist $g = 981$ cm/sec^2 auf der Erdoberfläche.

Aus (4.2.1) erhalten wir die Tabelle:

t (sec)		0	0,1	0,2	0,3	0,4 ...
s (cm)	$\frac{981}{2}$ mal	0	0,01	0,04	0,09	0,16 ...

Während die Zeit in konstanten Intervallen von 0,1 sec ansteigt, wächst die vertikale Distanz wie die Quadrate $1^2 = 1$, $2^2 = 4$, $3^2 = 9$, $4^2 = 16$, etc., d.h. beschleunigt. Formel (4.2.1) definiert eine Potenzfunktion. Wenn der Exponent $n = 2$ ist, so spricht man von einer Funktion *zweiten Grades* oder einer *quadratischen Funktion*. Wir können auch negative Werte für die Zeitvariable t einsetzen, d.h. für die Zeit, bevor das Tier den höchsten Bahnpunkt erreicht hat. Dann ist s immer noch die senkrechte Strecke bis zum Maximum. Der Graph der Funktion ist eine *quadratische Parabel* (s. Abb. 4.3).

Die Biophysik trägt wichtige Anwendungen von Potenzfunktionen bei. Wir betrachten etwa ein einzelliges Wesen von kugeliger Gestalt. Sei r der Radius der Kugel. Dann sind die Oberfläche S und das Volumen V der Zelle gegeben durch die Formeln

1 Galileo Galilei, italienischer Physiker und Astronom (1564–1642)

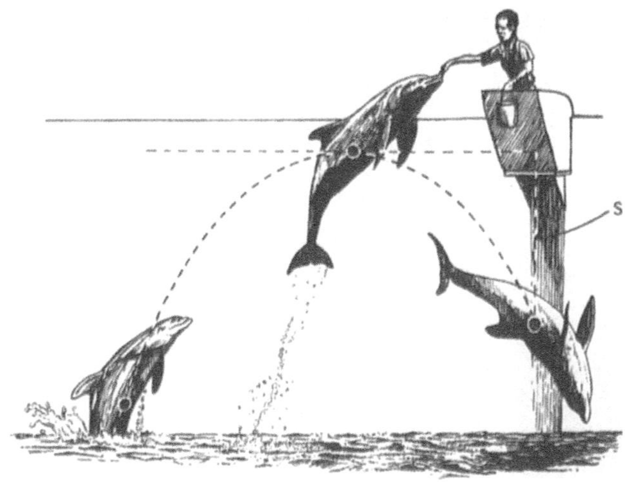

Abb. 4.2. Ein springender Delphin. Der Schwerpunkt beschreibt eine Parabel, was für Körperbewegungen der Delphin bei seinem Sprung auch ausführt

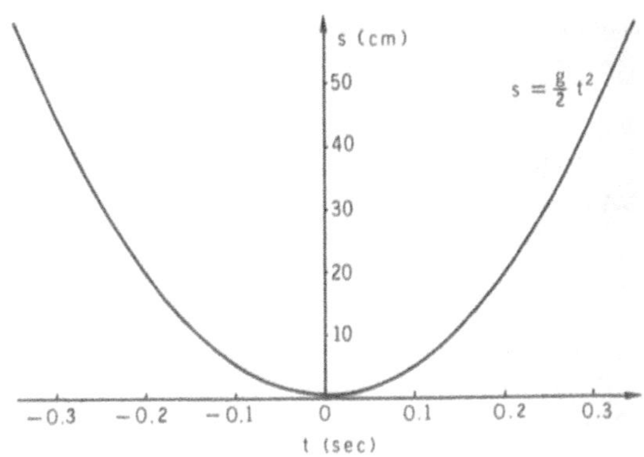

Abb. 4.3. Der Graph der vertikalen Distanz als Funktion der Zeit ist eine Parabel

$$S = 4\pi r^2, \tag{4.2.2}$$

$$V = \frac{4}{3}\pi r^3 \tag{4.2.3}$$

mit $\pi = 3{,}14\ldots$. Die Oberfläche S ist eine *quadratische* Funktion von r. Wenn sich der Radius um einen Faktor 2, 3, etc. vergrößert, wächst die Oberfläche um den Faktor 4, 9, etc. (s. Abb. 4.4). Das Volumen ist eine *kubische* Funktion von r. Deshalb wächst das Volumen um den Faktor 8, wenn der Radius verdoppelt wird. Wenn eine lebende Zelle wächst, so vergrößert sich ihr Volumen schneller als ihre Oberfläche. Umgekehrt, solange die Zelle klein bleibt, ist die Oberfläche relativ groß. Wir nehmen an, daß die verschiedenen physikalischen und chemischen Vorgänge der Zelle unverändert bleiben, währenddem die Zelle wächst. Dann erfolgt der Austausch der Chemikalien

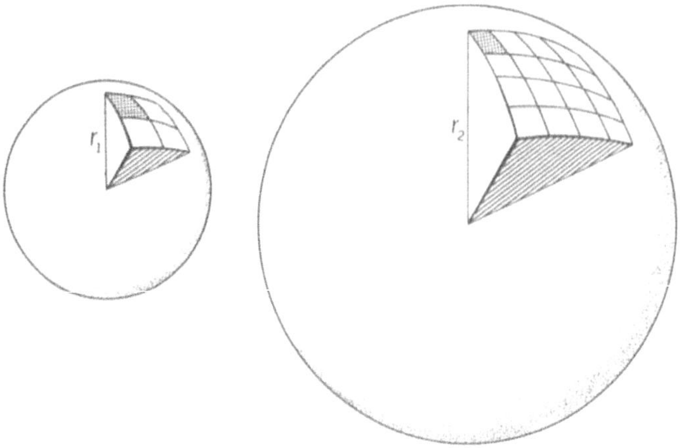

Abb. 4.4. Zwei Kugeln mit verschiedenem Radius. Wenn $r_2 = 2r_1$, ist die Oberfläche viermal so groß

wie O_2 und CO_2 trotz wachsender Oberfläche langsamer, als es die Stoffwechselkapazität der Zelle zuläßt, die ja proportional zum Volumen ist. Das gleiche gilt für die Lichtenergie, die die Zelle durch die Oberfläche aufnimmt. Ein Gleichgewicht zwischen dem Stoffaustausch durch die Oberfläche und dem Stoffwechsel in der Zelle ist nur möglich, wenn sie nicht zu groß und nicht zu klein ist. Wenn einerseits der Radius einen kritischen Wert unterschreitet, also $r < r_1$, dann bricht der Stoffwechsel im Innern zusammen, weil das Volumen relativ zur Leistungsfähigkeit der Oberfläche nicht groß genug ist. Überschreitet der Radius anderseits einen hohen kritischen Wert, sagen wir $r > r_2$, wird der Stoffwechsel vom allzu langsamen Energiefluß durch die Oberfläche behindert, da die Oberfläche relativ zur Kapazität des Stoffwechsels zu klein ist. Nur für $r_1 < r < r_2$ ist die Zelle konkurrenzund existenzfähig im Kampf um das Überleben. Die Forschung wird einmal numerische Werte für r_1 und r_2 angeben können und so zeigen, warum einzellige Lebewesen gerade in dieser Größe und Gestalt vorkommen, wie wir sie in der Natur beobachten.

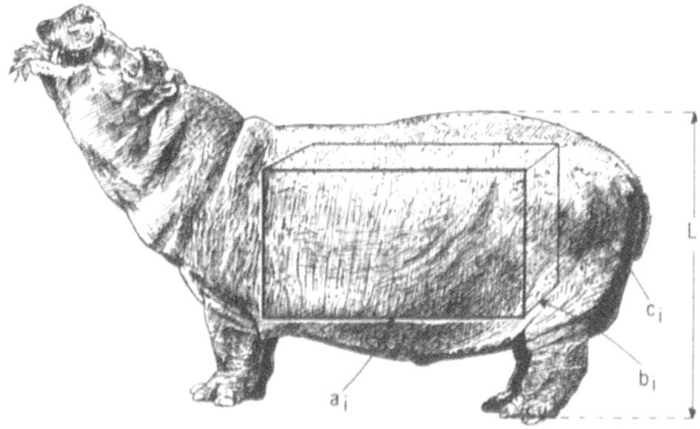

Abb. 4.5. Der Körper eines Tieres wird in quaderförmige Blöcke unterteilt, um zu zeigen, daß das Volumen zum Kubus einer linearen Dimension proportional ist

Bei Pflanzen und Tieren, deren Gestalt komplizierter als eine Kugel ist, existiert dennoch eine einfache geometrische Beziehung zwischen Oberfläche und Volumen des Körpers. Zum besseren Verständnis führen wir den Begriff der *linearen Dimension* ein. Die totale Länge eines Körpers, seine Höhe oder seine Breite sind lineare Dimensionen. Ebenso kann irgendeine Distanz zwischen genau definierten Punkten eines Körpers, z.B. die Schulter-Hüfte-Distanz als eine lineare Dimension dienen. Im Spezialfall der kugeligen Zelle haben wir den Radius r als eine lineare Dimension benützt. Jetzt untersuchen wir Körper verschiedener Größe, aber von genau gleicher Gestalt. Solche Körper sind *ähnlich* im geometrischen Sinn. Es sei l eine geeignet ausgewählte lineare Dimension. Dann können wir das Volumen als eine Funktion von l ausdrücken. Zu diesem Zweck unterteilen wir den Körper in eine große Zahl von Würfeln verschiedener Größe (oder Quadern wie in Abb. 4.5). Es sei V die Summe dieser Würfelvolumina. Sie nähert sich dem tatsächlichen Volumen des Körpers. Wir können die Unterteilung so verfeinern, daß der Fehler der Näherung beliebig klein wird.

Wir numerieren die Würfel mit $i = 1, 2, 3, \ldots$ und bezeichnen die Seite des i-ten Würfels mit s_i. Dann ist

$$V = \sum_i s_i^3 . \tag{4.2.4}$$

Nun vergrößern wir alle linearen Dimensionen des Körpers um denselben Faktor, sagen wir $c > 1$. Wenn wir die neuen Größen mit Strichen bezeichnen, erhalten wir

$$l' = cl, \qquad s_i' = cs_i \qquad (i = 1, 2, 3, \ldots),$$
$$V' = \Sigma (s_i')^3 = \Sigma (cs_i)^3 = \Sigma c^3 s_i^3 = c^3 \Sigma s_i^3 . \tag{4.2.5}$$

Daraus folgt, daß

$$V' = c^3 V, \tag{4.2.6}$$

d.h. *das Volumen muß mit der dritten Potenz von c multipliziert werden.*

Wir können das Resultat neu formulieren, indem wir l, s_i und V als *variable Größen* betrachten. Die Seiten s_i und das Volumen V sind für jeden Wert einer linearen Dimension eindeutig bestimmt. Sie können als Funktionen von l betrachtet werden. Weil s_i proportional zu l zunimmt, gilt

$$s_i \propto l \qquad (i = 1, 2, 3, \ldots).$$

Das Volumen aber wächst wie s_i^3, wie Formel (4.2.5) zeigt. Deshalb ist V proportional zu s_i^3 und damit zu l^3. So können wir schreiben

$$\boxed{V \propto l^3} . \tag{4.2.7}$$

In Worten: *Das Volumen eines Körpers, von welcher Gestalt er auch immer sei, ist proportional zur dritten Potenz irgendeiner seiner linearen Dimensionen.*

Ähnlich können wir die *Oberfläche* eines Körpers in eine Vielzahl von verschieden großen Quadraten unterteilen. Wenn S die totale Oberfläche bezeichnet, erhalten wir durch dieselbe Methode wie oben das Resultat

$$\boxed{S \propto l^2} . \tag{4.2.8}$$

In Worten: *Die Oberfläche eines Körpers, von welcher Gestalt er auch immer sei, ist proportional zum Quadrat irgendeiner seiner linearen Dimensionen.*

Spezielle Anwendungen der Formeln (4.2.7) und (4.2.8) finden sich in den Formeln (4.2.2) und (4.2.3) für die Kugel. Dort dient der Radius r als lineare Dimension.

Vielzellige Pflanzen und Tiere, die von bedeutend größerer Gestalt sind als eine Einzelzelle, können nur leben, wenn sie eine genügend große Oberfläche aufweisen. Dies folgt aus unserer Diskussion über eine kugelige Zelle. Kiemen, Lungen, Darm und Nieren für Tiere, Wurzeln und Blätter für Pflanzen sind Organe mit vergrößerter Oberfläche, die zur Stimulation der Moleküldiffusion oder der Energieabsorption dienen. Alle diese Organe sind solange richtig gebaut, als die Körpergröße in gewissen Grenzen bleibt.

Zur Illustration nehmen wir eine Maus. Eine Riesenmaus, in der Gestalt geometrisch ähnlich einer normalen Maus, aber mit einer zehnmal so großen linearen Dimension, könnte kaum überleben. Ihr Volumen hat sich auf das $10^3 = 1000$ fache vergrößert, während die Oberfläche (einschließlich die innere Oberfläche der Lungen, des Darms etc.) nur um den Faktor $10^2 = 100$ gewachsen ist. Auf diese Art würden der Gaswechsel, die Nahrungsaufnahme und die Nierenfunktionen nicht genügen. Umgekehrt wäre eine Zwergmaus, in der Gestalt ähnlich einer normalen Maus, aber nur mit einer auf einen Zehntel verkleinerten linearen Dimension, ebenfalls behindert. Die Oberfläche wäre 1/100 derjenigen einer normalen Maus, während sich das Volumen auf 1/1000 verkleinert hätte. Der Stoffwechsel, der pro Zeiteinheit ebenfalls auf 1/1000 zusammengeschrumpft wäre, könnte die nötigen Funktionen nicht aufrecht erhalten, vor allem weil die Maus als warmblütiges Tier den Wärmeverlust ausgleichen muß, der ja proportional zur Oberfläche ist.

Es ist eine experimentelle Tatsache, daß die Muskelkraft ungefähr proportional zur Zahl der Muskelfasern ist und deshalb proportional zu l^2, wobei l irgendeine lineare Dimension eines Muskels sein kann. Die durch einen arbeitenden Muskel produzierte Energie ist proportional zu "Kraft × Weg," deshalb proportional zu l^3. Betrachten wir nun einen Floh (*Ctenocephalis canis*). Ein hüpfender Floh kann eine Höhe von fast 200 mal seiner eigenen Körperhöhe erreichen. Die Energie, die er dazu braucht, ist angenähert "Gewicht × Höhe des Sprunges," also proportional zu l^4. Man stelle sich einen riesigen Floh vor, geometrisch ähnlich in der Gestalt, aber 10 mal größer in seiner linearen Dimension. Die erforderliche Energie, 200 mal so hoch zu springen als seine eigene Körperhöhe, wäre $10^3 \times 10 = 10^4$ mal so viel als für den normalen Floh. Dies ist jedoch für den Floh gar nicht möglich, da die vom Muskel erzeugte Energie nur um den Faktor 10^3 zugenommen hat. So könnte er eine Höhe erreichen, die bloß das 20 fache seiner eigenen Körperhöhe beträgt. Auf die gleiche Weise sieht man, daß ein "Superriesenfloh," der in seiner linearen Dimension 100 mal so groß wie ein normaler Floh ist, eine Höhe erreichen könnte, die nur doppelt so hoch ist wie er selbst trotz eines gewaltigen Sprungmuskels.

Durch leichte Verallgemeinerung dieses Beispiels erkennen wir, daß Tiere auf der Flucht vor Raubtieren oder bei der Nahrungssuche eine *Energie verbrauchen, die annähernd proportional zur vierten Potenz ihrer linearen Dimension ist*, während die Energiezufuhr nur zur dritten Potenz proportional ist. Wir schließen daraus, daß eine Tierart gegenüber andern Arten nur konkurrenzfähig ist, wenn die Körpergröße gewissen Einschränkungen unterworfen ist. Für mehr Beispiele dieser Art schlage man bei Schmidt-Nielsen (1972), Slijper (1967), Smith (1968) und Thompson (1917, 1961) nach.

Allgemein: Wenn sich die lineare Dimension eines Organismus ändert, ändern sich auch die physikalischen und die chemischen Vorgänge. Sie können nur bei geringer Vergrößerung oder Verkleinerung der Körpergröße konstant gehalten werden. Jonathan Swifts 15 cm große Liliputaner sind sehr unterhaltend. In *Gullivers Reisen* können sie sich wie Menschen benehmen. Doch sie bleiben Fiktion. Biologisch gesehen können die Liliputaner nicht existieren.

Bis jetzt haben wir Potenzfunktionen betrachtet mit Exponenten $n = 2, 3$ oder 4. Es gibt auch biologische Anwendungen von Potenzfunktionen mit *Brüchen als Exponen-*

ten. Sie werden entweder in Verbindung mit einem doppeltlogarithmischen Koordinatensystem (Abschn. 7.3) oder in Verbindung mit dem allometrischen Wachstum (Abschn. 11.6) behandelt werden.

Problem 4.2.1. Ein Kristall wachse so, daß sich alle linearen Dimensionen um 18% vergrößern. Um wieviel nehmen Kristalloberfläche S und Volumen V prozentual zu?

Lösung. Der Faktor c in Gl. (4.2.5) ist

$$c = 1 + 18/100 = 1{,}18.$$

Deshalb gilt

$$S' = c^2 S, \qquad c^2 = 1{,}39 = 1 + 39/100,$$

Oberflächenzunahme = 39%,

$$V' = c^3 V, \qquad c^3 = 1{,}64 = 1 + 64/100,$$

Volumenzunahme = 64%.

4.3 Polynome

Manchmal erscheint die quadratische Funktion $y = ax^2$ in einer leicht verallgemeinerten Form. Lineare Glieder, sagen wir $bx + c$, werden addiert. So bekommen wir die *allgemeine quadratische Funktion*

$$y = ax^2 + bx + c \qquad (a \neq 0) \tag{4.3.1}$$

mit drei Parametern a, b, c. Wir nennen die rechte Seite des Ausdrucks auch ein *Polynom zweiten Grades in x*.

Polynome höheren Grades werden in der Biologie gelegentlich gebraucht. Der Ausdruck

$$a_0 + a_1x + a_2x^2 + a_3x^3 + \ldots + a_nx^n \tag{4.3.2}$$

wird ein *Polynom n-ten Grades* genannt mit den *Parametern* a_i ($i = 0, 1, 2, \ldots, n$), wenn $a_n \neq 0$ und wenn alle Exponenten von x positive ganze Zahlen sind. Wir wollen uns hier auf Polynome zweiten Grades beschränken.

Wir wissen, daß ein Graph der speziellen quadratischen Funktion $y = ax^2$ eine quadratische *Parabel* ist mit dem Scheitel im Ursprung. Es ist eine erfreuliche Eigenschaft der allgemeinen quadratischen Funktion, daß ihr Graph ebenfalls eine quadratische Parabel ist. Nur braucht der Scheitel nicht im Ursprung zu liegen. Wir zeigen diese Tatsache an einem Zahlenbeispiel (Abb. 4.6). Betrachten wir

$$y = \frac{1}{2}x^2. \tag{4.3.3}$$

Wir schieben jeden Punkt (x, y) der Parabel um drei Einheiten nach rechts und um zwei Einheiten nach unten. Ein Punkt (x, y) kommt dann auf den Punkt $(x + 3, y - 2)$ zu liegen. Wir bezeichnen seine neuen Koordinaten mit x' und y' (x Strich, y Strich). So erhalten wir

$$x' = x + 3, \qquad y' = y - 2. \tag{4.3.4}$$

Auf diese Art wollen wir alle Punkte der Parabel verschieben. Der Scheitel verlagert

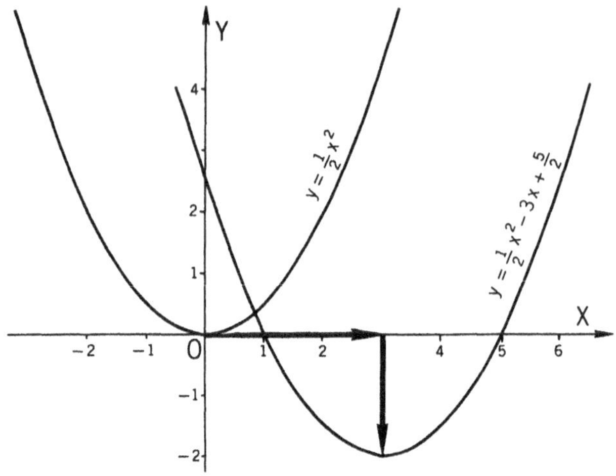

Abb. 4.6. Translation einer quadratischen Parabel um drei Schritte nach rechts und zwei nach unten

sich in den Punkt $(3,-2)$. Um die Gleichung der verschobenen Parabel zu erhalten, lösen wir Gl. (4.3.4) nach x und y auf:

$$x = x' - 3, \qquad y = y' + 2. \tag{4.3.5}$$

Dann ersetzen wir x und y in (4.3.3) durch die Ausdrücke (4.3.5). So erhalten wir

$$y' + 2 = \frac{1}{2}(x' - 3)^2,$$

oder

$$y' = \frac{1}{2}x'^2 - 3x' + \frac{5}{2}.$$

Zum Schluß lassen wir zur Vereinfachung die Striche weg. Dann wird die quadratische Funktion zu

$$y = \frac{1}{2}x^2 - 3x + \frac{5}{2}, \tag{4.3.6}$$

was der Form (4.3.1) entspricht. Beachten wir, daß der quadratische Term sich nicht verändert, daß aber ein linearer Ausdruck $-3x + 5/2$ addiert worden ist.

4.4 Differenzen

Um die Werte eines Polynoms zu tabellieren und zu überprüfen, empfehlen wir den Gebrauch von Differenzen. Wir erklären die Methode am speziellen Polynom (4.3.6). Für $x = 0, 1, 2, 3, 4$ ist es leicht, y zu berechnen. Wir erhalten

x	y
0	2,5
1	0
2	−1,5
3	−2
4	−1,5

Die Werte können mit den entsprechenden Koordinaten in Abb. 4.6 verglichen werden. Jetzt bilden wir die Differenzen aufeinanderfolgender y-Werte. Wenn die y-Werte mit $y_0, y_1, y_2, \ldots$ und die Differenzen mit

$$\Delta y_0, \Delta y_1, \Delta y_2, \ldots,$$

bezeichnet werden, erhalten wir[2]

$$\begin{aligned}\Delta y_0 &= y_1 - y_0 = 0 - 2{,}5 = -2{,}5\\ \Delta y_1 &= y_2 - y_1 = (-1{,}5) - 0 = -1{,}5\\ \Delta y_2 &= y_3 - y_2 = (-2) - (-1{,}5) = -0{,}5\\ \Delta y_3 &= y_4 - y_3 = (-1{,}5) - (-2) = +0{,}5.\end{aligned}$$

Wir sehen, daß Δy von $-2{,}5$ bis 0,5 zunimmt. Um tieferen Einblick zu erhalten, bilden wir die "Differenzen der Differenzen." Sie werden mit $\Delta^2 y$ bezeichnet und zweite Differenzen[3] genannt. In unserm Beispiel erhalten wir

$$\begin{aligned}\Delta^2 y_0 &= \Delta y_1 - \Delta y_0 = (-1{,}5) - (-2{,}5) = +1,\\ \Delta^2 y_1 &= \Delta y_2 - \Delta y_1 = (-0{,}5) - (-1{,}5) = +1,\\ \Delta^2 y_2 &= \Delta y_3 - \Delta y_2 = (+0{,}5) - (-0{,}5) = +1.\end{aligned}$$

Die zweiten Differenzen bleiben konstant. Die Frage stellt sich, ob dies durch Zufall geschehen ist, oder ob eine Regel für quadratische Funktionen existiert. Wir werden im folgenden zeigen, daß sich die zweite Alternative bewahrheitet. Sei

$$y = ax^2 + bx + c \tag{4.4.1}$$

eine quadratische Funktion. Wir wählen irgendeinen festen Wert von x und bezeichnen den entsprechenden y-Wert mit y_0. Dann vergrößern wir x um 1. So erhalten wir den neuen Wert

$$\begin{aligned}y_1 &= a(x+1)^2 + b(x+1) + c\\ &= ax^2 + 2ax + a + bx + b + c.\end{aligned}$$

Die Differenz ist

$$\Delta y_0 = y_1 - y_0 = 2ax + a + b. \tag{4.4.2}$$

Wenn wir x als Variable betrachten und Δy statt Δy_0 schreiben, erkennen wir, daß Δy eine *lineare* Funktion von x ist. Für diese neue Funktion bilden wir wieder eine Differenz:

$$\begin{aligned}\Delta y_0 &= 2ax + a + b,\\ \Delta y_1 &= 2a(x+1) + a + b = 2ax + 3a + b,\\ \Delta^2 y_0 &= \Delta y_1 - \Delta y_0 = 2a.\end{aligned}$$

2 Der große griechische Buchstabe Δ (delta) wird für Differenzen verwendet. Wenn Δ vor einer Variablen steht, so bedeutet dies, daß eine Differenz dieser Variablen gebildet werden soll. Das Symbol Δ leitet also eine Operation ein. Deshalb heißt Δ ein *Differenzenoperator*

3 Bei einer zweiten Differenz wird der Operator Δ zweimal angewandt. Man könnte $\Delta(\Delta y)$ schreiben; doch ist es praktischer, $\Delta^2 y$ zu verwenden (lies: delta zwei y). Entsprechend werden höhere Differenzen $\Delta(\Delta^2 y) = \Delta^3 y$, $\Delta(\Delta^3 y) = \Delta^4 y$, etc. gebildet

Diese zweite Differenz ist unabhängig von x und deshalb konstant. Für alle Werte von x erhalten wir

$$\Delta^2 y = 2a. \tag{4.4.3}$$

Zusammenfassend gilt folgende Regel:

Bei einer quadratischen Funktion bilden die ersten Differenzen eine lineare Funktion, die zweiten Differenzen bleiben konstant. In unserm Zahlenbeispiel beträgt $a = 1/2$. Deshalb ist $\Delta^2 y = 2a = 1$ in Übereinstimmung mit den Werten von $\Delta^2 y_0, \Delta^2 y_1, \Delta^2 y_2$, die wir oben erhalten haben.

Die Eigenschaft der konstanten zweiten Differenzen dient nicht nur dazu, numerische Tabellen von Quadratfunktionen zu überprüfen, sondern auch dazu, die Wertetabellen zu erweitern. Das Vorgehen wird in der folgenden Tabelle gezeigt:

x	y	Δy	$\Delta^2 y$
0	+2,5		
		−2,5	
1	0		+1,0
		−1,5	
2	−1,5		+1,0
		−0,5	
3	−2		+1,0
		+0,5	
4	−1,5		+1,0
		+1,5	
5	0		+1,0
		+2,5	
6	+2,5		+1,0
		+3,5	
7	+6,0		+1,0
		+4,5	
8	+10,5		...
		...	
...	...		

Zuerst erweitern wir die Kolonne $\Delta^2 y$. Dann addieren wir $\Delta^2 y$ zum letzten Wert von Δy, in unserm Beispiel: $(+0{,}5) + 1 = +\,1{,}5$. Dann addieren wir das Resultat zum letzten Wert von y, im Beispiel $(-1{,}5) + 1{,}5 = 0$. So erhalten wir einen neuen Wert von y (im Beispiel $y = 0$ für $x = 5$). Das Vorgehen kann soviele Male wiederholt werden, wie es gewünscht wird. Dies geht viel schneller als das Polynom immer und immer wieder zu berechnen. Beachten wir, daß kein Quadrieren und keine Multiplikationen erforderlich sind. Wenn viele Dezimalstellen gebraucht werden, kann eine Additionsmaschine alle Berechnungen ausführen.

4.5 Eine Anwendung

Wir beschäftigen uns mit dem *Fließen des Blutes in einer Ader*. Ein Arterien- oder Venenstück kann als ein zylindrisches Rohr von konstantem Durchmesser aufgefaßt werden. Wir nehmen an, daß der Querschnitt ein Kreis mit dem Radius R sei. Wie jede

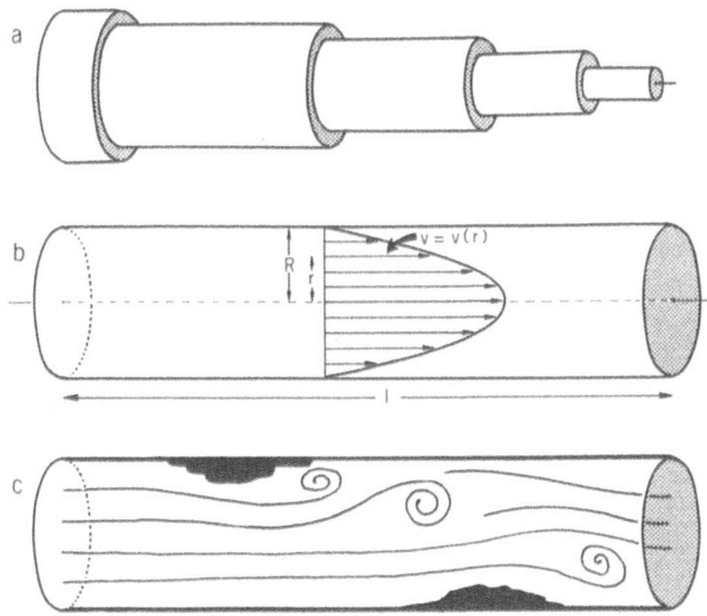

Abb. 4.7a-c. Blutströmung in einem zylindrischen Rohr. **a** und **b** stellen laminaren, **c** turbulenten Fluß dar

Flüssigkeit hat Blut eine innere Reibung, die man *Viskosität* nennt und mit η (griech. eta) bezeichnet. Die Viskosität η wird in Pa s (Pascalsekunde) gemessen, einer SI-Einheit, die auch gleich kg $s^{-1}m^{-1}$ ist. Auch an den Wänden des Rohrs gibt es eine Reibung. Unmittelbar an der Wand ist die Geschwindigkeit des Blutes Null. Entlang der Achse des Rohrs ist die Geschwindigkeit am größten. Wenn die Geschwindigkeit einen gewissen kritischen Wert nicht überschreitet, spricht man von einem *laminaren* Fluß, d.h. alle Flüssigkeitspartikel bewegen sich parallel zum Rohr; und die Geschwindigkeit nimmt von Null an der Wand zum Zentrum hin regelmäßig zu (s. Abb. 4.7a, b). Wir können uns eine unendliche Zahl von zylindrischen Laminae (lateinisches Wort für Schichten) vorstellen, die sich wie die Rohre eines Teleskops bewegen. Die Geschwindigkeit vergrößert sich gegen das Zentrum hin. Wenn die Geschwindigkeit den kritischen Wert überschreitet, z.B. in einem teilweise verstopften Rohr, dann wird der Fluß *turbulent*; man kann ein Geräusch hören (Abb. 4.7c).

Wir setzen jetzt einen laminaren Fluß voraus. Die Distanz irgendeines Punktes der Flüssigkeit von der Achse sei r. Dann ist die Geschwindigkeit v eine Funktion von r. Wir können schreiben: $v = v(r)$. Der Definitionsbereich der Funktion ist $0 \leqq r \leqq R$. Die Funktion wurde experimentell von J. L. Poiseuille[4] bestimmt. Später konnte sie auf theoretischem Weg hergeleitet werden. Die Geschwindigkeit v (m s^{-1}) ist

$$v = \frac{p}{4\eta l}(R^2 - r^2), \tag{4.5.1}$$

wobei l die Länge des Rohrs (Meter) und p die Druckdifferenz zwischen den beiden Enden des Rohrs bezeichnen. Die Druckdifferenz p wird in der SI-Einheit Pa (Pascal)

4 Jean Louis Poiseuille (1799–1869), französischer Physiologe und Arzt. Er erforschte die laminare Strömung in einem Rohr

$= \text{kg}\,\text{s}^{-2}\text{m}^{-1}$ gemessen[5]. Die Abstände R und r messen wir in Metern. Für $r = R$ folgt $v = 0$. Die Geschwindigkeit erreicht ihr Maximum für $r = 0$. Somit ist die Bildmenge der Funktion das Intervall $0 \leq v \leq pR^2/4\eta l$.

Um mehr Einblick in Poiseuilles Gesetz zu erhalten, studieren wir ein Zahlenbeispiel, das so realistisch wie möglich gewählt wurde. Nehmen wir arterielles Blut mit seiner hohen Konzentration an O_2, das an das Hämoglobin gebunden ist. Bei menschlichem Blut beträgt seine Viskosität etwas weniger als diejenige des venösen Bluts, durchschnittlich $\eta = 2{,}7 \times 10^{-3}$ Pa s (aus Diem et al., 1970). Es wird vorausgesetzt, daß das Blut durch eine Arteriole fließt (weite arterielle Kapillare) mit der Länge $l = 0{,}02$ m und dem Radius $R = 8 \times 10^{-5}$ m. Am einen Ende soll der Druck größer sein als am anderen, so daß die Differenz $p = 4 \times 10^2$ Pa ($\simeq$ 3 mm Quecksilbersäule) beträgt. Dann wird (4.5.1) zu

$$v = \frac{4 \times 10^2}{4 \times 2{,}7 \times 10^{-3} \times 2 \times 10^{-2}} (64 \times 10^{-10} - r^2) \quad (\text{m s}^{-1})$$

oder

$$v = 1{,}185 \times 10^{-2} - (1{,}85 \times 10^6) r^2 \quad (\text{m s}^{-1}). \tag{4.5.2}$$

Gemäß Definition ist v eine quadratische Funktion von r. Deshalb ist der Graph ein Teil einer quadratischen Parabel (s. Fig. 4.8 und 4.7b). Die Höchstgeschwindigkeit beträgt $1{,}185 \times 10^{-2}$ m s^{-1}.

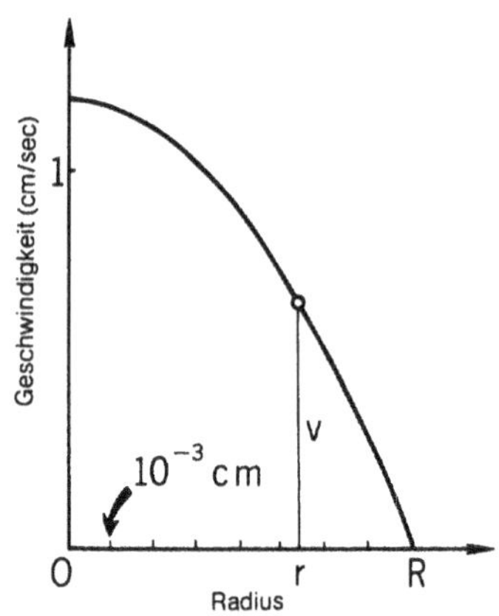

Abb. 4.8. Graph der Funktion (4.5.2) für die Geschwindigkeitsverteilung bei laminarer Strömung

4.6 Quadratische Gleichungen

Am Ende dieses Kapitels behandeln wir eine Frage, die sich oft in Verbindung mit quadratischen Funktionen stellt: Für welche Werte von x ist $y = ax^2 + bx + c = 0$?

5 Die Einheit des Druckes ist "Newton pro Quadratmeter." Diese Einheit wird heute mit Pa bezeichnet, dies zu Ehren des französischen Physikers und Philosophen Blaise Pascal (1623–1662), der nachgewiesen hat, daß der Luftdruck mit zunehmender Meereshöhe abnimmt

Oder: Wo schneidet die quadratische Parabel die x-Achse? Zur Beantwortung dieser Frage müssen wir die quadratische Gleichung

$$ax^2 + bx + c = 0 \tag{4.6.1}$$

mit $a \neq 0$ lösen. Gl. (4.6.1) wird auch *Normalform* einer quadratischen Gleichung genannt.

Es lohnt sich nicht, sich immer wieder an den Lösungsgang zu erinnern. Nützlicher ist es, die Lösung auswendig zu lernen[6]:

$$x = \frac{-b \pm (b^2 - 4ac)^{1/2}}{2a}. \tag{4.6.2}$$

Der Ausdruck, aus dem man die Quadratwurzel ziehen muß, heißt *Diskriminante* der quadratischen Gleichung. Wir bezeichnen sie mit D:

$$D = b^2 - 4ac. \tag{4.6.3}$$

Wenn $D < 0$, ist die Quadratwurzel von D keine reelle Zahl, so daß keine reelle Lösung existiert. Die *Bedingung für reelle Lösungen* ist deshalb

$$D \geqq 0. \tag{4.6.4}$$

Für $D > 0$ existieren zwei verschiedene Lösungen x_1 und x_2. Wenn aber $D = 0$ ist, fallen die beiden Lösungen zu einer einzigen Lösung $x_1 = x_2$ zusammen. Die zwei Werte x_1 und x_2 werden auch *Nullstellen* des Polynoms $ax^2 + bx + c$ oder *Wurzeln* der quadratischen Gl. (4.6.1) genannt.

Oft werden die Wurzeln dazu benützt, um ein quadratisches Polynom in Faktoren zu zerlegen. In der Gleichung

$$(x - x_1)(x - x_2) = 0 \tag{4.6.5}$$

ist $x = x_1$ eine Wurzel, weil der erste Faktor verschwindet, und $x = x_2$ eine andere Wurzel, weil der zweite Faktor verschwindet. Indem wir das Produkt ausrechnen, erhalten wir

$$x^2 - (x_1 + x_2)x + x_1x_2 = 0. \tag{4.6.6}$$

Ein Vergleich mit Gl. (4.6.1) ergibt

$$x_1 + x_2 = -b/a, \qquad x_1x_2 = c/a. \tag{4.6.7}$$

In der Normalform einer quadratischen Gleichung ist also die *Summe der Wurzeln* gleich $-b/a$ und das *Produkt der Wurzeln* gleich c/a.

Problem 4.6.1. Gegeben sei eine Zahl r. Bestimmen Sie eine quadratische Gleichung, deren Wurzeln

$$x_1 = 2r, \qquad x_2 = r - 1$$

sind.

Lösung. Unter Benützung der Gl. (4.6.5) erhalten wir

---

6 Für Leser, die sich mit dem Beweis der Formel (4.6.2) beschäftigen wollen, schreiben wir eine Umformung der Gleichung (4.6.1) hin: $(x + b/2a)^2 = (b^2 - 4ac)/(4a^2)$. Jetzt hat man bloß auf beiden Seiten die Quadratwurzel zu ziehen

$$(x - 2r)(x - (r - 1)) = 0,$$
$$x^2 - (r - 1)x - 2rx + 2r(r - 1) = 0,$$
$$x^2 - (3r - 1)x + 2r(r - 1) = 0.$$

Dies ist die gesuchte Gleichung in der Normalform.

Problem 4.6.2. Gegeben sei eine Zahl k. Man diskutiere den Charakter der Wurzeln der quadratischen Gleichung

$$3y^2 - ky + 3 = 0.$$

Lösung. Gemäß Gl. (4.6.3) lautet die Diskriminante

$$D = k^2 - 36.$$

Die Wurzeln sind reelle Zahlen, wenn $D \geqq 0$, d.h. $|k| \geqq 6$ ist. In den Fällen $k = 6$ oder -6 sind die beiden Wurzeln identisch.

Problem 4.6.3. Kramer (1964) studierte ein genetisches Problem der Rekombination von Chromosomen. Der Anteil der Rekombinationen sei p mit den Grenzen $0 \leqq p \leqq 1/2$; und $1 - p$ sei der Anteil der Nicht-Rekombinationen. In dieser Studie mußte das Verhalten des Produktes $p(1 - p)$ ermittelt werden.

Lösung. Sei

$$y = p(1 - p). \tag{4.6.8}$$

Dies ist eine quadratische Funktion mit dem Definitionsbereich $0 \leqq p \leqq 1/2$. Daraus folgt, daß $y \geqq 0$ gilt. Für einen gegebenen Wert von y stellt sich die Frage, ob ein entsprechender Wert von p existiere, und wenn ja, wie p zu bestimmen sei. Gleichung (4.6.8) führt zu einer quadratischen Gleichung. Durch Umordnung der Terme erhalten wir die Normalform

$$p^2 - p + y = 0. \tag{4.6.9}$$

Im Vergleich mit (4.6.1) identifizieren wir x mit p, a mit 1, b mit -1 und c mit y. Aus (4.6.2) erhalten wir

$$p = \frac{1 \pm (1 - 4y)^{1/2}}{2}.$$

Eine reelle Lösung existiert nur, wenn $1 - 4y \geqq 0$ ist, woraus $y \leqq 1/4$ folgt. Weil p durch $0 \leqq p \leqq 1/2$ begrenzt wird, ist eine der beiden Lösungen (diejenige mit dem plus) nicht zulässig, außer für $y = 1/4$, wo die beiden Wurzeln identisch sind. Deshalb lautet die endgültige Lösung von (4.6.9)

$$p = \frac{1 - (1 - 4y)^{1/2}}{2}. \tag{4.6.10}$$

Eine Fülle von quadratischen Gleichungen, auf genetische Probleme angewandt, kann bei Jacquard (1974) gefunden werden.

Zur weiteren Lektüre empfohlen: Defares et al. (1973), Guelfi (1966), Lefort (1967), Smith (1966).

Übungsaufgaben

4.1.1 Wählen Sie für die Potenzfunktion $y = ax^2$ den Definitionsbereich bestehend aus allen reellen Zahlen. Zeichnen Sie die Funktion für die Parameterwerte $a = 1; 2; 0{,}5; 0{,}1; -1; -2; -3$. Diskutieren Sie die Bildmenge der Funktion.

4.1.2 Zeichnen Sie die Potenzfunktion $y = ax^3$ für den Definitionsbereich $\{x \mid -2 \leqq x \leqq 2\}$ und die Parameterwerte $a = 1$; $0{,}2; -1$. Diskutieren Sie die Bildmenge der Funktion.

4.1.3 Zeichnen Sie die Menge $\{(x, y) \mid y > x^2$ und $y < 4 - x\}$.

4.1.4 Lösen Sie die simultanen Ungleichungen $P^2 < Q + 1$ und $P < Q$ graphisch auf. (Hinweis: Sei $P = x$ und $Q = y$.)

4.2.2 Nehmen Sie an, daß alle linearen Dimensionen eines Tieres um 12% zunehmen. Das Tier hat dann dieselbe Gestalt. Wie nehmen Oberfläche, Volumen und Gewicht (unter der Annahme von konstantem spezifischem Gewicht) zu? Geben Sie den Prozentsatz der Zunahme an.

4.2.3 Umgekehrtes Problem: Alle linearen Dimensionen (Höhe, Länge, Durchmesser, etc.) sind proportional gewachsen, so daß das Volumen um 60% zugenommen hat. Um welchen Prozentsatz hat sich die Oberfläche vergrößert?

4.2.4 Betrachten Sie eine kugelige Zelle mit dem Volumen V und der Oberfläche S. Drücken Sie V als Funktion von S aus. Um welche Art von Funktion handelt es sich? Wie wird V beeinflußt beim Verdoppeln von S? (Hinweis: Eliminieren Sie in den Formeln (4.2.2) und (4.2.3) den Radius r.)

4.3.1 Verschieben Sie den Graphen von $y = 6x - x^2$ um eine Einheit nach links und um zwei Einheiten nach oben. Führen Sie die Transformation auch algebraisch aus.

4.3.2 Verschieben Sie den Graphen von $y = 2/(x + 2)$ um fünf Einheiten nach rechts und um eine Einheit nach oben. Führen Sie die Transformation auch algebraisch aus.

4.4.1 Für $x = -1, 0, 1$ nimmt die Gleichung $y = 8 - 3x + x^2$ je die Werte 12, 8, 6 an. Berechnen Sie die Funktionswerte für $x = 2, 3, \ldots, 10$, indem Sie nur erste und zweite Differenzen benützen.

4.4.2 Gegeben ist die Funktion $y = 3 + x - \frac{1}{4}x^2$. Berechnen Sie y für $x = -2, -1, 0, +1, \ldots, +7$ mit Hilfe der ersten und zweiten Differenzen. Zeichnen Sie ein Diagramm.

4.4.3 Zeigen Sie, daß für kubische Funktionen $f(x) = x^3$ die dritten Differenzen konstant sind. Beginnen Sie mit den Zahlenwerten für $x = -1, 0, 1, 2, \ldots, 6$. Dann zeigen Sie allgemein, daß die erste Differenz $\Delta f(x) = f(x + 1) - f(x)$ eine quadratische Funktion von x, die zweite Differenz $\Delta^2 f(x)$ eine lineare Funktion von x und die dritte Differenz $\Delta^3 f(x)$ eine Konstante ist.

4.5.1 Berechnen Sie für die Funktion, die durch die Formel (4.5.2) gegeben ist, die Geschwindigkeit v des Blutes für $r = 0$ m, 10^{-5} m, 2×10^{-5} m, 3×10^{-5} m, ..., 8×10^{-5} m, und vergleichen Sie das Resultat mit Abb. 4.8. Prüfen Sie die Werte von v mit Hilfe der ersten und zweiten Differenzen.

4.6.4 Formen Sie die folgenden quadratischen Gleichungen von x in die Normalform um:

a) $(3 - x)(4 + x) = 6x^2$, b) $2x + 6/x = 5$,
c) $(p - x)x = 2px - q$.

4.6.5 Lösen Sie die "unvollständigen" quadratischen Gleichungen in x:

a) $x^2 - 2px = 0$, b) $qx^2 = 3x$, c) $rx^2 + (r + 3)x = 0$.
(Hinweis: Klammern Sie den Faktor x aus.)

4.6.6 Lösen Sie für $a > 0$ die folgenden Gleichungen nach z auf:

a) $az^2 = z$, b) $az = 1/z$,
c) $az + z^2 = 0$, d) $a/z - 2z = 0$.

4.6.7 Lösen Sie $y^4 - y^2 = 12$. (Hinweis: Substituieren Sie $y^2 = x$.)

4.6.8 Wright (1964) stieß bei einer Analyse der Mendelschen Vererbung auf die Gleichung $4x^2 - 2x - 1 = 0$. Berechnen Sie die Wurzeln.

4.6.9 Lösen Sie $u - 2\sqrt{u} = 3$. (Hinweis: Ersetzen Sie $\sqrt{u} = x$.)

4.6.10 Fisher (1965) diskutierte die Aufzucht von Tieren mit einer langen Tragzeit und nur einem Jungen bei der Geburt. Dabei brauchte er die Gleichung $8\lambda^2 - 8\lambda + 1 = 0$ (λ griechischer Buchstabe lambda). Lösen Sie diese Gleichung auf.

4.6.11 Bestimmen Sie die Normalform einer quadratischen Gleichung mit den Wurzeln $x_1 = 7$, $x_2 = -3s$.

4.6.12 Bestimmen Sie die Normalform einer quadratischen Gleichung mit den Wurzeln $x_1 = t^2$, $x_2 = -t/2$.

4.6.13 Die Summe von zwei unbekannten Zahlen ist 6, ihr Produkt 4. Bestimmen Sie die Zahlen auf zwei Dezimalen genau.

4.6.14 Die Summe und das Produkt zweier unbekannter Zahlen sind beide gleich k, wobei $k \geqq 4$ eine gegebende Größe ist. Berechnen Sie die beiden Zahlen.

4.6.15 Diskutieren Sie den Charakter der Wurzeln in der quadratischen Gleichung

$$9x^2 - (m - 3)x + 1 = 0.$$

4.6.16 Für welche Werte von k sind die Wurzeln von

$$(3x + k)^2 = 4(k + x)$$

reell?

4.6.17 Li (1976) studierte in einer Analyse über abnehmende Heterozygotie die folgende quadratische Gleichung in λ:

$$2N\lambda^2 - 2(N - 1)\lambda - 1 = 0.$$

Zeigen Sie, daß die Gleichung zwei verschiedene reelle Wurzeln hat, und zwar für alle Werte der Konstanten N außer für $N = 0$.

4.6.18 Für welche Werte von p sind die Wurzeln von

$$(p-2)\mu^2 = 2(p-1)\mu + 2$$

reell? Diskutieren Sie den Fall $p = 2$ gesondert.

4.7.1 Über mehrere Kilometer hat eine Autobahn nur eine einzige Spur ohne eine Möglichkeit zum Überholen. Der Engpaß ist während des ganzen Tages stark befahren. Wenn die Autos mit 100 km/std fahren, müssen sie einen Sicherheitsabstand von $s = 70$ m von Auto zu Auto einhalten. Die Polizei senkt die Geschwindigkeit auf 50 km/std mit einem Sicherheitsabstand von $s = 25$ m. Welche der zwei Geschwindigkeiten erlaubt einer größeren Anzahl von Autos die Durchfahrt pro Stunde, wenn alle den Sicherheitsabstand einhalten? (Die Distanz zwischen zwei Autos wird von Mittelpunkt zu Mittelpunkt gemessen.)

4.7.2 Auf einem See der Fläche A (Quadratmeter) dürfen Motorboote mit einer Geschwindigkeit v (m/sec) verkehren. Nehmen Sie an, daß der See stark befahren sei und daß jedes Boot einen Streifen der Länge $s_1 = t_1 v$ und der Breite $s_2 = t_2 v$ brauche, um sicher manövrieren zu können. Hier bezeichnen t_1 und t_2 gegebene Zeitintervalle. Welches ist die maximal zulässige Zahl an Booten? (Zahlenbeispiel: $t_1 = 10$ sec, $t_2 = 5$ sec, $A = 1$ km^2.)

Kapitel 5

Periodische Funktionen

5.1 Einleitung und Definition

Dieses Kapitel handelt von einigen mathematischen Hilfsmitteln, die für das Studium von *biologischen* Rhythmen benötigt werden. Die bekanntesten Rhythmen sind jahreszeitliche Veränderungen, Menstruation, Tageszyklen, Herzschlag und Atmung. Es ist bezeichnend für Rhythmen, daß sich das gleiche oder annähernd das gleiche Muster von Zyklus zu Zyklus wiederholt. Erscheinungen dieser Art werden auch *periodisch* genannt.

Abbildung 5.1 zeigt ein Elektrokardiogramm mit verschiedenen Zyklen. Die Kurve kann als Graph einer Funktion $y = f(t)$ angesehen werden, mit der Zeit t als unabhängigen Variablen und der elektrischen Spannung y, die senkrecht gegen die Zeitachse aufgetragen wird. Während ein richtiges Elektrokardiogramm nicht exakt periodisch ist, zeigt Abb. 5.1 ein etwas idealisiertes Verhalten: In aufeinanderfolgenden Zeitintervallen von gleicher Länge wiederholt sich die gleiche Kurve. Das konstante Intervall wird die *Periode* genannt[1]. Wir bezeichnen sie mit l. Jeder Punkt auf der Achse stellt eine bestimmte *Phase* des Rhythmus dar. Von Punkten, die eine, zwei oder mehrere Perioden auseinander liegen, sagt man, sie befänden sich in der gleicher Phase.

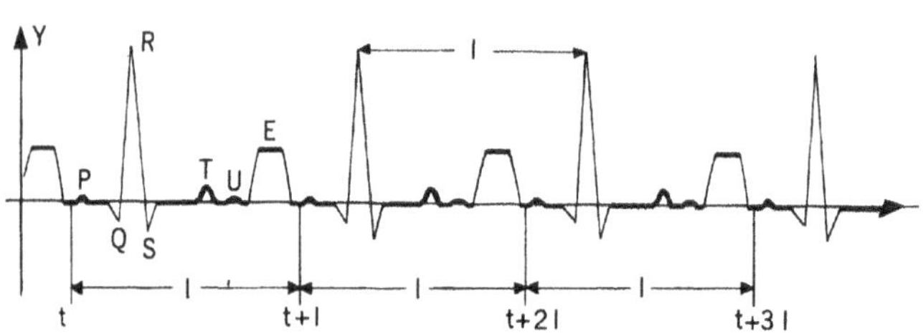

Abb. 5.1. Das Schema eines Elektrokardiogramms

Eine weniger intuitive, aber mathematisch präzise Definition einer periodischen Funktion ist die folgende: Es sei x irgendein Wert, für den die Funktion $y = f(x)$ bestimmt ist, das heißt, x gehöre zum Definitionsbereich der Funktion. Sei l die

1 In der Mathematik wird das Wort *Periode* ausschließlich im Sinne von Periodenlänge gebraucht. Die Periode ist also die Länge eines Zeitintervalls, in der sich ein voller Zyklus eines periodischen Ereignisses abspielt

Bezeichnung für eine konstante positive Zahl. Es sollen $x + l$, $x + 2l$, $x + 3l$, ... ebenfalls zum Definitionsbereich gehören. Die Werte von y bei diesen Punkten der x-Achse sind gegeben durch $f(x), f(x + l), f(x + 2l)$, etc. Dann wird die Funktion $y = f(x)$ periodisch genannt mit der Periode l, wenn

$$f(x) = f(x + l) = f(x + 2l) = \dots \tag{5.1.1}$$

für alle Werte von x aus dem Definitionsbereich gilt.

Einige der einfacheren periodischen Funktionen können mit einem rotierenden Rad hergeleitet werden. Abb. 5.2 zeigt gewisse *Zykloiden* als Kurven, die von einem auf einer Linie entlangrollenden Rad beschrieben werden. Die trigonometrischen Funktionen wie Sinus und Cosinus können ebenfalls mit einem sich drehenden Rad beschrieben werden. Bevor wir diese definieren können, müssen wir in den nächsten zwei Abschnitten Winkel und Polarkoordinaten einführen. Die Behandlung der Polarkoordinaten wird uns zu einer anderen Art der biologischen Anwendung führen, besonders zum Studium der *Orientierung von Tieren*. Periodizität bei der *Blatt-Anordnung* wird in Abschn. 8.5 erwähnt werden. Für eine Anwendung im Bereich der *Populationsdynamik* siehe Abb. 11.10 end 11.12.

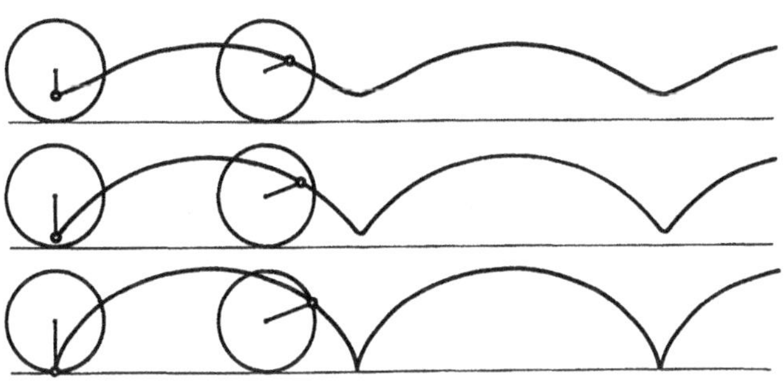

Abb. 5.2. Zykloiden als Beispiele für periodische Kurven. Sie werden von einem Punkt eines Rades beschrieben, das auf einer Geraden abrollt

5.2 Winkel

Ein Winkel ist ein Maß für den Betrag einer Rotation. Für eine präzise Definition betrachten wir ein rechtwinkliges Koordinatensystem mit x- und y-Achsen und einem Ursprung O. Wir führen eine Halblinie h ein und nehmen an, daß sie ursprünglich mit der positiven x-Achse übereinstimmt (s. Abb. 5.3). Jetzt drehen wir die Halblinie h im Gegenuhrzeigersinn und halten dabei den Punkt O fest. Wenn h zum ersten Mal mit der positiven y-Achse zusammenfällt, so sagt man, h bilde einen *rechten Winkel* mit der positiven x-Achse[2]. Durch Unterteilung dieser Drehung in neunzig gleiche Schritte

2 Das Wort "Winkel" hat eine doppelte Bedeutung. Wenn wir von einem "rechten Winkel" sprechen, meinen wir eine Konfiguration. Wenn wir aber sagen, ein "Winkel sei 90°", so meinen wir ein Winkelmaß

erhalten wir die traditionelle Einheit zur Messung von Winkeln, den *Grad*. Ein Winkel α zwischen 0° und 90°, das heißt $0° < \alpha < 90°$, wird *spitz* genannt.

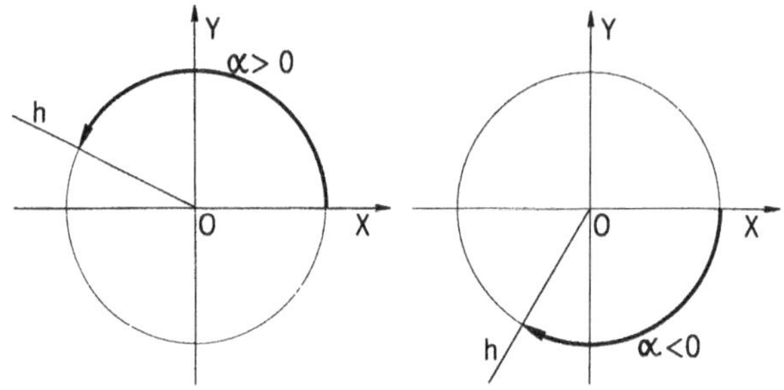

Abb. 5.3. Die Drehung einer Halbgeraden *h* erzeugt positive und negative Winkel

Jetzt fahren wir fort mit der Drehung der Halblinie *h*. Wenn *h* zum ersten Mal mit der negativen *x*-Achse zusammenfällt, so sagt man, *h* bilde einen *gestreckten Winkel* mit der positiven *x*-Achse ($\alpha = 180°$). Winkel einer Größe zwischen dem rechten und dem gestreckten Winkel werden *stumpf* genannt. Sie erfüllen die Ungleichung $90° < \alpha < 180°$. Es gibt keine obere Grenze für den Betrag der Rotation. Ein Winkel von 360° ist das Maß für eine ganze Drehung. Wir können ohne weiteres darüber hinaus gehen und Winkel von z.B. 450°, 720°, etc. betrachten.

Für viele Anwendungen ist es wichtig, zwischen den beiden möglichen Drehrichtungen zu unterscheiden. Lassen wir die Halblinie *h* von ihrer ursprünglichen Lage auf der positiven *x*-Achse im Uhrzeigersinn rotieren, so bilden wir *negative Winkel*. Wenn z.B. *h* zum ersten Mal mit der negativen *y*-Achse zusammenfällt, so bildet sie mit der positiven *x*-Achse den Winkel $\alpha = -90°$. Das Maß für eine ganze Drehung im Uhrzeigersinn ist $-360°$.

Die Unterteilung eines rechten Winkels in 90 Grade ist ein ziemlich willkürliches Vorgehen und oft ungeeignet für das Studium von trigonometrischen Funktionen. Wir wollen deshalb noch eine andere Einheit für den Winkel einführen, die natürlicher ist: das *Bogenmaß*. Zu diesem Zweck müssen wir annehmen, daß auf der *x*- und *y*-Achse die gleiche *Längeneinheit* gewählt wurde. (Abb. 5.4). Wir zeichnen um den Ursprung einen Kreis, dessen Radius die Einheitslänge besitzt. Dieser spezielle Kreis wird der *Einheitskreis* genannt. Wir drehen wieder die Halblinie *h* von der positiven *x*-Achse weg im Gegenuhrzeigersinn. Es seien *A* und *B* die Schnittpunkte von *h* mit dem Einheitskreis vor und nach der Drehung. Dann messen wir den Winkel durch die Länge des Bogens von *A* nach *B*, eine Zahl, die man auch *Arkus* nennt. Da der Umfang eines Kreises mit Radius *r* gleich $2\pi r$ ist, und da der Einheitskreis den Radius $r = 1$ hat, wird die volle Drehung gemessen durch die Zahl $2\pi = 6{,}28318\ldots$. Wird ein Winkel im Bogenmaß gemessen, so ordnet man ihm eine SI-Einheit zu: 1 Radiant, kurz 1 rad, ist ein Winkel mit der Bogenlänge 1, gemessen auf dem Einheitskreis. So schreibt man

$$360° = 2\pi \text{ rad}. \tag{5.2.1}$$

Da Winkel wie $\pi/3$ rad (für 60°), $\pi/2$ rad (für 90°), π rad (für 180°) in der Mathematik sehr häufig vorkommen, läßt man die Einheit rad zumeist weg und schreibt bloß $\pi/3$, $\pi/2$, usw. Wo aber Mißverständnisse auftreten können, ist es besser, die Einheit anzugeben, etwa bei $18{,}5° = 0{,}3229$ rad. Aus (5.2.1) folgt

$$1^\circ = 2\pi/360 \text{ rad} = 0{,}01745\ldots \text{ rad} \qquad (5.2.2)$$

und

$$1 \text{ rad} = 360^\circ/2\pi = 57{,}295^\circ\ldots. \qquad (5.2.3)$$

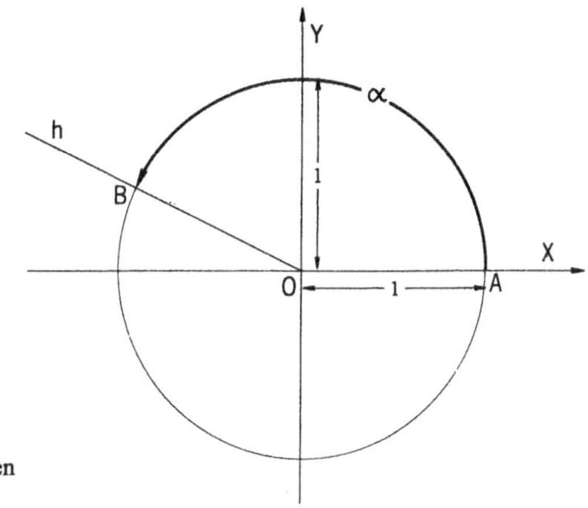

Abb. 5.4. Ein Winkel kann durch einen Bogen auf dem Einheitskreis gemessen werden

Es mag den Leser überraschen, daß das Resultat in (5.2.3) nicht in Graden, Minuten und Sekunden angegeben wurde. Eine Minute ist 1/60 Grad und eine Sekunde ist 1/60 Minute. Es ist ziemlich mühsam, mit Minuten und Sekunden zu arbeiten. Diese sind auch unpraktisch für den Computer. Deshalb werden sie mehr und mehr zugunsten von Dezimalbrüchen aufgegeben. Es ist viel einfacher, Rechnungen durchzuführen mit einem Winkel von z.B. 7,315° als mit dem altmodischen 7°18′54″. Neuere trigonometrische Tabellen sind im Dezimalsystem aufgestellt. Für im Uhrzeigersinn gerichtete Winkel sollte das Minuszeichen beachtet werden. So gilt z.B. $-90^\circ = -\pi/2$ rad. Jede reelle Zahl kann als Winkel angesehen werden, sei es im Grad- oder im Bogenmaß.

5.3 Polarkoordinaten

K. von Frisch entdeckte die Sprache der Honigbienen. Wenn eine Biene eine reiche Nahrungsquelle gefunden hat, fliegt sie zurück zum Stock, macht den Duft bekannt und tanzt auf der senkrechten Oberfläche einer Honigwabe. Wenn die Nahrungsquelle mehr als hundert Meter weit weg ist, läuft die Biene eine kurze Distanz geradeaus, kehrt in einem Halbkreis zum Startpunkt zurück, läuft wieder die gerade Strecke entlang und kehrt diesmal in einem Halbkreis in der umgekehrten Richtung zurück. So geht das abwechslungsweise weiter.

Auf dem geraden Abschnitt ihres Rundlaufs wackelt die Biene heftig mit ihrem Abdomen. Ein Weg senkrecht aufwärts bedeutet, daß sich die Nahrungsquelle in Richtung der Sonne befindet. Ist der Weg 30° von der Vertikalen weg nach rechts gedreht, so bedeutet das, daß sich die Nahrungsquelle 30° nach rechts von der Sonne befindet, etc. (Abb. 5.5). Die Distanz wird vor allem durch die Anzahl der Rundläufe pro Zeiteinheit angegeben. Für eine Distanz von 1000 m zum Beispiel läuft die Entdeckerbiene rund 18 Mal den Rundlauf pro Minute (für weitere Angaben siehe von Frisch, 1965).

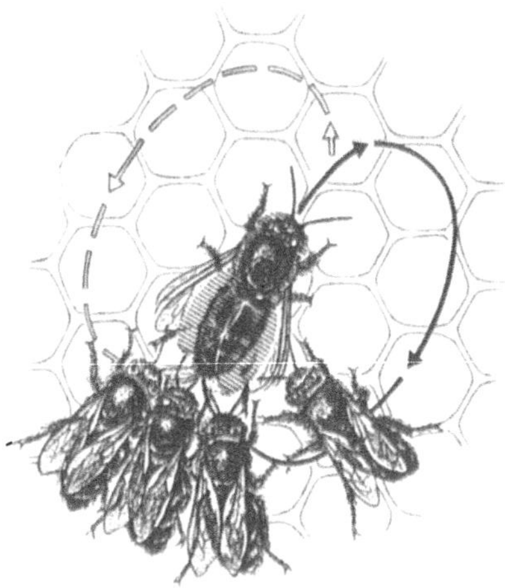

Abb. 5.5. Der Schwänzeltanz einer Biene. Die tanzende Biene übermittelt die Polarkoordinaten einer Futterstelle (nach von Frisch, 1965)

Aus dieser kurzen Beschreibung der Kommunikation lernen wir, daß die Bienen keine rechtwinkligen x- und y-Koordinaten gebrauchen. Im Gegenteil arbeiten sie mit einem Winkel und einer Distanz oder, mit anderen Worten, mit *Polarkoordinaten.* Im Verhalten der Tiere, besonders beim Studium der Orientierung von Vögeln und Fischen, spielen Polarkoordinaten eine wichtige Rolle (für die Mathematik, die bei der Orientierung von Tieren gebraucht wird; s. Batschelet, 1965).

Abbildung 5.6 zeigt die Beziehung zwischen Polarkoordinaten und rechtwinkligen Koordinaten. Wir nehmen wieder an, daß x und y in derselben Längeneinheit gemessen werden. Es sei P irgendein frei gewählter Punkt in der Ebene, aber verschieden vom Ursprung O. Dann ist die Position von P einzig bestimmt durch seine Distanz r von O und einen Winkel α zwischen der positiven x-Achse und der Linie OP. Die Zahlen r und α werden *Polarkoordinaten* von P genannt. r ist die *Polardistanz* und α der *Polarwinkel.* Der Ursprung O bildet hier eine Ausnahme: Seine Position ist schon durch die Feststellung $r = 0$ bestimmt, und der Polarwinkel ist nicht definiert.

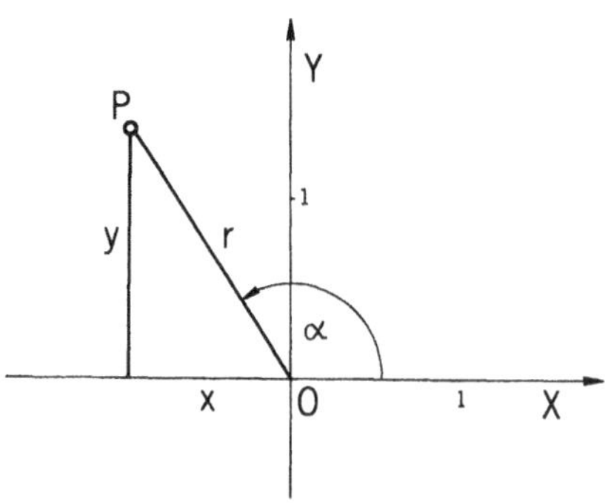

Abb. 5.6. Rechtwinklige und polare Koordinaten eines Punktes P

Die positive x-Achse, charakterisiert durch $\alpha = 0$, wird die *Polarachse* genannt. Für Polarkoordinaten besteht normalerweise keine Notwendigkeit, Winkel zu verwenden, die größer sind als 360° oder 2π im Bogenmaß. Anstelle von $\alpha = 390°$ zum Beispiel könnte man ebenso gut mit $\alpha = 30°$ arbeiten. Deshalb ist eine gewisse Beschränkung nützlich, beispielsweise

$$0° \leqq \alpha < 360° \text{ oder } 0 \leqq \alpha < 2\pi \text{ (rad).} \quad (5.3.1)$$

Bei einigen Anwendungen wird eine andere Möglichkeit der Beschränkung bevorzugt: Durch Gebrauch von negativen Winkeln können wir annehmen, daß

$$-180° \leqq \alpha < 180° \text{ oder } -\pi \leqq \alpha < \pi \text{ (rad).} \quad (5.3.2)$$

Hier kann der absolute Wert von α die Zahl 180° oder π im Bogenmaß nicht übersteigen. Mit jeder der beiden Beschränkungen (5.3.1) und (5.3.2) bestimmt ein Punkt P (der nicht mit O übereinstimmt) seine Polarkoordinaten eindeutig.

Die Umwandlung von Polarkoordinaten in rechtwinklige und umgekehrt erfordert trigonometrische Funktionen und wird in Abschn. 5.5 behandelt.

5.4 Sinus und Cosinus

Es sei α ein Winkel, positiv oder negativ und nicht begrenzt in der Größe. Es sei P der Punkt mit Polarkoordinaten $r = 1$ und α (s. Abb. 5.7). Wie in Abschn. 5.2 liegt der Punkt P auf dem Einheitskreis. Es seien x und y die rechtwinkligen Koordinaten von P. Beide sind eindeutig bestimmt durch α. Dann sind Cosinus und Sinus von α definiert als die Funktionen

$$\begin{aligned} x &= \cos \alpha, \\ y &= \sin \alpha. \end{aligned} \quad (5.4.1)$$

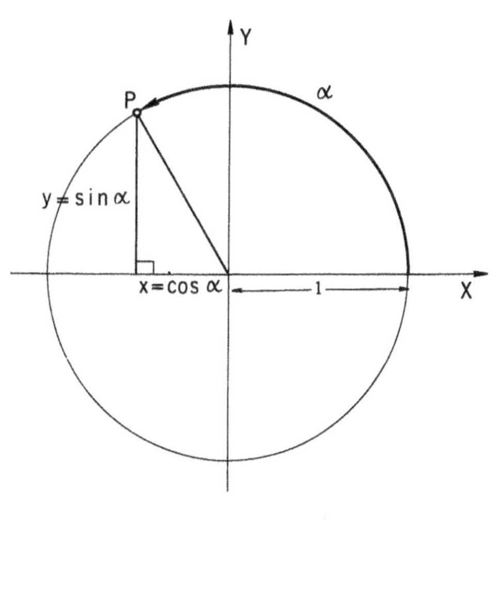

Abb. 5.7. Die Definition von Sinus und Cosinus für beliebige Winkelwerte α

Jedem Wert von α ordnet der Cosinus einen einzigen Wert x und der Sinus einen einzigen Wert y zu. Der Definitionsbereich dieser zwei Funktionen ist die Menge $\mathbb{R}$ aller reellen Zahlen: $\alpha \in \mathbb{R}$. Die Werte von x und y erreichen aber trotzdem ein Maximum, nämlich $+1$, und ein Minimum, nämlich -1. Zum Beispiel gilt $\cos 0° = +1$, $\cos 180° = -1$, $\sin 90° = +1$, und $\sin(-90°) = -1$. Deshalb ist die Bildmenge dieser zwei Funktionen das Intervall von -1 bis $+1$:

$$-1 \leqq \cos \alpha \leqq +1, \quad -1 \leqq \sin \alpha \leqq +1. \tag{5.4.2}$$

Wenn wir den Winkel einer ganzen Drehung, 360° oder 2π im Bogenmaß, zu irgendeinem Winkel α addieren, so behält der Punkt P mit dem Polarwinkel α seine ursprüngliche Lage. Deshalb bleiben x und y unverändert und aus (5.4.1) folgt, daß

$$\cos(\alpha + 360°) = \cos \alpha, \quad \sin(\alpha + 360°) = \sin \alpha. \tag{5.4.3}$$

In Übereinstimmung mit Gl. (5.1.1) sind deshalb die Funktionen $\cos \alpha$ und $\sin \alpha$ *periodisch* mit der *Periode* 360° oder 2π im Bogenmaß. Graphen der zwei Funktionen zeigt Abb. 5.8.

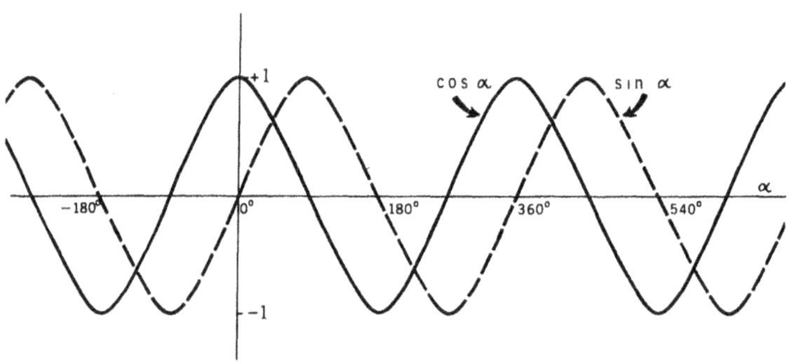

Abb. 5.8. Graphen der Funktionen $\cos \alpha$ und $\sin \alpha$

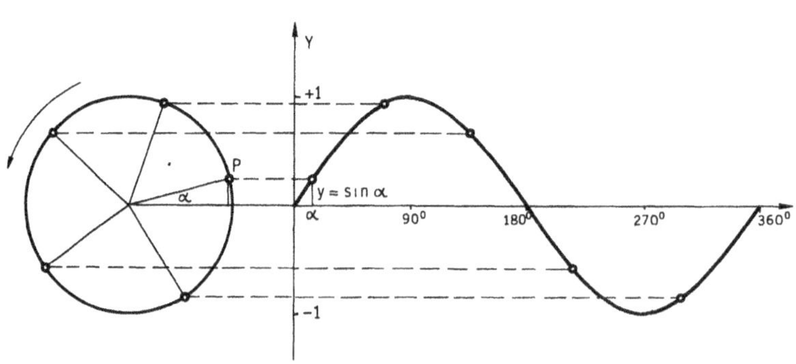

Abb. 5.9. Wenn der Punkt P mit konstanter Geschwindigkeit rotiert, oszilliert seine Projektion auf die y-Achse nach dem Gesetz $y = \sin \alpha$, wo α als Zeitvariable aufgefaßt werden kann

Es mag die Vorstellungskraft etwas unterstützen, wenn wir den Einheitskreis mit einem rotierenden Rad vergleichen. Wir nehmen an, daß das Zentrum des Rades fixiert sei und daß es mit konstanter Geschwindigkeit rotiere. Es sei P ein Punkt auf dem Umkreis des Rades. Die Projektion von P auf die x-Achse ist nach Definition ein Punkt mit $x = \cos \alpha$, wobei α der Polarwinkel von P ist. Während P mit konstanter Geschwindigkeit rotiert, schwankt die Projektion zwischen den Punkten mit $x = +1$ und $x = -1$. Genau gleich ist die Projektion von P auf die y-Achse ein Punkt mit der Ordinate $y = \sin \alpha$, und dieser Punkt bewegt sich im Intervall von $y = +1$ nach $y = -1$ (s. Abb. 5.9).

Die meisten Tabellen von trigonometrischen Funktionen führen die Werte für Cosinus und Sinus nur für das Intervall von 0° bis 90° auf. Alle anderen Werte müssen abgeleitet werden. Dies wird mit den folgenden Beziehungen gemacht:

$$\begin{aligned} \cos(-\alpha) &= \cos(360° - \alpha) = +\cos \alpha, \\ \sin(-\alpha) &= \sin(360° - \alpha) = -\sin \alpha, \end{aligned} \tag{5.4.4}$$

$$\begin{aligned} \cos(180° - \alpha) &= -\cos \alpha, \quad \sin(180° - \alpha) = +\sin \alpha, \\ \cos(180° + \alpha) &= -\cos \alpha, \quad \sin(180° + \alpha) = -\sin \alpha. \end{aligned} \tag{5.4.5}$$

Alle diese Formeln folgen direkt aus den Definitionen von Cosinus und Sinus. Abb. 5.10 kann dem Leser helfen, die Einzelheiten zu finden.

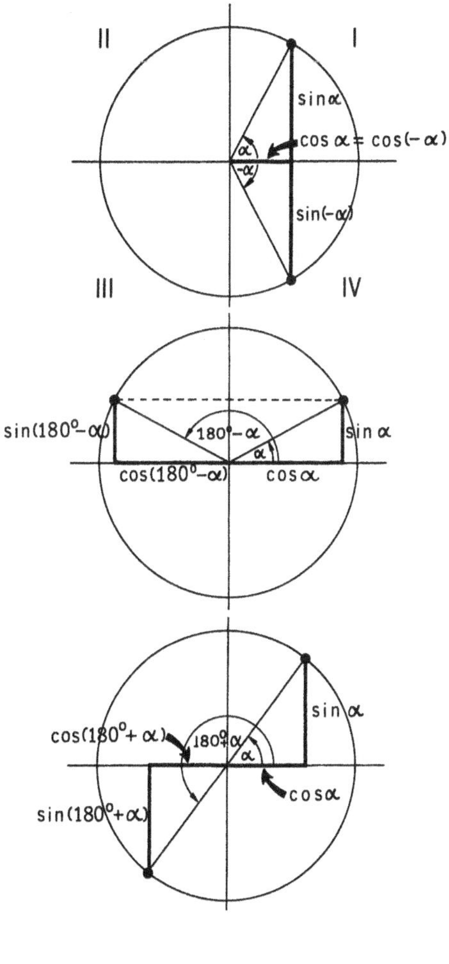

Abb. 5.10. Beweis der Formeln (5.4.4) und (5.4.5)

Wenn wir die Ebene im Gegenuhrzeigersinn in vier Quadranten I, II, III, IV einteilen, so haben die trigonometrischen Funktionen folgende Vorzeichen:

Tabelle 5.1

Quadrant	Intervall	cos	sin
I	$0° < \alpha < 90°$	+	+
II	$90° < \alpha < 180°$	−	+
III	$180° < \alpha < 270°$	−	−
IV	$270° < \alpha < 360°$	+	−

5.5 Umwandlung von Polarkoordinaten

Jetzt sind wir vorbereitet, um die Umwandlung von Polarkoordinaten in rechtwinklige Koordinaten zu erhalten. In Abb. 5.11 ist ein Punkt P in die Ebene gezeichnet mit den Polarkoordinaten r, α und den rechtwinkligen Koordinaten x, y. Es wird angenommen, daß P nicht mit dem Ursprung O zusammenfällt. Es sei P' der Punkt, wo die Linie OP den Einheitskreis schneidet, und es seien x', y' die rechtwinkligen Koordinaten von P'. Weil P' die Polarkoordinaten $1, \alpha$ hat, folgt aus Definition (5.4.1) von Cosinus und Sinus, daß

$$x' = \cos\alpha, \; y' = \sin\alpha. \tag{5.5.1}$$

Außerdem sind die zwei rechtwinkligen Dreiecke mit den Seiten x, y, bzw. x', y' ähnlich. Deshalb gilt:

$$x : r = x' : 1, \quad y : r = y' : 1. \tag{5.5.2}$$

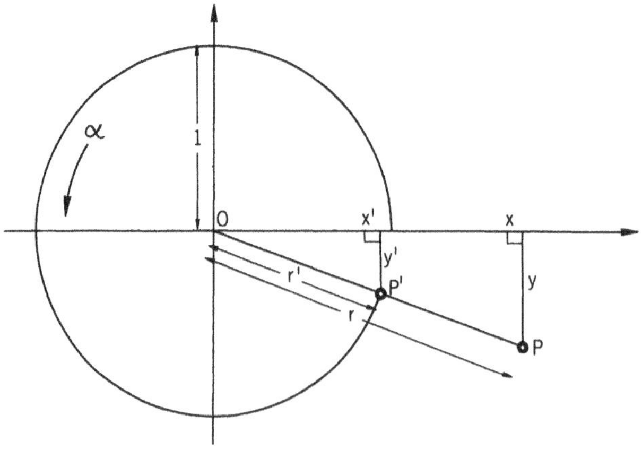

Abb. 5.11. Die Verwandlung von polaren in rechtwinklige Koordinaten

In diesen Verhältnissen können x, y und x', y' negative Werte annehmen; doch hat x immer das gleiche Vorzeichen wie x', bzw. y das gleiche Vorzeichen wie y'. Aus (5.5.2) schließen wir, daß

$$x = rx', \quad y = ry',$$

und deshalb folgt aus (5.5.1), daß

$$x = r \cos \alpha, \quad y = r \sin \alpha. \tag{5.5.3}$$

Dies ist die Lösung unseres Umwandlungsproblems.

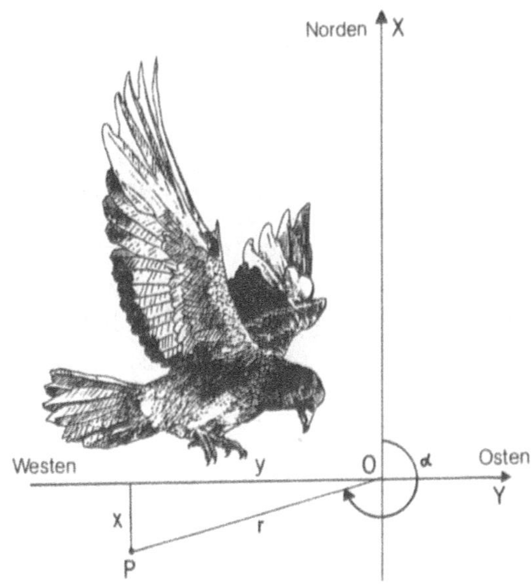

Abb. 5.12. Beim Problem des Heimkehrverhaltens von Tauben müssen polare in rechtwinklige Koordinaten umgewandelt werden und umgekehrt

Beispiel 5.5.1. In einem Experiment über Orientierung und Navigation wurden einige Tauben 72 km von ihrem Schlag entfernt freigelassen. Wenn wir den Schlag als Zentrum eines Polarkoordinaten-Systems ansehen, so hatte der Ort der Freilassung ein Azimut von 241° (Azimut = Winkel, gemessen im Uhrzeigersinn, zwischen der Nordrichtung und dem Ort der Freilassung). Wieviele Kilometer südlich und westlich vom Schlag befindet sich der Ort der Freilassung?

Um dieses Problem zu lösen, legen wir zuerst ein rechtwinkliges Koordinatensystem über die Landkarte und nehmen der Einfachheit halber an, daß die Oberfläche der Erde eben sei (Abb. 5.12). Der Ursprung O liegt im Schlag. Die positive x-Achse zeigt nordwärts und die positive y-Achse nach Osten. Es sei P der Punkt der Freilassung. Dann sind $r = 72$ km und $\alpha = 241°$ die Polarkoordinaten von P. Wir haben die rechtwinkligen Koordinaten x, y von P zu finden. Aus den Formeln (5.5.3) erhalten wir

$$x = 72 \cos 241°, \ y = 72 \sin 241° \text{ (km)}.$$

Jetzt gilt 241° = 180° + 61°. Wir gebrauchen (5.4.5) und erhalten cos (180° + 61°) = −cos 61° und sin (180° + 61°) = −sin 61°. Aus einer Tabelle entnehmen wir cos 61° = 0,485 und sin 61° = 0,875. Daraus folgt:

$$x = 72(-0{,}485) = -34{,}9, \; y = 72(-0{,}875) = -63{,}0 \text{ (km)}.$$

Der Ort der Freilassung liegt also 34,9 km südlich und 63,0 km westlich des Schlages.

Das umgekehrte Problem besteht darin, die Polarkoordinaten zu finden, wenn die rechtwinkligen Koordinaten gegeben sind. Wir lösen dieses Problem in drei Schritten.

Zuerst wenden wir den Satz des Pythagoras auf das Dreieck mit den Seiten x, y in Abb. 5.12 an:

$$r^2 = x^2 + y^2. \tag{5.5.4}$$

Durch Ziehen der Quadratwurzel berechnen wir die Polardistanz r. Zweitens erhalten wir aus (5.5.3)

$$\cos\alpha = x/r, \; \sin\alpha = y/r. \tag{5.5.5}$$

Drittens entnehmen wir einer Tabelle mit trigonometrischen Funktionen den Polarwinkel α. Der geeignete Quadrant kann mit Tabelle 5.1 bestimmt werden. Der Ursprung O spielt eine besondere Rolle. Aus $x = 0$ und $y = 0$ folgt $r = 0$, somit kann (5.5.5) nicht angewendet werden. Deshalb ist hier ein Polarwinkel nicht definiert.

Beispiel 5.5.2. Wir betrachten wieder ein Experiment über Orientierung und Navigation bei Tauben. Wir nehmen an, daß sich der Ort der Freilassung 23,5 km südlich und 65,7 km östlich des Schlages befinde. Wir benützen das gleiche Koordinatensystem wie in Abb. 5.12. So erhalten wir $x = -23{,}5$ und $y = +65{,}7$ (km). Welches sind die Polarkoordinaten?
Formel (5.5.4) ergit

$$r^2 = (-23{,}5)^2 + (+65{,}7)^2 = 4869, \quad r = 69{,}8 \text{ (km)}.$$

Aus (5.5.5) erhalten wir

$$\cos\alpha = (-23{,}5)/69{,}8 = -0{,}337, \quad \sin\alpha = (+65{,}7)/69{,}8 = +0{,}941.$$

Tabelle 5.1 gibt an, daß $90° < \alpha < 180°$. Für den spitzen Winkel $180° - \alpha = \alpha'$ erhalten wir $\cos\alpha' = 0{,}337$ und $\sin\alpha' = 0{,}941$. In einer Tabelle von trigonometrischen Funktionen finden wir $\alpha' = 70{,}2°$. Deshalb ist $\alpha = 180° - 70{,}2° = 109{,}8°$. Die Polardistanz r und der Polarwinkel α (Azimut) sind somit berechnet.

Man kann α auch bestimmen, ohne zuerst r zu berechnen. Dazu benützt man den *Tangens* von α, der durch die Formel

$$\tan\alpha = \frac{\sin\alpha}{\cos\alpha} \tag{5.5.6}$$

definiert wird. Voraussetzung ist, daß $\cos\alpha \neq 0$ ist. Damit kann man die zwei Formeln (5.5.5) durch eine einzige ersetzen:

$$\tan\alpha = y/x \; (x \neq 0). \tag{5.5.7}$$

Bei der *Umkehrfunktion* von $u = \tan\alpha$, nämlich $\alpha = \operatorname{arc\,tan} u$, ist große Vorsicht geboten. Aus (5.5.6) und (5.4.5) folgt, daß

$$\tan(180° - \alpha) = \frac{\sin(180° - \alpha)}{\cos(180° - \alpha)} = \frac{\sin\alpha}{-\cos\alpha} = -\tan\alpha, \tag{5.5.8}$$

$$\tan(180° + \alpha) = \frac{\sin(180° + \alpha)}{\cos(180° + \alpha)} = \frac{-\sin \alpha}{-\cos \alpha} = \tan \alpha. \tag{5.5.9}$$

Die letztere Formel zeigt, daß $\tan \alpha$ periodisch ist mit einer *Periode von nur* 180°. Dies erkennt man auch aus dem Graphen von $\tan \alpha$ (Abb. 5.13). Deshalb bestimmt eine Gleichung $\tan \alpha = u$ den Winkel α nicht eindeutig im Intervall von 0° bis 360°. So hat z.B. die Gleichung $\tan \alpha = 0{,}2679$ die beiden Lösungen $\alpha = 15°$ und $\alpha = 195°$. Die Zweideutigkeit kann nur durch Beachtung der Vorzeichen von x und y in Formel (5.5.7) behoben werden. Die korrekte Lösung lautet:

$$\alpha = \begin{cases} \text{arc tan } (y/x), \text{ wenn } x > 0 \text{ ist,} \\ 180° + \text{arc tan } (y/x), \text{ wenn } x < 0 \text{ ist,} \end{cases}$$

mit den Ausnahmefällen

$$\alpha = \begin{cases} 90°, \text{ wenn } x = 0,\ y > 0 \text{ ist,} \\ 270°, \text{ wenn } x = 0,\ y < 0 \text{ ist,} \\ \text{unbestimmt, wenn } x = 0,\ y = 0 \text{ ist.} \end{cases}$$

Die Werte von arc tan (y/x) selbst liegen alle zwischen $-90°$ und $+90°$.

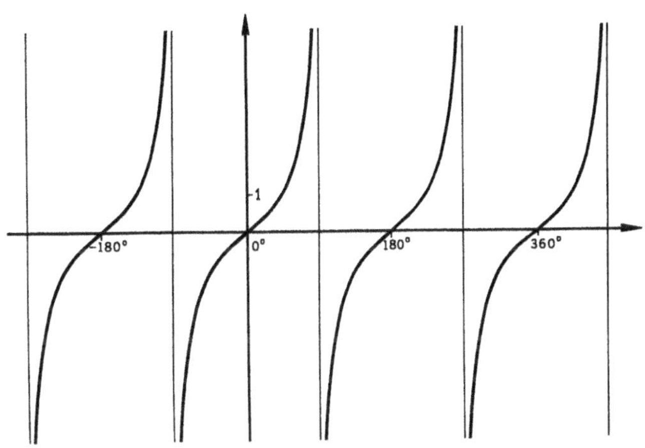

Abb. 5.13. Graph der Funktion $\tan \alpha$

5.6 Rechtwinklige Dreiecke

In Abb. 5.14 bezeichnen wir die zwei spitzen Winkel mit α und β, die an α anliegende Seite mit x, die an β anliegende Seite mit y und die Hypotenuse mit r. In dem Spezialfall des rechtwinkligen Dreiecks führt Formel (5.5.5) zu

$$\begin{aligned} \cos \alpha = x/r &= \frac{\text{Ankathete von } \alpha}{\text{Hypotenuse}} = \sin \beta, \\ \sin \alpha = y/r &= \frac{\text{Gegenkathete von } \alpha}{\text{Hypotenuse}} = \cos \beta. \end{aligned} \tag{5.6.1}$$

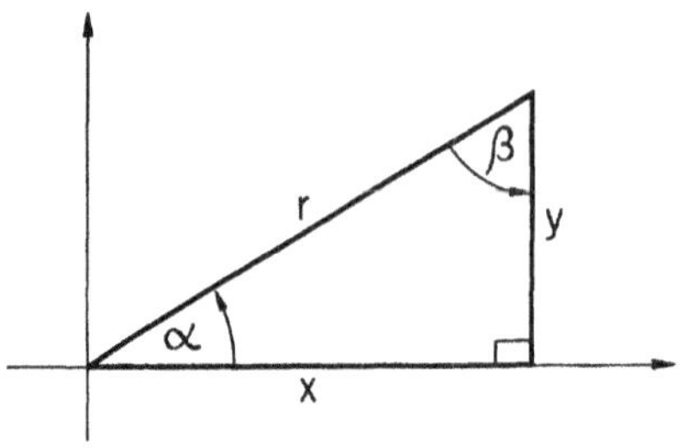

Abb. 5.14. Der Spezialfall des rechtwinkligen Dreiecks

Aus (5.5.7) erhalten wir

$$\tan \alpha = y/x = \frac{\text{Gegenkathete von } \alpha}{\text{Ankathete von } \alpha}. \tag{5.6.2}$$

Manchmal wird auch gebraucht

$$\cot \alpha = 1/\tan \alpha. \tag{5.6.3}$$

Beispiel 5.6.1. Es sei I die Intensität des Sonnenlichts gemessen in Energieeinheiten pro cm^2 pro sec. Wenn ein Blatt einer Pflanze einen Winkel $\alpha < 90°$ mit den auftreffenden Strahlen bildet, so wird die Intensität reduziert. Mit welchem Faktor?
Die Frage kann mit Hilfe von Abb. 5.15 beantwortet werden. Es sei A_1 (cm^2) die Fläche des Querschnitts, wo diejenigen Strahlen durchgehen, die auf dem Blatt auftreffen. Weiter sei A_2 die Fläche des Blattes. Die einfallende Lichtenergie pro sec ist dann IA_1. Gleichmäßig verteilt über das Blatt ist die Energie I' pro sec pro cm^2, gegeben durch

$$I' = IA_1/A_2.$$

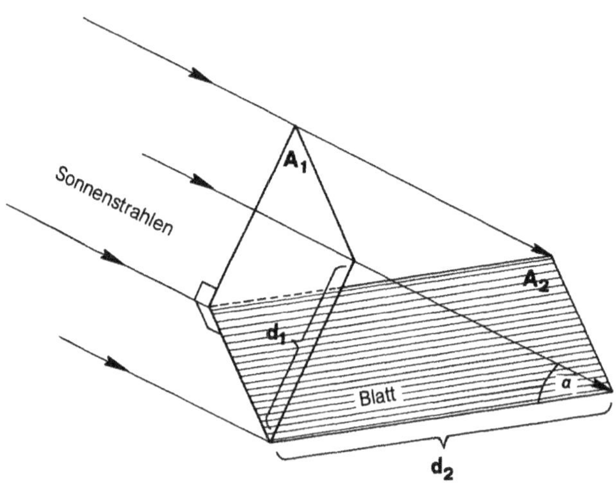

Abb. 5.15. Ein Blatt der Fläche A_2 wird von Sonnenstrahlen mit dem Querschnitt A_1 beschienen. Die Lichtintensität wird im Verhältnis $A_1 : A_2$ vermindert

Deshalb ist A_1/A_2 der Reduktionsfaktor. Er kann durch die zwei Segmente d_1 und d_2, welche in Abb. 5.15 gezeigt sind, oder durch α ausgedrückt werden:

$$A_1/A_2 = d_1/d_2 = \sin \alpha.$$

Beispiel 5.6.2. Einige Muskeln bestehen nicht einfach aus parallelen Fasern. Vielmehr sind die Fasern kurz und an einer Sehne in ihrem Zentrum befestigt. Solche Muskeln werden *gefiedert*, genauer *doppelt-gefiedert* (nämlich ähnlich einer Vogelfeder) genannt. Querschnitte von solchen gefiederten Muskeln sind in Abb. 5.16 dargestellt (aus Alexander, 1968).

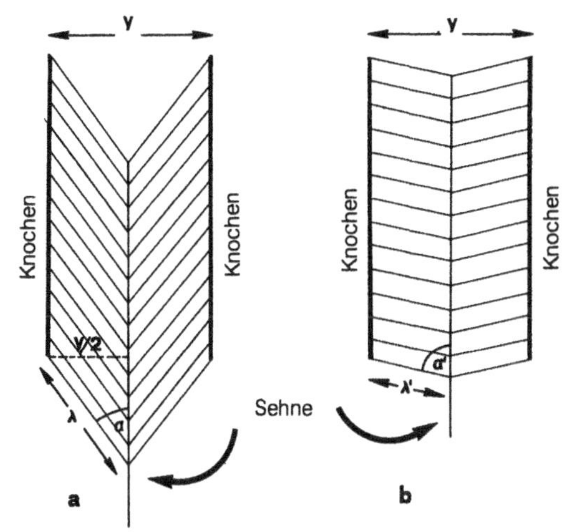

Abb. 5.16a,b. Aktion eines doppeltgefiederten Muskels. Die Verkürzung der Muskelfasern und die Bewegung der Sehne verlaufen nicht in der gleichen Richtung. **a** Muskel entspannt; **b** Muskel kontrahiert

Wir können fragen, wieviel die Sehne bewegt wird, wenn die Länge λ jeder Muskelfaser zu λ' verkürzt wird. Um diese Frage zu beantworten, bezeichnen wir zuerst die Strecke zwischen den Knochen, an denen der Muskel befestigt ist, mit y. Weiter seien α und α' die Winkel zwischen den Fasern und der Sehne im entspannten, bzw. kontraktierten Zustand. Dann gilt

$$\sin \alpha = \frac{y/2}{\lambda}, \ \sin \alpha' = \frac{y/2}{\lambda'}.$$

Die Distanz d, um die sich die Sehne bewegt, ist

$$d = \lambda \cos \alpha - \lambda' \cos \alpha'.$$

Durch Eliminierung von λ und λ' erhalten wir

$$d = y/2\left(\frac{\cos \alpha}{\sin \alpha} - \frac{\cos \alpha'}{\sin \alpha'}\right) = y/2(\cot \alpha - \cot \alpha').$$

Die Distanz d ist länger für einen Muskel mit parallelen Fasern; aber ein gefiederter Muskel ist beträchtlich stärker.

Beispiel 5.6.3. Wenn wir eine *zylindrische Gewebestruktur* unter dem Mikroskop betrachten, so sehen wir sehr wahrscheinlich einen *schiefen Schnitt*. Abbildung 5.17a zeigt eine Seitenansicht einer Faser, deren Querschnitt ein Kreis mit Durchmesser d ist. Abbildung 5.17b zeigt einen schiefen Schnitt, wie er unter dem Mikroskop gesehen wird. Es ist leicht, den Durchmesser d zu messen. Zur Ergänzung können wir ebenfalls zwei Distanzen a und b messen, die in Abb. 5.17b erklärt werden. Wir interessieren uns für die Dicke t der Schicht unter dem Mikroskop. Die Bedeutung von t wird klar aus Abb. 5.17c, die eine Seitenansicht der Schicht zeigt.

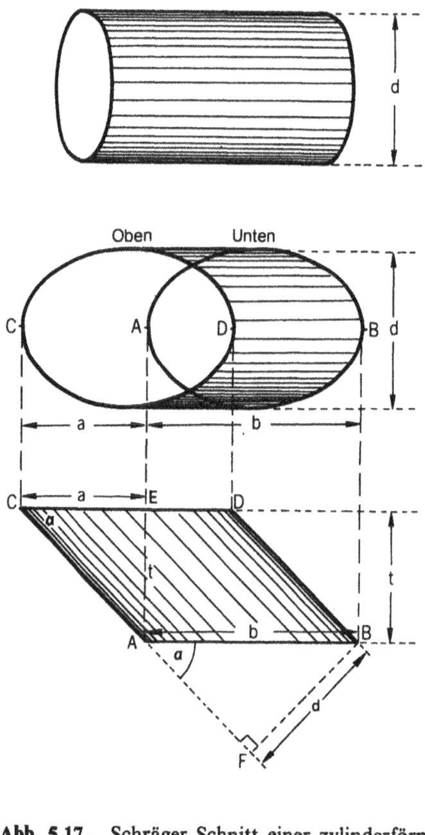

Abb. 5.17. Schräger Schnitt einer zylinderförmigen Gewebefaser, wie man sie unter dem Mikroskop beobachtet. Die Schichtdicke t steht in einer Beziehung zum Faserdurchmesser d

Um die Dicke t aus den beobachteten Längen a, b und d berechnen zu können, führen wir zwei rechtwinklige Dreiecke in Abb. 5.17c ein. Im Dreieck ACE befindet sich der rechte Winkel bei E, und die beiden Katheten sind a und t. Wenn α den spitzen Winkel bei C bezeichnet, so erhalten wir aus Formel (5.6.2)

$$t = a \tan \alpha. \tag{5.6.4}$$

Hier müssen wir den unbekannten Winkel α eliminieren. Zu diesem Zweck betrachten wir das zweite Dreieck ABF. Der Durchmesser d des Zylinders bildet eine Kathete, die B und F verbindet, und b ist die Hypotenuse. Aus dem Satz des Pythagoras erhalten wir für den anderen Schenkel

$$AF = \sqrt{b^2 - d^2}. \tag{5.6.5}$$

Da AB parallel zu CD angenommen wird, ist der spitze Winkel bei A der gleiche wie der Winkel α bei C. Aus dem rechtwinkligen Dreieck ABF folgt

$$\tan \alpha = \frac{d}{\sqrt{b^2 - d^2}}. \tag{5.6.6}$$

Schließlich erhalten wir durch Kombination der Formeln (5.6.4) und (5.6.6) die gewünschte Formel

$$t = \frac{ad}{\sqrt{b^2 - d^2}}. \tag{5.6.7}$$

Beispiel 5.6.4. Abbildung 5.18 zeigt einen menschlichen Oberschenkelknochen[3]. Die Achse des Obserchenkelschafts ist GE. Das Kniegelenk bestimmt die Gelenkachse GH. Die zwei Achsen spannen die Frontalebene auf, die vertikal ist, wenn die Person aufrecht steht. Die Achse EB des Gelenkkopfes fällt nicht in die Frontalebene. Im Gegenteil, zusammen mit der Linie GE spannt sie eine andere Ebene auf, die Antetorsionsebene. Die neue Ebene bildet einen spitzen Winkel α mit der Frontalebene. Er wird der Antetorsionswinkel genannt. Dieser Winkel α und der stumpfe Winkel β zwischen den Linien GE und EB spielen eine wichtige Rolle in der Orthopädie. Verschiedene Gebrechen wie eine Hüftgelenkverschiebung können durch unrichtige Winkel verursacht werden.

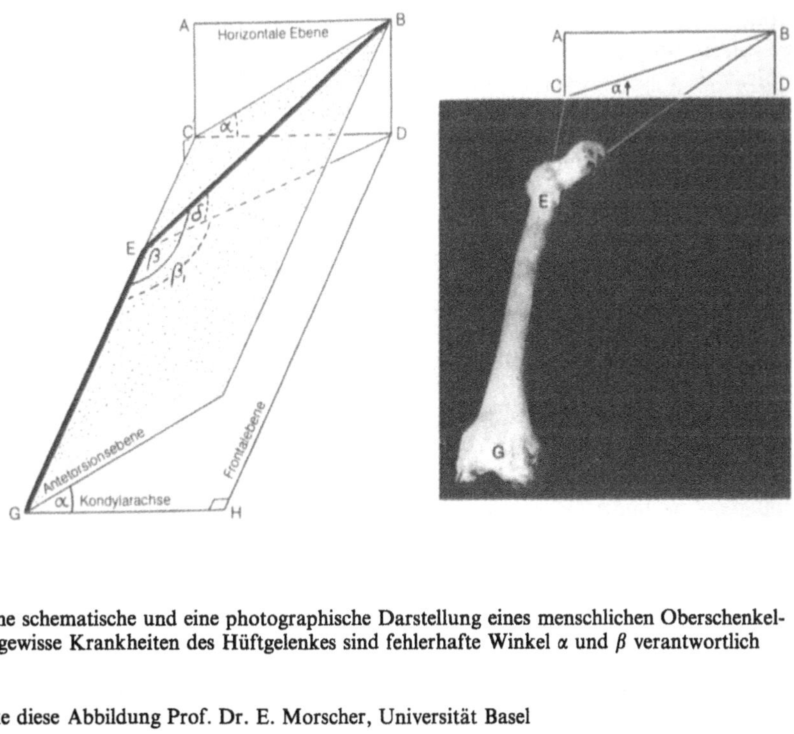

Abb. 5.18. Eine schematische und eine photographische Darstellung eines menschlichen Oberschenkelknochens. Für gewisse Krankheiten des Hüftgelenkes sind fehlerhafte Winkel α und β verantwortlich

3 Ich verdanke diese Abbildung Prof. Dr. E. Morscher, Universität Basel

Bei einem Patienten können die Winkel α und β nicht direkt gemessen werden. Röntgenbilder zeigen nicht die richtigen Winkel, da sie Projektionen des Oberschenkels sind. Wenn beispielsweise der Patient mit horizontaler Gelenkachse liegt und die Röntgenstrahlen vertikal auftreffen, so wird die Achse EB des Gelenkkopfes als Linie ED in der Frontalebene abgebildet. Der Winkel β_1 zwischen ED und GE ist leicht verschieden von β. Eine Korrektur ist nötig. Um exakte Formeln zu erhalten, führen wir die Ebene $ABCD$ ein, die horizontal liegt, wenn die Person aufrecht steht. Aus den rechtwinkligen Dreiecken CBE und CDE erhalten wir

$$\tan(180^\circ - \beta) = BC/CE, \tan(180^\circ - \beta_1) = CD/CE.$$

Daraus leiten wir unter Verwendung von Formel (5.5.8)

$$\tan \beta_1/\tan \beta = \frac{-CD/CE}{-BC/CE} = \frac{CD}{BC}$$

her. Andererseits erhalten wir aus dem rechtwinkligen Dreieck $CDB: \cos \alpha = CD/BC$. Wenn wir diese beiden Resultate miteinander kombinieren, erhalten wir die genaue Beziehung zwischen β_1 und β:

$$\tan \beta_1/\tan \beta = \cos \alpha. \tag{5.6.8}$$

Manchmal wird der Winkel δ zwischen der Achse EB des Gelenkkopfes und der Frontalebene betrachtet. δ sollte nicht mit α verwechselt werden. Für die genaue Beziehung zwischen den zwei Winkeln siehe Problem 5.6.4 am Ende dieses Kapitels.

Beispiel 5.6.5. Eine andere biologische Anwendung bezieht sich auf die Kontrolle des Gleichgewichts beim Guppy (*Lebistes reticulatus*). Es ist bekannt, daß der Guppy nicht nur die Gravitation, sondern auch das einfallende Licht zur Kontrolle seiner aufrechten Position benützt. Abbildung 5.19 zeigt das Verhalten bei senkrecht oder von der Seite einfallendem Licht. Wir stellen uns vor, daß der Guppy unter dem Einfluß von zwei Kräften steht, einer Kraft F, senkrecht angreifend und von der Gravitation verursacht, und der anderen Kraft L, parallel zu den einfallenden Strahlen und von der Lichtwahrnehmung verursacht. Diese zwei Kräfte bilden eine resultierende Kraft R, die die aufrechte Position des Guppys bestimmt.

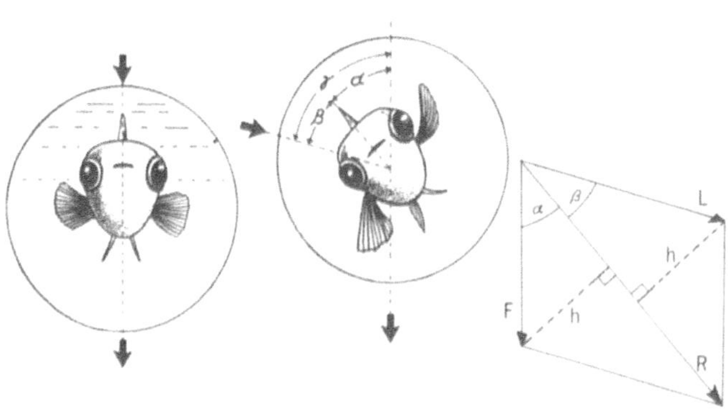

Abb. 5.19. Gleichgewichtszustand des Guppy unter der Schwerkraft und der Lichteinwirkung. Abbildung nach Lang (1967)

Es seien α und β die Winkel zwischen F und R, bzw. zwischen L und R. Dann ist $\gamma = \alpha + \beta$ der Winkel zwischen F und L. Das Problem besteht darin, eine Beziehung zwischen α und β zu finden, ausgedrückt durch F und L. In Abb. 5.19 können wir die Höhe h in zweierlei Weise ausdrücken:

$$h = F \sin \alpha \quad \text{und} \quad h = L \sin \beta. \tag{5.6.9}$$

Durch Elimination von h finden wir

$$\frac{\sin \alpha}{\sin \beta} = \frac{L}{F}. \tag{5.6.10}$$

Dies ist die gewünschte Beziehung. Sie kann gebraucht werden, um den Quotienten L/F zu berechnen, wenn α und β gemessen wurden[4].

5.7 Trigonometrische Formeln

Unter den Hunderten von Identitäten für trigonometrische Funktionen gibt es ein paar wenige, welche für eine gute Grundlage in der Mathematik unentbehrlich sind. Formeln, die häufig auftauchen, sollten auswendig gelernt werden.

Die Anwendung des Satzes von Pythagoras auf Abb. 5.7 ergibt

$$(\cos \alpha)^2 + (\sin \alpha)^2 = 1 \tag{5.7.1}$$

für jeden Winkel α. Deshalb sind $\cos \alpha$ und $\sin \alpha$ zahlenmäßig miteinander verknüpft. Es ist üblich, $\cos^2 \alpha$ und $\sin^2 \alpha$ zu schreiben, anstelle von $(\cos \alpha)^2$ und $(\sin \alpha)^2$. Die folgenden zwei Formeln werden in Abschn. 15.4 mit Hilfe von komplexen Zahlen bewiesen werden:

$$\begin{aligned} \cos(\alpha + \beta) &= \cos \alpha \cos \beta - \sin \alpha \sin \beta, \\ \sin(\alpha + \beta) &= \sin \alpha \cos \beta + \cos \alpha \sin \beta. \end{aligned} \tag{5.7.2}$$

Diese Formeln zeigen, wie der Cosinus und der Sinus einer Summe von zwei Winkeln aufgelöst werden können. Manchmal müssen zwei Winkel voneinander subtrahiert statt addiert werden. Alles was wir in den Formeln (5.7.2) zu tun haben, ist, β durch $-\beta$ zu ersetzen. Dann erhalten wir aus (5.4.4)

$$\begin{aligned} \cos(\alpha - \beta) &= \cos \alpha \cos \beta + \sin \alpha \sin \beta, \\ \sin(\alpha - \beta) &= \sin \alpha \cos \beta - \cos \alpha \sin \beta. \end{aligned} \tag{5.7.3}$$

Für $\alpha = \beta$ ergibt sich aus den Formeln (5.7.2)

$$\begin{aligned} \cos 2\alpha &= \cos^2 \alpha - \sin^2 \alpha, \\ \sin 2\alpha &= 2 \sin \alpha \cos \alpha. \end{aligned} \tag{5.7.4}$$

Für spätere Zwecke brauchen wir auch die Formeln

$$\sin \varphi + \sin \psi = 2 \sin \frac{\varphi + \psi}{2} \cos \frac{\varphi - \psi}{2}, \tag{5.7.5}$$

$$\sin \varphi - \sin \psi = 2 \cos \frac{\varphi + \psi}{2} \sin \frac{\varphi - \psi}{2}, \tag{5.7.6}$$

---

4 Man kann die Formel (5.6.10) auch direkt mit dem Sinussatz herleiten

$$\cos\varphi + \cos\psi = 2\cos\frac{\varphi+\psi}{2}\cos\frac{\varphi-\psi}{2}, \tag{5.7.7}$$

$$\cos\varphi - \cos\psi = -2\sin\frac{\varphi+\psi}{2}\sin\frac{\varphi-\psi}{2}, \tag{5.7.8}$$

geschrieben mit den griechischen Buchstaben φ (phi) und ψ (psi). Diese Formeln werden aus (5.7.2) und (5.7.3) abgeleitet, indem man diese Gleichungen addiert oder subtrahiert und dann $\alpha + \beta$ durch φ und $\alpha - \beta$ durch ψ ersetzt.

*5.8 Polardiagramme

Beim Zeichnen einer periodischen Funktion $y = f(x)$ ist es ziemlich umständlich, immer wieder den gleichen Zyklus darzustellen. Natürlicher können periodische Funktionen durch *Polardiagramme* dargestellt werden. Der Einfachheit halber wählen wir eine neue Einheit für x so, daß die Periode l übergeht in 360° (oder 2π im Bogenmaß). Auf diese Weise führen wir eine neue Variable ein, die als ein Winkel angesehen werden kann; wir bezeichnen ihn mit α. Die Einführung einer neuen Variablen wird eine *Transformation* genannt. Die Beziehung zwischen α und x wird durch eine der sogenannten *Transformationsgleichungen* gegeben:

$$\alpha = \frac{360^\circ}{l}x \quad \text{oder} \quad \alpha = \frac{2\pi}{l}x, \tag{5.8.1}$$

je nachdem ob Grade oder das Bogenmaß bevorzugt werden. Wenn x von 0 bis l ansteigt, so wächst α von 0° auf 360° (oder von 0 auf 2π im Bogenmaß). Die umgekehrte Transformation wird gegeben durch

$$x = \frac{l}{360^\circ}\alpha \quad \text{bzw.} \quad x = \frac{l}{2\pi}\alpha. \tag{5.8.2}$$

In der ursprünglichen Funktion $y = f(x)$ ersetzen wir zuerst x durch den Ausdruck (5.8.2). Dann interpretieren wir y als die Polardistanz r. Umwandeln von x und Ersetzen von y durch r ergibt schließlich eine neue Gleichung, für die wir $r = g(\alpha)$ schreiben. Wenn α von 0° auf 360° wächst (oder von 0 auf 2π im Bogenmaß), so erscheint eine geschlossene Kurve. Nimmt α höhere und höhere Werte an, so wiederholt sich die Kurve.

Wir nennen α den *Phasenwinkel*, da sein Wert die jeweilige Phase innerhalb eines Zyklus bestimmt.

Da r nach Voraussetzung nicht negativ, also positiv oder Null ist, sind Polardiagramme nur brauchbar bei solchen periodischen Funktionen, wo y negative Werte vermeidet.

Beispiel 5.8.1. Wir betrachten die periodische Funktion

$$y = a(1 + \cos x)\ (a > 0). \tag{5.8.3}$$

Einer horizontalen x-Achse entlang gezeichnet, ist der Graph eine Sinuskurve mit Periode 2π. Die Werte von y schwanken zwischen 0 und $2a$. Um eine unnötige Wiederholung beim Zeichnen zu vermeiden, gehen wir zu Polarkoordinaten über. Wir interpretieren x als Polarwinkel α und y als Polardistanz r. Damit schreiben wir Formel (5.8.3) in der Form

$$r = a(1 + \cos\alpha)\ (a > 0). \tag{5.8.4}$$

Einfachheitshalber wählen wir a als unsere Längeneinheit. Dann bestimmen wir für äquidistante Werte von α, z.B. für $\alpha = 0°, 15°, 30°, 45°, \ldots, 360°$ die Werte von $1 + \cos\alpha$. Zum Schluß tragen wir r gegen α in einem Polarkoordinatensystem auf. Das Resultat ist in Abb. 5.20a abgebildet. Die Kurve wird eine *Kardioide* genannt. Abbildung 5.20 stellt sechs Beispiele von periodischen Funktionen dar, zusammen mit ihren Polardiagrammen. Absolutwerte wurden in den Fällen (d), (e) und (f) genommen, um negative Werte zu vermeiden. Der Koeffizient a ist eine willkürliche positive Konstante.

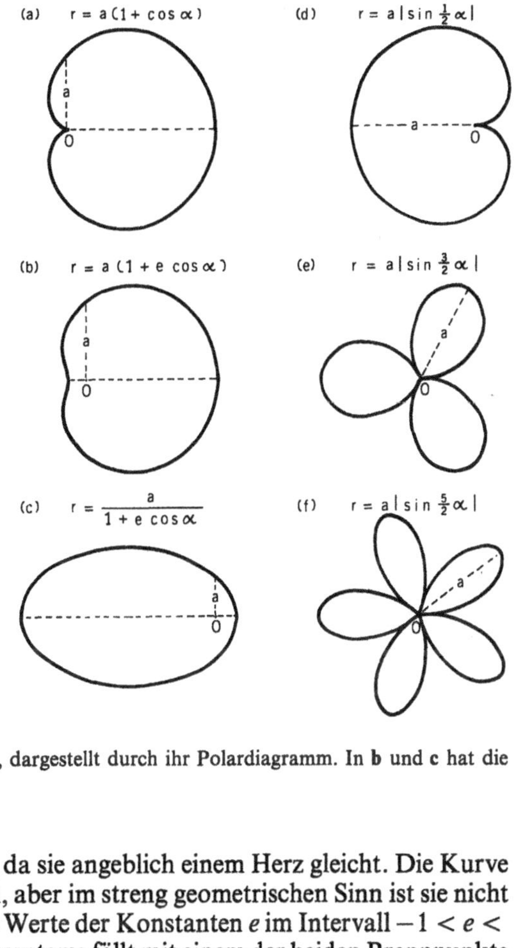

Abb. 5.20a-f. Einige periodische Funktionen, dargestellt durch ihr Polardiagramm. In **b** und **c** hat die Konstante e den Wert 0,8

Die Kurve a) wird *Kardioide* genannt, da sie angeblich einem Herz gleicht. Die Kurve d) sieht der Kurve a) ungefähr ähnlich, aber im streng geometrischen Sinn ist sie nicht gleich. Kurve c) ist eine *Ellipse* für alle Werte der Konstanten e im Intervall $-1 < e < +1$. Der Ursprung O des Koordinatensystems fällt mit einem der beiden Brennpunkte zusammen.

Alle sechs Funktionen haben eine Periode von 360° oder 2π im Bogenmaß, aber für die Kurven e) und f) existieren auch kürzere Perioden, nämlich eine von 120° für Kurve e) und eine von 72° für Kurve f).

Die Kurven von Abb. 5.20 sind hübsch wegen ihrer Symmetrien. Jede ist axialsymmetrisch. Die Kurven a) bis d) haben eine horizontale Symmetrieachse. Die Kurve e) hat drei und die Kurve f) sogar fünf Symmetrieachsen. Für weitere Polardiagramme von periodischen Funktionen siehe Thompson (1961) oder eine frühere Ausgabe. Statistische Anwendungen von Polardiagrammen werden in Batschelet (1965) gezeigt.

Nichtperiodische Funktionen können auch in einem Polardiagramm dargestellt werden, doch sind dann die Kurven nicht geschlossen. Wenn der Wert von y ständig zunimmt, wird das Polardiagramm eine *Spirale* genannt. Einige Spiralen werden in Abschnitt 6.7 behandelt.

*5.9 Trigonometrische Polynome

Daten, die biologische Rhythmen betreffen, können oft durch eine *Sinuskurve* angenähert werden. Abbildung 5.22 ist dazu ein Beispiel. Zunächst hat man unter den Funktionen sin α und cos α auszuwählen, deren Graphen ja beide Sinuslinien sind. Die Funktion $y = \cos\alpha$ besitzt den Vorteil, daß dem Wert $\alpha = 0$ das Maximum der Funktion entspricht.

Die Funktion $y = \cos\alpha$ wird in vier Schritten an die Daten angepaßt.

1. *Schritt*: Beim Datenmaterial sei die unabhängige Variable die Zeit t, und die *Periode* sei mit l bezeichnet. Um den Winkel α mit der Periode 360° (oder 2π rad) zu transformieren, benützen die Formeln

$$\alpha = \frac{360°}{l}t \quad \text{oder} \quad \alpha = \frac{2\pi}{l}t. \tag{5.9.1}$$

Der Koeffizient ist entweder $360°/l$ oder $2\pi/l$, je nachdem ob wir den Winkel α in Grad oder im Bogenmaß messen. Im folgenden schreiben wir für diesen Koeffizienten kurz ω (omega):

$$\omega = 360°/l \quad \text{oder} \quad \omega = 2\pi/l. \tag{5.9.2}$$

Wir können ω als einen *Skalenfaktor* auffassen, der auf der horizontalen x-Achse eine neue Einheit einführt. Die Zahl ω wird *Kreisfrequenz* genannt, weil ω angibt, wie oft die Periode l in einer vollen Umdrehung des Winkels α enthalten ist.

Die Transformation $\alpha = \omega t$ führt jetzt die Funktion $y = \cos\alpha$ in die Form

$$y = \cos\omega t \tag{5.9.3}$$

über (s. Abb. 5.21a).

2. *Schritt*: Jetzt nehmen wir an, das Maximum der Funktion liege nicht an der Stelle $t = 0$ wie in $y = \cos\omega t$, sondern an einer Stelle t_0 ($0 < t_0 < l$). Das verlangt eine *Translation* oder *Verschiebung* der Kurve in Richtung der t-Achse um den Betrag t_0. Zu diesem Zweck führen wir die neue Zeitvariable

$$t' = t + t_0 \tag{5.9.4}$$

ein. Die inverse Transformation lautet $t = t' - t_0$. Setzt man diesen Wert in die Formel (5.9.3) ein und läßt der Einfachheit halber den Strich wieder weg, so erhält man die Funktion

$$y = \cos\omega(t - t_0). \tag{5.9.5}$$

Abbildung 5.21b veranschaulicht diese Funktion. Die Konstante t_0 gibt die Position (Phase) des Maximums zwischen 0 und l an. Deswegen nennt man t_0 die *Akrophase*[5].

---

5 Das Wort "Akrophase" wurde von Dr. F. Halberg, University of Minnesota, Minneapolis, geprägt

3. *Schritt*: Die Funktion müssen wir auch an eine neue *Amplitude* anpassen. Unter der Amplitude verstehen wir die größte Abweichung von der Mittellinie nach oben und unten. Die Graphen der Funktionen (5.9.3) und (5.9.5) haben die Amplitude 1. Wenn aber die Amplitude einen konstanten Wert $c \neq 1$ hat, müssen wir den Cosinus mit c multiplizieren. Wir können c als einen *Skalenfaktor* in der y-Richtung auffassen. Mit der neuen Amplitude wird (5.9.5) in

$$y = c \cos \omega (t - t_0). \tag{5.9.6}$$

übergeführt (s. Abb. 5.21c).

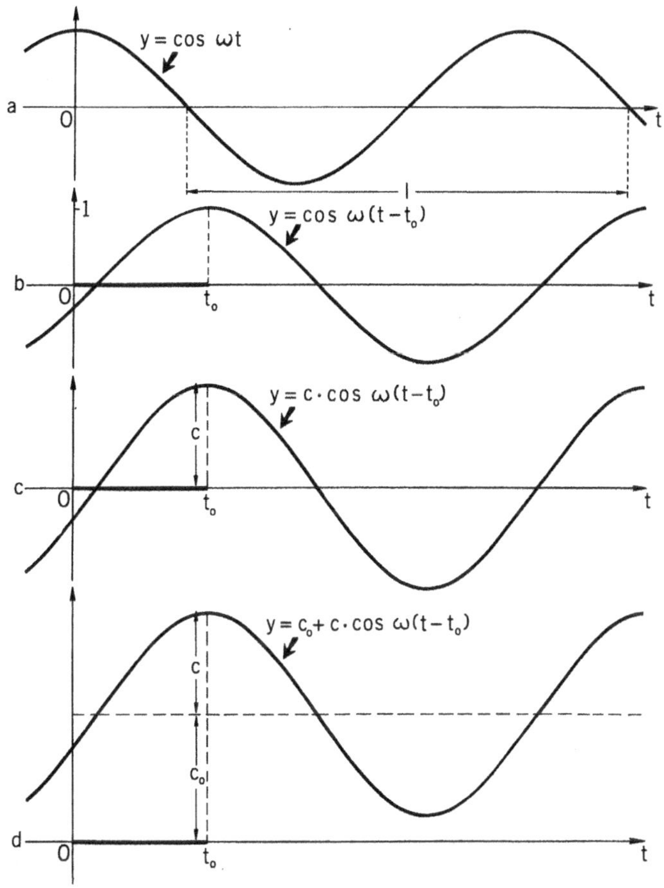

Abb. 5.21a-d. Vier aufeinanderfolgende Schritte bei der Transformation der Funktion $y = \cos \alpha$ in die Funktion (5.9.7)

4. *Schritt*: Bis jetzt ist das mittlere y gleich 0 geblieben. Bei den Daten eines biologischen Rhythmus wird aber y um einen Mittelwert $c_0 \neq 0$ schwanken. Deshalb müssen wir die Kurve einer zweiten *Translation* unterwerfen, diesmal in Richtung der y-Achse. So erhalten wir schließlich

$$y = c_0 + c \cos \omega (t - t_0). \tag{5.9.7}$$

Der Graph ist in Abb. 5.21d dargestellt. Man nennt c_0 die mittlere Höhe oder neuerdings den *Mesor* (Halberg et al., 1977).

Die Funktion (5.9.7) enthält die vier Parameter c_0, c, ω, t_0. Wenn Daten gegeben sind, die zufälligen Schwankungen unterliegen, so ist ein statistisches Vorgehen nötig, um die Parameter zu schätzen. Es würde weit über den Rahmen dieser Darstellung hinausgehen, hier noch Schätzverfahren zu behandeln. Wir verweisen den Leser auf Bliss und Blevins (1959), Halberg, Engeli, Hamburger und Hillman (1965), Halberg, Reinberg (1967) und Halberg, Tong, Johnson (1967), Pavlidis (1973). Das Resultat eines solchen Schätzverfahrens ist in Abb. 5.22 gezeigt.

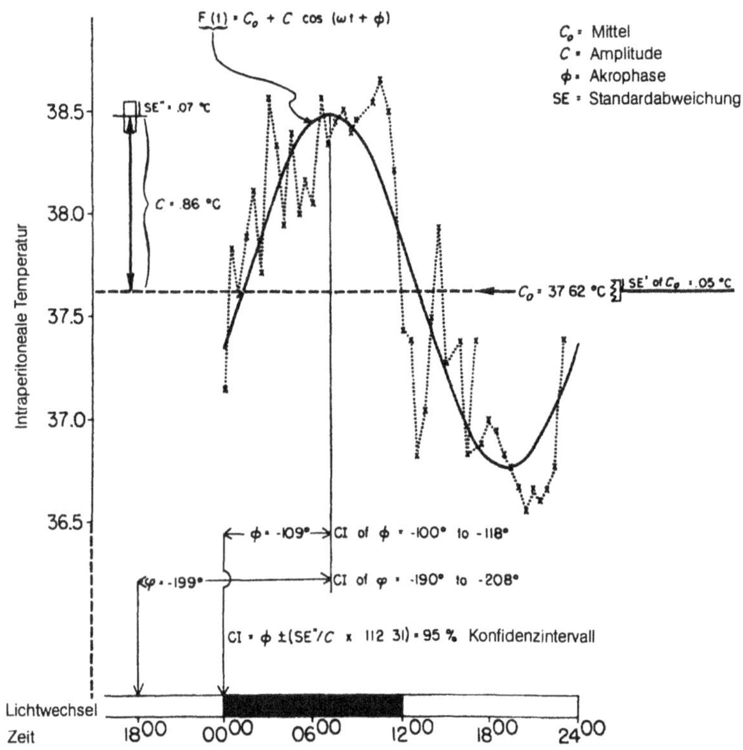

Abb. 5.22. Eine Sinuskurve wird an telemetrische Messungen der intraperitonealen Temperatur einer erwachsenen weiblichen Ratte angepaßt. Die Ratte wurde einem Lichtwechsel ausgesetzt, so daß die Akrophase verschoben wurde. Die Daten entstanden bei der Vorbereitung eines Experimentes im Weltraum (Abbildung aus Halberg, 1969)

In gewissen Fällen sind die üblichen statistischen Methoden nicht anwendbar. Dann bedient man sich einer ziemlich schwierigen Methode, der sogenannten Zeitreihenanalyse. Für Einführungen, die nicht so hohe mathematische Kenntnisse verlangen, verweisen wir den Leser auf Stumpff (1937), Blume (1965), Kendall und Stuart (1966). Für eine Bibliographie der reichen Literatur zu biologischen Rhythmen siehe Sollberger (1965).

Die Funktion (5.9.7) wird manchmal in einer anderen Form geschrieben. Aus (5.7.3) folgt

$$\cos \omega (t - t_0) = \cos(\omega t - \omega t_0) = \cos \omega t \cos \omega t_0 + \sin \omega t \sin \omega t_0.$$

Die Faktoren $\cos \omega t_0$ und $\sin \omega t_0$ sind Konstanten. Deshalb wird aus (5.9.7)

$$y = c_0 + a \cos \omega t + b \sin \omega t \tag{5.9.8}$$

mit $a = c \cos \omega t_0$ und $b = c \sin \omega t_0$. In dieser Form erscheinen die Amplitude c und die Akrophase t_0 nicht explizit. Dagegen wurden neue Parameter a und b eingeführt.

Gelegentlich sind zwei oder mehrere Sinuskurven einander *überlagert*. Wir beginnen mit einem Spezialfall, welcher bei der Interferenz von Licht wichtig ist. Wir nehmen an, zwei Sinuskurven hätten die gleiche Amplitude und die gleiche Kreisfrequenz, aber sie seien verschieden in ihren Akrophasen. Die Gleichungen sind

$$y = c \cos \omega (t - t_0) \quad \text{und} \quad y = c \cos \omega (t - t_1).$$

Überlagerung bedeutet, daß wir die zwei Ordinaten addieren. Wenn wir y wieder für die neue Ordinate schreiben, so erhalten wir

$$y = c \cos \omega (t - t_0) + c \cos \omega (t - t_1).$$

Anwendung von Formel (5.7.7) ergibt

$$y = 2c \cos \omega \frac{t_1 - t_0}{2} \cos \omega \left(t - \frac{t_0 + t_1}{2} \right).$$

Schreiben wir abkürzend C für die Konstante $2c \cos \omega (t_1 - t_0)/2$ und $\bar{t}$ für den Term $(t_0 + t_1)/2$, so erhalten wir

$$y = C \cos \omega (t - \bar{t}). \tag{5.9.9}$$

Somit ist der Graph wieder eine Sinuskurve. Die Amplitude ist C und die Akrophase $\bar{t}$. Für $t_0 = t_1$ erhalten wir $C = 2c$, was eine *Verdopplung der Amplitude* bedeutet. Andererseits erhalten wir für eine Phasendifferenz von der Hälfte der Periode, das heißt für $t_1 - t_0 = l/2$,

$$\omega \frac{t_1 - t_0}{2} = \frac{360^\circ}{l} \frac{l}{4} = 90^\circ$$

und deswegen ist $C = 2c \cos 90^\circ = 0$. Überlagerung von zwei solchen Funktionen führt zu der trivialen Funktion $y = 0$. Die zwei Fälle sind dargestellt in Abb. 5.23.

Wenn der Prozeß der Überlagerung von Sinuskurven als Interferenz von Lichtwellen angesehen wird, so erhalten wir maximale Verstärkung für $t_0 = t_1$ und Extinktion für $t_1 - t_0 = l/2$. Die prächtigen Farben eines Pfaus werden durch Interferenz des Lichts gebildet und nicht durch Pigmente in den Federn. Tatsächlich zeigen Photographien einer Feder mittels eines Elektronenmikroskops eine feine, gleichmäßige Struktur, die Verstärkung oder Abschwächung der Lichtwellen hervorruft, je nach ihren Frequenzen.

Überlagerung von Sinuswellen mit verschiedenen Frequenzen, Amplituden und Phasen kann zu periodischen Kurven führen, die nicht notwendig einer Sinuskurve gleichen. So können wir Terme addieren von der Form

$$c_i \cos \omega_i (t - t_i) = a_i \cos \omega_i t + b_i \sin \omega_i t \ (i = 1, 2, 3, \ldots).$$

Um Periodizität zu erhalten, müssen wir die Winkelfrequenzen als Vielfache eines gewissen ω, das heißt ω, 2ω, 3ω, 4ω, etc. annehmen. Diese Annahme stimmt mit den Perioden l, $l/2$, $l/3$, $l/4$, etc überein. So gelangen wir zu einer Funktion

$$\begin{aligned} y = a_0 &+ a_1 \cos \omega t + a_2 \cos 2\omega t + \ldots + a_n \cos n\omega t \\ &+ b_1 \sin \omega t + b_2 \sin 2\omega t + \ldots + b_n \sin n\omega t \end{aligned} \tag{5.9.10}$$

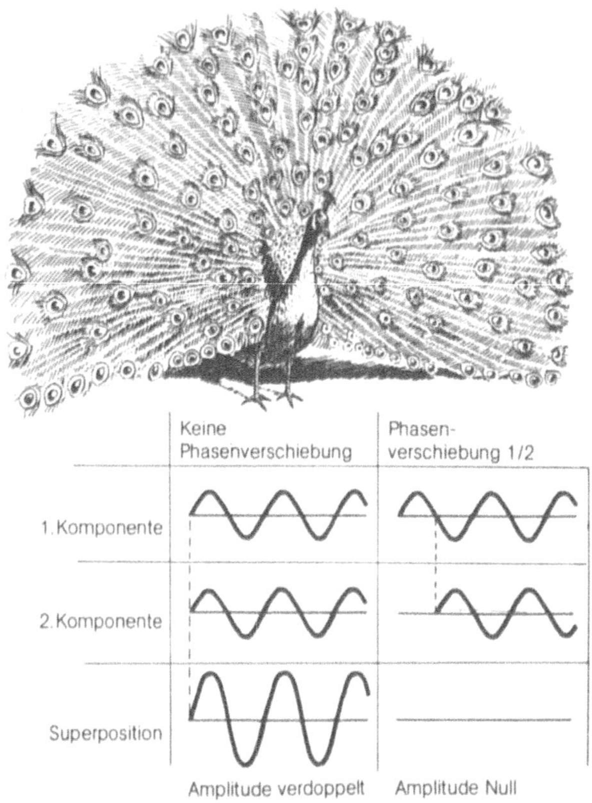

Abb. 5.23. Überlagerung von Sinuskurven mit gleicher Frequenz und Amplitude. In der Optik entstehen auf diese Weise Interferenzfarben, wie wir sie zum Beispiel an den Federn eines Pfaus beobachten. Diese Farben werden nicht durch Pigmente erzeugt

mit $2n + 1$ Termen und der Periode l. Für jede natürliche Zahl wird eine solche Funktion ein *trigonometrisches Polynom* genannt. Anpassung von periodischen Daten durch ein trigonometrisches Polynom wird *harmonische Analyse* oder *Fourier-Analyse*[6] genannt. Die Anwendung von trigonometrischen Polynomen in den Naturwissenschaften wird beschrieben in Bliss (1970), Bliss und Blevins (1959) und Waterman (1963). Eine Anwendung aus der Medizin wird in Abb. 5.24 gezeigt.

Eine andere Anwendung, Vibrationen von gekoppelten Systemen, ist dargestellt in Abb. 5.25.

Wir beschließen das Kapitel mit der Erwähnung eines berühmten mathematischen Resultats: *Eine stetige oder eine mit wenigen Unstetigkeiten behaftete periodische Funktion kann durch ein trigonometrisches Polynom* (5.9.10) *mit einem beliebigen Genauigkeitsgrad dargestellt werden.* Um eine hohe Genaugkeit zu erhalten, muß die Anzahl der Terme entsprechend groß sein. Wenn n nach unendlich strebt, geht das trigonometrische Polynom in eine *Fourierreihe* über.

Zur weiteren Lektüre empfohlen: Defares et al. (1973), Guelfi (1966), Lefort (1967), Smith (1966), Sollberger (1965).

---

6 Jean Baptiste Fourier (1768–1830), französischer Physiker und Mathematiker

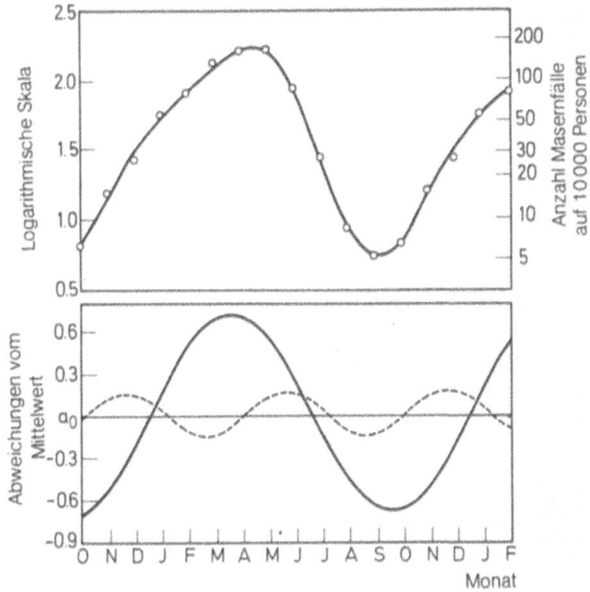

Abb. 5.24. Mittlere Infektionsraten von Masern. Der Verlauf kann durch ein trigonometrisches Polynom angenähert werden (Abbildung nach Bliss und Blevins, 1959)

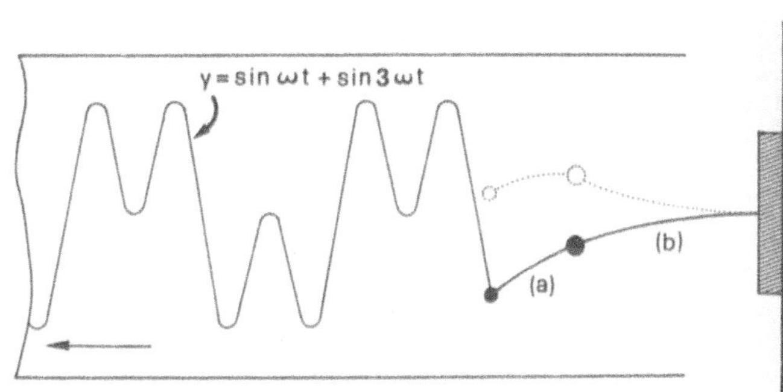

Abb. 5.25. Kopplung zweier vibrierender Lamellen (*a*) und (*b*). Ist die Frequenz der Lamelle (*a*) dreimal so hoch wie diejenige der Lamelle (*b*), so entsteht beim Aufzeichnen auf einem laufenden Papierstreifen ein Wellenbild, wie es die Abbildung zeigt

Übungsaufgaben

5.1.1 Es sei x irgendeine natürliche Zahl $1, 2, 3, \ldots$, und y der Rest nach Division von x durch 5. Wenn also $x = 19$ ist, so ist $y = 4$. Zeigen Sie, daß y eine periodische Funktion ist mit der Periode $l = 5$. Ist $l' = 10$ auch eine Periode?

5.1.2 Es sei x ein Vielfaches von 3, also 3, 6, 9, 12, . . . , und y der Rest nach Division von x durch 5. Ist y eine periodische Funktion von x? Wenn ja, was ist die Periode? Zeichnen Sie ein Bild der Funktion.

5.2.1 Drücken Sie die Winkel 30°, 45°, 60°, 120°, 135°, 270°, 450° im Bogenmaß aus (Beispiel: $90° = \pi/2$ rad).

5.2.2 Der Winkel φ nehme die Werte 0,71 rad, 1,65 rad und 2,90 rad an. Wandeln Sie diese Werte in Grade um (φ = griechisches phi).

5.4.1 Überprüfen Sie graphisch, daß

a) $\sin 156° = \sin 24°$, b) $\sin 240° = -\sin 120° = -\sin 60°$,
c) $\cos(-70°) = \cos 70°$, d) $\cos 105° = -\cos 75°$ gilt.

5.4.2 Bestimmen Sie mit Hilfe einer Tafel numerische Werte für

a) $\sin(-37{,}5°)$, b) $\cos 110°$,
c) $\tan 128°$, d) $\cos(-68{,}1°)$,
e) $\sin 395°$, f) $\tan(-65{,}6°)$.

5.5.1 Eine tanzende Kundschafterbiene signalisiert einen Polarwinkel von 75° im Gegenuhrzeigersinn gegen das Azimuth der Sonne und eine Distanz von 550 m. Wandeln Sie diese Information in rechtwinklige Koordinaten um. (Lesen Sie Abschn. 5.3.)

5.5.2 Eine Kundschafterbiene entdeckt eine Honigquelle am Mittag. Diese Quelle liegt 850 m östlich und 1200 m südlich vom Stock. Welche Polarkoordinaten wird die Biene signalisieren?

5.5.3 In einem Verhaltensexperiment wurden drei Schildkröten an einem Punkt O freigelassen und später beim Rasten beobachtet. Um ihre Position zu messen, wurde eine Polarachse mit Ursprung O und Orientierung nach Osten gewählt. Die Polarwinkel wurden im Gegenuhrzeigersinn gemessen. Die Polarkoordinaten der drei Schildkröten waren:

$r_1 = 27{,}5$ m, $\alpha_1 = 73°$,
$r_2 = 18{,}7$ m, $\alpha_2 = 165°$,
$r_3 = 31{,}3$ m, $\alpha_3 = 106°$.

Wandeln Sie diese Polarkoordinaten in rechtwinklige Koordinaten um, unter der Annahme, daß der Ursprung bei O sei und daß die x-Achse nach Osten und die y-Achse nach Norden zeigen.

5.5.4 Nehmen Sie die gleiche Situation wie im vorhergehenden Problem an. Diesmal sind die rechtwinkligen Koordinaten gegeben:

$x_1 = 20{,}5$ m, $x_2 = -2{,}8$ m, $x_3 = 15{,}3$ m,
$y_1 = 3{,}8$ m, $y_2 = 15{,}6$ m, $y_3 = -8{,}5$ m.

Bestimmen Sie die entsprechenden Polarkoordinaten.

5.5.5 Bestimmen Sie die folgende Menge von Winkeln:

a) $\{\alpha | \sin\alpha = 0{,}500,\ 0 < \alpha < 360°\}$,
b) $\{\beta | \sin\beta \geqq 0{,}500,\ 0 < \beta < 360°\}$.

5.5.6 Bestimmen Sie die folgende Menge von Winkeln:

a) $\{\varphi | \cos\varphi > 0{,}914, -90° < \varphi < 90°\}$,

b) $\{\theta | 0 < \tan\theta < 1{,}60,\ 0 < \theta < 360°\}$.

5.5.7 Die Steigung einer geraden Linie in einem rechtwinkligen Koordinatensystem wird gemessen durch $a = \Delta y/\Delta x$ (siehe Abschn. 3.6). Nehmen Sie an, daß Δx und Δy in der gleichen Längeneinheit gemessen und gezeichnet sind. Dann, und nur dann, ist es sinnvoll, nach dem Neigungswinkel zu fragen. Dies ist der Winkel α, um dessen Betrag wir die x-Achse im Gegenuhrzeigersinn zu drehen haben, bis sie (zum ersten Mal) mit der gegebenen geraden Linie zusammenfällt. Der Neigungswinkel ist beschränkt auf $0° \leqq \alpha < 180°$.

Gegeben sind

a) $\Delta x = 15$ cm, $\Delta y = 7$ cm,
b) $\Delta x = 8$ cm, $\Delta y = -6$ cm,
c) $\Delta x = -5$ cm, $\Delta y = 3$ cm,
d) $\Delta x = -5$ cm, $\Delta y = -9$ cm.

Bestimmen Sie den Neigungswinkel zuerst graphisch und dann numerisch, unter Verwendung von Formel (3.5.3).

5.6.1 Ein senkrechter Pfahl von 2 m Länge wirft einen Schatten auf eine waagrechte Ebene. Die Sonnenstrahlen haben einen Neigungswinkel von $\theta = 67°$ zur waagrechten Ebene.
a) Wie lange ist der Schatten?
b) Wie lange wäre der Schatten, wenn der Pfahl horizontal und die Ebene senkrecht zur Sonne wären?

5.6.2 Die Neigungswinkel α von Bergpfaden variieren von 0° bis 15° ohne Stufen und von 15° bis 45° mit Stufen. Welches sind die Schranken für die Steigung, d.h. von $\tan\alpha$? Wenn der durchschnittliche Neigungswinkel $\alpha = 12°$ ist, wieviele Kilometer horizontaler Distanz muß ein Bergsteiger wandern, wenn er 1200 m vertikaler Distanz klettern will?

5.6.3 Während feuchter Perioden liegt eine dünne Schicht Wasser auf gefallenen Blättern und anderen organischen Resten auf dem Erdboden. Auf diesem Film werden Bakterien, Protozoen, Pilze und Sporen etwas in die Höhe getrieben (Bandoni und Koske, 1974). Wenn der Neigungswinkel 10°, 30° oder 50° beträgt und die schräg aufwärts getriebene Strecke $d = 5$ cm beträgt, berechnen Sie den Niveauunterschied h, der von den Mikroorganismen überwunden wurde.

5.6.4 In einer Studie über den menschlichen Oberschenkelknochen werden die zwei Winkel α und δ wie in Abb. 5.18 eingeführt. Beweisen Sie, daß

$$\tan\delta/\tan\alpha = \cos(\beta_1 - 90°).$$

5.7.1 In einer Tafel finden wir $\sin 37{,}4° = 0{,}6074$ und $\cos 37{,}4° = 0{,}7944$. Überprüfen Sie mit diesen Werten die Gleichung $\sin^2\alpha + \cos^2\alpha = 1$.

5.7.2 Zeigen Sie durch Anwendung der Formeln (5.7.1) und (5.7.4), daß

$$\cos 2\alpha = 2\cos^2\alpha - 1 = 1 - 2\sin^2\alpha.$$

*5.8.1 Bestimmen Sie die Gleichung $r = f(\alpha)$ in Polarkoordinaten für die Linie $y = 2$.

*5.8.2 Zeichnen Sie den Graphen von

a) $r = |\sin\alpha|$, b) $r = |\sin 2\alpha|$.

*5.9.1 Zeichnen Sie $y = 1 + 2\cos 2\pi t$ in rechtwinkligen Koordinaten.

*5.9.2 Ein gewisser Biorhythmus kann angenähert beschrieben werden durch die Formel

$$y = 2{,}5 + 1{,}5 \cos \frac{360°}{24\ \mathrm{h}} (t - 5\ \mathrm{h}) \qquad (\mathrm{h} = \text{Stunden})$$

Zeichnen Sie die Funktion für $t = 0, 1, 2, \ldots, 24$ Std. Welches sind die Periode, die Amplitude und die Phase des maximalen y-Wertes (Akrophase)?

*5.9.3 Zeichnen Sie $y = \cos x + \cos 2x$.

*5.9.4 Zeichnen Sie $y = \sin x + \frac{1}{2}\sin 2x$.

Kapitel 6

Exponential- und Logarithmusfunktionen I

6.1 Folgen

Wir begannen das erste Kapitel mit einer Betrachtung über das Wachstum eines Fohlens. Es wurde vorausgesetzt, daß das Gewicht mit einer Rate von 20% während aufeinanderfolgenden Zeitintervallen von gleicher Länge anwächst. Es sei w das Anfangsgewicht und p die Wachstumsrate. Die Gewichte am Ende von 0, 1, 2, ... Zeitintervallen sind dann

$$w,\ w\left(1+\frac{p}{100}\right),\ w\left(1+\frac{p}{100}\right)^2,\ w\left(1+\frac{p}{100}\right)^3,\ \ldots .$$

In abgekürzter Schreibweise

$$q = 1 + \frac{p}{100} \tag{6.1.1}$$

betragen die Gewichte

$$w,\ wq,\ wq^2,\ wq^3,\ wq^4,\ \ldots . \tag{6.1.2}$$

Eine Anordnung von Werten, so wie in (6.1.2), ist ein Beispiel einer *Folge*. Um eine Definition einer Folge zu erhalten, beginnen wir mit der Menge der natürlichen Zahlen

$$1, 2, 3, \ldots$$

und wählen diese Menge als Definitionsbereich einer Funktion $y = f(x)$. Die Werte y, geordnet in der gleichen Reihenfolge wie die natürlichen Zahlen, sind dann

$$f(1), f(2), f(3), \ldots .$$

Diese Anordnung nennt man eine *Folge*.

Manchmal ist der Definitionsbereich $\{0, 1, 2, \ldots\}$, d.h. er enthält auch die Null, oder er ist endlich, z.B. $\{5, 6, 7, 8, 9\}$ oder wir ziehen die negativen ganzen Zahlen vor, z.B. $\{-1, -2, \ldots\}$.

Wir können deshalb eine Folge als einen speziellen Typ einer Funktion verstehen. Der Definitionsbereich (Werte von x) besteht aus aufeinanderfolgenden ganzen Zahlen und die Bildmenge (Werte von $y = f(x)$) aus entsprechend geordneten Werten. Unser Beispiel (6.1.2) könnte als Funktion geschrieben werden:

$$y = wq^x, \quad x \in \{0, 1, 2, \ldots\}. \tag{6.1.3}$$

Nehmen wir ein anderes Beispiel: Unter idealen Bedingungen kann sich eine Zelle in einem bestimmten Zeitintervall in zwei andere Zellen teilen. Die neuen Zellen teilen sich erneut nach Ablauf desselben Zeitintervalls. Wir setzen voraus, daß die Zeit in Einheiten gemessen wird, welche der Zeit entsprechen, die gerade für eine Zellteilung gebraucht wird. Es bezeichne t die Zeit und N die Anzahl Zellen. Dann erhalten wir die Folge 1, 2, 4, 8, 16, ... oder

$$N = 2^t, \qquad t \in \{0, 1, 2, \ldots\}. \tag{6.1.4}$$

Wieder eine andere Folge entsteht, wenn eine radioaktive Substanz zerfällt. Das Kohlenstoffatom ^{14}C hat eine Halbwertzeit von 5760 Jahren. Das bedeutet, daß sich in der Substanz die Anzahl N der ^{14}C-Atome nach Ablauf von 5760 Jahren auf $N/2$ verringert hat. Bezeichnet nun t die Zeit, gemessen in Einheiten von 5760 Jahren, und N_0 die Anzahl ^{14}C-Atome in der Substanz zur Zeit $t = 0$, so erhalten wir die Folge

$$N = N_0 \cdot 2^{-t}, \qquad t \in \{0, 1, 2, \ldots\}. \tag{6.1.5}$$

Wir stellen fest, daß in allen drei Beispielen die unabhängige Variable der *Exponent* einer Potenz ist. In einem solchen Fall sprechen wir von einer *geometrischen Folge*. Die allgemeine Form lautet $a, aq, aq^2, aq^3, \ldots$ oder

$$y = aq^x, \qquad x \in \{0, 1, 2, \ldots\}. \tag{6.1.6}$$

Zwei aufeinanderfolgende Glieder einer geometrischen Folge haben ein konstantes Verhältnis, in unserer Schreibweise q. Es seien aq^n und aq^{n+1} zwei aufeinanderfolgende Glieder. Dann erhalten wir tatsächlich $aq^{n+1}/aq^n = q$. Die Zahl q heißt *gemeinsames Verhältnis*.

Geometrische Folgen sind nahe verwandt mit dem *geometrischen Mittel*, das wir in der Formel (1.8.2) einführten. Wir betrachten drei aufeinanderfolgende Glieder von (6.1.6), z.B.

$$aq^{n-1}, \quad aq^n, \quad aq^{n+1}.$$

Nun bilden wir das geometrische Mittel des ersten und des dritten Gliedes

$$\sqrt{aq^{n-1} \cdot a\,q^{n+1}} = \sqrt{a^2 q^{2n}} = aq^n,$$

d.h. wir erhalten das zweite Glied, Mit anderen Worten: *Jedes Glied einer geometrischen Folge ist das geometrische Mittel des vorhergehenden und des folgenden Gliedes.*

Geometrische Folgen kann man mit *arithmetischen Folgen* der Form

$$b, \quad a + b, \quad 2a + b, \quad 3a + b, \quad 4a + b, \ldots$$

oder

$$y = ax + b, \qquad x \in \{0, 1, 2, \ldots\}. \tag{6.1.7}$$

vergleichen. Dies kann man als eine lineare Funktion mit einem Definitionsbereich bestehend aus aufeinanderfolgenden natürlichen Zahlen interpretieren. Die arithmetische Folge hat ähnliche Eigenschaften wie eine geometrische Folge:

Zwei aufeinanderfolgende Glieder einer arithmetischen Folge unterscheiden sich durch einen konstanten Wert, in unserer Schreibweise durch die Zahl a. Diese Zahl heißt *gemeinsame Differenz*.

Wir betrachten drei aufeinanderfolgende Glieder einer arithmetischen Folge, z.B.

$$a(n-1) + b, \qquad an + b, \qquad a(n+1) + b.$$

Das zweite Glied, $an + b$, ist das arithmetische Mittel der beiden anderen Glieder. Mit anderen Worten: *Jedes Glied einer arithmetischen Folge ist das arithmetische Mittel des vorhergehenden und des folgenden Gliedes.*

Um ein tieferes Verständnis zu gewinnen, vergleichen wir geometrische und arithmetische Folgen an Hand einer graphischen Darstellung. Wir beginnen mit Abb. 6.1. Ein Winkel mit dem Scheitelpunkt O und den Schenkeln g und g' wird durch zwei Mengen von parallelen Linien $AA' \parallel BB' \parallel CC'$ usw. und $A'B \parallel B'C \parallel C'D$ usw.

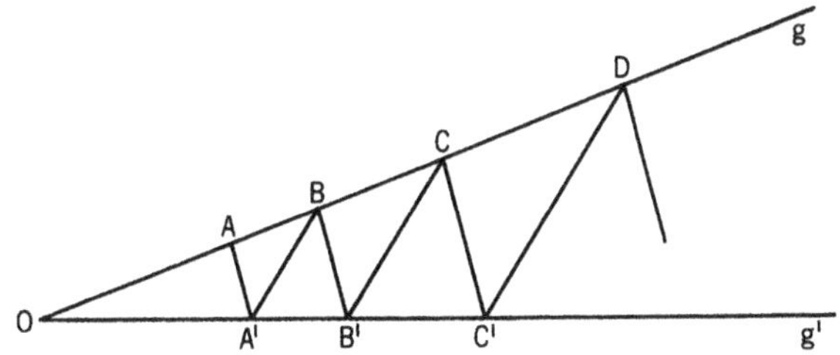

Abb. 6.1. Konstruktion einer geometrischen Folge

unterteilt. Da die Dreiecke OAA' und OBB' ähnlich sind, ergibt sich für die Längen der entsprechenden Seiten

$$OA/OB = OA'/OB'.$$

Auf die gleiche Art erhalten wir von den ähnlichen Dreiecken OBA' und OCB'

$$OA'/OB' = OB/OC.$$

Wenn wir die beiden Ergebnisse miteinander verknüpfen, so ergibt sich

$$OA/OB = OB/OC.$$

Damit sind OA, OB, OC drei aufeinanderfolgende Glieder einer geometrischen Folge. Diese Schlußfolgerung kann ohne weiteres auf mehr als auf drei Glieder ausgedehnt werden. Die Abschnitte OA, OB, OC, ... der Abb. 6.1 werden in Abb. 6.2a als Ordinaten $y_1, y_2, y_3, \ldots$ auf einer y-Achse interpretiert.

Ersetzen wir andererseits die Schenkel g und g' eines Winkels durch zwei parallele Linien und wenden darauf das gleiche Verfahren an, so erhalten wir eine arithmetische Folge $y_1, y_2, y_3, \ldots$ wie Abb. 6.2b zeigt. Diese Darstellungsweise von geometrischen und arithmetischen Folgen wurde nach Gebelein und Heite (1951) entnommen.

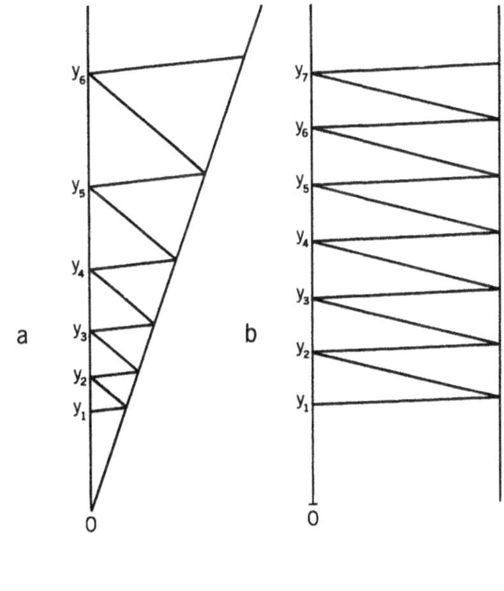

Abb. 6.2. Geometrische und arithmetische Folgen, konstruiert mit zwei Mengen von parallelen Geraden

6.2 Exponentialfunktion

Ein Lebewesen wächst nicht schrittweise. Es wächst gleichmäßig. Wir können uns deshalb fragen, ob auch die Folge (6.1.3) eine Bedeutung hat, wenn x nicht nur eine gerade Zahl, sondern eine gebrochene oder gar reelle Zahl ist. Mathematisch gesprochen ersetzen wir den Definitionsbereich $\{0, 1, 2, \ldots\}$ durch die Menge $\mathbb{R}$ der reellen Zahlen. Zuerst erweitern wir die Folge $2, 2^2, 2^3, 2^4, \ldots$ in der entgegengesetzten Richtung: $2^0 = 1, 2^{-1} = \frac{1}{2}, 2^{-2} = 1/4, \ldots$. Dann betrachten wir auch gebrochene Exponenten, z.B. $2^{0,5} = 2^{\frac{1}{2}}$ oder mit dem Wurzelzeichen $\sqrt{2} = 1{,}414\ldots$. Gleichermaßen gilt $2^{0,25} = 2^{1/4} = \sqrt[4]{2} = 1{,}189\ldots$, $2^{0,75} = 2^{3/4} = \sqrt[4]{8} = 1{,}681\ldots$, $2^{1,25} = 2^{5/4} = \sqrt[4]{32} = 2{,}378\ldots$ usw. Die bisher gefundenen Werte sind in Abb. 6.3 dargestellt. Weitere Werte der Funktion $y = 2^x$ könnten wir ohne weiteres mit Tabellen von Quadrat- und Kubikwurzeln finden. Die Funktion $y = 2^x$ ist ausreichend definiert, solange x eine rationale Zahl ist. Irrationale Werte von x, wie z.B. $x = \sqrt{2}$ oder $x = \pi$ erschweren allerdings eine Definition für $y = 2^x$ (Definition s. Abschn. 10.5). Dem Leser sei versichert, daß eine Definition möglich ist und daß die Funktion $y = 2^x$ für alle reellen Werte von x, das heißt für $x \in \mathbb{R}$, durch die ausgezogene Linie in Abb. 6.3 dargestellt werden kann.

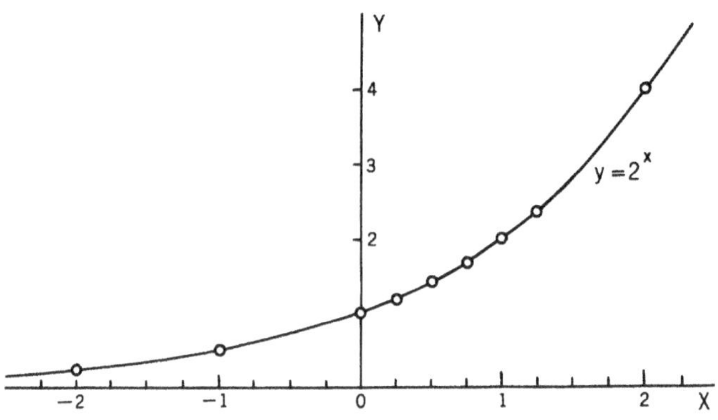

Abb. 6.3. Graph der Funktion $y = 2^x$

Die Funktion $y = 2^x$ und allgemeiner die Funktion

$$y = aq^x, \qquad q > 0, \qquad x \in \mathbb{R} \tag{6.2.1}$$

mit den zwei Parametern a und q nennt man eine *Exponentialfunktion*. $q > 0$ wird vorausgesetzt, da Werte wie 0^{-1} und $(-1)^{\frac{1}{2}}$ entweder nicht definiert oder keine reellen Zahlen sind. Der Name "Exponentialfunktion" rührt von der Eigenschaft her, daß die unabhängige Variable im Exponenten steht. Die Exponentialfunktion darf nicht mit der Potenzfunktion $y = ax^n$ verwechselt werden. Bei einer Potenzfunktion ist der Exponent eine Konstante, und die unabhängige Variable ist die *Basis* der Potenz. Man vergleiche den Graphen einer Potenzfunktion in Abb. 4.1 mit dem Graphen einer typischen Exponentialfunktion (Abb. 6.3).

Eine geometrische Folge ist, wie wir gesehen haben, nur ein Spezialfall einer Exponentialfunktion, bei welcher der Definitionsbereich auf fortlaufende ganze Zahlen beschränkt ist. In diesem Zusammenhang wäre es wünschenswert, das historische Wort "geometrisch" zu vermeiden und vielmehr von einer *exponentiellen Folge* zu sprechen. Analog würde man eine arithmetische Folge besser *lineare Folge* nennen (vgl. Formel (6.1.7)).

6.3 Umkehrfunktionen

Die Exponentialfunktionen $y = aq^x$ und $N = 2^t$ wurden im Zusammenhang mit dem Wachstum, resp. Verdoppelung der Zellzahl eingeführt. Häufig ergibt sich folgende Frage: Gegeben ist der Wert von y oder N, d.h. der Wert der abhängigen Variablen. Zu welchem Zeitpunkt des Wachstums oder der Zellteilung erreicht die Funktion den gegebenen Wert? Damit müssen wir den Wert der unabhängigen Variablen x oder t berechnen. Zur Lösung dieses Problems würde man vergeblich Rechenoperationen wie z.B. Addition, Subtraktion, Multiplikation, Division oder Wurzelziehen anwenden. Es wird eine neue Rechenoperation verlangt, der Gebrauch von Logarithmen. Doch zunächst wollen wir den Begriff der *Umkehrfunktion* einführen.

Bei einer linearen Funktion $y = ax + b$ ist es einfach, x in Werten von y zu finden. Wir erhalten $x = (y - b)/a$, vorausgesetzt daß $a \neq 0$ ist. Hier ist y die unabhängige und x die abhängige Variable. Für jeden Wert von y ist die Größe x genau bestimmt. Damit ist x eine Funktion von y. Sie heißt *Umkehrfunktion* oder *inverse Funktion*.

Im Falle der Potenzfunktion $y = ax^n$ können wir die Gleichung ebenfalls nach x auflösen. Wir erhalten $x = (y/a)^{1/n}$, vorausgesetzt daß $y/a > 0$ ist. Trotzdem kann es gewisse Zweideutigkeiten geben. Betrachten wir z.B. die quadratische Funktion $y = x^2$. Für einen gegebenen Wert y ergeben sich zwei verschiedene Lösungen, $x = \sqrt{y}$ und $x = -\sqrt{y}$. Infolge dieser Zweideutigkeit ist x keine Funktion von y, außer wir akzeptieren einige Einschränkungen. Abb. 6.4 stellt den Graphen einer Funktion dar, bei der das Problem, x bei gegebenen y zu finden, zu noch weit größerer Unbestimmtheit führt.

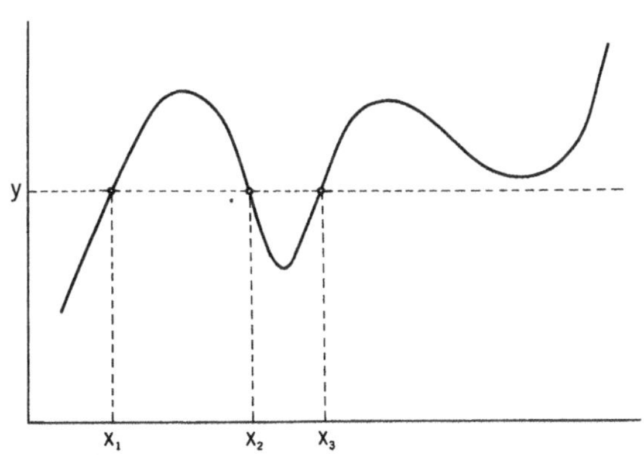

Abb. 6.4. Graph einer nichtmonotonen Funktion. Hier gibt es keine Umkehrfunktion; zu einem gegebenen y-Wert gibt es mehr als einen x-Wert

Um Schwierigkeiten zu vermeiden, müssen wir Funktionen ausschließen, deren Werte zu- und abnehmen. Wir müssen uns auf Funktionen beschränken, die entweder wachsen oder fallen, aber nicht beides zugleich. Ein Blick auf Abb. 6.3 zeigt, dass $y = 2^x$ für alle Werte von x wächst. Wir sagen, die Funktion sei *monoton wachsend*, da $2^{x_2} > 2^{x_1}$ für alle $x_2 > x_1$ gilt.

Der Definitionsbereich einer Funktion $y = f(x)$ sei im allgemeinen ein *Intervall* auf der x-Achse. x_1 und x_2 seien zwei Werte innerhalb dieses Intervalls. *Gilt die Eigenschaft*

$$f(x_2) > f(x_1) \qquad (6.3.1)$$

für alle $x_2 > x_1$, so heißt die Funktion *monoton wachsend. Gilt gleichermaßen die Eigenschaft*

$$f(x_2) < f(x_1) \qquad (6.3.2)$$

für alle $x_2 > x_1$, so heißt die Funktion *monoton fallend*[1].

Eine Funktion ist monoton, wenn sie entweder monoton wachsend oder monoton fallend ist.

Beispiel 6.3.1. Die lineare Funktion $y = ax + b$ ist monoton wachsend für alle Werte von x, wenn $a > 0$ ist und monoton fallend, wenn $a < 0$ ist. Im ersten Fall ist die Steigung positiv, im zweiten Fall negativ.

Die Potenzfunktion $y = 1/x = x^{-1}$ ist monoton fallend für $x > 0$ und ebenso für $x < 0$. Die Funktion ist in Abb. 6.5a für den Definitionsbereich $x > 0$ gezeichnet.

Die Potenzfunktion $y = x^2$ ist monoton wachsend für den Definitionsbereich $x \geqq 0$, hingegen monoton fallend für $x \leqq 0$. Ohne Einschränkung des Definitionsbereiches ist $y = x^2$ überhaupt nicht monoton (siehe Abb. 6.5b).

Die Exponentialfunktion $y = 2^{-x}$ ist monoton fallend für alle Werte von x. Der Graph ist gezeichnet in Abb. 6.5c.

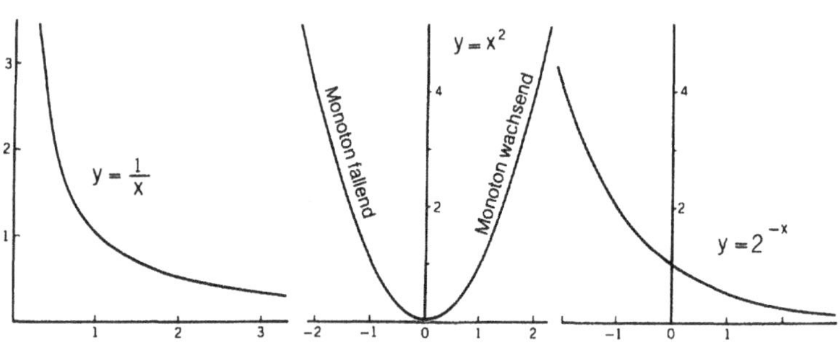

Abb. 6.5. Beispiele monotoner Funktionen

Beispiel 6.3.2. Die Winkelfunktion $y = \sin\alpha$ ist monoton wachsend, monoton fallend oder nicht monoton, je nach Wahl des Definitionsbereichs. Z.B. für $-90° < \alpha$

1 Manchmal ist es wichtig, den Unterschied zwischen "*monoton*" und "*echt monoton*" zu beachten. Eine Funktion $f(x)$ heißt monoton wachsend schon bei der schwächeren Bedingung $f(x_2) \geq f(x_1)$ für alle $x_2 > x_1$. Wenn aber das Gleichheitszeichen nicht gilt wie in (6.3.1), dann handelt es sich um ein echt monotones Wachstum. Die analoge Unterscheidung gilt für monotones Fallen

$< 90°$ ist der Sinus monoton wachsend, für $90° < \alpha < 270°$ ist er monoton fallend. Aber für $0 < \alpha < 180$ ist der Sinus nicht monoton (Abb. 5.8).

Beispiel 6.3.3. In der Regel nimmt mit zunehmender Meereshöhe die Temperatur der umgebenden Luft ab. Trotzdem braucht dieser Abfall nicht monoton zu sein. Zum Beispiel beobachten wir im Winter häufig eine *Temperaturumkehr*: In den Bergen kann die Sonne die Luft oberhalb des Nebels über den Gefrierpunkt aufheizen, während die Temperatur im Tal unter 0°C bleibt (Abb. 6.6).

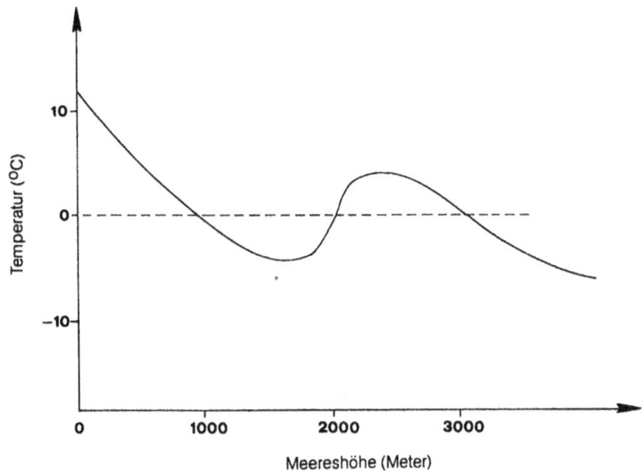

Abb. 6.6. Temperaturinversion über einer Nebeldecke. Die Funktion ist nicht monoton, weil die gleiche Temperatur in ganz verschiedenen Höhenlagen vorkommen kann. Man kann daher nicht von der Temperatur auf die Höhenlage schließen

Nun sind wir genügend vorbereitet, um ein wichtiges Ergebnis zu verstehen. *Eine monotone Funktion $y = f(x)$ besitzt stets eine Umkehrfunktion.* Der Beweis ist in Abb. 6.7a-c dargestellt. Abb. 6.7a zeigt eine monoton wachsende Funktion in einem gewissen Intervall der x-Achse. Es wird vorausgesetzt, daß die Funktion keine Sprünge macht. Unter dieser Bedingung ist die Bildmenge der Funktion ein Intervall auf der y-Achse. Ist y ein Wert der Bildmenge, so schneidet die Linie durch den Punkt $(0, y)$ und parallel zur x-Achse die Kurve in genau einem Punkt. Damit ist der zu y entsprechende x-Wert eindeutig bestimmt. Dasselbe gilt auch für eine monoton fallende Funktion ohne Sprung, wie Abb. 6.7b zeigt. In Abb. 6.7c nimmt man schließlich an, daß die Funktion bei $x = x_0$ einen Sprung macht (Unstetigkeit). Während der Definitionsbereich ein Intervall der x-Achse ist, besteht die Bildmenge aus zwei nicht aneinandergrenzenden Intervallen. Wenn aber *y zur Bildmenge gehört, so existiert genau ein Wert von x*, der y zugeordnet werden kann. Damit ist x in allen Fällen eindeutig bestimmt durch y. Es gibt tatsächlich eine Umkehrfunktion.

Es sei $y = f(x)$ sei eine monotone Funktion. Mit $x = g(y)$ bezeichnen wir dann die Umkehrfunktion. Während $y = f(x)$ den Definitionsbereich auf die Bildmenge abbildet, wird durch $x = g(y)$ die Bildmenge auf den Definitionsbereich abgebildet. Die Umkehrfunktion von $y = f(x)$ wird oft mit $x = f^{-1}(y)$ bezeichnet. Die hochgestellte Zahl -1 darf nicht mit einem Exponenten verwechselt werden, obwohl dieses Symbol auf Grund von gewissen Ähnlichkeiten mit dem Reziprokwert gewählt wurde.

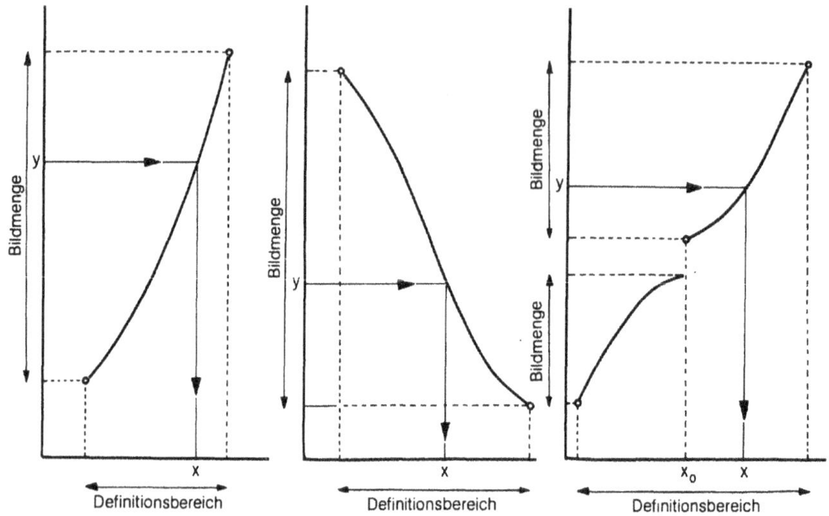

Abb. 6.7. Zu jeder monotonen Funktion existiert eine Umkehrfunktion, da x durch y eindeutig bestimmt wird

Gelegentlich betrachtet man die Umkehrfunktion völlig unabhängig von der ursprünglichen Funktion. Üblicherweise ändert man dann wieder die Bezeichnungen und schreibt für die unabhängige Variable x und für die abhängige Variable y. Anstelle von $x = g(y)$ ergäbe sich dann $y = g(x)$. Folgerichtig müssen nun sowohl x- und y-Achse, als auch Bildmenge und Definitionsbereich ausgetauscht werden. Der Graph der ursprünglichen Funktion wird durch dieses Verfahren in eine neue Lage gebracht. Werden x und y in den gleichen Einheiten gemessen, kann der Wechsel als Spiegelung an der Geraden $x = y$ interpretiert werden (Abb. 6.8).

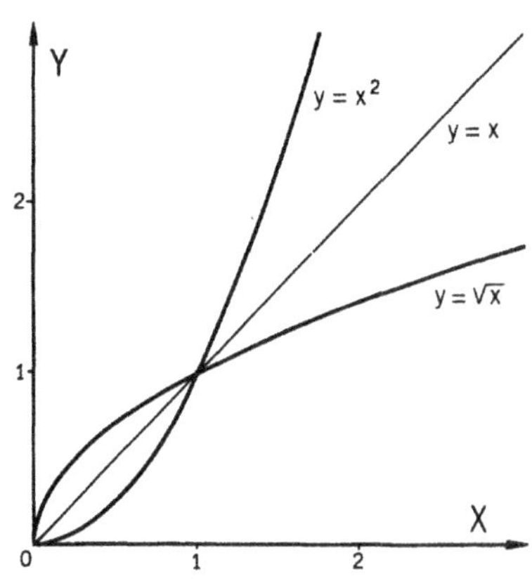

Abb. 6.8. Die Funktion $y = x^2$ für $x \geq 0$ und die Umkehrfunktion $y = \sqrt{x}$. Auf beiden Achsen wurde die gleiche Längeneinheit gewählt; dann liegen die beiden Kurven spiegelbildlich zur Geraden $y = x$

Beispiel 6.3.4. $y = x^2$ mit den Definitionsbereich $x \geqq 0$ und der Bildmenge $y \geq 0$. Die Umkehrfunktion ist $y = \sqrt{x}$ mit dem Definitionsbereich $x \geq 0$ und der Bildmenge $y \geq 0$ (Abb. 6.8).

Die Funktion $y = 1/x$ mit dem Definitionsbereich $x > 0$ und der Bildmenge $y > 0$ hat eine inverse Funktion, die mit der ursprünglichen Funktion identisch ist.

Beispiel 6.3.5. $y = \sin\alpha$ mit den Definitionsbereich $-90° \leqq \alpha \leqq +90°$ und der Bildmenge $-1 \leqq y \leqq +1$. Die Umkehrfunktion heißt *Arcussinusfunktion*. Wir schreiben $\alpha = \arcsin x$ oder $\alpha = \sin^{-1}x$ mit dem Definitionsbereich $-1 \leqq x \leqq +1$ und der Bildmenge $-90° \leqq \alpha \leqq +90°$. Die hochgestellte Zahl -1 ist kein Exponent, und $\sin^{-1}x$ darf nicht mit $1/\sin x$ verwechselt werden.

Beispiel 6.3.6. $y = \tan\alpha$ mit den Definitionsbereich $-90° \leqq \alpha \leqq +90°$. Wie Abb. 5.13 zeigt, ist $\tan\alpha$ monoton wachsend. Die Umkehrfunktion ist $\alpha = \text{arc}\tan x$. Die Funktion ist definiert für alle $x \in \mathbb{R}$, aber α ist beschränkt auf das Intervall $-90° \leqq \alpha \leqq +90°$.

Die Umkehrfunktion einer monoton wachsenden Funktion (ohne Sprung) ist ebenfalls wachsend. Für monoton fallende Funktionen gilt die analoge Eigenschaft.

6.4 Logarithmusfunktion

Die Funktion $y = 2^x$ mit dem Definitionsbereich $\mathbb{R}$ (Menge aller reellen Zahlen) und der Bildmenge $y > 0$ ist monoton wachsend (Abb. 6.3). Dasselbe gilt für alle Exponentialfunktionen $y = aq^x$ mit $a > 0$ und $q > 1$. Daher existiert auch eine Umkehrfunktion. Sie heißt *Logarithmusfunktion*. Im besonderen Fall $y = 2^x$ schreiben wir für die Umkehrfunktion $x = \log_2 y$ oder nach Vertauschen von x und y

$$y = \log_2 x. \tag{6.4.1}$$

Sowohl die ursprüngliche Funktion als auch die Umkehrfunktion sind in Abb. 6.9 aufgezeichnet. Der Definitionsbereich der Logarithmusfunktion (6.4.1) ist das Intervall $x > 0$, d.h. wir erhalten den Logarithmus nur von positiven Zahlen. Die Bildmenge ist $\mathbb{R}$, d.h. ein Logartithmus kann jeden beliebigen reellen Wert annehmen. Die inverse Aussage von $2^3 = 8$ ist $\log_2 8 = 3$. Ähnlich geht $\log_2(1/16) = -4$ auf $2^{-4} = 1/16$ zurück.

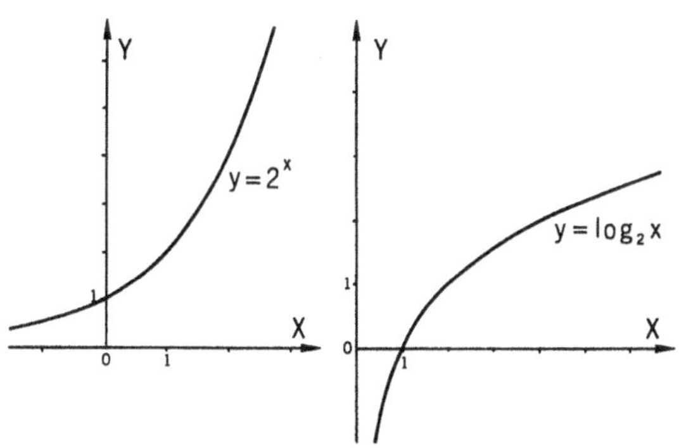

Abb. 6.9 Eine Exponentialfunktion und ihre Umkehrfunktion

Im folgenden wollen wir uns auf den *gemeinen* oder *Zehnerlogarithmus*[2] mit der Basis 10 konzentrieren. Anstelle von $\log_{10}$ schreiben wir nur noch log. Nun führen wir einige Zehnerpotenzen zusammen mit der inversen Aussage auf (die Dezimalbrüche sind gerundet):

$$\begin{array}{llll}
10^3 = 1000, & \log 1000 & = & 3, \\
10^{2,30103} = 200, & \log 200 & = & 2{,}30103, \\
10^2 = 1000, & \log 100 & = & 2, \\
10^{1,30103} = 20, & \log 20 & = & 1{,}30103, \\
10^1 = 10, & \log 10 & = & 1, \\
10^{0,30103} = 2, & \log 2 & = & 0{,}30103, \\
10^0 = 1, & \log 1 & = & 0, \\
10^{-0,69897} = 0{,}2, & \log 0{,}2 & = & -0{,}69897 = 0{,}30103 - 1, \\
10^{-1} = 0{,}1, & \log 0{,}1 & = & -1.
\end{array}$$

Jeder positiven Zahl ist ein eindeutiger Logarithmus zugeordnet. Die ursprüngliche positive Zahl heißt *Antilogarithmus*. z.B. ist der Antilogarithmus von 0,30103 gleich 2. Jedem Logarithmus entspricht auch ein einziger Antilogarithmus. Daher besteht zwischen Logarithmus und Antilogarithmus eine eineindeutige Beziehung.

Wir werden vier Grundregeln für logarithmisches Rechnen ableiten:

$$\log ab = \log a + \log b \quad (a > 0,\ b > 0), \tag{6.4.2}$$
$$\log 1/a = -\log a \quad (a > 0), \tag{6.4.3}$$
$$\log a/b = \log a - \log b \quad (a > 0,\ b > 0), \tag{6.4.4}$$
$$\log a^n = n \log a \quad (a > 0,\ n \in \mathbb{R}). \tag{6.4.5}$$

Den Beweisen liegen einige allgemein bekannte Potenzregeln zugrunde (s. Abschn. 1.14). Es sei

$$a = 10^u, \quad \text{d.h.} \quad u = \log a,$$
$$b = 10^v, \quad \text{d.h.} \quad v = \log b.$$

Daraus folgt

$$ab = 10^u \cdot 10^v = 10^{u+v}$$

und $\log ab = u + v = \log a + \log b$ wie in (6.4.2). Ferner gilt

$$1/a = 1/10^u = 10^{-u}.$$

Somit $\log 1/a = -u = -\log a$ wie in (6.4.3). Aus (6.4.2) und (6.4.3) folgt, daß

$$\log a/b = \log a(1/b) = \log a + \log 1/b = \log a - \log b$$

ist, womit (6.4.4) bewiesen ist. Schließlich gilt

$$a^n = (10^n)^u = 10^{nu},$$

$\log a^n = nu = n \log a$, womit (6.4.5) bewiesen ist. Formel (6.4.5) gilt auch für gebrochene und negative Potenzen, da n jede beliebige reelle Zahl sein kann. So ist z.B.

$$\log \sqrt[3]{a} = \log a^{1/3} = (1/3) \log a.$$

Die Multiplikation von zwei Zahlen a und b wird durch die Formel (6.4.2) zu einer simplen Addition vereinfacht. Diese Verfahren wird beim *Rechenschieber* angewendet, einem handlichen und billigen Hilfsmittel, das auch das Computerzeitalter überleben wird. Andererseits stellen wir fest, daß der Logarithmus einer Summe, z.B. $\log(a + b)$, nicht durch Terme von $\log a$ und $\log b$ ausgedrückt werden kann.

2 Der natürliche Logarithmus mit der Basis e = 2,71828 . . . wird in Kap. 10 eingeführt

Der numerische Wert eines Zehnerlogarithmus besteht aus zwei Teilen, der *Kennzahl* und der *Mantisse*. In einer Logarithmentafel finden wir die Mantisse, d.h. die Dezimalstellen des Logarithmus. Zum Beispiel ist in einer vierstelligen Tabelle die Mantisse von log 73 gleich 8,633. Wie wir wissen, liegt log 73 zwischen $\log 10 = 1$ und $\log 100 = 2$. Deshalb ist der ganzzahlige Teil oder die Kennzahl gleich 1 und daher $\log 73 = 1{,}8633$. Eine Verschiebung der Dezimalstelle beeinflußt nur die Kennzahl, nicht aber die Mantisse. Tatsächlich ist $\log 730 = \log 10 \times 73 = \log 10 + \log 73 = 1 + 1{,}8633 = 2{,}8633$. Ähnlich ergibt sich für $\log 7300 = 3{,}8633$, $\log 73000 = 4{,}8633$, usw. In der entgegengesetzten Richtung erhalten wir $\log 7{,}3 = \log 73/10 = 1{,}8633 - 1 = 0{,}8633$, $\log 0{,}073 = 0{,}8633 - 2$, $\log 0{,}0073 = 0{,}8633 - 3$, usw.

Vierstellige Werte von Zehnerlogarithmen gibt Tafel D des Anhangs.

Logarithmen verwandeln ein *geometrisches Mittel*, sagen wir $(AB)^{\frac{1}{2}}$, in ein *arithmetisches Mittel* von log A und log B:

$$\log (AB)^{1/2} = \tfrac{1}{2}(\log A + \log B).$$

Logarithmiert man alle Glieder von

$$a, aq, aq^2, aq^3, \ldots$$

und schreibt $\log a = c$, $\log q = d$, so erhalten wir

$$c, c + d, c + 2d, c + 3d, \ldots$$

das heißt, *logarithmiert man die Glieder einer geometrischen oder exponentiellen Folge, entsteht eine arithmetische oder lineare Folge.*

Schließlich bestimmen wir noch die Umkehrfunktion von

$$y = aq^x (a > 0, q > 0, q \neq 1). \qquad (6.4.6)$$

Logarithmieren wir beide Seiten, so ergibt sich

$$\log y = \log a + x \cdot \log q$$

und daraus

$$x = (\log y - \log a)/\log q. \qquad (6.4.7)$$

6.5 Anwendungen

Aufgabe 6.5.1. Die Holzmenge in einem jungen Wald nimmt beinahe exponentiell zu. Nehmen wir an, die jährliche Rate betrage 3,5%. Welche Zunahme wird innerhalb von 10 Jahren erwartet?

Antwort. Um diese Frage zu beantworten, berechnen wir zuerst den Faktor $q = 1 + p/100$ mit $p = 3{,}5\%$ (siehe Formel (6.1.1)). Wir erhalten $q = 1{,}035$. Wie im Abschn. 1.3 erklärt wurde, ist das Wachstum in zehn Jahren bestimmt durch den Faktor q^{10}. Wir logarithmieren nun, um diesen Wert numerisch zu erhalten:

$$\log q^{10} = 10 \log q = 10 \log 1{,}035 = 10\,(0{,}01494) = 0{,}1494.$$

Der Antilogarithmus ist 1,41. Daher hat die Holzmenge in zehn Jahren um 41% zugenommen.

Aufgabe 6.5.2. Wir nehmen wieder an, daß die Wachstumsrate von Holz $p = 3{,}5\%$ betrage. Wieviele Jahre werden verstreichen, bis sich die Holzmenge verdoppelt hat?

Antwort. Es sei n die unbekannte Anzahl Jahre und $q = 1 + p/100$. Wir erhalten dann die Gleichung

$$q^n = 2. \tag{6.5.1}$$

Eine solche Gleichung heißt *Exponentialgleichung*, da ja der Exponent die unbekannte Größe ist. Es folgt

$$\log q^n = n \log q = \log 2, \qquad n = \log 2/\log q.$$

Für $q = 1{,}035$ erhalten wir $n = 0{,}30103/0{,}01494 = 20{,}1$. Es braucht also etwas mehr als 20 Jahre, bis sich die Holzmenge verdoppelt hat.

Aufgabe 6.5.3. Calloway (1965) schlug vor, daß das Alter von *Versuchstieren* so genau wie möglich bekannt sein sollte, weil sich biologische Verhaltensformen mit dem Alter sehr schnell ändern, vor allem in den ersten Lebensabschnitten. Soweit durchführbar, sollte man Experimente mit Tieren verschiedener Altersstufen machen.

Eine *geometrische oder exponentielle Folge* von Altersstufen scheint dabei am zweckmäßigsten zu sein. Man bestimme die Folge, wenn das jüngste Alter $A = 3$ Wochen und der konstante Faktor $q = 1{,}5$ ist.

Lösung. Die Folge lautet

$$A,\, Aq,\, Aq^2,\, Aq^3,\, \ldots \tag{6.5.2}$$

oder

3,0 4,5 6,8 10,1 15,2 22,8 . . . Wochen.

Diese Folge unterscheidet sich stark von einer arithmetischen oder linearen Folge. Eine solche Folge, begänne sie mit den gleichen Gliedern 3 und 4,5 Wochen, würde folgendermaßen lauten

3 4,5 6,0 7,5 9,0 10,5 . . . Wochen.

Aufgabe 6.5.4. Sind die Altersstufen von Versuchstieren so gewählt, daß sie eine geometrische oder exponentielle Folge bilden, kann folgendes Problem auftauchen: Gegeben sei die Anzahl der Altersgruppen, sowie das höchste und niedrigste Alter. Aus welchen Gliedern besteht die Folge?

Lösung. Es sei A das Alter der jüngsten Gruppe, B das Alter der ältesten Gruppe und n die Anzahl Gruppen. Mit dem unbekannten Faktor q lautet die Folge

$$A, \quad Aq, \quad Aq^2, \ldots, \quad Aq^{n-1}. \tag{6.5.3}$$

Der letzte Exponent ist $n - 1$, weil das erste Glied als Aq^0 geschrieben werden kann und die Folge aus n Gliedern besteht. Wir nehmen an, das letzte Glied sei B. Damit erhalten wir die *Exponentialgleichung* (Adler, 1966)

$$Aq^{n-1} = B. \tag{6.5.4}$$

Mit Hilfe von Logarithmen kann diese Gleichung gelöst werden. Mit den Formeln (6.4.2) und (6.4.5) ergibt sich die Gleichung

$$\log B = \log Aq^{n-1} = \log A + (n-1) \log q.$$

Daraus folgt

$$\log q = \frac{\log B - \log A}{n - 1}. \tag{6.5.5}$$

Ein Zahlenbeispiel soll das Vorgehen erläutern. Gegeben sei $A = 4$ Wochen, $B = 10$ Wochen und $n = 5$. Daraus ergibt sich

$$\log q = (\log 10 - \log 4)/4 = (1 - 0{,}60206)/4 = 0{,}09948.$$

Der Antilogarithmus ist $q = 1{,}257$. Damit wir Zahlenwerte der Folge (6.5.3) erhalten, arbeiten wir einfacher mit $\log q$. Die Logarithmen der Glieder von (6.5.3) bilden eine lineare Folge

$$\log A, \log A + \log q, \log A + 2\log q, \ldots, \log A + (n-1)\log q. \tag{6.5.6}$$

Ihre Zahlenwerte sind

0,60206 0,70154 0,80102 0,90050 0,99998.

Das letzte Glied weicht ein wenig vom genauen Wert $\log B = 1$ ab. Diesen Unterschied kann man mit Rundungsfehlern erklären. Die Antilogarithmen lauten

4 5,03 6,32 7,95 10 Wochen.

Dies ist die gewünschte Folge der Altersstufen.

*6.6 Skalenbildung

Eine der wichtigen biologischen Anwendungen der Exponentialfunktion und der Logarithmen geht auf das Jahr 1846 zurück, in dem E. H. Weber[3] die *menschliche Reaktion* auf *physikalische Reize* untersuchte.

Nehmen wir an, eine Versuchsperson hält ein Gewicht von 20 g (Gramm) in der Hand. Die Person wird daraufhin geprüft, ob sie zwischen diesem Gewicht und einem etws höheren Gewicht zu unterscheiden vermag. Experimente haben gezeigt, daß man nicht zwischen 20,5 g und 20 g unterscheiden kann, aber daß 21 g meistens als schwerer empfunden wird als 20 g. Die geforderte Reizerhöhung beträgt demnach 1 g. Mit einem Anfangsgewicht von 40 g ändert sich das Ergebnis ziemlich. Eine Person kann nicht zuverlässig zwischen 40 g und 41 g unterscheiden. Es braucht einen Zuwachs von 2 g anstelle von 1 g. Ähnlich zeigt die Erfahrung, daß jemand 63 g von 60 g, 84 g von 80 g und 105 g von 100 g unterscheiden kann. Es zeigt sich aber auch, daß dieser Abstand nicht verkleinert werden darf. Eine Unterscheidung ist folglich nur möglich, wenn die Größe des Reizes um einen Zwanzigstel oder 5% des ursprünglichen Wertes zunimmt.

Analoge Ergebnisse fand man auch für die Schall- und Lichtwahrnehmung, ebenso für den Geschmacks- und Tastsinn. s sei allgemein die Größe eines meßbaren Reizes und Δs der für eine Diskrimination gerade noch erforderliche Zuwachs. Das Verhältnis

$$r = \frac{\Delta s}{s} \tag{6.6.1}$$

ist dann *konstant*, d.h. es hängt nicht von s ab. Mit anderen Worten: *Gerade noch wahrnehmbare Änderungen der Sinnesempfindung ergeben sich für eine Reizerhöhung*,

3 Ernst Heinrich Weber (1795–1878), deutscher Anatom und Physiologe

die in einem festen Verhältnis zum Reiz s steht. Dies ist das *Gesetz von Weber*. Die folgende Tabelle von angenäherten Verhältnissen $\Delta s/s$ soll die Empfindlichkeit der menschlichen Sinne illustrieren:

Helligkeit	1:50	(s = Lichtintensität),
Tonstärke	1:10	(s = Schallintensität),
Geruch von Gummi	1:8	(s = Anzahl Moleküle),
Geschmack einer Salzlösung	1:4	(s = Salzkonzentration).

Es muß betont werden, daß das Webersche Gesetz nur eine gute Näherung an die Wirklichkeit ist. Das Gesetz verliert seine Gültigkeit, wenn die Größe s der Reizempfindung entweder zu klein oder zu groß ist. Wie die meisten Naturgesetze gilt auch das Webersche Gesetz nur in einem bestimmten Definitionsbereich von s. Ausführlicheres darüber kann man nachlesen bei Luce und Galanter (1963a).

Das Problem, Reize zu unterscheiden, ist nahe verwandt mit dem Problem, *Skalen* zu erstellen. In der Regel sind Sinnesempfindungen nicht meßbar. Dennoch ist es von hohem praktischen Wert, die Reaktion auf Reize einzustufen. Im Jahre 1860 schlug Fechner[4] eine auf dem Weberschen Gesetz basierende Methode vor, um solche Skalen zu erstellen. Es sei $r = \Delta s/s$ das konstante Verhältnis des Weberschen Gesetzes und s_0 ein fester Wert von s. Nun berechnen wir den nächst höheren gerade noch unterscheidbaren Reiz:

$$s_1 = s_0 + \Delta s_0 = s_0 + \frac{\Delta s_0}{s_0} s_0 = s_0 + r s_0 = s_0(1 + r).$$

Ersetzen wir den Faktor $1 + r$ durch q, so erhalten wir

$$s_1 = s_0 q.$$

In unserem Beispiel mit den Gewichten war $s_0 = 20$ g, $r = 1/20$. Daraus folgt $q = 1{,}05$, $s_1 = 21$ g.

Der nächst höhere unterscheidbare Reiz ist $s_1 q = s_0 q \cdot q = s_0 q^2$, usw. Es gilt: *Gerade noch unterscheidbere Reize folgen einander in einer geometrischen oder exponentiellen Folge*:

$$s_0, \quad s_0 q, \quad s_0 q^2, \quad s_0 q^3, \ldots . \tag{6.6.2}$$

Der allgemeine Ausdruck lautet:

$$s_n = s_0 q^n \qquad (n = 0, 1, 2, \ldots). \tag{6.6.3}$$

Es ist andererseits ziemlich klar, daß die entsprechenden Sinnesempfindungen keine geometrische Folge bilden. Wir spüren, daß *Sinnesempfindungen* in *gleichgroßen Schritten* aufeinanderfolgen und daß sie eher durch eine *arithmetische oder lineare Folge* dargestellt werden. So erhalten wir die folgende Tabelle:

Reiz	Stärke der Empfindung
s_0	0
$s_1 = s_0 q$	1
$s_2 = s_0 q^2$	2
$s_3 = s_0 q^3$	3
....	....
$s_n = s_0 q^n$	n

4 Gustav Theodor Fechner (1801–1887), deutscher Physiker und Philosoph

Wir können n als Funktion von s_n betrachten. In diesem Fall ist es gerade die *Umkehrfunktion* von (6.6.3):

$$n = (\log s_n - \log s_0)/\log q. \tag{6.6.4}$$

Der Einfachheit halber schreiben wir s anstelle von s_n, bezeichnen $1/\log q$ mit A und $-\log s_0/\log q$ mit B. Ein geeignetes Maß für die Stärke der Sinnesempfindung ist folglich

$$n = A \log s + B. \tag{6.6.5}$$

Mit (6.6.5) können wir die Stärke von Sinnesempfindungen nicht nur auf einer ordinalen Skala, sondern auch auf einer *Intervallskala* messen (Abschn. 1.2). Tatsächlich sind Unterschiede in der Stärke von Sinnesempfindungen nicht willkürlich. Sie können eindeutig durch meßbare Reize wie in Formel (6.6.5) ausgedrückt werden.

Um Sinnesempfindungen einzustufen, könnten wir ebensogut jedes Vielfache von n nehmen und eine beliebige Zahl dazuzählen. Die neue Größe wäre noch immer eine lineare Funktion von $\log s$. Bezeichnet allgemein M eine geeignete Skalengröße, so folgt daraus:

$$M = a \log s + b. \tag{6.6.6}$$

Die Konstanten a und b können beliebig gewählt werden, jedoch so, daß $a \neq 0$ ist. Die Formel (6.6.6) ist bekannt unter dem Namen *Psychophysisches Gesetz* von Weber-Fechner. Es ist kein Gesetz im herkömmlichen Sinn, da es nicht zwei oder mehrere meßbare Größen miteinander verknüpft. Die Formel (6.6.6) interpretiert man besser als geeignete Definition von M. *Kann eine Sinnesempfindung nicht objektiv gemessen werden, so ist die Formel von Weber-Fechner ein nützlicher Weg, um Sinnesempfindungen einzustufen*[5].

Beispiel 6.6.1. Wir betrachten das subjektive Empfinden von *Lautstärke*. Die empfundene Sinneswahrnehmung ist nicht proportional der physikalischen Intensität des Schalls. Es bezeichne I diese Intensität (Watt/m^2). Gemäß (6.6.6) wird die Lautstärke L gegeben durch

$$L = a \log I + b.$$

Die Konstanten a und b können willkürlich gewählt werden. Gewöhnlich legt man a und b wie folgt fest: Bei einer Frequenz von 1000 Hz (Hz = Hertz = Anzahl Schwingungen pro Sekunde) liegt die Wahrnehmungsschwelle oder die tiefste Intensität, die gerade noch gehört werden kann, bei $I_0 = 10^{-12}$ Watt/m^2. Dann setzt man

$$L = 10(\log I - \log I_0) = 10 \log(I/I_0). \tag{6.6.7}$$

Die Einheit von L heißt Dezibel[6] und wird mit dB abgekürzt. Für $I = I_0$ wird L gleich Null Dezibel.

Bei einem Ton mit einer beliebigen, von 1000 Hz verschiedenen Frequenz kann die Formel (6.6.7) und die Einheit dB nicht auf das menschliche Gehör angewendet

5 Aufgrund vieler psychophysischer Experimente kamen Stevens und seine Mitarbeiter zur Überzeugung, daß das psychophysische Gesetz eher mit einer Potenzfunktion als mit einer logarithmischen Funktion formuliert werden sollte. Vgl. Stevens (1970), Luce (1959), Luce und Galanter (1963 b)

6 1 decibel = 1/10 Bel zu Ehren von Alexander Graham Bell (1847–1922), gebürtig aus Schottland, amerikanischer Wissenschaftler. Er ist bestens bekannt als Erfinder des Telefons

werden, da unser Ohr auf Töne verschiedener Frequenzen nicht gleich empfindlich reagiert. Für irgendeinen Ton, der von 1000 Hz abweicht, oder für eine Mischung aus Tönen, seien sie harmonisch oder nur Lärm, brauchen wir eine subjektive eingeteilte Skala. Ein "normaler" Beobachter vergleicht die Lautstärke eines gegebenen Geräusches mit einem Ton der Frequenz 1000 Hz. Empfindet er den Ton von L Dezibel gleich laut wie das Geräusch, so sagt man, daß das Geräusch *L Phon* habe. Eine normale Unterhaltung hat z.B. 60 Phon. Das bedeutet, daß ein gleich lauter Ton von 1000 Hz (subjektiv beurteilt) 60 dB hat (objektiv gemessen). Ein Geflüster hat zum Vergleich annähernd 10 Phon, ein leises Auto 40 Phon, ein lautes Orchester 80 Phon und Donner 120 Phon. Mehr Einzelheiten über Laustärkeskalen geben Stuhlman (1943), Randall (1958) und Roederer (1975).

Beispiele 6.6.2. Wir betrachten drei Töne, die auf der Frequenzskala gleichweit voneinander entfernt sind, z.B. drei Töne mit den Frequenzen

300 Hz, 600 Hz, 900 Hz.

Alle Leute, die diese Töne hören, stimmen einmütig überein, daß das Intervall zwischen dem zweiten und dritten Ton beträchtlich kleiner empfunden wird als das Intervall zwischen dem ersten und dem zweiten Ton. Unser Empfinden für Tonhöhen ist deshalb nicht proportional der Frequenz. Um zwei gleich groß empfundene Intervalle zu erhalten, bilden wir eine geometrische Folge. Zum Beispiel folgen drei Töne mit den Frequenzen

300 Hz, 600 Hz, 1200 Hz

in Oktavintervallen aufeinander. Eine geeignete Skala für Tonhöhen basiert auf dem Logarithmus der Frequenzen. Dies stimmt mit dem Gesetz von Weber-Fechner gut überein.

Beispiel 6.6.3. Dieses Beispiel ist Astronomen geläufig. Die wahrgenommene Helligkeit eines Sterns ist keineswegs proportional zu der von Auge aufgenommenen Lichtenergie. Auch hier haben wir wieder eine lineare Beziehung zwischen der Helligkeit und dem Logarithmus der Lichtintensität. Eine Standardformel lautet:

$$m = c - 2{,}5 \log I, \qquad (6.6.8)$$

wobei I die Lichtintensität und c eine Konstante ist, die durch die Einheit bestimmt wird, in der I gemessen wird. m heißt Größe eines Sterns. Der hellste Stern Sirius hat die Größe $-1{,}6$, Vega 0,1 und Betelgeuze 0,9. Wäre der Nullpunkt geschickter gewählt worden, hätte man die negativen Größen vermeiden können.

Beispiel 6.6.4. Vielleicht die wichtigste biologische Anwendung des Weber-Fechner Gesetzes ist die Dosis-Antwort-Beziehung in biologischen Versuchen.

Wird einem Lebewesen eine bestimmte Dosis eines chemischen Präparates (z.B. Medikamente, Gifte, Vitamine, Hormone usw.) verabreicht, so hängt die Reaktion, sei sei nun qualitativ oder quantitativ, nicht linear von der Höhe der Dosis ab. Erhöht man z.B. eine Dosis von 10 mg um 5 mg, so wird wahrscheinlich die Reaktion verschieden ausfallen. Wird aber eine Dosis von 100 mg um 5 mg erhöht, so wird sich die Reaktion kaum ändern. In beiden Beispielen beträgt der Zuwachs 5 mg. Im ersten Fall entspricht dies aber 50%, im zweiten Fall nur 5% der ursprünglichen Dosis. Ausschlaggebend ist also die *prozentuale Zuwachsrate*. Damit können wir das Gesetz von Weber-Fechner anwenden. Obwohl die Reaktion gewöhnlich von qualitativer Natur ist und nicht gemessen werden kann, nimmt man an, daß *die Reaktion linear vom Logarithmus der Dosis abhängt*.

Will man also prüfen, wie Tiere auf Dosen von verschiedener Höhe reagieren, so sollten *die Dosen eine geometrische oder exponentielle Folge bilden*. Es sei d_0 die tiefste Dosis und q ein geeigneter Faktor größer als eins. Das chemische Präparat wird dann in den Dosen

$$d_0, \quad d_0 q, \quad d_0 q^2, \quad d_0 q^3, \ldots \tag{6.6.9}$$

verabreicht. Eine Folge, wie z.B. 10 mg, 20, mg, 30 mg, 40 mg, usw. eignet sich nicht für Dosen. Mit den beiden gleichen Anfangsgliedern sollte die Folge 10 mg, 20 mg, 40 mg, 80 mg usw. lauten, wobei $d_0 = 10$ mg und $q = 2$ ist.

Beispiel 6.6.5. Wir beschließen diesen Abschnitt mit einer Anwendung von Logarithmen auf die Chemie. Die *Oxoniumkonzentration* $[H_3O^+]$ spielt eine wichtige Rolle sowohl bei lebendem Gewebe wie auch im Boden, wo Pflanzen wachsen. In *sauren* Lösungen finden wir eine hohe Konzentration, die von 10^{-2} bis beinahe 10^{-7} mol/l reicht. Die Konzentration $[H_3O^+]$ in destilliertem Wasser liegt bei ungefähr 10^{-7} mol/l. Man nennt diese Konzentration *neutral*. Tiefere Konzentrationen bis zu ungefähr 10^{-12} mol/l zeigen *alkalische* Lösungen oder eine *Base* an. Infolge dieses großen Bereiches erscheint eine logarithmische Skala geeigneter, um die Oxoniumkonzentration zu beurteilen. Um auch das Minuszeichen loszuwerden, setzt man

$$pH = -\log[H_3O^+]. \tag{6.6.10}$$

Neutrale Lösungen haben $pH = 7$, saure Lösungen $pH < 7$ und alkalische Lösungen $pH > 7$. Im menschlichen Gehirn fand man für die cerebrospinale Flüssigkeit durchschnittlich $[H_3O^+] = 4{,}8 \times 10^{-8}$ mol/l. Daraus folgt $pH = -\log(4{,}8 \times 10^{-8}) = -(\log 4{,}8 + \log 10^{-8}) = -(0{,}68 - 8) = 7{,}32$ (dieser Wert stammt von Diem et al., 1970).

*6.7 Spiralen

Sehr häufig kommen in der Natur Spiralen vor, denken wir nur einmal an die Schalen von Mollusken, an die Ammoniten, an die Anordnung von Samen in Sonnenblumen und der Schuppen im Tannzapfen. Wir wollen uns hier auf ebene Spiralen beschränken, die man folgendermaßen erzeugen kann: Nehmen wir eine monoton wachsende Funktion $y = f(x)$ an (s. Abschn. 6.3). Wir stellen den Graphen nicht in einem rechtwinkligen, sondern in einem polaren Koordinatensystem dar. Zu diesem Zweck erklären wir x als den Polarwinkel und y als die Polardistanz und schreiben $x = \alpha$ und $y = r$ (s. Abschn. 5.8). Den Graphen von $r = f(\alpha)$ nennt man dann eine *Spirale*.
Das vielleicht einfachste Beispiel einer Spirale ergibt sich aus der linearen Funktion

$$r = a\alpha + b \qquad (a > 0, \quad b \geqq 0) \tag{6.7.1}$$

mit den Definitionsbereich $\alpha \geq 0$ und der Bildmenge $r \geq b$. Mit zunehmendem Winkel α wächst r linear. Jedesmal wenn α um einen vollen Winkel zunimmt, wächst die Polardistanz r um $2\pi\alpha$, sofern α im Bogenmaß gemessen wird. Darum haben aufeinanderfolgende Windungen oder Umdrehungen der Spirale eine konstante Breite. Eine solche Kurve heißt *archimedische Spirale*[7] (Abb. 6.10). Sie erinnert stark

7 Archimedes von Syrakus (Sizilien), Mathematiker und Physiker, gestorben 212 v. Chr.

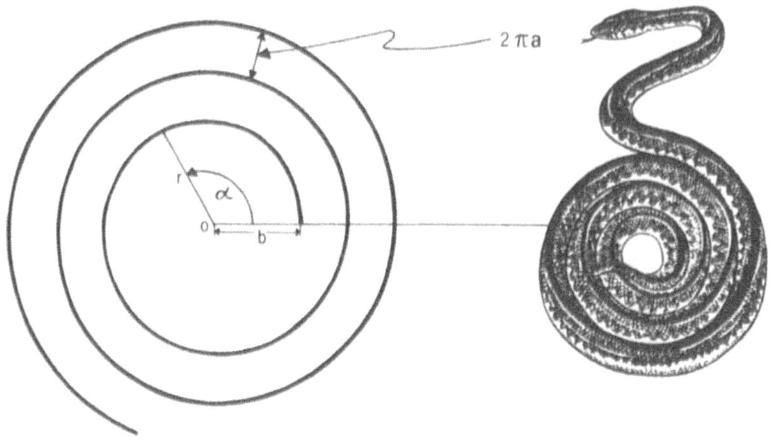

Abb. 6.10. Eine archimedische Spirale. Die Polardistanz r wächst linear mit dem Polarwinkel α

an ein aufgerolltes Seil oder an eine zusammengerollte Schlange. Denken Sie auch an eine sich drehende Schallplatte, auf der sich die Nadel mit konstanter Geschwindigkeit der Mitte nähert.

Eine weitere berühmte Spirale ist die *logarithmische Spirale*. Sie ist der polare Graph einer Exponentialfunktion

$$r = a q^{\alpha} \qquad (a > 0, \quad q > 1) \tag{6.7.2}$$

mit dem Definitionsbereich $\alpha \in \mathbb{R}$ und der Bildmenge $r > 0$. Mit wachsendem α nimmt die Polardistanz schneller zu als bei der Spirale des Archimedes (s. Abb. 6.11). Der Name "logarithmische Spirale" rührt davon her, daß $\log r$ eine lineare Funktion von α ist; denn aus (6.7.2) folgt $\log r = \log a + \alpha \log q$.

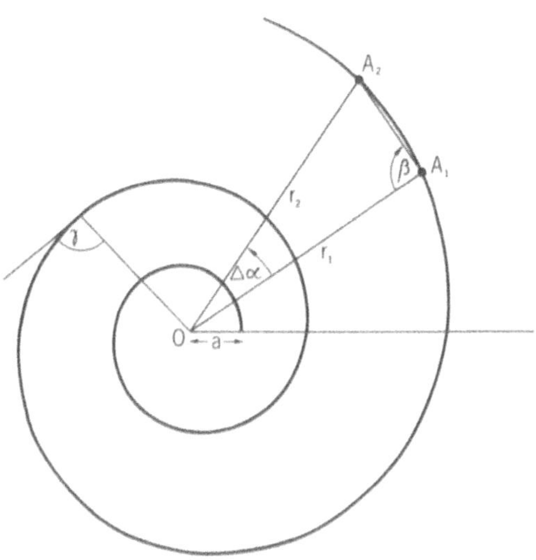

Abb. 6.11. Eine logarithmische Spirale. Die Polardistanz r wächst exponentiell mit dem Polarwinkel α

Von einem rechtwinkligen Graphen wissen wir, daß $y = a q^x$ für $q > 1$ asympotisch gegen Null strebt, wenn x immer kleinere negative Werte annimmt (Abb. 6.3). Die logarithmische Spirale wird sich demnach unendlich viele Male um den Ursprung O winden, ohne O jemals zu erreichen, wenn α negative Werte annimmt.

Eine weitere Eigenschaft der logarithmischen Spirale läßt sich aus dem Dreieck $O A_1 A_2$ in Abb. 6.11 herleiten. Es seien α_1 und α_2 zwei Polarwinkel mit der festen Differenz $\Delta\alpha = \alpha_2 - \alpha_1$ und $r_1 = O A_1$, $r_2 = O A_2$ die entsprechenden Polardistanzen. Gemäß Gl. (6.7.2) gilt:

$$r_2/r_1 = q^{\alpha_2}/q^{\alpha_1} = q^{\alpha_2 - \alpha_1} = q^{\Delta\alpha}. \qquad (6.7.3)$$

Das Verhältnis r_2/r_1 wird demnach durch die Wahl von $\Delta\alpha$ bestimmt. Unabhängig wie groß α_1 und α_2 sind, hat das Dreieck $O A_1 A_2$ immer die gleiche Form. Deshalb ist auch der Winkel $\beta = \sphericalangle\, O A_1 A_2$ konstant. Hält man sich diese Eigenschaft vor Augen, können viele Punkte einer logarithmischen Spirale schnell konstruiert werden (s. Aufgaben 6.7.1 und 6.7.2).

Strebt $\Delta\alpha$ gegen Null, so wird die Gerade, die A_1 mit A_2 verbindet, zur Tangente an die Spirale, und β strebt gegen einen Grenzwert, der in Fig. 6.11 mit γ bezeichnet ist. Daraus folgt: *Die logarithmische Spirale schneidet die Radien unter einem konstanten Winkel.*

In Abb. 6.12 werden zwei Fossilien gezeigt. Nummuliten (A) ähneln der Spirale des Archimedes und Ammoniten (B) der logarithmischen Spirale.

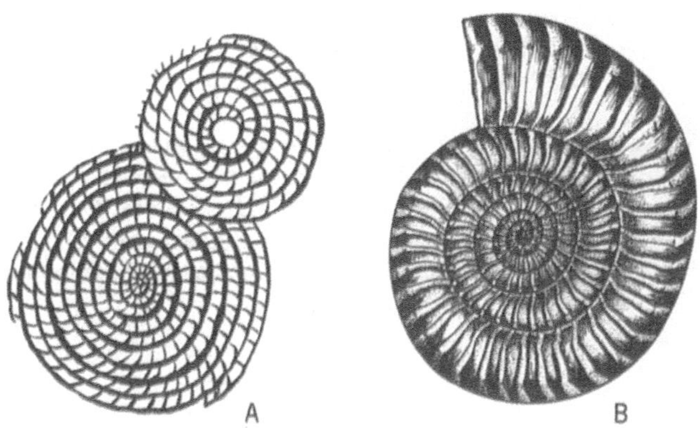

Abb. 6.12A,B. Nummuliten **A** und Ammoniten **B** sind anschauliche Beispiele für archimedische resp. logarithmische Spiralen (Nummuliten gezeichnet nach Schaub, 1966)

Weitere Einzelheiten und andere biologische Anwendungen für Spiralen kann man nachlesen bei Bourret, Lincoln und Carpenter (1969), Dormer (1972), Fraenkel und Gunn (1961), Kleerekoper (1972), Leigh (1971), Steinhaus (1960), Thompson (1917), Winfree (1972).

Übungsaufgaben

6.1.1 Bestimmen Sie unter den nachstehenden Folgen diejenigen, die arithmetisch und/oder geometrisch sind:

a) 7, 11, 15, 19, . . .
b) 8, 6, 4, 2, . . .
c) 2, 6, 18, 54, 162, . . .
d) 4, 4, 4, 4, . . .
e) (−1/2), (−3/2), (−5/2), . . .
f) 0,3, 0,03, 0,003, . . .
g) 18, 20, 21, 23, 25, 26, . . .
h) 1, 4, 9, 16, 25, . . .
i) 1/2, 1/3, 1/4, 1/5, . . .
j) 4, 2, 1, 0,5, 0,25, . . .

6.1.2 Ergänzen Sie zu den folgenden geometrischen Folgen drei weitere Glieder:

a) 2, 10, 50,
b) 1, 1/3, 1/9,
c) 220, 22, 2,2,
d) 1, (−1/2), 1/4,
e) (−6), 2, (−2/3),
f) 75, 15, 3.

6.1.3 EinMedium wird mit N_0 Bakterien infiziert. Bakterienzellen teilen sich alle zwei Stunden. Wieviele Bakterien wird es demnach im Medium 24 Std später haben? In welcher Zeit hat die Zahl der Bakterien 25% des vorherigen Totals erreicht?

6.1.4 Nehmen Sie an, daß von einer Gruppe Kaninchen jedes weibliche Tier drei weibliche Kaninchen zur Welt bringt. Wieviele weibliche Kaninchen der zehnten Generation sind die Nachkommen eines einzigen Kaninchens der ersten Generation?

6.1.5 Bei Strahlungsversuchen wird das Kaliumisotop ^{42}K zum Markieren verwendet. Die Halbwertszeit von ^{42}K beträgt 12,5 Std. Wenn N_0 die ursprüngliche Anzahl Atome bezeichnet, wieviele werden nach Ablauf von 2 Tagen und 2 Stunden noch übrig sein? Wieviele Stunden braucht es, bis nur noch (1/1204) N_0 Atome übrigbleiben.

6.1.6 Eine weibliche Motte (*Tinea pellionella*) legt beinahe 150 Eier. In einem Jahr können bis zu fünf Generationen entstehen. Jede Larve frißt ungefähr 20 mg Wolle. Nehmen Sie an, daß 2/3 der Eier absterben und daß 50% der übriggebliebenen Motten Weibchen sind. Schätzen Sie die Menge Wolle, die durch die Nachkommen eines einzigen Weibchens innerhalb eines Jahres zerstört werden könnte.

6.2.1 Zeichnen Sie den Graphen der Exponentialfunktion $y = a \cdot 2^x$ für die Parameterwerte $a = 2, 0{,}5, -0{,}5$.

6.2.2 Zeichnen Sie die Exponentialfunktion $y = q^x$ für die Parameterwerte $q = 2, 1, 0{,}5$.

6.2.3 Bestimmen Sie den Zuwachs $\Delta y = f(x+1) - f(x)$ für die Exponentialfunktion $y = f(x) = aq^x$ und zeigen Sie, daß dieser Zuwachs ebenfalls eine Exponentialfunktion von x ist.

6.2.4 Ändern Sie die vorhergehende Aufgabe, indem Sie $\Delta y = f(x+h) - f(x)$ mit der gegebenen Zahl h definieren.

6.3.1 Zeichnen Sie die Graphen der folgenden Funktionen und entscheiden Sie, welches monotone und welches nicht monotone Funktionen sind:

a) $y = 3 - x$ $\quad x \in \mathbb{R}$,
b) $y = 4 - x^2$ $\quad -2 \leqq x \leqq +2$,
c) $y = \frac{1}{4}x^2 + x + 1$ $\quad x > -2$,
d) $y = \cos x$ $\quad 0 \leqq x \leqq \pi$,
e) $y = \cos x$ $\quad -\pi/2 \leqq x \leqq \pi/2$.

6.3.2 Zeigen Sie, daß für die folgenden Funktionen eine Umkehrfunktion existiert und suchen Sie ihre expliziten Ausdrücke:

a) $y = -2x + 3$ $\quad x \in \mathbb{R}$,
b) $y = x^2 + 2$ $\quad x \geqq 0$,
c) $y = x^2 + 2$ $\quad x \leqq 0$,
d) $y = 1/x^2$ $\quad x > 0$,
e) $y = 1 + (1/x)$ $\quad x > 0$.

6.4.1 Bestimmen Sie die Umkehrfunktionen der folgenden Exponentialfunktionen:

a) $y = 2^x$, c) $r = \frac{1}{2} \cdot 5^t$,
b) $y = a \cdot 10^x$ $(a > 0)$, d) $Q = 2w^x$ $(w > 0)$.

Welches sind die größtmöglichen Definitionsbereiche und Bildmengen dieser Funktionen und ihrer Umkehrfunktionen?

6.4.2 Lösen Sie die gleiche Aufgabe für

a) $w = (0{,}5)^s$, c) $y = aq^{3x}$ $(a > 0, \quad q > 0)$,
b) $M = a(0{,}1)^n$ $(a > 0)$, d) $z = r^{2s-3}$ $(r > 0)$.

6.5.5 Man schätzte die Weltbevölkerung im Jahre 1970 auf $3{,}7 \times 10^9$ Menschen. Die jährliche Wachstumsrate beträgt ungefähr 2%. Unter der Annahme, daß die gegenwärtige Wachstumsrate konstant bleibt, wie groß würde die Weltbevölkerung in den Jahren 1980, 1990 und 2000 sein?

6.5.6 Die Bevölkerung Indiens betrug 1972 rund 550 Millionen bei einer jährlichen Wachstumsrate von 2,4%. Unter der Annahme, daß die Wachstumsrate konstant bleibt, bestimmen Sie a) eine Formel, um die Größe der Bevölkerung darzustellen, b) das Jahr, in welchem die Größe der indischen Bevölkerung 860 Millionen erreichen wird, d.h. die mutmaßliche Bevölkerungszahl Chinas im Jahre 1972.

6.5.7 Nevada hat die am schnellsten wachsende Bevölkerung von allen Staaten der USA. Die Bevölkerung wuchs von 291000 im Jahre 1960 auf 480000 im Jahre 1970 an. Wenn Sie ein exponentielles Wachstum annehmen, welches ist a) der jährliche prozentuale Zuwachs, b) die Verdoppelungszeit?

6.5.8 1950 wurden in Westeuropa 25% der verbrauchten Energie durch Mineralölderivate geliefert. Dieses Verhältnis wuchs bis 1970 auf 70% an. Wenn Sie ein exponentielles Wachstum annehmen, wie groß ist der Faktor q des jährlichen Zuwachses?

6.5.9 Bei einem Experiment mit Mäusen erwartet man, daß das Ergebnis vom Alter der Tiere abhängt. Eine erste Gruppe von Mäusen ist drei Wochen, eine zweite Gruppe vier Wochen alt. Bestimmen Sie das Alter von zwei weiteren Gruppen, wenn eine geometrische Folge der Altersstufen gefordert wird.

6.5.10 Gleiche Situation wie im vorherigen Beispiel. Diesmal sind aber nur drei Gruppen von Versuchsmäusen geplant. Die jüngste Gruppe ist drei Wochen, die älteste Gruppe zehn Wochen alt. Welches Alter wählt man für die mittlere Gruppe?

6.5.11 Um die Menge Vitamin A in einer Karotte zu bestimmen, werden Stücke dieses Gemüses an Ratten verfüttert, die einen Mangel an Vitamin A aufweisen. Die Höhen der verabreichten Dosen werden mit einer geometrischen Folge bestimmt. Wenn 20 g und 50 g die ersten beiden Dosen dieser Folge sind, welches sind ihre folgenden Glieder?

6.5.12 Gleiche Situation wie im vorherigen Beispiel. Nehmen Sie an, daß sechs verschiedene Dosen geplant sind. Die kleinste Dosis beträgt 20 g, die höchste 200 g. Suchen Sie die dazugehörende Folge von Dosen.

6.5.13 Ein Kind war an seinem 13. Geburtstag 112 cm, an seinem 14. Geburtstag 121 cm groß. Nehmen Sie ein konstantes exponentielles Wachstum an. Wie groß ist der Faktor q für die monatliche Zunahme?

*6.6.1 Von zwei Tönen der Frequenzen 1000 Hz nimmt man an, daß ihre Lautstärke 30 dB und 45 dB betragen. Was folgt für das Verhältnis ihrer physikalischen Intensitäten I_1 und I_2?

*6.6.2 Bei der chromatischen Tonleiter ist das Intervall einer Oktave in 12 gleiche Tonstufen unterteilt. Das bedeutet, daß die Frequenzen von 13 aufeinanderfolgenden Tönen eine geometrische Folge bilden, wobei die letzte Frequenz doppelt so hoch ist wie die erste Frequenz. Wie groß ist das Frequenzverhältnis zweier aufeinanderfolgenden Töne?

*6.6.3 Bestimmen Sie den pH-Wert, wenn a) $[H_3O^+] = 3{,}7 \times 10^{-5}$, b) $[H_3O^+] = 8{,}1 \times 10^{-8}$, c) $[H_3O^+] = 0{,}27 \times 10^{-7}$ mol/1 beträgt.

*6.6.4 Der pH-Wert des menschlichen Blutes schwankt zwischen 7,37 und 7,44. Bestimmen Sie die entsprechenden Schranken von $[H_3O^+]$.

*6.6.5 Die Geräuschintensität nimmt umgekehrt zum Quadrat des Abstands von der Geräuschquelle ab ($I = c/r^2$). Wie hängt die Lautstärke (Definition gemäß Gl. (6.6.7)) vom Abstand ab?

*6.6.6 Die Leuchtdichte L ist ein Maß für die Helligkeit des sichtbaren Lichts. Ihre Einheit ist "candela pro Quadratmeter" (= cd m^{-2}). Im täglichen Leben bewegt sich die Leuchtdichte zwischen 1 und 100 cd m^{-2}. Um das Gesetz von Weber zu prüfen (Abschn. 6.6), wurde ΔL gegen L gemessen:

L (cd m^{-2})	ΔL (cd m^{-2})
0,616	0,013
1,23	0,023
2,47	0,042
6,16	0,097
12,3	0,21
24,7	0,39
61,6	1,13
123	2,5

Berechnen Sie $r = \Delta L/L$ für jede Messung und bestimmen Sie das arithmetische Mittel $\bar{r}$ und die Summe der Quadrate der Abweichungen $\Sigma\,(r - \bar{r})^2$.

*6.7.1 Es sei O der Ursprung eines Polarkoordinatensystems. Von der Polarachse aus, die mit h_0 bezeichnet sei, rotieren wir eine Halbgerade in Schritten eines festen Winkels α (Fig. 6.13). So erhalten wir die Halbgeraden $h_1, h_2, h_3, \ldots$. Auf h_0 wählen wir einen Punkt A_0 (verschieden von O) und setzen $OA_0 = a$. Von A_0 aus ziehen wir eine Gerade senkrecht zu h_0, die h_1 in A_1 schneidet.

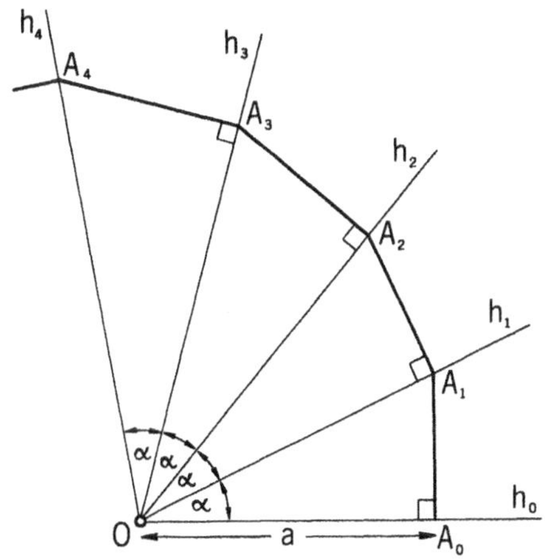

Abb. 6.13. Konstruktion einer logarithmischen Spirale

Ähnlich ziehen wir von A_1 aus eine Gerade senkrecht zu h_1, die h_2 in A_2 schneidet, usw. Auf diese Weise erhalten wir den Streckenzug $A_0A_1A_2A_3 \ldots$. Drücken Sie OA_1, OA_2, usw. durch a und α aus und beweisen Sie, daß die Punkte A_0, A_1, $A_2, \ldots$ auf einer logarithmischen Spirale liegen.

*6.7.2 Verallgemeinern Sie die vorherige Aufgabe, indem Sie den rechten Winkel durch einen Winkel $\beta \neq 90°$ ersetzen. Zeigen Sie, daß OA_{n+1}/OA_n für $n = 0, 1, 2, 3 \ldots$ konstant ist und daß deshalb $A_0, A_1, A_2 \ldots$ auf einer logarithmischen Spirale liegen.

*6.7.3 Wird eine Motte von einer Lichtquelle angelockt, so fliegt sie darauf zu, indem sie einen konstanten Winkel von 120° zu den Lichtstrahlen beibehält. So bewegt sich das Insekt spiralförmig nach innen, anstatt eine geraden Richtung beizubehalten (Menotaxis). Skizzieren Sie eine solche Spirale. Was für eine Art von Spirale ist es?

Kapitel 7

Graphische Methoden

7.1 Nichtlineare Skalen

Unsere Augen erkennen sehr rasch Muster und Gestalt. Information in mathematischen Beziehungen kann zum besseren Verständnis oft in graphischer Form dargestellt werden.

Wenn keine große Genauigkeit gefordert wird, können graphische Darstellungen wie z.B. Diagramme, Histogramme und Nomogramme lange Tabellen von Funktionen ersetzen. Manchmal können sogar langwierige numerische Ausrechnungen durch Verwendung graphischer Methoden vermieden werden.

Wir sind schon vertraut mit Darstellungen im rechtwinkligen und polaren Koordinatensystem. Deutlich zeigen sie Intervalle an, in denen eine Funktion wachsend oder fallend ist, wo ein Maximum oder ein Minimum liegt usw. Aber es gibt auch Nachteile. Manchmal ist der vorhandene Platz für die Bildmenge einer Funktion zu klein, oder die Beziehung von mehr als zwei Variablen sollte in einer Ebene dargestellt werden. In solchen Fällen helfen *nichtlineare Funktionsskalen* beträchtlich.

Zur Einführung betrachten wir eine monotone Funktion, zum Beispiel die Exponentialfunktion $y = 10^x$, deren Graph in Abb. 7.1 gezeigt wird. Damit wir mit möglichst wenig Raum auskommen, konstruieren wir eine sogenannte *Doppelskala*. Zu diesem Zweck beginnen wir mit einem bestimmten Wert auf der y-Achse und schreiten parallel zur x-Achse fort. Vom Schnittpunkt mit dem Graphen fahren wir parallel zur y-Achse weiter, bis wir die x-Achse erreichen. Dort markieren wir den bestimmten y-Wert gerade gegenüber dem entsprechenden x-Wert. Indem wir diesen Vorgang wiederholen, erhalten wir eine *Doppelskala*, wobei die y-Skala an der x-Skala an liegt. Wir können das Resultat mit einem "Fluß" und seinen zwei "Ufern"

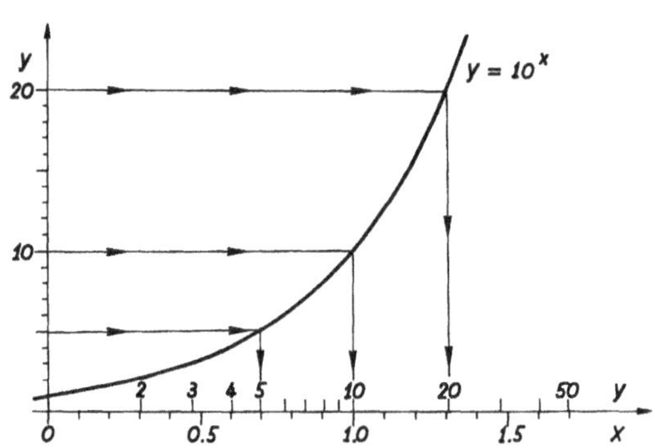

Abb. 7.1. Übergang vom Graphen einer Funktion zu einer nichtlinearen Skala. Insbesondere Konstruktion der logarithmischen Skala

vergleichen. Die x-Skala ist *linear*, d.h. in gleichlange Strecken unterteilt[1]. Die y-Skala ist jedoch im allgemeinen *nichtlinear*. In unserem Beispiel wird die y-Skala *logarithmische* Skala genannt, da $x = \log y$.

Eine Doppelskala beansprucht nur einen eindimensionalen Raum. Dennoch enthält sie dieselbe Information wie ein Graph, der in einem zweidimensionalen Raum dargestellt ist. Deshalb ist eine Doppelskala raumsparend und ökonomisch.
Um eine Doppelskala herzustellen, ist es wichtig, eine eins-zu-eins Beziehung zwischen den x- und y-Werten vorauszusehen. Diese Eigenschaft ist gegeben, falls $y = f(x)$ monoton ist (s. Kap. 6.3).
Eine Doppelskala kann schneller konstruiert werden, wenn die Funktion und ihre Inverse tabelliert sind. In unserem Beispiel von $y = 10^x$ ist die inverse Funktion der gewöhnliche Logarithmus. Eine kurze Tafel folgt:

y	$x = \log y$	y	$x = \log y$	y	$x = \log y$
1	0	6	0,778	20	1,301
2	0,301	7	0,845	30	1,477
3	0,477	8	0,903	40	1,602
4	0,602	9	0,954	50	1,699
5	0,699	10	1,000	etc.	

Auf der einen Seite der Linie zeichnen wir eine lineare Skala für x auf, auf der anderen Seite setzen wir die y-Werte bei ihren entsprechenden Positionen ein (s. Abb. 7.2). Die Doppelskala ist dieselbe wie in Abb. 7.1.

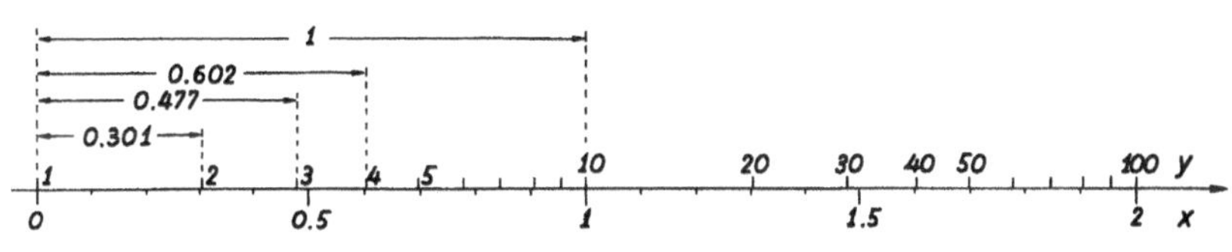

Abb. 7.2. Logarithmische Skala auf der einen, lineare Skala auf der anderen Seite einer Geraden

Logarithmenskalen sind sehr praktisch, um Größen von weitem Ausmaß, wie zum Beispiel paläontologische Zeiten, mikro- und makroskopische Dimensionen oder Frequenzen elektromagnetischer Wellen darzustellen. Der auf der Logarithmenskala basierende *Rechenschieber* ist eine wirksame Hilfe für Multiplikationen und Divisionen.

Bei der Herstellung einer Doppelskala für $y = f(x)$ geht man in folgenden Schritten vor:

1. Falls nötig den Definitionsbereich von $y = f(x)$ einschränken, damit die Funktion *monoton* ist.
2. Entscheiden, ob x oder y auf der linearen Skala aufgetragen werden soll.

1 Eine strenge Definition einer *linearen* Skala verlangt: Aufeinanderfolgende Punkte haben gleiche Abstände; diese Abstände gehören zu gleich großen Inkrementen der Variablen

3. Falls x für die lineare Skale gewählt wird, y in gleichen Schritten vorrückend in eine Tabelle eintragen und die entsprechenden x-Werte bestimmen. Das umgekehrte gilt, falls y linear gewählt wird.
4. An einem "Ufer" der Geraden die x-Skala aufzeichnen. Am andern "Ufer" die entsprechenden y-Werte eintragen (oder umgekehrt, falls x und y vertauscht sind). Schritt 3 ist besonders wichtig. Wird nämlich die falsche Variable in gleichen Schritten vorrückend tabelliert, versagt die Methode.

Lineare und nichtlineare Skalen werden auch machmal in Kurven, im speziellen in Nomogrammen, aufgezeichnet. Ein Beispiel soll uns zeigen, wie *krummlinige* Skalen konstruiert werden. Es sei x eine Größe, die als Funktion der Zeit linear wächst, und y sei zugleich eine quadratische Funktion der Zeit. Für ein springendes Tier kann x als horizontale, y als vertikale Komponente der Flugphase interpretiert werden (Abb. 7.3).

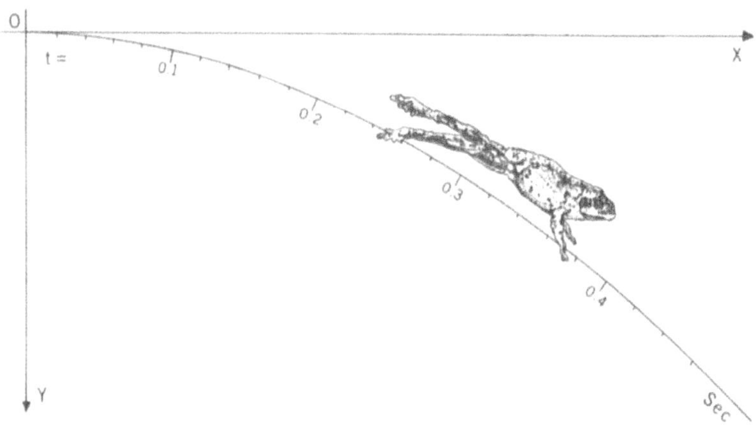

Abb. 7.3. Beispiel einer Skala auf einer Kurve

Wir nehmen an, daß

$$x = at,\ y = ct^2 \tag{7.1.1}$$

mit den Konstanten a und c sei. Nun wählt man eine Folge von t-Werten, z.B. $t = 0{,}1$, 0,2, 0,3, . . . sec und berechnet die entsprechenden x- und y-Werte. In einem rechtwinkligen Koordinatensystem erhält man eine Folge von mit t-Werten bezeichneten Punkten (Abb. 7.3). Die Punkte liegen auf einer glatten Kurve und bilden eine krummlinige Skala.

Falls die t-Werte nicht von Interesse sind, kann t aus (7.1.1) eliminiert werden. Wir erhalten dann $t = x/a$ und $y = c(x/a)^2 = (c/a^2)x^2$. Folglich ist y eine quadratische Funktion von x, und die Kurve ist eine quadratische Parabel. Die ursprünglichen Gln. (7.1.1) werden *Parametergleichungen der Kurve* genannt und die variable Zeit t ist der *Parameter*. In diesem Zusammenhang bezeichnet das Wort "Parameter" eine unabhängige Variable, die zwei oder mehrere andere Variablen bestimmt[2].

2 In der Mathematik wird das Wort "Parameter" in verschiedenen Bedeutungen benützt. Für eine andere Wortbedeutung s. Abschn. 4.1

7.2 Einfach-logarithmische Darstellungen

Tragen die x- oder die y-Achse, jedoch nicht beide Achsen gleichzeitig, eine logarithmische Skala, wird das Koordinatensystem *einfach-logarithmisch* genannt.

Beispiel 7.2.1. Wir betrachten eine Dosis-Antwort-Beziehung, die von Copp, Cockcroft und Kueh (1967) mitgeteilt wurde. Ihr Ziel war, zu beweisen, daß das Hormon Calcitonin bei *Squalus sucleius* (kleiner Haifisch, Hundshai) und *Gallus domestica* (Huhn) in den ultimobranchialen Drüsen (und nicht in den Schilddrüsen) produziert wird. Extrakte aus ultimobranchialen Drüsen wurden Ratten in verschiedenen Dosen verabreicht. Die Reaktion wurde in Form eines Flächeninhalts zwischen den Plasma-Calcium-Kurven von behandelten und unbehandelten Ratten aufgetragen. Abb. 7.4 zeigt das Resultat. *Die Dosis ist auf einer Logarithmenskala dargestellt*, da der Logarithmus einer Dosis biologisch bedeutungsvoller ist als die Dosis selbst (vgl. Beispiel 6.6.4). Die Reaktion kann durch eine lineare Funktion der logarithmischen Dosen angenähert werden.

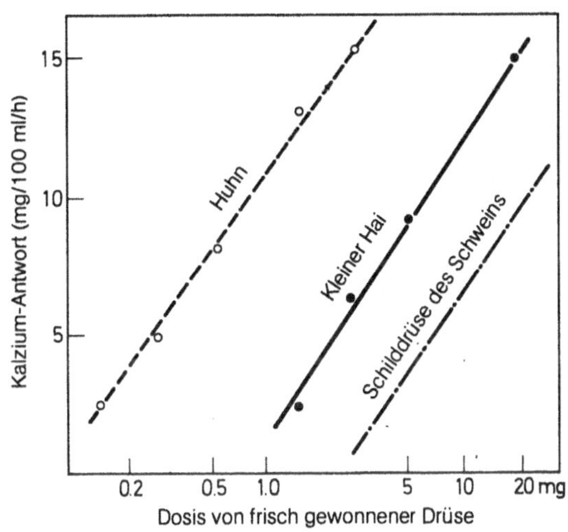

Abb. 7.4. Einfach-logarithmische Darstellung einer Dosis-Antwort-Beziehung (nach Copp et al., 1967)

Beispiel 7.2.2. Nun wollen wir den Nutzen der Logarithmenskala zeigen, wenn eine Variable einen *großen Bereich* umfaßt. Eine lineare Darstellung ist hier praktisch unmöglich. Das Beispiel stammt von Strehler (1963). Die Todesrate, bezogen auf 100000 Einwohner und ein Jahr schwankt zwischen 10^0 und 10^4 als Funktion des Alters (Abb. 7.5).

Gelegentlich reichen die Funktionswerte von Null bis zu einem hohen Wert. Kommt der Wert Null tatsächlich vor, kann eine gewöhnliche Logarithmenskala nicht benützt werden, da der Logarithmus von 0 nicht existiert[3]. In diesem Fall wird

3 Wenn y über positive Werte gegen Null strebt, divergiert $x = \log y$ nach $-\infty$, wie dies aus Abb. 7.1 ersichtlich ist

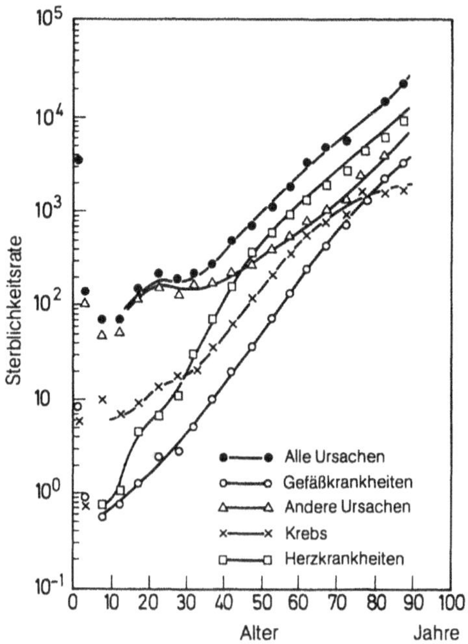

Abb. 7.5. Einfach-logarithmische Darstellung der altersabhängigen Sterblichkeit bezogen auf 100000 Personen (Daten aus den U.S.A. nach Strehler, 1963)

empfohlen, die Zahl 1 zu jedem y-Wert zu addieren und dann zu logarithmieren, daß heißt also, die Größe

$$Y = \log(y + 1) \tag{7.2.1}$$

aufzutragen. Diese Transformation wurde von Bartlett (1947) vorgeschlagen. Ein Beispiel dazu ist Aufgabe 7.2.7 am Ende dieses Kapitels.

Es gibt noch einen anderen Grund, einfach-logarithmische Darstellungen anzuwenden. Wenn eine Exponentialfunktion

$$y = aq^x \quad (a > 0, q > 0) \tag{7.2.2}$$

mit dem Definitionsbereich $x \in \mathbb{R}$ und der Bildmenge $y > 0$ dargestellt werden muß, ist es vorteihaft, eine *logarithmische Transformation* durchzuführen. Zuerst erhalten wir dann von Gl. (7.2.2)

$$\log y = \log a + x \log q. \tag{7.2.3}$$

Dann führen wir *neue Variable und Konstanten* ein. Gewöhnlich schreibt man sie mit Großbuchstaben:

$$Y = \log y, \; A = \log q, \; B = \log a. \tag{7.2.4}$$

Somit ergibt sich aus (7.2.3) die *lineare Funktion*

$$Y = Ax + B. \tag{7.2.5}$$

Offensichtlich ist es viel einfacher, den Graphen von (7.2.5) zu zeichnen als den Graphen der ursprünglichen Funktion (7.2.2). Mehr noch, Kurven für empirische Daten und Diskussionen über Abweichungen werden stark vereinfacht.

Beispiel 7.2.3. Um eine solche Transformation zu veranschaulichen, betrachten wir eine Methode, die angewendet wird, um das Volumen des Blutplasmas beim Tier zu bestimmen. Eine gewisse Menge Thiosulfat (oder ein radioaktives Präparat) wird in den Blutkreislauf eingespritzt. Würde sich das Thiosulfat homogen mit dem Blutplasma vermischen ohne Verluste an andere Teile im Körper, wäre es einfach, das Blutvolumen mit Hilfe der Konzentration von Thiosulfat im Plasma zu berechnen. Die Substanz wird jedoch dauernd durch die Nieren ausgeschieden, wobei aber das Thiosulfat kaum in weniger als zehn Minuten vollständig mit dem Plasma vermischt wird. Um diese Schwierigkeit zu überwinden, werden mehrere Messungen der Thiosulfatkonzentration gemacht und eine graphische Methode angewendet, um rückwärts extrapolieren zu können. Mit Randall (1958) betrachten wir folgendes Experiment: Einem Tier wurde 0,5 g Thiosulfat eingespritzt. Zehn Minuten nach der Injektion und bei nacheinanderfolgenden Zehn-Minuten-Intervallen wurden die folgenden Plasmakonzentrationen an Thiosulfat erhalten:

44, 38, 33, 28, 25 (mg/100 ml).

Gewöhnlich führt die Ausscheidung durch die Nieren zu einer exponentiellen Abnahme der Konzentration. Deshalb zeichnen wir die Meßwerte in einem einfach-logarithmischen Koordinatensystem ein (Abb. 7.6). Die Punkte liegen nach Formel (7.2.5) ziemlich genau auf einer Geraden. Uns interessiert die Konzentration, bevor die Nieren mit der Ausscheidung von Thiosulfat beginnen. Folglich extrapolieren wir die Meßwerte zurück, um die Plasmakonzentration zum Zeitpunkt der Injektion zu erhalten. Dadurch erhalten wir 50 mg/100 ml. Es sei V das totale Plasmavolumen. Dann folgt:

$$0{,}5\ \text{g} : V = 50\ \text{mg} : 100\ \text{ml}$$

und

$$V = \frac{0{,}5\ \text{g} \times 100\ \text{ml}}{50\ \text{mg}} = 1000\ \text{ml} = 1{,}0\ \text{l}.$$

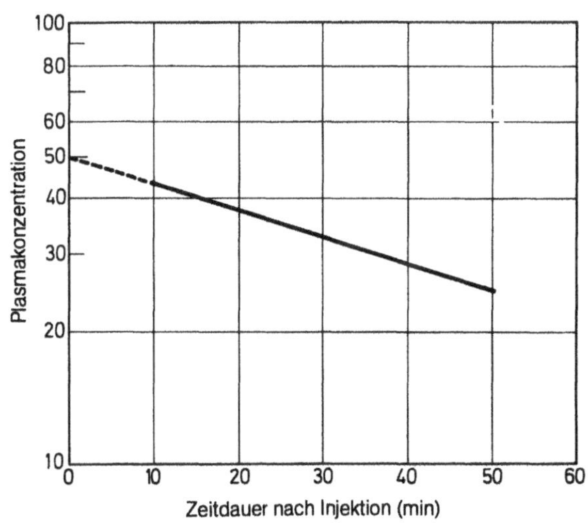

Abb. 7.6. Einfach-logarithmisches Diagramm der Plasmakonzentration nach Injektion von 0,5 g Thiosulfat (nach Randall, 1958)

7.3 Doppelt-logarithmische Darstellung

Tragen beide Achsen eines Koordinatensystems logarithmische Skalen, wird es *doppelt-logarithmisch* genannt. Es sei

$$X = \log x, \; Y = \log y. \tag{7.3.1}$$

Dann zeigt Abb. 7.7 drei Darstellungsarten.

In Abb. 7.7a tragen beide Achsen Doppelskalen. Die X- und Y-Skalen, beide linear, werden zuerst gezeichnet. Dann werden die Logarithmenskalen für x und y, wie im Abschn 7.1 erklärt, angefügt. Die Werte von x und y sowie ihre Logarithmen X und Y sind zu sehen. Wegen der vielen Einzelheiten wird diese Darstellung im Druck selten gebraucht.

Abbildung 7.7b zeigt nur die logarithmischen Skalen. Wenn die Maßeinteilung durch Linien parallel zu den Achsen hervorgehoben wird, sprechen wir von doppelt-logarithmischem Papier. Die linearen Skalen werden häufig weggelassen; doch ist dies bei Forschungsarbeiten unpraktisch: Weder das Zeichnen der Maßeinheiten noch das Ablesen der Koordinaten ist einfach.

Abbildung 7.7c schließlich ist weniger spektakulär, aber praktischer als die anderen Methoden. Gewöhnliches Millimeterpapier genügt. Mit Hilfe einer Logarithmentafel werden die Werte für $\log x$ und $\log y$ bestimmt und in einer linearen Skala aufgetragen.

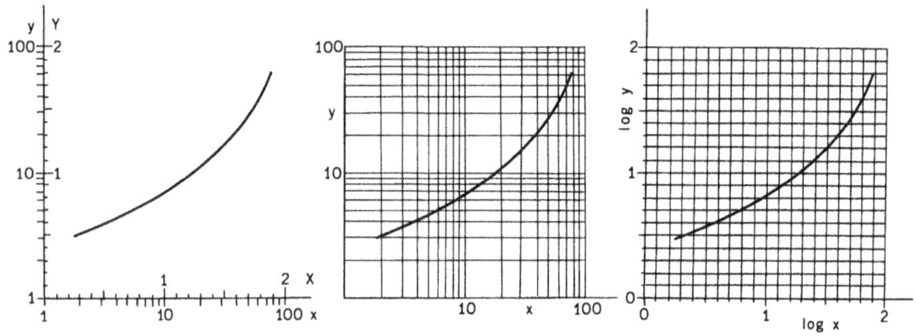

Abb 7.7. Drei Darstellungen eines doppelt-logarithmischen Koordinatensystems

Doppelt-logarithmische Darstellungen werden aus den verschiedensten Gründen gebraucht: Bei großen Bereichen für x und y, etwa Dosis-Antwort-Beziehungen. Eine sehr wichtige Anwendung ist die graphische Darstellung einer *Potenzfunktion*:

$$y = ax^n \quad (a > 0, n \in \mathbb{R}) \tag{7.3.2}$$

mit dem Definitionsbereich $x > 0$ und der Bildmenge $y > 0$. Wir wenden hier die *logarithmische Transformation* an. Zuerst folgt aus (7.3.2)

$$\log y = \log a + n \log x.$$

Dann werden neue Variablen und Konstanten eingeführt:

$$Y = \log y, X = \log x, B = \log a. \tag{7.3.3}$$

somit wird (7.3.1) transformiert in

$$Y = nX + B, \tag{7.3.4}$$

d.h. also in eine lineare Funktion. Folglich erscheint in der doppelt-logarithmischen Darstellung der Exponent n einer Potenzfunktion als Steigung der Geraden. Beispiele mit verschiedenen Werten von n, einschließlich Brüchen und negativen Zahlen, sind in Aufgabe 7.3.4 am Ende dieses Kapitels zu finden.

Beispiel 7.3.1. Als eine erste biologische Anwendung wollen wir eine Beziehung zwischen der Länge und dem Gewicht von *Heterodon nasicus* (Schlangenart in Kansas, U.S.A.) betrachten. Wir nehmen an, daß alle Schlangen dieser Art, ob jung oder alt, dieselbe Form und dasselbe spezifische Gewicht haben. Somit muß nach Abschn. 4.2 ihrr Gewicht W proportional der dritten Potenz der Länge L sein, d.h.

$$W \propto L^3 \text{ oder } W = aL^3 \tag{7.3.5}$$

mit einer gewissen Konstante a. Logarithmierung führt zu

$$\log W = \log a + 3 \log L. \tag{7.3.6}$$

Dies ist eine lineare Gleichung zwischen log L und log W. Folglich ist die doppelt-logarithmische Darstellung eine Gerade mit der Steigung 3. Konkrete Messungen zeigen, daß die Punkte, die individuelle Schlangen repräsentieren, nur leicht von einer geraden Linie abweichen (S. Abb. 7.8)[4].

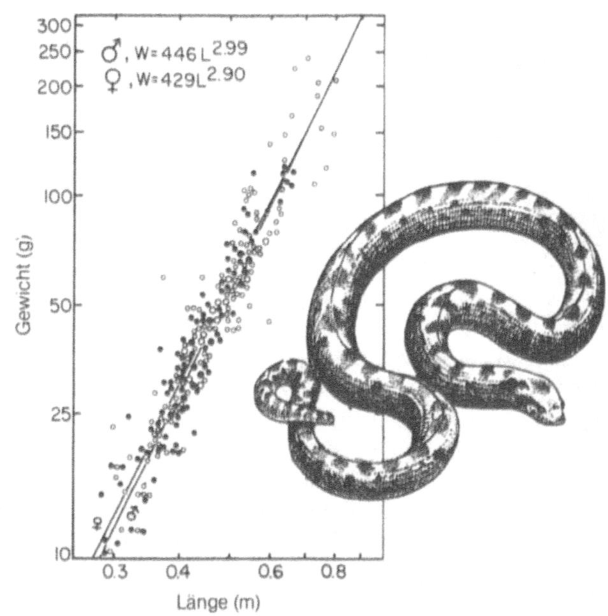

Abb. 7.8. Regressionslinien der Gewicht-Länge-Relation für Stichproben von 158 männlichen und 167 weiblichen Schlangen (*Heterodon nasicus*, Harvey County, Kansas). Die männlichen Schlangen sind durch schwarze, die weiblichen durch weiße Punkte markiert. Länge und Gewicht sind beide auf einer logarithmischen Skala aufgetragen (aus Platt, 1969)

4 Platt (1969) wandte eine statistische Methode an, um gerade Linien an die Meßdaten anzupassen. Für den Exponenten ergaben sich die Werte 2,99 (männlich) und 2,90 (weiblich). Beide Exponenten liegen nahe bei der theoretisch vorausgesagten Zahl 3

Beispiel 7.3.2. Wir tragen die durchschnittliche tägliche Wärmeproduktion von Warmblütlern gegen das durchschnittliche Körpergewicht auf (Abb. 7.9). Werden für beide Größen logarithmische Skalen verwendet, liegen die Punkte sehr nahe an einer geraden Linie. Dies zeigt, daß die Beziehung sehr gut durch eine Potenzfunktion angenähert werden kann.

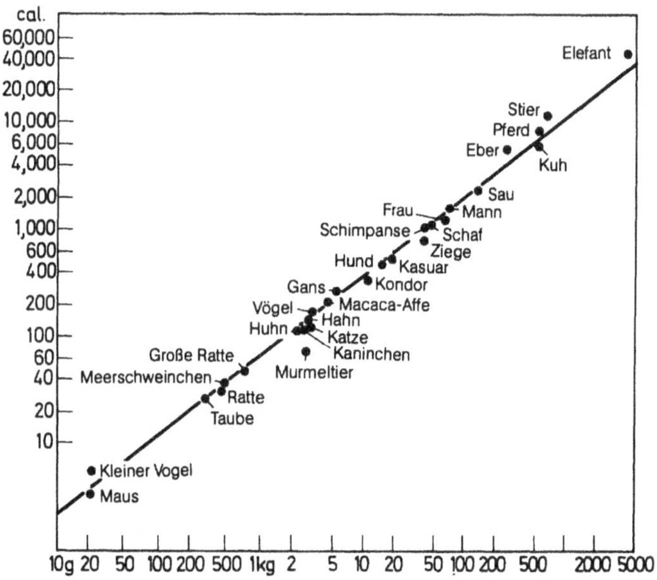

Abb. 7.9. Die täglich erzeugte Wärmemenge von Warmblütern als Funktion ihres Körpergewichts. Beide Größen sind logarithmisch aufgetragen (Figur aus Davson, 1964)

Andere instruktive Beispiele werden in Jerison (1970) und in Schmidt-Nielsen (1972) gezeigt. Über die Anwendung von doppelt-logarithmischen Darstellungen bei allometrischem Wachstum s. Abschn. 11.6.

Fassen wir die Hauptergebnisse von Abschn. 7.2 und 7.3 zusammen, können wir folgende Regel formulieren, die man sich am besten merkt:

Für eine *Exponentialfunktion* verwenden wir *die einfach-logarithmische*, für eine *Potenzfunktion* jedoch *die doppelt-logarithmische Darstellung*. In jedem Fall ist der Graph der Funktion eine *gerade Linie*.

7.4 Dreieckskoordinaten

Wir beginnen diesen Abschnitt mit einem geometrischen Satz: *Es sei P ein Punkt in einem gleichseitigen Dreieck. Dann ist die Summe der Abstände von P von den drei Seiten gleich der Höhe des Dreiecks.* Mit anderen Worten: Die Summe der Abstände bleibt konstant, wenn wir den Punkt P von irgendeinem Ort innerhalb des Dreiecks zu einem anderen Ort bewegen.

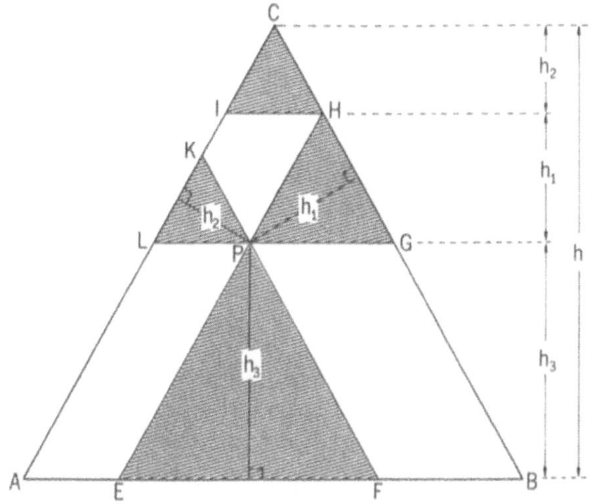

Abb. 7.10. In einem gleichseitigen Dreieck ist die Summe der Distanzen eines inneren Punktes P von den drei Seiten konstant, nämlich gleich der Höhe h des Dreiecks

Zum Beweis betrachten wir Abb. 7.10. Es seien A, B, C die Scheitelpunkte des Dreiecks, so daß $AB = BC = CA$ ist. Wir bezeichnen die senkrechten Abstände von P zu den Seiten mit h_1, h_2, h_3 und die Höhe des Dreiecks ABC mit h. Durch P ziehen wir drei Linien: $LG \| AB$, $FK \| BC$ und $HE \| CA$. Ebenso zeichnen wir $HI \| AB$. Diese Linien formen nun zusammen mit den Dreiecksseiten vier gleichseitige Dreiecke PEF, PGH, PKL und CIH, da alle Winkel gleich 60° sind. Nun ist h_1 die Höhe des Dreiecks PGH, h_2 die Höhe des Dreiecks PKL und h_3 die Höhe des Dreiecks PEF. Da $HE \| CA$ ist, hat das Dreieck CIH die Höhe h_2. Ordnen wir nun die drei Höhen so, daß sie alle senkrecht zu AB stehen, erhalten wir

$$h_1 + h_2 + h_3 = h \quad \text{Q.E.D.} \tag{7.4.1}$$

Das heißt also, immer wenn sich drei Variable, sagen wir x, y, z zu einen konstanten Wert addieren, paßt diese Dreiecksdarstellung ausgezeichnet. Die Konstante wird als Höhe des gleichseitigen Dreiecks aufgetragen. Die Seiten werden *Achsen* und die Abstände x, y, z von den Seiten *Dreieckskoordinaten* genannt.

Abb. 7.11 zeigt, wie eine solche Darstellung konstruiert wird. Die drei Variablen seien zum Beispiel die Konzentrationen von drei Komponenten A, B, C einer Substanz. Die Summe der Konzentrationen beträgt 100%.

Beispiel 7.4.1. Eine Anwendung in der Biologie wird in Abb. 7.12 gezeigt. In den Tentakeln von *Hydra attenuata Pall* (ein Süßwasser-Polyp) gibt es drei Arten Nematozysten (Nesselkapseln): Die relativ großen Stenotelen (Durchschlagskapseln), und die etwas kleineren Isorhizen (Klebekapseln) und Desmonemen (Wickelkapseln). Alle drei Arten wurden in den fünf Tentaklen eines weiblichen Tieres gezählt[5]. Das Ergebnis lautete:

5 Ich verdanke diese Daten Herrn Zumstein, Universität Zürich

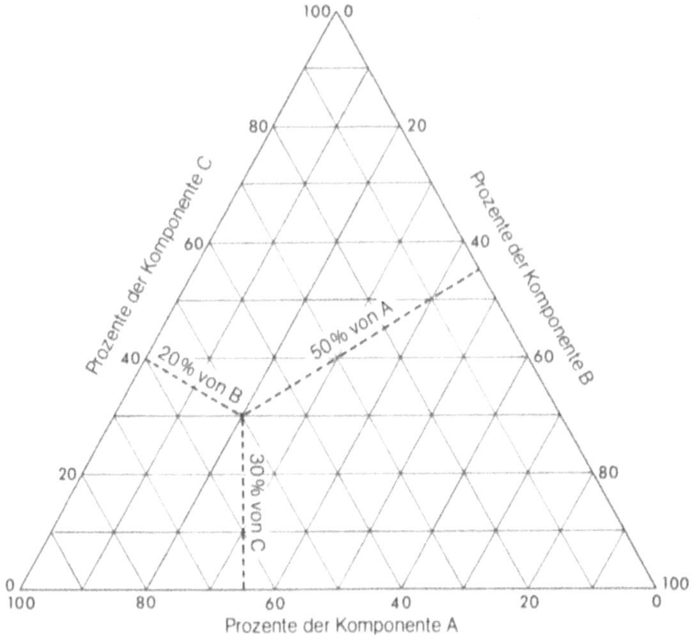

Abb. 7.11. Darstellung der Konzentration von drei Komponenten einer Substanz mit Hilfe von Dreieckskoordinaten

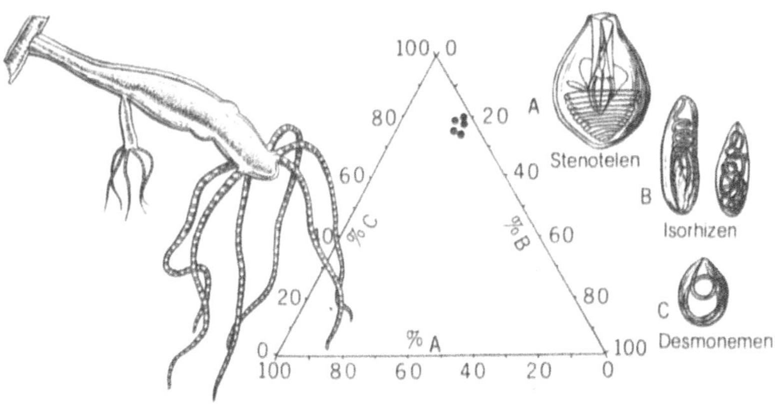

Abb. 7.12. Verteilung der Nematozysten in den fünf Fangarmen einer weiblichen Hydra (*Hydra attenuata Pall.*)

Tentakel No.	Stenotelen Anzahl	%	Isorhizen Anzahl	%	Desmonemen Anzahl	%
1	124	5,6	334	15,0	1768	79,4
2	124	7,2	298	17,4	1297	75,4
3	123	6,7	302	16,5	1411	76,8
4	114	5,8	310	15,6	1556	78,6
5	148	8,4	319	18,1	1293	73,5

Da wir drei Komponenten haben, eignet sich gerade eine Dreiecksdarstellung für die Prozentsätze (Abb. 7.12)[6].

Beispiel 7.4.2. Sehr interessante Anwendungen der Dreieckskoordinaten sind in der Genetik zu finden. Es seien *A* und *a* zwei Gene am selben Locus. Individuen sind dann entweder homozygot *AA*, *aa* oder heterozygot *Aa*. Es sollen nun p_{AA}, p_{aa}, p_{Aa} die Prozentsätze der drei Genotypen in einer Generation sein.
Nach Definition ist dann

$$p_{AA} + p_{aa} + p_{Aa} = 100\% \tag{7.4.2}$$

Jede Population wird durch einen Punkt in einer Dreiecksdarstellung mit der Höhe 100% und den Koordinaten p_{AA}, p_{aa}, p_{Aa} repräsentiert. Unter der Annahme von Panmixie (zufällige Paarung) sagt das Hardy-Weinberg-Gesetz, daß

$$p_{Aa}^2 = 4p_{AA}p_{aa} \tag{7.4.3}$$

ist. Est kann gezeigt werden, daß Populationen, die (7.4.3) erfüllen, durch Punkte vertreten sind, die auf einer *Parabel* liegen (Abb. 7.13).

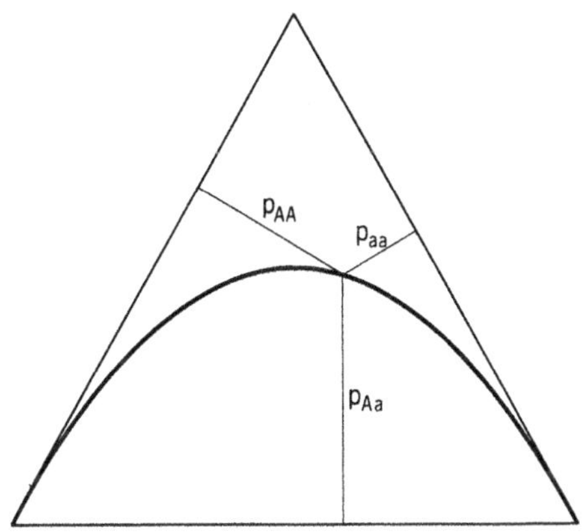

Abb. 7.13. Die Anteile an Genotypen *AA*, *Aa*, *aa* sind durch Dreieckskoordinaten dargestellt. Im Spezialfall einer Population mit Zufallspaarung liegen die Punkte auf einer Parabel

Für genauere Ausführungen und fortgeschrittene Anwendungen der Dreieckskoordinaten in der Genetik siehe Cannings und Edwards (1968), de Finetti (1926), Edwards (1977), Jacquard (1974), Li (1976), Levene, Pavlovsky und Dobzhansky (1954), Schaffer und Mettler (1970), Turner (1970), Wright (1969).

Über andere Anwendungsmöglichkeiten der Dreieckskoordinaten in den biologischen Wissenschaften siehe Cronan et al. (1978), Eisner et al. (1978), Goldin et al. (1968), King et al. (1972), Ostrander et al. (1969), Speth et al. (1976) und Taylor et al. (1971).

6 Die Figur 7.12 wurde nach Unterlagen von Engelhardt (1962) und Brohmer (1964) gezeichnet

*7.5 Nomographie

Es gibt Konstruktionen, die es ermöglichen, eine *funktionelle Beziehung zwischen drei Variablen in einer Ebene darzustellen*, ohne dabei den dreidimensionalen Raum zu benötigen. Es sei zum Beispiel w das geometrische Mittel der zwei Größen u und v, d.h.

$$w = \sqrt{uv} \quad (u > 0,\ v > 0). \tag{7.5.1}$$

Quadriert und logarithmiert ergibt diese Gleichung

$$2 \log w = \log u + \log v. \tag{7.5.2}$$

Mit den neuen Variablen

$$U = \log u,\ V = \log v,\ W = \log w \tag{7.5.3}$$

lautet die Gleichung

$$2W = U + V. \tag{7.5.4}$$

W ist das arithmetische Mittel von U und V. Wir benützen ein rechtwinkliges Koordinatensystem mit einer U- und einer V-Achse. Für jeden bestimmten W-Wert ist (7.5.4) die Gleichung einer Geraden. Für verschiedene Werte von W erhalten wir verschiedene Geraden. Sie sind parallel zueinander (Abb. 7.14a). Sind zwei Werte U und V gegeben, suchen wir den Punkt (U, V) und finden dort die Gerade mit dem entsprechenden W-Wert.

Wenden wir (7.5.3) an, können wir die lineare Skala durch logarithmische Skalen ersetzen. Somit erhalten wir eine graphische Darstellung des geometrischen Mittels (Abb. 7.14b). Darstellungen, wie z.B. in Abb. 7.14 gezeigt, werden *kartesische Darstellungen* oder *Netztafeln* genannt. Die Linien W = const. können auch als Höhenlinien auf einer Karte interpretiert werden. Allgemein nennt man Linien, längs denen der Funktionswert konstant ist, *Isolinien*.

Unter günstigen Bedingungen können Netztafeln durch sogenannte Fluchtlinientafeln oder *Nomogramme* ersetzt werden. Sie sind praktischer. In seiner einfachsten

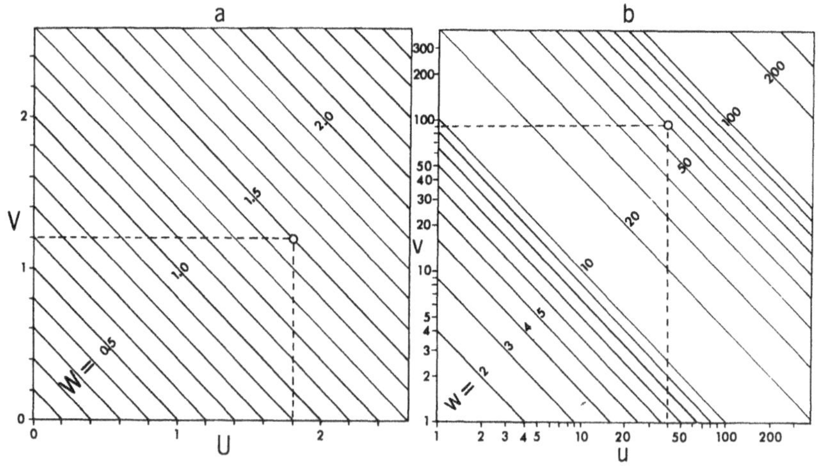

Abb. 7.14a,b. Darstellung in kartesischen Koordinaten; **a** des arithmetischen Mittels $W = (U + V)/2$, **b** des geometrischen Mittels $w = \sqrt{uv}$. Zahlenbeispiele: **a** $U = 1{,}8$, $V = 1{,}2$, $W = 1{,}5$, **b** $u = 40$, $v = 90$, $w = 60$

Form besteht ein solches Nomogramm aus drei Parallelen, den sogenannten *Fluchtlinien*, welche Skalen für die drei Variablen u, v, w tragen.
Um Nomogramme zu konstruieren, verwenden wir ein x,y-Koordinatensystem. Die gestrichelten Linien in Abb. 7.15 sind die x- und y-Achsen. Die Einheiten auf den beiden Achsen brauchen nicht dieselben zu sein. Durch die Punkte $(-1, 0)$ und $(+1, 0)$ zeichnen wir Linien parallel zur y-Achse. Sie dienen als U- und V-Achsen. Ebenso zeichnen wir eine dritte Achse parallel zur y-Achse durch einen Punkt $(c, 0)$, wobei c eine beliebige, aber konstante Zahl ist ($c \neq 1, c \neq -1$). Wir nennen sie W-Achse. Alle drei Skalen sollen linear sein, die Punkte $U = 0$, $V = 0$, $W = 0$ auf der x-Achse liegen, und die Einheiten gleich denen auf der y-Achse sein.

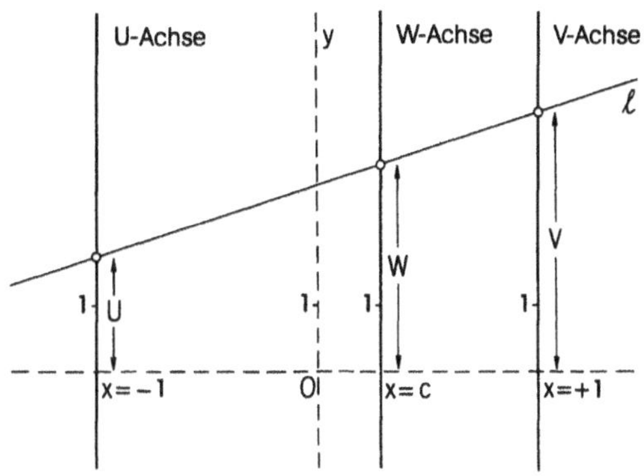

Abb. 7.15. Konstruktion eines Nomogramms mit drei parallelen Fluchtlinien

Eine Gerade l soll nun die U-, V-, W-Achsen schneiden. Die Schnittpunkte sind dann:

$(-1, U)$ auf der U-Achse,
$(+1, V)$ auf der V-Achse,
(c, W) auf der W-Achse.

Die Steigung a von l kann auf verschiedene Arten durch die Formel $a = \Delta y/\Delta x$ berechnet werden. Für die Schnittpunkte von l mit der V- und W-Achse erhalten wir $a = (V - W)/(1 - c)$, und für die Schnittpunkte mit der U- und V-Achse $a = (V - U)/2$. Indem wir die Resultate gleichsetzen, erhalten wir:

$$\frac{V - W}{1 - c} = \frac{V - U}{2}, \tag{7.5.5}$$

oder, nach Multiplikation übers Kreuz und Ordnen der Faktoren

$$U(1 - c) + V(1 + c) = 2W. \tag{7.5.6}$$

Die Gleichung stellt eine lineare Beziehung zwischen den Variablen U, V und W dar. Umgekehrt kann jede lineare Beziehung durch die Gleichung (7.5.6) ausgedrückt werden. Dies erlaubt die Konstruktion eines Nomogramms.

Als Beispiel kehren wir zur Gl. (7.5.4) zurück, die W als das arithmetische Mittel von U und V definiert. Um diese Gleichung an jene von (7.5.6) anzupassen, haben wir $c = 0$ zu setzen. Folglich fällt die W-Achse mit der y-Achse zusammen. Das Nomogramm ist in Abb. 7.16a dargestellt. Der Einfachheit halber sind die x- und y-Achsen weggelassen.

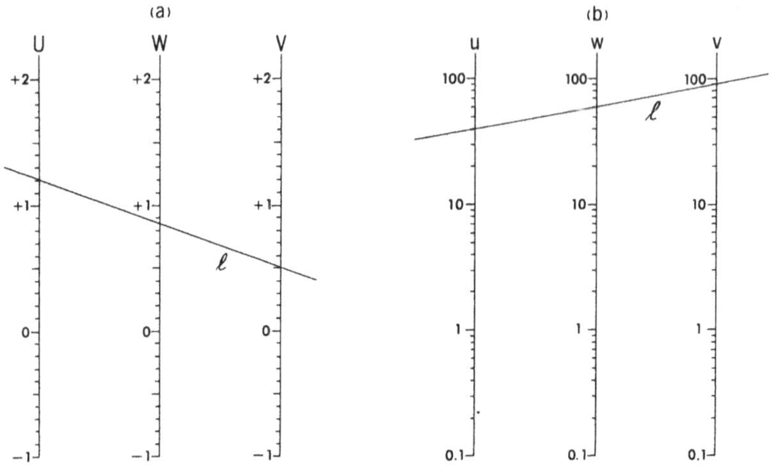

Abb. 7.16a,b. Nomogramme, **a** für das arithmetische Mittel $W = (U + V)/2$, **b** für das geometrische Mittel $w = \sqrt{uv}$. Wenn zwei Werte u und v gegeben sind, verbindet man die entsprechenden Punkte auf den u- und v-Achsen durch eine Gerade l. Beim Schnittpunkt mit der w-Achse liest man das geometrische Mittel w ab. Zahlenbeispiel: $u = 40$, $v = 90$, $w = 60$

Ersetzen wir noch mit Hilfe von (7.5.3) die linearen Skalen durch logarithmische, erhalten wir ein Nomogramm für das geometrische Mittel (Abb. 7.16b).

Eine der drei Fluchtlinien kann *krummlinig* sein. Um ein solches Nomogramm zu konstruieren, verallgemeinern wir die vorangegangenen Begriffe. In Abb. 7.17 nehmen wir an, daß die Kurve, die die w-Werte trägt, in einer parametrischen Form dargestellt werden kann, d.h.

$$x = f(w), \quad y = g(w) \tag{7.5.7}$$

mit demselben Parameter w, wie in Abschn. 7.1 beschrieben. Auf dieselbe Art, wie wir (7.5.5) und (7.5.6) erhielten, ergibt sich nun folgende Gleichung:

$$\frac{V - y}{1 - x} = \frac{V - U}{2} \tag{7.5.8}$$

und

$$U(1 - x) + V(1 + x) = 2y. \tag{7.5.9}$$

Nun ersetzen wir x und y durch die Funktionen (7.5.7) und U und V durch bestimmte monotone Funktionen:

$$U = h(u), \; V = k(v), \tag{7.5:10}$$

So leiten wir von (7.5.9) die Formel

$$h(u)(1 - f(w)) + \mathrm{k}(v)(1 + f(w)) = 2g(w) \tag{7.5.11}$$

her.

Wenn es uns deshalb gelingt, eine funktionelle Beziehung zwischen drei Variablen u, v, w in der Form (7.5.11) *zu schreiben, existiert ein Nomogramm, wie es in Abb.* 7.17 *zu sehen ist.*

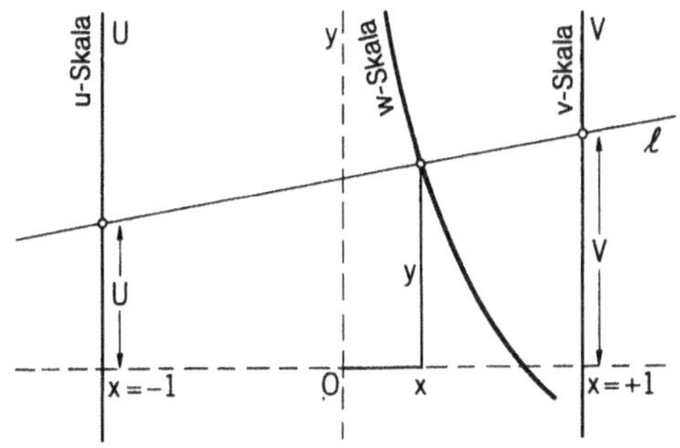

Abb. 7.17. Konstruktion eines Nomogramms mit zwei parallelen und einer krummlinigen Fluchtlinie. *U* und *V* sind linear in der gleichen Einheit wie *y* aufgetragen, während *u* und *v* im allgemeinen durch nichtlineare Skalen dargestellt werden

Beispiel 7.5.1. Wir betrachten die *quadratische Gleichung* von w:

$$w^2 + uw + v = 0. \tag{7.5.12}$$

Sind die Koeffizienten u und v gegeben, wollen wir die positiven Wurzeln der Gleichung graphisch bestimmen. Wir können (7.5.12) neu in der Form

$$uwF + vF = -w^2F \tag{7.5.13}$$

mit einem *beliebigen Faktor F* schreiben. Um (7.5.13) an (7.5.11) anzugleichen, soll

$$h(u) = u, \; k(v) = v,$$
$$1 - f(w) = wF, \; 1 + f(w) = F, \; 2g(w) = -w^2F$$

sein. Indem wir F eliminieren, erhalten wir

$$f(w) = \frac{1-w}{1+w}, \; g(w) = -\frac{w^2}{1+w}. \tag{7.5.14}$$

Dises Funktionen von w liefern die parametrischen Gln. (7.5.7). Für verschiedene positive Werte w berechnen wir x und y. Stellen wir die Punkte (x, y) graphisch dar und bezeichnen diese Punkte mit den entsprechenden Werten von w, erhalten wir eine krummlinige Skala (s. Abb. 7.18). Der Einfachheit halber sind die x- und y-Achsen weggelassen.

Für fortgeschrittene Nomogramme, speziell im Bereich der Naturwissenschaften, siehe Batschelet et al. (1952), Boag (1949), Comroe (1965), Consolazio et al. (1963), Diem et al. (1970), Hamilton (1947), Hennig (1967), Levens (1959), Peters (1969), Reinke et al. (1969), Ricci (1967), Schuler et al. (1969), Severinghaus et al. (1956), Singh et al. (1971), Smith (1966), Sunderman et al. (1949), Swerdloff et al. (1967), Thews (1971), Waterman et al. (1965).

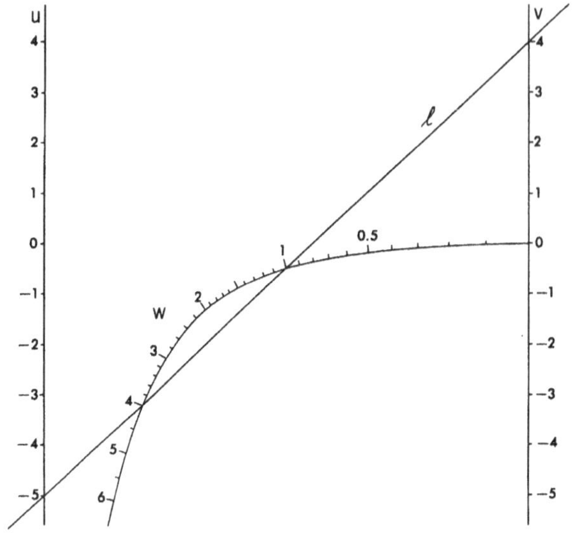

Abb. 7.18. Nomogramm zur Bestimmung der positiven Wurzeln w_1, w_2 einer quadratischen Gleichung $w^2 + uw + v = 0$. Zahlenbeispiel: $w^2 - 5w + 4 = 0$. Die Gerade, welche die Punkte $u = -5$ und $v = 4$ verbindet, schneidet die w-Skala an den Stellen $w_1 = 1$ und $w_2 = 4$. Die Gleichung hat also zwei positive Wurzeln

*7.6 Bildliche Darstellung

In den vorangegangenen Kapiteln haben wir gezeigt, wie eine funktionelle Beziehung zwischen drei Variablen in einer Ebene dargestellt werden kann. Dieser Vorgang, drei auf zwei Dimensionen zu reduzieren, wird hauptsächlich aus ökonomischen Gründen gewählt. Es gibt jedoch auch andere Gesichtspunkte, wie zum Beispiel Klarheit und schnelles intuitives Verstehen, welche eher eine *perspektivische oder bildliche Darstellung* begünstigen. Zudem sind für dreidimensionale Objekte, wie sie in der Morphologie erforscht werden, Darstellungen erforderlich, die so weit als möglich unserer täglichen Erfahrung entsprechen. Ein Spezialfall der perspektivischen Ansicht zeigt sich bei der Darstellung einer Landschaft: Hier spricht man von einem *Blockdiagramm.*

Es gibt verschiedene Möglichkeiten für eine anschauliche und getreue bildliche Darstellung. Wir beginnen mit der *parallel-perspektivischen Darstellung*. Wir führen drei paarweise senkrecht aufeinanderstehende Achsen ein und bezeichnen sie mit x, y und z. Eine von ihnen, sagen wir die z-Achse, liegt vertikal. Um die x- und y-Achsen in der Bildebene zu zeichnen, wählen wir Geraden, die spitze Winkel α und β mit einer horizontalen Linie bilden (Abb. 7.19a). Die Längeneinheiten können in ihrer natürlichen Größe oder passend verkürzt eingezeichnet werden. In Abb. 7.19a sind die Einheiten der z- und y-Achsen nicht verkürzt, dafür aber diejenige auf der x-Achse. Das Verhältnis der Skalen ist $\frac{2}{3}:1:1$. Linien, die im Raum parallel sind, *bleiben parallel* in der parallel-perspektivischen Darstellung. Unter Beachtung dieser Regeln wurde in Abb. 7.19b ein Würfel dargestellt. Jeder Punkt im Raum, dessen rechtwinklige

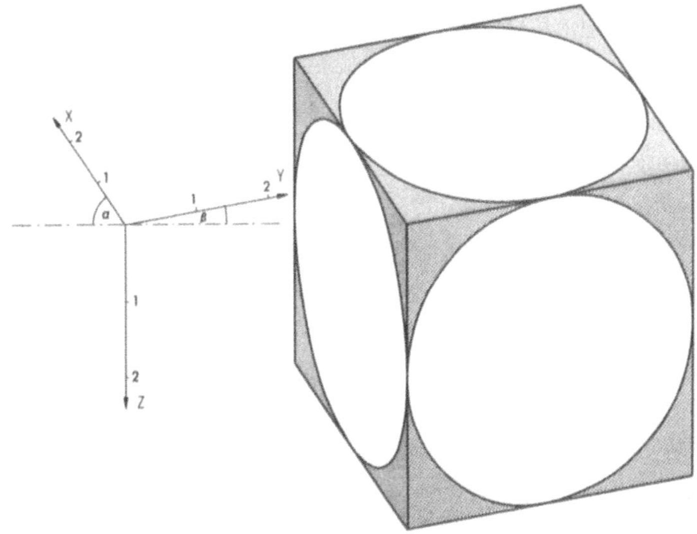

Abb. 7.19. Darstellung in Parallelperspektive: Drei paarweise senkrecht aufeinanderstehende Achsen werden durch drei Geraden in einer Ebene abgebildet. Linien, die im Raum parallel sind, werden durch parallele Linien abgebildet. In einer oder zwei Richtungen werden die Längeneinheiten verkürzt. Kreise im Raum gehen in Ellipsen der Bildebene über

Koordinaten x, y, z wir kennen, kann in die Zeichnung eingesetzt werden. Wir müssen nur von einem Ursprung ausgehen, mit x-Schritten in der x Richtung, mit y Schritten in der y-Richtung und mit z Schritten in der z-Richtung fortschreiten und dabei immer die entsprechende Längeneinheit beachten.

Kreise werden durch *Ellipsen* dargestellt. Abbildung 7.19b zeigt die bildliche Darstellung von drei Kreisen, die auf der Oberfläche eines Würfels liegen. Die Konstruktion einer Ellipse bietet keine besondere Schwierigkeit. Abb. 7.20 zeigt das praktische Vorgehen.

Um eine *Oberfläche* zu zeichnen, ist ein *Gittermuster* recht nützlich. In der x,y-Ebene zeichnen wir parallel zu den Achsen Linien mit gleichem Abstand (Abb. 7.21). Dann zeichnen wir von jedem Gitterpunkt aus die Höhe der Oberfläche ein. Schließlich verbinden wir die Punkte durch glatte Kurven in der Richtung der x- und der y-Achse. Dieser Vorgang gibt uns eine genaue und oft eine rasch erfaßbare Ansicht einer gekrümmten Oberfläche.

Der Einfachheit halber werden oft zwei Spezialfälle der parallel-perspektivischen Darstellung gewählt:

a) Die *isometrische Zeichnung*. Hier ist $\alpha = \beta = 30°$. Es ist keine Kürzung der Längeneinheiten erforderlich (Verhältnis der Skalen 1:1:1). Ein Beispiel ist in Abb. 7.22 zu sehen.
b) Das *Schrägbild*. Hier ist α Null, und β liegt zwischen 30° und 45°. Die Einheiten entlang der x- und z-Achse sind nicht gekürzt, sondern nur die Einheit der y-Achse. Das Verhältnis der Skalen ist $1:c:1$, wobei c zwischen 0,5 und 0,8 variieren kann.

Abb. 7.23 zeigt ein Schrägbild einer *Helix*. Die Projektion dieser dreidimensionalen Kurve senkrecht auf die x, y-Ebene ist ein Kreis mit dem Radius r. Die Parametergleichungen dieser Kurve lauten:

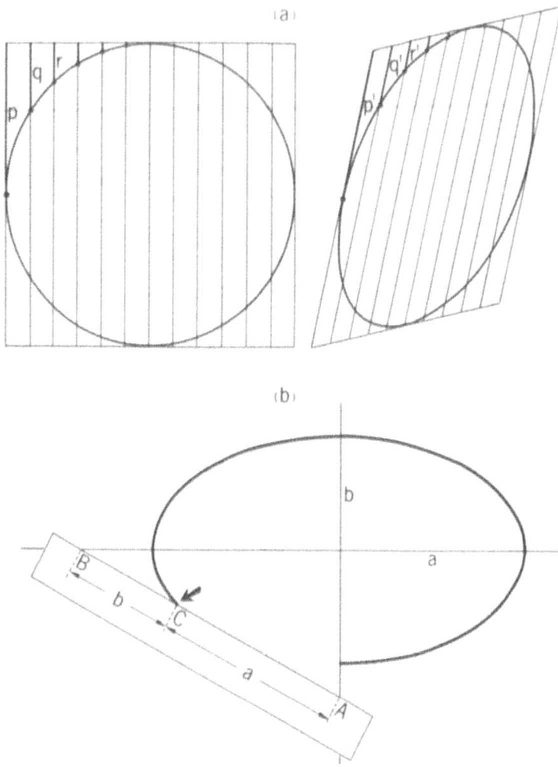

Abb. 7.20a,b. Konstruktion von Ellipsen. **a** Wenn man die Achsen einer Ellipse nicht kennt, sind die Segmente p', q', r', . . . der Ellipse proportional zu den Segmenten p, q, r, . . . des ursprünglichen Kreises, **b** Wenn die Richtungen der Ellipsenachsen bekannt und die Halbachsen a und b gegeben sind, kann man sich mit einem Papierstreifen helfen, an dessen Rand die Punkte A, B, C mit $AC = a$, $BC = b$ markiert sind. Wenn A auf der einen und B auf der anderen Ellipsenachse läuft, so beschreibt der Punkt C die gesuchte Ellipse

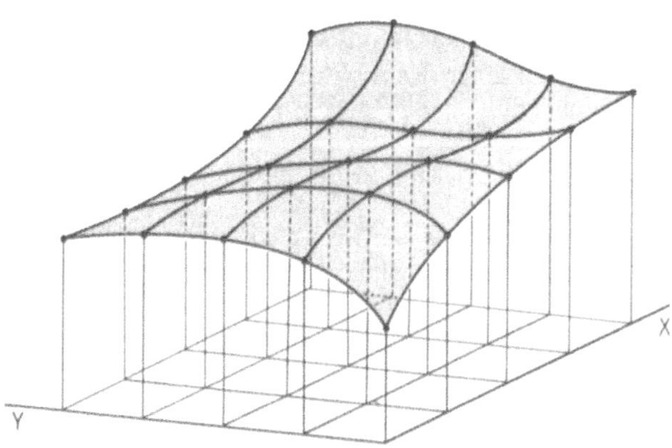

Abb. 7.21. Parallelperspektivische Darstellung einer Oberfläche. Die Flächenpunkte stehen vertikal über einem Gitter der Grundebene. Die Flächenpunkte werden durch glatte Kurven verbunden

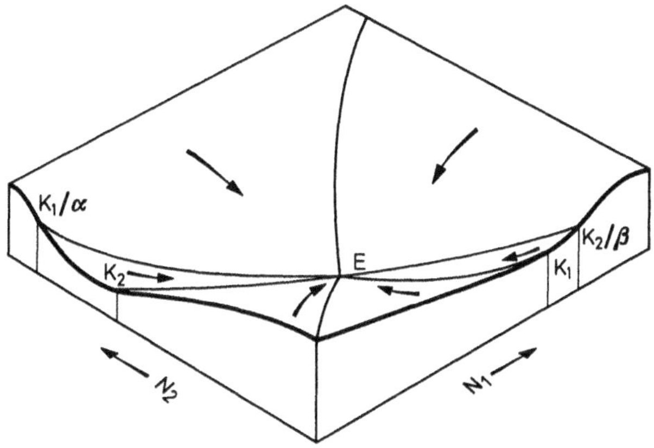

Abb. 7.22. Isometrische Darstellung für die Wechselwirkung zweier konkurrierender Arten. N_1 und N_2 bezeichnen die Anzahl Individuen der beiden Arten. K_1 und K_2 sind gewisse Sättigungswerte und α, β zwei Koeffizienten. Dieses Modell wurde von Slobodkin in die Biologie eingeführt (Slobodkin, 1961)

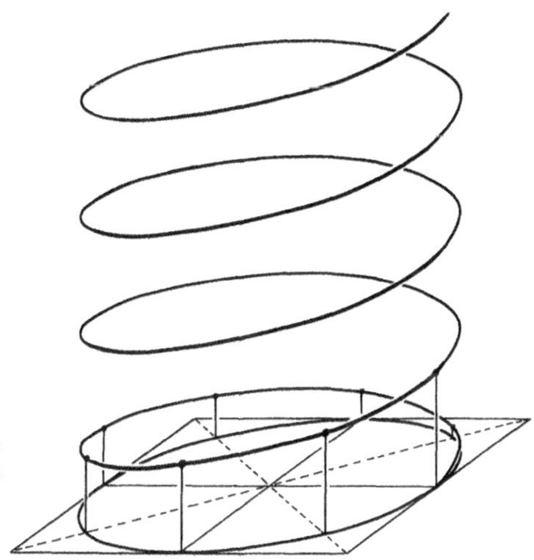

Abb. 7.23. Schrägbild einer Helix (Schraubenlinie). Die Einheiten der x-, y-, z-Skalen verhalten sich wie $1:\frac{2}{3}:1$

$$\begin{aligned} x &= r \cos \varphi \\ y &= r \sin \varphi \end{aligned} \tag{7.6.1}$$

mit dem variablen Parameter φ (über den Begriff Parametergleichungen s. Abschn. 7.1). Der Winkel φ kann jeden beliebigen Wert annehmen und kann entweder in Graden oder im Bogenmaß gemessen werden. Wenn φ wächst, nimmt die Koordinate z proportional zu. Folglich lautet eine weitere Parametergleichung

$$z = k\varphi \tag{7.6.2}$$

mit einer gewissen Konstanten $k > 0$. Wenn φ um 360° oder 2π wächst, klettert die Helix um $k \cdot 360°$ resp. $k \cdot 2\pi$ in die Höhe. Die Gleichungen (7.6.1) und (7.6.2) bilden zusammen die Parametergleichungen der Helix. Eine *isometrische* Zeichnung einer Helix ist in Abb. 8.9 zu sehen.

Ein anderes Beispiel eines Schrägbildes ist in Abb. 7.24 dargestellt.

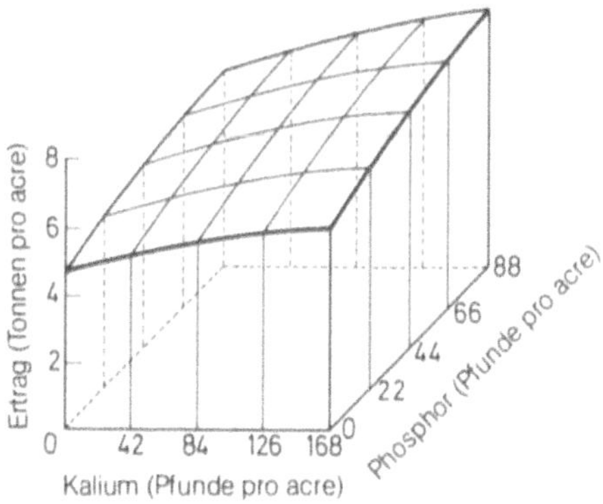

Abb. 7.24. Schrägbild einer aus statistischen Daten errechneten Oberfläche. Drei Arten Dünger wurden geprüft: Eine feste Menge von Stickstoff kombiniert mit variablen Mengen von Kalium und Phosphor pro Einheit Ackerfläche. Der Ernteertrag in Tonnen wird in vertikaler Richtung aufgetragen. Man erkennt eine gewisse Sättigung bei zunehmendem Kaliumanteil (nach Platt und Griffiths, 1964)

Oft genügt eine parallel-perspektivische Darstellung nicht. Unsere Augen sehen, wie parallele Linien in einen Punkt konvergieren (vgl. die zwei Gleisspuren einer geraden Eisenbahnlinie). Wenn längere Abschnitte auf parallelen Linien abgebildet werden müssen, ist deshalb eine Darstellung mit *Fluchtpunkten* vorzuziehen. Wir beginnen mit

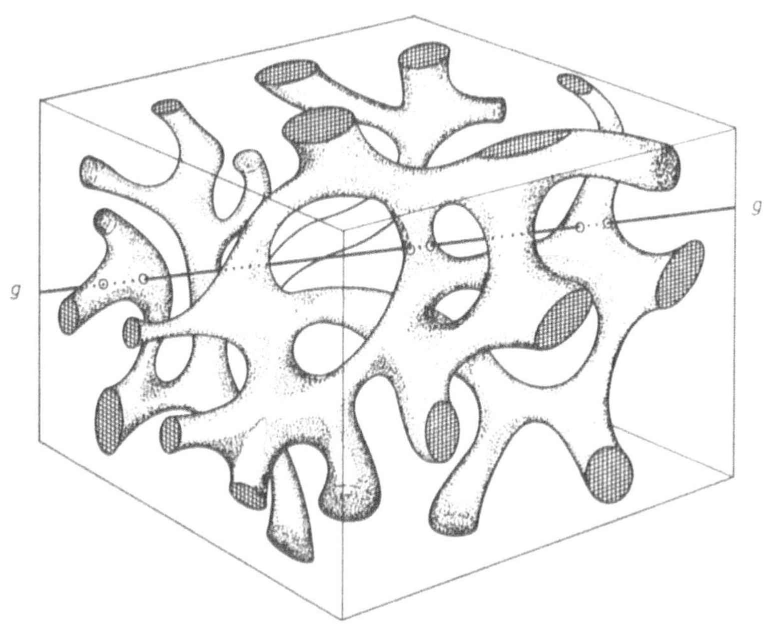

Abb. 7.25. Eine komplizierte Fläche in perspektivischer Darstellung mit zwei Fluchtpunkten. Das Oberflächenmaß kann mit Hilfe der Anzahl Schnittpunkte einer Geraden geschätzt werden (Abbildung aus Fischmeister, 1967)

einem Spezialfall: Die x- und z-Achsen sowie auch die Parallelen zu diesen Achsen werden in einer schrägen Ansicht gezeichnet, die Linien parallel zur y-Achse jedoch konvergieren in einen Punkt (der nicht unbedingt ein Teil der Illustration sein muß). Eine solche Darstellung wird *Einpunktperspektive* genannt. Ein Beispiel ist in Abb. 9.27 gezeigt.

Wird Konvergenz in zwei Richtungen gewählt, nennt man die Darstellung *Zweipunktperspektive*. Abbildung 7.25 ist eine Anwendung.

Eine normale Kamera erzeugt eine *Dreipunktperspektive* für Linien, die parallel zu drei verschiedenen Richtungen sind. Diese Darstellungsart kann oft empfohlen werden. Beispiele s. Abb. 7.26 und 7.27.

In einer Darstellung mit Fluchtpunkten werden Kreise immer noch durch Ellipsen dargestellt, so daß die Konstruktion von Abb. 7.20 angewendet werden kann. Eine Verkürzung erfolgt jedoch nicht mehr in einem konstanten Verhältnis. Abbildung 7.28 zeigt das Prinzip.

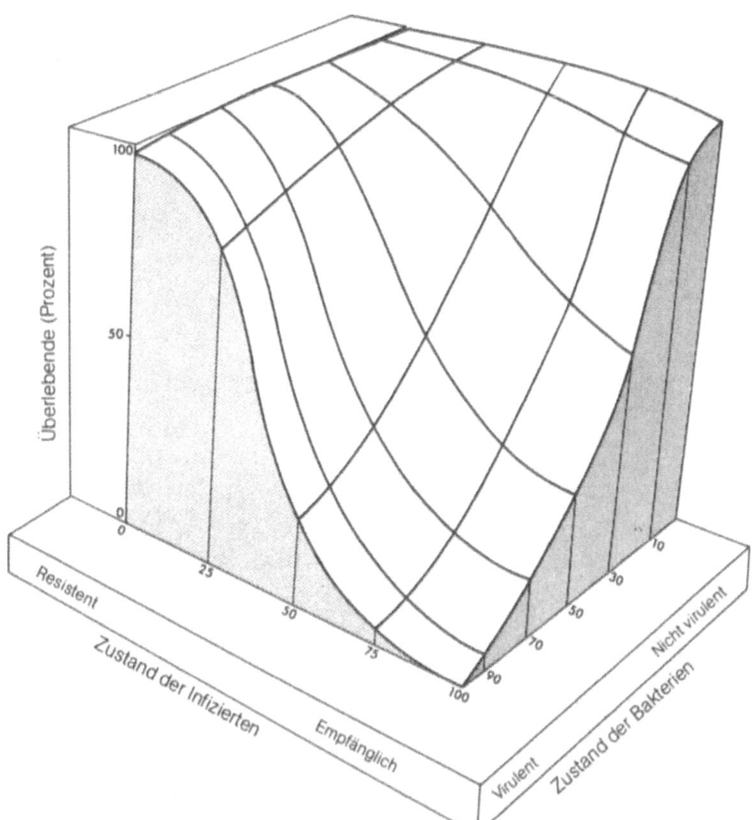

Abb. 7.26. Perspektive mit drei Fluchtpunkten. Die Oberfläche zeigt den Prozentsatz Überlebender in Abhängigkeit von der Resistenz gegen Krankheit und der Gefährlichkelt krankheitserregender Bakterien (Abbildung nach Gowen, 1952)

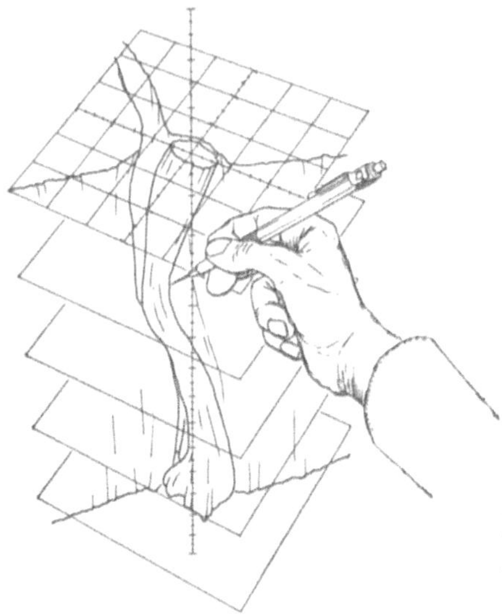

Abb. 7.27. Perspektive mit drei Fluchtpunkten. Zeichnen von Gewebskomponenten. Dazu bedient man sich aufeinanderfolgender Gewebeschnitte (Abbildung aus Mitchell und Thaemert, 1965)

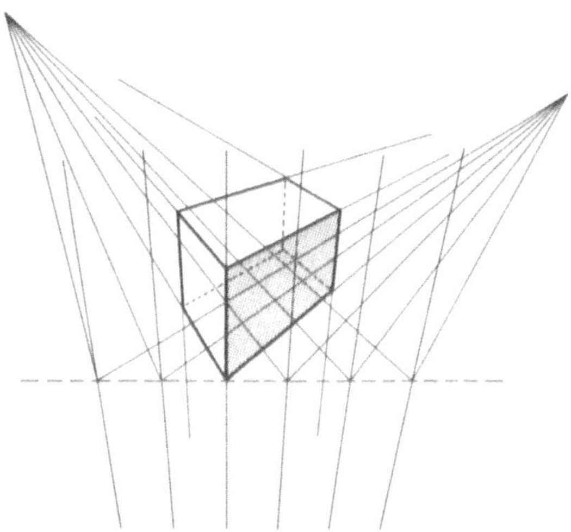

Abb. 7.28. Konvergierende Geraden in einer perspektivischen Darstellung mit drei Fluchtpunkten

Computer mit dazugehörenden Zeichengeräten können die kompliziertesten bildlichen Darstellungen zeichnen. Sie können sogar eine dreidimensionale Darstellung rotieren lassen und in verschiedenen perspektivischen Ansichten wieder zeichnen (Rosenfeld, 1969). Das Programmieren jedoch ist zeitraubend und der Vorgang teuer. Wenn eine Handzeichnung möglich ist, sollte sie angewendet werden, da sie schnell und billig ist.

Für weitere bildliche Darstellungen von biologischen Objekten und von Beziehungen siehe Chiarappa et al. (1972), Dingle (1972), Elias (1971), Elias und Hennig (1967), Patrick et al. (1973), Weibel und Elias (1967). Für Blockdiagramme siehe Jenks und Brown (1966).

Zur weiteren Lektüre empfohlen: Davis (1962), Levens (1959, 1962 und 1965), Riedwyl (1975), Schmid (1954), Smith (1966), Worthing und Geffner (1959).

Übungsaufgaben

7.1.1 Zeichnen Sie eine Doppelskala für die Funktion $y = x^{\frac{1}{2}}$ mit den Skalenwerten $x = 0$, 0,5, 1,0, . . . , 4,0 und $y = 0$, 0,2, 0,4, . . . , 2,0. Tragen Sie x auf der linearen Skala auf.

7.1.2 Dasselbe Problem, aber y soll nun auf der linearen Skala aufgetragen werden. Welche der beiden Doppelskalen dürfte praktischer sein?

7.1.3 Zeichnen Sie eine Doppelskala für $y = \sin \alpha$ mit den Skalenwerten $\alpha = 0°$, 10°, . . . , 90° und $y = 0$, 0,1, 0,2, . . . , 1,0, wobei die y-Skala linear gewählt werden soll.

7.1.4 Lösen Sie dasselbe Problem für $y = \tan \alpha$, aber beschränken Sie das Intervall des Winkels auf 0° bis 45°.

7.1.5 Zeichnen Sie eine krummlinige Skala mit Hilfe der Parametergleichungen $x = 2 \cos \alpha$, $y = \sin \alpha$ für die Skalenwerte $\alpha = 0°$, 15°, 30°, . . . , 360°.

7.1.6 Gegeben ist die Parametergleichung $x = (\theta/90°) \cos \theta$, $y = (\theta/90°) \sin \theta$. Zeichnen Sie eine krummlinige Skala für die Werte $\theta = 0°$, 15°, 30°, . . . , 360°.

7.2.1 Der Bleigehalt des menschlichen Blutes C_B, gemessen in μg/100 ml, wächst mit dem mittleren Bleigehalt der Umgebungsluft C_L, gemessen in μg/m^3, nach der Formel

$$C_B = 60 \log C_L - 20$$

für den Definitionsbereich $\{C_L | 5 < C_L < 100\}$. Stellen Sie die Funktion durch eine gerade Linie dar.

7.2.2 Ein Teil einer Probe von mycoplasmatalem Virus, bekannt als MVL1, kann durch ultraviolette Bestrahlung (Wellenlänge 257 nm) deaktiviert werden. Der Prozentsatz p des noch nicht deaktivierten Virus gehorcht dem empirischen Gesetz:

$$\log p = 2 - (8{,}50 \times 10^{-4})d,$$

wobei d die Dosis von ultraviolettem Licht, gemessen in 10^{-7}Jmm^{-2} ist. Zeichnen Sie den Graphen mit Hilfe eines einfach-logarithmischen Koordinatensystems. Der Definitionsbereich ist $\{d | 0 < d < 1600\}$ (übernommen von Liss et al., 1971).

7.2.3 Um LSD (D-Lysergsäurediäthylamid) im menschlichen Urin festzustellen, wurde eine Methode entwickelt, bei welcher Spuren von LSD eine gewisse chemische Bindung verhindern. Zwischen der Menge an LSD in pg (picogramm = 10^{-12} g) und der prozentualen Hemmung wurde folgende Beziehung gefunden:

LSD (pg)	Hemmung (%)
20	14
30	29
40	39
70	65
100	80

Tragen Sie die prozentuale Hemmung gegen den Logarithmus der LSD-Menge auf und ziehen Sie von Auge eine gerade Linie (einfach-logarithmische Darstellung) (übernommen von Taunton-Rigby et al., 1973).

7.2.4 Das biogene Amin Serotonin ist beim Menschen mit emotioneller Stabilität verbunden. Um Spuren von Serotonin festzustellen, wurde eine Methode entwickelt, die auf der Hemmung eines gewissen chemischen Prozesses beruht. Die folgenden Daten sind verfügbar:

Serotonin (ng)	Hemmung (%)
1,2	19
3,6	36
12	60
33	84

(ng = Nanogramm = 10^{-9} g)

Entwerfen Sie eine einfach-logarithmische Darstellung mit log Serotonin auf der horizontalen Achse. Ziehen Sie von Auge eine gerade Linie und schätzen Sie die Serotoninmenge, die sich bei 50% Hemmung ergibt (übernommen von Peskar et al., 1973).

7.2.5 Stellen Sie die folgenden Exponentialfunktionen im einfach-logarithmischen Koordinatensystem dar:

a) $y = 2^x$, b) $y = 5 \cdot 2^x$, c) $y = (1{,}25)^x$,

d) $y = (0{,}45)(1{,}25)^x$ e) $y = \left(\frac{1}{2}\right)^x$, f) $y = (0{,}33)^x$.

7.2.6 Entwerfen Sie eine einfach-logarithmische Darstellung für die exponentielle Wachstumsfunktion

$$w = w(n) = a\left(1 + \frac{p}{100}\right)^n,$$

die in Abschn. 1.3 behandelt wurde. Als Definitionsbereich für die unabhängige Variable n wählen Sie das Intervall von 0 bis 50. Der Einfachheit halber sei $a = 1$, und es sollen nur die Fälle $p = 1\%, 2\%, 3\%$ behandelt werden.

7.2.7 Gegeben ist die folgende empirische Funktion:

$x =$	1,5	2,5	3,5	4,5	5,5	6,5	7,5 (mg),
$y =$	0	0,47	2,8	27,4	83	18,3	12,4 (min).

Da die Bildmenge von y groß ist, wird eine einfach-logarithmische Darstellung verlangt. Verwenden Sie die abgeänderte Transformation $Y = \log(y+1)$, da y den Wert Null annehmen kann.

7.2.8 Beim Wettlauf über Strecken der Länge x (in Metern) sind die folgenden Bestzeiten t (in Sekunden) bekannt:

x	t
90	7,8
200	20,0
400	44,8
800	105,1
1600	231,1
3200	499,8
4800	772,4
9600	1607,0
16000	2832,8
24000	4368,2

Es soll $v = x/t$ die Durchschnittsgeschwindigkeit in m/sec sein. Tragen Sie $1/v$ gegen $\log x$ in einem rechtwinkligen Koordinatensystem auf und ziehen Sie von Auge die beste gerade Linie. Leiten Sie aus dem Diagramm ein empirisches Gesetz für v als Funktion von x ab (frei nach Good, 1971).

7.2.9 Die Enzymaktivität von Katalase geht im Sonnenlicht bei Gegenwart von Sauerstoff verloren. Es sei y die Katalase-Konzentration (in μg/100 ml) als Funktion der Zeit t (in Minuten). Dann gilt angenähert

$$y = aq^t \quad (0 \leqq t \leqq 80)$$

mit gewissen Parametern a und q. Schätzen Sie a und q graphisch, indem Sie die folgenden Meßwerte benützen (aus Mitchell und Anderson, 1965):

t (min)	0	10	30	50	60	70	80,
y (μg/10 ml)	121	74	30	12	6,7	3,7	2,0

(Hinweis: Benützen Sie eine einfach-logarithmische Darstellung).

7.3.1 Um die durch geringe Neutronenstrahlung hervorgerufene Mutationsrate zu bestimmen, wurde ein Staubfaden einer Pflanze der Gattung *Tradescantia* verwendet. Normalerweise sind die Blüten blau. Rosarote Blüten zeigen das Vorhandensein von Mutationen an. Die absorbierte Dosis d wird in J/kg gemessen. Es sei m die durchschnittliche Mutationsrate pro Staubfaden. Dann ist $\log m$ eine lineare Funktion von $\log d$ im Definitionsbereich $\{d | 10^{-4} < d < 10^{-1}\}$. Bestimmen Sie eine Formel für $\log m$, wenn die folgenden Meßwerte gegeben sind:

d (J/kg)	m
0,001	0,0030
0,05	0,16

(übernommen von Sparrow et al., 1972).

7.3.2 Der Energieaufwand beim schnellen Lauf wurde für mehrere Tierarten bestimmt:

Tier	M (g)	E ($J\ g^{-1}\ km^{-1}$)
Weiße Maus	21	54
Ratte	384	18
Kleiner Hund	$2{,}6 \cdot 10^3$	7,1
Großer Hund	$1{,}8 \cdot 10^4$	3,9
Schaf	$3{,}9 \cdot 10^4$	2,4
Pferd	$5{,}8 \cdot 10^5$	0,63

Mit E bezeichnen wir den Energieaufwand, um 1 g Masse über 1 km Distanz zu transportieren, und mit M die Gesamtmasse eines Tieres. Man trage E als Funktion von M in einem doppelt-logarithmischen Koordinatensystem ein und passe eine Gerade nach Augenmaß an. Wie groß ist die Steigung? (frei nach Schmidt-Nielsen, 1972a)

7.3.3 Die Larven des Schwammspinners (*Porthetria dispar L.*) vermögen Wälder und Obstgärten zu entlauben. Die Weibchen dieser Motte ziehen die Männchen durch ein Pheromon (Duftstoff) an. Das Pheromon, Cis-7,8-epoxy-2-methyloctadecan, kann im Labor hergestellt werden. Damit können die Männchen in eine Falle gelockt und vernichtet oder durch Strahlung unfruchtbar gemacht werden. In einem Feldversuch stellte man das folgende Ergebnis fest:

x = Menge Pheromon μg	N = Anzahl gefangener Männchen
0,1	3
1	7
10	11
100	20

$\log N$ wächst beinahe linear mit $\log x$. Überprüfen Sie diese Eigenschaft mit einer doppelt-logarithmischen Darstellung (frei nach Beroza et al., 1972).

7.3.4 Stellen Sie die folgenden Potenzfunktionen für $x > 0$ durch gerade Linien dar, indem Sie eine doppelt-logarithmische Darstellung anwenden:

a) $y = x^2$, b) $y = \frac{1}{2}x$, c) $y = 4/x$,

d) $y = x^{-2}$, e) $y = 6{,}5\, x^2$, f) $y = 2\, x^{\frac{1}{2}}$,

g) $y = x^{3/2}$, h) $y = x^{-1/2}$.

7.3.5 Gegeben sind drei empirische Funktionen

a) x	y	b) x	y	c) x	y
1,5	1,778	1,5	5,217	1,5	10,87
2,5	2,611	2,5	7,328	2,5	5,047
4,0	4,642	4,0	10,03	4,0	2,495
5,0	6,813	5,0	11,64	5,0	1,782
6,5	12,11	6,5	13,87	6,5	1,201

Stellen Sie alle drei Funktionen zuerst in einem einfach-logarithmischen, dann in einem doppelt-logarithmischen Koordinatensystem dar. Durch Betrachten entscheiden Sie, welche der drei Funktionen am besten durch eine Potenzfunktion oder eine Exponentialfunktion angenähert werden können.

7.4.1 Das menschliche Blutplasma enthält durchschnittlich 92% Wasser, 6% Proteine und 2% Elektrolyte (Gewichtsprozente). Stellen Sie diese Meßwerte durch einen Punkt in einem gleichseitigen Dreieck dar. Wie verändert sich die Lage des Punktes, wenn die erste Komponente (Wasser) allmählich auf 70% und dann auf 40% reduziert wird?

7.4.2 Um Tiefseefossilien von Foraminiferen (Protozoen mit Schalen) zu klassifizieren, kann man sich nicht nur auf ihre Morphologie stützen, sondern man muß auch den Gehalt an Aminosäuren in den Schalen berücksichtigen. Die folgenden Aminosäuren werden betrachtet: Alanin (Ala), Asparaginsäure (Asp), Glutaminsäure (Glu), Glycin (Gly), Prolin (Pro), Serin (Ser), Threonin (Thr), Valin (Val). Es stellte sich heraus, daß drei Faktoren für eine Unterscheidung ausschlaggebend sind:
Faktor 1: Prozentsatz an Ala, Pro, Val,
Faktor 2: Prozentsatz an Asp, Thr,
Faktor 3: Prozentsatz an Glu, Gly, Ser.
Einige Resultate sind in der folgenden Liste zu finden:

	Faktor			
Art	1	2	3	Total
Globoquadrina dutertrei (*heutige Form*)	27%	35%	38%	100%
Globoquadrina altispira (*ausgestorben*)	39%	32%	29%	100%
Globoquadrina dehiscens (*ausgestorben*)	41%	27%	32%	100%

Zeichnen Sie die drei Arten als Punkte in einem Dreieckskoordinatensystem ein (frei nach King et al., 1972).

7.4.3 Es seien A und a zwei verschiedene Allele, die entweder auf einem bestimmten Genlocus vorhanden sind oder nicht. Es seien p und q die relativen Häufigkeiten von A resp. a in einer Population ($0 \leqq p \leqq 1, 0 \leqq q \leqq 1, p + q = 1$). Unter der Annahme von Panmixie (zufällige Paarung) treten die drei Genotypen AA, Aa, aa mit den relativen Häufigkeiten p^2, $2pq$, q^2 (nach dem Hardy-Weinberg-Gesetz) auf. Stellen sie diese drei Häufigkeiten in einem Dreieckskoordinatensystem für die folgenden numerischen Werte dar:

a) $p = 0{,}2, p = 0{,}8,$ b) $p = 0{,}4, q = 0{,}6,$
c) $p = 0{,}6, q = 0{,}4,$ d) $p = 0{,}8, q = 0{,}2,$
e) $p = 1, \quad q = 0.$

7.4.4 Suchen Sie einen Alternativbeweis für die Formel (7.4.1). Anstelle der Parallelen zu den drei Seiten zeichnen sie die Linien AP, BP, CP. Drücken sie die Flächen der Dreiecke BPC, APC, APB als Funktion von h_1, h_2, h_3 aus und addieren sie die Flächen.

*7.5.1 Zeichnen sie ein Diagramm mit Isolinien für das Volumen eines geraden Zylinders, $V = \pi r^2 h$ mit $\pi = 3{,}14$. Logarithmieren Sie, um gerade Linien für konstante Werte von V zu erhalten.

*7.5.2 Entwerfen Sie ein Fluchtlinien-Nomogramm mit drei parallelen Skalen:
a) für das Gewicht eines Würfels $W = \rho a^3$, wobei ρ das spezifische Gewicht bezeichnet,
b) für das Volumen eines geraden Zylinders, $V = \pi r^2 h$ mit $\pi = 3{,}14$. (Hinweis: Logarithmieren Sie in beiden Fällen und passen Sie das Ergebnis der Gl. (7.5.6) an.)

*7.5.3 Entwerfen Sie ein Fluchtlinien-Nomogramm mit drei parallelen Skalen für das exponentielle Wachstum

$$y = (1 + p/100)^x = q^x.$$

Der Exponent x nimmt Werte zwischen 1 und 50, die Basis q Werte von 1,01 bis 1,10 an, die dem Intervall von 1% bis 10% von p entsprechen. Dieses Nomogramm ist sehr nützlich bei Studien über das Bevölkerungswachstum. (Hinweis: Logarithmieren Sie *zweimal*. Es sei $U = \log x - 1{,}5$, $V = \log(\log q) + 1{,}5$ und $W = \frac{1}{2}\log(\log y)$. Wenden Sie Formel (7.5.6) an.)

*7.6.1 Ein rechtwinkliger Körper hat die Länge 8 cm, die Breite 5 cm und die Höhe 3 cm. Stellen Sie
a) eine isometrische Zeichnung,
b) ein Schrägbild,
c) eine Einpunkt-perspektivische Ansicht und
d) eine Dreipunkt-perspektivische Ansicht dar.

*7.6.2 Entwerfen Sie eine isometrische Darstellung einer Helix (Schraubenlinie).

*7.6.3 Stellen Sie ein Blockdiagramm der Exponentialfunktion $z = q^x$ her, mit $q = 1$, 2, 3, 4 und x zwischen 0 und 2. Die z-Achse sollte nicht verkürzt werden, das Kürzen der q- und der x-Achse ist jedoch freigestellt.

Kapitel 8

Grenzwerte

8.1 Grenzwerte von Folgen

Ziel dieses Kapitels ist es, die Differential- und Integralrechnung vorzubereiten. Erst die Kenntnis von Grenzwerten ermöglicht es uns, die Definition von Begriffen wie (momentane) Wachstumsrate, Zerfallsrate, Reaktionsrate, Diffusionsrate und ihrem Gegenstück, totaler Betrag des Wachstums, des Zerfalls, usw. zu verstehen.

Wir nehmen an, n sei irgendeine natürliche Zahl, also $n \in \{1, 2, 3, \ldots\}$. Wir betrachten nun eine beliebige Funktion von n und bezeichnen diese entweder mit $f(n)$ oder mit a_n. Die Menge aller Funktionswerte $f(1), f(2), f(3), \ldots$ oder $a_1, a_2, a_3, \ldots$ in ihrer natürlichen Reihenfolge nennt man eine *Zahlenfolge* (vgl. Abschn. 6.1.). Einige Beispiele mögen der Illustration dieses Begriffes dienen:

$$a_n = 3n \quad \text{erzeugt die Folge} \quad 3, 6, 9, 12, 15, \ldots \tag{8.1.1}$$

$$a_n = \frac{3}{n} \quad \text{erzeugt die Folge} \quad 3, \frac{3}{2}, 1, \frac{3}{4}, \frac{3}{5}, \frac{3}{6}, \frac{3}{7}, \ldots \tag{8.1.2}$$

$$a_n = \frac{n-1}{n+1} \quad \text{erzeugt die Folge} \quad 0, \frac{1}{3}, \frac{2}{4}, \frac{3}{5}, \frac{4}{6}, \frac{5}{7}, \ldots \tag{8.1.3}$$

Allgemein kennzeichnet man eine solche Zahlenfolge mit $\{a_n\}$.

Beim Studium von Grenzwerten erforschen wir das Verhalten von Folgen, bei denen die Werte von n immer größer werden, mit andern Worten, bei denen n gegen unendlich strebt. Die Folge (8.1.1) zum Beispiel strebt mit wachsendem n ebenfalls gegen unendlich. Ganz anders verhalten sich jedoch die Folgen (8.1.2) und (8.1.3). In diesen beiden Fällen gilt

$$0 \leqq a_n \leqq 3.$$

Wir sagen, die Folgen seien *beschränkt* Die Zahl 0 stellt eine *untere Schranke* dar, 3 ist eine *obere Schranke.*

In der Geschichte der Mathematik blieb der *Unendlichkeitsbegriff* lange Zeit unklar. Einerseits behaupteten gewisse Mathematiker, unendlich sei eine Zahl und könne deshalb bei algebraischen Operationen verwendet werden. Anderseits führte das Arbeiten mit dem Unendlichen zu Widersprüchen. Bolzano[1] jedoch gelang es, der Unklarheit dieses Begriffes ein Ende zu setzen. Seine Idee beruht auf einfachen Beziehungen. Trotzdem benötigt man einige Zeit, um mit seiner Definition vertraut zu werden:

Eine Folge $\{a_n\}$ *strebt gegen unendlich oder ist divergent, wenn für irgendein gegebenes* $C > 0$ *eine natürliche Zahl* n_C *existiert, so daß*

---

1 Bernhard Bolzano (1781–1848), böhmischer Theologe, Logiker und Mathematiker

$$a_n > C \tag{8.1.4}$$

falls $n > n_C$. Kurz geschrieben[2]

$$a_n \to \infty. \tag{8.1.5}$$

In der modernen Mathematik gilt ∞ nicht als Zahl, und deshalb sind auch keine algebraischen Operationen für ∞ definiert. Im Zusammenhang mit Folgen bedeutet der Unendlichkeitsbegriff, daß a_n von einem gewissen n an größer ist als jede beliebig große Schranke C.

Der mit dieser Denkweise noch nicht vertraute Leser möge folgendes Beispiel studieren: Wir nehmen an, es sei $a_n = n/100$, und wählen $C = 10^5$. Dann gilt $a_n > C$ für jedes $n > 10^7$. Deswegen existiert also für diesen besonderen Wert von C ein $n_C = 10^7$, so daß $a_n > C$ für jedes $n > n_C$. Hätten wir $C = 10^{10}$ oder irgendeinen noch größeren Wert von C gewählt, so hätten wir ein anderes n_C gefunden, und zwar $n_C = 10^{12}$ oder entsprechend größer. Wir können daraus also schließen, daß die Folge $\{a_n\}$ nach unendlich strebt.

Ähnlich verhalten sich Folgen wir beispielsweise $-1, -4, -9, -16, \ldots$ mit dem Term $a_n = -n^2$, die mit wachsendem n immer kleinere Werte annehmen und so jede beliebige untere Schranke $-C$ unterschreiten. In solchen Fällen sagen wir, die Folge strebe nach *minus unendlich* und schreiben

$$a_n \to -\infty. \tag{8.1.6}$$

Nun wollen wir wieder zur Folge (8.1.2) zurückkehren. Wir stellen fest, daß $a_n = 3/n$ für $n \to \infty$ kleiner und kleiner wird, ohne jedoch den Wert 0 jemals zu erreichen. Immerhin, $3/n$ nähert sich Null so, daß wir zu sagen geneigt sind, $3/n$ strebe nach Null. Die genaue mathematische Bedeutung dieser Aussage können wir nach Bolzano folgendermaßen formulieren:

Eine Folge $\{a_n\}$ *strebt nach Null, oder ist konvergent mit dem Grenzwert Null, wenn für jedes beliebige* $\varepsilon > 0$ *eine natürliche Zahl* n_ε *gefunden werden kann, so daß*

$$|a_n| < \varepsilon \tag{8.1.7}$$

gilt, *falls* $n > n_\varepsilon$. Kurz geschrieben[3]

$$a_n \to 0 \text{ oder } \lim_{n\to\infty} a_n = 0. \tag{8.1.8}$$

Beispiel 8.1.1. Es sei $a_n = 3/n$. Wählen wir $\varepsilon = 10^{-5}$, dann erhalten wir $a_n < \varepsilon$ für jedes $n > 3 \cdot 10^5$. Für diesen spezifischen Wert von ε ist also $n_\varepsilon = 3.10^5$. Hätten wir $\varepsilon = 10^{-10}$ oder einen noch kleineren Wert für ε gewählt, so hätten wir ein anderes n_ε erhalten, und zwar $n_\varepsilon = 3.10^{10}$ oder entsprechend größer. Deswegen strebt $\{a_n\}$ gegen Null. Das Verhalten dieser Folge ist in Abb. 8.1 dargestellt.

Beispiel 8.1.2. Die zwei senkrechten Striche in (8.1.7) kennzeichnen den absoluten Wert von a_n (vgl. Abschn. 1.6). Diese Operation ist notwendig für eine Folge, die sich Null von der negativen Seite her oder gar von beiden Seiten nähert. Es sei $a_n = (-1)^n(1/n)$, also

$$a_1 = -1, \quad a_2 = +\tfrac{1}{2}, \quad a_3 = -\tfrac{1}{3}, \quad a_4 = +\tfrac{1}{4}, \ldots .$$

---

2 Das Symbol ∞ für "unendlich" wurde vom englischen Mathematiker und Theologen John Wallis (1616–1703) vorgeschlagen

3 Der griechische Buchstabe ε (klein epsilon) wird weltweit für eine beliebig kleine positive Zahl verwendet. Die Kurzform "lim" stammt vom lateinischen Wort limes (Grenzweg) ab. Das Symbol lim wird "limes, wenn n nach unendlich strebt," gelesen

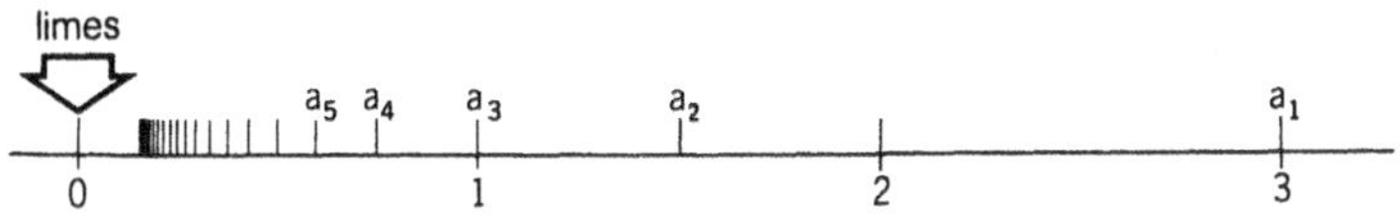

Abb. 8.1. Der Term $a_n = 3/n$ strebt nach Null. Die Punkte, die diesen Term darstellen, häufen sich in der "Nachbarschaft" des Nullpunktes. Doch werden sie den Nullpunkt nie erreichen

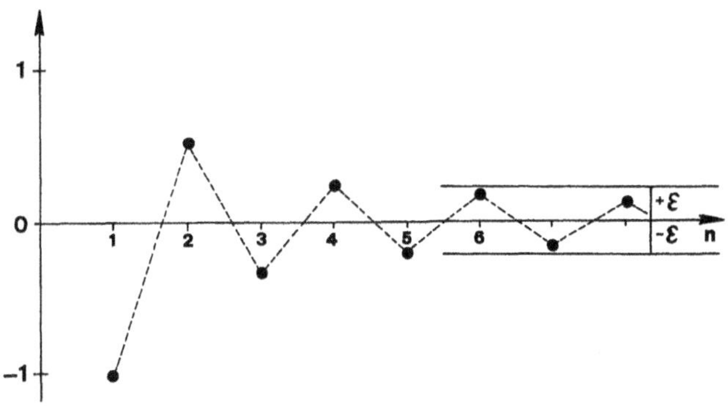

Abb. 8.2. Graph einer Folge, die gegen einen Grenzwert strebt. Von einem gewissen n an bleiben alle Punkte in einem beliebig schmal gewählten ε-Streifen

Dann nähert sich a_n dem Grenzwert Null von beiden Seiten. Für jedes $\varepsilon > 0$ existiert ein gewisses n_ε, so daß

$$-\varepsilon < a_n < \varepsilon$$

für jedes $n > n_\varepsilon$ gilt. Anhand der Darstellung in Abb. 8.2 können wir sagen, a_n liege innerhalb eines *ε-Streifens*, falls $n > n_\varepsilon$ ist.

Beispiel 8.1.3. Betrachten wir die Folge

$$\frac{1}{3}, \frac{1}{4}, \frac{1}{5}, \frac{1}{3}, \frac{1}{6}, \frac{1}{7}, \frac{1}{3}, \frac{1}{8}, \frac{1}{9}, \frac{1}{3}, \frac{1}{10}, \ldots .$$

Die meisten Glieder streben nach Null, doch jeder dritte Wert beträgt $\frac{1}{3}$. Wählen wir $\varepsilon = \frac{1}{4}$, so erfüllen die Glieder der Folge die Gl. (8.1.7) nicht, gleichgülfig wie groß n ist. Deshalb ist die Folge nicht konvergent mit dem Grenzwert Null. Wie wir sehen werden, hat die Folge überhaupt keinen Grenzwert.

Beispiel 8.1.4. Es sei $a_n = (n-1)/(n+1)$. Falls n sehr groß ist, zum Beispiel für $n = 1000$, erhalten wir $a_n = 999/1001$ und vermuten, $\{a_n\}$ strebe gegen 1, also

$$\frac{n-1}{n+1} \to 1 \text{ oder } \lim_{n\to\infty} \frac{n-1}{n+1} = 1 .$$

Mit der Absicht, unsere Vermutung zu verifizieren, führen wir eine modifizierte Folge $\{b_n\}$ ein, wobei

$$b_n = a_n - 1 = \frac{n-1}{n+1} - 1 = -\frac{2}{n+1}.$$

Strebt n gegen unendlich, so strebt $\{b_n\}$ gegen Null, weil $|b_n| < \varepsilon$ gilt für jede beliebig klein gewählte Zahl ε und für genügend große n. Daraus folgt, daß a_n, falls n sehr große Werte annimmt, nur sehr wenig von 1 abweicht.

Allgemein lassen sich Folgen mit endlichen Grenzwerten zurückführen auf Folgen mit dem Grenzwert Null. Wir sagen, *eine Folge* $\{a_n\}$ *strebe gegen einen endlichen Grenzwert* A, *wenn die modifizierte Folge* $\{b_n\}$ *mit dem Term*

$$b_n = a_n - A \tag{8.1.9}$$

gegen Null strebt.

Zwei konvergente Folgen können miteinander in besonderer Beziehung stehen. Wir wählen zum Beispiel $a_n = 2 - \frac{5}{n}$ und $c_n = 2 - \frac{1}{n}$. Es gilt

$$a_n < c_n$$

für jede natürliche Zahl n. Aber

$$\lim_{n\to\infty} a_n = \lim_{n\to\infty} c_n = 2.$$

Wir stellen also fest, daß zwei Folgen den gleichen Grenzwert haben können, obwohl alle Glieder der einen Folge kleiner sind als die entsprechenden Glieder der andern Folge. Deshalb dürfen wir aus $a_n < c_n$ nicht schließen, es sei $\lim_{n\to\infty} a_n < \lim_{n\to\infty} c_n$. Die richtige Folgerung lautet

$$\lim_{n\to\infty} a_n \leqq \lim_{n\to\infty} c_n \tag{8.1.10}$$

und enthält somit auch die Möglichkeit der Gleichheit.

Im letzen Teil dieses Abschnittes lernen wir, die Grenzwerte einiger Folgen zu bestimmen. Folgen wie

$$\{a_n = n^2\}, \{a_n = n^3\}, \ldots$$

streben offensichtlich gegen unendlich, im Gegensatz zu Folgen wie

$$\left\{a_n = \frac{1}{n^2}\right\}, \left\{a_n = \frac{1}{n^3}\right\}, \ldots,$$

die gegen Null streben. In schwierigeren Fällen, zum Beispiel bei der Folge mit

$$a_n = \frac{100 - 5n + 3n^2}{8 + 10n + 2n^2},$$

suchen wir nach dem Grenzwert, indem wir zuerst den Ausdruck für a_n umformen. Wir kürzen den Bruch durch die höchste auftretende Potenz, in unserem Beispiel durch n^2 und erhalten

$$a_n = \frac{\frac{100}{n_2} - \frac{5}{n} + 3}{\frac{8}{n^2} + \frac{10}{n} + 2}.$$

Wir bemerken, daß $100/n^2, -5/n, 8/n^2$ und $10/n$ mit wachsendem n gegen Null streben. Also strebt der Zähler gegen 3, der Nenner gegen 2 und der ganze Bruch gegen 3/2. Das Ergebnis lautet demnach

$$\lim_{n\to\infty} a_n = 3/2.$$

Ähnlich erhalten wir

$$\lim_{n\to\infty} \frac{n+1}{n-2} = \lim_{n\to\infty} \frac{1+1/n}{1-2/n} = 1,$$

$$\lim_{n\to\infty} \frac{n^3 - 1000}{5n^3 + 20n^2} = \lim_{n\to\infty} \frac{1 - 1000/n^3}{5 + 20/n} = 1/5,$$

$$\lim_{n\to\infty} \frac{10+n}{2+n^2} = \lim_{n\to\infty} \frac{10/n^2 + 1/n}{2/n^2 + 1} = 0.$$

Eine Folge wie

$$1, \frac{1}{1/2}, \frac{1}{1/3}, \frac{1}{1/4}, \frac{1}{1/5}, \ldots$$

stellt uns vor ein neues Problem. Der Nenner strebt gegen Null. Man könnte deshalb vermuten, die Folge strebe gegen 1/0. Doch 1/0 hat keinen mathematischen Sinn, wie wir aus Abschn. 1.6 wissen. Das richtige Resultat erhalten wir, wenn wir den Ausdruck $a_n = \frac{1}{1/n}$ in $a_n = n$ umformen. Offensichtlich strebt $\{a_n\}$ gegen unendlich. Andere Beispiele für die Divergenz sind

$$\frac{1}{(1/n) - (1/n)^2} = \frac{n}{1 - (1/n)} \to \infty,$$

$$\frac{2/n^2 + 1}{10/n^2 + 1/n} = \frac{2/n + n}{10/n + 1} \to \infty,$$

$$\frac{n^2 - 100}{n + 100} = \frac{n - 100/n}{1 + 100/n} \to \infty.$$

In Abschn. 6.1 lernten wir die exponentielle oder geometrische Folge kennen mit der Formel

$$a_n = aq^n. \tag{8.1.11}$$

Wir wollen nun herausfinden, ob auch diese Folge gegen einen bestimmten Grenzwert strebt. Wir sehen, daß das Konvergenzverhalten nur vom Faktor q^n abhängig ist. Wir müssen verschiedene Fälle unterscheiden. Für $q = 1$ erhalten wir $q^n = 1$ für alle Werte von n, und deshalb $q^n \to 1$. Für $q > 1$ ist die Folge $\{q^n\}$ monoton wachsend. Aus $\log q > 0$ folgt, daß $\log q^n = n \log q$ gegen unendlich strebt. Also strebt auch $\{q^n\}$ gegen unendlich. Für $0 < q < 1$ betrachten wir zuerst den reziproken Wert $q_1 = 1/q$. Da $q_1 > 1$ ist, strebt q_1^n nach unendlich und folglich $q^n = 1/q_1^n$ nach Null.

Für negative Werte der Basis q alterniert das Vorzeichen in der Folge $\{q^n\}$. Für $-1 < q < 1$ strebt die Folge sowohl von der positiven als auch von der negativen Seite her gegen Null. Für $q \leqq -1$ jedoch nähert sich die Folge weder einem endlichen, noch einem unendlichen Grenzwert. Wir sagen deshalb, die Folge $\{q^n\}$ *divergiere*.

Die Resultate können folgendermaßen zusammengefaßt werden: Strebt n gegen unendlich, dann gilt

$$\boxed{\begin{array}{lll} q^n \to \infty & \text{für} & q > 1, \\ q^n \to 1 & \text{für} & q = 1, \\ q^n \to 0 & \text{für} & |q| < 1, \\ q^n \ \text{divergiert} & \text{für} & q \leqq -1. \end{array}} \tag{8.1.12}$$

Beispiel 8.1.5. Wir wollen den Fall $q = -\frac{1}{2}$ anhand einer biologischen Anwendung studieren. Bei Menschen, wie bei vielen anderen Lebewesen, gibt es zwei verschiedene Arten von Geschlechtschromosomen, das X- und das Y-Chromosom. Ein XX-Individuum ist weiblich, ein XY-Individuum ist männlich. A und a seien zwei Allele an einem bestimmten Locus des X-Chromosoms, für die es keinen entsprechenden Locus auf dem Y-Chromosom gibt. Die männlichen Individuen können also nur vom Genotypus $A\cdot$ oder $a\cdot$ sein, während die weiblichen entweder den Genotypus AA, Aa oder aa haben. Die Theorie zeigt, daß unter der Voraussetzung der Panmixie (Zufallspaarung) die Häufigkeiten von A und a von Generation zu Generation ändern. Diese Änderungen verhalten sich wie gedämpfte Schwingungen, d.h. die Häufigkeiten streben schnell gegen bestimmte Grenzwerte (s. Li, 1976). Indem wir den Beweis übergehen, wenden wir uns nun einem Zahlenbeispiel zu. Es sei q_1 die Anfangshäufigkeit vom männlichen Genotypus $a\cdot$, und $q_2, q_3, \ldots$ seien die entsprechenden Häufigkeiten in den nachfolgenden Generationen. Dann gilt

$$q_n = 0{,}40 + 0{,}20\left(-\tfrac{1}{2}\right)^{n-1} \quad \text{für} \quad n = 1, 2, 3, \ldots. \tag{8.1.13}$$

In diesem besonderen Beispiel erhalten wir

$$\begin{aligned} q_1 &= 0{,}40 + 0{,}20 &&= 0{,}60\ , \\ q_2 &= 0{,}40 + 0{,}20\left(-\tfrac{1}{2}\right) &&= 0{,}30\ , \\ q_3 &= 0{,}40 + 0{,}20\ \left(\tfrac{1}{4}\right) &&= 0{,}45\ , \\ q_4 &= 0{,}40 + 0{,}20\left(-\tfrac{1}{8}\right) &&= 0{,}375, \quad \text{etc.} \end{aligned}$$

Strebt n gegen unendlich, so nähert sich die Folge $\{(-\frac{1}{2})^{n-1}\}$ der Zahl Null, und somit gilt

$$\lim_{n\to\infty} q_n = 0{,}40.$$

Das Verhalten der Folge $\{q_n\}$ ist in Abb. 8.3 dargestellt.

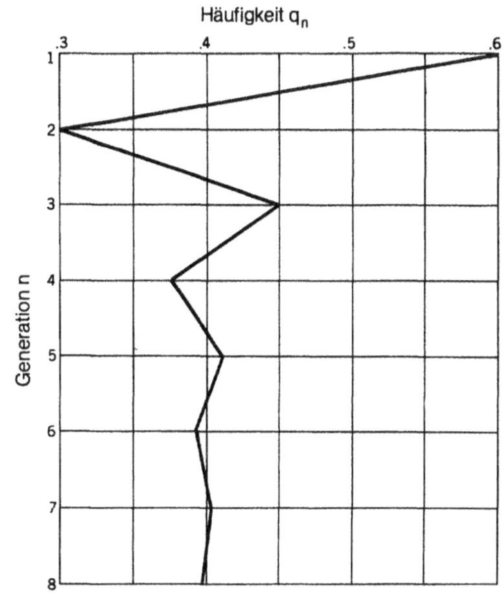

Abb. 8.3. Für geschlechtsgebundene Chromosomen oszilliert der Anteil q_n der männlichen Genotypen $a\cdot$ von Generation zu Generation. Die Oszillation ist aber gedämpft, so daß q_n gegen einen Grenzwert strebt (nach Li, 1976)

In der Infinitesimalrechnung erscheint die Konvergenz oft in einer etwas andern Form. An die Stelle der unabhängigen Variablen $n = 1, 2, 3, \ldots$ tritt eine Größe h, die nach Null strebt. Wir wählen

$$h = 1/n \tag{8.1.14}$$

und betrachten Folgen wie

$$\left\{\frac{2h - h^2}{h}\right\}.$$

Falls $h \to 0$, dann streben sowohl Zähler, als auch Nenner gegen Null. Doch mit 0/0 können wir nichts anfangen. Deshalb dividieren wir Zähler und Nenner durch h. Dies ist wegen (8.1.14) erlaubt, weil $h \neq 0$ ist. Wir erhalten

$$\lim_{h \to 0} \frac{2h - h^2}{h} = \lim_{h \to 0} (2 - h) = 2.$$

Auf ähnliche Art erhalten wir

$$\lim_{h \to 0} \frac{(h-1)^2 - 1}{(h-2)(h+1) + 2} = \lim_{h \to 0} \frac{h^2 - 2h}{h^2 - h} = \lim_{h \to 0} \frac{h-2}{h-1} = +2.$$

8.2 Einige Sonderfälle

In diesem Abschnitt befassen wir uns mit Grenzwerten, die wir später wieder gebrauchen werden. Wir beginnen mit der Folge $\{a_n\}$, die definiert ist durch

$$a_n = \left(1 + \frac{1}{n}\right)^{100}.$$

Für jede natürliche Zahl n ist die Basis $1 + 1/n$ größer als eins. Setzt man sie in die hundertste Potenz, so vergrößert sich der Wert, so daß $a_n > 1$. Anderseits gilt $1 + 1/n \to 1$, wenn n gegen unendlich strebt. Da $1^{100} = 1$, vermuten wir, daß $\lim_{n\to\infty} a_n = 1$ ist. Dies wollen wir beweisen, indem wir Logarithmen gebrauchen:

$$\log a_n = 100 \log\left(1 + \frac{1}{n}\right).$$

Während der erste Faktor konstant bleibt, strebt der zweite Faktor gegen $\log 1 = 0$. Deshalb gilt $\log a_n \to 0$ und $a_n \to 1$.

Nun betrachten wir

$$a_n = \left(1 + \frac{1}{100}\right)^n = 1{,}01^n.$$

Dies ist ein Spezialfall eines exponentiellen Terms (8.1.11). Weil die Basis größer als eins ist, strebt $(a_n\}$ gegen unendlich.

Indem wir ferner eine variable Basis mit einem variablen Exponenten versehen, erhalten wir folgenden Ausdruck

$$a_n = \left(1 + \frac{1}{n}\right)^n.$$

a_n ist ein Produkt, bestehend aus n identischen Faktoren $1 + \frac{1}{n}$. Mit wachsendem n, nähert sich die Basis $1 + \frac{1}{n}$ dem Wert eins. Deshalb könnten wir vermuten, die Potenz strebe ebenfalls gegen eins. Anderseits strebt der Exponent gegen unendlich, so daß wir geneigt sind zu schließen, die Potenz selber strebe ebenfalls gegen unendlich. Zwischen der Vergrößerung und der Verkleinerung einer Potenz herrscht also ein sonderbares Gleichgewicht. Mit Hilfe von Logarithmen lassen sich einige Glieder der Folge berechnen. In der folgenden Tabelle ist a_n auf fünf signifikante Stellen aufgerundet:

n	a_n	n	a_n
1	2	1.000	2,71692
2	2,25	10.000	2,71815
5	2,48832	100.000	2,71825
10	2,59374	1.000.000	2,71828
100	2,70481	10.000.000	2,71828

a_n strebt gegen einen bestimmten Grenzwert, den man allgemein mit e bezeichnet[4]:

4 Der Buchstabe e wurde zu Ehren des Mathematikers Leonhard Euler (1707–1783) gewählt. Geboren und aufgewachsen in der Schweiz, wirkte Euler später in Berlin und in Petersburg

$$\lim_{n \to \infty} \left(1 + \frac{1}{n}\right)^n = e = 2{,}718281828459 \ldots . \qquad (8.2.1)$$

Den Beweis der Konvergenz möge der Leser in einem Buch über Analysis nachschlagen. Ein Beispiel für die Anwendung dieses Grenzüberganges in der Biophysik findet sich bei Rashevsky (1960).

Ein anderer wichtiger Grenzwert betrifft die Sinus-Funktion. Indem wir Winkel im Bogenmaß messen, studieren wir das Verhalten des Quotienten

$$\frac{\sin h}{h}$$

wobei $h = 1/n$ gegen Null strebt. In Abb. 8.4 ist ein Teil des Einheitskreises dargestellt (vergl. Abschn. 5.4). h ist die Länge des Bogens von Q nach R. Ferner sind $\cos h$ und $\sin h$ die rechtwinkligen Koordinaten von R, und $SQ = \tan h$ wegen Formel (5.6.2). Nun vergleichen wir die Flächen des Dreiecks OPR, des Sektors OQR und des Dreiecks OQS miteinander. Wir sehen sofort, daß

$$A_{OPR} < A_{OQR} < A_{OQS}. \qquad (8.2.2)$$

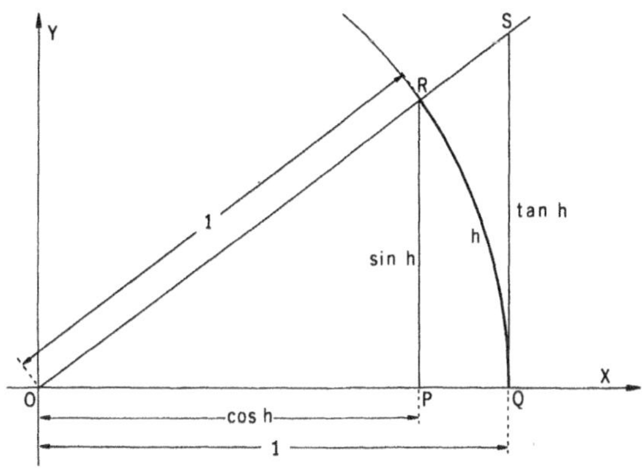

Abb. 8.4. Beweis der Formel (8.2.3)

Die Fläche eines rechtwinkligen Dreiecks ist gleich der Hälfte des Produkts seiner beiden Katheten, also

$$A_{OPR} = \frac{1}{2}\cos h \sin h, \qquad A_{OQS} = \frac{1}{2}\tan h = \frac{1}{2}\frac{\sin h}{\cos h}.$$

Die Fläche des Sektors ist dem Bogen proportional. So erhalten wir aus dem Vergleich des Sektors mit dem geschlossenen Kreis vom Radius $r = 1$:

$$A_{OQR} : \pi r^2 = h : 2\pi r.$$

Dies ergibt $A_{OQR} = h/2$. Aus (8.2.2) folgt, daß

$$\frac{1}{2}\cos h \sin h < \frac{h}{2} < \frac{1}{2}\frac{\sin h}{\cos h}$$

oder, nach der Multiplikation mit $2/\sin h$,

$$\cos h < \frac{h}{\sin h} < \frac{1}{\cos h}. \qquad (8.2.3)$$

Strebt h gegen Null, so streben sowohl die untere Schranke $\cos h$, als auch die obere Schranke $1/\cos h$ gegen Eins. Also muß auch $h/\sin h$, das zwischen den beiden Schranken liegt, gegen Eins streben. Dasselbe gilt für den reziproken Wert $\sin h/h$, d.h.

$$\lim_{h \to 0} \frac{\sin h}{h} = 1, \qquad (8.2.4)$$

wobei Zähler und Nenner beide gegen Null streben.

8.3 Reihen

Ist

$$0{,}99999\ldots = 1? \qquad (8.3.1)$$

Wir erhalten diese ungewöhnliche Gleichheit, indem wir beide Seiten von $1/3 = 0{,}33333\ldots$ mit 3 multiplizieren. Es ist klar, daß $0{,}9 < 1$; $0{,}99 < 1$; $0{,}999 < 1$, usw ist. Gleichgültig wieviele Ziffern wir noch hinzufügen, der Dezimalbruch $0{,}9999\ldots 9$ bleibt immer kleiner als 1. Dennoch muß (8.3.1) nicht unbedingt falsch sein. Das Gleichheitszeichen ist korrekt, wenn wir die rechte Seite als den Grenzwert der linken Seite betrachten:

$$\lim_{n \to \infty} \underset{n \text{ Ziffern}}{0{,}999\ldots 9} = 1.$$

Wenn wir Dezimalbrüche vermeiden, können wir die Folge auch folgendermaßen darstellen:

$$s_1 = 9/10, \qquad s_2 = 9/10 + 9/100, \qquad s_3 = 9/10 + 9/100 + 9/1000, \ldots.$$

Den Ausdruck

$$s_n = 9/10 + 9/10^2 + \ldots + 9/10^n$$

nennt man eine *Partialsumme*. In der vorhergehenden Formel strebt die Partialsumme mit wachsendem n gegen eine "Summe einer unendlichen Anzahl von Termen."

Allgemein sei $\{a_n\}$ irgendeine Folge. Dann bilden die Partialsummen

$$s^n = a_1 + a_2 + \ldots + a_n \qquad (8.3.2)$$

eine neue Folge $\{s_n\}$. Strebt n gegen unendlich, so nennt man die Folge der Partialsummen eine *Reihe*. Wir erforschen nun das Grenzverhalten von Reihen.

Als gutes Beispiel dient uns die *geometrische Reihe*. Sie wird erzeugt durch eine geometrische Folge mit dem Term $a_n = aq^n$. Für gewöhnlich schließen Partialsummen den Term $a_o = aq^0 = a$ mit ein, also

$$s_n = a + aq + aq^2 + aq^3 + \ldots + aq^n. \qquad (8.3.3)$$

Die Partialsumme kann auch in einer "geschlossenen" Form dargestellt werden. Wir multiplizieren beide Seiten von (8.3.3) mit q

$$qs_n = aq + aq^2 + aq^3 + \ldots + aq^n + aq^{n+1} \qquad (8.3.4)$$

und subtrahieren (8.3.4) gliedweise von (8.3.3). Wir erhalten

$$s_n - qs_n = a - aq^{n+1}$$

und daraus

$$s_n = a\frac{1 - q^{n+1}}{1 - q} \tag{8.3.5}$$

vorausgesetzt, daß $q \neq 1$ ist.

Dank dieser "geschlossenen" Form fällt es uns nun leicht, das Grenzverhalten von s_n zu studieren. Nach Formel (8.1.12) existiert ein gewisser *Grenzwert* oder es besteht *Konvergenz*, wenn man annimmt, daß

$$|q| < 1. \tag{8.3.6}$$

Unter dieser Voraussetzung erhalten wir $q^{n+1} \to 0$, also

$$\lim_{n\to\infty} s_n = a\frac{1}{1 - q}. \tag{8.3.7}$$

Der Fall $q = 1$ erfordert besondere Aufmerksamkeit. In (8.3.3) sind alle $n + 1$ Terme gleich a. Es ist demnach $s_n = (n + 1)a$. Die Partialsumme s_n strebt aber gegen keinen endlichen Grenzwert (mit Ausnahme des trivialen Falles $a = 0$).

Das in Formel (8.3.7) enthaltene Resultat wird üblicherweise ohne das Zeichen "lim" geschrieben:

$$a + aq + aq^2 + aq^3 + \ldots = \frac{a}{1 - q} \text{ für } |q| < 1. \tag{8.3.8}$$

Einige spezielle geometrische Reihen:

a) $a = 1$, $q = \frac{1}{2}$: $1 + \frac{1}{2} + \frac{1}{4} + \frac{1}{8} + \ldots = 2$.
Die Partialsummen sind 1, 1,5, 1,75, 1,875, usw. Sie sind monoton wachsend.
b) $a = 1, q = -\frac{1}{2}$: $1 - \frac{1}{2} + \frac{1}{4} - \frac{1}{8} + \ldots = \frac{2}{3}$.
Die Partialsummen sind 1, 0,5, 0,75, 0,625, usw. Sie bewegen sich um den Grenzwert $2/3 = 0{,}666\ldots$.
c) $a = 0{,}9$, $q = 0{,}1$: $0{,}9 + 0{,}09 + 0{,}009 + \ldots = 0{,}999\ldots = 1$
in Übereinstimmung mit Formel (8.3.1).

Beispiel 8.3.1. Die im Jahre 1971 bekannten Reserven an natürlichem Gas im Erdmantel betrugen 5×10^{13} m^3. Davon wurden im Jahre 1972 $1{,}3 \times 10^{12}$ m^3 verbraucht, 8,7% mehr als im vorhergehenden Jahr. Angenommen, die jährliche Wachstumsrate bleibe konstant:

a) Wann werden die bekannten Reserven aufgebraucht sein?
b) Wann werden die totalen Reserven, die auf das Zehnfache der bekannten Reserven geschätzt werden, erschöpft sein?

Lösung. $p = 8{,}7\%$, $q = 1 + \frac{p}{100} = 1{,}087$.

Verbrauch im Jahre 1972: $a = 1{,}3 \times 10^{12}$m^3.

Totaler Verbrauch in n Jahren:

$$A = a + aq + aq^2 + \ldots + aq^{n-1} = a\frac{q^n - 1}{q - 1}.$$

a) Erschöpfung der bekannten Reserven:

$$a\frac{q^n - 1}{q - 1} = 5 \times 10^{13}\ \mathrm{m}^3, \qquad n = 17{,}6 \text{ Jahre}.$$

b) Erschöpfung der totalen Reserven:

$$a\frac{q^n - 1}{q - 1} = 50 \times 10^{13}\ \mathrm{m}^3, \qquad n = 42 \text{ Jahre}.$$

(n wurde mit Logarithmen berechnet, vergl. Abschn. 6.4)

Beispiel 8.3.2. Neel und Schull (1958) untersuchten das Auftreten von *Retinoblastom* in Abhängigkeit von *Mutation*, *Vererbung* und *Selektion*. Retinoblastom ist eine Art Krebs und kommt in Augen von Kindern vor. Offenbar wird die Krankheit von nur einem einzigen, dominanten Gen, sagen wir A, erzeugt. Das normale Allel sei a. Es wird angenommen, dass eine Mutation von a in A mit einer Rate von $m = 2 \times 10^{-5}$ pro Generation auftritt. Wir schließen die Möglichkeit einer Rückmutation (von A in a) aus. Mit medizinischer Hilfe überleben ungefähr 70% der kranken Personen mit Blindheit an einem oder beiden Augen. Weiter nehmen wir an, daß sich diese Überlebenden mit der Hälfte der normalen Häufigkeit fortpflanzen. Unter diesen Umständen beträgt der Anteil der erkrankten Personen bei den Nachkommen $r = 0{,}35$. Da A sehr selten vorkommt, haben sozusagen alle Retinoblastomkranken den Genotypus Aa. Somit können wir das Auftreten von Individuen mit dem Genotypus AA vernachlässigen. Wir erwarten deshalb, daß nur jedes zweite Kind einer an Retinoblastom erkrankten Person das pathogene Allel A erhält. Diese Reduktion wird aber dadurch kompensiert, daß sich die gesunden und kranken Kinder auf *zwei* Eltern verteilen. Nehmen wir an, daß es in einer frühen Generation (der nullten) keine vererbten Fälle gegeben habe, so erhalten wir für die n-te darauf folgende Generation eine Rate von

m für eine Mutation in der n-ten Generation,
mr für eine Mutation in der $(n-1)$-ten Generation,
mr^2 für eine Mutation in der $(n-2)$-ten Generation,
....
mr^n für eine Mutation in der ursprünglichen Generation
(die wir mit 0 beziffern).

Als Gesamtrate p_n des Auftretens der Krankheit in der n-ten Generation erhalten wir

$$p_n = m + mr + mr^2 + \ldots + mr^n = m\frac{1 - r^{n+1}}{1 - r}$$

gemäß (8.3.5).

Für $n \to \infty$ ergibt sich

$$p = \lim_{n\to\infty} p_n = \frac{m}{1-r} = \frac{2 \times 10^{-5}}{1 - (0{,}35)} = 3{,}08 \times 10^{-5}. \tag{8.3.9}$$

Die Häufigkeit der Personen mit Retinoblastom beträgt demzufolge $3{,}08 \times 10^{-5}$. Diese Rate liegt um ungefähr 50% höher als die Mutationsrate. Außerdem folgt aus Formel (8.3.9), daß

$$m = (1 - r)p. \tag{8.3.10}$$

Dieses Resultat können wir intuitiv auf einfache Art interpretieren. In einem Gleichgewichtszustand muß die Anzahl der durch Mutation entstandenen Allele A durch eine gleichgroße Anzahl von Verlusten ausgeglichen werden. Deshalb ist die

Mutationsrate m pro Generation gleich groß wir der Anteil p der Kranken multipliziert mit der Rate der nicht Reproduzierenden $(1 - r)$.

Jene Leser, die noch weitere Anwendungsbeispiele der geometrischen Reihe in der Populationsgenetik studieren möchten, verweisen wir auf Sved und Mayo (1970).

Beispiel 8.3.3. Die Reihe

$$1 + \tfrac{1}{2} + \tfrac{1}{3} + \tfrac{1}{4} + \tfrac{1}{5} + \tfrac{1}{6} + \ldots, \qquad (8.3.11)$$

ist bekannt als die *harmonische Reihe*. Ihre Glieder bestehen aus den Reziprokwerten aller natürlichen Zahlen. Diese Glieder streben gegen Null. Doch ist damit auch die Konvergenz der Reihe gesichert? Ganz im Gegenteil, wir werden nämlich beweisen, daß die Reihe nach unendlich divergiert. Dazu gruppieren wir die Glieder auf folgende Art:

$$1 + \tfrac{1}{2} + \underbrace{(\tfrac{1}{3} + \tfrac{1}{4})}_{g_2} + \underbrace{(\tfrac{1}{5} + \tfrac{1}{6} + \tfrac{1}{7} + \tfrac{1}{8})}_{g_4} + \underbrace{(\tfrac{1}{9} + \cdots + \tfrac{1}{16})}_{g_8} + \cdots.$$

Für jede Summe $g_2, g_4, g_8, \ldots$ suchen wir eine untere Schranke:

$$g_2 = \tfrac{1}{3} + \tfrac{1}{4} > \tfrac{1}{4} + \tfrac{1}{4} = \tfrac{1}{2},$$
$$g_4 = \tfrac{1}{5} + \tfrac{1}{6} + \tfrac{1}{7} + \tfrac{1}{8} > \tfrac{1}{8} + \tfrac{1}{8} + \tfrac{1}{8} + \tfrac{1}{8} = \tfrac{1}{2},$$
$$g_8 = \tfrac{1}{9} + \cdots + \tfrac{1}{16} > 8 \cdot \tfrac{1}{16} = \tfrac{1}{2}, \quad \text{usw.}$$

Wir erhalten

$$1 + \tfrac{1}{2} + g_2 + g_4 + g_8 + \cdots > 1 + \tfrac{1}{2} + \tfrac{1}{2} + \tfrac{1}{2} + \tfrac{1}{2} + \cdots.$$

Da die rechte Seite offensichtlich nach unendlich strebt, muß auch die linke Seite divergent sein.

Dieses Beispiel soll den Leser davor warnen, einen Prozeß, bei dem die Änderungen schrittweise kleiner werden, notwendig für konvergent zu halten. Besonders wichtig ist es, die Konvergenz bei Arbeiten mit Computern immer sicherzustellen.

Beispiel 8.3.4. Die Terme der Reihe

$$1 + \frac{1}{1!} + \frac{1}{2!} + \frac{1}{3!} + \frac{1}{4!} + \cdots \qquad (8.3.12)$$

entsprechen reziproken Fakultäten (s. Abschn. 1.5). Konvergiert die Reihe? Um diese Frage zu beantworten, vergleichen wir die gegebene Reihe mit der geometrischen Reihe

$$1 + \frac{1}{1} + \frac{1}{2} + \frac{1}{2^2} + \frac{1}{2^3} + \frac{1}{2^4} + \cdots = 1 + 2 = 3.$$

Wir erhalten

$$\frac{1}{3!} = \frac{1}{2 \cdot 3} < \frac{1}{2^2},$$

$$\frac{1}{4!} = \frac{1}{2 \cdot 3 \cdot 4} < \frac{1}{2^3}, \quad \text{usw}$$

Jedes Glied der Reihe (8.3.12) ist kleiner als das entsprechende Glied der geometrischen Reihe (oder höchstens gleich groß). Weil nun die geometrische Reihe konvergent ist mit dem Grenzwert 3, so muß 3 eine obere Schranke für die Reihe (8.3.12) sein. Später, in Abschn. 10.10 werden wir sehen, daß die Reihe gegen die Eulersche Zahl e = 2,718 . . . strebt. Dieser Zahl sind wir auch schon in Gl. (8.2.1) begegnet.

Die geometrische Reihe wird häufig für einen *Konvergenztest* benutzt. Es sei

$$a_0 + a_1 + a_2 + \cdots + a_k + a_{k+1} + \cdots \tag{8.3.13}$$

eine Reihe mit *positiven* Gliedern. Wir können eine obere Schranke finden, wenn alle Glieder höchstens so groß wie die entsprechenden Glieder einer konvergenten geometrischen Reihe

$$a + aq + aq^2 + \cdots + aq^k + aq^{k+1} + \cdots \qquad (a > 0, 0 < q < 1) \tag{8.3.14}$$

sind. Eine geometrische Reihe wird durch die Gleichung

$$a_{k+1}/a_k = q \tag{8.3.15}$$

definiert. Wenn für alle Glieder der Reihe (8.3.13)

$$a_{k+1}/a_k \leqq q \tag{8.3.16}$$

gilt, dann strebt a_k schneller gegen Null als die Glieder der geometrischen Reihe, und wir erhalten eine obere Schranke für (8.3.13). Diese Idee bildet den Hintergrund zum sogenannten

Quotientenkriterium: *Eine Reihe* (8.3.13) *mit positiven Gliedern ist konvergent, wenn die Ungleichung* (8.3.16) *für jedes ihrer Glieder zutrifft, wobei q eine feste Zahl und kleiner als* 1 *ist.*

Beispiel 8.3.5. Wir wenden das Quotientenkriterium an auf

$$\frac{1}{1 \cdot 2} + \frac{1}{2 \cdot 2^2} + \frac{1}{3 \cdot 2^3} + \cdots + \frac{1}{k \cdot 2^k} + \cdots. \tag{8.3.17}$$

Wir erhalten

$$a_k = \frac{1}{k \cdot 2^k}, \quad a_{k+1} = \frac{1}{(k+1)2^{k+1}}, \quad a_{k+1}/a_k = \frac{k}{k+1} \cdot \frac{1}{2}.$$

Für jedes $k = 1, 2, 3, \ldots$ ist die Ungleichung

$$a_{k+1}/a_k < \tfrac{1}{2}$$

erfüllt. Nach dem Quotientenkriterium ist die Reihe also konvergent.

Beachten wir, daß die harmonische Reihe (8.3.11) die Ungleichung (8.3.16) nicht erfüllt. Es gilt $a_k = 1/k$, $a_{k+1} = 1/(k+1)$, $a_{k+1}/a_k = k/(k+1)$. Mit wachsendem k strebt a_{k+1}/a_k gegen 1. Es existiert also keine feste Zahl $q < 1$, so daß (8.3.16) zutreffen würde.

8.4 Grenzwerte von Funktionen

Ist der Definitionsbereich einer Funktion $y = f(x)$ nicht beschränkt, so wollen wir das Grenzverhalten von y für $x \to \infty$ studieren. Es kann zum Beispiel von Bedeutung sein, ob y ein bestimmtes Niveau erreicht, oder ob y ins Unendliche wächst.

Bisher waren die Werte der unabhängigen Variablen n auf die natürlichen Zahlen 1, 2, 3, . . . beschränkt. Nun sei x eine *stetige* Variable, d.h. x nehme von einem gewissen

x_0 an jeden beliebigen reellen Wert an. Glücklicherweise unterscheidet sich die Theorie von den Grenzwerten für stetig Variable x nur wenig von vorhergehender Theorie für unstetig wachsendes n. Folgende Definition erinnert uns an die erste Definition im Abschn. 8.1:

Ein Funktionswert $y = f(x)$ strebt gegen unendlich (oder ist divergent) für $x \to \infty$, wenn für ein beliebig großes $C > 0$ eine Zahl x_C gefunden werden kann, so daß

$$f(x) > C \tag{8.4.1}$$

gilt, falls $x > x_C$ ist. Kurz geschrieben:

$$f(x) \to \infty \text{ wenn } x \to \infty. \tag{8.4.2}$$

Betrachten wir zum Beispiel den Zehnerlogarithmus $y = \log x$. Wir wählen $C = 1000$. Dann versuchen wir ein x_C zu finden, so daß $\log x > 1000$ für jedes $x > x_C$ ist. Eine geeignete Schranke ist $x_C = 10^{1000}$. Für jedes $x > x_C$ gilt tatsächlich $\log x > 1000$. Auf ähnliche Art können wir auch ein geeignetes x_C für ein beliebig anderes C finden. Wir schließen daraus, daß $y = \log x$ gegen unendlich strebt, falls $x \to \infty$.

Andere Funktionen, die für $x \to \infty$ ebenfalls gegen unendlich streben, sind

a) die lineare Funktion $y = ax + b$ mit $a > 0$
b) die Potenzfunktionen $y = x^2, y = x^3, \ldots, y = x^{1/2}, y = x^{3/2}, \ldots, y = x^{1/n}$ für irgendein natürliches n.
c) die Exponentialfunktion $y = q^x$ für $q > 1$. Vgl. (8.1.12).

Die vorausgegangene Definition kann leicht abgeändert werden für Funktionen, die ebenfalls divergent sind, jedoch gegen $-\infty$ streben. Solche Funktionen sind beispielsweise $y = -x, y = -x^2, y = -x^{1/2}, y = -\log x$.

Es gibt auch Funktionen, die für $x \to \infty$ gegen *Null* streben. Beispiele dafür sind $y = 1/x$, $y = 1/x^2$, $y = q^x$ für $0 < q < 1$. Sie lassen sich folgendermaßen charakterisieren:

Eine Funktion $y = f(x)$ ist konvergent mit dem Grenzwert Null, wenn für irgendein gegebenes $\varepsilon > 0$ eine Zahl x_ε gefunden werden kann, so daß

$$|f(x)| < \varepsilon \tag{8.4.3}$$

für jedes $x > x_\varepsilon$ gilt. Kurz geschrieben:

$$\lim_{x \to \infty} f(x) = 0. \tag{8.4.4}$$

Als Beispiel betrachten wir die Exponentialfunktion $y = (\frac{1}{2})^x$. Wir wählen $\varepsilon = 10^{-2}$ und versuchen nun eine Zahl x_ε so zu finden, daß $y < \varepsilon$ für $x > x_\varepsilon$ wird. Die Ungleichung $y < \varepsilon$ ist gleichbedeutend mit $x \log \frac{1}{2} < \log \varepsilon$ oder mit $x(-0{,}30103) < (-2)$. Daraus schließen wir, daß $x > 6{,}65$ sein sollte. Nehmen wir also an, daß $x_\varepsilon = 7$ sei, so ist (8.4.3) für jedes $x > x_\varepsilon$ erfüllt. Für ein beliebig anders gewähltes $\varepsilon > 0$ könnten wir ebenso ein geeignetes x_ε finden. Dies beweist, daß der Funktionswert gegen Null strebt.

Falls $x \to \infty$, so nähert sich der Graph von Funktionen wie $y = 1/x, y = 1/x^2$, oder $y = q^x$ mit $0 < q < 1$ von einer Seite her der x-Achse. Der "Abstand" zwischen dem Graphen und der x-Achse strebt zwar gegen Null, doch der Graph fällt nie mit der x-Achse zusammen. Wir sagen, die x-Achse sei eine *Asymptote* des Graphen, oder der Graph *nähere* sich der x-Achse *asymptotisch*. In Abb. 8.5 sind einige Funktionen dargestellt, die sich der x-Achse asymptotisch nähern.

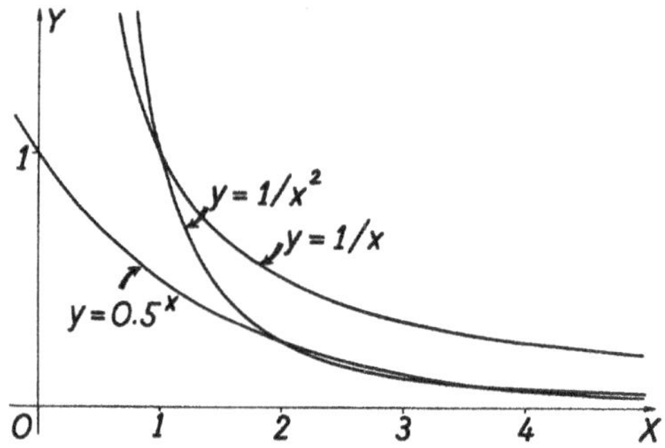

Abb. 8.5. Mehrere Funktionen, deren Graphen die x-Achse *asymptotisch* erreichen. Der Graph von $y = 1/x$ heißt Hyperbel

Beispiel 8.4.1. Eine Anwendung in der Biophysik soll die Theorie ergänzen. S sei eine Quelle von *Strahlen*, beispielsweise von elektromagnetischen Wellen, von Schallwellen, oder von nuklearen Strahlen. Wir nehmen an, daß S nur einen "punktförmigen" Raum einnimmt und seine Energie gleichmäßig nach allen Richtungen des dreidimensionalen Raumes aussendet. Es sei E die Energiemenge, die von der Quelle pro Sekunde ausgestrahlt wird. Wir fragen uns: *Welche Intensität I wird die Strahlung in einem Abstand r von der Quelle S erreichen*? Die Intensität ist definiert als die Energie, die pro Sekunde auf der Einheitsfläche auftrifft. Punkte gleicher Intensität liegen auf der Oberfläche einer Kugel mit dem Zentrum S. Die Intensität entspricht also derjenigen Energie, die pro Sekunde die Oberfläche durchquert, dividiert durch die Größe der Oberfläche (vgl. Formel (4.2.2)):

$$I = \frac{E}{4\pi r^2}. \qquad (8.4.5)$$

Je größer r ist, desto kleiner ist die Intensität I. Exakter ausgedrückt: I ist umgekehrt proportional zum Quadrat von r. Verdoppelt man etwa r, so wird die Intensität auf einen Viertel ihres ursprünglichen Wertes reduziert. Falls der Abstand r gegen unendlich strebt, so erhalten wir $\lim I = 0$.

Noch ist eine dritte Definition erforderlich:

Eine Funktion $y = f(x)$ ist konvergent und strebt gegen einen endlichen Grenzwert A für $x \to \infty$, wenn die modifizierte Funktion

$$f(x) - A \qquad (8.4.6)$$

gegen Null strebt. Kurz geschrieben

$$\lim_{x \to \infty} f(x) = A. \qquad (8.4.7)$$

Beispiele von Funktionen, die gegen endliche Grenzwerte streben, sind

a) $y = a - b/x$. Falls $x \to \infty$, so strebt der zweite Term gegen Null. Deshalb ist $\lim y = a$. Die Gerade mit der Gleichung $y = a$ ist eine Asymptote.

b) $y = \frac{a + bx}{c + dx}$ mit $d \neq 0$. Um den Grenzwert zu finden, dividieren wir Zähler und Nenner durch x. Wir erhalten $y = \frac{a/x + b}{c/x + d}$. Für $x \to \infty$ streben a/x und c/x gegen Null. Das Resultat lautet deshalb $\lim y = b/d$.

c) $y = a - bq^x$ mit $0 < q < 1$. Falls $x \to \infty$, erhalten wir $q^x \to 0$ und $\lim y = a$. Der Graph nähert sich der Geraden mit der Gleichung $y = a$ asymptotisch.

Wir wollen festhalten, daß $y = \sin \alpha$ zwischen den Werten -1 und $+1$ oszilliert, wenn α gegen unendlich strebt. Aus diesem Grunde nähert sich $\sin \alpha$ keinem Grenzwert. Wir sagen, $\sin \alpha$ *divergiere*, falls $\alpha \to \infty$.

Konvergenz und Divergenz können auch bestimmt werden, wenn $x \to -\infty$ oder wenn $x \to x_0$, wobei x_0 irgendein fester Wert der Variablen ist. Es bereitet sicherlich keine Schwierigkeiten, die vorausgegangene Theorie für den Fall $x \to -\infty$ abzuändern. Wir überlassen es dem Leser, die entsprechenden Definitionen zu formulieren.

Der Fall $x \to x_0$ jedoch erfordert besondere Aufmerksamkeit, da wir für gewöhnlich unterscheiden müssen, ob x sich x_0 von der rechten oder von der linken Seite her nähert. Falls x zunimmt und von der linken Seite her gegen x_0 strebt, schreiben wir

$$x \uparrow x_0.$$

Im Gegensatz dazu gebrauchen wir folgendes Zeichen, wenn x abnimmt und von rechts gegen x_0 strebt:

$$x \downarrow x_0.$$

Ein Beispiel soll den Unterschied klarstellen. Gegeben seien $y = 1/x$ und $x_0 = 0$. Für $x \downarrow 0$ strebt $1/x$ gegen $+\infty$, da der Nenner von der positiven Seite her gegen Null strebt. Beginnen wir jedoch auf der negativen x-Achse, so ist $1/x$ immer negativ und strebt gegen minus unendlich, falls sich x Null nähert. Zusammengefaßt,

$$\begin{aligned} \frac{1}{x} &\to +\infty \text{ wenn } x \downarrow 0, \\ \frac{1}{x} &\to -\infty \text{ wenn } x \uparrow 0. \end{aligned} \tag{8.4.8}$$

Das Resultat ist in Abb. 8.6 dargestellt.

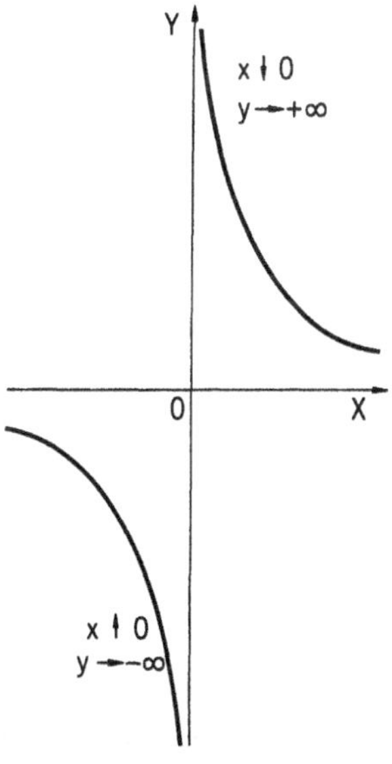

Abb. 8.6. Das Verhalten von $y = 1/x$, wenn x dem Wert Null von links oder von rechts zustrebt. Die y-Achse ist eine Asymptote der Hyperbel

Dieses Beispiel zeigt uns, daß es nicht richtig ist, $1/0 = +\infty$ zu schreiben. Erstens sollte in dieser Beziehung das Gleichheitszeichen durch das Zeichen $\rightarrow$ ersetzt werden, also $1/x \rightarrow \infty$. Zweitens ist das Resultat nur dann korrekt, wenn $x \downarrow 0$. Falls $x \uparrow 0$, so würden wir $1/x \rightarrow -\infty$ erhalten.

Aus ähnlichen Gründen ist es nicht richtig, $\tan 90° = +\infty$ zu schreiben. Nur für $\alpha \uparrow 90°$ stimmt es, daß $\tan \alpha = \sin \alpha / \cos \alpha \rightarrow +\infty$. Für $\alpha \downarrow 90°$ erhalten wir aber $\tan \alpha \rightarrow -\infty$. Die graphische Darstellung ist in Abb. 5.13 wiedergegeben.

Ein weiteres wichtiges Beispiel ist der Zehnerlogarithmus $y = \log x$. Diese Funktion ist nur für $x > 0$ definiert. Doch können wir uns fragen, wie sich $\log x$ für $x \downarrow 0$ verhält. Es sei $x = 1/u$ gesetzt. Dann ist

$$\log x = \log 1/u = -\log u$$

gemäß Formel (6.4.3). Nun ist $x \downarrow 0$ gleichbedeutend mit $u \rightarrow \infty$. Wir wissen bereits, daß $\log u \rightarrow \infty$. Deshalb gilt

$$\log x \rightarrow -\infty \text{ wenn } x \downarrow 0. \tag{8.4.9}$$

Dieses Resultat stimmt mit dem Graphen der Logarithmusfunktion in Abb. 6.9 überein. Der Graph nähert sich der negativen y-Achse asymptotisch.

Mit Hilfe von Grenzwerten ist es möglich, die *Stetigkeit* einer Funktion zu definieren. x_0 gehöre zu dem Definitionsbereich einer Funktion $y = f(x)$. *Wir sagen, die Funktion sei stetig an der Stelle x_0, wenn die Grenzwerte*

$$\lim_{x \uparrow x_0} f(x) \text{ und } \lim_{x \downarrow x_0} f(x)$$

existieren, und wenn beide den Wert $f(x_0)$ haben.

Ist eine der Bedingungen nicht erfüllt, so nennen wir die Funktion *unstetig* an der Stelle x_0. In Abb. 8.7 ist der Graph einer außergewöhnlichen Funktion dargestellt. An der Stelle x_0 nähern sich die Werte von $f(x)$ von beiden Seiten her dem Wert von $f(x_0)$. Somit ist $f(x)$ an dieser Stelle stetig. Dasselbe gilt für die Funktion an der Stelle x_1, trotz der unterschiedlichen Winkel, unter denen die beiden Linien im Punkt mit den Koordinaten x_1 und $f(x_1)$ aufeinandertreffen. An der Stelle x_2 beträgt der Wert der Funktion $f(x_2)$. Dieser Wert entspricht aber nicht dem gemeinsamen Grenzwert, falls x_2 sich von rechts und von links nähert. In Abb. 8.7 wird angenommen, daß

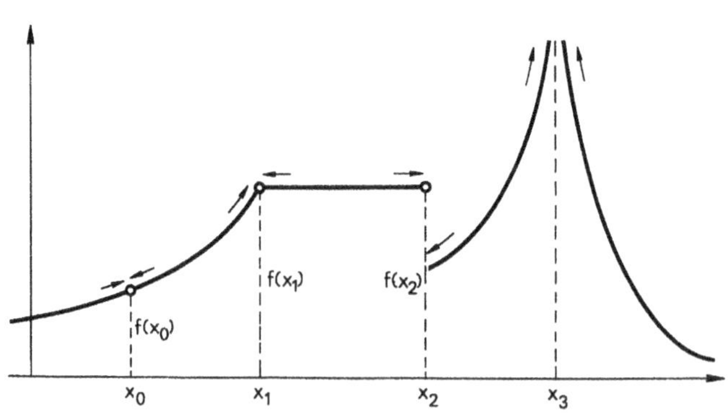

Abb. 8.7. Graph einer Funktion mit zwei Unstetigkeiten (Stellen x_2 und x_3)

$$\lim_{x \uparrow x_2} f(x) = f(x_2), \text{ aber } \lim_{x \downarrow x_2} f(x) < f(x_2).$$

Deshalb ist $f(x)$ an der Stelle x_2 unstetig. Wir sagen, der Wert von $f(x)$ *springe*, oder die Funktion $f(x)$ besitze eine *Sprungstelle* an der Stelle x_2. Eine andere Art von Unstetigkeit begegnet uns an der Stelle x_3. In diesem Falle hat $f(x)$ keinen endlichen Grenzwert, falls x gegen x_3 strebt.

Beispiele von stetigen und unstetigen Funktionen:

a) Die Potenzfunktionen $y = ax, y = ax^2, y = ax^3, \ldots$ sind überall stetig, d.h. für jeden reellen Wert von x.
b) Die Potenzfunktionen $y = x^{1/2}, y = x^{3/2}, \ldots$ sind für $x > 0$, also in ihrem ganzen Definitionsbereich, stetig.
c) Die Potenzfunktion $y = ax^{-1} = a/x$ ist überall stetig außer für $x = 0$. An dieser Stelle existiert kein fester Grenzwert, egal ob man sich von rechts oder von links nähert (s. Abb. 8.6).
d) Die trigonometrischen Funktionen $y = \sin\alpha, y = \cos\alpha$ sind überall stetig, d.h. für alle reellen Werte des Winkels α (s. Abb. 5.8).
e) Die trigonometrische Funktion $y = \tan\alpha$ ist stetig für reelle Werte von α, mit Ausnahme der Winkel $\alpha = \pm 90°, \pm 270°, \ldots$ (s. Abb. 5.13).
f) Die Exponentialfunktion $y = aq^x$ ist für $q > 0$ überall stetig, also für alle reellen Werte von x (s. Abb. 6.9).
g) Der Zehnerlogarithmus $y = \log x$ ist für $x > 0$, also im ganzen Definitionsbereich, stetig (s. Abb. 6.9).
h) Wir nehmen an, $N = f(t)$ sei die Anzahl der Katzen eines Haushalts als Funktion der Zeit. Bei jeder Geburt oder bei jedem Todesfall springt $f(t)$ um eine oder mehrere Einheiten. Dies bedeutet, daß $f(t)$ zu diesen Zeitpunkten unstetig ist (s. Abb. 8.8). Eine Funktion, die in einem Intervall konstant bleibt, dann gegen einen andern Wert springt, im angrenzenden Intervall ebenfalls konstant bleibt, wiederum springt usw. nennen wir eine *Treppenfunktion*. Unser $N = f(t)$ ist also einer Treppenfunktion. Besonders nützlich sind Treppenfunktionen in der *Statistik*.

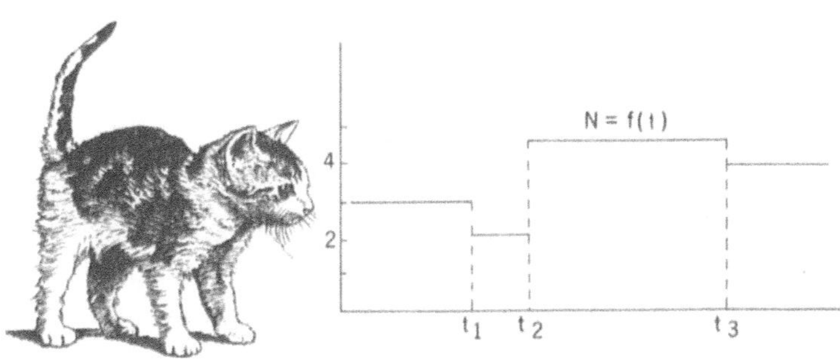

Abb. 8.8. Beispiel einer *Treppenfunktion*: Die Zahl N der Katzen eines Haushalts als Funktion der Zeit. Eine *Sprungstelle* entsteht jedesmal dann, wenn eine Katze geboren wird oder stirbt

i) Die Wasseraufnahme eines Tieres als Funktion der Zeit stellt ein weiteres Beispiel einer Treppenfunktion dar.

k) Das Azimut der Sonne (Winkel in der horizontalen Ebene, von der Nordrichtung im Uhrzeigersinn gemessen) nimmt zu als eine stetige Funktion der Zeit. Es gibt jedoch eine Ausnahme. Zur Zeit der Tag- und Nachtgleiche und über einem Punkt des Äquators steht die Sonne solange im 90°-Winkel, bis sie den Zenit erreicht. Dann springt das Azimut plötzlich auf 270°. Das heißt, in diesem besonderen Moment ändert sich das Azimut *unstetig* mit der Zeit.

l) Eine Funktion $y = f(x)$, deren Graph aus gebrochenen Kurvenstücken besteht, ist in ihrem ganzen Definitionsbereich stetig, wenn die Werte von $f(x)$ an den "Verbindungsstellen" von beiden Steiten her gegen denselben Grenzwert streben. Cf. x_1 in Abb. 8.7.

*8.5 Fibonacci-Folge

Im Jahre 1202 erörterte und löste Fibonacci[5] folgendes Problem: Hasen vermehren sich sehr schnell. Man vermutet, daß ein Paar erwachsener Tiere jeden Monat ein Paar von jungen Tieren erzeugt und daß die neugeborenen Häschen binnen zweier Monate erwachsen werden und somit ebenfalls befähigt sind, ein weiteres Paar von Nachkommen hervorzubringen. Hat man zu Beginn ein einziges erwachsenes Paar, wie groß wird die Kolonie nach dem ersten, zweiten, dritten, usw. Monat sein?

Während des ersten Monats wird ein Paar geboren, so daß am Ende des Monats zwei Paare vorhanden sind. Im zweiten Monat erzeugt nur das ursprüngliche Paar zwei weitere Nachkommen. Einen Monat später bringen sowohl das Anfangs- als auch das erstgeborene Paar je ein weiteres Paar hervor, so daß die Hasenkolonie nach drei Monaten aus zwei erwachsenen und drei jungen Paaren besteht. Das Wachstum der Kolonie ist in Tabelle 8.1 wiedergegeben.

Tabelle 8.1. Wachstum einer Hasenkolonie

Monate	Erwachsene Paare	Junge Paare	Total
1	1	1	2
2	1	2	3
3	2	3	5
4	3	5	8
5	5	8	13
6	8	13	21
7	13	21	34
8	21	34	55
9	34	55	89
10	55	89	144

Wir bezeichnen nun die Anzahl erwachsener Paare am Ende des n-ten Monats mit a_n. So erhalten wir die Folge

$$a_1 = 1, \quad a_2 = 1, \quad a_3 = 2, \quad a_4 = 3, \quad a_5 = 5, \quad a_6 = 8, \ldots . \qquad (8.5.1)$$

5 Leonardo Pisano (wahrscheinlich 1170–1230), italienischer Mathematiker. Er ist besser bekannt unter dem Spitznamen Fibonacci (= Sohn des Bonatius). In seinem Buch "Liber abaci" führte er die arabischen Ziffern in Europa ein

Dies ist die berühmte *Fibonacci-Folge*. Sie besitzt folgende bemerkenswerte Eigenschaft:

$2 = 1 + 1$ oder $a_3 = a_1 + a_2$,
$3 = 1 + 2$ oder $a_4 = a_2 + a_3$,
$5 = 2 + 3$ oder $a_5 = a_3 + a_4$, usw.

Jede Zahl der Fibonacci-Folge ist die Summe der beiden vorhergehenden Zahlen. In der Sprache der Mathematik läßt sich diese Eigenschaft durch eine sogenannte *Rekursionsformel* beschreiben:

$$a_{n+1} = a_{n-1} + a_n \tag{8.5.2}$$

wobei $n = 2, 3, 4, \ldots$.

Mit der Absicht, die *Wachstumsrate* von aufeinanderfolgenden Gliedern zu studieren, bilden wir eine Folge von Verhältnissen:

$$b_n = a_{n+1}/a_n. \tag{8.5.3}$$

So erhalten wir

$$\begin{aligned} &b_1 = 1 && b_5 = 8/5 = 1{,}60 \\ &b_2 = 2/1 = 2 && b_6 = 13/8 = 1{,}625 \\ &b_3 = 3/2 = 1{,}5 && b_7 = 21/13 = 1{,}615\ldots \\ &b_4 = 5/3 = 1{,}66\ldots && b_8 = 34/21 = 1{,}619\ldots, \text{ usw.} \end{aligned} \tag{8.5.4}$$

Diese Folge scheint gegen einen bestimmten Grenzwert, der zwischen 1,60 und 1,62 liegt, zu konvergieren. Dies würde bedeuten, daß die Hasenkolonie von einem Monat bis zum andern mit einer Wachstumsrate, die gegen einen Wert von etwas über sechzig Prozent strebt, zunimmt.

Wir überlassen es dem Leser, die Konvergenz zu beweisen. Dabei mag ihm das Lösen der Probleme 8.5.4 bis 8.5.6 behilflich sein. Hier beschränken wir uns darauf, den exakten Grenzwert zu berechnen. Wir nehmen an, daß

$$b = \lim_{n\to\infty} b_n \tag{8.5.5}$$

existiert. Daraus können wir schließen, daß die modifizierte Folge

$$c_n = b_n - b \tag{8.5.6}$$

gegen Null strebt. Aus (8.5.2) folgt, daß

$a_{n+1}/a_n = a_{n-1}/a_n + 1$ gilt.

Nach Anwendung von Formel (8.5.3) und (8.5.6) ergibt sich

$$b_n = \frac{1}{b_{n-1}} + 1, \tag{8.5.7}$$

und

$$b + c_n = \frac{1}{b + c_{n-1}} + 1. \tag{8.5.8}$$

Da $c_n \to 0$ für $n \to \infty$, erhalten wir

$$b = \frac{1}{b} + 1 \tag{8.5.9}$$

Multiplikation mit b und Subtraktion von $(b + 1)$ auf beiden Seiten führen uns zu der quadratischen Gleichung:

$$b^2 - b - 1 = 0. \qquad (8.5.10)$$

Die einzige positive Wurzel lautet

$$b = \tfrac{1}{2}(1 + \sqrt{5}) = 1{,}618034\ldots. \qquad (8.5.11)$$

Dies ist der gesuchte Grenzwert der Folge (8.5.4)[6].

Fibonacci-Zahlen werden auch beim Studium der *Anordnung von Blättern* (Phyllotaxis) gefunden. Wir betrachten den Fall, wo Blätter um einen Zweig herum eine Schraubenlinie bilden (Abb. 8.9). Wir kennzeichnen die aufeinanderfolgenden Blätter von unten nach oben mit L_1, L_2, L_3, usw. Blatt L_2 steht in einem bestimmten Divergenzwinkel zu L_1 und ist von L_1 um einen bestimmten Betrag in der Höhe versetzt. In Abb. 8.9 ist ein Spezialfall dargestellt, wobei der Divergenzwinkel 144° beträgt. Das Blatt L_3 steht im gleichen Verhältnis zu L_2, wie dieses zu L_1. Wir nehmen an, daß auch alle folgenden Blätter nach diesem Muster angeordnet sind. In unserm Beispiel treffen wir nach fünf Winkeln von 144° wieder auf ein Blatt, das dieselbe Orientierung wie L_1 aufweist ($5 \times 144° = 2 \times 360°$). Wir stellen deshalb das Vorhandensein einer Periodizität fest, wobei eine "*Periode*" aus fünf Blättern und zwei Umläufen besteht.

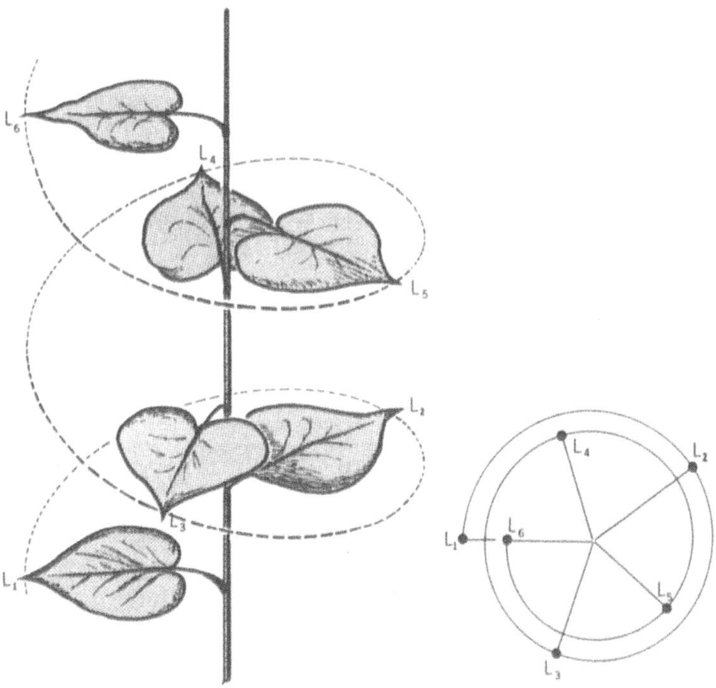

Abb. 8.9. Schraubenförmige Anordnung von Blättern an einem Stengel. Die Figur beruht auf der Annahme, daß sich die gleiche Anordnung mit fünf Blättern nach je zwei Windungen wiederholt. Dies ist z.B. bei Rosen, Kirschen und Weiden der Fall. *Links*: Seitenansicht, *rechts*: Ansicht von oben

6 Die Zahl b spielt in der Geometrie und der Ästhetik eine wichtige Rolle. Teilt man eine Strecke AB in einem Punkt C so, daß AB : AC = AC : CB ist, spricht man vom *goldenen Schnitt*. Der Quotient AB/AC ist dann gleich $b = \frac{1}{2}(1 + \sqrt{5})$

Allgemein können wir zwei Zahlen einführen:
a) m = Anzahl der Umläufe innerhalb einer Periode,
b) n = Anzahl der Blätter pro Periode.

Abb. 8.9 zeigt den Spezialfall $m = 2$, $n = 5$. Die Zahlen m und n können auch für Blattwirtel definiert werden.

Zählungen bei zahlreichen Pflanzen zeigen, daß sowohl m als auch n meist die Werte 1, 2, 3, 5, 8, 13, 21, 34, . . . annehmen, mit anderen Worten die Werte der Fibonacci-Folge. Nach Schips (1922) finden wir die Fälle

$m = 1, n = 2$ bei einigen Zwiebelpflanzen (*Clivia*) mit zweizeiligen Blattwirteln und bei den horizontalen Zweigen der Ulme,
$m = 1, n = 3$ bei Riedgras, Erle und Birke,
$m = 2, n = 5$ häufig bei Weiden, Rosen und Steinobst,
$m = 3, n = 8$ bei Kohl, Astern und Habichtskraut,
$m = 5, n = 13$ bei Nadeln verschiedener Nadelhölzer, Königskerze (*Verbascum*),
$m = 8, n = 21$ bei Schuppen der Fichten- und Tannzapfen,
$m = 13, n = 34$ bei Schuppen der Zapfen von *Pinus laricio*.

Es gibt allerdings auch Ausnahmen; doch Fibonacci-Zahlen treten so häufig auf, daß sie sich nicht allein durch den Zufall erklären lassen.

Wir finden Fibonacci-Zahlen auch in den Blütenständen von Kompositen. Die folgende Tabelle wurde einem Bericht von Wagner (1957) entnommen. Wagner zählte die Anzahl der Randblüten in alpinen Kompositen:

Art	Anzahl Randblüten	
	Mittel	Spannweite
Achillea macrophylla	5	4–7
Achillea atrata	8	6–13
Rudbeckia nitida	8	6–10
Arnica montana (seitenständige Köpfe)	11	7–17
Rudbeckia speciosa 1	13	13–30
Centaurea montana	13	10–17
Senecio doronicum 1	13	11–21
Senecio uniflorus	13	5–24
Senecio doronicum 2	17–18	11–22
Arnica montana (endständige Köpfe)	18–19	10–29
Chrysanthemum leucanthemum	21	13–33
Rudbeckia speciosa 2	21	13–30
Senecio doronicum 3	21	11–22
Doronicum Clusii	34	26–47

Aus der Tabelle ist ersichtlich, daß die Zahl der Randblüten einer zufälligen Schwankung unterworfen ist. Die Mittelwerte fallen jedoch häufig auf Fibonacci-Zahlen. Ausnahmen sind *Arnica montana* und *Senecio doronicum* 2.

Biologen haben versucht, das auffällige Vorherrschen der Fibonacci-Zahlen in der Phyllotaxis zu erklären. Die Symmetrie spielt wahrscheinlich die ausschlaggebende Rolle, da sie das mechanische Gleichgewicht der Sproßachse aufrecht erhält, die Blätter den optimalen Lichtverhältnissen aussetzt und den gleichmäßigen Fluß der Nahrungsmittel garantiert. Trotzdem ist die Wissenschaft noch weit von einer zufriedenstellenden Erklärung entfernt. Größere Arbeiten über die Phyllotaxis wurden von Thompson (1917) und Nelson (1954) geschrieben. Weitere Quellen sind Dormer (1972), Thornley (1976) und Weyl (1952).

Gelegentlich treten Fibonacci-Zahlen auch in der Populationsgenetik auf. Wir verweisen den Leser auf Li (1976).

Zur mathematischen Behandlung der Fibonacci-Folge empfehlen wir Worobjow (1954). Ein sehr unterhaltsames Buch über den goldenen Schnitt und über Fibonacci-Zahlen stammt von Huntley (1970).

Übungsaufgaben

8.1.1 Bestimmen Sie die Grenzwerte der folgenden Terme für $n \to \infty$:

2) $\left(2+\frac{3}{n}\right)\left(4-\frac{100}{n}\right)$, b) $\left(1-\frac{3}{n}\right)\Big/\left(\frac{1}{n}-3\right)$,

c) $\frac{2n+5}{7n-5}$, d) $\frac{an^2+400n}{bn^2-400}$ $(b \neq 0)$.

8.1.2 Gegen welche Werte konvergieren die folgenden Terme, wenn m gegen unendlich strebt?

a) $\left(1-\frac{2}{m}-\frac{A}{m^2}\right)\left(1+\frac{B}{m}\right)$, b) $\left(\frac{4}{m}-s\right)\Big/\left(\frac{5}{m^2}-t+1\right)$ $(t \neq 1)$,

c) $\frac{21-100m}{28+10m}$, d) $\frac{p-m-m^2}{q+m-m^2}$ $(q \neq 0)$.

8.1.3 Wir nehmen an, $h = 1/n$ und $n \to \infty$. Bestimmen Sie

a) $\lim\limits_{h\to 0} \frac{4-h}{2+7h}$, b) $\lim\limits_{h\to 0} \frac{4h-h^2}{2h}$,

c) $\lim\limits_{h\to 0} \frac{(h-1)^2-1}{(h+3)^2-9}$, d) $\lim\limits_{h\to 0} \frac{(x+h)^2-x^2}{h}$.

8.1.4 Gesucht sind

a) $\lim\limits_{h\to 0} \frac{2-2(1+h^2)}{-3+(1-h^2)}$, b) $\lim\limits_{h\to 0} \frac{4-(2+h)^2}{1-(1-h)^2}$,

c) $\lim\limits_{h\to 0} \frac{(3h-1)(3h+1)+1}{(3h-1)(h-2)-2}$, d) $\lim\limits_{h\to 0} \frac{(x+h)^3-x^3}{h}$.

8.1.5 Ermitteln Sie den Grenzwert von $a_n = n/(n^2 + 1)^{1/2}$ für $n \to \infty$. (Anleitung: Dividieren Sie Zähler und Nenner durch n.)

8.1.6 Bestimmen Sie $\lim\limits_{n \to \infty} \frac{\sqrt{4n^2 - 1}}{3n}$.

8.1.7 Bestimmen Sie $\lim\limits_{h \to 0} \frac{\sqrt{5 + h} - \sqrt{5}}{h}$.
(Anleitung: Multiplizieren Sie Zähler und Nenner mit $\sqrt{5 + h} + \sqrt{5}$.)

8.1.8 Es sei $x > 0$. Ermitteln Sie den Grenzwert von $\frac{1}{h}(\sqrt{x + h} - \sqrt{x})$ für $h \to 0$.

8.1.9 Wie verhalten sich die folgenden Terme für $n \to \infty$?

a) $100(\frac{1}{2})^n$, b) $(-\frac{1}{2})^n$, c) $(5/4)^n$,
d) $(1 + 10^{-3})^n$, e) $(1 - 10^{-3})^n$.

8.1.10 Um ein Problem der Inzucht zu studieren, benützt Kempthorne (1957, S. 86) die Folge

$$F_n = \frac{s}{2 - s}[1 - (s/2)^n] + (s/2)^n F_0, \qquad n = 1, 2, 3, \ldots$$

wobei $0 < s < 1$. Bestimmen Sie das Grenzverhalten von F_n, wenn n gegen unendlich strebt.

8.2.1 Bestimmen Sie

a) $\lim\limits_{n \to \infty} \left(1 + \frac{1}{n}\right)^{3n}$, b) $\lim\limits_{h \to 0} \frac{\sin h}{a^2 h}$ $(a \neq 0)$.

8.2.2 Bestimmen Sie $\lim\limits_{n \to \infty} \left(1 + \frac{1}{3n}\right)^n$.
(Anleitung: Ersetzen Sie n durch $N/3$.)

8.2.3 Bestimmen Sie $\lim\limits_{h \to 0} \frac{\sin 5h}{h}$.
(Anleitung: Ersetzen Sie h durch $k/5$.)

8.2.4 Was ist $\lim\limits_{N \to \infty} \left(1 - \frac{3}{N}\right)^N$?

8.3.1 Berechnen Sie die folgenden Partialsummen:

a) $1 + 1/3 + 1/9 + 1/27 + 1/81 + 1/243$,
b) $2 + 2/11 + 2/11^2 + \cdots + 2/11^5$,
c) $1 - 1/2 + 1/4 - 1/8 + 1/16 - 1/32 + 1/64$.

8.3.2 Suchen Sie nach einem geschlossenen Ausdruck für die folgenden Partialsummen:

a) $1 + r + r^2 + \cdots + r^{10}$,
b) $1 - r + r^2 - r^3 + r^4 - \cdots + r^{10}$,
c) $1/s + 1/s^2 + 1/s^3 + \cdots + 1/s^n$,
d) $e + e/5 + e/5^2 + \cdots + e/5^k$.

8.3.3 Berechnen Sie die unendlichen Summen:

a) $1 + r + r^2 + r^3 + \cdots$ für $|r| < 1$,
b) $c + c/2 + c/2^2 + c/2^3 + \cdots$,
c) $1 + 1/s + 1/s^2 + 1/s^3 + \cdots$ für $|s| > 1$.

8.3.4 Berechnen Sie die unendlichen Summen:

a) $1 - r + r^2 - r^3 + r^4 - \cdots \quad (-1 < r < +1)$,
b) $a + a/p + a/p^2 + a/p^3 + \cdots \quad (p > 1)$,
c) $1 + n^3 + n^6 + n^9 + n^{12} + \cdots \quad (-1 < n < 1)$.

8.3.5 Die Suche nach der durchschnittlichen Lebensdauer eines schädlichen Gens führte Li (1961) zu der folgenden unendlichen Summe:

$$U = 1 + 2w + 3w^2 + 4w^3 + \cdots,$$

wobei $0 < w < 1$. Suchen Sie nach einem geschlossenen Ausdruck für U. (Anleitung: Bestimmen Sie zuerst die Differenz $U - wU$.)

8.3.6 Ermitteln Sie die Summe der unendlichen Reihe

$$S = A - 2A^2 + 3A^3 - 4A^4 + \cdots \quad (|A| < 1),$$

indem Sie zuerst $T = S + AS$ berechnen.

8.3.7 Das Cäsiumisotop ^{137}Cs verliert jährlich 2,3% seiner Masse durch radioaktiven Zerfall. ^{137}Cs ist ein gefährlicher Schadstoff, der im radioaktiven Abfall enthalten ist. Nehmen wir an, jedes Jahr werde dieselbe Masse M von ^{137}Cs an die Umgebung abgegeben. Welche Gesamtmasse häuft sich an (a) nach n Jahren, (b) wenn sich ein Gleichgewichtszustand einstellt ($n \to \infty$)? (entnommen aus Woodwell, 1969)

8.3.8 Im Jahre 1972 wurden auf der Erde total $2{,}7 \times 10^9$ t (Tonnen) Mineralöl verbraucht. Die jährliche Wachstumsrate betrug 5,1%. Der gesamte Vorrat (bekannte und unentdeckte Reserven miteingeschlossen) wird auf 700×10^9 t geschätzt. Vorausgesetzt, die jährliche Wachstumsrate bleibe konstant, wann würden die Vorräte erschöpft sein?

8.3.9 Im Jahre 1972 forderte im Irak eine Epidemie von Methylquecksilber-Vergiftungen den Tod von 459 Personen. Die Bevölkerung kam mit dem Gift in Berührung, als sie selbstgebackenes Brot aß, das zufällig aus Saatweizen bereitet wurde, der mit einem Methylquecksilber-Fungizid behandelt worden war. Die Symptome zeigten sich eine Woche nach der Infektion. Wir nehmen an, eine Person nehme täglich eine konstante Dosis d des Giftes zu sich, und jeden Tag werde ein gewisser Prozentsatz p des angehäuften Giftes wieder ausgeschieden. Suchen Sie nach einer Formel, die die Menge des im Körper gespeicherten Giftes als Funktion der Zeit beschreibt (aus Bakir et al., 1973).

8.3.10 Beweisen Sie mit Hilfe des Quotientenkriteriums, daß die Reihe

$$\frac{1}{(a+1)3} + \frac{1}{(a+2)3^2} + \frac{1}{(a+3)3^3} + \frac{1}{(a+4)3^4} + \cdots$$

konvergiert.

8.3.11 Zeigen Sie, daß die Reihe

$$1 + \frac{a}{1!} + \frac{a^2}{2!} + \frac{a^3}{3!} + \frac{a^4}{4!} + \cdots$$

für alle Werte $a \in \mathbb{R}$ konvergent ist.

8.4.1 Bestimmen Sie das Grenzverhalten von $3/(2 - x)$

a) für $x \uparrow 2$,
b) für $x \downarrow 2$.

8.4.2 Bestimmen Sie das Grenzverhalten von $1/x^2$

a) für $x \uparrow 0$,
b) für $x \downarrow 0$.

8.4.3 Lebendes Gewebe kann von einem elektrischen Strom nur dann angeregt werden, wenn dieser einen bestimmten Schwellenwert i erreicht oder überschreitet. Dieser Wert i hängt von der Dauer t des fließenden Stromes ab. Nach dem Weiss'schen Gesetz ist $i = a/t + b$, wobei a und b positive Konstanten sind (cf. Defares et al., 1973). Beschreiben Sie das Verhalten des Schwellenwertes i, wenn t sich Null nähert, und wenn t gegen unendlich strebt.

8.4.4 Diskutieren Sie das Grenzverhalten von $f(x) = 2x/(x^2 - 4)$ für $x \uparrow 2$, $x \downarrow 2$, $x \uparrow (-2)$, und $x \downarrow (-2)$. Entwerfen Sie den Graphen von $f(x)$.

8.4.5 Die von einer Fledermaus ausgesandten Schallwellen werden von einer Motte reflektiert. Die Fledermaus fängt das Echo wieder auf. Beweisen Sie, daß die Intensität des von der Fledermaus gehörten Echos der vierten Potenz des Abstandes r zwischen Fledermaus und Motte umgekehrt proportional ist. (Anleitung: Gebrauchen Sie Formel (8.4.5).) (aus Jarman 1970)

*8.5.1 Zeigen Sie, daß die Partialsumme der Fibonacci-Zahlen a_n, wie sie in Formel (8.5.1) gegeben sind, in der Form

$$a_1 + a_2 + a_3 + \cdots + a_n = a_{n+2} - 1.$$

geschrieben werden kann.
(Anleitung: Addieren Sie die folgenden Gleichungen $a_1 = a_3 - a_2$, $a_2 = a_4 - a_3$, usw.)

*8.5.2 Zeigen Sie für Fibonacci-Zahlen, daß

a) $a_1 + a_3 + a_5 + \cdots + a_{2n-1} = a_{2n}$,
b) $a_2 + a_4 + a_6 + \cdots + a_{2n} = a_{2n+1} - 1$.

(Anleitung: Addieren Sie die Gleichungen $a_1 = a_2$, $a_3 = a_4 - a_2$, $a_5 = a_6 - a_4$, usw. Für den Beweis von b) benützen Sie das Resultat von Aufgabe 8.5.1.)

*8.5.3 Betrachten Sie die Folge von folgenden Brüchen:

$$1, \frac{1}{1+1}, \frac{1}{1+\frac{1}{1+1}}, \frac{1}{1+\frac{1}{1+\frac{1}{1+1}}}, \text{ usw.}$$

Zeigen Sie, daß die Folge gleichbedeutend mit der Folge $1/b_1$, $1/b_2$, $1/b_3, \ldots$ ist, wobei $b_1, b_2, b_3, \ldots$ durch Gl. (8.5.4) gegeben sind.

*8.5.4 Zeigen Sie mit Hilfe von $b_1 = 1, b_2 = 2$ und Formel (8.5.7), daß $1 \leqq b_n \leqq 2$ für jede natürliche Zahl n ist.

*8.5.5 c_n sei definiert durch Formel (8.5.6). Nehmen Sie an, daß $b = \frac{1}{2}(1 + \sqrt{5})$, also daß Gl. (8.5.10) erfüllt sei. Verifizieren Sie, daß

$$c_n = 1 - b + \frac{1}{b + c_{n-1}} = -c_{n-1}\frac{b-1}{b + c_{n-1}}.$$

*8.5.6 Schließen Sie aus vorhergehender Aufgabe, daß
a) $|c_n| < 0{,}7$ für jedes $n = 1, 2, 3, \ldots$ und
b) $c_n \to 0$ für $n \to \infty$.

*8.5.7 Ohne Beweis stellen wir eine Formel für die Fibonacci-Zahlen a_n vor. Es sei $b = \frac{1}{2}(1 + \sqrt{5})$ und $c = \frac{1}{2}(1 - \sqrt{5})$. dann gilt

$$a_n = \frac{1}{\sqrt{5}}(b^n - c^n).$$

Prüfen Sie diese Formel für $n = 1$ und $n = 2$. Gebrauchen Sie diese Formel, um zu beweisen, daß $b_n = a_{n+1}/a_n$ gegen b strebt, falls $n \to \infty$.

Kapitel 9

Differential- und Integralrechnung

9.1 Wachstumsraten

Die Differentialrechnung beruht auf dem Begriff der *Änderungsrate*. In Worten ausgedrückt tritt sie auf als Wachstumsrate, relatives Wachstum, Geschwindigkeit, Beschleunigung, Reaktionsrate, Dichte und als Steigung einer Kurve. Wir beginnen mit einigen Einführungsbeispielen:

Beispiel 9.1.1. Sei N die Anzahl der Individuen einer Tier- oder Pflanzenpopulation. N ändere sich mit der Zeit. Somit können wir N als eine Funktion der Zeit t betrachten:

$$N = f(t).$$

Es seien t_1 und t_2 zwei verschiedene Zeitmomente. Setzen wir voraus, daß $t_2 > t_1$ ist, so sind $f(t_1)$ und $f(t_2)$ die entsprechenden Anzahlen der Individuen. Die Differenz

$$\Delta N = f(t_2) - f(t_1) \tag{9.1.1}$$

ist die totale Änderung der Population im Zeitintervall von t_1 nach t_2. Für $\Delta N > 0$ haben wir eine Zunahme, für $\Delta N < 0$ eine Abnahme der Population. Um entscheiden zu können, wie stark sich die Population im entsprechenden Zeitintervall verändert hat, müssen wir die Länge des Intervalls betrachten

$$\Delta t = t_2 - t_1. \tag{9.1.2}$$

Das Verhältnis

$$\frac{\Delta N}{\Delta t} = \frac{f(t_2) - f(t_1)}{t_2 - t_1} \tag{9.1.3}$$

gibt an, um wieviel sich die Population, bezogen auf die Zeit, geändert hat. Exakt ausgedrückt ist es die mittlere Änderung pro Zeiteinheit im Zeitintervall von t_1 nach t_2. Wir nennen die Größe (9.1.3) die *mittlere Änderungsrate* oder, wenn Mißverständnisse ausgeschlossen sind, einfach *Änderungsrate*.

Ein Zahlenbeispiel dürfte nützlich sein. In einem Zoo bestand eine Entenkolonie am 1. Okt. 1977 ($= t_1$) aus 52 Tieren und am 1. Okt. 1978 ($= t_2$) aus 78 Tieren. Somit ist $f(t_1) = 52, f(t_2) = 78$ und $\Delta N = 26$. Wir wollen als Zeiteinheit den Monat wählen, d.h. $\Delta t = 12$. Die mittlere Änderungsrate vom 1. Okt. 1977 bis zum 1. Okt. 1978 beträgt also

$$\Delta N/\Delta t = 26/12 \text{ Monate}^{-1} = 2{,}17 \text{ Monate}^{-1},$$

d.h. im Mittel wächst die Entenkolonie jeden Monat um 2,17 Einheiten. Selbstverständlich waren die Geburten im Frühling zahlreich und die Todesfälle recht unregelmäßig über das Jahr verteilt. Das wahre Wachstum unterscheidet sich somit von Monat zu Monat. Die Zahl 2,17 mag uns recht künstlich erscheinen; dennoch ist sie eine gute Angabe der mittleren Wachstumsgeschwindigkeit.

Das Verhältnis (9.1.3) wird oft als *Wachstumsrate* bezeichnet. Eigentliches Wachstum setzt $\Delta N > 0$ voraus. Für $\Delta N < 0$ nimmt die Population ab. Dennoch kann dieser Sachverhalt als *negatives Wachstum* verstanden werden, was den allgemeinen Gebrauch des Begriffes “Wachstumsrate” rechtfertigt.

Beispiel 9.1.2. Beim Stoffwechsel interessieren wir uns für die Geschwindigkeit einer chemischen Reaktion. $M = f(t)$ sei die Menge eines Nährstoffs als Funktion der Zeit. Wir setzen voraus, daß sich der Nährstoff chemisch zersetzt und M somit abnimmt. Seien t_1 und t_2 zwei aufeinanderfolgende Zeiten, und sei $\Delta t = t_2 - t_1$ die Länge des Zeitintervalls und $\Delta M = f(t_2) - f(t_1)$ die Mengenänderung. Wir berechnen dann die Mengenänderung bezogen auf die Zeit:

$$\frac{\Delta M}{\Delta t} = \frac{f(t_2) - f(t_1)}{t_2 - t_1}. \tag{9.1.4}$$

Dieser Quotient wird als Reaktionsrate bezeichnet. Unter unseren Voraussetzungen ist $\Delta M/\Delta t$ negativ. Genauer ausgedrückt, ist $\Delta M/\Delta t$ die *mittlere Reaktionsrate* im Zeitintervall von t_1 nach t_2. Allgemein muß eine chemische Reaktion keine konstante Reaktionsrate aufweisen.

Beispiel 9.1.3. Recht ähnlich ist die *Zerfallsrate* in der Kernphysik. Sei $N = N(t)$ die Anzahl radioaktiver Atome in einer Probe zur Zeit t, dann ist

$$\frac{\Delta N}{\Delta t} = \frac{N(t_2) - N(t_1)}{t_2 - t_1} \tag{9.1.5}$$

die mittlere Zerfallsrate im Zeitintervall von t_1 nach t_2.

Beispiel 9.1.4. Was man gewöhnlich als *Geschwindigkeit* bezeichnet, ist ebenfalls eine Änderungsrate. Wir nehmen an, eine Partikel bewege sich entlang einer geraden Linie. Es bezeichne $s = s(t)$ die *Wegkoordinate* zum Zeitpunkt t, gemessen von einem festen Bezugspunkt aus; die unabhängige Variable t heißt *Zeitkoordinate*. Dann berechnen wir die Ortsveränderung im Zeitintervall von t_1 nach t_2: $\Delta s = s(t_2) - s(t_1)$. Um die Ortsveränderung bezogen auf die Zeit zu erhalten, dividieren wir Δs durch $\Delta t = t_2 - t_1$:

$$\frac{\Delta s}{\Delta t} = \frac{s(t_2) - s(t_1)}{t_2 - t_1}. \tag{9.1.6}$$

Dieser Quotient heißt *mittlere Geschwindigkeit* einer Partikel im Zeitintervall von t_1 nach t_2. Die Geschwindigkeit ist also eine Änderungsrate (Abb. 9.1.)

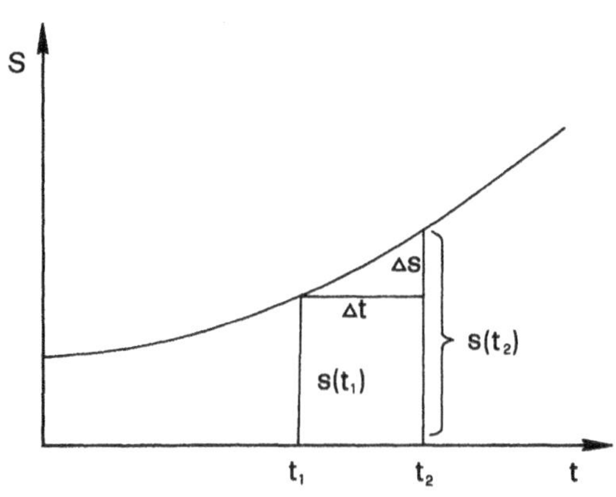

Abb. 9.1. Die mittlere Geschwindigkeit $\Delta s/\Delta t$ wird durch die mittlere Steigung einer Kurve im kartesischen Koordinatensystem dargestellt

Beispiel 9.1.5. Wir betrachten nochmals die Bewegung einer Partikel entlang einer Linie und fragen uns, wie schnell deren Geschwindigkeit zu- oder abnimmt. Um die Frage beantworten zu können, führen wir die Funktion $v = v(t)$ ein, d.h. die Geschwindigkeit als Funktion der Zeit. Wir wählen zwei Zeitpunkte t_1 und t_2. Das Verhältnis

$$\frac{\Delta v}{\Delta t} = \frac{v(t_2) - v(t_1)}{t_2 - t_1} \tag{9.1.7}$$

ist die mittlere Änderung der Geschwindigkeit pro Zeiteinheit. Diese Größe wird gewöhnlich als *mittlere Beschleunigung* der Partikel bezeichnet. Für $\Delta v > 0$ ist die Beschleunigung positiv, für $\Delta v < 0$ nimmt die Geschwindigkeit ab, die Beschleunigung ist also negativ.

Beispiel 9.1.6. Änderungsraten können auch bestimmt werden, wenn die *unabhängige* Veränderliche nicht der Zeit t entspricht. Wir wollen eine kugelförmige Zelle betrachten. Ihr Volumen V ist eine Funktion des Radius r. Wir können also schreiben $V = f(r)$. Falls der Radius r anwächst, nimmt auch das Kugelvolumen zu, und wir können uns fragen: Wie verändert sich V relativ zur Änderung von r? Um die Frage zu beantworten, betrachten wir zwei Radien r_1 und r_2, wobei $r_2 > r_1$ sei. Nun ist $\Delta r = r_2 - r_1$ der Zuwachs von r, und $\Delta V = f(r_2) - f(r_1)$ der entsprechende Zuwachs von V. Das Verhältnis

$$\frac{\Delta V}{\Delta r} = \frac{f(r_2) - f(r_1)}{r_2 - r_1} \tag{9.1.8}$$

ist der Volumenzuwachs bezogen auf den Radienzuwachs. $\Delta V/\Delta r$ kann somit ebenfalls als Änderungsrate bezeichnet werden. Genauer ausgedrückt, ist $\Delta V/\Delta r$ die *mittlere* Änderungsrate bei einer Radienänderung von r_1 bis r_2.

Wir betrachten dazu ein numerisches *Beispiel*: Die Funktion

$$V = f(r) = \frac{4}{3}\pi r^3$$

entspricht dem Kugelvolumen. Falls r in Mikrometern (μm) gemessen wird, so mißt man V in Kubikmikrometern (μm^3). Seien $r_1 = 5{,}00\ \mu m$ und $r_2 = 8{,}00\ \mu m$. Dann sind

$$f(r_1) = \frac{4}{3}\pi \cdot 5^3\ \mu m^3 = 0{,}524 \cdot 10^3\ \mu m^3 \text{ und } f(r_2) = \frac{4}{3}\pi \cdot 8^3\ \mu m^3 = 2{,}144 \cdot 10^3\ \mu m^3.$$

Somit ist $\Delta V = f(r_2) - f(r_1) = 1{,}62 \cdot 10^3\ \mu m^3$ und die Änderungsrate

$$\frac{\Delta V}{\Delta r} = \frac{1{,}62 \times 10^3\ \mu m^3}{3\ \mu m} = 0{,}54 \times 10^3\ \mu m^2.$$

Dies bedeutet, daß das Kugelvolumen im Mittel um $0{,}54 \cdot 10^3\ \mu m$ anwächst, wenn der Radius um 1 μm vergrößert wird.

Beispiel 9.1.7. Irgendwelche Partikel seien regelmäßig oder unregelmäßig über die x-Achse eines Koordinatensystems verteilt. M sei die gesamte Masse der Partikel im Intervall zwischen dem Ursprung O und einem Punkt P mit positiver Abszisse x. Zu jedem x gehört ein eindeutiger Wert[1] der Masse M. Daher ist $M = M(x)$ eine Funktion

1 Streng genommen müßte festgesetzt werden, ob eine Partikel, die genau in einen der Punkte O oder P fällt, angerechnet wird oder nicht

von x. Seien P_1 und P_2 zwei Punkte auf der x-Achse mit den Koordinaten x_1 und x_2, wobei $x_2 > x_1$ ist (Abb. 9.2). $\Delta M = M(x_2) - M(x_1)$ ist die Masse aller Partikel im Intervall zwischen P_1 und P_2. Um ein Maß zu haben, wie dicht die Partikel zwischen P_1 und P_2 liegen, berechnen wir die Massenänderung bezogen auf die Intervallänge. Wir dividieren also ΔM durch $\Delta x = x_2 - x_1$:

$$\frac{\Delta M}{\Delta x} = \frac{M(x_2) - M(x_1)}{x_2 - x_1}. \tag{9.1.9}$$

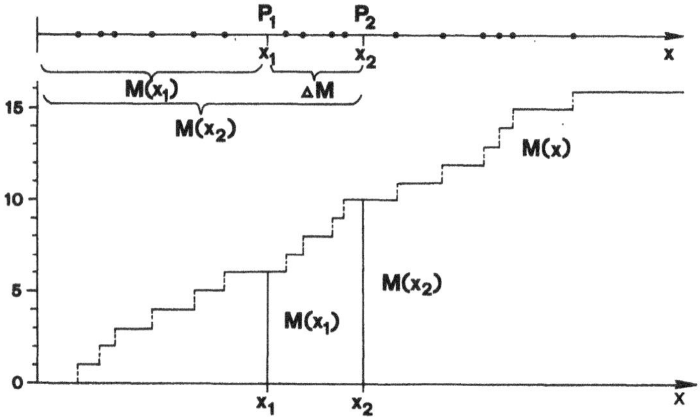

Abb. 9.2. Mittlere Konzentration von Partikeln, die auf einer Geraden verteilt sind. Die Konzentration wird durch den Differenzenquotienten $\Delta M/\Delta x$ gemessen, wo $M(x)$ die gesamte Masse der Partikel im Intervall von 0 bis x bezeichnet

Dieser Quotient wird als *Dichte* oder *Konzentration* der Partikel im Intervall von P_1 bis P_2 bezeichnet. Falls jedoch die Partikel nicht *uniform* verteilt sind, ist es genauer, $\Delta M/\Delta x$ als *mittlere Dichte* oder *mittlere Konzentration* zu bezeichnen.

Wir haben einige Bedeutungen des Begriffes "Änderungsrate" kennengelernt und sind vorbereitet, ihn vom rein mathematischen Gesichtspunkt her zu erfassen. Sei $y = f(x)$ irgendeine Funktion, welche im Intervall von x_1 bis x_2 definiert ist. Die totale Änderung von y im Intervall zwischen x_1 und x_2 ist $\Delta y = f(x_2) - f(x_1)$. Wir beziehen nun diese Änderung auf den *Zuwachs* in der x-Richtung $\Delta x = x_2 - x_1$, indem wir den folgenden Bruch bilden:

$$\frac{\Delta y}{\Delta x} = \frac{f(x_2) - f(x_1)}{x_2 - x_1}. \tag{9.1.10}$$

Wir nennen diesen Quotienten *mittlere Änderungsrate* oder *Differenzenquotient*. Der mittleren Änderungsrate wollen wir anhand des Graphen eine anschauliche Bedeutung geben. In Abb. 9.3 verbindet die Gerade l die beiden Punkte (x_1, y_1) und (x_2, y_2) des Graphen von $y = f(x)$. In Übereinstimmung mit der in Abschn. 3.6 gegebenen Definition ist die *mittlere Änderungsrate identisch mit der Steigung von l*, d.h.

$$a = \frac{\Delta y}{\Delta x} \tag{9.1.11}$$

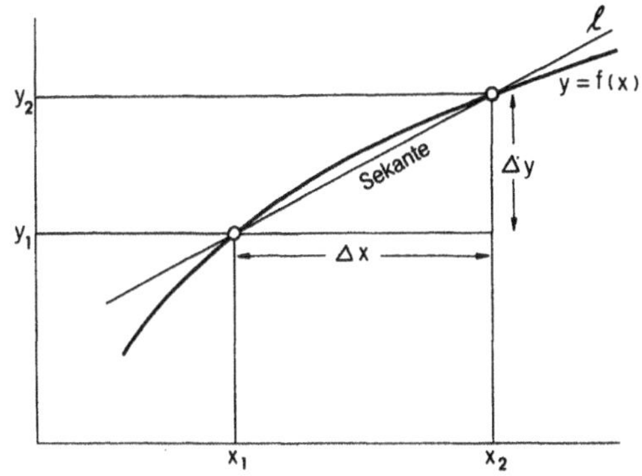

Abb. 9.3. Die mittlere Änderungsrate von $y = f(x)$ im Intervall von x_1 bis x_2 ist die Steigung der Geraden l durch die Punkte (x_1, y_1) und (x_2, y_2)

Die Gerade l ist die Verlängerung der *Sehne* am Graphen von $y = f(x)$. Stillschweigend haben wir vorausgesetzt, daß x und y auf einer Intervallskala gemessen werden. Eine Verhältnisskala wird nicht benötigt (s. Abschn. 1.2).

Es ist nicht immer befriedigend, nur die mittlere Änderungsrate einer Funktion zu betrachten. Intuitiv suchen wir nach einem Begriff, der eine "aktuelle" oder "momentane" Änderungsrate beschreibt und im Gegensatz zum Mittelwert steht. *Der Übergang von einer mittleren Änderungsrate zu einer "momentanen" Änderungsrate ist die grundlegende Idee der Differentialrechnung.* Ein neuer Begriff entsteht. Zu diesem Zweck müssen wir das Intervall zu einem Punkt verkleinern. Wir lassen daher x_1 fest und x_2 gegen x_1 streben oder in mathematischer Schreibweise (vgl. vorhergehendes Kapitel)

$$x_2 \to x_1, \qquad \Delta x \to 0. \tag{9.1.12}$$

Nun ist aber Δx der Nenner von $\Delta y/\Delta x$. Damit $\Delta y/\Delta x$ gegen einen endlichen Grenzwert strebt, müssen wir voraussetzen, daß nicht nur Δx, sondern auch Δy gegen Null strebt. Dies setzt andererseits voraus, daß $y = f(x)$ eine *stetige Funktion* bei $x = x_1$ ist (vgl. Abschn. 8.4) und daß der Graph der Funktion eine *Tangente* im Punkt (x_1, y_1) hat. Tatsächlich geht nun die Gerade l in die Tangente t über, falls $x_2 \to x_1$ und eine solche Tangente existiert. Diesen Übergang veranschaulicht Abb. 9.4.

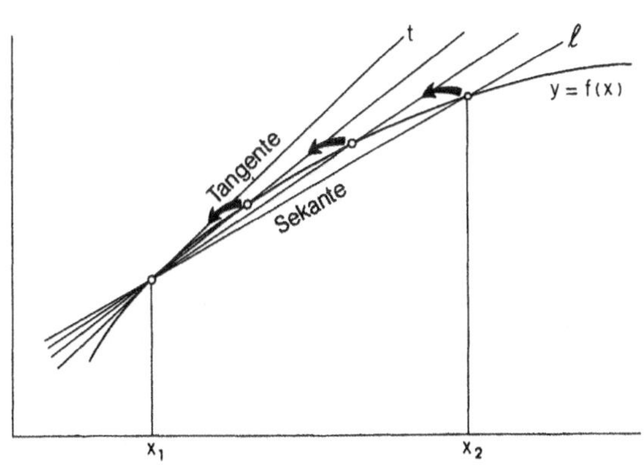

Abb. 9.4. Wenn $x_2 \to x_1$, strebt die Gerade l nach der Tangente t des Graphen von $y = f(x)$ im Punkt (x_1, y_1). Die Steigung $a = \Delta y/\Delta x$ von l strebt nach der Steigung a_t der Tangente

Falls also Δy und Δx gegen Null streben, so strebt $\Delta y/\Delta x$, d.h. die *Sekantensteigung*, gegen die *Steigung der Tangente* an die Kurve im Punkt (x_1, y_1). Bezeichnen wir die Tangentensteigung mit a_t, so können wir diesen Grenzübergang wie folgt beschreiben:

$$\begin{aligned} &x_2 \to x_1, \qquad \Delta x \to 0, \\ &y_2 \to y_1, \qquad \Delta y \to 0, \\ &a = \frac{\Delta y}{\Delta x} \to a_t \text{ oder } \lim_{x_2 \to x_1} \frac{\Delta y}{\Delta x} = a_t. \end{aligned} \tag{9.1.13}$$

In der Differentialrechnung wird der Ausdruck "Tangentensteigung" oft ersetzt durch *Gradient*.

In vielen Anwendungsbeispielen wird der Bruch $\Delta y/\Delta x$ und dessen Grenzwert (Limes) nicht als Tangentensteigung betrachtet. Stattdessen spricht man von Änderungsraten. Somit kehren wir zu unserer ursprunglichen Frage zurück: Wie können wir eine "momentane" Änderungsrate definieren? Hierfür benützen wir den in (9.1.13) angegeben Prozeß:

Sei $y = f(x)$ eine Funktion, die in einem Intervall definiert ist, das x_1 als Punkt enthält. Wir setzen voraus, daß der Grenzwert

$$\lim_{x_2 \to x_1} \frac{\Delta y}{\Delta x} \tag{9.1.14}$$

existiert. Dann nennen wir diesen Grenzwert die momentane Änderungsrate von $f(x)$ an der Stelle $x = x_1$.

Zu bemerken ist, daß x_2 sowohl von rechts $(x_2 \downarrow x_1)$, als auch von links $(x_2 \uparrow x_1)$ gegen x_1 streben kann.

Falls der Grenzwert (9.1.14) existiert, nennen wir die Funktion $y = f(x)$ an der Stelle x_1 *differenzierbar*.

Für den Grenzwert von $\Delta y/\Delta x$ gibt es verschiedene Bezeichnungen. Sie seien im folgenden angeführt. Eine Schreibweise ist y', eine ähnliche $f'(x)$; andere sind $\frac{dy}{dx}$ oder $\frac{df}{dx}$ bzw. dy/dx oder df/dx; nochmals eine andere ist $Df(x)$. Somit erhalten wir[2]

$$\lim_{x_2 \to x_1} \frac{\Delta y}{\Delta x} = y' = f'(x_1) = \frac{dy}{dx} = \frac{df}{dx} = Df(x_1). \tag{9.1.15}$$

Den Grenzwert nennt man die *Ableitung* von $f(x)$ an der Stelle x_1. Für dy/dx sagt man auch *Differentialquotient* (lies: dy nach dx).

Beispiel 9.1.8. Falls $N = f(t)$ die Anzahl Individuen einer *Tier- oder Pflanzenpopulation* ist, können wir die neue Methode zur Bestimmung der momentanen Änderungsrate nicht sofort verwenden; denn $N = f(t)$ ist in diesem Falle eine

---

2 Einer der Entdecker der Infinitesimalrechnung, Isaac Newton (1642–1727), verwendete das Symbol $\dot{y}$, das in der Dynamik auch heute noch gebräuchlich ist. Unser y' ist dem y ähnlich. Der andere Entdecker, Gottfried Wilhelm Leibniz (1646–1716), führte das Symbol $\frac{dy}{dx}$ ein. Er sagte nicht, daß Δy und Δx nach null streben, sondern erklärte diese Inkremente als "infinitesimal" oder "unendlich klein" und schrieb dafür dy und dx. Doch erzeugte diese Begriffsbildung für zweihundert Jahre große Konfusion. Heute hat "unendlich klein" höchstens intuitive Bedeutung. In Formeln vermeide man eine Verwechslung von dx mit $d \cdot x$

unstetige Funktion der Zeit (vgl. mit Beispiel (h) am Ende von Abschn. 8.4). Wenn die Population konstant bleibt, ist die momentane Änderungsrate Null. Im Zeitpunkt von Geburten oder Todesfällen ist die Änderungsrate unendlich.

Ebenso erscheint es unmöglich, einen momentane Zerfallsrate in der Kernphysik zu betrachten, da die Kernspaltung spontan und nicht kontinuierlich verläuft. Wie dem auch sei, die Anzahl radioaktiver Atome in einer Probe ist im allgemeinen so groß, daß wir den Graphen des unstetigen Zerfalls durch eine *glatte Kurve* ersetzen können, ohne einen relevanten, numerischen Fehler zu machen. Diesen Sachverhalt gibt Abb. 9.5 wieder.

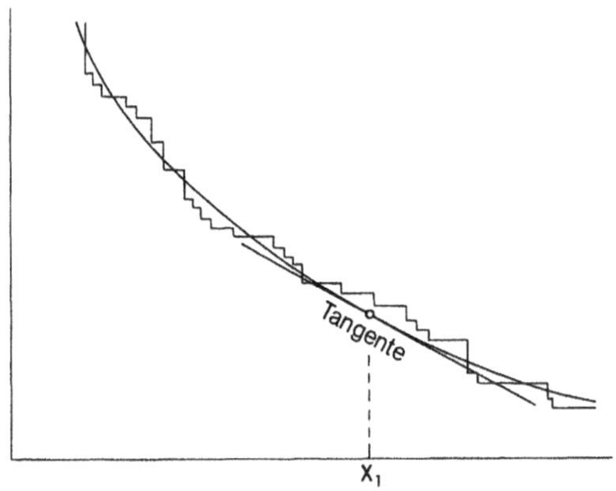

Abb. 9.5. Eine glatte Kurve ersetzt den Graphen einer unstetigen Funktion. Eine glatte Kurve besitzt in jedem ihrer Punkte eine Tangente. Ihre Steigung wird momentane Änderungsrate genannt

Bei einer glatten Kurve existiert in jedem Punkt eine Tangente. Somit können wir die momentane Änderungsrate bei x_1 als Tangentensteigung für den Punkt mit der Abszisse x_1 bestimmen. In der Schreibweise der Differentialrechnung erhalten wir:

$$\frac{dN}{dt} = N'(t_1) = \lim_{t_2 \to t_1} \frac{\Delta N}{\Delta t}. \tag{9.1.16}$$

Für eine sehr große Tier- oder Pflanzenpopulation können wir das gleiche Vorgehen wählen. Dies erlaubt uns, nicht nur eine *mittlere Änderungsrate*, sondern auch eine *momentane Änderungsrate* zu bestimmen. Beispiele zum Bevölkerungswachstum werden in Kap. 11 behandelt.

Beispiel 9.1.9. Eine chemische Reaktion ist infolge der molekularen Stuktur der Materie ein unstetiger Prozeß. Im allgemeinen ist die Anzahl Moleküle aber so groß, daß sie uns als kontinuierlich (stetig) erscheint. Somit ist es möglich, eine *momentane Reaktionsrate* einzuführen. Formel (9.1.4) folgend, können wir für diese Rate schreiben: $dM/dt = M'(t_1)$.

Beispiel 9.1.10. Nach dem Trägheitsgesetz ist die Bewegung eines Körpers ein stetiger Vorgang; denn ein Körper kann in der Zeit Null weder beschleunigt noch abgebremst werden. Somit gibt es für uns keine Schwierigkeiten, von der *mittleren Geschwindigkeit* zur *momentanen* Geschwindigkeit zur Zeit t_1 überzugehen. Nach Formel (9.1.6) definieren wir sie durch

$$\frac{ds}{dt} = s'(t_1) = \lim_{t_2 \to t_1} \frac{\Delta s}{\Delta t}. \tag{9.1.17}$$

In analoger Weise erhalten wir aus Formel (9.1.7) die *momentane Beschleunigung* zur Zeit t_1:

$$\frac{dv}{dt} = v'(t_1) = \lim_{t_2 \to t_1} \frac{\Delta v}{\Delta t}. \tag{9.1.18}$$

Dabei sei bemerkt, daß in diesem Grenzprozeß $v(t)$ die momentane Geschwindigkeit ds/dt ist, wie sie in Formel (9.1.17) definiert wurde.

Beispiel 9.1.11. Zur Formulierung momentaner Änderungsraten ist es nicht notwendig, daß die Zeit als unabhängige Variable vorkommt. Nehmen wir an, daß eine große Zahl Partikel entlang der x-Achse verteilt sei; und es sei $M = M(x)$ die totale Anzahl Partikel, welche zwischen dem Ursprung und dem Abszissenwert x liege (vgl. Abb. 9.2). Exakt genommen ist $M(x)$ eine unstetige Funktion. In Analogie zu Beispiel 9.1.8. können wir die unstetige Funktion durch eine glatte Kurve ersetzen. Dadurch erhalten wir nach Gl. (9.1.9)

$$\frac{dM}{dx} = M'(x_1) = \lim_{x_2 \to x_1} \frac{\Delta M}{\Delta x}. \tag{9.1.19}$$

Dieser Grenzwert gibt die *Dichte* oder *Konzentration* der Partikel beim Punkt x_1 auf der x-Achse wieder. Man merke sich, daß *diese* Dichte ein *momentaner* Wert und *kein* Mittelwert ist.

9.2 Differentiation

Die Operation des Ableitens einer Funktion heißt *Differentiation*. Wir sagen, daß wir $y = f(x)$ nach x *differenzieren*. Die Differentiation ist eine spezielle Art eines Grenzprozeßes. Der Prozeß ist im allgemeinen leichter zu verstehen, wenn wir x_1 durch x und x_2 durch $x + h$ ersetzen. Somit ist $\Delta x = h$. Der Zuwachs h darf dabei positiv oder negativ sein; er darf aber nicht Null sein. Der Wert von $y = f(x)$ an der Stelle $x + h$ wird $f(x + h)$ geschrieben. Somit ist $\Delta y = f(x + h) - f(x)$ und

$$\frac{\Delta y}{\Delta x} = \frac{f(x + h) - f(x)}{h}. \tag{9.2.1}$$

Abb. 9.6 illustriert die neuen Bezeichnungen.

Beim Grenzübergang bleibt x konstant, während h gegen Null strebt. Man merke sich, daß h nicht einfach 0 sein kann, weil der Bruch (9.2.1) dann in den nicht definierten Term $\frac{0}{0}$ übergeht.

Die Ableitung von $f(x)$ an der Stelle x ist nun

$$\frac{dy}{dx} = f'(x) = \lim_{h \to 0} \frac{f(x + h) - f(x)}{h}, \tag{9.2.2}$$

vorausgesetzt, daß $y = f(x)$ an der Stelle x *differenzierbar* ist.

Ein Beispiel soll zeigen, wie man den Grenzübergang durchführt. Sei

$$y = f(x) = x^2$$

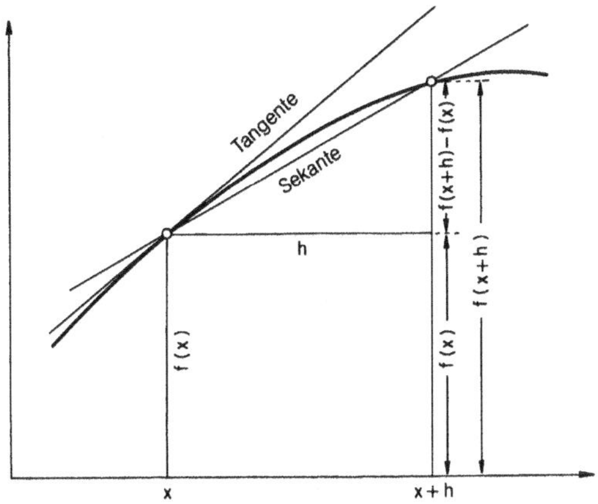

Abb. 9.6. Ein anderer Weg zur Bestimmung der Ableitung einer Funktion

eine quadratische Funktion. Der Definitionsbereich ist der ganze reelle Zahlenraum $\mathbb{R}$. Nach Formel (1.14.5) erhalten wir

$$f(x+h) = (x+h)^2 = x^2 + 2xh + h^2.$$

Hieraus folgt

$$\frac{f(x+h) - f(x)}{h} = \frac{2xh + h^2}{h}.$$

Hier ist x ein fester Wert, während h variabel ist und gegen 0 strebt. Für $h \neq 0$ dürfen wir den obigen Bruch durch h kürzen. Der Bruch erhält den Wert $2x + h$. Für $h \to 0$ erhalten wir die Ableitung

$$y' = f'(x) = (x^2)' = \frac{dy}{dx} = 2x. \tag{9.2.3}$$

Falls nun x als numerischer Wert gegeben ist, müssen wir diese Zahl nur verdoppeln, um die Änderungsrate, bzw. die Steigung der Tangente zu erhalten.

Beim Durchführen des Grenzüberganges haben wir x als konstant betrachtet. Wir sehen aber, daß wir Gl. (9.2.3) für einen beliebigen Wert von x erhalten. Zu jedem Wert von x existiert ein eindeutig bestimmter Wert der Ableitung, nämlich $2x$. Daher ist die Ableitung wieder eine Funktion in x. Abb. 9.7 stellt den Graphen von $y = x^2$, eine quadratische Parabel dar. Zudem sind einige Tangenten an die Kurve eingezeichnet.

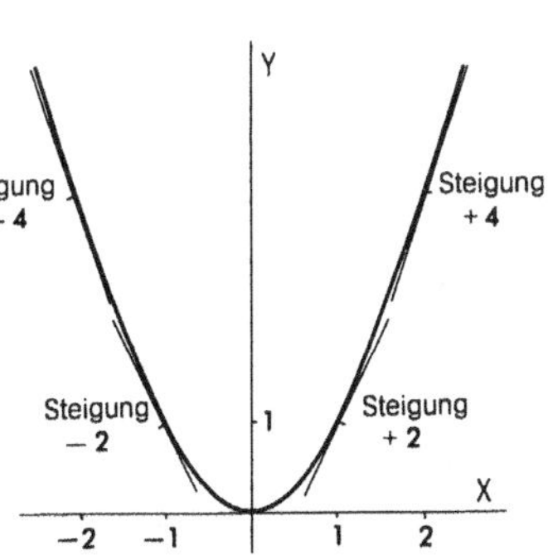

Abb. 9.7. Tangenten an die Parabel mit der Gleichung $y = x^2$. Die Steigungen sind gegeben durch $y' = 2x$

Für $x = 0$ erhalten wir $y' = 0$. Tatsächlich ist die Tangente an die Parabel bei $x = 0$ die x-Achse selbst mit der Steigung 0. Für $x = 1$ finden wir $y' = 2 \times 1 = 2$. Für $x > 0$ erhalten wir $y' > 0$, was bedeutet, daß jede Tangente auf der positiven Seite der x-Achse steigend ist. Für $x = -1$ ergibt sich $y' = 2x(-1) = -2$, und für $x < 0$ wird $y' < 0$, so daß alle Tangenten auf der negativen Seite der x-Achse sind fallend.

Vorausgesetzt, daß $y = f(x)$ differenzierbar ist in jedem Punkt des Definitionsbereichs, ist auch *$f'(x)$ eine Funktion in x mit dem gleichen Definitionsbereich.* Daher wäre es angemessener, die Ableitung als abgeleitete Funktion zu bezeichnen. In unserem Beispiel ist die abgeleitete Funktion $y' = 2x$.

Es ist leicht, die kubische Funktion $y = x^3$ in der gleichen Weise zu behandeln wie $y = x^2$. Es sei jedoch dem Leser überlassen, zu beweisen, daß $y' = (x^3)' = 3x^2$ ist. Auf diesem Wege wäre es aber schwierig, die Ableitung einer allgemeinen Potenzfunktion wie $y = x^n$ zu finden, wo n negativ oder eine rationale Zahl ist. Glücklicherweise gibt es hierzu eine einheitliche Methode, die sich des Logarithmus bedient. Wir werden diese Methode am Ende von Abschn. 10.7 kennenlernen. Hier beschränken wir uns auf das Resultat:

$$\boxed{(x^n)' = nx^{n-1}}\,. \tag{9.2.4}$$

Diese Formel stimmt für alle reellen Werte von n und alle Werte von x, welche zum Definitionsbereich von $y = x^n$ gehören. Es ist nützlich, dieses Resultat auswendig zu lernen: *Die Ableitung von x^n nach x ist n-mal die $(n - 1)$ te Potenz von x.* Der Leser kann dies an den Spezialfällen $(x^2)' = 2x$ und $(x^3)' = 3x^2$ ersehen. Das allgemeine Resultat gilt auch für den trivialen Fall $y = x^0 = 1$, indem die Ableitung $y' = 0$ sein muß. Oder allgemein für $y = C$, wobei C eine Konstante ist, erhalten wir

$$y' = \frac{dy}{dx} = 0. \tag{9.2.5}$$

Andere Spezialfälle von (9.2.4) sind

$$\begin{aligned} (1/x)' &= (x^{-1})' = -x^{-2}, \\ (1/x^2)' &= (x^{-2})' = (-2)x^{-3}, \\ (\sqrt{x})' &= (x^{\frac{1}{2}})' = \tfrac{1}{2}x^{-\frac{1}{2}}. \end{aligned} \tag{9.2.6}$$

Die Ableitung der Exponential- und Logarithmusfunktion werden wir in Kap. 10 behandeln. Hingegen sind wir genügend vorbereitet für trigonometrische Funktionen. Es sei $y = f(x) = \sin x$, und wir setzen voraus, daß x im *Bogenmaß* gemessen werde (vgl. Abschn. 5.2). Dann ist

$$\Delta y = f(x + h) - f(x) = \sin(x + h) - \sin x.$$

Mit Formel (5.7.6) erhalten wir

$$\sin(x + h) - \sin x = 2\cos\frac{2x + h}{2}\sin\frac{h}{2}.$$

Somit ergibt sich

$$\frac{\Delta y}{\Delta x} = \frac{2}{h}\cos\frac{2x + h}{2}\sin\frac{h}{2} = \cos\left(x + \frac{h}{2}\right)\frac{\sin h/2}{h/2}.$$

Ersetzen wir $h/2$ durch k, so strebt für $h \to 0$ auch $k \to 0$ und wir erhalten

$$\frac{\Delta y}{\Delta x} = \cos(x + k)\frac{\sin k}{k}.$$

Wegen Gl. (8.2.4) gilt:

$$\frac{\sin k}{k} \to 1.$$

Dadurch erhalten wir als Ableitung der Sinus-Funktion

$$\boxed{(\sin x)' = \cos x}\,. \tag{9.2.7}$$

Die Voraussetzung, daß x im Bogenmaß gemessen werde, wurde implizit bei der Verwendung von Gl. (8.2.4) gebraucht.

Spezielle Werte dieser Ableitung sind

x	$(\sin x)'$
0	1
$\pi/2$	0
π	-1

Der Leser möge diese Werte unter Verwendung von Abb. 5.8 überprüfen.

Es sei ebenfalls dem Leser überlassen, zu beweisen (vgl. Problem 9.2.11), daß gilt:

$$\boxed{(\cos x)' = -\sin x}\,. \tag{9.2.8}$$

Kennen wir die Ableitung einer Funktion $y = f(x)$, können wir auch die Ableitung einer andern Funktion $y = c \cdot f(x)$ finden, welche wir durch Multiplikation von $f(x)$ mit dem konstanten Faktor c erhalten:

$$\frac{\Delta y}{\Delta x} = \frac{cf(x+h) - cf(x)}{h} = c\frac{f(x+h) - f(x)}{h} \to cf'(x).$$

Daher gilt:

$$\boxed{(c \cdot f(x))' = c \cdot f'(x)}\,. \tag{9.2.9}$$

Wir brauchen also die Ableitung von $y = f(x)$ nur mit dem Faktor c zu multiplizieren, um die Ableitung von $y = c \cdot f(x)$ zu erhalten. Dann gilt beispielsweise: $y = 5 \cdot x^2 \Rightarrow y' = 5 \cdot 2x = 10x$. Ein trivialer Fall ist die spezielle lineare Funktion $y = ax$. Hier ist der Faktor a die Geradensteigung, und die Ableitung ist $y' = a$.

Nehmen wir an, die Ableitungen von zwei Funktionen $y = f(x)$ und $y = g(x)$ seien bekannt; dann können wir eine neue Funktion $y = f(x) + g(x)$ bilden, welche die Summe der Einzelfunktionen ist. Als Ableitung ergibt sich:

$$\boxed{(f(x) + g(x))' = f'(x) + g'(x)}\,. \tag{9.2.10}$$

Tatsächlich ist $\Delta y = [f(x+h) + g(x+h)] - [f(x) + g(x)] = [f(x+h) - f(x)] + [g(x+h) - g(x)]$ und

$$\frac{\Delta y}{\Delta x} = \frac{f(x+h) - f(x)}{h} + \frac{g(x+h) - g(x)}{h} \to f'(x) + g'(x).$$

Beispiel 9.2.1. $y = x^2 + x^3, \quad y' = 2x + 3x^2.$

Beispiel 9.2.2. $y = ax + b, \quad y' = a + 0 = a$ (Steigung einer Geraden).

Beispiel 9.2.3. $u = a \sin t + b \cos t, \dfrac{du}{dt} = a \cos t - b \sin t.$

Um eine Funktion wie $y = x^2 \cdot \sin x$ zu differenzieren, verwenden wir die Regel zur Differentiation eines Produktes $y = f(x) \cdot g(x)$ zweier Funktionen $y = f(x)$ und $y = g(x)$.
Wir erhalten

$$\begin{aligned}\Delta y &= f(x+h)g(x+h) - f(x)g(x)\\ &= f(x+h)g(x+h) - f(x)g(x+h) + f(x)g(x+h) - f(x)g(x)\\ &= [f(x+h) - f(x)]g(x+h) + f(x)[g(x+h) - g(x)]\end{aligned}$$

und

$$\frac{\Delta y}{\Delta x} = \frac{f(x+h) - f(x)}{h} \cdot g(x+h) + f(x) \cdot \frac{g(x+h) - g(x)}{h}.$$

Für $h \to 0$ strebt $\Delta y / \Delta x$ gegen

$$\boxed{(f(x) \cdot g(x))' = f'(x) \cdot g(x) + f(x) \cdot g'(x)}. \tag{9.2.11}$$

Um also die Ableitung von $y = f(x) \cdot g(x)$ zu erhalten, müssen wir zuerst $f(x)$ differenzieren und mit $g(x)$ multiplizieren und dann $g(x)$ differenzieren und mit $f(x)$ multiplizieren und schließlich die beiden Terme addieren.

Beispiel 9.2.4. $y = x^2 \cdot \sin x$. Es sei $f(x) = x^2$ und $g(x) = \sin x$. Wir wissen, daß $f'(x) = 2x$ und $g'(x) = \cos x$ ist. Für y' erhalten wir nach (9.2.11)

$$(x^2 \cdot \sin x)' = 2x \cdot \sin x + x^2 \cdot \cos x.$$

Bevor wir uns dem Problem des Quotienten zweier Funktionen zuwenden, wollen wir die wichtige Regel der Differentiation einer "Funktion einer Funktion" kennenlernen. Wir beginnen mit einem Einführungsbeispiel: $y = \sin^2 x$. Hier ist y das Quadrat von $\sin x$. Wir können diese Funktion durch Einführen einer Hilfsfunktion $u = u(x) = \sin x$ auftrennen. Dann ist $y = u^2$ und damit ein quadratische Funktion von u, wobei $u = \sin x$ ist. Allgemein können wir setzen

$$y = f(u(x)), \tag{9.2.12}$$

was bedeutet, daß $u = u(x)$ und $y = f(u)$ ist. y ist somit eine *direkte* Funktion von u und eine *indirekte* Funktion von x.

Die *unabhängige Variable* x wird zuerst in die Variable u und dann u in die Variable y abgebildet. u und y sind dabei *abhängige* Variablen (Abb. 9.8). $u(x)$ wird auch *innere Funktion* und $f(u)$ *äußere Funktion* genannt. $f(u(x))$ heißt *zusammengesetzte Funktion.*

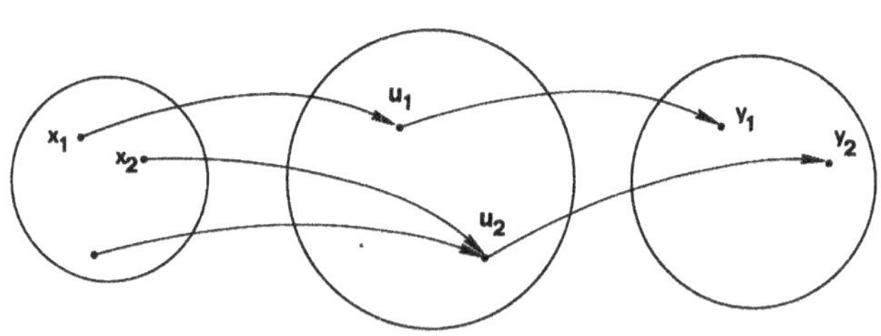

Abb. 9.8. Zusammengesetzte Funktion: Eine Variable x wird auf u, und u auf y abgebildet

Falls nun x um h anwächst, so ändert auch der Wert von $u = u(x)$ um

$$\Delta u = u(x+h) - u(x) = k \neq 0,$$

vorausgesetzt, daß $u(x)$ nicht konstant bleibt. Demzufolge ändert auch $y = f(u)$ um

$$\Delta y = f(u+k) - f(u).$$

Dadurch erhalten wir

$$\frac{\Delta y}{\Delta x} = \frac{f(u+k) - f(u)}{h}$$

$$= \frac{f(u+k) - f(u)}{k} \cdot \frac{k}{h} = \frac{f(u+k) - f(u)}{k} \cdot \frac{u(x+h) - u(x)}{h}.$$

Vorausgesetzt, daß $f(u)$ und $u(x)$ differenzierbar sind, ergibt sich für $h \to 0$ und damit $k \to 0$

$$\frac{dy}{dx} = (f(u(x)))' = f'(u) \cdot u'(x). \tag{9.2.13}$$

Dies ist die *bekannte Kettenregel*. Sie besagt, daß wir $f(u)$ zuerst nach u ableiten und dann $u(x)$ nach x ableiten und schließlich die beiden Ableitungen miteinander multiplizieren.

Formel (9.2.13) kann auch wie folgt geschrieben werden

$$\boxed{\frac{df}{dx} = \frac{df}{du} \cdot \frac{du}{dx},} \tag{9.2.14}$$

in einer Form also, in der man sich die Kettenregel leichter merken kann[3].

Kettenregel: Die Ableitung einer zusammengesetzten Funktion ist gleich der Ableitung der äußeren Funktion mal der Ableitung der inneren Funktion.

Beispiel 9.2.5. $y = \sin^2 x$. Hier ist $u(x) = \sin x$ und $f(u) = u^2$. Wir erhalten $du/dx = \cos x$, $df/du = 2u$, und

$$(\sin^2 x)' = 2u \cdot \cos x = 2 \sin x \cos x.$$

Beispiel 9.2.6. $y = \sqrt{1 + 5x}$. Hier ist $u(x) = 1 + 5x$ und $f(u) = u^{\frac{1}{2}}$. Damit ergibt sich $du/dx = 5$, $df/du = \frac{1}{2}u^{-\frac{1}{2}}$ und

$$(\sqrt{1 + 5x})' = \tfrac{1}{2}u^{-\frac{1}{2}} \cdot 5 = \tfrac{5}{2}(1 + 5x)^{-\frac{1}{2}}.$$

Beispiel 9.2.7. $K = \sin(at + b)$. Hier ist $u = u(t) = at + b$ und $K = f(u) = \sin u$. Somit ist $du/dt = a$, $dK/du = \cos u$, und

$$(\sin(at + b))' = a \cdot \cos(at + b).$$

Eine spezielle, wichtige Anwendung der Kettenregel ist die Differentiation von $1/u(x)$. Dies ist das Reziproke der Funktion $u(x)$. Wir müssen zuerst $1/u$ nach u differenzieren und dann u nach x ableiten. Nach Formel (9.2.4) erhalten wir für

$$(1/u)' = (u^{-1})' = -u^{-2} = -1/u^2,$$

---

3 Das Resultat gleicht dem Kürzen eines Bruches. Doch sollte beachtet werden, daß die Symbole $\frac{df}{du}$ und $\frac{du}{dx}$ keine Brüche im gewöhnlichen Sinne sind

$$(1/u(x))' = -\frac{1}{u(x)^2} \cdot u'(x). \tag{9.2.15}$$

Um den Quotienten $y = f(x)/g(x)$ zweier Funktionen $y = f(x)$ und $y = g(x)$ abzuleiten, können wir die Formeln (9.2.11) und (9.2.15) wie folgt kombinieren:

$$\left(\frac{f(x)}{g(x)}\right)' = \left(f(x) \cdot \frac{1}{g(x)}\right)' = f'(x) \cdot \frac{1}{g(x)} + f(x) \cdot \left(-\frac{1}{g(x)^2} \cdot g'(x)\right).$$

Dieses Resultat kann auch in folgender Form geschrieben werden:

$$\left(\frac{f(x)}{g(x)}\right)' = \frac{g(x)f'(x) - f(x)g'(x)}{g(x)^2}. \tag{9.2.16}$$

Beispiel 9.2.8.

$$y = \frac{3x-5}{2x+7}, \quad y' = \frac{(2x+7) \cdot 3 - (3x-5) \cdot 2}{(2x+7)^2} = \frac{31}{(2x+7)^2}.$$

Beispiel 9.2.9. $y = \tan x$. Wir nehmen an, x werde im Bogenmaß gemessen. Weiter erhalten wir aus (5.5.6) $y = \sin x/\cos x$ und von (9.2.7) und (9.2.8) $(\sin x)' = \cos x$ und $(\cos x)' = -\sin x$. Hieraus folgt

$$(\tan x)' = \left(\frac{\sin x}{\cos x}\right)' = \frac{\cos x(\cos x) - \sin x(-\sin x)}{\cos^2 x}.$$

Unter Verwendung von Formel (5.7.1) erhalten wir

$$(\tan x)' = 1/\cos^2 x. \tag{9.2.17}$$

Zum Schluß wollen wir die Ableitung einer *Umkehrfunktion* bestimmen. Wir führten den Begriff der Umkehrfunktion oder der inversen Funktion in Abschn. 6.3 ein. Gegeben sei $y = f(x)$. Wir wissen, daß die inverse Funktion $x = g(y)$ nur dann existiert, wenn $y = f(x)$ eine monotone Funktion über dem ganzen Definitionsbereich ist. Wir setzen weiter voraus, daß $f(x)$ differenzierbar ist und fragen: Können wir $g'(y)$ durch $f'(x)$ ausdrücken? Dies ist tatsächlich möglich. Sei h der Zuwachs von x, dann bezeichnen wir den entsprechenden Zuwachs von y mit k. Dies bedeutet

$$\Delta x = g(y+k) - g(y) = h, \qquad \Delta y = f(x+h) - f(x) = k.$$

Für $k \neq 0$ folgt

$$\Delta x/\Delta y = h/k = \frac{1}{k/h} = \frac{1}{\Delta y/\Delta x}.$$

Falls $h \to 0$, so strebt auch $k \to 0$ und

$$\frac{\Delta x}{\Delta y} = \frac{g(y+k) - g(y)}{k} \to g'(y) = \frac{dx}{dy}, \quad \frac{\Delta y}{\Delta x} \to f'(x) = \frac{dy}{dx}.$$

Somit erhalten wir

$$g'(y) = \frac{1}{f'(x)}. \tag{9.2.18}$$

Das Resultat kann man sich leicht merken, wenn man die Schreibweise ändert:

$$\boxed{dx/dy = \frac{1}{dy/dx}.} \tag{9.2.19}$$

Beispiel 9.2.10. $y = 3x - 4$, $dy/dx = 3$.
Die inverse Funktion lautet $x = \frac{1}{3}(y + 4)$. Hier finden wir $dx/dy = 1/3$, welches der reziproke Wert von $dy/dx = 3$ ist.

Beispiel 9.2.11. $y = \sqrt{x}$ mit $x \geqq 0$.
Nach (9.2.4) erhalten wir für $n = 1/2$:

$$\frac{dy}{dx} = (x^{\frac{1}{2}})' = \tfrac{1}{2}x^{-\frac{1}{2}} = \frac{1}{2\sqrt{x}}.$$

Die inverse Funktion ist $x = y^2$, mit $dx/dy = 2y$. Setzen wir $y = \sqrt{x}$, so ist leicht ersichtlich, daß $dx/dy = 2y$ tatsächlich das Reziproke von dy/dx ist.

9.3 Stammfunktion

Häufig kommt es vor, daß wir die Ableitung einer Funktion $y' = f'(x)$ kennen und die Funktion $y = f(x)$ selbst finden möchten. $f(x)$ könnte die *Stammfunktion* von $f'(x)$ genannt werden. Falls zum Beispiel $y' = 2x$ gegeben ist, so wissen wir, daß $y = x^2$ eine Stammfunktion ist.

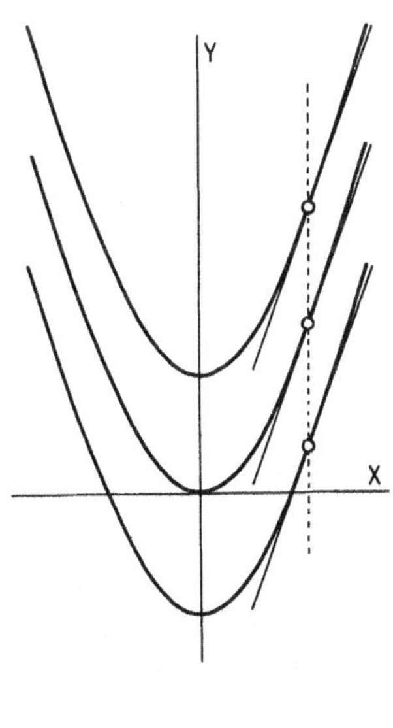

Abb. 9.9. Jede Funktion $y = x^2 + C$ ist eine Stammfunktion von $y' = 2x$

Es stellt sich dann die Frage, ob $f'(x)$ eine eindeutige Stammfunktion besitzt. Die Antwort ist "*nein.*" Ein Beispiel möge den Grund erklären. Sei $y' = f'(x) = 2x$. Dann ist nicht nur $y = x^2$, sondern auch $y = x^2 + C$ mit einer willkürlichen Konstanten C eine korrekte Stammfunktion. Dies folgt aus Formel (9.2.5) und Formel (9.2.10). Der gleiche Sachverhalt kann auch geometrisch erklärt werden: $y' = 2x$ ordnet jedem x die Steigung einer Tangente zu, aber die Gleichung gibt nicht einen spezifischen Berührungspunkt an. Abb. 9.9 zeigt, daß jede Parabel mit der Gleichung $y = x^2 + C$ der Bedingung $y' = 2x$ genügt.

Ein ähnliches Problem stellt sich für $y' = a$, wobei a eine Konstante ist. Die Stammfunktion lautet $y = ax + C$. Die geometrische Interpretation sei dem Leser überlassen.

Allgemein gilt, daß zu einer gegebenen Ableitung $f'(x)$ eine unendliche Menge von Stammfunktionen $f(x) + C$ existieren. Die Stammfunktionen unterscheiden sich nur durch eine *additive Konstante.*

Von den in Abschn. 9.2 angeführten Formeln erhalten wir folgende Tabelle:

Ableitung	*Stammfunktion*
a (konstant)	$ax + c$
$n \cdot x^{n-1}$	$x^n + c$
$\cos x$	$\sin x + c$
$-\sin x$	$\cos x + c$
$1/\cos^2 x$	$\tan x + c$.

Unter Verwendung der Formeln (9.2.9) und (9.2.10) und der obigen Resultate können wir leicht eine große Menge von Stammfunktionen auffinden. Zum Beispiel:

a) $y' = a \cdot \cos x$. Stammfunktion ist $y = a \cdot \sin x + C$.

b) $y' = a \cdot \sin x$. Stammfunktion ist $y = -a \cdot \cos x + C$.

c) $du/dt = 2pt + 3qt^2$. Hier können wir die Stammfunktion gliedweise bestimmen. Wir erhalten: $u = pt^2 + qt^3 + C$.

d) $y' = x^m$. Wir wissen, daß die Ableitung von $y = x^n$ gleich $y' = nx^{n-1}$ ist. Wir identifizieren $n - 1$ mit m. d.h. $n = m + 1$. Um den fehlenden Faktor n zu kompensieren, dividieren wir x^{m+1} durch $m + 1$. Dadurch erhalten wir für die Stammfunktion von $y' = x^m$

$$\frac{x^{m+1}}{m+1} + c. \tag{9.3.1}$$

Man merke sich, daß die Division durch $m + 1$ nur möglich ist, falls $m \neq -1$ ist. Der Ausnahmefall $m = -1$ ist nicht in Formel (9.3.1) enthalten. Wir verschieben die Behandlung dieses Falles auf Abschn. 10.7.

9.4 Integrale

Wie wir gesehen haben, bestehen die meisten Beweggründe, die Differentialrechnung einzuführen, in den Problemen von Wachstumsrate, Reaktionsrate, Konzentration, Geschwindigkeit und Beschleunigung. Es gibt aber eine andere Gruppe von Problemen, welche den Wissenschaftler nicht minder konfrontieren und die zur *Integralrechnung* führen. Wir fordern den Leser auf, einige Einführungsbeispiele zu studieren:

Beispiel 9.4.1. Sei $N = N(t)$ die Anzahl Individuen einer *Tier- oder Pflanzenpopulation* als Funktion der Zeit. Zu Beginn von Abschn. 9.1 haben wir die mittlere Wachstumsrate $\Delta N/\Delta t$ eingeführt. Wir bezeichnen nun diese Wachstumsrate mit g und setzen der Einfachheit halber $g > 0$ voraus. Wir legen ein festes Zeitintervall von t_0 bis t_z fest[4] und unterteilen dieses Intervall in n kleinere Segmente.

Intervall No.	von	bis	Länge des Intervalls
1	t_0	t_1	$\Delta t_1 = t_1 - t_0$
2	t_1	t_2	$\Delta t_2 = t_2 - t_1$
3	t_2	t_3	$\Delta t_3 = t_3 - t_2$
......	......	......	......
n	t_{n-1}	$t_n = t_z$	$\Delta t_n = t_n - t_{n-1}$.

Es seien $g_1, g_2, \ldots, g_n$ die mittleren Wachstumsraten in diesen Segmenten, d.h. $g_1 = \Delta N_1/\Delta t_1, g_2 = \Delta N_2/\Delta t_2, \ldots$. Wir fragen uns: Wie groß ist der totale Populationszuwachs ausgedrückt durch die g_i? Im ersten Segment beträgt der Zuwachs $\Delta N_1 = g_1 \Delta t_1$, im zweiten $\Delta N_2 = g_2 \Delta t_2$, usw. Somit ist der totale Zuwachs gleich $\Sigma \Delta N_i$ oder

$$\sum_{i=1}^{n} g_i \cdot \Delta t_i. \tag{9.4.1}$$

Hier benützen wir eine *mittlere* Wachstumsrate. Falls sich die Wachstumsrate jedoch kontinuierlich ändert, d.h. falls $g = g(t)$ eine stetige Funktion der Zeit ist, dann lautet die Lösung des Problems anders. In Formel (9.4.1) können wir jedes g_i durch $g(t_i)$ ersetzen, das allerdings nicht den exakt gleichen Wert hat. Dadurch begehen wir zwar einen Fehler. Es ist aber möglich, den Fehler zu verkleinern und eine größere Genauigkeit zu erreichen, falls die Zahl n der Segmente zunimmt. Je kleiner die Segmente sind, umso kleiner ist die Differenz zwischen g_i und $g(t_i)$. Wir können daher versuchen, ein exaktes Resultat zu erhalten, wenn wir n gegen unendlich und die Länge der Segmente gegen Null streben lassen. In Abschn. 9.5 werden wir zeigen, daß die Summe gegen einen Grenzwert

$$\lim_{n \to \infty} \sum_{i=1}^{n} g(t_i) \cdot \Delta t_i \tag{9.4.2}$$

strebt und daß dieser Grenzwert der exakte Populationszuwachs ist.

Es sei bemerkt, daß Δt_i nicht einfach Null sein darf, weil dann auch für beliebig wachsendes n die Summe gleich Null bliebe. Statt dessen müssen wir uns mit einem Grenzübergang mit $\Delta t_i \to 0$ befassen.

4 Hier bezeichnen t_0 und t_z feste Zeitpunkte. Der Index z ist der letzte Buchstabe des Alphabets, so daß t_z auf das Ende des Intervalls hindeutet

Der Grenzwert (9.4.2) wird stets in der folgenden Art geschrieben:

$$\int_{t_0}^{t_z} g(t)\, dt. \qquad (9.4.3)$$

Wir lesen: "Integral von t_0 bis t_z, $g(t)dt$." Das Wort "Integral" entspringt der Idee, daß man aus Teilen ein "Ganzes" macht[5].

Beispiel 9.4.2. Wir nehmen an, irgendwelche Partikel seien entlang einer x-Achse verteilt. M bezeichne die gesamte Masse der Partikel, die zwischen dem Ursprung O und einem Punkt P mit der Abszisse x_z liege. Wie in Abschn. 9.1 gezeigt wurde, können wir die Begriffe *mittlere Dichte* oder *mittlere Konzentration* einführen. Wir fragen uns: Können wir M mit Hilfe der Dichte oder Konzentration ausdrücken? Um die Frage zu beantworten, unterteilen wir den Abschnitt von O bis P in n kleinere Segmente. Sei Δx_i die Länge des i-ten Segmentes und ΔM_i die Zahl der Partikel in diesem Segment ($i = 1, 2, \ldots\ldots, n$), dann ist $C_i = \Delta M_i/\Delta x_i$ die mittlere Konzentration der Partikel im i-ten Segment. Daher gilt:

$$\Delta M_i = C_i \cdot \Delta x_i.$$

Die totale Anzahl Partikel im Abschnitt von O bis P ist $\Sigma \Delta M_i$ oder genauer

$$M = \sum_{i=1}^{n} C_i \cdot \Delta x_i. \qquad (9.4.4)$$

Falls $C = C(x)$ eine sich kontinuierlich ändernde Konzentration repräsentiert, ersetzen wir C_i durch den davon leicht abweichenden Wert $C(x_i)$. Um den Fehler zu verkleinern, lassen wir die Zahl n der Segmente anwachsen. Wie wir später sehen werden, erhalten wir ein exaktes Resultat, indem wir einen Grenzübergang vornehmen. Wir lassen dabei n gegen unendlich und die Länge der Segmente gegen Null streben. Wir erhalten

$$M = \lim_{n\to\infty} \sum_{i=1}^{n} C(x_i) \cdot \Delta x_i \qquad (9.4.5)$$

oder in üblicher Schreibweise

$$M = \int_{0}^{x_z} C(x)\, dx. \qquad (9.4.6)$$

Beispiel 9.4.3. Wir erhalten wieder ein anderes Integral, wenn wir die *total zurückgelegte Distanz* bestimmen, welche eine Partikel im Zeitintervall von t_o bis t_z zurücklegt. Es sei v_i die *mittlere Geschwindigkeit* der Partikel im i-ten von n Zeitsegmenten $\Delta t_1, \Delta t_2, \ldots\ldots, \Delta t_n$, welche das ursprüngliche Intervall von t_o bis t_z unterteilen. Dann sind die zurückgelegten Distanzen $\Delta s_1 = v_1 \cdot \Delta t_1$, $\Delta s_2 = v_2 \cdot \Delta t_2$, usw. Die totale Distanz ist

$$s = \sum_{i=1}^{n} v_i \cdot \Delta t_i. \qquad (9.4.7)$$

---

5 Die Bezeichnung in (9.4.3) stammt von Gottfried Wilhelm Leibniz (1646–1716), einem deutschen Philosophen, Mathematiker und Diplomaten. Die Ähnlichkeit der Formeln (9.4.2) und (9.4.3) ist offenkundig. Das Integralzeichen $\int$ ist ein langgezogener Buchstabe S, der auf Summation deutet. Das Differential dx wurde gewählt, da Δx nach Null strebt

Für eine kontinuierlich ändernde Geschwindigkeit $v = v(t)$ wählen wir das gleiche Vorgehen wie in den Beispielen 9.4.1. und 9.4.2. Wir erhalten

$$s = \lim_{n \to \infty} \sum_{i=1}^{n} v(t_i) \cdot \Delta t_i \tag{9.4.8}$$

oder in üblicher Schreibweise,

$$s = \int_{t_0}^{t_z} v(t)\, dt. \tag{9.4.9}$$

Beispiel 9.4.4. Eine Kraft wirke auf eine schraubenförmige Feder. Je mehr die Feder gedehnt wird, umso größer ist die Kraft F (vgl. Abb. 9.10.). Um die Feder um ein erstes Segment Δs_1 zu dehnen, ist eine variable Kraft nötig, welche auf einen Wert F_1 anwächst. Die *mechanische Arbeit*, welche die Kraft durch Ausdehnung der Feder leistet, wird wie folgt berechnet

Mechanische Arbeit = Wegdifferenz × Kraft

Doch müssen wir in dieser Formel eine *mittlere Kraft* benützen. Diese hat einen geeigneten Wert zwischen den Kräften $F = 0$ und F_1, sagen wir $\bar{F}_1$. Daher ist die mechanische Arbeit $\bar{F}_1 \cdot \Delta s_1$. Um die Feder um ein weiteres Segment Δs_2 zu dehnen, müssen wir eine Kraft voraussetzen, welche kontinuierlich von F_1 nach F_2 anwächst. Es sei $\bar{F}_2$ ein geeigneter Mittelwert zwischen F_1 und F_2; dann ist die mechanische Arbeit $\bar{F}_2 \cdot \Delta s_2$. Wir wollen diesen Prozeß n-mal wiederholen, so daß die totale Ausdehnung

$$\Delta s_1 + \Delta s_2 + \cdots + \Delta s_n = s_z.$$

wird. Wir fragen uns: Wie groß ist die totale mechanische Arbeit W? Die Physik lehrt uns, daß mechanische Arbeit eine Form von Energie und damit *additiv* ist. Somit erhalten wir

$$W = \sum_{i=1}^{n} \bar{F}_i \cdot \Delta s_i. \tag{9.4.10}$$

Es ist recht unbequem mit mittleren Kräften $\bar{F}_i$ zu operieren. Daher ist es natürlicher, eine variable Kraft $F = F(s)$ einzuführen, wobei s die Wegdifferenz bezeichnet, um welche die Feder ausgedehnt wird (Abb. 9.10).

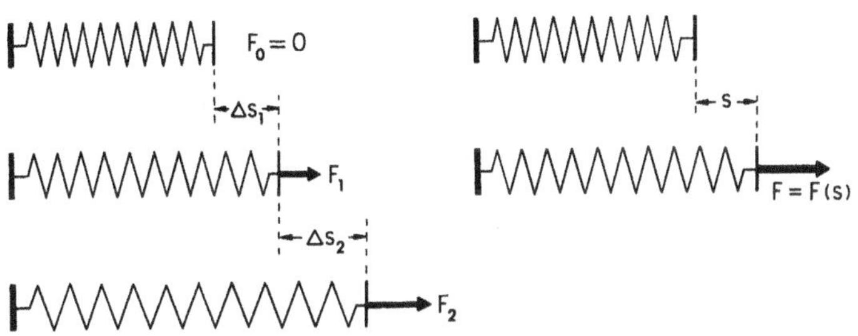

Abb. 9.10. Eine schraubenförmige Feder wird durch eine variable Kraft gedehnt. Die gesamte mechanische Arbeit wird durch ein Integral gegeben

$F(s)$ ist eine stetige Funktion von s. Ersetzen wir $\bar{F}_i$ durch $F(s_i)$, so begehen wireinen kleinen Fehler, den wir aber durch eine feinere Unterteilung des ganzen

Intervalles von 0 bis s_z in kürzere Segmente reduzieren können. Falls n gegen unendlich strebt und alle Δs_i gegen 0 streben, erhalten wir die exakte mechanische Arbeit

$$W = \lim_{n \to \infty} \sum_{i=1}^{n} F(s_i) \cdot \Delta s_i, \tag{9.4.11}$$

oder in üblicher Schreibweise

$$W = \int_0^{s_z} F(s)\, ds. \tag{9.4.12}$$

Beispiel 9.4.5. Häufig müssen Morphologen die Fläche ebener Figuren bestimmen. Es ist nicht schwierig, die Fläche eines Quadrates, eines Rechtecks, eines Dreiecks usw. zu berechnen. Die Flächenbestimmung ist jedoch schwierig, falls die Figuren durch Kurven begrenzt werden. Wir können ein solches Gebiet in Quadrate gleicher Größe unterteilen. Es gibt aber in der Nähe der Grenze Quadrate, welche das Gebiet nur teilweise überlappen (vgl. Abb. 9.11). Eine praktische Methode, eine Fläche abzuschätzen, ist das *Abzählen von Punkten* (vgl. Hennig, 1967; Fischmeister, 1967). Das Gebiet wird durch ein Netzwerk von Quadraten gleicher Größe überdeckt. Falls das *Zentrum eines Quadrates* innerhalb der Grenze liegt, wird es mit einem Punkt markiert. Nun werden alle Punkte gezählt. Somit werden alle Quadrate, welche vollständig ins Gebiet fallen, jedoch nur etwa die Hälfte der Quadrate, welche die Grenze durchschneiden, gezählt. Schließlich multipliziert man die Anzahl Punkte mit der Fläche eines einzigen Quadrates. Man schätzt damit die Fläche des ganzen Gebietes.

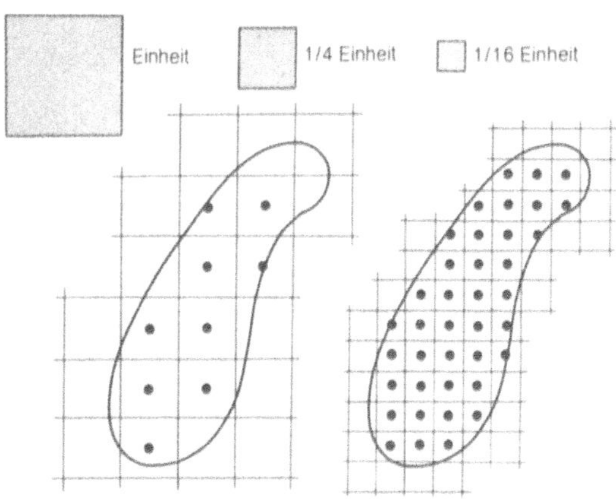

Abb. 9.11. Schätzung eines Flächeninhalts durch Punktzählung. Je feiner die Maschenweite ist, desto kleiner wird der Fehler. In unserer Figur erhalten wir $9 \cdot \frac{1}{4} = 2{,}3$ Flächeneinheiten mit einem groben und $39 \cdot \frac{1}{16} = 2{,}4$ Flächeneinheiten mit einem feineren Netz

Um eine bessere Approximation zu erhalten, verwenden wir ein feineres Netzwerk, z.B. mit einer Maschenweite, welche nur die Hälfte der vorhergehenden ist. Der Prozeß der Netzwerkverfeinerung kann unendlich fortgesetzt werden, so daß die Maschengröße gegen 0 strebt. Der Grenzwert wird dann als exakte Fläche angenommen.

Letztlich führt die Idee von Beispiel 9.4.5 wieder zum Begriff des Integrals. Um den Prozeß analytisch durchzuführen, müssen die Grenzen des betrachteten Gebiets oder Teile von ihren durch eine Gleichung gegeben sein. Wir konzentrieren uns auf ein Gebiet R, welches durch eine Kurve, durch die x-Achse und durch zwei zur y-Achse parallele Geraden begrenzt wird (vgl. Abb. 9.12).

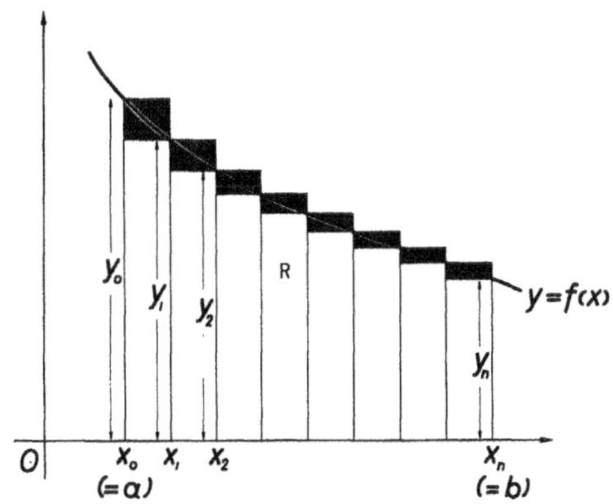

Abb. 9.12. Der Bereich R zwischen einer Kurve und dem Intervall $[a, b]$ auf der x-Achse. Seine Fläche wird durch einen Grenzprozeß ermittelt

Wir führen ein Intervall auf der x-Achse ein, dessen Endpunkt auf der linken Seite die Abszisse $x = a$ und dessen Endpunkt auf der rechten Seite die Abszisse $x = b$ ist. Das Intervall selbst wird gewöhnlich durch $[a, b]$ bezeichnet[6]. Die Kurve ist der Graph einer stetigen Funktion $y = f(x)$. In Abb. 9.12 ist vorausgesetzt, daß $f(x) > 0$ und daß die Funktion im Intervall $[a, b]$ monoton abnehmend ist.

Das Gebiet R ist also eine Punktmenge und ist begrenzt durch den Graphen von $y = f(x)$, die x-Achse und Parallelen zur y-Achse an den Endpunkten von $[a, b]$.

Wir können das Gebiet R durch eine Menge von Rechtecken annähern. Zu diesem Zweck unterteilen wir das Intervall $[a, b]$ in n gleiche Segmente durch Einführen der Abszissen

$$x_0 = a, x_1, x_2, \ldots, x_i, \ldots, x_{n-1}, x_n = b.$$

Wir setzen

$$x_i - x_{i-1} = \frac{b-a}{n} = \Delta x \quad (i = 1, 2, \ldots, n).$$

Die entsprechenden Ordinaten sind

6 $[a, b]$ ist das Intervall $\{x | a \leq x \leq b\}$. Die Endpunkte $x = a$ und $x = b$ gehören zum Intervall. Man nennt deshalb die Menge $[a, b]$, geschrieben mit eckigen Klammern, ein *abgeschlossenes Intervall*. Entsprechend heißt $(a, b) = \{x | a < x < b\}$ ein *offenes Intervall*. Hier verwendet man runde Klammern. Man kann auch halboffene Intervalle $(a, b]$ und $[a, b)$ definieren

$y_0, y_1, y_2, \ldots, y_i, \ldots, y_{n-1}, y_n.$

Sei A die unbekannte Fläche des Gebietes R. Die Größe A kann angenähert werden durch die Flächen von n Rechtecken, die innerhalb von R liegen oder durch die Flächen von n Rechtecken, die R vollständig bedecken. Im ersten Fall ist die gesamte Fläche zu klein, im zweiten Fall ist sie zu groß. Wir bezeichnen diese Approximationen durch A_l (untere Schranke) und durch A_u (obere Schranke). Aus Abb. 9.12 leiten wir her[7]:

$$A_l = y_1 \cdot \Delta x + y_2 \cdot \Delta x + \cdots + y_n \cdot \Delta x,$$

$$A_u = y_0 \cdot \Delta x + y_1 \cdot \Delta x + \cdots + y_{n-1} \cdot \Delta x, \tag{9.4.13}$$

$$A_l \leqq A \leqq A_u. \tag{9.4.14}$$

Um den Approximationsfehler zu berechnen, subtrahieren wir A_l von A_u gliedweise:

$$A_u - A_l = y_0 \cdot \Delta x - y_n \cdot \Delta x.$$

Da $y_0 = f(x_0) = f(a)$ und $y_n = f(x_n) = f(b)$ ist, wird die Differenz

$$A_u - A_l = (f(a) - f(b))\Delta x. \tag{9.4.15}$$

In Abb. 9.12 ist diese Differenz die gesamte Fläche der kleinen schwarzen Rechtecke. Nun fahren wir fort mit einer immer feiner werdenden Unterteilung des Intervalles $[a, b]$. Wir lassen n gegen unendlich streben. Dann strebt Δx gegen Null, und aus (9.4.15) folgt, daß $(A_u - A_l) \to 0$. Somit streben A_u und A_l nach dem gleichen Grenzwert und (9.4.14) ergibt

$$A = \lim_{n\to\infty} A_l = \lim_{n\to\infty} A_u.$$

Dieser gemeinsame Grenzwert wird auch als Integral geschrieben:

$$A = \int_a^b f(x)\,dx. \tag{9.4.16}$$

Es sei dem Leser überlassen, den Fall zu diskutieren, wo $y = f(x)$ monoton steigend statt fallend ist und zu zeigen, daß das Resultat das gleiche ist.

9.5 Integration

Nachdem wir Integrale als Grenzwerte von Summen eingeführt haben, wollen wir nun lernen, wie sie zu berechnen sind. Die Operation, ein Integral zu finden, heißt *Integration*. Wir werden zeigen, daß die Integration in gewissem Sinne die Umkehroperation der Ableitung ist und sie die Stammfunktion enthält, welche wir in Abschn. 9.3 betrachtet haben.

Um das Hauptresultat herzuleiten, benützen wir die geometrische Interpretation eines Integrals, so wie sie im vorhergehenden Abschnitt für eine Funktion $y = f(x)$ mit $f(x) > 0$ eingeführt wurde. Dort war das Integral die Fläche eines Gebiets zwischen einer Kurve und einem Intervall $[a, b]$ auf der x-Achse. Nun ändern wir die Schreibweise leicht ab. Wir setzen $b = x$ und betrachten x als Variable. Die Abszisse x

7 Zur Berechnung einer Fläche nach der Formel "Länge mal Breite" muß man annehmen, dass Länge und Breite in der gleichen Längeneinheit gemessen werden

kann dabei irgendeinen Wert aus dem Definitionsbereich von $y = f(x)$ annehmen. Sei A_a^x die Fläche des Gebietes zwischen dem Graphen von $y = f(x)$ und dem Intervall $[a, x]$ (vgl. Abb. 9.13). Für $x = a$ reduziert sich das Intervall auf einen Punkt, somit ist $A_a^x = A_a^a = 0$. Wächst x an, so wächst auch A_a^x an. Jedem x ist eindeutig eine Fläche A_a^x zugeordnet. Daher ist A_a^x eine Funktion von x, die *Flächenfunktion* genannt wird. Wir können setzen:

$$A_a^x = F(x) \tag{9.5.1}$$

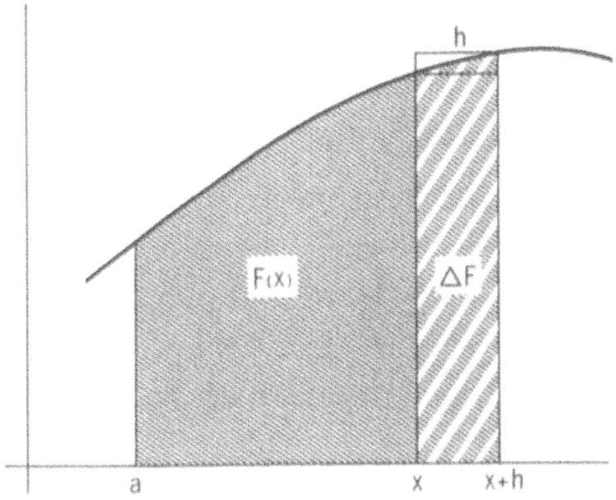

Abb. 9.13. Die Fläche eines Bereiches zwischen einer Kurve und einem Intervall $[a, x]$ als Funktion von x

Wir wissen bereits, daß

$$A_a^a = F(a) = 0 \tag{9.5.2}$$

ist.

Der nächste Schritt in unserer Suche nach der Technik der Integration ist ziemlich überraschend: *Wir versuchen $F(x)$ nach x zu differenzieren.* Zu diesem Zweck sei $\Delta x = h$ der Zuwachs von x, und es sei $A_a^{x+h} = F(x + h)$ der neue Wert der Flächenfunktion. Dann ist $\Delta F = F(x + h) - F(x)$ die unterbrochen schraffierte Fläche in Abb. 9.13. ΔF kann durch die Fläche eines Rechtecks angenähert werden. Wir betrachten zwei Rechtecke, eines mit den Seiten h und $f(x)$, das andere mit den Seiten h und $f(x + h)$. Da $f(x)$, wie in Abb. 9.13 eingezeichnet, monoton steigend ist, erhalten wir

$$h \cdot f(x) < \Delta F < h \cdot f(x + h). \tag{9.5.3}$$

Für die Änderungsrate folgt

$$f(x) < \frac{\Delta F}{\Delta x} < f(x + h). \tag{9.5.4}$$

Da $f(x)$ stetig ist, strebt $f(x + h)$ nach $f(x)$, wenn wir h nach Null streben lassen. Daher existiert der Grenzwert von $\Delta F/\Delta x$, d.h. die Ableitung $dF/dx = F'(x)$, und wir erhalten dafür[8]

$$\frac{dF}{dx} = F'(x) = f(x). \tag{9.5.5}$$

8 Der Leser möge auch den Fall, wo $f(x)$ monoton abnimmt, ins Auge fassen. Man kann leicht zeigen, daß der Grenzprozeß zum gleichen Ergebnis der Formel (9.5.5) führt

In Worten: *Die Ableitung der Flächenfunktion $F(x)$ ist die gegebene Funktion $f(x)$*; oder: *Die Flächenfunktion $F(x)$ ist eine gewisse Stammfunktion von $f(x)$.*
Sei $I(x)$ ein *willkürliche Stammfunktion* von $f(x)$, dann wissen wir von Abschn. 9.3, daß sich $F(x)$ von $I(x)$ nur durch ein Konstante unterscheidet, d.h.

$$F(x) = I(x) + C. \qquad (9.5.6)$$

Für den speziellen Wert $x = a$ erhalten wir aus (9.5.6) und (9.5.2) $F(a) = I(a) + C = 0$. Somit ist $C = -I(a)$ und

$$F(x) = I(x) - I(a). \qquad (9.5.7)$$

Wir kehren zu unserem ursprünglichen Intervall $[a, b]$ zurück. In (9.5.7) müssen wir x nur durch den festen Wert b ersetzen. Daher ist

$$F(b) = A_a^b = I(b) - I(a).$$

Die übliche Schreibweise für die Fläche A_a^b ist das Integral (9.4.16) und somit

$$\boxed{\int_a^b f(x)\,dx = I(b) - I(a)}\,. \qquad (9.5.8)$$

In diesem Integral wird die Zahl a die *untere Grenze* und b die *obere Grenze* genannt[9].

Die Funktion, welche integriert wird, heißt *Integrand.* In Formel (9.5.8) ist somit $f(x)$ der Integrand. x wird *Integrationsvariable* und $[a, b]$ das *Integrationsintervall* genannt.

Um eine stetige Funktion $f(x)$ von a nach b zu integrieren, gehen wir nach folgenden drei Schritten vor:

1. Auffinden einer Stammfunktion $I(x)$ von $f(x)$.
2. Berechnen der speziellen Werte $I(a)$ und $I(b)$ für die untere Grenze a bzw. die obere Grenze b.
3. Subtraktion der Zahl $I(a)$ von $I(b)$.

Beispiel 9.5.1. Es sei $y = f(x) = \sin x$, und x werde im Bogenmaß gemessen. Wir wollen die Fläche zwischen einem Bogen der Sinuskurve und der x-Achse berechnen (vgl. Abb. 5.8). Im besonderen wählen wir $a = 0$ und $b = \pi$. Das Intervall $[0, \pi]$ entspricht dem Intervall $[0°, 180°]$. Somit haben wir folgendes Integral zu bestimmen

$$\int_0^\pi \sin x\,dx.$$

Wir wissen, daß $-\cos x$ eine Stammfunktion von $\sin x$ ist. Also ist $I(x) = -\cos x$ und somit $I(a) = I(0) = -\cos\ 0 = -1$, $I(b) = I(\pi) = -\cos\ \pi = -(-1) = 1$. Schließlich ist $I(b) - I(a) = 1 - (-1) = 2$. Damit ist die Fläche des vorgegeben Gebietes gleich 2. Dieses Vorgehen wird gewöhnlich in einer kürzeren Schreibweise angegeben, die sich von selbst erklärt:

$$\int_0^\pi \sin x\,dx = (-\cos x)|_0^\pi = (-\cos\pi) - (-\cos 0)$$

$$= -(-1) - (-1) = 1 + 1 = 2.$$

---

9 ʻDas Wort "Grenze" wird hier nicht im Sinn von Grenzwert gebraucht

Im allgemeinen wird die Stammfunktion $I(x)$ als *unbestimmtes Integral* bezeichnet, da die Konstante C nicht bestimmt werden muß. Das unbestimmte Integral wird ohne untere und obere Grenze geschrieben:

$$I(x) = \int f(x)\, dx. \tag{9.5.9}$$

Man merke sich, daß das unbestimmte Integral eine Funktion von x mit einer willkürlichen additiven Konstanten ist. Anderseits ist das Integral (9.5.8) eindeutig bestimmt durch a und b und wird daher *bestimmtes Integral* genannt. Falls a und b feste Zahlen sind, ist das bestimmte Integral ebenfalls eine Zahl. Manchmal wird die obere Grenze als variabel betrachtet, d.h. $b = x$, dann ist das bestimmte Integral eine Funktion der oberen Grenze (vgl. Formel 9.5.7). Wir nennen diese Funktion eine Flächenfunktion:

$$F(x) = \int_a^x f(x)\, dx.$$

In dieser Formel hat die Variable x eine doppelte Bedeutung. Erstens ist x die Integrationsvariable und zweitens ist x die obere Grenze. Um Verwirrung zu vermeiden, ist es üblich, zwei verschiedene Buchstaben zu gebrauchen. Daher schreiben wir $F(x)$ neu wie folgt:

$$F(x) = \int_a^x f(t)\, dt. \tag{9.5.10}$$

In einem bestimmten Integral macht es keinen Unterschied, welcher Buchstabe für die Integrationsvariable verwendet wird:

$$\int_a^b f(x)\, dx = \int_a^b f(u)\, du = \int_a^b f(\alpha)\, d\alpha. \tag{9.5.11}$$

Gl. (9.5.5) angewendet auf Formel (9.5.10) ergibt

$$\boxed{\frac{d}{dx}\int_a^x f(t)\, dt = f(x)}\,. \tag{9.5.12}$$

Dieses Resultat ist bekannt als *Fundamentalsatz der Integralrechnung*. Er lautet: *Die Ableitung von $F(x)$, wie sie durch Gl.* (9.5.10) *definiert ist, ist $f(x)$.*

Ersetzen wir $f(x)$ durch $F'(x)$ in Gl. (9.5.10), erhalten wir

$$\int_a^x F'(t)\, dt = F(x). \tag{9.5.13}$$

Die Formeln (9.5.12) und (9.5.13) zeigen, daß die *Differentiation* und *Integration inverse Operationen sind.*

Beispiel 9.5.2. In Gl. (9.2.17) haben wir die Ableitung von $\tan x$ kennengelernt. Die inverse Operation, welche durch die Gl. (9.5.8) und (9.5.10) gegeben ist, führt uns zu

$$\int_a^x \frac{1}{\cos^2 t}\, dt = \tan x - \tan a.$$

Hier müssen a und x einem Intervall angehören, in dem $\cos t$ nicht verschwindet. Sei etwa $a = \pi/4$ und $x < \pi/2$, dann ist $\tan \pi/4 = 1$ und

$$\int_{\pi/4}^{x} \frac{1}{\cos^2 t}\,dt = \tan x - 1.$$

Nach dem *Fundamentalsatz* der Integralrechnung, wie er durch Gl. (9.5.12) gegeben ist, ist die Ableitung des Integrals nach x der Integrand, geschrieben mit der Variablen x, d.h. $1/\cos^2 x$.

Beispiel 9.5.3. Durch die vorangehenden Erkenntnisse sind wir noch nicht in der Lage, eine Funktion wie $y = u \cdot \sin u$ zu integrieren. Dennoch ist es möglich, das Integral

$$\int_a^x u \cdot \sin u\,du$$

nach der oberen Grenze zu differenzieren. Formel (9.5.12) liefert

$$\frac{d}{dx}\int_a^x u \cdot \sin u\,du = x \cdot \sin x.$$

Durch Interpretation des Integrals als einer Fläche leiteten wir ein Hauptresultat her (Formel 9.5.8). Der methodische Vorteil einer solchen Interpretation ist offensichtlich. Dennoch ist es wesentlich, eine abstrakte Vorstellung vom Integral zu haben, um die verschiedenen Anwendungsbereiche zu decken. Der Leser möge den Anfang dieses Abschnittes nochmals durchsehen und sich überzeugen, *daß alle Schritte auch ohne die Vorstellung von Flächen durchgeführt werden können*. Er möge sich auch der Beispiele 9.4.1. bis 9.4.4. bedienen, um andere Interpretationen für den gleichen mathematischen Sachverhalt zu finden.

Im allgemeinen kann der Integrand auch *negative Werte* annehmen. Für $f(x) < 0$ in einem Intervall $[a, b]$ wird somit das Integral als Grenzwert von $\Sigma f(x_i) \cdot \Delta x$ ebenfalls negativ. Die geometrische Interpretation durch Flächen erfordert, daß wir einem Gebiet unter der x-Achse eine negative Fläche zuordnen (vgl. Abb. 9.14).

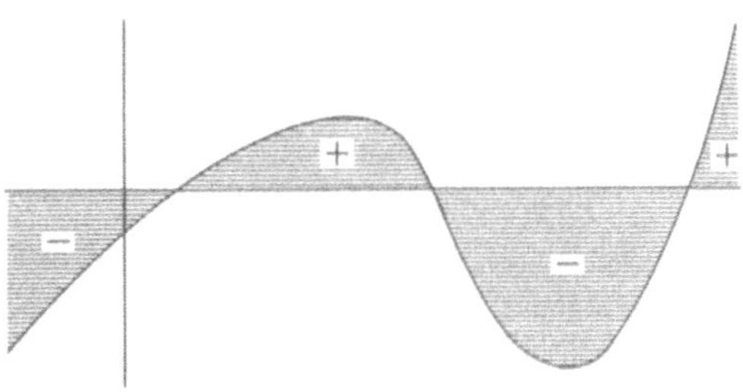

Abb. 9.14. Flächen von Bereichen über der x-Achse sind positiv, von solchen unter der x-Achse negativ

Wir lernen nun einige Regeln kennen, welche die Integration erleichtern:

1. *Das Integrationsintervall kann in kleinere Segmente aufgeteilt werden, und die Integration darf über jedem Segment separat ausgeführt werden.* Unterteilen wir $[a, b]$ in $[a, c]$ und $[c, b]$, so erhalten wir

$$\int_a^b f(x)\,dx = \int_a^c f(x)\,dx + \int_c^b f(x)\,dx. \tag{9.5.14}$$

Dieses Resultat folgt aus der Definition des Integrals als Grenzwert einer Summe.

Beispiel 9.5.4. $\int_0^{2\pi} \sin x\,dx = (-\cos x)|_0^{2\pi} = (-\cos 2\pi) - (-\cos 0) = (-1) - (-1) = -1 + 1 = 0$. Es mag überraschen, daß das Gebiet zwischen der Sinuskurve und der x-Achse die Fläche Null hat. Wenn wir aber das Integrationsintervall in $[0, \pi]$ und $[\pi, 2\pi]$ aufteilen, wird der Grund klar. Tatsächlich finden wir für Winkel zwischen 0 und π $\int_0^{\pi} \sin x\,dx = 2$, und für Winkel zwischen π und 2π $\int_{\pi}^{2\pi} \sin x\,dx = -2$. Das zweite Integral ist negativ d.h. das Gebiet liegt unterhalb der x-Achse. Man erhält also

$$\int_0^{2\pi} \sin x\,dx = \int_0^{\pi} \sin x\,dx + \int_{\pi}^{2\pi} \sin x\,dx = 2 + (-2) = 0.$$

Die beiden Flächen heben sich somit gegenseitig auf.

2. *Eine Vertauschung der Grenzen führt zu einer Vorzeichenänderung des Integrals*, d.h.

$$\int_a^b f(x)\,dx = -\int_b^a f(x)\,dx. \tag{9.5.15}$$

Dies ist eine Verallgemeinerung des Integrals für den Fall, wo die obere Grenze kleiner ist als die untere. Die Gleichung (9.5.8) bleibt dabei bestehen.

3. *Eine Summe von Funktionen wird gliedweise integriert*, d.h.

$$\int [f(x) + g(x)]\,dx = \int f(x)\,dx + \int g(x)\,dx. \tag{9.5.16}$$

Die Integrale dürfen dabei bestimmt oder unbestimmt sein. Diese Regel kann auf (9.2.10) zurückgeführt werden.

Beispiel 9.5.5. $\int (x^2 + x + 1)\,dx = \int x^2 dx + \int x\,dx + \int dx = \dfrac{x^3}{3} + \dfrac{x^2}{2} + x + c.$
Man merke sich, daß $\int dx$ für $\int 1 \cdot dx$ steht.

4. *Ein konstanter Faktor im Integranden kann vor das Integral gezogen werden*:

$$\int k \cdot f(x)\,dx = k \int f(x)\,dx. \tag{9.5.17}$$

Auch hier kann das Integral bestimmt oder unbestimmt sein. Die Regel leitet sich von (9.2.9) her.

Beispiel 9.5.6. $\int R \cos t\,dt = R \int \cos t\,dt = R \sin t + C.$
Spezielle Integrationsmethoden, wie "*partielle Integration*" und "*Integration durch Substitution*," werden in Abschn. 9.10 behandelt.

9.6 Zweite Ableitung

Die Diskussion von Graphen ist eine häufige Aufgabe in allen Wissenschaften. Sie wird sehr erleichtert durch die Einführung der zweiten Ableitung der ursprünglichen Funktion.

Es sei $y = f(x)$ eine differenzierbare Funktion. Der Graph der Funktion ist eine Kurve. Falls die Kurve ansteigt, ist deren Steigung positiv, d.h.

$$f'(x) > 0. \tag{9.6.1}$$

Umgekehrt ist die Steigung negativ, falls die Kurve fällt, d.h.

$$f'(x) < 0. \tag{9.6.2}$$

Wir können uns fragen, was ereignet sich an einem Punkt, an dem

$$f'(x) = 0 \tag{9.6.3}$$

ist. Weder steigt, noch fällt die Kurve an diesem Punkt. Wir sagen, die Funktion bleibe *stationär*. Abb. 9.15 zeigt einige Punkte mit dieser Eigenschaft.
Im Fall a) erreicht y einen *maximalen Wert* an der Stelle x mit $f'(x) = 0$. In den benachbarten Punkten nimmt y einen kleineren Wert an. Der Punkt selbst heißt *Maximum*. Im Fall b) erreicht y einen *minimalen Wert* an einer Stelle, wo $f'(x) = 0$ ist. In benachbarten Punkten nimmt y größere Werte an. Der Punkt selbst wird *Minimum* genannt. Im Fall c) haben wir weder ein Maximum noch ein Minimum, hingegen einen *Wendepunkt* mit horizontaler Tangente.

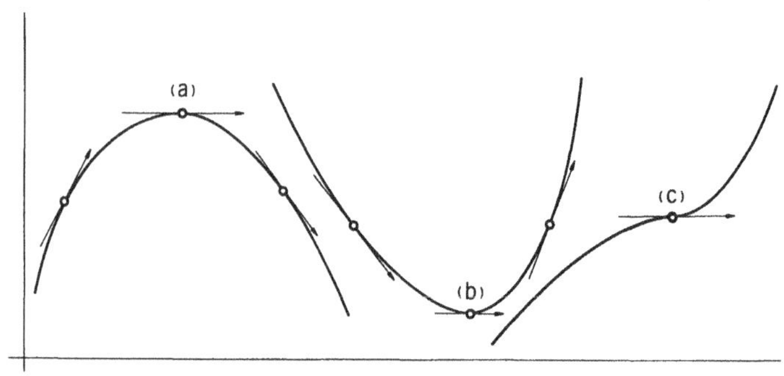

Abb. 9.15. Eine Funktion ist an einer Stelle x stationär, wenn $f'(x) = 0$ ist. Im Fall a existiert ein Maximum, im Fall b ein Minimum. Bei c aber gibt es einen Wendepunkt mit horizontaler Tangente

Somit kann ein Punkt, bei dem die Funktion stationär bleibt, recht unterschiedliche Eigenschaften aufweisen. Wir versuchen nun, diese Unterschiede durch eine nähere Betrachtung der Steigung zu verstehen. Im Fall a) nimmt die Steigung kontinuierlich ab, wenn wir uns von links nach rechts bewegen. Links vom Maximum ist die Steigung positiv, rechts ist sie negativ. Falls wir die Steigung als eine Funktion von x betrachten, nimmt diese Funktion in der Umgebung des Maximums ab. Wir können diese Tatsache auch formulieren, indem wir die *Änderungsrate der Steigung* benützen. In unserem Fall ist die Änderungsrate negativ. Analytisch gesehen ist die Änderungsrate die Ableitung der Steigung, d.h., die Ableitung von $f'(x)$. Diese Ableitung heißt *zweite Ableitung von* $y = f(x)$. Wir schreiben sie dafür $f''(x)$ (lies: f zwei Strich x) oder

$$\frac{d^2y}{dx^2} \quad \text{(lies: } d \text{ zwei } y \text{ nach } dx \text{ Quadrat)}$$

In der Umgebung eines Maximums und insbesondere beim Punkt selbst, ist die zweite Ableitung gewöhnlich negativ.

Für die praktische Anwendung ist die folgende Regel nützlich:

Eine Funktion $y = f(x)$ erreicht ein Maximum bei x_0, falls $f'(x_0) = 0$ und $f''(x_0) < 0$ ist.

Im Fall b) ist die Steigung eine wachsende Funktion von x, wenn wir uns von links nach rechts bewegen. Links vom Minimum ist die Steigung negativ, rechts wird sie positiv. Die Steigung hat also eine positive Änderungsrate. Mit andern Worten: Die

Ableitung von $f'(x)$ oder die zweite Ableitung von $f(x)$ ist positiv. Somit ist $f''(x) > 0$ in der Umgebung des Minimums und insbesondere auch beim Minimum selbst.

Wieder haben wir für die praktische Anwendung eine Regel:

Eine Funktion $y = f(x)$ erreicht ein Minimum bei x_0, falls $f'(x_0) = 0$ und $f''(x_0) > 0$ ist.

Die zweite Ableitung hilft uns also entscheiden, ob sich eine Kurve im Uhrzeigersinn oder im Gegenuhrzeigersinn dreht, wenn wir uns von links nach rechts bewegen. In Abb. 9.16 werden zwei Fälle unterschieden. Im Fall a) dreht sich die Kurve im Uhrzeigersinn, die Steigung nimmt ab, und daher ist $f''(x) < 0$ für alle Werte von x. Die gleiche Eigenschaft kann auch formuliert werden, indem man sagt, die Kurve sei *nach oben konvex* und *nach unter konkav*.

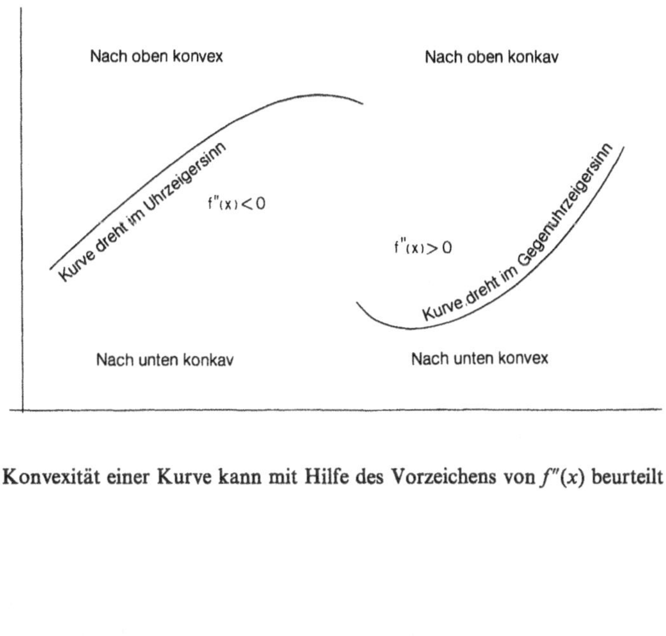

Abb. 9.16. Konkavität und Konvexität einer Kurve kann mit Hilfe des Vorzeichens von $f''(x)$ beurteilt werden

Im Fall b) dreht sich die Kurve im *Gegenuhrzeigersinn*; die Steigung nimmt somit zu und es ist $f''(x) > 0$ für alle Werte von x. Der gleiche Sachverhalt kann auch so ausgedrückt werden: Die Kurve verläuft *nach oben konkav* und *nach unten konvex*.

An einem *Wendepunkt* ändert die Kurve ihren Drehsinn, z.B. vom Uhrzeiger- zum Gegenuhrzeigersinn oder umgekehrt. Hieraus folgt, daß beim Durchgang durch den Wendepunkt sich das Vorzeichen von $f''(x)$ ändert. Somit muß am Wendepunkt selbst gelten

$$f''(x) = 0. \tag{9.6.4}$$

Abb. 9.17 stellt zwei Wendepunkte an einer Glockenkurve dar.

Beispiel 9.6.1. $y = f(x) = x^2$, $f'(x) = 2x$, $f''(x) = 2$. Da die zweite Ableitung positiv ist, ist die erste Ableitung eine steigende Funktion von x. Der Graph dreht sich im Gegenuhrzeigersinn (vgl. Abb. 9.18); mit andern Worten: Der Graph ist nach oben konkav und nach unter konvex. Ein Minimum wird für $x = 0$ erreicht.

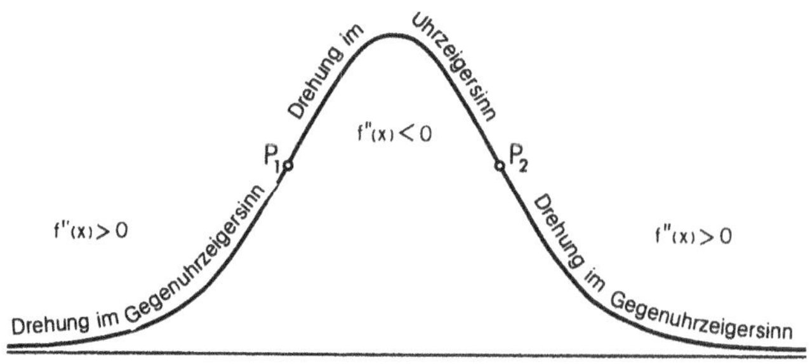

Abb. 9.17. Bei Wendepunkten ist die zweite Ableitung null

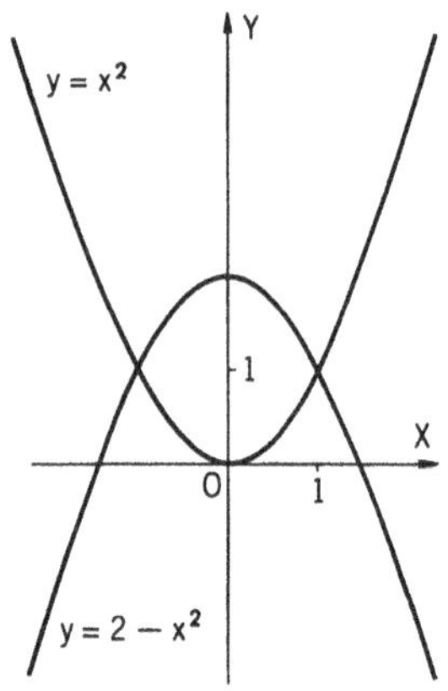

Abb. 9.18. Konkavität und Konvexität von zwei quadratischen Parabeln

Beispiel 9.6.2. $y = f(x) = 2 - x^2$, $f'(x) = -2x$, $f''(x) = -2$. Da die zweite Ableitung negativ ist, muß die erste Ableitung eine fallende Funktion von x sein. Der Graph dreht sich im Uhrzeigersinn (vgl. Abb. 9.18) oder mit andern Worten, der Graph ist nach oben konvex und nach unten konkav. Ein Maximum wird bei $x = 0$ erreicht.

Beispiel 9.6.3. $y = f(x) = \frac{1}{6}x^3 - x, f'(x) = \frac{1}{2}x^2 - 1, f''(x) = x$. Die zweite Ableitung ist für $x < 0$ negativ. Entlang der negativen x-Achse ist die Steigung somit fallend. Die Kurve dreht sich im Uhrzeigersinn (vgl. Abb. 9.19). Entlang der positiven

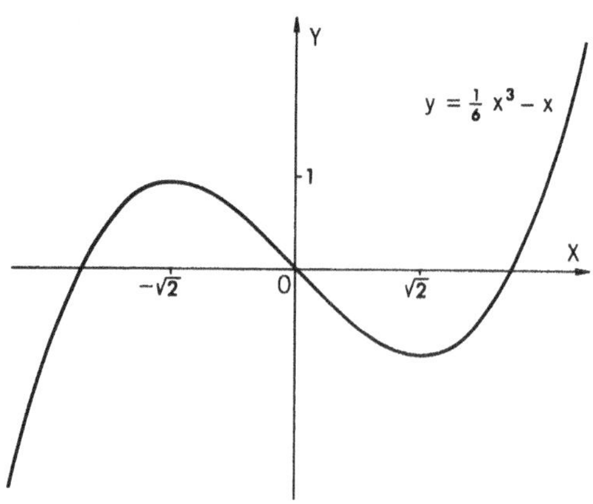

Abb. 9.19. Graph einer kubischen Funktion. Man nennt den Graphen eine kubische Parabel

x-Achse ist die zweite Ableitung positiv, die Steigung nimmt also zu. Die Kurve dreht sich im Gegenuhrzeigersinn. Für $x = 0$ ist die zweite Ableitung Null, die Kurve weist dort einen Wendepunkt auf. Schließlich ist $f'(x) = 0$ für $x^2 = 2$, und für $x = \sqrt{2}$ hat die Kurve ein Minimum, für $x = -\sqrt{2}$ hat sie ein Maximum.

Die Anwendung der Ableitung führt uns auf ein *Logikproblem*, nämlich der Unterscheidung zwischen verschiedenen Typen von Bedingungen. Wir haben gesehen, daß ein Maximum für x nur in Frage kommt, falls $f'(x) = 0$ ist. *Diese Bedingung ist notwendig*, da sie erfüllt werden muß. Dennoch garantiert die Bedingung, daß $f'(x) = 0$ ist, nicht, daß es sich um ein Maximum handelt. Es könnte auch ein Minimum oder ein Wendepunkt sein. Daher sagt man, diese Bedingung ($f'(x) = 0$) sei *nicht hinreichend*. Eine hinreichende Bedingung für ein Maximum wäre: $f'(x) = 0$ und $f''(x) < 0$.

Die beiden Begriffe "notwendige Bedingung" und "hinreichende Bedingung" sind sehr nützlich. Sie werden seit Jahrzehnten in der Mathematik angewandt. Langsam finden jetzt diese Begriffe im breiten Spektrum der Naturwissenschaften ihre Anwendung. Einige Beispiele sollen dem Leser helfen, mit der Idee vertraut zu werden:

a) Für eine ansteckende Krankheit ist ein Infektionsüberträger (Bazillus) *notwendig*. Aber diese Bedingung ist nicht *hinreichend*, weil die Infektion als solche nicht zu einer Erkrankung führen muß.

b) 10 g Strychnin sind *hinreichend*, um vergiftet zu werden. Trotzdem ist diese Bedingung nicht *notwendig*; eine 1 g-Dosis würde mehr als genügen. Im weiteren braucht es nicht unbedingt Strychnin zu sein. Andere Chemikalien führen leicht zum gleichen Effekt.

c) Ein Dreieck ist gleichseitig, sofern alle Winkel 60° messen. Die Bedingung "alle Winkel messen 60°" ist *hinreichend*. Wenn ein Winkel von 60° abweicht, kann das Dreieck nicht mehr gleichseitig sein, d.h. diese Bedingung ist auch *notwendig*. Somit ist die Aussage "alle Winkel messen 60°" *notwendig* und *hinreichend* für ein gleichseitiges Dreieck. Die gleiche Aussage kann auch folgendermaßen formuliert werden: Ein Dreieck ist *dann und nur dann* oder *genau dann* gleichseitig, wenn alle drei Winkel 60°messen.

Andere Beispiele wird der Leser noch in den Aufgaben 9.6.9 bis 9.6.14 am Endes dieses Kapitels finden. Zudem dürfte Aufgabe 2.10.1 (Ende Kap. 2) helfen, das Verständnis für die Begriffe hinreichend und notwendig zu vertiefen.

Die Anwendung, Berechnung und Diskussion der zweiten Ableitung ist oft recht schwierig. Um die Art des Extremums an einem Punkt x_0 festzustellen, ist es möglich, mit $f'(x)$ allein zu operieren. In Abb. 9.15a erhalten wir $f'(x) > 0$ auf der linken Seite des Maximums und $f'(x) < 0$ auf der rechten Seite. Zusammen mit $f'(x_0) = 0$ ist diese Bedingung hinreichend für ein Maximum. Für ein Minimum läßt sich eine entsprechende Aussage aus Abb. 9.15b herleiten. Somit erhalten wir die Regel:

$f(x)$ sei differenzierbar im Intervall $[a, b]$. Die Funktion erreicht im Innern des Intervalls ein Maximum bei x_0, wenn

$$f'(x_0) = 0 \begin{cases} f'(x) > 0 \text{ wenn } x < x_0 \\ f'(x) < 0 \text{ wenn } x > x_0. \end{cases} \tag{9.6.5}$$

Für ein Minimum gilt die entsprechende Bedingung

$$f'(x_0) = 0 \begin{cases} f'(x) < 0 \text{ wenn } x < x_0 \\ f'(x) > 0 \text{ wenn } x > x_0. \end{cases} \tag{9.6.6}$$

Beispiel 9.6.4. Es sei $f(x) = \dfrac{2x^2 - 1}{x^2 + 1}$.

Diese Funktion ist definiert für alle reellen x-Werte. Um einen Extremwert von $f(x)$ zu erhalten, differenzieren wir:

$$f'(x) = \frac{6x}{(x^2 + 1)^2}.$$

Die einzige Möglichkeit für $f'(x) = 0$ ist $x = x_0 = 0$. Es wäre sehr aufwendig, die zweite Ableitung zu berechnen und ihr Vorzeichen bei x_0 zu bestimmen. Mit der Anwendung der vorangehenden Regel geht es einfacher. Da $f'(x) < 0$ für $x < 0$ und $f'(x) > 0$ für $x > 0$, folgern wir mit (9.6.6), daß $f(x)$ bei $x_0 = 0$ ein Minimum erreicht. Das Minimum selbst ist $f(x_0) = -1$.

Wir beenden diesen Abschnitt mit einer weiteren Anwendung der zweiten Ableitung: Ein Teilchen bewege sich entlang einer geraden Strecke, und $s = s(t)$ sei die Distanz zu einem Bezugspunkt auf der Strecke. Von Abschn. 9.1 wissen wir, daß die Ableitung $s'(t)$ der momentanen Geschwindigkeit des Teilchens entspricht:

$$v = v(t) = \frac{ds}{dt} = s'(t). \tag{9.6.7}$$

Sofern die Geschwindigkeit nicht konstant ist, können wir nach der momentanen Beschleunigung fragen, welche die Änderungsrate der Geschwindigkeit ist. Daher müssen wir $v(t)$ nach t differenzieren. Damit ist $v'(t)$ die zweite Ableitung von $s(t)$ und die erste Ableitung von $s'(t)$. Für die Beschleunigung des Teilchens gilt somit

$$a = a(t) = \frac{dv}{dt} = v'(t) = \frac{d^2s}{dt^2} = s''(t). \tag{9.6.8}$$

Beispiel 9.6.5. Für einen fallenden Körper gilt, unter Vernachlässigung des Luftwiderstandes, nach Galilei[10] die folgende Formel:

$$s = \frac{g}{2}t^2,$$

t ist die Zeit und s die vertikal zurückgelegte Distanz. Mißt man t in Sekunden und s in Metern, ergibt sich $g = 9{,}81$ m/sec^2 an der Erdoberfläche. Aus (9.6.7) und (9.6.8) folgt, daß $v = gt$ und $a = g$ ist. Daraus resultiert, daß für einen frei fallenden Körper die Geschwindigkeit linear mit der Zeit zunimmt, die Beschleunigung während des Vorganges aber konstant bleibt.

Beispiel 9.6.6. Ein Körper oszilliere so, daß sein Schwerpunkt auf der x-Achse bleibt und seine Abszisse die Funktion

$$x = 1 + \sin\left(\frac{2\pi}{T}t\right)$$

ist, wobei t die Zeit (in sec), $T = 3$ sec ist, und x in Metern gemessen werde. Um die Bewegung zu diskutieren, stellen wir vorerst fest, daß x auf das Intervall [0 m, 2 m] begrenzt ist. Nimmt die Zeit von 0 auf 3 Sekunden zu, wächst $\frac{2\pi}{T}t$ von 0 zu 2π. In

10 Galileo Galilei (1564–1642), italienischer Physiker und Astronom

diesem Zeitintervall beschreibt der Sinus also eine volle Periode. Dasselbe geschieht in der Zeit $t = 3$ sec bis $t = 6$ sec, $t = 6$ sec bis $t = 9$ sec, usw. Somit wird x zu einer periodischen Funktion mit der Periode $T = 3$ sec.

Die momentane Geschwindigkeit erhalten wir durch Differenzieren:

$$v = \frac{dx}{dt} = (2\pi/T)\cos\left(\frac{2\pi}{T}t\right).$$

Für $t = 0$ sec erreicht die Geschwindigkeit beispielsweise den Wert $v = \frac{2}{3}\pi$ (m/sec).

Die Beschleunigung wird durch die zweite Ableitung bestimmt

$$a = \frac{d^2x}{dt^2} = -(2\pi/T)^2 \sin\left(\frac{2\pi}{T}t\right).$$

Im Zeitmoment $t = 0$ sec erhalten wir $a = 0$ (m/sec^2).

9.7 Extrema

Alle Funktionen eines Organismus, soweit sie wesentlich zum Überleben sind, mußten sich bei der Evolution optimal entwickeln. Umgekehrt sollten Aufwendungen an Energie minimal bleiben. Blätter und Pflanzen sollten ein Maximum an Sonnenlicht erhalten, die Wurzeln ihrerseits sollten Zugang haben zu möglichst vielen lebenswichtigen Mineralien. Anderseits ist eine minimale Zeit zur Umstellung auf neue äußere Bedingungen erwünscht. Die Fähigkeit, sich Nahrung zu beschaffen und sich gegen Feinde zu schützen, muß bei wild lebenden Tieren möglichst hoch sein; hingegen soll die Empfindlichkeit bezüglich Krankheiten auf ein Minimum reduziert werden.

Die wenigen Beispiele zeigen, wie die Natur regulierend wirkt, indem sie einige Größen zu einem Maximum wachsen läßt, andere hingegen minimalisiert. Falls eine solche Größe als Funktion von Variablen ausgedrückt werden kann, führt die Differentialrechnung zum Auffinden von Extremwerten wie Maxima und Minima.

Sei $y = f(x)$ eine Funktion, welche differenzierbar ist in einem Intervall mit der unteren Grenze $x = a$ und der oberen Grenze $x = b$ (vgl. Abb. 9.20). Wie wir bereits in Abschn. 9.6 gesehen haben, gilt als hinreichende Bedingung für ein Maximum an der

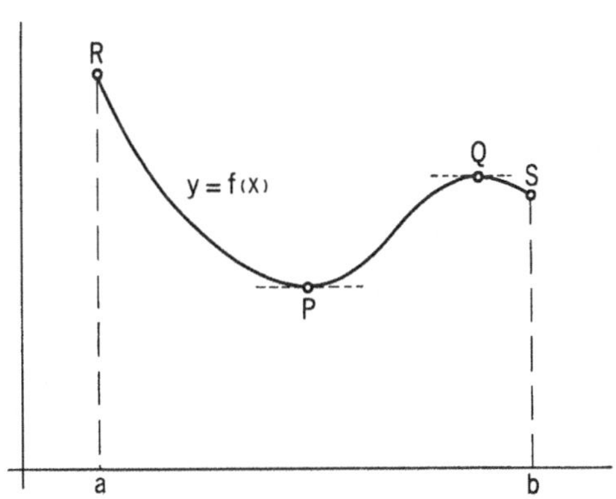

Abb. 9.20. Extremwerte einer Funktion

Stelle $x = x_0$: $f'(x_0) = 0$ und $f''(x_0) < 0$. Als Beispiel dient der Punkt Q in Abb. 9.20. Für einen entsprechenden Punkt am Minimum folgt $f'(x_0) = 0$ und $f''(x_0) > 0$. Der Punkt P in Abb. 9.20 repräsentiert ein solches Minimum.

Wir müssen auch noch andere Arten von Extrema betrachten, nämlich *Extrema an den Randpunkten*. Beim Punkt R in Abb. 9.20 erreicht die Funktion ein Maximum, weil alle benachbarten Punkte auf der Kurve tiefer liegen. Ähnlich besitzt die Funktion am Punkt S ein Minimum.

Die Eigenschaft eines Punktes als Extremum ist lokal. Daher sprechen wir von *lokalen Maxima und Minima*. Trotzdem wird oft nach dem höchsten Maximum und dem tiefsten Minimum gefragt. Das heißt, wir sind am absoluten Maximum und absoluten Minimum interessiert. R ist das absolute Maximum in Abb. 9.20, während P das absolute Minimum darstellt. Die zwei absoluten Extremwerte bestimmen die Bildmenge.

Beispiel 9.7.1. $y = 1/x$ sei definiert über dem Intervall $x = 1$ bis $x = 3$. Die Funktion nimmt in diesem Bereich monoton ab. Daraus folgt ein maximaler Wert $y = 1$ für $x = 1$ und ein minimaler Wert $y = 1/3$ für $x = 3$. Die beiden Extrema liegen also am Rande. Zugleich findet sich kein lokales Extremum innerhalb des Intervalles von $x = 1$ bis $x = 3$. Dies wird auch bestätigt durch die erste Ableitung $y' = -1/x^2$, welche nicht verschwinden kann.

Beispiel 9.7.2. $f(u) = u^3 - 6u^2 + 32$ ist definiert im Intervall von $u = -1$ bis $u = 10$. An den Grenzen erhalten wir die Werte $f(-1) = 25$ und $f(10) = 432$. Die erste Ableitung $f'(u) = 3u^2 - 12u$ ist positiv für $u = -1$ wie auch für $u = 10$, das heißt, die Funktion ist an beiden Grenzen wachsend. $f(-1) = 25$ ist somit ein lokales Minimum und $f(10) = 432$ ein lokales Maximum. Die erste Ableitung $f'(u)$ verschwindet zweimal innerhalb des Intervalls, nämlich für $u = 0$ und $u = 4$. Die zweite Ableitung $f''(u) = 6u - 12$ ist negativ für $u = 0$ und positiv für $u = 4$. Damit ist $f(0) = 32$ ein lokales Maximum und $f(4) = 0$ ein lokales Minimum. Schließlich ist $f(10) = 432$ das absolute Maximum und $f(4) = 0$ das absolute Minimum.

Beispiel 9.7.3. Die *Zellen der Bienenwabe* sind reguläre hexagonale Prismen mit einem offenen Ende und einer dreiflächigen Spitze (vgl. Abb. 9.21a). Wir können deren Oberfläche konstruieren, indem wir mit einem regulären Sechseck *abcdef* mit der Seitenlänge s beginnen (Abb. 9.21b). Ueber der Grundfläche errichten wir ein senkrechtes Prisma einer bestimmten Höhe h und mit der Deckfläche $ABCDEF$. Die Ecken B, D, F werden durch Ebenen, welche sich im Punkt V auf der Achse VN des Prismas schneiden und durch die Linien AC, CE, EA gehen, weggeschnitten. Sie unterteilen die Strecken Bb, Dd, Ff an den Punkten X, Y, Z. Die drei abgeschnittenen Stücke sind die Tetraeder $ABCX$, $CDEY$, $EFAZ$. Wir setzen diese Teilstücke so auf den restlichen Körper, daß X, Y und Z mit V zusammenfallen. Hierbei dienen die Linien AC, CE, EA als "Scharniere." Die Flächen $AXCV$, $CYEV$, $EZAV$ sind Rhomben, das heißt, Vierecke mit vier gleichen Seiten. Der neue Körper ist die Zelle der Bienenwabe und hat das gleiche Volumen wie das ursprüngliche Prisma. Die hexagonale Fläche *abcdef* ist dabei das offene Ende.

Die Bienen formen diese Gestalt mit Wachs. Bei gegebenem Volumen ist es wirtschaftlich, Wachs zu sparen und somit den Neigungswinkel $\theta = \sphericalangle NVX$ so zu wählen, daß die *Oberfläche der Wabe minimal wird.*

Das Problem kann mathematisch wie folgt gelöst werden: Sei L der Schnittpunkt von CA und VX, dann halbiert L das Segment NB in zwei Stücke und damit ist $NL = s/2$. Das Segment CL ist die Höhe des gleichseitigen Dreiecks BCN, und es folgt somit

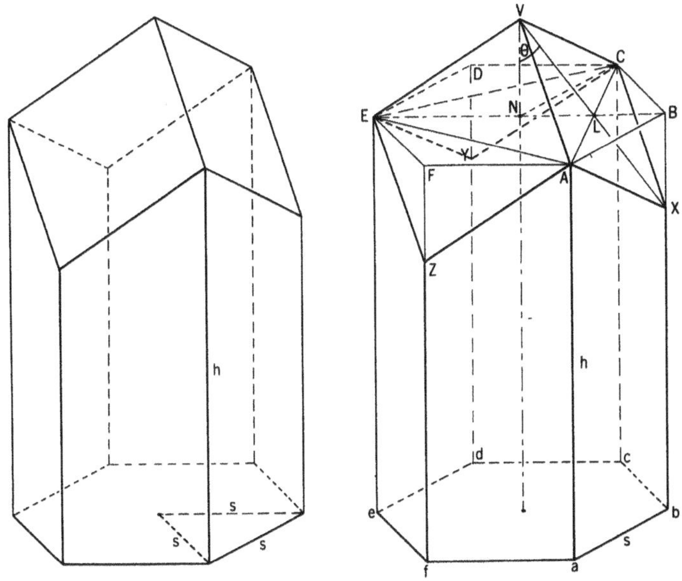

Abb. 9.21. Zelle einer Bienenwabe. Die Abbildung ist nach Thompson (1917) gezeichnet

$$CL = \frac{s}{2}\sqrt{3}. \tag{9.7.1}$$

Im Dreieck NLV haben wir die Beziehung

$$VL = \frac{s}{2\sin\theta}. \tag{9.7.2}$$

Der Rhombus $AXCV$ hat seinen Mittelpunkt in L und besteht aus vier kongruenten, rechtwinkligen Dreiecken mit Schenkeln CL und VL. Somit erhalten wir aus (9.7.1) und (9.7.2)

$$\text{Fläche } AXCV = 4\cdot\frac{1}{2}\cdot\frac{s}{2}\sqrt{3}\cdot\frac{s}{2\sin\theta} = \frac{s^2\sqrt{3}}{2\sin\theta}. \tag{9.7.3}$$

Die Oberfläche der Wabe enthält drei solcher Flächen.

Die sechs seitlichen Flächen der Wabe, wie z.B. $abXA$ sind kongruente Trapeze. Da $BX = VN$ ist, erhalten wir aus dem Dreieck VNL

$$BX = \frac{s}{2}\cot\theta. \tag{9.7.4}$$

Somit ergibt sich

$$\text{Fläche } abXA = \frac{s}{2}(aA + bX) = \frac{s}{2}(h + h - BX) = hs - \frac{s^2}{4}\cot\theta. \tag{9.7.5}$$

Die gesamte Oberfläche beträgt dann

$$6hs - \frac{3}{2}s^2\cot\theta + \frac{3\,s^2\sqrt{3}}{2\,\sin\theta}. \tag{9.7.6}$$

Diese Fläche ist eine Funktion des variablen Winkels θ und somit schreiben wir dafür $f(\theta)$. Wir können $f(\theta)$ auch in folgender Form wiedergeben

$$f(\theta) = 6hs + \frac{3}{2}s^2\left(-\cot\theta + \frac{\sqrt{3}}{\sin\theta}\right). \qquad (9.7.7)$$

Dabei enthält nur der Ausdruck in der Klammer die Variable θ. Einige auf zwei Dezimalen gerundete Werte sind in der folgenden Tabelle zusammengestellt.

θ	$-\cos\theta + \frac{\sqrt{3}}{\sin\theta}$
10°	4,30
20°	2,32
30°	1,73
40°	1,50
50°	1,42
60°	1,42
70°	1,48
80°	1,58
90°	1,73

Das Minimum von $f(\theta)$ wird irgendwo zwischen $\theta = 50°$ und $\theta = 60°$ erreicht. Um den optimalen Winkel θ_0 zu erhalten, differenzieren wir $f(\theta)$ (vgl. Aufgabe 9.2.20)

$$f'(\theta) = \frac{3}{2}s^2\left(\frac{1}{\sin^2\theta} - \frac{\sqrt{3}\cos\theta}{\sin^2\theta}\right). \qquad (9.7.8)$$

Die Ableitung verschwindet dann und nur dann, wenn

$$1 = \sqrt{3}\cos\theta \qquad (9.7.9)$$

ist. Somit erhalten wir für $\cos\theta_0 = 1/\sqrt{3} = 0{,}57735$, und damit ist $\theta_0 = 54{,}7°$. Man merke sich, daß der optimale Winkel θ_0 nicht abhängig ist von der Wahl von s und h.

Es ist nützlich, dieses Resultat mit dem Winkel zu vergleichen, welchen die Bienen wählen. Es ist schwierig, diesen Winkel zu messen. Der Mittelwert vieler Messungen unterscheidet sich nicht signifikant vom theoretischen Wert $\theta_0 = 54{,}7°$. Die Bienen bevorzugen also den optimalen Winkel. Es ist unwahrscheinlich, daß dieses Resultat auf dem Zufall beruht; wir dürfen annehmen, daß der Selektionsdruck seine Wirkung auf den Winkel θ hatte. Für nähere Details und für die verblüffende Geschichte dieses Problems vgl. Thompson (1917) und für Erläuterungen s. Bailey (1967), Tóth (1964) und Weyl (1952).

Beispiel 9.7.4. Es ist wohlbekannt, daß es Brieftauben vermeiden, über weite Wasserflächen zu fliegen, ohne daß sie dazu gezwungen werden. Der Grund für dieses Verhalten ist zur Zeit noch nicht bekannt. In unserem Beispiel nehmen wir an, daß die Tauben es vorziehen, einen Umweg um einen See zu machen, da am Tage die Luft über dem kühlen Wasser fällt; ein Phänomen, das mehr Energie erfordert, um eine gewisse Flughöhe beizubehalten. In Abb. 9.22 nehmen wir an, daß die Taube von einem Boot aus (Punkt B), das im Westen des Sees schwimmt, freigelassen werde, während sich das Flugziel (Punkt L) am südöstlichen Ufer befindet. Der kürzeste Weg von B nach L ist als gestrichelte Linie eingezeichnet. Doch machen die Tauben einen Umweg. Zuerst fliegen sie zu einem Punkt P am südlichen Ufer, nicht zu weit von B entfernt; dann

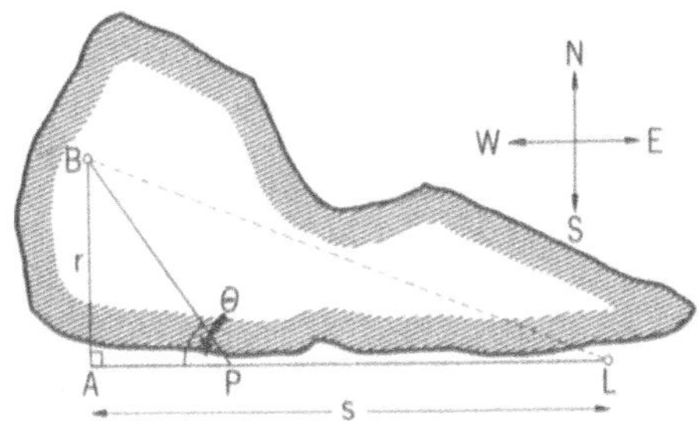

Abb. 9.22. Eine Taube, die von einem Boot freigelassen wird, schlägt einen Umweg ein. Es wird angenommen, die Taube minimalisiere die gesamte Energie, die sie für die Rückkehr zu ihrem Schlag aufwenden muß

folgen sie dem Ufer ostwärts bis zum Punkt L. Der Einfachheit halber nehmen wir an, daß das Ufer in west-östlicher Richtung gerade verlaufe. Wir fragen uns: Wo soll der Punkt P gewählt werden, damit die für den Flug von B nach L benötigte Energie minimal wird? Oder mit andern Worten: Welches ist der optimale Winkel BPL?

Sei A ein Punkt am Ufer exakt südlich von B und $\theta = \sphericalangle APB$. Wir setzen $AB = r$ und $AL = s$. Es ergibt sich

$$\begin{aligned} BP &= r/\sin\theta, \qquad AP = r\cdot\cot\theta. \\ PL &= AL - AP = s - r\cdot\cot\theta. \end{aligned} \tag{9.7.10}$$

Wir bezeichnen die Energie, die pro Längeneinheit zum Flug über den See benötigt wird, mit e_1 und die Energie pro Längeneinheit zum Flug entlang dem Ufer mit e_2. Weiter setzen wir voraus, daß kein horizontaler Wind weht. Infolge der oben erwähnten Gründe gilt $e_1 > e_2$ oder $e_1 = c\cdot e_2$, mit einer gewissen Konstanten $c > 1$. Die Energie, die zum Fliegen von B nach P benötigt wird, ist $e_1 \cdot BP$ und für die restliche Strecke von P nach L gleich $e_2 \cdot PL$. Somit erhalten wir für die totale Energie E:

$$\begin{aligned} E &= e_1\cdot BP + e_2\cdot PL \\ &= e_1 r/\sin\theta + e_2(s - r\cdot\cot\theta) \\ &= e_2 s + e_2 r(c/\sin\theta - \cot\theta). \end{aligned} \tag{9.7.11}$$

Wir sehen, daß nur der Ausdruck in der letzten Klammer von θ abhängt. Es genügt also, folgende Funktion zu minimalisieren:

$$y = c/\sin\theta - \cot\theta. \tag{9.7.12}$$

Der Winkel θ kann Werte zwischen 90° und dem $\sphericalangle PLB$ annehmen. Falls L genügend weit entfernt ist, nimmt der optimale Winkel θ_0 einen Wert dazwischen ein. Um θ_0 zu bestimmen, differenzieren wir y nach θ und setzen die erste Ableitung gleich Null. Durch eine ähnliche Rechnung wie jener, die zu Formel (9.7.8) führte, erhalten wir

$$\frac{dy}{d\theta} = \frac{1 - c\cdot\cos\theta}{\sin^2\theta}. \tag{9.7.13}$$

Dieser Ausdruck verschwindet für $1 - c\cdot\cos\theta = 0$. Somit ergibt sich

$$\cos\theta_0 = 1/c \tag{9.7.14}$$

(Numerisches Beispiel: $c = 2$, $\cos\theta_0 = \frac{1}{2}$, $\theta_0 = 60°$).

Es läßt sich leicht nachprüfen, daß die Energie E anwächst, wenn θ von θ_0 abweicht. Man merke sich, daß der optimale Winkel θ_0 nicht von r und s abhängt.

Beispiel 9.7.5. Das *Blutgefäß-System* besteht aus Arterien, Kapillaren und Venen. Der Bluttransport vom Herzen durch alle Organe des Körpers und zurück zum Herzen sollte möglichst gut sein. Mit minimalem Energieverbrauch sollte der Körper schnell mit Nährstoffen versorgt werden. Optimalität ist dabei auf verschiedenen Wegen zu erreichen. Zum Beispiel: Jedes Gefäß sollte genügend weit sein, um Turbulenzen zu verhindern, und die roten Blutkörperchen sollten eine solche Größe haben, daß die Viskosität minimal wird.

In unserem Beispiel beschränken wir uns auf ein spezielles Optimumproblem, jenes der Gefäßverzweigung. Wir nehmen an, daß der Hauptstrang vom Radius r_1 horizontal von A nach B verlaufe (Abb. 9.23). Punkt C wird durch die seitliche Verzweigung mit Radius r_2 erreicht. Der Einfachheit halber wählen wir B so, daß CB senkrecht auf AB steht. Es sei $CB = s$ und D der Punkt, wo die Achse der Verzweigung die Achse des Hauptgefäßes schneidet. Den Winkel BDC bezeichnen wir mit θ. Das zu lösende Problem lautet: *Man finde einen Winkel $\theta = \theta_0$ so, daß der totale Widerstand des Blutes entlang ADC minimal wird.* Je kleiner der Widerstand ist, umso weniger Energie benötigt das pumpende Herz.

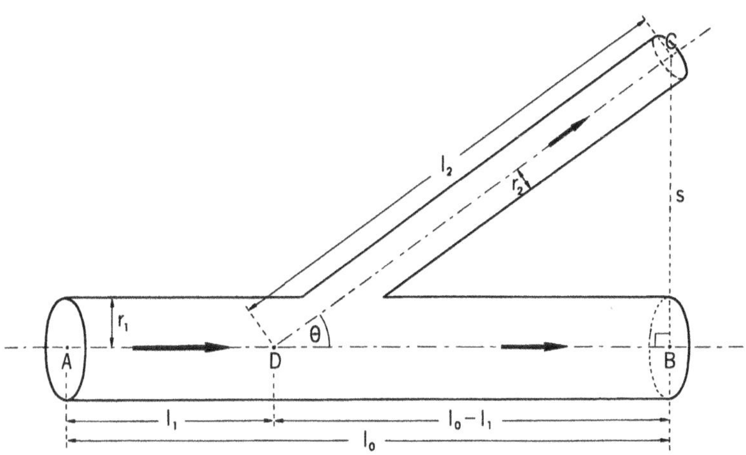

Abb. 9.23. Verzweigung einer Ader und die Suche nach einem optimalen Winkel θ

Um das Problem zu lösen, benötigen wir das Gesetz von Poiseuille (vgl. Abschn. 4.5). Bei einer laminaren Strömung ist der Widerstand R proportional zur Länge l des Gefäßes und umgekehrt proportional zur vierten Potenz des Radius r, d.h.,

$$R = k\frac{l}{r^4}, \tag{9.7.15}$$

k ist ein konstanter Faktor, der von der Viskosität des Blutes abhängt.

Sei $AB = l_0$, $AD = l_1$, $DC = l_2$, dann folgt im rechtwinkligen Dreieck BDC, daß

$$l_2 = \frac{s}{\sin\theta}, \qquad l_0 - l_1 = s \cdot \cot\theta. \tag{9.7.16}$$

Dies erlaubt uns, l_1 und l_2 durch l_0, s und θ auszudrücken. Der totale Widerstand R entlang ADC setzt sich additiv zusammen aus dem Widerstand R_1 entlang von AD und aus dem Widerstand R_2 entlang von DC. Aus Formel (9.7.15) folgt, daß

$$R = R_1 + R_2 = k\frac{l_1}{r_1^4} + k\frac{l_2}{r_2^4} \tag{9.7.17}$$

und aus (9.7.16), daß

$$R = k\left(\frac{l_0 - s \cdot \cot\theta}{r_1^4} + \frac{s}{r_2^4 \sin\theta}\right). \tag{9.7.18}$$

R ist damit eine Funktion der Veränderlichen θ, so daß wir schreiben können $R = R(\theta)$. Um den minimalen Widerstand zu erhalten, differenzieren wir $R(\theta)$ nach θ. Die Berechnung ist ähnlich jener, die zu den Formeln (9.7.8) und (9.7.13) führte, und wir erhalten

$$R'(\theta) = k\left(\frac{s}{r_1^4 \sin^2\theta} - \frac{s \cdot \cos\theta}{r_2^4 \sin^2\theta}\right). \tag{9.7.19}$$

In diesem Ausdruck können wir $s/\sin^2\theta$ ausklammern, und die Ableitung verschwindet, wenn der Ausdruck in der Klammer Null wird, d.h. wenn

$$\frac{1}{r_1^4} - \frac{\cos\theta}{r_2^4} = 0$$

ist. Damit ist der optimale Winkel θ_0 bestimmt durch

$$\cos\theta_0 = r_2^4/r_1^4. \tag{9.7.20}$$

Um zu zeigen, daß θ_0 den totalen Widerstand wirklich minimalisiert, betrachten wir ein Zahlenbeispiel. Sei $r_2/r_1 = \frac{3}{4}$, dann ist $\cos\theta_0 = (\frac{3}{4})^4 = 0{,}316$ und $\theta_0 = 72°$. Für diesen Winkel nimmt der Widerstand den Wert $(14{,}00)k/r_1^4$ an, wenn $l_0 = 5$ cm und $s = 3$ cm gewählt werden. Für die benachbarten Winkel $\theta_0 + 6°$ und $\theta_0 - 6°$ erhalten wir $R = (14{,}06)k/r_1^4$, einen Wert also, der leicht über dem Minimum liegt.

Das Problem der Gefäßverzweigung kann auf verschiedene Weise behandelt werden. Für weitere Angaben verweisen wir den Leser auf Rosen (1967).

Beispiel 9.7.6. Ein Fisch schwimmt stromaufwärts mit einer konstanten Geschwindigkeit v relativ zum Wasser. Das Wasser selbst hat die Geschwindigkeit v_1 relativ zum Flußbett. Der Fisch will einen Punkt in der Distanz s (stromaufwärts) erreichen. Die notwendige Energie E ist wesentlich von der Reibung im Wasser und von der Zeit t abhängig, die er benötigt, um das Ziel zu erreichen. Experimente haben gezeigt, daß diese Energie $E = cv^k t$ ist, wobei c und k Konstanten sind, mit $c > 0$ und $k > 2$ (k hängt von der Form des Fisches ab). Bei gegebenem v_1 stellt sich die Frage, bei welcher Geschwindigkeit v die Energie minimal wird.
Wie Abb. 9.24 zeigt, ist die Geschwindigkeit des Fisches relativ zum Boden $v - v_1$. Anderseits ist die mittlere Geschwindigkeit der Vorwärtsbewegung gleich s/t. Daraus folgt

$$v - v_1 = \frac{s}{t}, \qquad t = \frac{s}{v - v_1}. \tag{9.7.21}$$

Durch Elimination der Zeit t in der Formel für E erhalten wir

$$E = c\, v^k \frac{s}{v - v_1}. \tag{9.7.22}$$

Da c und k Konstanten und s und v_1 gegeben sind, ist E eine Funktion von v. Der Definitionsbereich ist $v > v_1$. Um die minimale Energie zu berechnen, differenzieren wir E nach v:

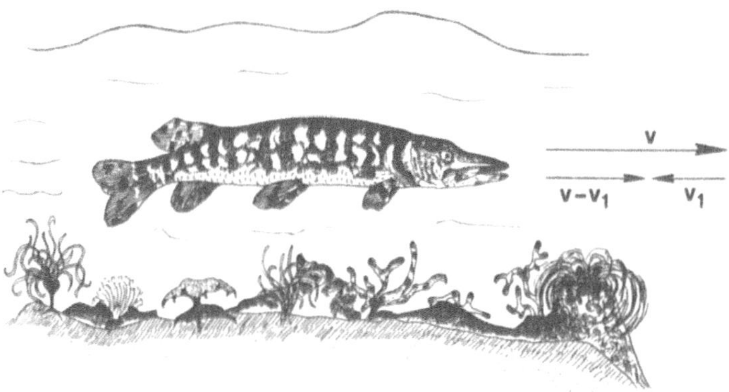

Abb. 9.24. Die am meisten Energie sparende Geschwindigkeit eines flußaufwärts schwimmenden Fisches hängt von der Geschwindigkeit v_1 des Wassers und einem Parameter k ab, der sich auf die Form des Fisches bezieht

$$\frac{dE}{dv} = cs\frac{v^{k-1}[(k-1)v - kv_1]}{(v-v_1)^2}. \tag{9.7.23}$$

$dE/dv = 0$ führt zu

$$v = v_0 = \frac{k}{k-1}v_1. \tag{9.7.24}$$

Daß E für $v = v_0$ ein Minimum erreicht, kann leicht aus dem Zähler von (9.7.23) gesehen werden. Für $v = v_0$ verschwindet der Klammerausdruck, während er für $v < v_0$ negativ und für $v > v_0$ positiv wird. Die am meisten Energie sparende Geschwindigkeit, relativ zum Wasser, wird somit von Gl. (9.7.24) gegeben. Zum Beispiel sollte für $k = 3$ der Fisch versuchen, eine Geschwindigkeit innezuhalten, die 3/2 der Fließgeschwindigkeit des Wassers ist.

9.8 Mittelwert einer stetigen Funktion

In einem Labor wurden Maßnahmen getroffen, um die Temperatur konstant zu halten. Eine Aufzeichnung der Temperatur zeigte leichte Fluktuationen (Abweichungen vom Mittelwert). Es stellt sich das Problem: Wie bestimmt man die mittlere Temperatur? Ähnliche Probleme ergeben sich auch häufig in der Forschung. Feuchtigkeit, Lichtintensität, Reaktionsraten etc. ändern sich kontinuierlich. Dennoch ist gewöhnlich nur ein Mittelwert von Interesse. Beim Studieren biologischer Rhythmen werden alle Körperaktivitäten beobachtet, welche in der Intensität variieren. Um ein Auf und Ab auszuschalten, sucht man nach der mittleren Intensität. Zum Beispiel kann die Frage lauten: Welches ist der mittlere Ausstoß der Niere pro Stunde?

Wir wissen, wie man einen Mittelwert bestimmt, wenn es sich um diskrete Werte handelt. Falls k Meßwerte $n_1, n_2, \ldots, n_k$ zu k verschiedenen Zeiten oder Orten gegeben sind, berechnen wir das arithmetische Mittel

$$\bar{n} = \frac{n_1 + n_2 + \cdots + n_k}{k} = \frac{1}{k} \sum_{i=1}^{k} n_i. \tag{9.8.1}$$

Wir können die Meßwerte aufzeichnen, indem wir ein Histogramm benützen, in welchem die Fläche jeder Säule mit dem entsprechenden n_i bezeichnet wird (vgl. Abb. 9.25). Der Zähler in Formel (9.8.1) ist dann die totale Fläche des Histogramms, und der Mittelwert $\bar{n}$ ist einfach die totale Fläche dividiert durch die Anzahl Säulen.

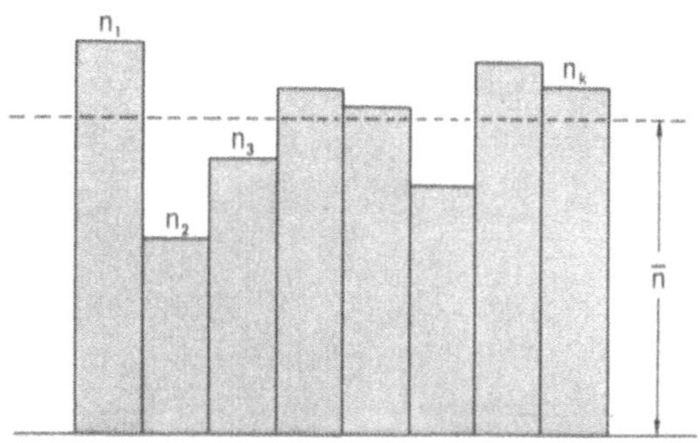

Abb. 9.25. Das arithmetische Mittel $\bar{n}$ kann interpretiert werden als die gesamte Fläche der Säulen des Histogramms, dividiert durch die Anzahl Säulen

Diese Interpretation liefert uns einen Hinweis, wie wir den Mittelwert einer stetigen Funktion definieren können. Wir nehmen an, die Größe u sei eine Funktion der Zeit, das heißt $u = f(t)$, und wir betrachten das Intervall von t_0 bis t_1 (Abb. 9.26). Sei T die Länge des Intervalles, d.h., $T = t_1 - t_0$, dann bestimmen wir die "Fläche" über dem Intervall. Diese "Fläche" wird in der Einheit $[t][u]$ gemessen, wobei $[t]$ und $[u]$ die Einheiten von t bzw. u sind. Schließlich dividieren wir die "Fläche" durch T und nennen das Resultat den *zeitlichen Mittelwert* von u im Intervall von t_0 bis t_1. Wir bezeichnen dieses Mittel mit $\bar{u}$. Damit erhalten wir

$$\bar{u} = \frac{1}{T} \int_{t_0}^{t_1} f(t)\, dt. \tag{9.8.2}$$

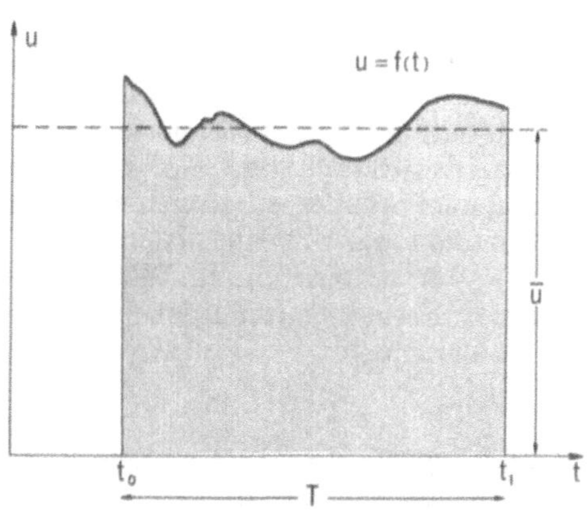

Abb. 9.26. Der Mittelwert $\bar{u}$ einer stetigen Funktion $u = f(t)$ über einem Intervall von t_0 bis t_1

Eine mehr geometrische Interpretation würde wie folgt lauten: Die kurvenberandete Figur wird durch ein Rechteck mit der gleichen Grundlinie T und der gleichen Fläche ersetzt. Die Höhe $\bar{u}$ des Rechtecks ist der gewünschte Mittelwert von u. Von daher gesehen ist es nicht schwierig, $\bar{u}$ graphisch abzuschätzen.

Die unabhängige Variable muß hierbei nicht die Zeit t sein, wie wir in den folgenden zwei Beispielen sehen werden.

Beispiel 9.8.1. Die Untersuchung der *inneren Struktur eines Gewebes* verlangt manchmal, daß das Volumen einer Komponente, welche "zufällig" im Gewebe verteilt ist, abgeschätzt wird. Das Wort "zufällig" ist nicht klar definiert. In diesem Zusammenhang bedeutet es "unregelmäßig, aber nicht mit Häufungen verteilt." Abb. 9.27 stellt die Situation dar.

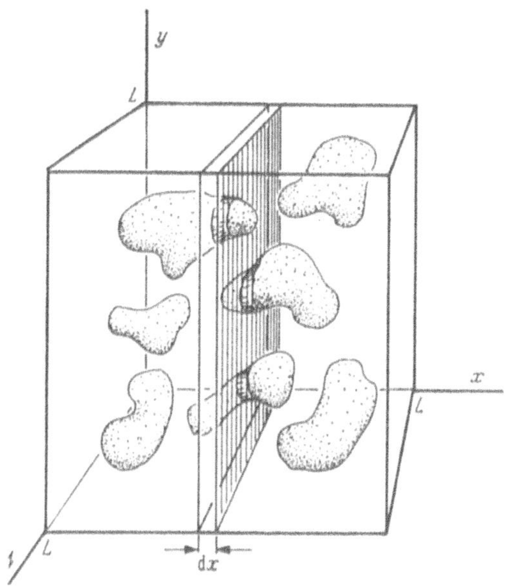

Abb. 9.27. Schätzung der Anzahl Körnchen in einem Gewebe. Dazu dient ein ebener Schnitt (Abbildung aus Weibel, 1963)

Ein Gewebe kann durch mikroskopische Schnitte untersucht werden. Ein Gewebeschnitt ist eine Scheibe, nicht dicker als einige Mikrometer (10^{-6}m). Ein solcher Schnitt darf als zweidimensionale Probe eines dreidimensionalen Körpers betrachtet werden. Es stellt sich somit die Frage: Kann die Zusammensetzung des Gewebes aus den dünnen Schnitten abgeschätzt werden?

Um die Frage zu beantworten, folgen wir teilweise einer Publikation von Weibel (1963). Wir nehmen an, ein Würfel mit dem Volumen $V = L^3$ enthalte Körner beliebiger Form und Größe, ohne Häufungen zu bilden. Alle Körner zusammen haben ein Volumen v, mit $v < V$ und

$$v = \varrho \cdot V \qquad (\varrho < 1). \tag{9.8.3}$$

Unsere Absicht ist es, die Rate ρ durch Untersuchen einer dünnen Scheibe abzuschätzen. Wie Abb. 9.27 zeigt, lassen wir eine Seite des Würfels mit der x, y-Ebene, eine andere mit der x, z-Ebene und die dritte mit der y, z-Ebene zusammenfallen. Nun betrachten wir eine Scheibe der Dicke dx parallel zur y, z-Ebene[11]. Ihr Volumen beträgt

$$dV = L^2 dx.$$

In dieser Scheibe bezeichne

$$dv = \eta(x) \cdot dV = \eta(x) L^2 dx \tag{9.8.4}$$

das Volumen, welches die Körner einnehmen. Die Rate $\eta(x)$ hängt von x ab, d.h. vom Ort, an dem der Schnitt erfolgte. Nach Formel (9.8.2) führen wir eine *mittlere Rate* $\bar{\eta}$ ein

$$\bar{\eta} = \frac{1}{L} \int_0^L \eta(x)\, dx. \tag{9.8.5}$$

Und mit Formel (9.8.4) erhalten wir

$$v = \int dv = \int_0^L \eta(x) L^2\, dx = L^2 \cdot \int_0^L \eta(x)\, dx.$$

Aus (9.8.5) folgt, daß

$$v = L^2 \cdot L \cdot \bar{\eta} = V \cdot \bar{\eta}.$$

ist. Vergleichen wir dieses Resultat mit (9.8.3), so finden wir schließlich

$$\rho = \bar{\eta}. \tag{9.8.6}$$

In Worten: *Die dreidimensionale Rate ρ einer Gewebekomponente, ist gleich der mittleren zweidimensionalen Rate $\bar{\eta}$.* Diese Regel wurde 1842 von Delesse[12] entdeckt.

Der Forscher mißt η für ein spezielles x und benützt η, um $\bar{\eta}$ und indirekt ρ abzuschätzen. Für detailiertere Angaben stehen die Werke von Weibel (1963) und Hennig (1967) zur Verfügung.

Beispiel 9.8.2. Für eine weitere Anwendung des Mittelwertes einer stetigen Funktion kehren wir zur laminaren Strömung des Blutes zurück, wie wir sie in Abschn. 4.5 betrachtet haben. Abb. 4.7b stellt ein Geschwindigkeitsdiagramm dar. Wir fragen uns: Welches ist die mittlere Geschwindigkeit des Blutes durch einen bestimmten Querschnitt eines Blutgefäßes?

Formel (4.5.1) gibt diese Geschwindigkeit in Abhängigkeit vom Radius r an

$$v(r) = c(R^2 - r^2) \qquad (0 \leqq r \leqq R) \tag{9.8.7}$$

wobei $c = p/4\eta l$ eine Konstante ist. Nun unterteilen wir R in n gleiche Längensegmente Δr. Damit wird $R = n \cdot \Delta r$. Wir führen dann eine Folge von Radien ein:

$$r_0 = 0, \quad r_1 = \Delta r, \quad r_2 = 2\Delta r, \ldots, r_i = i \cdot \Delta r, \ldots, r_n = R.$$

Für einen festen Wert von i betrachten wir den Ring, den wir aus den beiden Kreisen mit den Radien r_i und $r_{i+1} = r_i + \Delta r$ bilden. Die Fläche dieses Rings ist angenähert $2\pi \cdot r_i \cdot \Delta r$. In diesem Ring als Teil des Querschnittes ändert sich die Geschwindigkeit nur wenig, und wir dürfen sie näherungsweise als $v(r_i)$ annehmen. Damit ist das Blutvolumen, welches pro Zeiteinheit durch den Ring fließt, näherungsweise

11 In Abschn. 9.4 brauchten wir Δx für eine Größe, die man nach Null streben läßt, während dx ein bloßes Symbol war. In der angewandten Mathematik nimmt man es mit dieser Unterscheidung nicht so genau. So wird dx oft in der Bedeutung einer hinreichend kleinen Größe gebraucht

12 Achille Ernest Delesse (1817–1881), französischer Geologe

$$2\pi r_i \cdot \Delta r \cdot v(r_i).$$

Das totale Blutvolumen, welches pro Zeiteinheit durch den Querschnitt fließt, wird angenähert durch

$$\sum_{i=0}^{n-1} 2\pi r_i \cdot v(r_i) \cdot \Delta r.$$

Wir können den Fehler reduzieren, indem wir eine feinere Unterteilung von R vornehmen.
Wenn n gegen unendlich strebt, strebt obige Summe gegen einen Grenzwert, der das exakte Blutvolumen pro Zeiteinheit wiedergibt. Ein ähnliches Vorgehen diskutierten wir in Abschn. 9.4. Dies führt uns zu folgendem Integral

$$\int_0^R 2\pi r \cdot v(r) \cdot dr. \tag{9.8.8}$$

Um die mittlere Blutgeschwindigkeit zu erhalten, dividieren wir das Integral durch die gesamte Fläche des Querschnitts, das heißt, durch $\pi \cdot R^2$. Somit erhalten wir

$$\bar{v} = \frac{1}{\pi R^2} \int_0^R 2\pi r \cdot v(r) \cdot dr.$$

Formel (9.8.7) liefert uns

$$\bar{v} = \frac{1}{\pi R^2} 2\pi \cdot c \int_0^R (R^2 r - r^3)\, dr$$

$$= \frac{2c}{R^2}\left(R^2 \cdot \frac{r^2}{2} - \frac{r^4}{4}\right)\Bigg|_0^R = \frac{2c}{R^2}\left(\frac{R^4}{2} - \frac{R^4}{4}\right)$$

und schließlich

$$\bar{v} = \frac{c}{2} R^2. \tag{9.8.9}$$

Wie (9.8.7) zeigt, ist die maximale Geschwindigkeit $v_{\max} = c \cdot R^2$, und damit ist unsere mittlere Geschwindigkeit $\bar{v}$ genau die Hälfte davon, d.h.

$$\bar{v} = \tfrac{1}{2}\, v_{\max}. \tag{9.8.10}$$

9.9 Kleine Änderungen

In der Systemanalyse studieren wir die gegenseitige Abhängigkeit einiger Teile eines Organismus. Falls das System stabil ist, wird eine kleine Änderung in einem Teil nur kleine Änderungen in den andern Teilen verursachen. Das Problem, kleine Änderungen zu bestimmen, wird durch die Differentialrechnung gelöst, vorausgesetzt, daß die Variablen sich stetig ändern.

Beispiel 9.9.1. Wir wollen die Iris unseres Auges untersuchen, die wie eine Blende funktioniert. Wie stark beeinflußt eine kleine Änderung ihrer Weite die Intensität des einfallenden Lichtes? Es sei r der Radius der Pupille, dann ist ihre Fläche (Apertur) proportional zu r^2 und dasselbe gilt für die Lichtintensität I. Hieraus folgt

$$I = cr^2 \tag{9.9.1}$$

für eine geeignete Konstante c. Wenn r um einen bestimmten Wert Δr anwächst, ist der entsprechende Zuwachs von I

$$\Delta I = c(r + \Delta r)^2 - cr^2 = 2cr \cdot \Delta r + c(\Delta r)^2. \tag{9.9.2}$$

Wir setzen nun voraus, daß Δr klein sei verglichen mit r, d.h. Δr sei maximal 1/10 von r. Dann ist $(\Delta r)^2$ so klein, verglichen mit $t \cdot \Delta r$, daß dieser Term in (9.9.2) vernachläßigt werden darf. Um anzudeuten, daß Δr genügend klein ist, ist es üblich, δr anstatt Δr zu schreiben. Dadurch geht (9.9.2) über in die angenäherte Formel[13]

$$\delta I \approx 2cr \cdot \delta r. \tag{9.9.3}$$

Es gibt aber noch einen kürzeren Weg, um Formel (9.9.3) zu erhalten. Um die zugrunde liegende Idee zu erklären, betrachten wir Abb. 9.28. Der Graph der Funktion (9.9.1) ist ein Teil einer Parabel. Von einem gegebenen Punkt P mit den Koordinaten r, I, gehen wir zu einem neuen Punkt Q mit den Koordinaten $r + \delta r$, $I + \delta I$. Folgen wir hingegen der Tangente bis zum Punkt Q' mit der Abszisse $r + \delta r$, so erreichen wir beinahe den gleichen Punkt. Da die Steigung der Tangente

$$\frac{dI}{dr} = 2cr \tag{9.9.4}$$

ist, ist die Ordinate von Q' gleich $I + 2cr \cdot \delta r$. Daher stimmt $\delta I \approx 2cr \cdot \delta r$ mit (9.9.3) überein. Es sei bemerkt, daß die Approximation nicht befriedigend ist, falls δr von der gleichen Größenordung wie r ist (vgl. Abschn. 1.10 für den Begriff "Größenordnung").

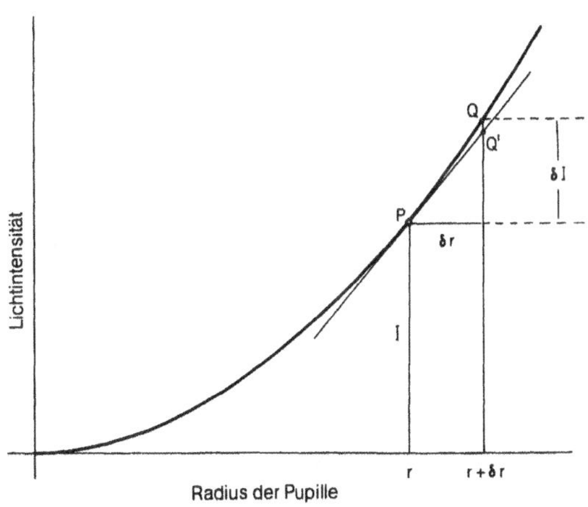

Abb. 9.28. Ein kleiner Zuwachs δr hat eine kleine Änderung δI zur Folge. Das Verhältnis $\delta I/\delta r$ ist angenähert gleich der Steigung dI/dr der Tangente

Allgemein gilt: Sei $y = f(x)$ eine differenzierbare Funktion von x und δx ein Zuwachs, der nur wenig von 0 verschieden ist. Der Zuwachs δx darf positiv oder negativ sein. Unter Benützung des absoluten Betrages können wir auch verlangen, es

13 Das Zeichen $\approx$ wird "ungefähr gleich" gelesen. Dieselbe Bedeutung haben Zeichen wie $\cong$ oder $\doteq$

müsse $|\delta x|$ *genügend klein sein.* Mit δy bezeichnen wir den entsprechenden Zuwachs von y. Dann ist das Verhältnis $\delta y/\delta x$ näherungsweise gleich der Steigung $dy/dx = f'(x)$. Somit erhalten wir

$$\boxed{\delta y \approx f'(x) \cdot \delta x.} \tag{9.9.5}$$

Bei jeder einzelnen Anwendung ist die Bedingung "genügend klein" speziell zu prüfen. Sie hängt sowohl von der Eigenschaft der Funktion, als auch von der gewünschten Genauigkeit ab.

Beispiel 9.9.2. Wir wollen ein Blutgefäß der Länge l und dem Radius r betrachten. Das Poiseuille-Gesetz für den Widerstand R eines Blutgefäßes wurde in Formel (9.7.15) gegeben. Wir fragen uns: Wie wirkt sich eine kleine Änderung δr von r auf den Widerstand R aus? Wir differenzieren R nach r und erhalten

$$\frac{dR}{dr} = R'(r) = kl(r^{-4})' = kl(-4)r^{-5} = -\frac{4kl}{r^5}. \tag{9.9.6}$$

Aus Formel (9.9.5) folgt, daß

$$\delta R \approx \left(-\frac{4kl}{r^5}\right) \cdot \delta r. \tag{9.9.7}$$

Das Resultat lautet: Der Widerstand R nimmt bei einem Zuwachs von r ab. Die Änderungsrate ist $-4k \cdot l/r^5$.

Beispiel 9.9.3. Wir wissen, daß $\sqrt{a^2} = a$ ist, sofern $a \geqq 0$. Falls wir nun eine kleine Größe b zum Radikanden addieren, können wir uns fragen: Wie stark weicht $\sqrt{a^2 + b}$ von a ab? Um eine Antwort zu finden, betrachten wir die Funktion $y = \sqrt{x} = x^{\frac{1}{2}}$. Wir differenzieren y nach x und leiten von Formel (9.9.5) her

$$\delta y \approx \frac{1}{2\sqrt{x}} \cdot \delta x.$$

Mit der neuen Schreibweise $x = a^2$, $\delta x = b$, $y = a$ folgt, daß $\delta y \approx b/2a$ ist und damit

$$\sqrt{a^2 + b} \approx a + \frac{b}{2a}. \tag{9.9.8}$$

Diese Formel ist vor allem bequem für das numerische Rechnen. Ein Beispiel soll dies illustrieren: $a = 50$, $b = 9$. Dann ist $\sqrt{2509} \approx 50 + 9/100 = 50{,}09$. Der exakte Wert von $\sqrt{2509}$ ist 50,0899 .... Der Fehler ist also unbedeutend.

Beispiel 9.9.4. Formel (9.9.5) wird auch beim Problem der *Fehlerfortpflanzung* gebraucht. Nehmen wir an, ein Experimentator könne den elektrischen Widerstand R eines Drahtes nicht konstant halten. Er beobachtet also Fluktuationen der elektrischen Stromstärke in einem Intervall $I \pm \delta I$. Die Frage lautet: Können wir das entsprechende Intervall $R \pm \delta R$ des Widerstandes abschätzen? Mit andern Worten: Wie kann man einen Fehler von R mit einer Abweichung von I in Verbindung bringen? Nach dem Ohmschen Gesetz gilt[14]:

---

14 Georg Simon Ohm (1789–1854), deutscher Mathematiker und Physiker

$$\frac{U}{I} = R. \tag{9.9.9}$$

Wir setzen voraus, daß die Spannung U konstant sei; dann ist R ein Funktion von I. Wir differenzieren R nach I und erhalten mit Formel (9.9.5)

$$\delta R \approx -\frac{U}{I^2} \cdot \delta I. \tag{9.9.10}$$

Somit ergibt sich für das gesuchte Intervall näherungsweise $R \mp UI^{-2} \cdot \delta I$.

9.10 Integrationsmethoden

Für den Naturwissenschaftler ist es wichtiger, den Begriff des Integrals zu verstehen als ein Meister der Integration zu sein. Konzentriert er sich hauptsächlich auf die Rechentechnik, so kann es ihn von der Hauptaufgabe seines Forschungsgebietes ablenken. Dennoch ist es klar, je mehr Methoden ihm geläufig sind, umso sicherer fühlt er sich im Umgang mit mathematischen Modellen.

Oft kommt es vor, daß ein unbestimmtes Interal

$$F(x) = \int f(x)\,dx \tag{9.10.1}$$

nur durch Einführen einer neuen Variablen gelöst werden kann. Zu diesem Zweck setzen wir

$$x = x(t)$$

und wenden den Fundamentalsatz der Integralrechnung, Gl. (9.5.5), und die Kettenregel, Gl. (9.2.14), auf $F(x)$ an. Wir erhalten

$$\frac{dF}{dt} = \frac{dF}{dx} \cdot \frac{dx}{dt} = f(x)\frac{dx}{dt} = f(x(t))\frac{dx}{dt}.$$

Nach Integration bezüglich t erhalten wir

$$\boxed{F(x(t)) = \int f(x(t))\frac{dx}{dt} \cdot dt.} \tag{9.10.2}$$

Diese Formel enthält die Regel der *Integration durch Substitution*. Wir können diese Regel als *Umkehrung der Kettenregel* interpretieren.

Aufgabe 9.10.1. Man berechne

$$F(x) = \int \sin(ax + b)\,dx \qquad (a \neq 0).$$

Lösung Wir setzen $ax + b = t$. Dann gilt:

$$x = \frac{1}{a}(t - b), \qquad \frac{dx}{dt} = \frac{1}{a}.$$

Aus Gl. (9.10.2) erhalten wir

$$F(x(t)) = \int \sin t \cdot \frac{1}{a} \cdot dt.$$

Damit ergibt sich

$$F(x(t)) = -\frac{1}{a}\cos t + C$$

oder

$$F(x) = -\frac{1}{a}\cos(ax + b) + C.$$

Aufgabe 9.10.2. Man berechne

$$F(x) = \int\sqrt{1 - 2x}\,dx. \qquad (x \leqq \tfrac{1}{2})$$

Lösung. Wir setzen $1 - 2x = t$. Dann gilt:

$$x = \frac{1}{2}(1 - t), \qquad \frac{dx}{dt} = -\frac{1}{2}.$$

Aus Gl. (9.10.2) erhalten wir

$$F(x(t)) = \int\sqrt{t}\cdot(-\tfrac{1}{2})dt = (-\tfrac{1}{2})\int t^{1/2}\,dt.$$

Damit ergibt sich

$$F(x(t)) = (-\tfrac{1}{2})\frac{t^{3/2}}{3/2} + C = (-\tfrac{1}{3})t^{3/2} + C$$

oder

$$F(x) = (-\tfrac{1}{3})(1 - 2x)^{3/2} + C.$$

Eine zweite, häufig benützte Integrationsmethode heißt *partielle Integration.* Von Gl. (9.2.11) wissen wir, wie man ein Produkt zweier Funktionen differenziert. Nun benützen wir die gleiche Formel, um einige (aber bei weitem nicht alle) Funktionenprodukte integrieren zu können. Durch Umstellen der Gl. (9.2.11) erhalten wir

$$f(x)g'(x) = (f(x)\cdot g(x))' - f'(x)g(x)$$

oder, nach Integration jedes einzelnen Terms

$$\boxed{\int f(x)g'(x)\,dx = f(x)g(x) - \int f'(x)g(x)\,dx}\,. \tag{9.10.3}$$

Unter günstigen Bedingungen kann diese Formel eine Integration stark vereinfachen.

Aufgabe 9.10.3. Man berechne

$$\int x\cos x\,dx.$$

Lösung. Wir identifizieren in Gl. (9.10.3)

$$f(x) = x, \qquad g'(x) = \cos x.$$

Mit

$$f'(x) = 1, \qquad g(x) = \sin x$$

erhalten wir

$$\int x\cos x\,dx = x\sin x - \int 1\cdot\sin x\,dx.$$

Nun ist die Integration auf der rechten Seite leichter auszuführen als auf der linken Seite und wir erhalten sofort

$$\int x \cos x \, dx = x \sin x + \cos x + C.$$

Aufgabe 9.10.4. Man bestimme

$$I = \int x e^{kx} \, dx \qquad (k \neq 0).$$

Lösung. Wir identifizieren wie folgt:

$$f(x) = x, \qquad g'(x) = e^{kx}.$$

Mit

$$f'(x) = 1, \qquad g(x) = \frac{1}{k} e^{kx}$$

erhalten wir aus Gl. (9.10.3)

$$I = x \cdot \frac{1}{k} e^{kx} - \int 1 \cdot \frac{1}{k} e^{kx} \, dx = \frac{1}{k} x e^{kx} - \frac{1}{k^2} e^{kx} + C.$$

Es gibt noch eine Reihe weiterer Integrationsmethoden, die der Leser in Lehrbüchern der Analysis finden kann. Doch fragt es sich, ob ein Naturwissenschaftler soviel Zeit darauf verwenden soll. Bald einmal gelangt man auch an eine Grenze, wo sich ein Integral nicht mehr in geschlossener Form darstellen läßt. Ein solches Integral ist beispielsweise

$$\int \frac{\sin x}{x} \, dx.$$

Es gibt auch *Tabellen*, in denen der Leser eine Fülle komplizierter Integrale und ihre Lösungen finden kann. Zum Beispiel: Dwight (1961), Gradštejn und Ryžik (1965), Gröbner und Hofreiter (1965, 1966), Meredith (1967), Peirce (1929).

Zur weiteren Lektüre empfohlen: Clow und Urquhart (1974), Defares *et al.* (1973), De Sapio (1976), Gelbaum und March (1969), Gentry (1978), Guelfi (1966), Lefort (1967), McBrien (1961), Smith (1966), Stibitz (1966).

Übungsaufgaben

9.1.1 Eine Touristengruppe startet zu einer 45 km langen Wanderung um 10^{00}h. Die Gruppe erreicht um 17^{30}h einen Unterstand, der 31 km vom Ausgangspunkt entfernt ist. Am folgenden Morgen wird die Wanderung um 8^{00}h fortgesetzt und das Ziel um 11^{00}h erreicht. Ist die mittlere Geschwindigkeit am 2. Tag größer oder kleiner als am 1. Tag?

9.1.2 Masse ist entlang der x-Achse verteilt (Einheit 1 cm). $M = M(x)$ sei die totale Masse zwischen Ursprung und dem Punkt mit der Abszisse x. Für $x_1 = 4$ cm, $x_2 = 7$ cm, $x_3 = 9$ cm gelten die folgenden Werte: $M(x_1) = 83$ g, $M(x_2) =$

141 g, $M(x_3) = 179$ g. Nimmt die mittlere Dichte im Intervall [0, x] mit steigendem x zu oder ab?

9.1.3 Angenommen, die Bevölkerung einer Stadt von 25'000 Personen (zur Zeit $t = 0$) wachse nach der Formel $N = 25'000 + 45t^2$. t ist die Zeit gemessen in Tagen. Ermitteln Sie die mittleren Wachstumsraten in den Zeitintervallen
a) von $t = 0$ bis $t = 2$,
b) von $t = 2$ bis $t = 10$,
c) von $t = 0$ bis $t = 10$.

9.1.4 Angenommen, ein Protein (Masse M in Gramm) zerfalle nach der Formel $M = 28/(t + 2)$ in verschiedene Aminosäuren, wobei die Zeit t in Stunden gemessen werde. Bestimmen Sie die mittlere Reaktionsgeschwindigkeit in den Zeitintervallen
a) von $t = 0$ bis $t = 2$,
b) von $t = 0$ bis $t = 1$,
c) von $t = 0$ bis $t = \frac{1}{2}$.

9.1.5 Masse ist stetig entlang der x-Achse verteilt. Die Einheiten betragen: Für die Länge 1 cm, für die Masse 1 g. $M(x)$ bezeichnet die Masse im Intervall [0, x] und ist gegeben durch $M(x) = x^2/3$. Bestimmen Sie die mittlere Dichte in den Intervallen [10, 10 + h], wobei h den Werten 1 cm, 0,1 cm, 0,01 cm entspricht.

9.1.6 Angenommen, ein Teilchen bewege sich vom Punkt $s = 2$ (Meter) aus zur Zeit $t = 1$ (Sek.) entlang der positiven x-Achse zu Punkten mit $s > 2$. Der Abschnitt s entspricht dabei folgender Zeitfunktion: $s = 2\sqrt{t}$. Bestimmen Sie die mittlere Geschwindigkeit des Teilchens im Zeitintervall $t = 1$ bis $t = 1 + h$ mit den abnehmenden n-Werten 1, 0,1, 0,01, 0,001 (sec).

9.2.1 Bestimmen Sie den Differenzenquotienten und die Ableitung der Funktion $y = ax^2 + b$.

9.2.2 Bestimmen Sie den Differenzenquotienten und die Ableitung der Funktion $y = x^3$.

9.2.3 Bestimmen Sie die Ableitungen folgender Potenzfunktionen unter Benützung der allgemeinen Formel zur Differentiation der Funktion $y = x^n$:

a) $y = x^{-2}$, b) $u = w^5$, c) $V = r^{2/3}$,
d) $M = 1/t^3$, e) $A = \sqrt[3]{Q}$, f) $Z = 1/\sqrt{P}$.

9.2.4 Benützen Sie die Formel für $(x^n)'$ zur Bestimmung der Ableitungen von

a) $y = x^{-3}$, b) $Q = u^{10}$, c) $Z = 1/v^4$,
d) $s = \sqrt[4]{Q}$, e) $\lambda = \sqrt{t^3}$, f) $x = 1/\sqrt[3]{t}$.

9.2.5 Bestimmen Sie die Ableitungen von

a) $v = at + b/t + c$, b) $U = az^2 + b\sqrt{z} + c/\sqrt{z}$
(a, b, c sind Konstanten).

9.2.6 Bestimmen Sie die Ableitungen von

a) $U(t) = pt^{3/4} - qt^{-2}$, b) $S(t) = \dfrac{3p}{t} - \dfrac{q}{t^3}$,

c) $T(u) = au - b/u^2$, d) $h(x) = \dfrac{ax + b}{x^2}$.

9.2.7 Die Größe einer sich langsam entwickelnden Bakterienkultur ist gegeben durch

$N = N_0 + 52t + 2t^2$ (Zeit t in Std)

Bestimmen Sie die Wachstumsrate zur Zeit $t = 5$ Std.

9.2.8 Bei der Synthese von Proteinen in Zellen nimmt die Masse M des Proteins als Funktion der Zeit nach folgender Formel zu:

$M = p + qt + rt^2$ (p, q, r sind Konstanten).

Bestimmen Sie die Reaktionsrate als Funktion der Zeit.

9.2.9 Die Masse M von Glucose nimmt bei einem Stoffwechselexperiment nach folgender Formel ab:

$M = 4{,}5 - (0{,}03)t^2$ (t in Std).

Bestimmen Sie die Reaktionsraten a) zur Zeit $t = 0$, b) zur Zeit $t = 2$, c) im Intervall [0, 2] (Mittelwert).

9.2.10 Die Höhe eines aufrechten Kegels mit kreisförmiger Grundfläche mißt $h = 20$ cm. Die Formel für das Volumen ist $V = \frac{1}{3}\pi r^2 h$, und der Basisradius r nehme zu. Bestimmen Sie die Wachstumsrate des Volumens.

9.2.11 Bestimmen Sie die Ableitung von $y = \cos x$ unter Verwendung der in Abschnitt 9.2. beschriebenen Methode für die Funktion $y = \sin x$.

9.2.12 Bestimmen Sie die Ableitungen von

a) $y = 3\cos x - 2\sin x$, b) $Q(t) = a\cos t + 2\sqrt{t}$,
c) $P(s) = 1 - s - \frac{1}{2}\sin s$, d) $r(\alpha) = 1 - \cos\alpha$.

9.2.13 Bestimmen Sie unter Verwendung der Produktregel die Ableitungen von

a) $y = (x + 7)(x - 3)$, b) $y = x \cdot \sin x$,
c) $z(t) = (1 - t)\cos t$, d) $Q(\alpha) = \sin\alpha \cos\alpha$,
e) $n(x) = x^{1/3}(1 - 2x)$, f) $f(y) = a \cdot \sqrt{y} \sin y$.

9.2.14 Bestimmen Sie die Ableitung von $y = (x^2 + 1)(x - 2)$ auf zwei Wegen,
a) durch Auflösen der Klammern,
b) unter Verwendung der Produktregel.

9.2.15 Bestimmen Sie

a) $\frac{d}{dx}(\sin x \cos x)$, b) $\frac{d}{dt}(2t - 3)(t^2 + 5)$,

c) $\frac{d}{du}(u \cdot \cos u)$, d) $\frac{d}{dw}(1 - w)\sqrt{w}$.

9.2.16 Bestimmen Sie die Ableitung von $y = (2x + 3)^2$ auf drei Wegen,
a) durch Auflösen der Klammern,
b) unter Verwendung der Produktregel,
c) unter Verwendung der Kettenregel.

9.2.17 Bestimmen Sie unter Verwendung der Kettenregel die Ableitungen folgender Funktionen:

a) $y = (x + 5)^2$, b) $Y = (u^2 - 3)^2$, c) $s = 1/(t - 2)$,
d) $K = 2/(1 - v)$, e) $v = (4 - 3t)^{\frac{1}{2}}$, f) $p = \sin(4\alpha - 5)$.

9.2.18 Bestimmen Sie die Ableitungen von

a) $y = \sin(2x - 4)$, b) $U(\beta) = p\cos 3\beta$,
c) $R(s) = 1/(as + b)$, d) $z = \sqrt{3x + 1}$.

9.2.19 Bestimmen Sie die Ableitungen von

a) $u(x) = (x - 1)^{-4}$, b) $E(w) = \dfrac{1}{w} + \dfrac{1}{w - 1}$,

c) $z = (t - 1)^{1/2} + (t + 1)^{-1/2}$, d) $f(\alpha) = (\alpha\cos\alpha)^2$.

9.2.20 Differenzieren Sie

a) $y = \dfrac{x}{x - 3}$, b) $K = \dfrac{1 + r}{1 - r}$,

c) $y = 1/\sin\theta$, d) $y = \cot\theta = \cos\theta = \cos\theta/\sin\theta$.

(Die Resultate von c) und d) wurden in Beispielen am Ende von Abschn. 9.7 benützt.)

9.2.21 Differenzieren Sie

a) $y = \dfrac{x^3}{1 - x}$, b) $S(t) = \dfrac{at + b}{ct + d}$,

c) $Q(\alpha) = \dfrac{1 - \sin\alpha}{1 + \cos\alpha}$, d) $P(t) = \dfrac{t^3}{1 + t^2}$,

e) $f(u) = (pu^3 + q)^{1/3}$, f) $h(\varphi) = \sin 2\varphi/\cos 3\varphi$.

9.2.22 Bestimmen Sie

a) $\dfrac{d}{dt}(2t - 3)\sqrt{at}$, b) $\dfrac{d}{dz}\dfrac{1 - uz}{1 - z}$,

c) $\dfrac{d}{du}\dfrac{1 - uz}{1 - z}$, d) $\dfrac{d}{d\lambda}(\lambda\sin a\lambda)^3$.

9.2.23 Es sei $y = x^2 + 1$. Berechnen Sie dy/dx und von der inversen Funktion dx/dy. Verifizieren Sie $dx/dy = (dy/dx)^{-1}$.

9.2.24 Sei $y = x^{\frac{3}{2}}$ für $x > 0$. Verifizieren Sie, unter Verwendung der inversen Funktion, die Formel $dx/dy = (dy/dx)^{-1}$.

9.3.1 Bestimmen Sie die Stammfunktionen folgender Funktionen:

a) $y' = 6x^2$, b) $y' = 8x - 7$, c) $u' = at + b$ (a, b sind Konstanten),

d) $\dfrac{dy}{dx} = 5x^3$, e) $\dfrac{dW}{dt} = 2t - 8$, f) $\dfrac{dU}{dx} = U_0 + \cos x$,

g) $y' = \frac{1}{3}\cos t$, h) $U' = \cos 2x$, i) $K' = 1/u^2$.

9.3.2 Bestimmen Sie die Stammfunktionen folgender Funktionen:

a) $y' = 3x^4 - x^2$, b) $y' = 1 - x^{2/3}$,

c) $\frac{dy}{dx} = ax^3 - bx^5$, d) $\frac{ds}{dt} = a\sqrt{t}$,

e) $\frac{du}{ds} = \frac{k}{s^3}$, f) $\frac{dQ}{d\alpha} = a\cos\alpha + b\sin\alpha$,

g) $\frac{dy}{dt} = \frac{pt^2 + q}{t^2}$, h) $\frac{dP}{dv} = av^2 + bv + c + \frac{d}{v^2}$.

9.5.1 Bestimmen Sie den ungefähren Wert für das Integral $\int_1^2 \frac{4}{x}\,dx$ durch Abzählen von Punkten.
(Hinweis: Man unterteile das Intervall in fünf äquidistante Segmente.)

9.5.2 Zeichnen Sie den Graphen der Funktion $y = 5 + 2x - \frac{1}{2}x^2$ über dem Intervall [0, 3]. Bestimmen Sie

$$\int_0^3 y\,dx$$

a) angenähert durch Abzählen von Punkten,
b) durch Integration.

9.5.3 Berechnen Sie folgende bestimmte Integrale

a) $\int_1^2 \frac{1}{r^2}\,dr$, b) $\int_{-1}^{1} (5 - w)\,dw$, c) $\int_0^t (at^2 + bt + c)\,dt$,

d) $\int_1^3 t\,dt$, e) $\int_{-1}^{1} dx$, f) $\int_{-\pi/2}^{\pi/2} \cos t\,dt$.

9.5.4 Berechnen Sie

a) $\int_0^2 (x^2 + 1)\,dx$, b) $\int_1^2 \frac{1}{r^2}\,dr$, c) $\int_{-\beta}^{\beta} \sin\alpha\,d\alpha$,

d) $\int_p^q x^2\,dx$, e) $\int_a^{a+1} \frac{du}{u^2}$, f) $\int_0^s t^{2/3}\,dt$.

9.5.5 Ermitteln Sie die folgenden unbestimmten Integrale:

a) $\int x^{-6}\,dx$, b) $\int t^{-1/3}\,dt$, c) $\int (u + 2u^2 + 3u^3)\,du$,

d) $\int s^{0.1}\,ds$, e) $\int (A\sin\theta + B\cos\theta)\,d\theta$, f) $\int \frac{dQ}{\sqrt{8Q^3}}$.

9.5.6 Bestimmen Sie

a) $\int_0^{10} \frac{du}{(u+2)^2}$, b) $\int_{-p}^{p} A \cdot dr$, c) $\int_1^{3/2} t\,dt$, d) $\int_{-1}^{1} dx$.

9.5.7 Bestimmen Sie, unter Verwendung des Fundamentalsatzes der Integralrechnung, folgende Ableitungen:

a) $\frac{d}{dx}\int_0^x \frac{1}{t+2}dt$, b) $\frac{d}{dx}\int_1^x \frac{au-1}{u+1}du$,

c) $\frac{d}{dt}\int_2^t \frac{u-3}{\sin u}du$, d) $\frac{d}{ds}\int_0^s \sqrt{t^3+1}\,dt$.

9.5.8 Beim mäßigen Spannen einer Spiralfeder gilt das Hooksche Gesetz. Es besagt, daß der Betrag der Ausdehung s proportional zur Spannkraft F ist; das heißt, $F = ks$ ($k > 0$, Konstante). s werde in Metern gemessen und F in Newton. Somit wird die zur Ausdehnung benötigte Energie in Joule angegeben. Bestimmen Sie die Energie W, um die Feder von $s = 0$ bis $s = s_0$ zu dehnen (vgl. Beispiel 9.4.4.).

9.6.1 Bestimmen Sie die zweiten Ableitungen folgender Funktionen:

a) $y = 1 - x^3$, b) $u = 2z^5 - 3z^3$, c) $W = 3/t$, d) $p = 2\sqrt{s}$.

9.6.2 Bestimmen Sie

a) $\frac{d^2}{dx^2}(ax^3 + bx + c)$, b) $\frac{d^2}{dt^2}t^{2/3}$, c) $\frac{d^2}{du^2}\sqrt{u+2}$,

d) $\frac{d^2}{d\alpha^2}\cos(2\alpha + 3)$, e) $\frac{d^2}{d\theta^2}(\cos\theta - \sin\theta)$, $\frac{d^2}{dr^2}(r-1)^{1/3}$.

9.6.3 Ein Teilchen befindet sich im Zeitpunkt $t = 0$ in Ruhelage. Dann bewegt es sich entlang einer Geraden mit konstanter Beschleunigung a. Gesucht wird das "Bewegungsgesetz"; d.h. bestimmen Sie die Geschwindigkeit v und die zurückgelegte Distanz s als Funktion der Zeit.

9.6.4 Zeigen Sie, daß die 1. Ableitung einer quadratischen Funktion linear und die 2. Ableitung konstant ist. Vergleichen Sie die Resultate mit der 1. und 2. Differenz, wie sie in Abschn. 4.4. eingeführt wurden.

9.6.5 Bestimmen Sie, unter Verwendung der 2. Ableitung, ob die Graphen der folgenden Funktionen nach oben oder nach unten konvex sind:

a) $y = \frac{1}{2}x^2 + 3x - 5$, b) $F = 4 - 2t - t^2$, c) $V = (-1/3)u^2 + u$,
d) $y = 2x - 4$, e) $y = x^3 - x$.

9.6.6 Entscheiden Sie, ob sich die Graphen der folgenden Funktionen im Uhrzeiger- oder Gegenuhrzeigersinn drehen:

a) $y = 1/x$ $(x > 0)$, b) $y = 1/x^2$ $(x > 0)$,
c) $y = 1/(1-x)$ $(0 < x < 1)$, d) $y = \frac{x+2}{x-3}$ $(x > 3)$.

9.6.7 Berechnen Sie Minimum und Maximum folgender Funktionen:

a) $y = x^3 - x$, b) $v = 1 + 2t + \frac{1}{2}t^2$, c) $u = p(1 - p)$.

9.6.8 Bestimmen Sie die Extremwerte von:

a) $Z = t^5 - 5t$, b) $U = 1 + s^2 - s^3$, c) $R = \sin 2\alpha$.

9.6.9 Ist die Bedingung "Verkehrslicht grün"
a) notwendig,
b) hinreichend zum Passieren einer Kreuzung?

9.6.10 Welche Bedingungen sind notwendig und welche hinreichend, um bei einem Telefonanruf den Bestimmungsort zu erreichen?

9.6.11 a, b, c bezeichne die Seiten eines Dreiecks. Ist die Bedingung $a^2 + b^2 = c^2$ notwendig und/oder hinreichend, damit das Dreieck rechtwinklig ist?

9.6.12 Ist die Bedingung, "die Diagonale halbiert ein Viereck in kongruente Dreiecke" notwendig/und oder hinreichend für ein Rechteck?

9.6.13 Ist die Bedingung "alle vier Seiten sind gleich"
a) notwendig, b) hinreichend für ein Quadrat?

9.6.14 Beweisen Sie die Aussage: "Eine ganze Zahl ist dann und nur dann durch 6 teilbar, wenn sie durch 2 und 3 teilbar ist."

9.6.15 Sei $y = x^4$. Für $x = 0$ wird die 2. Ableitung Null. Der Graph hat aber dort keinen Wendepunkt. Ist die Bedingung $f''(x) = 0$ notwendig oder hinreichend für einen Wendepunkt?

9.6.16 Angenommen der Graph einer Funktion $y = f(x)$ bestehe aus zwei Bögen, welche sich an einem Punkt P treffen. P ist ein Scheitelpunkt. Ist die Funktion bei P
a) stetig, b) differenzierbar, c) weder-noch, d) sowohl-als auch? Ist die Bedingung "$f(x)$ ist stetig," notwendig oder hinreichend für die Differenzierbarkeit?

9.7.1 Bestimmen Sie sowohl lokale wie absolute Maxima und Minima folgender Funktionen:

a) $y = x^2 - 3x$ für $0 \leqq x \leqq 5$,
b) $v = 1 + 2t + \frac{1}{2}t^2$ für $-3 \leqq t \leqq 3$,
c) $U = 1/(2v + 3)$ für $1 \leqq v \leqq 3$,
d) $y = x^3 - 3x$ für $-3 \leqq x \leqq 3$.

9.7.2 Bestimmen Sie die lokalen und absoluten Extremwerte von:

a) $y = 3x^2 - 6x$ für $0 \leqq x \leqq 2$,
b) $z = 1 + u - u^2/2$ für $-2 \leqq u \leqq 2$,
c) $S = 5 - t^{2/3}$ für $0 \leqq t \leqq 8$.

9.7.3 $Q(s) = \dfrac{s^2 - 10s + 5}{s + 1}$ sei bestimmt im Bereich $s \geqq 0$. Bestimmen Sie die lokalen und absoluten Maxima und Minima.

9.7.4 Bestimmen Sie die lokalen und absoluten Extrema für $y = 2x/(x^2 + 3)$.

9.7.5 Eine Substanz ist stetig im Intervall [0 cm, 10 cm] der x-Achse verteilt. Die Konzentration ist gegeben durch $C = 10\,x - x^2$

(C werde in mg/cm gemessen).
a) Wo wird örtlich die höchste Konzentration gemessen?
b) Wie groß ist die totale Masse M?

9.7.6 In Wasser und in Lösung ist das Produkt der Konzentrationen des Oxonium-Ions $[H_3O^+]$ und des Hydroxid-Ions $[OH^-]$ nahezu 10^{-14} (in Mol). Es sei

$$S = [H_3O^+] + [OH^-].$$

Berechnen Sie die $[H_3O^+]$-Konzentration bei minimalem S. Hinweis: $[H_3O^+] = x$.

9.7.7 Bei einer autokatalytischen Reaktion wird eine Substanz in eine neue Verbindung, das Produkt, überführt. Das Produkt katalysiert demnach seine eigene Bildung. Wir nehmen an, daß die Reaktionsrate proportional ist zur Menge x des Produktes zur Zeit t, gleichzeitig aber auch proportional zum noch vorhandenen Ausgangsmaterial. Somit nimmt die Menge des Ausgangsmaterials zum Zeitpunkt t auf den Wert $a - x$ ab. Es folgt

$$\frac{dx}{dt} = kx(a - x) \quad (k \text{ ist eine positive Konstante}).$$

Berechnen Sie jenen Wert x, der zu einer maximalen Reaktionsrate führt (aus Thrall et al., 1967)

9.7.8 Es sei $Q(a) = \sum_{i=1}^{n} (x_i - a)^2$ wobei $x_1, x_2, \ldots\ldots, x_n$ gegebene Meßwerte sind. Bestimmen Sie a so, daß $Q(a)$ ein Minimum erreicht. Ist das Resultat plausibel?

9.7.9 Sei v die Geschwindigkeit eines Vogels gegen den Wind; W sei sein Gewicht und ρ die Dichte der Luft. Pennycuick (1969) fand folgende Formel für die Leistung P, die der Vogel während des Fluges aufrechterhalten muß:

$$P = \frac{W^2}{2\varrho S v} + \frac{1}{2}\varrho A v^3.$$

S und A sind Konstanten, die mit der Form und der Größe des Vogels zusammenhängen. Berechnen Sie jene Geschwindigkeit v_0, aus der sich ein minimaler Kraftaufwand ergibt.

9.7.10 Der Energieverbrauch einiger fliegender Vögel kann gemessen werden. Bei einem australischen Sittich (*Melopsittacus undulatus*) wird dieser Energieverbrauch (in J $g^{-1}km^{-1}$) gut beschrieben mit der Formel

$$E = \frac{1}{v}\{0{,}31(v - 35)^2 + 92\}.$$

v ist die Geschwindigkeit des Vogels in km/h gegenüber der Luft. Bei welcher Geschwindigkeit wird der Energieverbrauch pro km minimal? (übernommen aus Tucker und Schmidt-König, 1971)

9.7.11 Die Zellen gewisser Gewebe haben die Form eines aufrechten Kreiszylinders mit der Höhe h und dem Radius r. Bei festem Volumen ist jener Radius r zu berechnen, der einer minimalen Oberfläche entspricht. Zudem ist das Verhältnis h zu r gesucht.

9.7.12 Ein vertikal springender Floh erreicht die Höhe h (in Metern) gemäß folgender Zeitfunktion (t in Sekunden):

$$h = (4{,}4)t - (4{,}9)t^2.$$

Berechnen Sie die Geschwindigkeit zur Zeit $t = 0$, die maximale Sprunghöhe und die Beschleunigung, welche durch die Gravitation verursacht wird.

9.8.1 Berechnen Sie die Mittelwerte folgender Funktionen:

a) $y = \frac{1}{2}x + 3$ für $0 \leqq x \leqq 6$,
b) $s = at^2$ für $2 \leqq t \leqq 3$,
c) $F = \cos\alpha$ für $-\frac{\pi}{2} \leqq \alpha \leqq \frac{\pi}{2}$.

9.8.2 Berechnen Sie die Mittelwerte folgender Funktionen:

a) $y = 4 - \frac{1}{3}x$ für $-2 \leqq x \leqq 2$,
b) $U = 5 + \frac{1}{4}w - \frac{1}{2}w^2$ für $0 \leqq w \leqq 3$,
c) $K = r^{-2}$ für $1 \leqq r \leqq 3$.

9.9.1 Die Oberfläche einer kugelförmigen Zelle beträgt $S = 4\pi r^2$ und das Volumen mißt $V = \frac{4}{3}\pi r^3$. Wie ändern sich S und V bei der Zunahme von r um δr?

9.9.2 Zieht sich ein Muskel gegen eine Kraft F zusammen (z.B. ein Gewicht), so verringert sich die Geschwindigkeit v der Muskelkontraktion mit zunehmender Kraft F. Für den Zusammenhang fand Hill 1938 die folgende Gleichung:

$$(F + a)(v + b) = c.$$

a, b, c sind geeignete positive Konstanten. Formulieren Sie v als Funktion der Kraft F. Wie ändert sich v bei einer kleinen Änderung von F um δF? (für das Hillsche Gesetz vergleiche man Abbott und Brady, 1964)

9.9.3 In Abb. 9.28 ist zu beweisen, dass für $\delta x > 0$ gilt:

$$(\mathrm{Min} f'(x)) \cdot \delta x \leqq \delta y \leqq (\mathrm{Max} f'(x)) \cdot \delta x.$$

Minimum und Maximum von $f'(x)$ werden im Intervall $[x, x + \delta x]$ genommen.

9.10.5 Integrieren Sie durch Substitution

a) $\int \cos \omega x \, dx$, b) $\int (1 - 8u)^3 \, du$, c) $\int \sqrt{p + qs} \, ds$ $(q \neq 0)$,

d) $\int_0^2 (4t + 3)^4 \, dt$, e) $\int_0^{\pi/2} \cos 3\theta \, d\theta$, f) $\int_1^3 \frac{dx}{(5x - 1)^2}$.

9.10.6 Integrieren Sie durch Substitution

a) $\int \left(\frac{x}{3} - 1\right)^5 dx$, b) $\int (a + bv)^{1/3} \, dv$, c) $\int 1/(3 - u)^{1/2} \, du$,

d) $\int_3^5 \frac{dw}{(w - 2)^{1/2}}$, e) $\int_0^3 \frac{ds}{(4 - s)^3}$, f) $\int_{-\pi/2}^{\pi/2} \sin 2\phi \, d\phi$.

9.10.7 Bestimmen Sie, unter Verwendung der partiellen Integration, folgende unbestimmte Integrale:

a) $\int x \sin x \, dx$, b) $\int t \cos \omega t \, dt$, c) $\int u(u+1)^{1/2} \, du$.

9.10.8 Berechnen Sie, unter Verwendung der partiellen Integration, folgende bestimmte Integrale:

a) $\int_0^{\pi} x \cos 2x \, dx$, b) $\int_0^{\pi/2} x^2 \cos x \, dx$, c) $\int_0^{1/2} t(1-t)^{-1/2} \, dt$.

Kapitel 10

Exponential- und Logarithmusfunktionen II

10.1 Einleitung

Im vorangehenden Kapitel haben wir es vermieden, Infinitesimalrechnung auf Exponential- und Logarithmusfunktionen anzuwenden, obwohl diese Funktionen für die mathematische und statistische Behandlung der Naturwissenschaften von grundlegender Bedeutung sind. Die Funktionen,

$$y = q^x \text{ und } y = \log_{10} x, \tag{10.1.1}$$

die wir im Kap. 6 betrachtet haben, sind nicht leicht zu differenzieren oder zu integrieren, wenn wir nicht eine *besondere Basis* einführen, nämlich die Zahl

$$\mathrm{e} = 2{,}718281828459\ \ldots \tag{10.1.2}$$

In Formel (8.2.1) definierten wir e als den Grenzwert einer besonderen Folge. Die Exponentialfunktion, die wir kennenlernen wollen, lautet $y = \mathrm{e}^x$, und die entsprechende logarithmische Funktion $y = \log_{\mathrm{e}} x$.

Bei flüchtigem Hinschauen scheint es sonderbar, die komplizierte, irrationale Zahl e als Basis zu gebrauchen. Trotzdem ist dies eine rein subjektive Ansicht, haben doch e^x und $\log_{\mathrm{e}} x$ sehr einfache Ableitungen. Diese Ableitungen, die wir in den folgenden Kapiteln beweisen werden, lauten

$$(\mathrm{e}^x)' = \mathrm{e}^x, \ (\log_{\mathrm{e}} x)' = \frac{1}{x}. \tag{10.1.3}$$

Das bedeutet, daß die Ableitung von e^x identisch ist mit e^x selbst, und daß die Ableitung von $\log_{\mathrm{e}} x$ einfach den reziproken Wert von x darstellt.

Daher betrachten wir e als *natürliche Basis* für Exponential- und Logarithmusfunktionen. Es ist gebräuchlich, $\log_{\mathrm{e}} x$ den *natürlichen Logarithmus* von x zu nennen und ihn mit log nat x oder kurz mit ln x zu bezeichnen. Deshalb könnten wir e^x die *natürliche Exponentialfunktion* nennen, doch wird diese Bezeichnung selten gebraucht.

Wir beschließen diese Einführung mit der Regel: *Wann immer Exponential- und Logarithmusfunktionen differenziert oder integriert werden müssen, schreiben wir die Funktionen mit der Zahl e als Basis.*

In Abschn. 10.2 werden wir ln x ganz unabhängig vom Begriff des Logarithmus definieren. Im folgenden Abschnitt werden wir die Eigenschaften dieser Funktion behandeln und die Verwandtschaft zum Logarithmus aufweisen. In Abschn. 10.4 werden wir die Exponentialfunktion e^x als Umkehrung von ln x einführen. Es wird auch der Beweis erbracht werden, daß ln x wirklich ein Logarithmus und identisch mit $\log_{\mathrm{e}} x$ ist.

Es gibt keinen direkten Weg, diese Funktionen zu definieren. Das Vorgehen gleicht eher einer Detektivgeschichte. In Anbetracht der komplizierten logischen Gedankengänge hoffen wir, der Leser könne jedem einzelnen Schritt ohne übermäßige

Anstrengung folgen. Ein wirkliches Verständnis der Exponential- und Logarithmusfunktionen öffnet das Tor zu einer Unzahl von Anwendungen.

Bevor der Leser dieses Kapitel studiert, sollte er mit den Kap. 6, 8 und 9 vertraut sein.

10.2 Integral von 1/x

In Formel (9.3.1) lernten wir, daß die Integration von x^m zu $x^{m+1}/(m+1)$ führt, sofern $m \neq -1$ ist. Wenden wir uns nun diesem Ausnahmefall zu. Für $m = -1$ reduziert sich x^m auf $1/x$. In Abb. 10.1 ist die Funktion $y = 1/t$ für positive Werte von t aufgezeichnet. Der Grund, warum wir t und nicht x der Abszisse zuordnen, wird ersichtlich, wenn wir Formel (10.2.1) betrachten. Für beide Achsen wurde dieselbe Längeneinheit gewählt. Die Integration dieser Funktion entspricht der Flächenberechnung eines von einer Kurve begrenzten Vierecks. Wir betrachten nun zwei Intervalle auf der t-Achse. Lassen wir zuerst $a > 1$ eine bestimmte Zahl sein. Auf der horizontalen Achse liegt der Punkt $t = a$ rechts vom Punkt $t = 1$. Die Fläche über dem Intervall [1, a] ist

$$\int_1^a \frac{1}{t}\, dt.$$

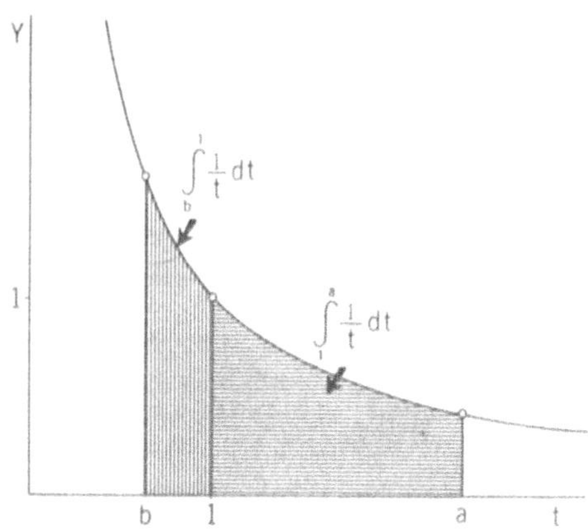

Abb. 10.1. Die Definition von ln a für $a > 1$ und von ln b für $0 < b < 1$

Wir bezeichnen diese Größe als ln a und lesen "ln von a". Im Augenblick lassen wir außer acht, daß ln a etwas mit einem Logarithmus zu tun hat. Zweitens lassen wir $0 < b < 1$ eine andere bestimmte Zahl sein. Der Punkt $t = b$ liegt links vom Punkt $t = 1$. Die Fläche über $[b, 1]$ ist

$$\int_b^1 \frac{1}{t}\, dt.$$

Mit Hilfe von Formel (9.5.15) können wir die zwei Grenzen des Integrals vertauschen. Wir erhalten dabei die Fläche

$$-\int_1^b \frac{1}{t}\,dt.$$

Dieses Integral hat dieselbe Form wie das Integral über $[1, a]$. Deshalb ist es passend zu definieren:

$$\ln b = \int_1^b \frac{1}{t}\,dt = -\int_b^1 \frac{1}{t}\,dt.$$

Also ist $\ln b$ eine negative Zahl, falls $0 < b < 1$ ist.

Jetzt führen wir dieselben logischen Schritte wie in Abschn. 9.5 aus, als wir die Flächenfunktion $F(x)$ einführten. Die obere Grenze des Integrals sei eine Variable, und wir bezeichnen sie besser mit x als mit a oder b. Jedem $x > 0$ ist ein einziger Wert der Fläche zugeordnet. Daher ist die Fläche eine Funktion von x, und somit ist auch $\ln x$ eine Funktion von x:

$$\ln x = \int_1^x \frac{1}{t}\,dt \quad (x > 0). \tag{10.2.1}$$

Falls $x = 1$ ist, fällt das Intervall in einem Punkt zusammen, so daß die Fläche Null wird. Deshalb gilt: $\ln 1 = 0$. Für $x > 1$ nimmt die Funktion $\ln x$ positive Werte an. Für $x < 1$ müssen wir x wie b in Abb. 10.1 interpretieren. Daher nimmt $\ln x$ für $0 < x < 1$ negative Werte an. Numerische Werte können durch die Methode des Zählens kleiner Flächeneinheiten angenähert werden (s. Abb. 9.11 und Problem 10.2.1). Es folgt eine kurze Tafel von Werten, die auf fünf Dezimalstellen gerundet sind:

Tabelle 10.1

x	$\ln x$	x	$\ln x$
0,5	−0,69315	2,70	0,99325
1,0	0	2,71	0,99695
1,5	+0,40547	2,72	1,00063
2,0	+0,69315	2,73	1,00430
2,5	+0,91629		
3,0	+1,09861		
3,5	+1,25276		

In Abb. 10.2 ist die Funktion $y = \ln x$ dargestellt. Die Kurve erinnert uns an den Graph von $\log_2 x$, dargestellt in Abb. 6.9. Vierstellige Werte von $\ln x$ sind in der Tafel F des Anhangs zu finden.

10.3 Eigenschaften von ln x

Wir definierten $\ln x$ als Fläche eines krummlinigen Vierecks zwischen dem Intervall $[1, x]$ und dem Graphen von $1/t$. Diese Fläche ändert sich stetig mit x. Deshalb ist $\ln x$ eine stetige Funktion von x. Ferner können wir $\ln x$ differenzieren, indem wir Formel (9.5.12) auf das Integral in (10.2.1) anwenden. Somit erhalten wir

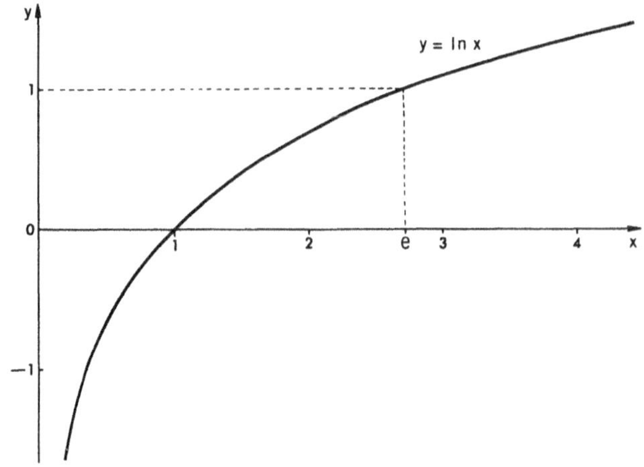

Abb. 10.2. Graph der Funktion $y = \ln x$. Der Definitionsbereich ist die positive x-Achse. Die Funktion ist monoton wachsend

$$\frac{d}{dx}(\ln x) = (\ln x)' = \frac{1}{x}. \qquad (10.3.1)$$

Die Ableitung von $\ln x$ ist der Integrand in (10.2.1) geschrieben mit der Variablen x. Umgekehrt ist $\ln x$ eine Stammfunktion von $1/x$. Daher lautet das unbestimmte Integral von $1/x$,

$$\int \frac{1}{x}\, dx = \ln x + C \qquad (x > 0), \qquad (10.3.2)$$

wobei C eine willkürliche Konstante ist.

Jetzt wenden wir uns der zusammengesetzten Funktion $\ln (kx)$ zu, wobei k eine positive Zahl ist. Die Kettenregel, Formel (9.2.14), erlaubt uns, diese Funktion abzuleiten. Mit $u = kx$ erhalten wir

$$\frac{d}{dx}(\ln kx) = \frac{d}{du}(\ln u) \cdot \frac{du}{dx} = \frac{1}{u} \cdot k = \frac{1}{kx} \cdot k \qquad (10.3.3)$$

oder

$$\frac{d}{dx}(\ln kx) = \frac{1}{x}. \qquad (10.3.4)$$

Überraschenderweise ist das Resultat unabhängig von k, was heißt, daß $\ln kx$ die gleiche Ableitung wie $\ln x$ hat. Daher unterscheiden sich die Stammfunktionen nur durch eine gewisse Konstante:

$$\ln kx = \ln x + C.$$

Um C zu bestimmen, setzen wir $x = 1$ und erhalten $\ln k = \ln 1 + C = 0 + C$ oder $C = \ln k$. Daraus folgt $\ln kx = \ln x + \ln k$. Der Übersicht halber schreiben wir diese Formel mit den Buchstaben a und b:

$$\ln ab = \ln a + \ln b \qquad (a > 0, b > 0). \qquad (10.3.5)$$

In Worten: Die Funktion ln x angewandt auf ein Produkt zweier positiven Zahlen ist gleich der Summe der "ln" beider Zahlen. Wir sind einer solchen Eigenschaft schon im Zusammenhang mit Logarithmen begegnet (s. Formel (6.4.2)).

Für den besondern Wert $b = 1/a$ schließen wir aus (10.3.5), daß $\ln\left(a \cdot \frac{1}{a}\right) = \ln a + \ln 1/a$ oder, auf Grund von $\ln\left(a \cdot \frac{1}{a}\right) = \ln 1 = 0$, daß

$$\ln 1/a = -\ln a \qquad (a > 0). \tag{10.3.6}$$

Zum Beispiel erhalten wir für $a = 2$ die Beziehung $\ln 0{,}5 = -\ln 2$ (s. Tabelle 10.1).

Ferner ersetzen wir in Formel (10.3.5) b durch $1/c$ und erhalten wegen (10.3.6), angewandt für $a = c$,

$$\ln a/c = \ln a - \ln c \ (a > 0, c > 0). \tag{10.3.7}$$

Wir können Formel (10.3.5) wiederholt anwenden:

$$\ln a^2 = \ln a + \ln a = 2 \cdot \ln a,$$
$$\ln a^3 = \ln a^2 + \ln a = 2 \cdot \ln a + \ln a = 3 \cdot \ln a, \text{ etc.}$$

Für jede natürliche Zahl n gilt deshalb

$$\ln a^n = n \cdot \ln a \qquad (a > 0, n = 1, 2, 3, 4, \ldots). \tag{10.3.8}$$

Jetzt nehmen wir an, daß $a > 1$ sei. Daraus folgt, daß $\ln a > 0$. Strebt n nach unendlich, so strebt auch $n \cdot \ln a$ nach unendlich. Deshalb erhalten wir aus (10.3.8), wenn $a^n = x$ gesetzt wird,

$$\ln x \to \infty \text{ für } x \to \infty. \tag{10.3.9}$$

Falls nun $0 < a < 1$ ist, wissen wir, daß $\ln a < 0$ ist. Strebt n nach ∞, so strebt das Produkt $n \cdot \ln a$ nach $-\infty$. Gleichzeitig strebt $x = a^n$ nach Null (s. Formel (8.1.12)). Auf diese Weise ergibt (10.3.8)

$$\ln x \to -\infty \text{ für } x \to 0. \tag{10.3.10}$$

Während der Definitionsbereich der Funktion die positive x-Achse ist, zeigen die Resultate (10.3.9) und (10.3.10), daß die Bildmenge durch die ganze y-Achse dargestellt wird. Siehe Abb. 10.2.

In Abschn. 10.5 werden wir Gl. (10.3.8) für jede reelle Zahl $n = x$ erweitern. Dann lautet die Formel

$$\ln a^x = x \cdot \ln a \qquad (a > 0, x \in \mathbb{R}). \tag{10.3.11}$$

In Abschn. 10.4 werden wir dieses Ergebnis vorwegnehmen, um eine Definition von e^x zu erhalten.

10.4 Umkehrfunktion von ln x

Weil die Ableitung von ln x gleich $1/x$ ist, und weil $1/x$ positiv für alle $x > 0$ ist, wächst die Funktion ln x für zunehmendes x. Daher ist $y = \ln x$ eine *monotone* Funktion für alle $x > 0$. Diesen Begriff führten wir in Abschn. 6.3 ein. Dort haben wir gelernt, daß eine monotone Funktion immer eine *Umkehrfunktion* besitzt. Das bedeutet: Zu jedem Wert von y gehört ein einziger Wert von x. Wir wählen zum Beispiel $y = 0$. Es existiert nur ein entsprechender Wert von x, und der lautet $x = 1$.

Um die Umkehrfunktion von $y = \ln x$ in einer passenden Form zu schreiben, betrachten wir zunächst nur den speziellen Wert $y = 1$. Wie wir wissen, hat die Gleichung $\ln x = 1$ eine einzige Lösung. In Abb. 10.2 sehen wir, daß $x \approx 2{,}7$ ist und mit höherer Genauigkeit (Tafel 10.1), daß x zwischen 2,71 und 2,72 liegt. Wir bezeichnen diesen besonderen Wert von x mit e. Der Leser wird kaum überrascht sein, daß e mit der Zahl (10.1.2) identisch ist. Der Beweis für die Identität wird später in Abschn. 10.8 gegeben. Wir behaupten jetzt, daß die Exponentialfunktion

$$x = e^y$$

die Umkehrfunktion von $y = \ln x$ ist. Um diese Aussage zu beweisen, wenden wir "ln" auf beiden Seiten an und gebrauchen Gl. (10.3.11):

$$\ln x = \ln e^y,$$
$$\ln x = y \ln e,$$
$$\ln x = y.$$

Beim Gebrauch von Umkehrfunktionen ist es üblich, x durch y zu ersetzen (s. Abschn. 6.3). Also erhalten wir als Umkehrfunktion von $y = \ln x$

$$y = e^x, \qquad (10.4.1)$$

d.h. wir erhalten eine *Exponentialfunktion mit der besonderen Basis e*. Um einen Graphen dieser Funktion aufzuzeichnen, müssen wir nur in Abb. 10.2 x durch y vertauschen, oder, was gleichbedeutend ist, die Kurve an der Geraden $y = x$ spiegeln (s. Abb. 10.3). Der Definitionsbereich von $y = e^x$ ist die ganze x-Achse, die Bildmenge die positive y-Achse.

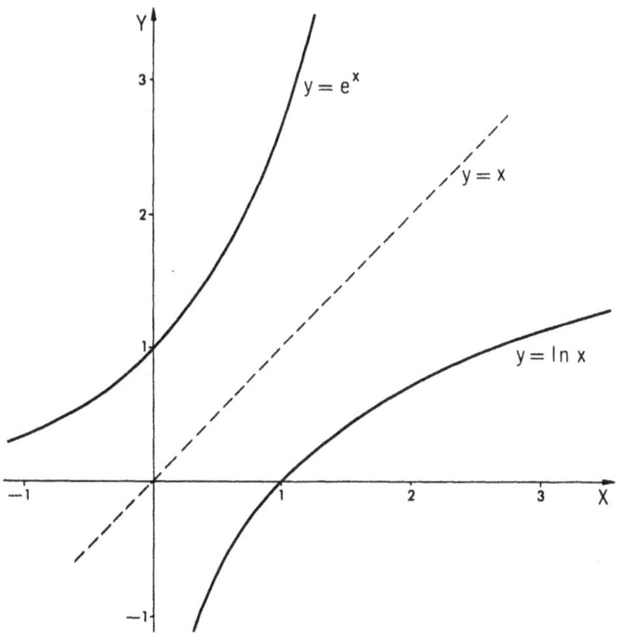

Abb. 10.3. Graph der Funktion $y = e^x$, den man durch Spiegelung des Graphen von $y = \ln x$ an der Geraden $y = x$ erhält

Vierstellige Zahlenwerte von e^x sind in der Tafel E im Anhang aufgeführt.

Man kennt noch eine andere Bezeichnung für e^x, die besonders für Maschinenschreiben und Druck geeignet ist:

$$e^x = \exp x. \tag{10.4.2}$$

In der neueren Literatur wird diese Schreibweise häufig gebraucht. Zum Beispiel an Stelle von $e^{-\frac{1}{2}u^2}$ schreibt man $\exp(-u^2/2)$.

Die Umkehrfunktion von $y = e^x$ ist unsere ursprüngliche Funktion $y = \ln x$. In Kap. 6 nannten wir die Umkehrfunktion einer Exponentialfunktion eine *logarithmische Funktion*. Also ist $y = \ln x$ eine besondere Logarithmusfunktion, nämlich jene mit der Basis e, d.h.

$$\ln x = \log_e x. \tag{10.4.3}$$

Man nennt $\ln x$ den natürlichen Logarithmus[1] von x.

Weil "ln" und "exp" inverse Operationen sind, heben sie sich gegenseitig auf. Deshalb können wir schreiben

$$\ln(\exp x) = \ln e^x = x, \tag{10.4.4}$$

und

$$\exp(\ln x) = e^{\ln x} = x. \tag{10.4.5}$$

10.5 Allgemeine Definition einer Potenz

Aus Gl. (10.3.8) wissen wir schon, daß

$$\ln a^n = n \cdot \ln a \qquad (a > 0)$$

gültig ist für $n = 1, 2, 3, \ldots$. Jetzt wollen wir diese Formel für beliebige reelle Werte von n beweisen.

Zuerst nehmen wir an, n sei eine negative ganze Zahl, sagen wir $n = -3$. Wir verwenden die Gln. (10.3.6) und (10.3.8) und erhalten

$$\ln a^{-3} = \ln 1/a^3 = -\ln a^3 = (-3)\ln a.$$

Der Exponent kann auch $1/n$ sein, wobei $n = 1, 2, 3, \ldots$ ist. Betrachten wir zum Beispiel

$$\ln a^{1/5}.$$

Wir multiplizieren diesen Ausdruck mit 5. Aus Formel (10.3.8) folgt, daß

$$5 \cdot \ln a^{1/5} = \ln (a^{1/5})^5.$$

Dies reduziert sich auf

$$\ln a^{\frac{1}{5}\cdot 5} = \ln a.$$

Dividieren wir durch 5, so folgt daher

1 "ln" war ursprünglich die Abkürzung des lateinischen "logarithmus naturalis." In Büchern über reine Mathematik ist "ln" nicht üblich. Statt dessen verwendet man "log," da dort eine Verwechslung mit dem Zehnerlogarithmus nicht zu erwarten ist

$$\ln a^{1/5} = \frac{1}{5} \cdot \ln a.$$

Wir können sogar einen Schritt weitergehen und

$$\ln a^{3/5}$$

betrachten, In diesem Fall führt Formel (10.3.8) auf

$$\ln a^{3/5} = \ln (a^{1/5})^3 = 3 \ln a^{1/5},$$

und unser früheres Resultat ergibt

$$\ln a^{3/5} = 3 \cdot \frac{1}{5} \ln a = \frac{3}{5} \ln a.$$

In all diesen Fällen erhielten wir

$$\ln a^x = x \cdot \ln a \qquad (a > 0). \qquad (10.5.1)$$

Diese Formel ist gültig für alle Brüche, wobei x positiv oder negativ sein kann, das heißt, *für alle rationalen Zahlen* x (s. Zahlensystem in Abschn. 1.14).

Formel (10.5.1) sagt aus, daß $\ln a^x$ proportional zu x ist für eine feste Basis a und für alle rationalen Zahlen x. Jetzt ist es nur noch ein kleiner Schritt, diese Formel auf alle *reellen Zahlen* x zu erweitern. Tatsächlich kann eine reelle Zahl als Grenzwert einer Folge rationaler Zahlen betrachtet werden. Zum Beispiel ist $\sqrt{3}$ der Grenzwert der Folge

$$1{,}7, \quad 1{,}73, \quad 1{,}732, \quad 1{,}7320, \ldots .$$

Gleichung (10.5.1) erlaubt uns, die sonderbarsten Potenzen zu definieren

$$3^{\sqrt{2}},\ 2^{\pi},\ \left(\frac{1}{2}\right)^{-\sqrt{5}},\ \sqrt{3}^{\sqrt{2}}.$$

Wir brauchen bloß die Exponentialfunktion auf Gl. (10.5.1) anzuwenden:

$$\boxed{a^x = \mathrm{e}^{x \cdot \ln a}} \qquad (a > 0). \qquad (10.5.2)$$

Jede Potenz kann mit der besonderen Basis e geschrieben werden.

Beispiel 10.5.1. Zu berechnen sei $\ln 3^{\sqrt{2}}$. Aus (10.5.1) erhalten wir für $a = 3$, $x = \sqrt{2}$

$$\ln 3^{\sqrt{2}} = \sqrt{2} \cdot \ln 3$$

und mit Hilfe von $\sqrt{2} = 1{,}41421$ und Tabelle 10.1

$$\ln 3^{\sqrt{2}} = (1{,}41421)(1{,}09861) = 1{,}55367$$

mit einer Genauigkeit von fünf Dezimalstellen.

Beispiel 10.5.2. Die Zahl $2{,}5^{1{,}22}$ soll als Potenz mit der natürlichen Basis e geschrieben werden. Formel (10.5.2) ergibt

$$2{,}5^{1{,}22} = \mathrm{e}^{(1{,}22)\ln 2{,}5}$$

oder, da $\ln 2{,}5 = 0{,}91629$ ist,

$$2{,}5^{1{,}22} = \mathrm{e}^{(1{,}22)(0{,}91629)} = \mathrm{e}^{1{,}12}.$$

Hier rundeten wir den Exponenten, da 1,22 nur drei signifikante Ziffern hat (näheres darüber finden Sie in Abschn. 1.12).

Die folgenden Regeln werden für verallgemeinerte Potenzen gebraucht:

$$a^s \cdot a^t = a^{s+t} \quad (a > 0), \tag{10.5.3}$$

$$(ab)^s = a^s b^s \quad (a > 0), (b > 0), \tag{10.5.4}$$

$$(a^s)^t = a^{st} \quad (a > 0). \tag{10.5.5}$$

Um jede Formel zu beweisen, wenden wir "ln" auf beide Seiten an. Dieses Vorgehen reduziert die drei Formeln auf Gleichungen, die wir schon kennen. Tatsächlich ist (10.5.3) gleichbedeutend mit

$$s \cdot \ln a + t \cdot \ln a = (s + t) \ln a.$$

(10.5.4) entspricht

$$s(\ln a + \ln b) = s \cdot \ln a + s \cdot \ln b,$$

und (10.5.5) ist äquivalent zu

$$t \cdot \ln a^s = s \cdot t \cdot \ln a.$$

10.6 Verwandtschaft zwischen natürlichem und gewöhnlichem Logarithmus

Von Kap. 6 wissen wir, daß

$$10^a = x \qquad (x > 0) \tag{10.6.1}$$

äquivalent ist zu

$$a = \log x, \tag{10.6.2}$$

wobei mit "log" der *gewöhnliche Logarithmus* (Basis 10) gemeint ist. Um eine Beziehung zwischen "log" und "ln" zu erhalten, wenden wir den natürlichen Logarithmus auf beide Seiten von (10.6.1) an. Mit Blick auf Formel (10.5.1) erhalten wir

$$a \cdot \ln 10 = \ln x.$$

Dann eliminieren wir a mit Hilfe von (10.6.2) und erhalten so die gewünschte Beziehung:

$$\ln x = \ln 10 \cdot \log x \; (x > 0). \tag{10.6.3}$$

Der numerische Wert von ln 10 ist

$$\ln 10 = 2{,}3025850 \ldots. \tag{10.6.4}$$

Gl. (10.6.3) bedeutet einfach: *Der natürliche Logarithmus ist proportional zum gewöhnlichen Logarithmus*, d.h.

$$\ln x \propto \log x.$$

Einige Zahlenwerte einer logarithmischen Tafel sollen diese Proportionalität illustrieren:

Tabelle 10.2

x	$\ln x$	$\log x$	$\ln x/\log x$
5,0	1,6094	0,6990	2,303
5,1	1,6292	0,7076	2,303
5,2	1,6487	0,7160	2,303
5,3	1,6677	0,7243	2,303
5,4	1,6864	0,7324	2,303

Von diesem Gesichtspunkt aus ist das Rechnen mit natürlichen Logarithmen mit dem Rechnen mit gewöhnlichen Logarithmen gleichwertig. *Warum lernen wir denn beide Arten von Logarithmen?* Es gibt zwei Gründe. Fürs Zahlenrechnen ist der gewöhnliche Logarithmus viel geeigneter als der natürliche Logarithmus. Ist jedoch Differential- oder Integralrechnung anzuwenden, geben wir dem natürlichen Logarithmus den Vorzug. Das wird im nächsten Abschnitt gezeigt werden.

10.7 Differenzieren und Integrieren

Aus Abschn. 10.2 wissen wir schon, daß

$$\ln x = \int_1^x \frac{1}{t}\,dt \tag{10.7.1}$$

und daß

$$(\ln x)' = \frac{1}{x} \tag{10.7.2}$$

ist. Jetzt wollen wir diese Resultate erweitern.

In Kap. 11 werden wir $1/x$ auch dann integrieren müssen, wenn x negativ ist. Die Stammfunktion kann nicht $\ln x$ sein, da von einer negativen Zahl kein Logarithmus existiert. Wir versuchen es mit $\ln(-x)$. Nach der Kettenregel lautet die Ableitung $-1/(-x) = 1/x$. Genau dieses Ergebnis wollten wir. Es ist bequem, $-x$ durch den absoluten Betrag von x zu ersetzen, also durch $|x|$ (s. Abschn. 1.6). Somit kann ein Resultat gewonnen werden, das für positive und negative x Werte gültig ist:

$$\int \frac{1}{x}\,dx = \ln|x| + C \qquad (x \neq 0). \tag{10.7.3}$$

Wir könnten auch Interesse daran haben, $\log x$ zu differenzieren, wobei mit "log" der gewöhnliche Logarithmus gemeint ist. Mit Hilfe der Formeln (10.6.3) und (10.7.2) erhalten wir

$$(\log x)' = \left(\frac{\ln x}{\ln 10}\right)' = \frac{1}{\ln 10}\cdot\frac{1}{x}. \tag{10.7.4}$$

Diese Formel ist komplizierter als (10.7.2). Wenn möglich vermeiden wir sie.

Die Ableitung $(\ln x)' = 1/x$ wird uns auch behilflich sein, e^x zu differenzieren. Zu diesem Zweck brauchen wir die Formel für die Ableitung einer Umkehrfunktion:

$$dx/dy = \frac{1}{dy/dx}.$$

Diese Formel wurde am Ende von Abschn. 9.2 hergeleitet. Da $x = e^y$ äquivalent zu $y = \ln x$ ist, folgt

$$\frac{d}{dy}e^y = \frac{dx}{dy} = \frac{1}{dy/dx} = \frac{1}{d(\ln x)/dx} = \frac{1}{1/x} = x = e^y.$$

Indem wir y durch x ersetzen, erhalten wir

$$\frac{d}{dx}e^x = (e^x)' = (\exp x)' = e^x, \tag{10.7.5}$$

wie in (10.1.3) vorausgesagt wurde.

Häufiger sind zusammengesetzte Funktionen zu differenzieren, wie e^{mx} mit einer willkürlichen Konstanten $m \neq 0$. Bei Anwendung der Kettenregel (9.2.13) erhalten wir

$$(e^{mx})' = e^{mx} \cdot m. \tag{10.7.6}$$

Die Stammfunktion lautet daher

$$\int e^{mx}\,dx = \frac{1}{m}e^{mx} + C \qquad (m \neq 0), \tag{10.7.7}$$

wobei C eine willkürliche Konstante ist.

Manchmal sind wir vor das Problem gestellt, die allgemeine Exponentialfunktion a^x $(a > 0)$ zu differenzieren. Wir brauchen dazu Formel (10.5.2) und führen die spezielle Basis e ein. Dann wenden wir die Kettenregel an, wie dies in Formel (10.7.6) gezeigt wird. Damit erhalten wir

$$(a^x)' = (e^{x \cdot \ln a})' = e^{x \cdot \ln a} \cdot \ln a = a^x \cdot \ln a. \tag{10.7.8}$$

Um den ungeschickten Faktor $\ln a$ zu vermeiden, ist es vorteilhaft, alle Potenzen durch Terme der speziellen Basis e auszudrücken.

Zum Schluß wollen wir die Exponentialfunktion e^{mx} benutzen, um ein Problem zu lösen, das wir bei der Differentialrechnung offen gelassen haben, nämlich das *Differenzieren der Potenzfunktion* $y = x^n$, wobei *n irgendeine reelle Zahl* ist. In Formel (9.2.4) nahmen wir das Resultat vorweg. Der Beweis stützt sich auf Formel (10.5.2) und auf die Kettenregel:

$$x^n = e^{n \cdot \ln x} \text{ für } x > 0,$$

$$\frac{d}{dx}(x^n) = \frac{d}{dx}(e^{n \cdot \ln x}) = e^{n \cdot \ln x} \cdot n \cdot \frac{1}{x} = x^n \cdot \frac{n}{x} = nx^{n-1}$$

für $x > 0$. Der Gültigkeitsbereich der Formel kann auf negative x-Werte erweitert werden, wenn man voraussetzt, daß n eine ganze Zahl ist. Das Ergebnis ist dasselbe; doch überspringen wir den Beweis.

10.8 Einige Grenzwerte

Gemäß Formel (9.2.2) ist die Ableitung von ln x definiert durch

$$(\ln x)' = \lim_{h\to 0} \frac{\ln(x+h) - \ln x}{h}. \qquad (10.8.1)$$

Da wir die Ableitung von ln x schon kennen, erhalten wir den folgenden Grenzwert eines Differentialquotienten:

$$\lim_{h\to 0} \frac{\ln(x+h) - \ln x}{h} = \frac{1}{x} \qquad (x > 0). \qquad (10.8.2)$$

Ein Zahlenbeispiel soll dieses Ergebnis illustrieren. Es sei $x = 2$. Dann erhalten wir mit einer Tafel natürlicher Logarithmen:

h	$\ln(2+h)$	$\dfrac{\ln(2+h) - \ln 2}{h}$
1	1,09861	0,405
0,1	0,74194	0,488
0,01	0,69813	0,498
0,001	0,69365	0,499

Wir sehen, daß sich der Differentialquotient dem Wert $1/x = 0{,}500$ nähert, wie dies durch Formel (10.8.2) vorausgesagt wurde. Für den speziellen Wert $x = 1$ schließen wir, daß

$$\frac{\ln(1+h)}{h} \to 1 \text{ wenn } h \to 0,$$

da $\ln 1 = 0$ ist. Wir ersetzen h durch a/n, wobei a irgendeine positive oder negative Konstante und n eine natürliche Zahl ist, die nach unendlich strebt. So ergibt sich

$$\ln\left(1 + \frac{a}{n}\right) \Big/ \frac{a}{n} = \frac{n}{a} \cdot \ln\left(1 + \frac{a}{n}\right) \to 1.$$

Wir multiplizieren mit a und wenden Formel (10.3.8) an. Somit erhalten wir

$$\ln\left(1 + \frac{a}{n}\right)^n \to a \qquad (10.8.3)$$

oder beim Gebrauch der Umkehrfunktion

$$\boxed{\left(1 + \frac{a}{n}\right)^n \to e^a \text{ wenn } n \to \infty} \qquad (a \text{ reell}). \qquad (10.8.4)$$

Dies ist ein wichtiger Grenzwert, der häufig in der Theorie und in der Praxis erscheint. Wir sind dem Spezialfall $a = 1$ schon in Abschn. 8.2 begegnet. Mit diesem Ergebnis sind wir nun fähig, die Basis e als die Zahl 2,71828 . . . zu identifizieren, die wir schon in Abschn. 8.2 gefunden hatten.

10.9 Anwendungen

Keine anderen Funktionen haben in den Naturwissenschaften ein so breites Anwendungsgebiet gefunden wie die Exponential- und Logarithmusfunktionen. In Abschn. 6.5 und 6.6 studierten wir bereits verschiedene Beispiele aus der Biologie. Wir behandeln in diesem Abschnitt noch zusätzliche Probleme, so auch bei den Aufgaben am Ende dieses Kapitels.

Beispiel 10.9.1. Ein Hühnerei wurde drei Tage lang bei einer Temperatur $t_0 = 37°C$ inkubiert. Anschließend wurde während 40 Minuten die Temperatur t gesenkt und die Anzahl N Herzschläge pro Minute gemessen[2]:

t (°C)	N	t (°C)	N
36,3	154	31,1	82
35,0	133	30,4	75
33,9	110	24,7	38
32,4	94	24,2	36
31,8	83		

Man soll graphisch nachweisen, daß N durch eine Exponentialfunktion von t angenähert werden kann. Ferner sollen die Parameter dieser Exponentialfunktion bestimmt werden.

In Abschn. 7.2 führten wir die einfach-logarithmische Darstellung ein und wir lernten, daß der Graph einer Exponentialfunktion eine Gerade ist. Wir müssen also $\log N$ gegen t auftragen. Trotzdem ist eine kleine Änderung ratsam. Es ist aufschlußreicher, anstelle der Temperatur t die Differenz zwischen t und 37° aufzuzeichnen, d.h. die Größe τ (griech. tau), definiert durch

$$\tau = 37° - t. \tag{10.9.1}$$

Für rechnerische Zwecke arbeiten wir mit gewöhnlichen Logarithmen. Somit sieht die ursprüngliche Tabelle nun wie folgt aus:

τ (°C)	$\log N$	τ (°C)	$\log N$
0,7	2,188	5,9	1,914
2,0	2,124	6,6	1,875
3,1	2,041	12,3	1,580
4,6	1,973	12,8	1,556
5,2	1,919		

Diese Daten sind in Abb. 10.4 aufgezeichnet. Die Punkte mit den Koordinaten (τ, $\log N$) befinden sich nahe an der Geraden. Es ist leicht, eine solche Gerade von Auge anzugleichen. Daraus folgt, daß $\log N$ eine lineare Funktion von τ ist, d.h.

2 Unveröffentlichte Daten, die mir freundlicherweise von Dr. G. Wagner, Bern, zur Verfügung gestellt wurden

$$\log N = a + b\tau \tag{10.9.2}$$

mit den bestimmten, positiven Konstanten a und b. Für $\tau = 0$ erhalten wir $a = \log N$. Aus Abb. 10.4 lesen wir, daß $a = 2{,}21$ ist.

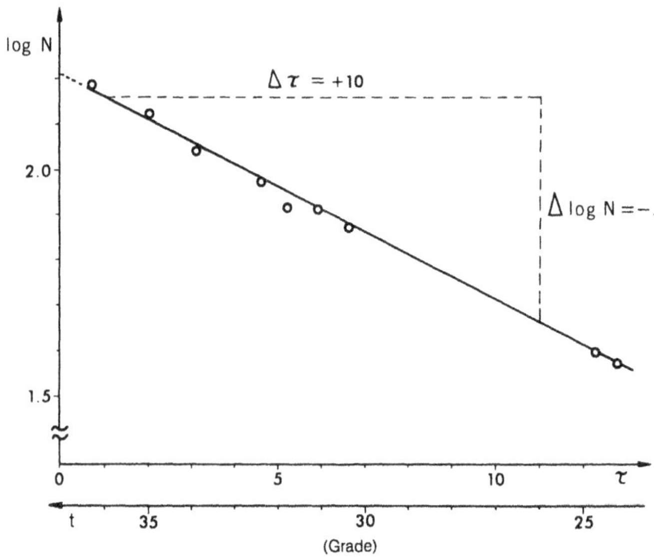

Abb. 10.4. Abnahme der Pulsfrequenz in Hühnereiern bei sinkender Temperatur. Die Steigung der Geraden bedeutet die Abnahme von log N pro °C

Der Koeffizient von τ ist die Steigung b. In einem rechtwinkligen Dreieck mit $\Delta\tau = +10$ ist $\Delta \log N = -0{,}496$. Also ist $b = (-0{,}496)/10 = -0{,}0496$. Unter der Steigung b verstehen wir die Abnahme von log N pro Grad Celsius. Die Umkehrfunktion von (10.9.2) lautet

$$N = 10^{a+b\tau} = 10^a \cdot 10^{b\tau} = (\text{antilog } a) \cdot 10^{b\tau} = 162 \cdot 10^{b\tau}.$$

Es ist jedoch üblich, e als Basis einer Exponentialfunktion zu benutzen. Dies ist möglich, wenn wir Formel (10.5.2) für $a = 10$ und $x = b\tau$ anwenden. Wir erhalten

$$N = 162 \cdot e^{b(\ln 10)\tau}, \; (b = -0{,}0496)$$

oder mit dem numerischen Wert von ln 10, der in (10.6.4) aufgeführt ist,

$$N = 162 e^{-0{,}114\tau}. \tag{10.9.3}$$

Die Funktion hat die Gestalt $N = N_0 e^{-k\tau}$ mit den Parametern N_0 und k. Hier bedeutet $N_0 = 162$ die Zahl der Herzschläge pro Minute für $\tau = 0°$ oder $t = 37°$. Der zweite Parameter ist $k = 0{,}114$.

Ist die Abnahmerate von Interesse, so folgt aus (10.9.3), daß

$$\frac{dN}{d\tau} = 162\,(-0.114) e^{-0{,}114\tau} = -(18.5) e^{-0{,}114\tau}. \tag{10.9.4}$$

Diese Rate ist negativ und von τ abhängig. Für $\tau = 0$ beträgt sie $-18{,}5$. Das bedeutet: Genau zu Beginn des Experiments nimmt die Zahl der Herzschläge um 18,5 pro 1°C ab.

Beispiel 10.9.2. Wir betrachten eine radioaktive Substanz und nehmen an, es handle sich nur um eine einzige Art eines radioaktiven Isotops[3]. N bezeichne die Anzahl radioaktiver Atome, die zur Zeit t in der Substanz enthalten sind. Experimente zeigen, daß der radioaktive Zerfall dem Gesetz

$$N = N_0 e^{-\lambda t} = N_0 \cdot \exp(-\lambda t) \tag{10.9.5}$$

folgt. N_0 ist die Zahl radioaktiver Atome zur Zeit $t = 0$. Die Zahl λ (Kleinbuchstabe für Griechisch lambda) ist positiv und wird die *Zerfallskonstante* genannt. Genau genommen ist N eine ganze Zahl, doch aus Gründen, die in Abb. 9.5 erklärt sind, nähern wir die ganze Zahl durch eine stetige Variable an.

Die Zerfallskonstante λ hat keine unmittelbar anschauliche Bedeutung. Daher ist es wünschenswert, die sogenannte *Halbwertzeit* einzuführen. Sie ist die Länge Δt eines Zeitintervalls, in dem 50% der radioaktiven Atome zerfallen. Um Δt mit λ zu verknüpfen, betrachten wir zwei Zeitpunkte, sagen wir t_1 und $t_2 = t_1 + \Delta t$ (s. Abb. 10.5), und es seien N_1 und N_2 die Zahl radioaktiver Atome zu diesen Zeitpunkten. Aus Formel (10.9.5) erhalten wir

$$N_1 = N_0 e^{-\lambda t_1}, \qquad N_2 = N_0 e^{-\lambda t_2} = N_0 e^{-\lambda(t_1 + \Delta t)} = N_0 e^{-\lambda t_1} \cdot e^{-\lambda \cdot \Delta t}$$

oder

$$N_2 = N_1 \cdot e^{-\lambda \cdot \Delta t}. \tag{10.9.6}$$

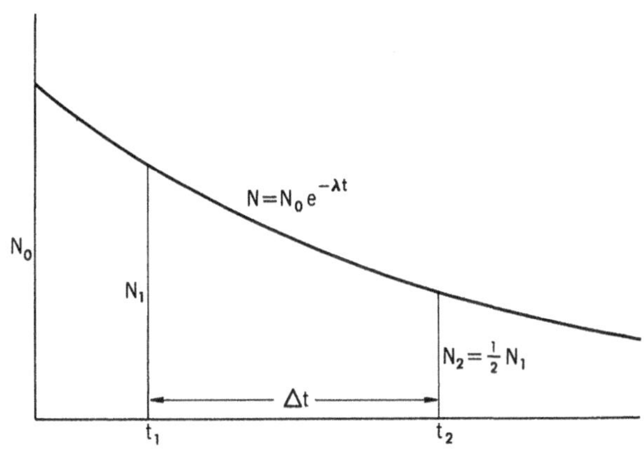

Abb. 10.5. Während eines Zeitintervalls der Länge Δt zerfällt die Hälfte der radioaktiven Atome

Da wir annehmen, daß die Hälfte aller radioaktiven Atome während dieses Zeitintervalls zerfalle, erhalten wir $N_2 = \frac{1}{2} N_1$. Also ergibt Formel (10.9.6)

$$e^{-\lambda \cdot \Delta t} = \frac{1}{2}, \qquad -\lambda \cdot \Delta t = \ln \frac{1}{2} = -0{,}69315.$$

3 In vielen Büchern wird diese Annahme verschwiegen. Das exponentielle Gesetz (10.9.5) gilt aber nicht, wenn verschiedenartige radioaktive Isotope in der Substanz vorhanden sind

Die Halbwertzeit ist daher

$$\Delta t = \frac{-\ln 0{,}5}{\lambda} = \frac{0{,}69315}{\lambda}. \tag{10.9.7}$$

Die Halbwertzeit nimmt zu, wenn die Zerfallskonstante abnimmt und umgekehrt. Beide Parameter λ und Δt sind typisch für ein bestimmtes Isotop. Beachten wir, daß Δt weder von N_0, noch vom Zeitpunkt t_1 abhängig ist. Das bedeutet: *Wann immer ein Zeitintervall der Länge Δt verstreicht, sinkt die Anzahl verbleibender radioaktiver Atome auf die Hälfte.*

Aus Formel (10.9.5) und aus der Kettenregel bestimmen wir die *Zerfallsrate*

$$\frac{dN}{dt} = N_0 e^{-\lambda t}(-\lambda) = -\lambda N. \tag{10.9.8}$$

Somit ist die Zerfallsrate proportional zu N, d.h. zur Anzahl verbleibender radioaktiver Atome.

Beispiel 10.9.3. Einige Stämme Tabakviren, wie Aucuba auf Blättern von *Nicotiana sylvestris* und anderer Tabakpflanzen, wurden Röntgenstrahlen verschiedener Wellenlänge ausgesetzt. Bei der Bestrahlung wurde ein Teil der Viren inaktiviert, so daß die Vermehrung aufhörte. Gowen (1964) berichtet, daß die *Anzahl y überlebender Viren mit der benutzten Röntgendosis r exponentiell abnahm.* Also erhalten wir mit befriedigender Annäherung

$$y = y_0 e^{-ar} = y_0 \cdot \exp(-ar), \tag{10.9.9}$$

wobei a eine gewiße positive Konstante ist, die vom biologischen Material abhängt.

Wir können uns fragen: Wie groß muß die Dosis sein, um 90% der Viren zu inaktivieren? Um diese Frage zu beantworten, sei $y = y_0/10$ und die erforderliche Dosis r_{90}. Dann ergibt Formel (10.9.9)

$$e^{-a \cdot r_{90}} = 1/10,$$

$$r_{90} = \frac{-\ln 1/10}{a} = \frac{\ln 10}{a} = \frac{2{,}303}{a}. \tag{10.9.10}$$

Beispiel 10.9.4. In Seen und im Meer kann pflanzliches Leben nur in der obersten Wasserschicht, ungefähr bis zehn Meter Tiefe existieren, da das *Tageslicht vom Wasser nach und nach absorbiert wird.* Wir können uns fragen: Wie nimmt die Lichtintensität mit zunehmender Schichttiefe ab? Die Antwort ist im *Gesetz von Bouguer-Lambert*[4] enthelten. Wir betrachten einen vertikalen Strahl, der mit einer ursprünglichen Lichtintensität I_0 ins Wasser eintritt. Es sei I die reduzierte Intensität in einer Tiefe von x Metern. Dann besagt das Gesetz, daß

$$I = I_0 e^{-\mu x}. \tag{10.9.11}$$

Der Parameter $\mu > 0$ wird der *Absorptionskoeffizient* genannt (μ ist der Kleinbuchstabe für Griechisch mü). Er ist von der Reinheit des Wassers und von der Wellenlänge des Lichtes abhängig. Streng genommen wird die Intensität I niemals genau Null sein. Trotzdem kann das verbleibende Licht bei einem genügend großen x nicht mehr

4 Pierre Bouguer (1698–1758), französischer Wissenschafter und Forschungsreisender, studierte die Lichtabsorption in der Atmosphäre. Johann Heinrich Lambert (1728–1777), elsässischer Mathematiker, Astronom und Physiker, befaßte sich mit Absorption im allgemeinen

wahrgenommen werden. Abbildung 10.6 zeigt, wie die Lichtintensität in völlig reinem Meerwasser abnimmt (für μ nehmen wir den Wert 1,4 m^{-1} an).

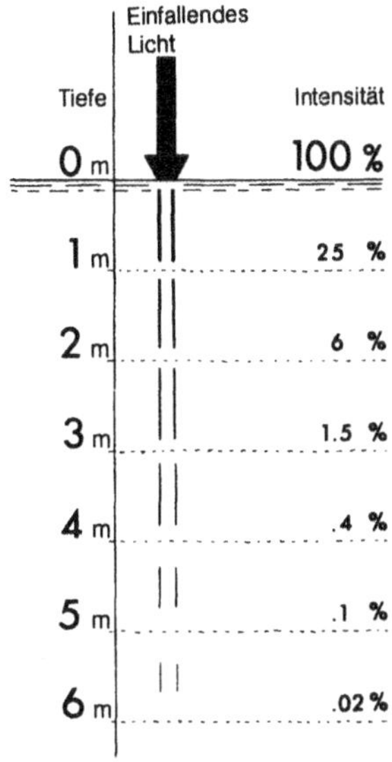

Abb. 10.6. Die Absorption von Tageslicht in Meerwasser erfolgt nach einem exponentiellen Gesetz. Jedesmal wenn die Wassertiefe um 1 m zunimmt, werden 75% des verbleibenden Lichtes absorbiert

Das Bouguer-Lambert-Gesetz ist auf jede homogene durchsichtige Substanz wie Glas, Plexiglas, Flüssigkeiten und dünne unter dem Mikroskop betrachtete Schichten anwendbar. Nebst Lichtwellen verhalten sich auch andere elektromagnetische Wellen wie Röntgen- und Gammastrahlen so. Das Bouguer-Lambert-Gesetz ist grundlegend in der Photometrie.

Beispiel 10.9.5. Eine etwas kompliziertere Anwendung der Exponentialfunktion begegnet uns in Verbindung mit der Sterblichkeit durch natürliche Ursachen. Abbildung 10.7 stellt die Anzahl überlebender Ratten als Funktion der Zeit (gemessen in Monaten) dar. Die Daten wurden von 144 Laborratten desselben Stammes gesammelt. Alle Ratten hatten ein Alter von sieben Monaten erreicht. Von diesem Zeitpunkt an wurde das Alter jeder Ratte zur Zeit ihres natürlichen Todes registriert. Die Überlebensfunktion ist eine Treppenfunktion, doch kann sie gut durch eine glatte Kurve, gemäß einer Formel von Gompertz[5], angenähert werden:

$$N = a \cdot e^{-b \cdot e^{kt}} = a \exp(-b \cdot \exp kt). \tag{10.9.12}$$

Diese Formel enthält drei Parameter a,b,k. Alle drei sind positive Zahlen. Die Zahl N überlebender Tiere ist eine zusammengesetzte Funktion der Zeit t. Sie ist im Grunde genommen "eine Exponentialfunktion einer Exponentialfunktion". Der Graph ist *s*-förmig und wird daher eine *sigmoide Kurve* genannt.

5 Benjamin Gompertz (1779–1865), englischer Mathematiker und Versicherungswissenschaftler

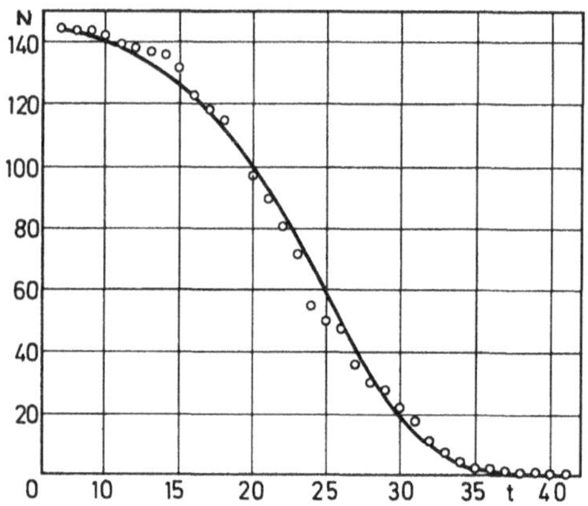

Abb. 10.7. Üeberlebenskurve von 144 Ratten vom siebten Monat an. Die Punkte geben die Zahl der überlebenden Ratten als Funktion der Zeit t (Monate) an. Die Figur ist aus Miescher (1955) entnommen

In (10.9.12) bezieht sich $t = 0$ nicht auf die Geburt, sondern auf ein festgesetztes Alter (in unserem Beispiel bedeutet $t = 0$ das Alter von sieben Monaten, als die Beobachtungen begannen). Der Anfangsbestand an Tieren ist $N_0 = a \exp(-b)$.

Die Gompertzsche Formel wird von Versicherungsstatistikern gebraucht, die das Todesrisiko in Lebensversicherungen zu schätzen haben. Es wurde auch versucht, diese Formel für biologische Zwecke zu rechtfertigen. Eine eingehende Darstellung ist bei Strehler (1963) zu finden. Mit negativem k- Wert wird Formel (10.9.12) manchmal für Wachstumstudien (Thrall et al., 1967) und in der Ökologie (Wilbur und Collins, 1973) gebraucht.

10.10 Näherungen und Reihenentwicklungen

Für viele Funktionen $y = f(x)$ stellt sich uns das praktische Problem, numerische y-Werte zu finden, wenn die entsprechenden x-Werte gegeben sind. Manchmal sind genaue Zahlen erforderlich, oft aber genügen ziemlich grobe Näherungen. Es gibt viele Möglichkeiten, Funktionswerte mit angemessener Genauigkeit zu berechnen. Hier führen wir eine Methode ein, die sich auf dem Gebiete der Exponential- und Logarithmusfunktionen als besonders geeignet erwies, die *Annäherung von $f(x)$ durch Polynome.*

Wir beginnen mit einem Polynom ersten Grades

$$p_1(x) = a_0 + a_1 x$$

und versuchen, die Koeffizienten auf solche Art zu bestimmen, daß

$$f(x) \approx p_1(x)$$

in der Nähe von $x = 0$ gilt. Nehmen wir an, $f(x)$ sei differenzierbar, erhalten wir gleichzeitig

$$f(x) \approx a_0 + a_1 x,$$
$$f'(x) \approx a_1.$$

Wir streben nach völliger Gleichheit an der Stelle $x = 0$. Also setzen wir

$$f(0) = a_0, f'(0) = a_1.$$

Auf diese Weise erhalten wir

$$p_1(x) = f(0) + f'(0) \cdot x, \qquad f(x) \approx p_1(x). \tag{10.10.1}$$

Die Genauigkeit einer Näherung kann nicht allgemein beurteilt werden.

Zuerst wenden wir Formel (10.10.1) auf $f(x) = e^x$ an. Da $f'(x) = e^x$ und $e^0 = 1$ ist, erhalten wir

$$e^x \approx 1 + x \tag{10.10.2}$$

für x-Werte, die nur leicht von Null abweichen. Diese Näherung wird oft gebraucht. Beachten Sie, daß der Graph der linearen Funktion $y = 1 + x$ die Tangente des Graphen von $y = e^x$ im Punkt $x = 0, y = 1$ ist (s. Abb. 10.3). Ein Zahlenbeispiel soll die Brauchbarkeit dieser Annäherung zeigen. Für $x = 0{,}02$ erhalten wir aus (10.10.2) $e^{0{,}02} \approx 1{,}02$, während der exakte Wert $e^{0{,}02} = 1{,}0202\ldots$ ist.

Eine andere häufig gebrauchte Näherung befaßt sich mit der zusammengesetzten Funktion $f(x) = \ln(1 + x)$. Da $f'(x) = 1/(1 + x), f(0) = \ln 1 = 0, f'(0) = 1$ ist, folgt aus (10.10.1), daß

$$\ln(1 + x) \approx x \tag{10.10.3}$$

in der Nähe von $x = 0$ ist. Zum Beispiel, wenn $x = 0{,}02$ ist, erhalten wir $\ln 1{,}02 \approx 0{,}02$, während der genaue Wert $\ln 1{,}02 = 0{,}01980\ldots$ ist.

Sind bessere Näherungen erwünscht, so ersetzen wir $p_1(x)$ durch ein Polynom zweiten oder höheren Grades:

$$\begin{aligned} p_2(x) &= a_0 + a_1x + a_2x^2, \\ p_3(x) &= a_0 + a_1x + a_2x^2 + a_3x^3, \\ &\ldots\ldots\ldots\ldots\ldots\ldots \\ p_n(x) &= a_0 + a_1x + a_2x^2 + \cdots + a_nx^n. \end{aligned} \tag{10.10.4}$$

Hier ist n eine natürliche Zahl.

Wir nehmen an, $f(x)$ besitze Ableitungen höherer Ordnung. Dann versuchen wir, gleichzeitig zu erreichen, daß

$$f(x) \approx p_n(x), f'(x) \approx p_n'(x), f''(x) \approx p_n''(x), \text{ etc.}$$

Wir streben nach Gleichheit an der Stelle $x = 0$, d.h. wir setzen

$$f(0) = p_n(0), f'(0) = p_n'(0), f''(0) = p_n''(0), \text{ etc.} \tag{10.10.5}$$

Höhere Ableitungen werden mit $f^{(3)}, f^{(4)}, \ldots, f^{(n)}$ (lies: f n Strich) bezeichnet. Die Ableitungen von $p_n(x)$ lauten

$$\begin{aligned} p_n'(x) &= a_1 + 2a_2x + 3a_3x^2 + 4a_4x^3 + \cdots + na_nx^{n-1}, \\ p_n''(x) &= 2a_2 + 2 \cdot 3a_3x + 3 \cdot 4a_4x^2 + \cdots + (n-1)\, na_nx^{n-2}, \\ p_n^{(3)}(x) &= 2 \cdot 3a_3 + 2 \cdot 3 \cdot 4a_4x + \cdots + (n-2)(n-1)\, na_nx^{n-3}, \\ &\ldots\ldots\ldots\ldots\ldots\ldots \\ p_n^{(n)}(x) &= 2 \cdot 3 \cdot 4 \cdots (n-1)\, na_n. \end{aligned} \tag{10.10.6}$$

Hier erscheinen häufig Produkte der Form $2 \cdot 3 \cdot 4 \cdots k$, d.h. die *Fakultäten*

$$1 \cdot 2 \cdot 3 \cdots k = k! \text{ (lies: } k \text{ Fakultät).} \tag{10.10.7}$$

Aus (10.10.6) folgt, daß

$$p_n'(0) = a_1, p_n''(0) = 2a_2, p_n^{(3)}(0) = 3!a_3,$$
$$p_n^{(4)}(0) = 4!a_4, \ldots, p_n^{(n)}(0) = n!a_n. \tag{10.10.8}$$

Endlich erhalten wir aus den Gln. (10.10.5)

$$a_0 = f(0), a_1 = f'(0), a_2 = \frac{1}{2!}f''(0),$$

$$a_3 = \frac{1}{3!}f^{(3)}(0), \ldots, a_n = \frac{1}{n!}f^{(n)}(0).$$

Somit

$$\boxed{f(x) \approx f(0) + f'(0)x + \frac{f''(0)}{2!}x^2 + \cdots + \frac{f^{(n)}(0)}{n!}x^n} \tag{10.10.9}$$

in der Nähe von $x = 0$.

Beispiel 10.10.1. Wir wenden das Ergebnis wieder auf $f(x) = e^x$ an. Da alle höheren Ableitungen e^x ergeben, erhalten wir $f(0) = f'(0) = f''(0) = \cdots = 1$. Somit liefert uns (10.10.9)

$$e^x \approx 1 + x + \frac{x^2}{2!} + \frac{x^3}{3!} + \frac{x^4}{4!} + \cdots + \frac{x^n}{n!} \tag{10.10.10}$$

in der Nähe von $x = 0$. Diese Formel wird von Computern gebraucht, um e^x-Werte zu berechnen.

Beispiel 10.10.2. Im Falle unserer zusammengesetzten Funktion $f(x) = \ln(1 + x)$ sind höhere Ableitungen noch relativ einfach:

$$f'(x) = (1 + x)^{-1}, f''(x) = (-1)(1 + x)^{-2},$$
$$f^{(3)}(x) = (-1)(-2)(1 + x)^{-3} \text{ etc.}$$

Also,

$$f'(0) = 1, f''(0) = -1, f^{(3)}(0) = 2!, f^{(4)}(0) = -3!, \text{ etc.}$$

Aus (10.10.9) folgt, daß

$$\ln(1 + x) \approx x - \frac{x^2}{2} + \frac{x^3}{3} - \frac{x^4}{4} + \frac{x^5}{5} - \cdots \pm \frac{x^n}{n} \tag{10.10.11}$$

in der Nähe von $x = 0$.

Beispiel 10.10.3. Es sei $f(x) = (1 + x)^s$, wobei s irgendeine reelle Zahl ist. Die höheren Ableitungen lauten:

$$f'(x) = s(1 + x)^{s-1} \qquad f(0) = s$$
$$f''(x) = s(s - 1)(1 + x)^{s-2} \qquad f''(0) = s(s - 1)$$

. . . .

Also ist

$$(1+x)^s \approx 1 + sx + \frac{s(s-1)}{2!}x^2 + \frac{s(s-1)(s-2)}{3!}x^3 + \cdots + \\ + \frac{s(s-1)\ldots(s-n+1)}{n!}x^n. \tag{10.10.12}$$

Ein Spezialfall von (10.10.12) ist die *binomische Formel* für $s = 1, 2, 3, \ldots$. Sie wird in Abschn. 13.7 behandelt werden.

Man ist versucht, die Genauigkeit zu erhöhen und zu fragen: Konvergiert das Polynom $p^n(x)$ mit den in Formel (10.10.9) gegebenen Koeffizienten nach $f(x)$, wenn n nach unendlich strebt? Mit anderen Worten: Hält das Gleichheitszeichen stand für

$$f(x) = \lim_{n\to\infty}\left(f(0) + f'(0)x + \frac{f''(0)}{2!}x^2 + \cdots + \frac{f^{(n)}(0)}{n!}x^n\right)? \tag{10.10.13}$$

Um diese Frage zu beantworten, würden wir mathematische Werkzeuge brauchen, die den Umfang dieses Buches weit überstiegen. Wir wollen uns auf die Feststellung beschränken, daß für die meisten differenzierbaren Funktionen Konvergenz nachgewiesen werden kann. Im Falle von $f(x) = e^x$ haben wir Konvergenz nicht nur in der Umgebung von $x = 0$, sondern erstaunlicherweise für alle x-Werte, das heißt, selbst für $x = 1000$ oder $x = -1000$ (siehe Problem 8.3.11).

Für die meisten andern Funktionen jedoch muß x auf ein passendes Intervall $|x| < C$ beschränkt werden, wenn (10.10.13) konvergieren soll. Zum Beispiel konvergiert das Polynom (10.10.11) nach $\ln(1+x)$ nur, wenn $|x| < 1$ ist.

Formel (10.10.13) kann so interpretiert werden, daß wir eine unendliche Zahl Terme addieren. Es ist gebräuchlich, eine solche Darstellung von $f(x)$ eine *Reihenentwicklung* zu nennen. Man läßt sogar das Symbol für den Grenzwert wegfallen, obwohl dies Verständnisschwierigkeiten verursachen könnte. Man schreibt einfach

$$\boxed{f(x) = f(0) + f'(0)\cdot x + \frac{f''(0)}{2!}x^2 + \cdots \quad (|x| < C)} \tag{10.10.14}$$

und speziell

$$e^x = 1 + x + \frac{x^2}{2!} + \frac{x^3}{3!} + \cdots \quad (x \text{ beliebig}), \tag{10.10.15}$$

$$\ln(1+x) = x - \frac{x^2}{2} + \frac{x^3}{3} - \frac{x^4}{4} + - \cdots \quad (|x| < 1). \tag{10.10.16}$$

Formel (10.10.14) ist die berühmte *Maclaurin-Reihe*[6]. Solche Reihen nennt man auch *Potenzreihen*.

*10.11 Hyperbolische Funktionen

In der biologischen Theorie gibt es Fälle, wo die Summe oder die Differenz von e^x und e^{-x} in einer Formel auftritt. Dabei ist es üblich, die Formeln neu zu schreiben, indem man folgende Funktionen benutzt:

6 Colin Maclaurin (1698–1746), schottischer Mathematiker

Der *hyperbolische Sinus*, definiert durch

$$\sinh x = \frac{1}{2}(e^x - e^{-x}), \tag{10.11.1}$$

der *hyperbolische Cosinus*, definiert durch

$$\cosh x = \frac{1}{2}(e^x + e^{-x}), \tag{10.11.2}$$

der *hyperbolische Tangens*, definiert durch

$$\tanh x = \sinh x/\cosh x, \tag{10.11.3}$$

der *hyperbolische Cotangens*, definiert durch

$$\coth x = \cosh x/\sinh x. \tag{10.11.4}$$

Alle vier Funktionen werden *hyperbolische Funktionen* genannt. Sowohl das Wort hyperbolisch, als auch die Verwendung der Wörter Sinus, Cosinus etc. bedürfen einer Rechtfertigung. Zu diesem Zweck berechnen wir

$$\cosh^2 x - \sinh^2 x = \frac{1}{4}(e^{2x} + 2 + e^{-2x}) - \frac{1}{4}(e^{2x} - 2 + e^{-2x}),$$

woraus

$$\cosh^2 x - \sinh^2 x = 1. \tag{10.11.5}$$

Diese Beziehung ist analog zu $\cos^2 \alpha + \sin^2 \alpha = 1$. Wir kennen diese Formel aus (5.7.1). Der einzige formale Unterschied ist das Minuszeichen in (10.11.5). Falls α ein variabler Polarwinkel ist, liegen die Punkte (x, y) mit

$$x = \cos \alpha,\ y = \sin \alpha,$$

auf dem Umfang des *Einheitskreises*, dessen Gleichung $x^2 + y^2 = 1$ ist (s. Abschn. 5.4).

Wenn wir die Punkte (x, y) mit

$$x = \cosh \alpha,\ y = \sinh \alpha, \tag{10.11.6}$$

aufzeichnen, finden wir wegen Formel (10.11.5) eine Kurve mit der Gleichung $x^2 - y^2 = 1$. Diese Kurve ist eine *Hyperbel* mit den durch die Gleichungen $y = x$ und $y = -x$ bestimmten Asymptotenachsen. Deshalb sind der hyperbolische Sinus und Cosinus auf gleiche Weise mit einer Hyperbel verbunden, wie der übliche Sinus und Cosinus mit dem Kreis.

Um die Bezeichnungen Sinus und Cosinus weiterhin zu rechtfertigen, bilden wir die Ableitungen:

$$(\cosh x)' = \frac{d}{dx}\frac{1}{2}(e^x + e^{-x}) = \frac{1}{2}(e^x - e^{-x}) = \sinh x, \tag{10.11.7}$$

$$(\sinh x)' = \frac{d}{dx}\frac{1}{2}(e^x - e^{-x}) = \frac{1}{2}(e^x + e^{-x}) = \cosh x. \tag{10.11.8}$$

Diese Formeln sind ganz analog zu $(\cos \alpha)' = -\sin \alpha$ und $(\sin \alpha)' = \cos \alpha$.

Trotz vieler Analogien, gibt es auch größere Unterschiede. Die hyperbolischen Funktionen sind *nicht periodisch*. Aus einer graphischen Darstellung dieser Funktionen ist dies sofort ersichtlich (s. Abb. 10.8).

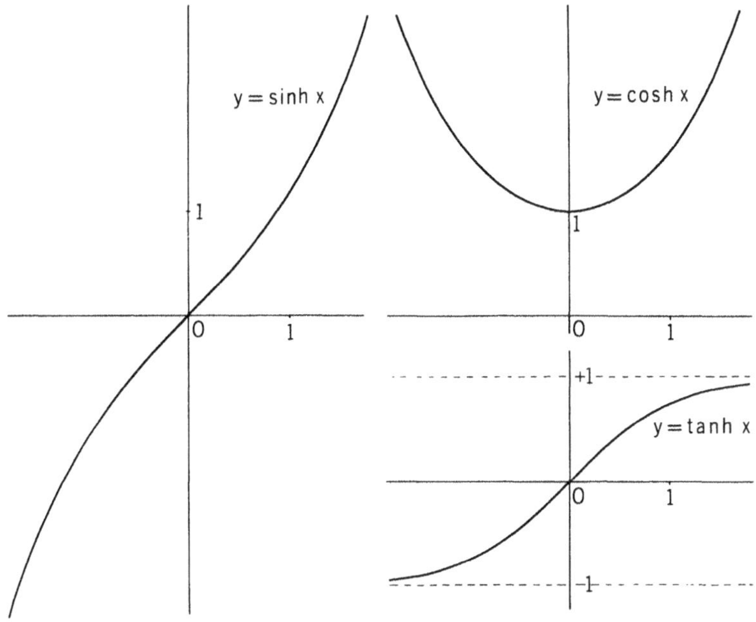

Abb. 10.8. Graphen von drei hyperbolischen Funktionen

Lesern, die an biologischen Anwendungen hyperbolischer Funktionen interessiert sind, seien verwiesen auf Cole (1965), Defares et al. (1973), Fisher (1965), Moran (1962), Rashevsky (1960), Thornley (1976). Der Graph von tanh x ist mit der *logistischen Kurve*, die in Abschn. 11.5 behandelt wird, eng verwandt (s. Problem 10.11.4).

Kurze Formelliste. Es lohnt sich, folgende Formeln auswendig zu lernen:

$$e^u \cdot e^v = e^{u+v}, \qquad e^u/e^v = e^{u-v},$$
$$(e^u)^r = e^{ur}, \qquad q^x = e^{x \cdot \ln q} \quad (q > 0),$$
$$\left.\begin{aligned} \ln a + \ln b &= \ln (ab) \\ \ln a - \ln b &= \ln (a/b) \end{aligned}\right. \qquad (a > 0,\ b > 0),$$
$$\ln a^s = s \cdot \ln a \qquad (a > 0),$$
$$\ln e = 1,$$

$$\frac{d}{dx} e^x = e^x, \qquad \int e^x\,dx = e^x + C,$$

$$\frac{d}{dx} \ln x = \frac{1}{x}, \qquad \int \frac{1}{x}\,dx = \ln |x| + C \quad (x \neq 0),$$

$$\left.\begin{aligned} e^x &\approx 1 + x \\ \ln (1 + x) &\approx x \end{aligned}\right\} \text{für } x \text{ genügend nah bei Null.}$$

Übungsaufgaben

10.2.1 Bestimmen Sie einen Näherungswert für

$$\int_1^3 \frac{1}{x}\,dx = \ln 3$$

mit der Methode der Punktzählung (s. Abb. 9.11) und vergleichen Sie das Ergebnis mit Tabelle 10.1 oder Tafel F des Anhangs.

10.2.2 Bestimmen Sie auf gleiche Art wie in der obigen Aufgabe einen Näherungswert für ln 0,5.

10.3.1 Suchen Sie mit Hilfe der Gl. (10.3.8) und Tafel F Zahlenwerte für

a) $\ln 2^{10}$, b) $\ln 4^3$, c) $\ln 10\,000$.

10.3.2 Suchen Sie auf gleiche Art

a) $\ln (2{,}5)^5$, b) $\ln 125$, c) $\ln 1600$.

10.4.1 Rechnen Sie mit Tafel E

a) $e^2 + e^{-2}$, b) $1 - e^{-0{,}5}$, c) $1/\exp(0{,}7)$.

10.4.2 Suchen Sie in Tafel E die Werte von exp 1,5 und exp (−1,5) und zeigen Sie, daß die beiden Werte zueinander reziprok sind.

10.4.3 Zeichnen Sie $y = e^{2x}$ und $y = \frac{1}{2}e^{2x}$.

10.4.4 Zeichnen Sie $y = e^{-x}$ und $y = -e^{-x}$.

10.4.5 Zeichnen Sie $y = e^{0{,}5x}$ und $y = 2e^{0{,}5x}$.

10.4.6 Suchen Sie die Grenzwerte

a) $\lim\limits_{x\to\infty} (1 - e^{-x})$, b) $\lim\limits_{s\to\infty} \dfrac{e^{-s} + 2}{2e^{-s} + 3}$,

c) $\lim\limits_{u\to\infty} \dfrac{1}{3 + e^u}$.

10.4.7 Suchen Sie die Grenzwerte

a) $\lim\limits_{w\to\infty} \dfrac{e^w + p}{2e^w + 3p}$, b) $\lim\limits_{u\to\infty} \dfrac{1000}{e^{u/2} - 1}$,

c) $\lim\limits_{t\to\infty} \dfrac{3 + ae^t}{a^2 - e^t}$.

10.5.1 Berechnen Sie

a) $e^{\sqrt{3}}$, b) $(0{,}4)^{1{,}5}$, c) $(1{,}5)^{-0{,}4}$.

10.5.2 Berechnen Sie

a) $e^{1/3}$, b) $\exp(-\sqrt{2})$, c) $1/e^{-3/5}$.

10.5.3 Schreiben Sie mit Hilfe von Formel (10.5.2) die folgenden Exponentialfunktionen in der Form $e^{\cdots}$ oder exp (. . .):

a) 2^x b) 10^u c) $4{,}43^s$
d) $2{,}8^{-3t}$ e) $0{,}77^{(1{,}65)x}$

10.5.4 Schreiben Sie in der Form exp (. . .):

a) e^{s-t}, b) 2^{3n}, c) 5^{1-s},
d) $2{,}8^{0{,}35}$, e) 6^{-3x}, f) 100^{ax^2}.

10.5.5 Schreiben Sie $e^{2x+3{,}5}$ in der Form $A \cdot e^{cx}$.

10.5.6 Schreiben Sie in der Form $A \cdot \exp ct$

a) e^{t+3}, b) $\exp(3 + 2t)$, c) 10^{t-1}.

10.6.1 Suchen Sie in Tafel D die gewöhnlichen Logarithmen und in Tafel F die natürlichen Logarithmen von 10,11,12 und zeigen Sie, daß die entsprechenden Logarithmen zueinander proportional sind.

10.6.2 Bestimmen Sie mit Tafel D und Gl. (10.6.3) ln 3,54 auf vier Dezimalstellen genau.

10.7.1 Differenzieren Sie die folgenden zusammengesetzten Funktionen:

a) $\dfrac{d}{dx}e^{3x}$ b) $\dfrac{d}{du}e^{1-2u}$ c) $\dfrac{d}{dt}\exp\left(-\dfrac{1}{2}t^2\right)$

d) $\dfrac{d}{dx}\ln(5x + 4)$ e) $\dfrac{d}{dv}\ln(v^2 - 2)$ f) $\dfrac{d}{ds}\ln\left(1 + \dfrac{1}{s}\right)$

g) $\dfrac{d}{dt}(t \cdot e^{\frac{1}{2}t})$ h) $\dfrac{d}{du}(u \cdot \ln 3u)$ i) $\dfrac{d}{dr}\ln\dfrac{r}{1-r}$

10.7.2 Bestimmen Sie die folgenden ersten und zweiten Ableitungen:

a) $\dfrac{d^2}{dx^2}e^{3x}$, b) $\dfrac{d}{ds}e^{as+b}$, c) $\dfrac{d}{du}e^{1/u}$,

d) $\dfrac{d^2}{dt^2}e^{2t-1}$, e) $\dfrac{d}{d\alpha}e^{\sin\alpha}$, f) $\dfrac{d}{dr}\exp(1 - rs)$,

g) $\dfrac{d^2}{dv^2}\exp(kv)$, h) $\dfrac{d^2}{dx^2}\exp(-x^2/2)$, i) $\dfrac{d}{dt}\ln(ct + 1)$,

k) $\dfrac{d^2}{dt^2}\ln(ct + 1)$, l) $\dfrac{d}{d\beta}\ln(\sin\beta)$, m) $\dfrac{d}{du}\ln(1 + u^2)$.

10.7.3 Wenn $f(x)$ differenzierbar und $f(x) > 0$ ist, beweisen Sie, daß

$$(\ln f(x))' = f'(x)/f(x).$$

10.7.4 Es sei $g(x)$ differenzierbar. Lösen Sie $\dfrac{d}{dx}\ln(g(x))^{-1}$ auf zwei Arten, a) durch unmittelbare Differentiation b) durch Gebrauch von Gl. (10.5.1).

10.7.5 Bestimmen Sie die unbestimmten Integrale folgender Funktionen:

a) e^u b) e^{2t} c) $\exp(-x)$

d) $\frac{1}{w}$ e) $\frac{1}{x+1}$ f) $\frac{1}{2t+5}$

10.7.6 Berechnen Sie

a) $\int_0^1 e^u \, du$, b) $\int_{-1}^1 e^{2t} \, dt$, c) $\int_a^b \exp(-x) \, dx$,

d) $\int_1^x \frac{dw}{w}$, e) $\int_0^1 \frac{dv}{v+1}$, f) $\int_{T_1}^{T_2} \frac{dT}{T} (T_1 > 0, T_2 > 0)$,

g) $\int_{-1}^{-2} \frac{dx}{x}$, h) $\int_{-1}^{-2} e^{-x} \, dx$, i) $\int_{-S_0}^{S_0} \exp(S+1) \, dS$,

k) $\int \frac{pt^2+q}{t} \, dt$, *l*) $\int \left(ax^2 + bx + c + \frac{d}{x} + \frac{e}{x^2}\right) dx$.

10.7.7 Es sei $y = \ln x$. Wie wird y durch eine kleine Änderung δx von x beeinflußt? (Anleitung: Benutzen Sie Formel (9.9.5).)

10.7.8 Lösen Sie dieselbe Aufgabe für $y = \exp x$.

10.7.9 Die Exponentialfunktion $y = \exp(-x^2)$ spielt in Wahrscheinlichkeitsrechnung und Statistik eine beherrschende Rolle im Zusammenhang mit der Normal- oder Gauss'schen Verteilung. Zeigen Sie, daß
a) $y > 0$ für alle x Werte,
b) $\lim y = 0$ wenn $x \to \infty$ oder $x \to -\infty$,
c) die Funktion ein Maximum an der Stelle $x = 0$ erreicht,
d) Wendepunkte sich an der Stelle $x = \pm 1/\sqrt{2}$ befinden,
e) der Graph glockenförmig ist.

10.7.10 Die Vermehrungsrate von *Drosophila melanogaster* ist stark fallend, wenn die Populationsdichte zunimmt. Es seien x die Anzahl Fliegen pro Flasche und y die Anzahl Nachkommen eines Weibchen pro Tag. Empirisch wurde gefunden, daß

$$y = 34{,}53 \, e^{-0{,}018x} \cdot x^{-0{,}658}.$$

Berechnen Sie y für $x = 20$. (Dieses Beispiel stammt von Strehler, 1963)

10.7.11 Gegeben ist die Funktion

$$y = c(e^{-at} - e^{-bt})$$

mit positiven Parametern a, b, c, und dem Definitionsbereich $t \geqq 0$. Wir nehmen an, daß $b > a$ sei. Zeigen Sie, daß
a) $y = 0$ für $t = 0$,
b) $y > 0$ für $t > 0$,
c) $\lim y = 0$, wenn $t \to \infty$,
d) y ein Maximum erreicht an der Stelle $t = 1/(b-a) \cdot \ln b/a$,

e) die Funktion nur einen Wendepunkt hat.
Diese Funktion wird gebraucht, um die Konzentration-Zeit-Beziehung einer Drogeninjektion in die Blutbahn zu beschreiben (s. Heinz, 1949, Defares *et al.*, 1973).

10.8.1 Bestimmen Sie die folgenden Grenzwerte:

a) $\lim_{n\to\infty} (1 + \frac{3}{n})^n$, b) $\lim_{n\to\infty} (1 - \frac{3}{n})^n$,

c) $\lim_{n\to\infty} \left(1 + \frac{1}{2n}\right)^n$, d) $\lim_{h\to 0} \frac{\ln(1+3h)}{h}$ (Anleitung: $3h = k$).

10.8.2 Bestimmen Sie

a) $\left(1 + \frac{3}{2n}\right)^n$ für $n \to \infty$,

b) $\left(1 - \frac{r}{m}\right)^m$ für $m \to \infty$,

c) $\frac{1}{h}\ln(1 + ah)$ für $h \to 0$.

10.9.1 Ist ein Körper von einer kühlenden Flüssigkeit der konstanten Temperatur T_0 umgeben, so nimmt die Körpertemperatur nach der Formel

$$T = T_0 + a \cdot \exp(-kt)$$

ab, wobei t die Zeit ist und a, k positive Konstanten sind. Zeichnen Sie den Graphen dieser Funktion. Bestimmen Sie die Änderungsrate, d.h. dT/dt.

10.9.2 Es sei x die Menge eines Düngers, der für eine gewisse Pflanzenkultur gebraucht wird. Der Ertrag kann nicht ins Unendliche gesteigert werden, indem man mehr und mehr Dünger verwendet. Statt dessen existiert für y eine obere Schranke B. Eine brauchbare Annäherung ist durch die Mitscherlichsche Formel

$$y = B(1 - e^{-kx})$$

mit der positiven Konstante k gegeben. Zeigen Sie, daß y eine monoton wachsende Funktion ist und daß die Gerade $y = B$ eine Asymptote zum Graphen der Funktion ist (s. Abschn. 11.4).

10.9.3 Bestimmen Sie die Halbwertzeit radioaktiver Substanzen a) ^{131}I, b) ^{18}F, deren Zerfallskonstanten 0,086 d^{-1} beziehungsweise 0,371 h^{-1} sind (s. Formel (10.9.7); Abkürzungen: d = Tag, h = Stunde). Diese Isotope finden in der Medizin für Diagnostik und Therapie Verwendung.

10.9.4 Tritium (^3H) hat eine Halbwertzeit von 12,3 Jahren. M_0 sei die Masse von ^3H zum Zeitpunkt $t = 0$. Bestimmen Sie die Masse $M(t)$ zum variablen Zeitpunkt t (gemessen in Jahren). (Anleitung: Benutzen Sie Gl. (10.9.7).)

10.9.5 Radioaktiver Zerfall folgt dem Gesetz in Formel (10.9.5). Wieviele Atome zerfallen in einem Zeitintervall von t_1 bis $t_1 + \delta t$, wobei δt hinreichend klein ist?

10.9.6 Ein gewisses RNS-Molekül, das aus 218 Nucleinsäuren besteht, kann sich im Reagenzglas (außerhalb von Zellen) duplizieren. Unter günstigen Umständen können aus einem einzigen Molekül 10^{12} gleiche Moleküle innerhalb von 20 Minuten entstehen (Autokatalyse).

a) Der Vorgang soll durch eine Exponentialfunktion beschrieben werden (N = Anzahl Moleküle, t = Zeit in sec).
b) Welche Zeit ist zur Bildung eines RNS-Moleküls erforderlich?
c) Welche Zeit verstreicht bis zur Bildung von 1000 RNS-Molekülen? (Frei nach Mills *et al.*, 1973)

10.9.7 Betrachten Sie die Funktion (10.9.12) von Gompertz für $t > 0$. Zeigen Sie, daß die Funktion monoton abnimmt. Bestimmen Sie die Sterberate dN/dt. Beweisen Sie, daß der Graph einen Wendepunkt bei $t = -(\ln b)/k$ hat.

10.10.1 Zeigen Sie, daß in der Nähe von $x = 0$

$$1 - e^{-x} \approx x$$

gilt.

10.10.2 Nähern Sie die folgende Funktion durch ein lineares Polynom in der Nähe von $x = 0$ an:

a) $\sqrt{1 + x}$, b) $1/(1 + x)$, c) $1/(1 + x)^2$.

(Anleitung: Benutzen Sie Gl. (10.10.12).)

10.10.3 Nähern Sie $\sin x$ und $\cos x$ in der Nähe von $x = 0$ durch Polynome von höchstens drittem Grades an.

10.10.4 Nähern Sie $\sqrt{x + 1}$ in der Nähe von $x = 8$ durch eine lineare Funktion an. (Anleitung: Ersetzen Sie den Graphen an der Stelle $x = 8$ durch seine Tangente.)

10.10.5 Differenzieren Sie die Potenzreihe (10.10.16) gliedweise und zeigen Sie, daß das Ergebnis mit $\frac{d}{dx} \ln(1 + x) = 1/(1 + x)$ übereinstimmt.

10.10.6 Differenzieren Sie die Potenzreihe (10.10.15) gliedweise und vergleichen Sie das Ergebnis mit $(e^x)' = e^x$.

10.10.7 Gegeben ist die Exponentialfunktion

$$y = \left(1 + \frac{p}{100}\right)^t$$

mit der Ko stanten $p > 0$ und der variablen Zeit t. a) Bestimmen Sie die Verdoppelungszeit für y mit einer genauen Formel. b) Zeigen Sie, daß diese Verdoppelungszeit für hinreichend kleine p-Werte annähernd gleich $70/p$ ist. (Anleitung: $\ln(1 + x) \approx x$.)

10.10.8 Die Fakultät $n! = 1 \cdot 2 \cdot 3 \cdots n$ kann mit der Stirling'schen Formel für große n gut angenähert werden:

$$n! \approx \sqrt{2\pi n} \cdot (n/e)^n.$$

Die rechte Seite ist für logarithmisches Rechnen besonders geeignet. Suchen Sie eine grobe Annäherung für 100!.

*10.11.1 Beweisen Sie die folgenden Formeln:

a) $\sinh(-x) = -\sinh x$,
b) $\cosh(-x) = \cosh x$,

c) $\sinh x + \cosh x = e^x$,
d) $\sinh(x+y) = \sinh x \cosh y + \cosh x \sinh y$.

*10.11.2 Zeigen Sie, daß

$$\frac{d}{dx}\tanh x = 1/\cosh^2 x.$$

*10.11.3 Suchen Sie mit Hilfe der Reihenentwicklungen von e^x und e^{-x} Reihenentwicklungen für $\sinh x$ und $\cosh x$. Die Reihen konvergieren für alle x-Werte.

*10.11.4 Weisen Sie nach, daß die Funktion $y = \frac{1}{2}(1 + \tanh x)$ auch in der Form

$$\frac{1}{1+e^{-2x}}$$

geschrieben werden kann. Diese Funktion ist ein Spezialfall der *logistischen Funktion*, die in Abschn. 11.5 diskutiert wird.

Folgende Aufgaben erfordern Kenntnis der partiellen Integration und der Substitutionsmethode.

*10.11.5 Bestimmen Sie

a) $\int xe^x\,dx$, b) $\int (x+k)e^x\,dx$, c) $\int x^2 \ln x\,dx$,

d) $\int_1^2 \frac{dz}{5-2z}$, e) $\int_0^1 a^x\,dx \quad (a > 0)$, f) $\int_a^{2a} (at+b)^{-1}\,dt$.

*10.11.6 Bestimmen Sie

a) $\int xe^{ax}\,dx$, b) $\int (ps+q)e^s\,ds$, c) $\int t^n \ln t\,dt$,

d) $\int_0^5 (10-z)^{-1}\,dz$, e) $\int_0^5 (10-z)^{-2}\,dz$, f) $\int_0^k (x+k)e^{kx}\,dx$.

Kapitel 11

Gewöhnliche Differentialgleichungen

11.1 Einleitung

Wenn die Ableitung $y' = f'(t)$ einer unbekannten Funktion $y = f(t)$ gegeben ist, müssen wir gewöhnlich die Stammfunktion bestimmen. Dieses Problem wurde in den Abschn. 9.3 und 9.5 behandelt. Manchmal ist die Ableitung y' nicht als Funktion von t gegeben, sondern in einer Gleichung enthalten, die auch die unbekannte Funktion $y = f(t)$ einschließt. Als Beispiel betrachten wir die Gleichung

$$y' = ay + bt + c$$

mit den bekannten Koeffizienten a, b, c. Eine derartige Gleichung nennt man eine *Differentialgleichung*, da sie nicht nur die unbekannte Funktion enthält, sondern auch deren Ableitung. Das Problem besteht darin, eine geeignete Funktion zu finden, welche die Differentialgleichung erfüllt.

Differentialgleichungen kommen bei der *Analyse physiologischer* und *ökologischer Systeme* vor. Man spricht kurz von *Systemanalyse*. Wenn sich eine Größe in einem Teil des Systems verändert, hängt ihre Änderungsrate gewöhnlich von anderen Größen in anderen Teilen des Systems ab. Zusätzlich ist zu sagen, daß irgendeine Größenänderung indirekt die Größe selbst beeinflussen kann. Dieses Phänomen nennt man *Rückkoppelung* (*Feedback*). Das Studium von Rückkoppelungssystemen stammt von den Ingenieurwissenschaften, aber seine Anwendung in der Biologie erweist sich als äußerst fruchtbar.

Bei der *unabhängigen Variablen* handelt es sich gewöhnlich um die *Zeit*. Deshalb bezeichnen wir sie in den meisten Abschnitten mit t (lat. tempus). Es gibt einige Ausnahmen (s. Beispiel 11.3.5 und Abschn. 11.6 über Allometrie).

Abhängige Variablen werden mit $x = x(t), y = y(t), m = m(t), N = N(t), Q = Q(t)$ usw. bezeichnet.

Die Kap. 9 und 10 sind Voraussetzung zum Verständnis von Differentialgleichungen. Da der Umfang dieses Buches beschränkt ist, werden wir nicht zu stark auf die Theorie eingehen. Ein gründliches Studium der Differentialgleichungen wäre eine Aufgabe, die viele Jahre in Anspruch nähme. Glücklicherweise sind Tabellen von Differentialgleichungen und ihren Lösungen erhältlich. Empfohlen sei Kamke (1948).

Es gibt Differentialgleichungen, deren Lösungen nicht in geschlossener Form hingeschrieben werden können. Sie werden mithilfe von *Computern* (Elektronische Datenverarbeitungsanlagen) gelöst, entweder durch Anwendung *numerischer Methoden* oder durch *Computersimulation*. In dieser Einführung werden wir solche Methoden nicht kennenlernen.

11.2 Geometrische Interpretation

Zum besseren Verständnis von Differentialgleichungen und ihren Lösungen führen wir einen methodischen Kunstgriff ein. Wir interpretieren $y' = dy/dt$ als eine *Steigung* in einem rechtwinkligen t, y-Koordinatensystem (vgl. Abschn. 9.2). Somit bestimmt eine gegebene Differentialgleichung eine Steigung y' zu jedem Punkt (t, y). Als Beispiel betrachten wir die Gleichung

$$y' = y - t^2. \tag{11.2.1}$$

Dabei ist y' eindeutig einem Punkt (t, y) zugeordnet. Folglich können wir eine Gerade durch jeden Punkt (t, y) mit Steigung y', die durch (11.2.1) bestimmt wird, zeichnen. Auf diese Weise erhalten wir ein Gebiet der Ebene voller Steigungen oder Richtungen. Ein solches Gebiet nennen wir *Richtungsfeld*. Abbildung 11.1 zeigt das Richtungsfeld der Gl. (11.2.1). Wir überprüfen einige Steigungen: Für den Punkt (0,0) liefert die Gleichung $y' = 0$. Dem Punkte (0, 2) ist die Steigung $y' = 2 - 0 = 2$ zugeordnet. (Zum Entwerfen der Richtung wähle man $\Delta t = 1$ in der Einheit der t-Achse. Dann trage man $\Delta y = 2$ in der Einheit der y-Achse auf). Schließlich erhalten wir für den Punkt (2, 1) $y' = 1 - 2^2 = -3$ (mit $\Delta t = 1$ ist $\Delta y = -3$).

Abbildung 11.1 gleicht der Skizze einer bewegten Flüssigkeit oder eines Gases. In der Figur sind ebenfalls zwei *Stromlinien* eingezeichnet. Eine Stromlinie hat an jedem Punkt die Steigung, die durch die Differentialgleichung definiert wird. Also sind die Geraden mit den Steigungen y' Tangenten an die Stromlinien. Es möge eine Stromlinie durch die Funktion $y = f(t)$ dargestellt werden; dann ist $y' = df/dt$ gleichbedeutend

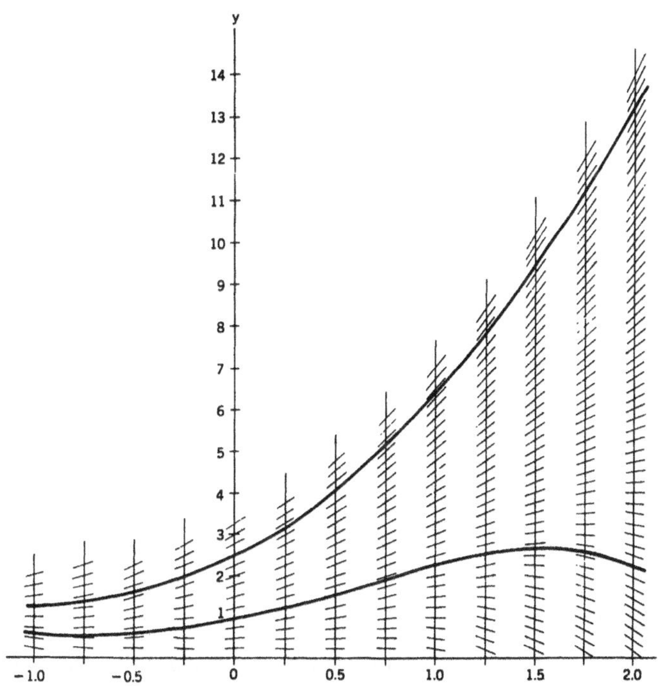

Abb. 11.1. Richtungsfeld der Differentialgleichung $y' = y - t^2$. Das Richtungsfeld gleicht dem Strömungsfeld einer Flüssigkeit oder eines Gases. Die Stromlinien entsprechen den Integralkurven (Zeichnung nach Levens, 1968)

mit $y' = y - t^2$, das heißt also, daß $y = f(t)$ eine Lösung der Differentialgleichung (11.2.1) ist.

Lösungen einer Differentialgleichung zu finden, nennt man oft *Integration der Differentialgleichung*. Eine Lösung selbst nennt man auch ein *Integral* und den Graphen eines solchen Integrals *Integralkurve*. Also bedeuten Stromlinien und Integralkurven dasselbe.

Anhand eines Richtungsfeldes sehen wir, daß eine Differentialgleichung nicht nur eine, sondern unendlich viele Integralkurven aufweist. Abbildung 11.1 zeigt nur zwei spezielle Integralkurven: Eine geht durch Punkt (0, 1), die andere durch Punkt (0; 2, 5).

Da wir eine unendliche Anzahl von Integralkurven finden, gibt es *unendlich viele Lösungen* oder *Integrale* einer gegebenen Differentialgleichung. Jede davon nennt man eine *partikuläre Lösung* oder ein *partikuläres Integral*. Einen Ausdruck, der alle partikulären Lösungen als Spezialfälle enthält, nennt man die *allgemeine Lösung*.

Richtungsfelder tragen nicht nur zum intuitiven Verständnis von Differentialgleichungen bei, sondern liefern auch eine einfache graphische Methode, um Näherungslösungen zu finden.

11.3 Differentialgleichung $y' = ay$

Eine der einfachsten Differentialgleichungen lautet

$$\frac{dy}{dt} = ay \tag{11.3.1}$$

wobei a eine gegebene Konstante bedeutet. Die Integration wird gewöhnlich durch ein ziemlich symbolisches Vorgehen bewerkstelligt. Wir wissen, daß dy/dt der Grenzwert des Differenzenquotienten $\Delta y/\Delta t$ (wenn $\Delta t \to 0$) ist. Wir führten dy/dt nicht als Quotienten zweier Größen dy und dt ein. Wir behandelten dy und dt eher als Symbole. Nun lassen wir dies außer acht und multiplizieren die Gl. (11.3.1) mit dt und erhalten in symbolischer Schreibweise

$$dy = ay \cdot dt. \tag{11.3.2}$$

Nach Division durch y wird die Gleichung zu

$$\frac{dy}{y} = a \cdot dt \qquad (y \neq 0). \tag{11.3.3}$$

Hier erscheint die Variable y nur auf der linken und t nur auf der rechten Seite. Wir sagen, daß wir die *Variablen getrennt* oder *separiert* haben. Integration ergibt

$$\int \frac{dy}{y} = \int a \cdot dt$$

oder, gemäß Formel (10.7.3)

$$\ln |y| = at + C \qquad (y \neq 0), \tag{11.3.4}$$

wobei C eine beliebige Konstante sein kann. Wir können den natürlichen Logarithmus wegschaffen, indem wir seine Umkehrfunktion anwenden. Die explizite Lösung der Gl. (11.3.1) ist also

$$|y| = e^{at+C}.$$

Die Lösung wird jedoch selten in dieser Form geschrieben. Weil $e^{u+v} = e^u \cdot e^v$ gilt und y sowohl positive wie negative Werte annehmen kann, schreiben wir die Lösung in der folgenden Form:

$$y = c \cdot e^{at} \text{ oder } y = c \cdot \exp(at). \tag{11.3.5}$$

Dabei steht c für $\pm\, e^C$. Die Lösung ist eine *Exponentialfunktion mit gegebenem Koeffizienten a und beliebiger Konstanten c*. Wenn c noch unbestimmt ist, nennen wir (11.3.5) die allgemeine Lösung der Differentialgleichung $y' = ay$.

Das Resultat sollte überprüft werden, da wir die Lösung durch eine eher symbolische Methode hergeleitet haben. Aus (11.3.5) folgt durch Ableiten

$$\frac{dy}{dt} = cae^{at},$$

was auch in der Form $dy/dt = ay$ geschrieben werden kann. Tatsächlich erfüllt also (11.3.5) die Differentialgleichung (11.3.1).

Abbildung 11.2a zeigt das Richtungsfeld für $a = \frac{1}{2}$. Wenn wir c variieren, erhalten wir eine unendliche Anzahl von Integralkurven. Einige sind eingezeichnet ($c = 0$, $c = \frac{1}{4}$, $c = \frac{1}{2}$).

Abbildung 11.2b zeigt, wie sich die Kurve verhält, je nachdem ob wir a positiv oder negativ wählen. Für $a > 0$ erhalten wir ein normales (d.h. positives) Wachstum. Wenn $a < 0$ ergibt sich ein *negatives* Wachstum (in speziellen Fällen spricht man von Reduktion, Abnahme oder Zerfall).

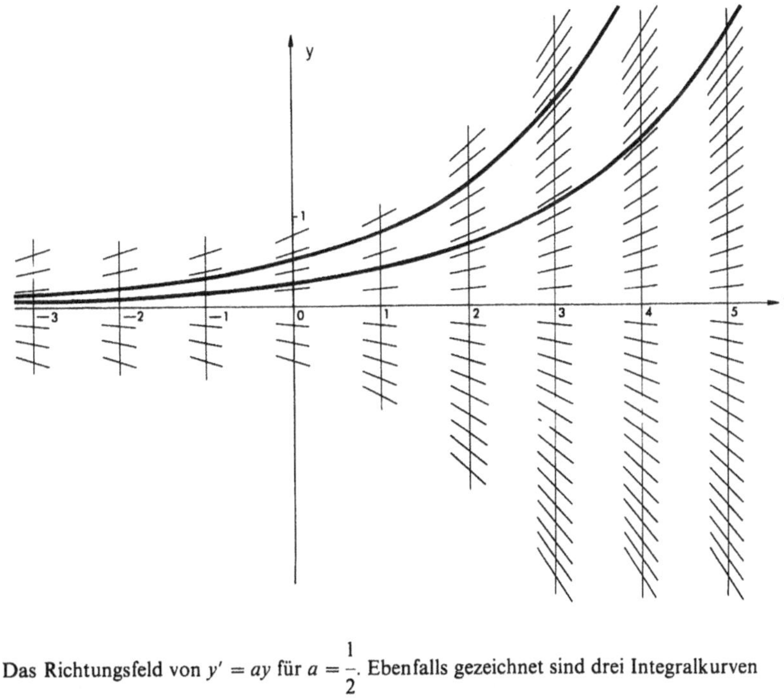

Abb. 11.2a. Das Richtungsfeld von $y' = ay$ für $a = \frac{1}{2}$. Ebenfalls gezeichnet sind drei Integralkurven

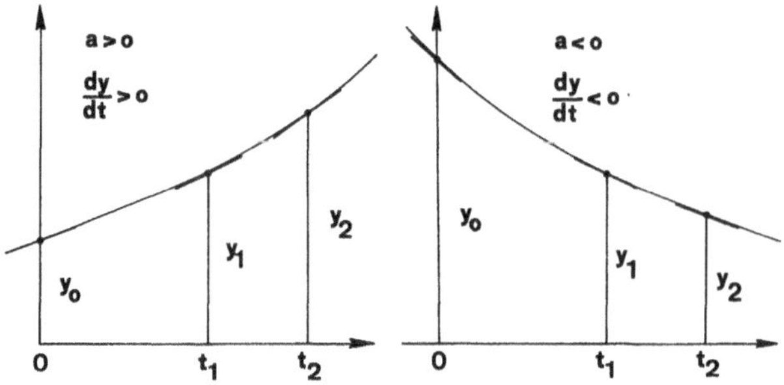

Abb. 11.2b. Für positive y ist die Lösung von $y' = ay$ eine wachsende Funktion, wenn $a > 0$ ist, und eine fallende Funktion, wenn $a < 0$ ist

Anwendungen

Beispiel 11.3.1. *Wachstum einer Zelle.* Eine Zelle habe die Masse m_0. In einer idealen Umgebung wächst die Zelle. Ihre Masse ist also eine Funktion der Zeit, und wir können schreiben $m = m(t)$ mit $m = m_0$ zur Zeit $t = 0$. Wir nehmen an, daß chemische Substanzen die Zellwand schnell durchdringen, daß also das Wachstum nur durch die Geschwindigkeit des inneren Stoffwechsels bestimmt wird. Da die Masse der Endprodukte des Stoffwechsels von der Masse der beteiligten Moleküle abhänet, ist zu erwarten, daß *die Wachstumsrate proportional zur Masse in jedem Zeitpunkt ist*, d.h., $dm/dt \propto m$ oder

$$\frac{dm}{dt} = am \tag{11.3.6}$$

mit einer gewissen positiven Konstanten a.

Selbstverständlich gibt es eine Begrenzung: Wenn die Masse m der Zelle eine gewisse Größe erreicht, wird die Zelle sich eher teilen als ihr Wachstum fortsetzen. Deshalb fügen wir eine Beschränkung bei, sagen wir $m < m_1$.

Die Differentialgleichung (11.3.6) hat die Form (11.3.1). Aus (11.3.5) folgt die allgemeine Lösung:

$$m = c \cdot e^{at}.$$

Mit unserer Annahme, daß $m = m_0$ zum Zeitpunkt $t = 0$, können wir die Konstante c bestimmen. Wir erhalten $c = m_0$. Demnach ist das partikuläre Integral von (11.3.6)

$$m = m_0 e^{at} \tag{11.3.7}$$

mit der obigen Beschränkung $m < m_1$.

Mit unseren Annahmen gehen wir ein bißchen über die Erfahrung hinaus. Wir haben einige theoretische Argumente geltend gemacht. Es ist üblich zu sagen, daß wir *Modelle bilden*. Ob unser Modell biologisch bedeutungsvoll ist oder nicht, kann nur durch Experimente abgeklärt werden. Hier und in den nachfolgenden Modellen teilen wir G.F. Gauses Ansicht (vgl. Gause, 1934): "Es besteht kein Zweifel, daß [Wachstumsprozesse, etc.] biologische Probleme sind und sie sollten durch Experimente gelöst werden und nicht auf dem Schreibtisch eines Mathematikers. Aber um diese Phänomene besser verstehen zu können, müssen wir die experimentelle Methode mit der mathematischen Theorie verbinden, eine Möglichkeit, die von hervorragenden Forschern geschaffen wurde. Die Kombination der experimentellen Methode mit der quantitativen Theorie ist im allgemeinen eines der vortrefflichsten Werkzeuge in der Hand der heutigen Wissenschaft."

Es lohnt sich, das obige Wachstumsmodell unter verschiedenen Aspekten zu diskutieren. Da wir annahmen, dm/dt sei proportional zu m, können wir die *spezifische* oder *relative Wachstumsrate* definieren:

$$\frac{1}{m} \cdot \frac{dm}{dt}. \tag{11.3.8}$$

Sie ist der Quotient der *absoluten Wachstumsrate* dm/dt und der Masse m. Die Differentialgleichung (11.3.6) sagt dann aus, daß *zu jedem Zeitpunkt die spezifische Wachstumsrate konstant bleibt*.

Um eine Vorstellung der spezifischen Wachstumsrate zu bekommen, illustrieren wir dies an einem Beispiel. Angenommen, die Masse $m = 300$ g einer Pflanze nehme in den darauffolgenden 24 Stunden um 12 g zu. Dann ist die durchschnittliche Wachstumsrate 12 g/24 Stunden = 0,5 g/h. Wenn wir annehmen, daß die Wachstumsrate nicht schwankt, können wir 0,5 g/h als eine gute Näherung der momentanen Wachstumsrate dm/dt betrachten. Wir können uns fragen, ob diese Wachstumsrate groß oder klein sei. Die Antwort hängt sehr stark von der gegenwärtigen Masse der Pflanze ab. Für eine Pflanze mit einer Masse von nur $m = 10$ g wäre eine solche Wachstumsrate gewaltig, wohingegen dieselbe Gewichtszunahme eines großen Baumes mit einer Masse (Lebendgewicht) von $m = 1000$ kg winzig wäre. Deshalb müssen wir 0,5 g/h mit der gegenwärtigen Masse verknüpfen, in unserem Fall mit 300 g. Der Quotient ist

$$\frac{0{,}5 \text{ g/h}}{300 \text{ g}} = 0{,}0017 \text{ h}^{-1}.$$

Diesen Quotienten nennt man die spezifische Wachstumsrate. Mit derselben spezifischen Wachstumsrate würde ein Baum mit der Masse (Lebendgewicht) $m = 1000$ kg seine Masse um 1,7 kg pro Stunde vergrößern.

Die spezifische Wachstumsrate vermittelt uns eine wichtige Idee. Zwei Schritte sind darin enthalten. Erstens: Wenn wir dm/dt bilden, ordnen wir der Massenzunahme eine Zeitspanne zu, was uns ein Maß für die Wachstumsgeschwindigkeit liefert. Zweitens: Wir setzen die Wachstumsgeschwindigkeit mit der gegenwärtig vorhandenen Masse in Beziehung.

Betrachten wir schließlich einen andern Aspekt der Differentialgleichung (11.3.6). Mit zunehmendem m nimmt auch die Wachstumsrate dm/dt zu. Diese Wachstumsrate bestimmt wiederum die neuen Werte von m. So erhalten wir ein einfaches Beispiel eines *Rückkoppelungsmechanismus* (Feedback) mit einer *Schleife*:

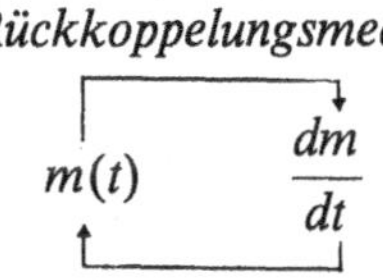

Beispiel 11.3.2. *Ein Geburtenprozeß.* N sei die Anzahl Individuen einer Tier- oder Pflanzenpopulation. Sie ist zeitabhängig. Wir können also schreiben $N = N(t)$. Genau genommen kann $N(t)$ nur ganzzahlige Werte annehmen und ist daher eine unstetige Funktion von t (vgl. Beispiel (h) des Abschn. 8.4). Wie wir in Beispiel 9.1.8. betonten, können wir $N(t)$ durch eine stetige und differenzierbare Funktion annähern, sobald die Anzahl der Individuen genügend groß ist.

Bei Mikroorganismen erfolgt die Fortpflanzung durch eine einfache Zellteilung. In mehrzelligen Individuen unterscheiden wir zwischen vegetativer und sexueller Fortpflanzung. Wir werden diese Möglichkeiten in unsere Betrachtungen einbeziehen.

Wir nehmen an, daß der Anteil fortpflanzungsfähiger Individuen in der wachsenden Population konstant bleibt. Zusätzlich treffen wir die *Annahme konstanter Fruchtbarkeit*. Dann ist die Geburtenrate proportional der Anzahl $N(t)$ der Individuen. Wenn wir schließlich Tod, Emigration und Immigration ausschließen, wird die Wachstumsrate gleich der Geburtenrate. Also gilt

$$\frac{dN}{dt} = \lambda N, \tag{11.3.9}$$

wobei λ (lambda) eine gewisse Konstante bedeutet. Mit Bezug auf (11.3.8) nennen wir λ die *spezifische Geburtenrate*.

Die Differentialgleichung (11.3.9) ist vom Typ (11.3.1). Die Lösung lautet

$$N = N_0 e^{\lambda t}.$$

N_0 bezeichnet die Größe der Population zur Zeit $t = 0$.

Dieser Geburtenprozeß erweist sich als durchaus realistisch bei einer großen Population, die unter idealen Bedingungen wächst, d.h. unter der Bedingung, daß keine wachstumshemmenden Faktoren wirksam werden.

Bei einer kleinen Population können wir nicht erwarten, daß das Auftreten von Geburten gleichmäßig über die Zeit verteilt ist. Stattdessen müssen wir zufällige Schwankungen beachten. Dann muß der Prozeß unter Zuhilfenahme der Wahrscheinlichkeitstheorie abgeändert werden. Ein solches verfeinertes Modell nennt man einen *stochastischen Geburtenprozeß*. Um davon eine Vorstellung zu bekommen, konsultiere man Bailey (1964), Chiang (1968), Goel und Richter-Dyn (1974), Iosifescu und Tăutu (1973), Pielou (1969).

Beispiel 11.3.3. *Ein Geburten- und Sterbeprozeß*. Betrachten wir eine Tier- oder Pflanzenpopulation unter den Bedingungen, die wir in der vorherigen Anwendung umrissen haven. Nun wollen wir das Modell erweitern und den Tod für Individuen zulassen. Die Nettoänderung der Populationsgröße kann positiv oder negativ sein. Innerhalb eines Zeitintervalls der Länge Δt erhalten wir

Nettoänderung = Anzahl Geburten minus Anzahl Todesfälle

was wir besser so schreiben:

$$\Delta N = \Delta B - \Delta D.$$

B bedeute Anzahl Geburten (engl. birth) und D steht für Todesfälle (engl. death). Indem wir durch Δt dividieren, erhalten wir die durchschnittliche Änderungsrate

$$\frac{\Delta N}{\Delta t} = \frac{\Delta B}{\Delta t} - \frac{\Delta D}{\Delta t}. \tag{11.3.10}$$

Wie in den vorherigen Fällen behandeln wir $N = N(t)$ als eine stetige, differenzierbare Funktion der Zeit, obwohl dies nur eine Annäherung an die Realität sein kann. Gleichfalls nehmen wir eine sehr große Anzahl Geburten und Todesfälle an, so daß die Anzahl Geburten $B = B(t)$ und die Anzahl Todesfälle $D = D(t)$ auch als differenzierbare Funktionen betrachtet werden können. Wenn Δt gegen 0 strebt, erhalten wir aus (11.3.10)

$$\frac{dN}{dt} = \frac{dB}{dt} - \frac{dD}{dt}, \tag{11.3.11}$$

das heißt also, daß die *Nettoänderungsrate gleich der Geburtenrate minus der Sterberate* ist. Die Änderungsrate dN/dt kann positiv oder negativ sein, je nachdem ob Geburten oder Todesfälle überwiegen.

In Beispiel 11.3.2 nahmen wir an, daß die Geburtenrate proportional zur Individuenzahl $N(t)$ sei. Mit der entsprechenden Annahme für Todesfälle wird die Sterberate proportional $N(t)$. Folglich gilt

$$\frac{dB}{dt} = \lambda N, \qquad \frac{dD}{dt} = \mu N. \tag{11.3.12}$$

λ bedeutet hier die *spezifische Geburtenrate* und μ die *spezifische Sterberate*. Durch Kombination von (11.3.11) und (11.3.12) ergibt sich

$$\frac{dN}{dt} = \lambda N - \mu N = (\lambda - \mu)N. \tag{11.3.13}$$

Wenn wir $\lambda - \mu$ dem Koeffizienten a in (11.3.1) gleichsetzen, können wir sofort die Differentialgleichung (11.3.13) lösen und erhalten

$$N = N_0 e^{(\lambda - \mu)t}, \tag{11.3.14}$$

wobei N_0 für die Größe der Population zum Zeitpunkt $t = 0$ steht. Wenn die Geburtenrate überwiegt, d.h. wenn $\lambda > \mu$ ist, nimmt die Größe der Population exponentiell zu. Wenn hingegen $\lambda < \mu$ ist, wird die Populationsgröße abnehmen und die Population schließlich aussterben. Nur für $\lambda = \mu$ wird die Population stationär bleiben.

Dieses Modell eines Geburten- und Sterbeprozesses nimmt keine Rücksicht auf zufällige Schwankungen. Deshalb nennt man es *nicht-stochastisch* oder *deterministisch.*

Beispiel 11.3.4. *Radioaktiver Zerfall.* Nehmen wir an, eine Substanz enthalte nur eine Sorte radioaktiver Atome. Die einfachste Annahme für den Zerfall besagt, daß es keine bevorzugte Zeit für den Zerfall gibt und daß alle Atome die gleiche Zerfallswahrscheinlichkeit besitzen, und zwar unabhängig voneinander. Das heißt also, daß wir doppelt so viele Szintillationen (spontane Zerfälle) pro Zeiteinheit erwarten können, wenn wir doppelt so viele Atome zur Verfügung stellen. Bei der dreifachen Atommenge werden wir dreimal so viele Zerfälle registrieren, usw. Deshalb verlangt das Modell, daß die Zerfallsrate der Anzahl N radioaktiver Atome proportional ist, d.h. daß

$$\frac{dN}{dt} = -\lambda N. \tag{11.3.15}$$

λ ist eine gewisse positive Konstante, *Zerfallskonstante* genannt. Da λ nach Definition positiv ist und dN/dt negativ sein muß, schreibt man in (11.3.15) ein Minuszeichen. Die Differentialgleichung hat die Form (11.3.1) und ihre Lösung ist deshalb

$$N = N_0 e^{-\lambda t}. \tag{11.3.16}$$

N_0 bedeutet die ursprüngliche Anzahl radioaktiver Atome zur Zeit $t = 0$. Das Resultat deckt sich mit Formel (10.9.5). Die Übereinstimmung mit experimentellen Befunden ist vortrefflich.

In Beispiel 10.9.2 behandelten wir das exponentielle Gesetz für radioaktiven Zerfall als eine rein empirische Tatsache. Das Modell, das wir in diesem Abschnitt kennengelernt haben, bietet den zusätzlichen Vorteil, daß wir eine intuitiv einfache Erklärung für dieses Gesetz gefunden haben. *Die Differentialgleichung selbst gibt mehr Einsicht in den Vorgang als die Lösung.* Es ist die Absicht aller theoretischer Betrachtung, *Zusammenhänge zu finden, die sowohl logisch einfach als auch empirisch haltbar sind.*

Beispiel 11.3.5. *Lebendes Gewebe ionisierender Strahlung ausgesetzt.* Nukleare Strahlen bestehend aus Protonen, Neutronen oder γ-Quanten können hochpolymere Moleküle wie Proteine und Nucleinsäuren irreversibel verändern. Neue Bindungen zwischen Ketten können entstehen oder andere Bindungen zerstört werden. Wir sagen der Einfachheit halber, daß Polymere beschädigt werden.

Es möge n_0 die ursprüngliche Anzahl unbeschädigter Moleküle einer speziellen chemischen Verbindung sein, die in einer Zelle vorhanden sind und von denen man annimmt, daß sie gegen Strahlung anfällig seien. D sei die Anzahl ionisierender Partikel, die eine Einheitsfläche des Gewebes durchdringen. Wir nennen D die *Strahlendosis*. Es möge n die Anzahl *unbeschädigter* Moleküle nach einer Bestrahlung bezeichnen ($n < n_0$). Es stellt sich die Frage: Wie hängt n mit der Dosis zusammen?

Weil n und D sehr große Zahlen sind, dürfen wir mit diesen Größen operieren, als wären sie stetige Variable. Um unsere Frage zu beantworten, nehmen wir an, daß n eine Funktion von D sei. Dann betrachten wir die Änderungsrate dn/dD nach Bestrahlung mit verschiedenen Dosen. Da eine höhere Dosis die Zahl der unbeschädigten Moleküle vermindert, muß die Änderungsrate dn/dD negativ sein. Für unser Modell nehmen wir aus plausiblen Gründen an, daß dn/dD proportional n ist. Daraus leiten wir die Differentialgleichung

$$\frac{dn}{dD} = -S \cdot n \tag{11.3.17}$$

her, in der S eine gewisse positive Konstante bedeutet. Wiederum ist die Gleichung vom Typ (11.3.1). Wir bemerken, daß es sich bei der unabhängigen Variablen dieses Mal nicht um die Zeit handelt, sondern um die Dosis D. Abermals führt uns die Differentialgleichung zu einem exponentiellen Gesetz:

$$n = n_0 e^{-SD}. \tag{11.3.18}$$

Das Beispiel stammt aus Ackerman (1962).

Beispiel 11.3.6. *Isotopenindikator* (engl. *tracer*). Bevor wir uns einem speziellen Problem zuwenden, führen wir eine nützliche Methode der Biophysik ein: Die *Kompartimentanalyse* (engl. *compartment analysis*). Milhorn (1966) definiert den Begriff Kompartiment folgendermaßen:

Wenn eine Substanz in einem biologischen System in mehreren unterscheidbaren Formen oder an verschiedenen Stellen vorkommt und sie von einer Form in die andere übergeht, oder wenn sie sich von einem Ort zum andern bewegt und die Änderungsrate meßbar ist, dann bildet jede Form oder jede Stelle ein separates *Kompartiment* für die Substanz.

Milhorn illustriert die Definition anhand eines einzigen Kompartiments mit einer bestimmten *Tracerdosis* radioaktiven Iods ^{131}I, das in den Blutkreislauf eingespritzt wird. Q_0 sei die ursprüngliche Masse Iod zur Zeit $t = 0$ und $Q = Q(t)$ bedeute jene Masse, die zum Zeitpunkt t im Blut zurückgeblieben ist. Die Blutbahn stellt ein Kompartiment dar. Wir legen der Rechnung die Annahme zugrunde, daß das Iod gleichmäßig in der Blutbahn verteilt sei, ehe sich ein Verlust einstellt. Ein Teil des Iods verläßt das Blut und tritt in den Urin ein. Es scheint plausibel, daß die Änderungsrate des Verlustes zu jedem Zeitpunkt t proportional zu $Q(t)$ ist. Folglich können wir diese Rate $k_1 \cdot Q$ gleichsetzen, wobei k eine gewisse positive Konstante bedeutet. Ein anderer Teil des Iods gelangt in die Schilddrüse mit einer Rate, von der wir annehmen können, daß sie zu $Q(t)$ proportional ist. Für diese zweite Rate schreiben wir $k_2 \cdot Q$ ($k_2 > 0$). Schließlich haben wir einen Verlust durch radioaktiven Zerfall mit einer gewissen Rate $k_3 \cdot Q$ ($k_3 > 0$). Die totale Änderungsrate beträgt daher

$$\frac{dQ}{dt} = -k_1Q - k_2Q - k_3Q = -(k_1 + k_2 + k_3)Q. \tag{11.3.19}$$

Der Einfachheit halber setzen wir $k = k_1 + k_2 + k_3$, womit die Lösung

$$Q = Q_0 e^{-kt} \tag{11.3.20}$$

lautet; das heißt also, daß die Iodkonzentration im Blut exponentiell abnimmt, Dieses einfache Gesetz bleibt aufrechterhalten, obwohl die Substanz Iod das Blut mit unterschiedlichen Raten über verschiedene Wege verläßt.

Beispiel 11.3.7. *Verdünnung einer Substanz.* Wir betrachten ein weiteres Beispiel aus der Kompartimentanalyse.

Ein Zylinder enthalte 2000 g Wasser, und es seien 50 g Saccharose (Rohrzucker) darin gelöst. Mittels eines Rührwerks wird die Saccharose zu jedem Zeitpunkt gleichmäßig verteilt. Durch eine Röhre fließe 10 g Wasser pro Minute in den Zylinder, während durch eine andere Röhre 10 g Wasser pro Minute, einschließlich eines bestimmten Saccharoseanteils, abfließen (Abb. 11.3). Wir fragen uns: Wie vermindert sich die Masse der Saccharose als Funktion der Zeit?

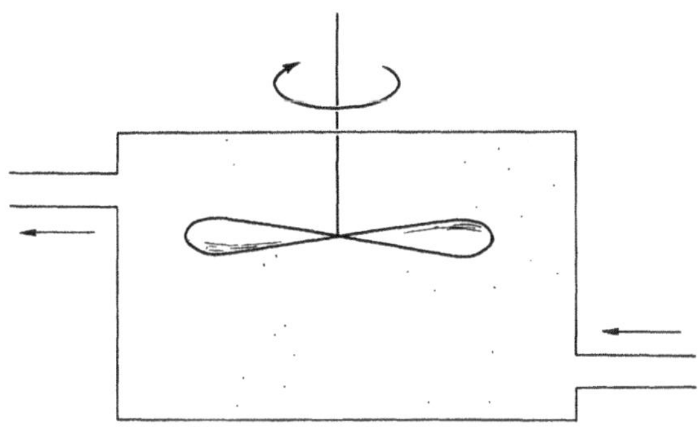

Abb. 11.3. Ein Verdünnungsprozeß. Die Konzentration eines gelösten Stoffes nimmt beständig ab

$M = M(t)$ sei die Masse der Saccharose im Zylinder. Gemäß unserer Voraussetzung ist $M_0 = 50$ g zur Zeit $t = 0$. Die Masse der gelösten Saccharose in 10 g Wasser beträgt

$$M(t) \cdot \frac{10}{2000} = (0{,}005)\,M.$$

In einem Zeitintervall der Länge Δs beträgt der Verlust an Saccharose im Zylinder

$$\Delta M = (-0{,}005)\,\bar{M}\,\Delta t$$

wobei $\bar{M}$ den Durchschnitt von $M(t)$ über das Zeitintervall angibt. Mit $\Delta t \to 0$ erhalten wir für die Verlustrate

$$\frac{dM}{dt} = (-0{,}005)\,M. \tag{11.3.21}$$

Das läßt uns auf eine exponentielle Abnahme der Saccharose schließen. Die obige Frage wird durch folgende Funktion beantwortet:

$$M = M_0 e^{-(0{,}005)t}. \tag{11.3.22}$$

t wird hier in Minuten gemessen.

Beispiel 11.3.8. *Chemische Kinetik.* Gasförmiges Stickstoffpentoxid zerfällt nach folgender Gleichung

$$2N_2O_5 \rightarrow 4NO_2 + O_2.$$

Wir sind an der Geschwindigkeit der Reaktion bei konstanter Temperatur interessiert. Es möge $C = [N_2O_5]$ die Konzentration von Stickstoffpentoxid in Mol pro Liter sein. Die Konzentration $C = C(t)$ ist eine abnehmende Funktion der Zeit; also ist ihre Ableitung dC/dt negativ. Man nennt sie die *Reaktionsrate.*

Die Reaktionsrate hängt von der Konzentration $C = [N_2O_5]$ ab. Intuitiv erwarten wir bei höherer Konzentration mehr Zusammenstöße von N_2O_5-Molekülen, unter Bildung der neuen Verbindungen NO_2 und O_2. Wir dürfen annehmen, daß bei konstanter Temperatur die Reaktionsrate zu C proportional wird:

$$\frac{dC}{dt} = -kC. \tag{11.3.23}$$

k ist eine positive Konstante. Die Lösung dieser Differentialgleichung heißt

$$C = C_0 e^{-kt}. \tag{11.3.24}$$

C_0 ist die Konzentration von N_2O_5 zur Zeit $t = 0$. Die experimentellen Tatsachen stützen dieses Modell. Wie (11.3.24) zeigt, strebt die Konzentration C asymptotisch gegen Null. Sie wird jedoch den Wert Null nie exakt erreichen.

11.4 Differentialgleichung $y' = ay + b$

Wenn $b = 0$ ist, vereinfacht sich die Gleichung zu $y' = ay$, die wir im obigen Abschnitt behandelten. Wenn $b \neq 0$ ist, wird das Problem ein bißchen allgemeiner. Die Differentialgleichung lösen wir mit derselben Methode. Hier die Schritte:

$$\begin{aligned} \frac{dy}{dt} &= ay + b \qquad (a \neq 0), \\ \frac{dy}{dt} &= a\left(y + \frac{b}{a}\right). \end{aligned} \tag{11.4.1}$$

Der Einfachheit halber sei $b/a = p$. Dann *separieren* wir die *Variablen*:

$$dy = a(y + p)\,dt, \qquad \frac{dy}{y + p} = a \cdot dt.$$

Integration ergibt

$$\int \frac{dy}{y + p} = \int a \cdot dt, \qquad \ln|y + p| = at + C,$$

$$y + p = \pm e^{at + C} = c \cdot e^{at},$$

wobei $c = \pm e^C$ gesetzt wurde. Schließlich erhalten wir

$$y = c \cdot e^{at} - \frac{b}{a}. \tag{11.4.2}$$

Das ist die allgemeine Lösung der Differentialgleichung (11.4.1). Sie ist gültig für beliebige Werte von c, was durch Verifikation des Ergebnisses gezeigt werden kann. Wenn wir (11.4.2) nach t ableiten, ergibt sich tatsächlich

$$\frac{dy}{dt} = cae^{at} = a\left[ce^{at} - \frac{b}{a}\right] + b = ay + b,$$

was der gegebenen Gl. (11.4.1) entspricht.

Anwendungen

Beispiel 11.4.1. *Beschränktes Wachstum.* Kein Organismus und keine Population wächst unbeschränkt. Futterknappheit, Raumnot, zu wenig Unterschlupfsmöglichkeiten, schlechte physische Bedingungen oder irgendein Kontrollmechanismus setzen dem Wachstum Grenzen.

Nehmen wir an, es existiere eine feste obere Grenze für die Größe y eines Individuums, eines Gewebes, einer Population oder eines Ernteertrages. Die Größe kann ein Volumen, ein Durchmesser, eine Zahl usw. sein. Wir bezeichnen die obere Grenze mit B. Dann nähert sich $y = y(t)$ dem Wert B asymptotisch. Das besagt, daß die Wachstumsrate dy/dt gegen Null strebt, während $B - y$ kleiner und kleiner wird. Eine plausible mathematische Formulierung eines solchen Modells wird durch folgende Differentialgleichung gegeben:

$$\frac{dy}{dt} = k(B - y). \tag{11.4.3}$$

Darin ist k eine positive Konstante, die festlegt, wie schnell dy/dt gegen Null strebt. Wenn y im Vergleich zu B klein ist, haben wir annähernd $y' \approx kB =$ konstant, d.h. die Größe y wächst ungefähr als lineare Funktion der Zeit. Wenn jedoch y fast gleich B ist, dann wird $B - y$ eine kleine positive Größe und ebenso die Wachstumsrate dy/dt. Gleichung (11.4.3) kann man auch in die Form $y' = kB - ky = ay + b$ bringen, mit den Konstanten $a = -k$ und $b = kB$. Wir erhalten die allgemeine Lösung, indem wir in (11.4.2) einsetzen:

$$y = ce^{-kt} + B. \tag{11.4.4}$$

Da $y < B$ angenommen wurde, muß die Integrationskonstante c negativ sein.

Eine partikuläre Lösung finden wir mit der Randbedingung $y = 0$ zur Zeit $t = 0$. In unserem Fall wird $c = -B$ und

$$y = B(1 - e^{-kt}). \tag{11.4.5}$$

Dieses Modell wurde 1939 von E.A. Mitscherlich vorgeschlagen. Es stimmt mit einigen experimentellen Daten aus der Landwirtschaft gut überein. Der Leser möge selbst einen Graphen der Formel (11.4.5) zeichnen oder Problem 10.9.2 lösen.

Mehr Einzelheiten finden sich bei Bertalanffy (1951). Zahlreiche biologische Beispiele enthält Brody (1945).

Ein anderes Modell für das beschränkte Wachstum werden wir in Beispiel 11.5.1 kennenlernen.

Beispiel 11.4.2. *Ein Geburten-und Immigrationsprozeß.* In Beispiel 11.3.2 des vorherigen Abschnitts besprachen wir einen Geburtenprozeß. Wir haben bezüglich der Population mehrere Annahmen getroffen. Wir halten sie aufrecht, außer daß wir nun eine *Einwanderung (Immigration) von Individuen mit konstanter Rate* zulassen. Die Rate wird durch die Zahl der Individuen pro Zeiteinheit ausgedrückt und mit γ (grch. nü) bezeichnet. Deshalb wird aus Gl. (11.3.9)

$$\frac{dN}{dt} = \lambda N + \gamma \qquad (\lambda > 0, \gamma > 0). \tag{11.4.6}$$

Die Differentialgleichung hat offenbar die Form (11.4.1). Die allgemeine Lösung lautet daher

$$N = c\mathrm{e}^{\lambda t} - \frac{\gamma}{\lambda}.$$

Wenn $N = N_0$ zur Zeit $t = 0$ ist, wird $c = N_0 + \frac{\gamma}{\lambda}$. Wir haben damit eine partikuläre Lösung von (11.4.6) gefunden:

$$N = N_0\mathrm{e}^{\lambda t} + \frac{\gamma}{\lambda}(\mathrm{e}^{\lambda t} - 1). \tag{11.4.7}$$

Hier hängt das Wachstum der Population von zwei Ausdrücken ab. Der erste Term ist eine exponentielle Funktion, die durch die spezifische Geburtenrate allein bestimmt ist. Der zweite Term nimmt ebenfalls sehr schnell zu, aber er hängt sowohl von λ als auch von γ ab.

Beispiel 11.4.3. *Abkühlung eines Körpers.* Wir betrachten einen Körper ohne innere Wärmeerzeugung, dessen Temperatur höher ist als jene der Umgebung. Der Körper wird sich abkühlen. Wir möchten wissen, wie die Körpertemperatur als Funktion der Zeit fällt.

$T = T(t)$ sei die Temperatur des Körpers zum Zeitpunkt t, T_0 seine Temperatur zur Zeit $t = 0$ und T_s die konstante Umgebungstemperatur.

Die Ableitung dT/dt nennt man die Abkühlungsrate. Da T abnimmt, wird die Änderungsrate negativ. Sie hängt von der Differenz $T - T_s$ ab. Unter geeigneten Bedingungen wird die Abkühlungsrate proportional zu $T - T_s$, das heißt daß

$$\frac{dT}{dt} = -k(T - T_s) \tag{11.4.8}$$

ist, worin k eine positive Konstante bedeutet, die durch die physikalischen Bedingungen des Wärmeaustausches bestimmt wird. Da die rechte Seite in der Form $(-k)T + kT_s$ geschrieben werden kann, hat die Gleichung die Gestalt (11.4.1). Von (11.4.2) leiten wir die allgemeine Lösung her und erhalten

$$T = c\mathrm{e}^{-kt} + T_s. \tag{11.4.9}$$

Schließlich müssen die Anfangsbedingungen erfüllt sein. $T = T_0$ zur Zeit $t = 0$ führt zu $c = T_0 - T_s$. Dies eingesetzt ergibt

$$T = T_s + (T_0 - T_s)\mathrm{e}^{-kt}. \tag{11.4.10}$$

Während t gegen unendlich strebt, wird der zweite Term gleich Null und T nähert sich T_s asymptotisch. Gl. (11.4.8) ist als *Newtonsches Abkühlungsgesetz* bekannt.

Diese und die folgende Anwendung können wir als Illustration zur Kompartimentanalyse auffassen (s. Beispiel 11.3.6).

Beispiel 11.4.4. *Ein Diffusionsproblem.* Wir nehmen an, daß eine Zelle mit konstantem Volumen in einer homogenen Flüssigkeit suspendiert sei. Die Flüssigkeit enthalte außerdem einen gelösten Stoff mit der Konzentration c_0, die sowohl räumlich als auch zeitlich konstant bleibe. Es sei $c = c(t)$ die Konzentration des gelösten Stoffes innerhalb der Zelle zum Zeitpunkt t. Der gelöste Stoff sei fast gleichmäßig über die Zelle verteilt und zwar zu jedem Zeitpunkt, so daß $c = c(t)$ nur zeitabhängig ist.

Moleküle der gelösten Substanz werden durch *Diffusion* aus der Umgebung in die Zelle dringen; ebenso wird es Moleküle der Substanz geben, die die Zelle verlassen. Der Molekülfluß durch die Zellmembran geht in beide Richtungen (Abb. 11.4). Der *Nettofluß* geht von der Flüssigkeit in die Zelle hinein, falls c_0 größer als $c(t)$ ist und umgekehrt. Wir interessieren uns für die Funktion $c(t)$.

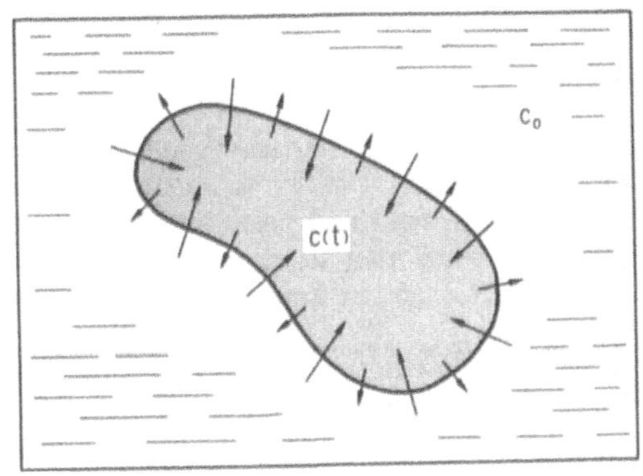

Abb. 11.4. Diffusion von Molekülen durch eine Zellwand. In der Figur ist $c_0 > c(t)$ angenommen, so daß mehr Moleküle ein- als austreten.

Es sei $m = m(t)$ die Masse der Substanz innerhalb der Zelle. A sei die Fläche der Zellmembran und V das Volumen der Zelle. Nach der Definition der Konzentration gilt

$$m(t) = V \cdot c(t). \tag{11.4.11}$$

Die Ableitung dm/dt ist die Zuwachsrate von m und könnte mit *Nettoflußrate* bezeichnet werden. Das Ficksche Gesetz[1] besagt, daß dm/dt proportional der Membranoberfläche und dem Konzentrationsunterschied beiderseits der Membran ist. Folglich können wir setzen:

$$\frac{dm}{dt} = kA(c_0 - c). \tag{11.4.12}$$

Falls $c < c_0$ ist, das heißt, wenn der gelöste Stoff eine niedrigere Innen- als Außenkonzentration hat, wird m zunehmen. Also ist k eine positive Konstante. Sie wird durch die Dicke und Struktur der Membran bestimmt. Man nennt diese Konstante die *Permeabilität einer Membran* für den betreffenden Stoff.

Mittels (11.4.11) können wir dm/dt durch $V \cdot dc/dt$ ersetzen. Somit erhalten wir

1 Adolf Fick (1829–1901), deutscher Physiologe und Biophysiker

$$\frac{dc}{dt} = \frac{kA}{V}(c_0 - c). \tag{11.4.13}$$

Wir integrieren diese Gleichung, indem wir die explizite Lösung (11.4.2) benützen:

$$c = K \cdot \exp\left(-\frac{kA}{V}t\right) + c_0 \tag{11.4.14}$$

K ist die Integrationskonstante. Mit $t \to \infty$ nähert sich $c(t)$ asymptotisch c_0 an. Die Konstante K kann durch irgendeine Anfangsbedingung bestimmt werden, sagen wir $c = c^*$ zur Zeit $t = 0$. Es sei dem Leser überlassen, die beiden Fälle $c^* > c_0$ und $c^* < c_0$ zu diskutieren.

Diese Anwendung wurde Thrall (1967) entnommen.

Es sollte ausdrücklich darauf hingewiesen werden, daß dieses Modell nur eine grobe Annäherung an die Realität ist. Die Diffusion durch Zellmembrane ist ein höchst komplizierter Vorgang, der in diesem Zusammenhang nicht behandelt werden kann.

Beispiel 11.4.5. *Nervenerregung.* Eine Nervenfaser kann man als ein elektrisches System auffassen. Das Protoplasma enthält viele verschiedenartige Ionen, sowohl Kationen (mit elektrisch positiver Ladung) als auch Anionen (mit elektrisch negativer Ladung). Wenn man an eine Nervenfaser einen elektrischen Strom anlegt, bewegen sich die Kationen zur Kathode, die Anionen zur Anode, was zu einer Erregung des Nerves führt.

Man beobachtete, daß die Erregung stets von der Kathode ausgeht. Aufgrund dieser Beobachtung entwickelte Rashevsky eine Theorie, die postuliert, daß zwei verschiedene Arten von Kationen für diesen Vorgang verantwortlich seien. Eine Sorte verursacht die Erregung, die andere die Hemmung. Deshalb nennt man diese beiden Sorten *antagonistische Faktoren.*

Es sei $\varepsilon = \varepsilon(t)$ (grch. epsilon) die Konzentration der erregender Kationen und $j = j(t)$ jene der hemmenden in der Nähe der Kathode zum Zeitpunkt t. Die Theorie besagt nun, daß eine Erregung immer dann erfolgt, wenn der Quotient ε/j einen gewissen Schwellenwert c überschreitet. Es gelten also folgende Aussagen:

$$\frac{\varepsilon}{j} \geqq c \qquad \text{Erregung,}$$

$$\frac{\varepsilon}{j} < c \qquad \text{keine Erregung.}$$

Es seien ε_0 und j_0 die Konzentrationen der erregenden bzw. hemmenden Kationen in Ruhe. Wenn ε wächst und j beschränkt bleibt, wird eine Erregung wahrscheinlich; wenn dagegen ε nicht so schnell wie j wächst, wird keine Erregung stattfinden.

Es bezeichne I die Stromstärke des stimulierenden Stromes. Der Einfachheit halber bleibe I während eines gewissen Zeitintervalls konstant. Rashevsky fordert nun, daß $d\varepsilon/dt$ sich aus zwei Termen zusammensetzt, einem Term proportional zur Stromstärke I und einem zweiten negativen Term proportional zu $\varepsilon - \varepsilon_0$, was dem Verlust an Kationen durch Diffusion Rechnung trägt. Die Differentialgleichung läßt sich daher in der Form

$$\frac{d\varepsilon}{dt} = KI - k(\varepsilon - \varepsilon_0) \tag{11.4.15}$$

schreiben mit den positiven Konstanten K und k.Mit Hilfe der Formel (11.4.2) ist es leicht, diese Differentialgleichung zu lösen und eine explizite Formel für $\varepsilon = \varepsilon(t)$ anzugeben.

Analog verlangt die Theorie für $j = j(t)$ eine Differentialgleichung

$$\frac{dj}{dt} = MI - m(j - j_0) \qquad (M, m \text{ positive Konstanten}), \tag{11.4.16}$$

für die man ebenfalls eine explizite Lösung findet. Der Quotient $\varepsilon(t)/j(t)$ bestimmt schließlich, ob eine Erregung erfolgt und wann. Das Resultat soll gut mit experimentellen Befunden übereinstimmen.

Für eine eingehende Behandlung dieser Theorie s. Rashevsky (1960). Andere Modelle der Nervenleitung geben Cole (1968), Griffith (1971), Hodgkin und Huxley (1952), Johnson, Eyring, Polissar (1954).

11.5 Differentialgleichung $y' = ay^2 + by + c$

In der Differentialgleichung $y' = ay + b$ vom vorherigen Abschnitt sind die unbekannten Terme $y = y(t)$ und $y' = dy/dt$ in der ersten Potenz. Daher sagt man, die Gleichung sei linear. In der Gleichung

$$\frac{dy}{dt} = ay^2 + by + c \tag{11.5.1}$$

erscheint der Ausdruck y^2. Aus diesem Grund nennt man (11.5.1) eine *nichtlineare Differentialgleichung*.

Bevor wir Gl. (11.5.1) auflösen, betrachten wir das quadratische Polynom der rechten Seite und die damit verbundene quadratische Gleichung

$$ay^2 + by + c = 0. \tag{11.5.2}$$

Wir können diese Gleichung mit Formel (4.6.2) nach y auflösen. Wir bezeichnen die beiden Wurzeln mit A und B und setzen voraus, daß es sich dabei um *zwei verschiedene reelle Zahlen* handle. Wir können das quadratische Polynom in die folgende Form bringen:

$$ay^2 + by + c = a(A - y)(B - y). \tag{11.5.3}$$

In der Tat verschwindet $A - y$, wenn $y = A$ gilt, und somit wird die quadratische Gleichung erfüllt. Desgleichen für $y = B$.

Wir schreiben unsere ursprüngliche Differentialgleichung nochmals hin und benützen für die rechte Seite (11.5.3)

$$\frac{dy}{dt} = a(A - y)(B - y) \qquad (A \neq B, y \neq A, y \neq B). \tag{11.5.4}$$

Separation der Variablen führt zu

$$\frac{dy}{(A - y)(B - y)} = a \cdot dt. \tag{11.5.5}$$

Um die Integration zu erleichtern, bringen wir den Bruch der linken Seite in die Form

$$\frac{1}{(A - y)(B - y)} = \frac{1}{B - A}\left(\frac{1}{y - B} - \frac{1}{y - A}\right). \tag{11.5.6}$$

Diese Formel kann sehr leicht verifiziert werden. Sie ist nur unter der Voraussetzung $A \neq B$ gültig. Die Terme $1/(y-B)$ und $1/(y-A)$ nennt man *Partialbrüche*.

Nun sind wir in der Lage (11.5.5) zu lösen. Unter Berücksichtigung von (11.5.6) wird die Differentialgleichung zu

$$\left(\frac{1}{y-B} - \frac{1}{y-A}\right) dy = a(B-A)\,dt.$$

Durch gliedweise Integration und unter Verwendung von (10.7.3) erhalten wir

$$\ln|y-B| - \ln|y-A| = a(B-A)t + C.$$

C ist darin eine beliebige Integrationskonstante. Wegen $\ln u - \ln v = \ln(u/v)$ können wir die Gleichung umformen:

$$\ln\frac{|y-B|}{|y-A|} = a(B-A)t + C. \tag{11.5.7}$$

Die Exponentialfunktion auf beiden Seiten angewendet, ergibt

$$\frac{|y-B|}{|y-A|} = \mathrm{e}^{a(B-A)t+C}.$$

Lassen wir die Absolutzeichen weg und ersetzen wir den Faktor $\pm\, e^C$ durch eine neue Konstante, etwa durch $-k$, so folgt

$$\frac{y-B}{y-A} = -k \cdot \mathrm{e}^{a(B-A)t}. \tag{11.5.8}$$

Das Minuszeichen der rechten Seite ist keine Notwendigkeit, aber in einigen Anwendungen bequem. Mit (11.5.8) gelangen wir zur expliziten Lösung von (11.5.4):

$$y = A + \frac{B-A}{1 + k\mathrm{e}^{a(B-A)t}}. \tag{11.5.9}$$

Der Leser möge das Resultat durch Differentiation bestätigen.

Anwendungen

Beispiel 11.5.1. *Beschränktes Wachstum.* Wir wenden uns wieder dem Studium des Wachstums einer Population zu. $y = y(t)$ sei die Anzahl Individuen einer Population zum Zeitpunkt t. Die Differentialgleichung $y' = ay$ mit $a > 0$ beschreibt ein unbeschränktes exponentielles Wachstum, während $y' = a(B-y)$ mit $a > 0$, $B > 0$ für ein Wachstum steht, das anfangs beinahe linear ist und später abflacht (s. die Anwendungen zum Wachstum in den obigen Abschnitten).

Um ein Wachstumsmodell zu entwickeln, das biologisch bedeutsamer ist, können wir die zwei Ansätze kombinieren, d.h. wir verlangen, daß y' sowohl zu y als auch zu $B-y$ proportional werde. Diese Idee[2] führt zur Differentialgleichung

$$\frac{dy}{dt} = \lambda y(B-y), \tag{11.5.10}$$

in der λ eine gewisse positive Konstante bedeutet. Diese Gleichung ist ein Spezialfall von (11.5.4) mit $A = 0$ und $a = -\lambda$. Die allgemeine Lösung folgt sofort aus (11.5.9):

2 Vgl. die Regel am Ende von Abschn. 12.1

$$y = \frac{B}{1 + ke^{-\lambda Bt}}. \tag{11.5.11}$$

In unserem Modell kann y den Wert B nie überschreiten. Deshalb muß der Nenner in (11.5.11) größer als 1 sein, und k muß auf positive Werte beschränkt bleiben. Die Größe y wächst monoton, da aus der Differentialgleichung (11.5.10) folgt, daß $dy/dt > 0$ ist. Mit $t \to -\infty$, strebt y gegen Null, und mit $t \to \infty$ strebt y gegen B. Das Wachstum beginnt langsam, wird schneller und schließlich klingt es aus. Das Wachstum ist am schnellsten in der Nachbarschaft des *Wendepunkts*. Um seinen Ort zu bestimmen, müssen wir die zweite Ableitung von $y = y(t)$ gleich Null setzen (vgl. Formel 9.6.4). Durch Differentiation von (11.5.10) erhalten wir

$$\frac{d^2y}{dt^2} = \lambda\left[\frac{dy}{dt}(B - y) - y\frac{dy}{dt}\right] = \lambda(B - 2y)\frac{dy}{dt}. \tag{11.5.12}$$

Der Ausdruck kann nur verschwinden, wenn $B - 2y = 0$ ist, was zu

$$y = B/2 \tag{11.5.13}$$

führt. Also liegt der Wendepunkt in der Mitte zwischen den Geraden $y = 0$ und $y = B$. Um die Abszisse des Wendepunktes zu bestimmen, setzen wir $y = B/2$ in Gl. (11.5.11) ein und lösen sie nach t auf:

$$t = \frac{\ln k}{B\lambda}. \tag{11.5.14}$$

Diese spezielle Abszisse ist positiv oder negativ, je nachdem ob $k > 1$ oder $k < 1$ ist.

Abbildung 11.5 zeigt einen Graphen der Funktion (11.5.11) anhand einer speziellen Anwendung. Die Kurve ist *S-förmig* oder *sigmoid*. Formel (11.5.11) ist allgemein als *logistische Funktion* bekannt. Sie wurde durch Verhulst im Jahre 1838 zur Behandlung bevölkerungsdynamischer Probleme eingeführt[3]. Den Graphen der logistischen Funktion nennt man die *logistische Kurve*[4]. Es gibt zahlreiche experimen-

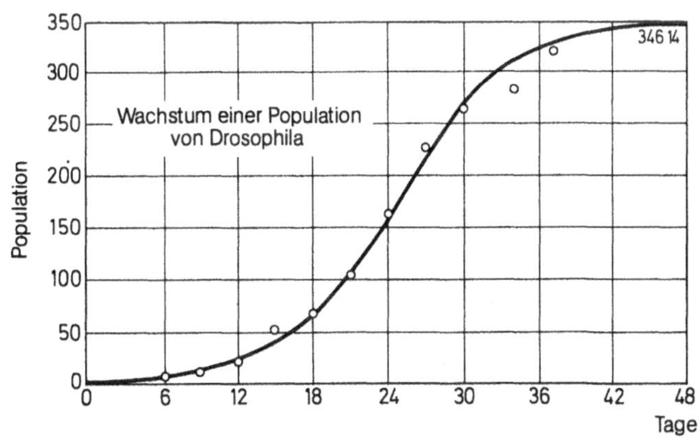

Abb. 11.5. Wachstum einer Population von *Drosophila* (Taufliege) unter experimentellen Bedingungen (Abbildung aus Lotka, 1956, nach Daten von Pearl und Parker)

3 P. F. Verhulst (1804–1849), belgischer Mathematiker. Es ist nicht bekannt, warum er das Wort "logistisch" gewählt hat

4 Die logistische Funktion kann durch Translation und Streckung aus der hyperbolischen Funktion $y = \tanh x$ gewonnen werden (s. Abschn. 10.11). Vom Tangens hyperbolicus her wissen wir, daß der Graph symmetrisch zum Wendepunkt ist (vgl. Aufgabe 10.11.4 am Ende von Kap. 10)

telle Wachstumsdaten, besonders jene von Protozoen und Bakterien, an die sich sehr gut eine logistische Kurve anpassen läßt. Aber es gibt auch Populationen, die nach anderen Gesetzen wachsen, und bei denen Voraussagen nach dem logistischen Gesetz fehlschlugen.

Mehr Einzelheiten und Daten finden sich bei D'Ancona (1954), Gause (1934), Kostizin (1939), Lotka (1956), Pielou (1969), Schanz (1974). Kritiken findet man bei Feller (1940) und Slobodkin (1961).

Beispiel 11.5.2. *Verbreitung einer Infektionskrankheit.* Wie verbreitet sich eine ansteckende Krankheit in einer Gemeinschaft anfälliger Individuen? Natürlich hängt das von vielen Umständen ab. Der Einfachheit halber treffen wir einige Annahmen. Wir bringen einen einzigen Infizierten in eine Population gleich anfälliger Individuen. Beim Kontakt zwischen den Individuen wird die Krankheit übertragen und verbreitet, d.h. die Anzahl der Infizierten wird zunehmen. Am Anfang wird diese Zahl langsam zunehmen, dann wird sich der Vorgang beschleunigen und schließlich abklingen, wenn die meisten Individuen bereits angesteckt wurden. Des weitern nehmen wir an, daß ein Individuum, das einmal angesteckt wurde, während des ganzen Prozesses angesteckt bleibt und daß niemand ausscheidet.

Es sei $x = x(t)$ die Anzahl ansteckbarer Individuen, $y = y(t)$ die Anzahl Infizierter zum Zeitpunkt t und n die totale Größe der verseuchten Population. Zu jedem Zeitpunkt gilt:

$$x + y = n + 1. \tag{11.5.15}$$

Wie in den obigen Beispielen zum Populationswachstum, behandeln wir x und y als kontinuierliche Variablen. Die Zuwachsrate der Infizierten beträgt somit dy/dt. Je mehr Krankheitsträger und Gefährdete anwesend sind, desto öfter werden Kontakte stattfinden, die zu Infektionen führen. Deshalb nehmen wir plausiblerweise an, daß dy/dt proportional zu y als auch zu x wird[5]. So bilden wir die zugehörige Differentialgleichung:

$$\frac{dy}{dt} = \beta yx.$$

β ist eine positive Konstante, *spezifische Infektionsrate* genannt. Mit Hilfe von (11.5.15) wird die Gleichung zu

$$\frac{dy}{dt} = \beta y(n + 1 - y). \tag{11.5.16}$$

Diese Gleichung ist von der Form (11.5.10) und kann sogleich mit Formel (11.5.11) integriert werden:

$$y = \frac{n+1}{1 + ke^{-\beta(n+1)t}}. \tag{11.5.17}$$

Bis jetzt ist k noch unbestimmt. Der Prozeß habe zur Zeit $t = 0$ mit dem einzelnen Infizierten begonnen. Aus (11.5.17) erhalten wir $y(0) = 1 = (n + 1)/(1 + k)$, woraus man ersehen kann, daß $k = n$ ist. Daher wird die partikuläre Lösung

$$y = \frac{n+1}{1 + ne^{-\beta(n+1)t}}. \tag{11.5.18}$$

5 Vgl. die Regel am Ende von Abschn. 12.1

Mit unseren vereinfachten Annahmen breitet sich die Krankheit nach dem *logistischen Gesetz* aus.

Für weiter entwickelte Modelle über Epidemien, sowohl stochastische als auch deterministische, siehe Bailey (1957 und 1964), Bartlett (1960), Goel und Richter-Dyn (1974), Iosifescu und Tăutu (1973), Waltman (1974).

Beispiel 11.5.3. *Chemische Kinetik.* Betrachten wir die Reaktion zwischen n-Amylfluorid und Natriumäthylat:

$$n\text{-}C_5H_{11}F + NaOC_2H_5 \to NaF + n\text{-}C_5H_{11}OC_2H_5.$$

A sei die ursprüngliche Konzentration von n-Amylfluorid und B jene von Natriumäthylat. Wir setzen voraus, daß $A \neq B$ sei. Weil während der Reaktion ein Molekül der ersten Verbindung mit genau einem der zweiten reagiert, nehmen A und B jeweils um denselben Betrag $x = x(t)$ ab. Also sind die verbleibenden Konzentrationen der Edukte gleich $A - x$ und $B - x$.

Wir nennen dx/dt die *Reaktionsrate*. Da die Reaktion auf Molekülzusammenstößen von n-Amylfluorid und Natriumäthylat beruht, leuchtet es ein, daß dx/dt proportional $A - x$ und ebenso zu $B - x$ wird. Folglich erhalten wir die Differentialgleichung

$$\frac{dx}{dt} = r(A - x)(B - x) \tag{11.5.19}$$

mit der *spezifischen Reaktionsrate* $r > 0$. Damit r konstant bleibt, müssen wir dafür sorgen, daß die Temperatur während der Reaktion konstant bleibt.

Gleichung (11.5.19) hat die Form (11.5.4)[6]. Die allgemeine Lösung ist in (11.5.9) festgehalten. Um die Anfangsbedingung $t = 0, x = 0$ zu befriedigen, müssen wir k mit $-B/A$ gleichsetzen. Nach weiterem Umordnen der Glieder läßt sich die partikuläre Lösung in die Form

$$x = A\left(1 + \frac{B - A}{A - Be^{r(B-A)t}}\right) \tag{11.5.20}$$

bringen. Wenn $t \to \infty$, strebt x gegen A, falls $A < B$, oder gegen B, falls $A > B$. Es sei erwähnt, daß es sich hier um *keine* logistische Funktion handelt.

Gute Übereinstimmung zwischen Modell und Experiment wird beobachtet. Um dem Beispiel vollständiger Rechnung zu tragen s. Latham (1964).

Beispiel 11.5.4. *Autokatalyse.* Eine andere Art chemischer Reaktionen führt zu einer verwandten Differentialgleichung. Lenken wir unser Augenmerk auf den Prozeß, bei welchem Trypsinogen in Trypsin (ein Enzym) übergeht. Die Reaktion beginnt nur in Anwesenheit einer gewissen Menge Trypsin, das heißt, daß das Reaktionsprodukt als Katalysator fungiert.

y_0 sei die Anfangskonzentration des Trypsins zur Zeit $t = 0$ und $y = y(t)$ stehe für die zusätzliche Konzentration, die durch die Reaktion zur Zeit t gewonnen wurde, so daß wir für die totale Konzentration $y_0 + y(t)$ schreiben. B sei die Anfangskonzentration des Trypsinogens. Da jedes Molekül Trypsinogen genau ein Molekül Trypsin

6 In der Chemie wird dieser Vorgang eine *Reaktion zweiter Ordnung* genannt. Die Chemiker nennen deshalb auch (11.5.19) eine Gleichung zweiter Ordnung. In der Mathematik herrscht ein anderer Sprachgebrauch: Eine Differentialgleichung heißt von zweiter Ordnung, wenn sie die *zweite Ableitung* der unbekannten Funktion (und keine höhere Ableitung) enthält

erzeugt, nimmt B um denselben Betrag ab, um den die Trypsinkonzentration zunimmt, das heißt, um y. Deshalb betragen die Konzentrationen von Trypsinogen und Trypsin $B - y$ bzw. $y_0 + y$. Die Reaktionsrate dy/dt ist zu den Termen $y_0 + y$ und $B - y$ proportional, was eine sinnvolle Annahme zu sein scheint. Daraus folgt die Differentialgleichung

$$\frac{dy}{dt} = r(y_0 + y)(B - y), \tag{11.5.21}$$

in der r eine positive Konstante bezeichnet. Um die Gleichung mit (11.5.4) zu vergleichen, setzen wir $r = -a$ und $y_0 = -A$, so daß formelle Übereinstimmung erreicht ist. Die allgemeine Lösung, wie in (11.5.9) bereits angegeben, lautet:

$$y = -y_0 + \frac{B + y_0}{1 + ke^{-r(B+y_0)t}}. \tag{11.5.22}$$

Mit den Anfangsbedingungen $t = 0$, $y = 0$ sind wir in der Lage, k zu bestimmen. Somit erhalten wir eine partikuläre Lösung mit $k = B/y_0$. Durch Vergleich mit (11.5.11) wird ersichtlich, daß (11.5.22) eine *logistische Funktion* ist. Wie in Abb. 11.6 gezeigt, ist die Annäherung durch experimentelle Daten befriedigend.

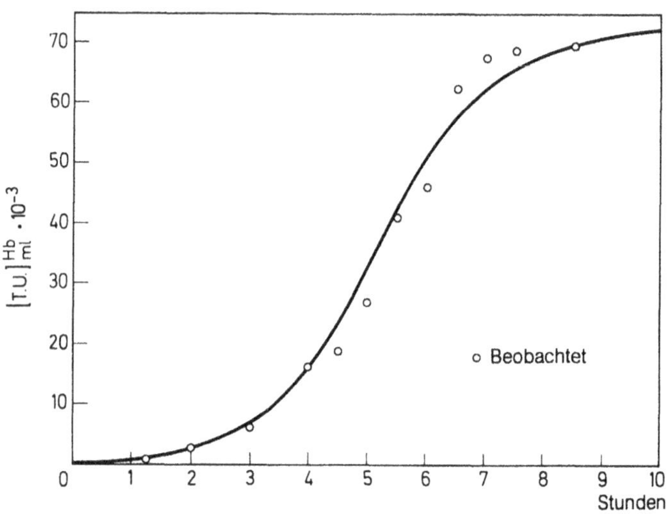

Abb. 11.6. Autokatalytische Aktivierung von kristallinem Trypsinogen. An die Meßpunkte wurde eine logistische Kurve angepaßt (Abbildung aus Northrop et al., 1948. Vgl. Stevens, 1965).

11.6 Differentialgleichung $dy/dx = k \cdot y/x$

Es läßt sich leicht beobachten, daß der Kopf eines Kindes langsamer wächst als sein übriger Körper. Die Augen wachsen noch langsamer als der Kopf. Dieses verschiedenartige Wachstumsmuster wird in der *Allometrie* behandelt.

Es sei $x = x(t)$ die Größe (Länge, Volumen oder Gewicht) eines Organs und $y = y(t)$

die Größe eines anderen Organs oder eines Teils desselben Individuums zum Zeitpunkt t. Die Wachstumsraten dieser beiden Teile sind dx/dt und dy/dt. Die Feststellung, daß ein Teil langsamer wächst als ein anderer, besagt nicht, daß $dx/dt \neq dy/dt$ ist, da der kleinere der beiden Teile ohnehin weniger an Länge, Volumen oder Gewicht zunimmt. Vielmehr kommt es auf die *spezifischen Wachstumsraten* an (vgl. Beispiel 11.3.1). Unsere Feststellung besagt also, daß

$$\frac{1}{y}\frac{dy}{dt} \neq \frac{1}{x}\frac{dx}{dt}$$

gilt.

Zahlreiche empirische Daten unterstützen die Annahme, daß die *spezifischen Wachstumsraten ungefähr proportional* sind, d.h. daß die Gleichung

$$\frac{1}{y}\frac{dy}{dt} = k\frac{1}{x}\frac{dx}{dt} \tag{11.6.1}$$

mit beachtlicher Präzision stimmt. Die Konstante k ist positiv und hängt nur von der Natur der betrachteten Teile oder Organe ab. Die Beziehung (11.6.1) nennt man das *allometrische Gesetz.*

Die Differentialgleichung (11.6.1) kann durch Elimination der Zeit vereinfacht werden. Wir zeigen zunächst, daß man dy/dt durch dx/dt dividieren kann, und daß sich dy/dx ergibt. Wir erinnern uns daran, daß dy/dt und dx/dt Grenzwerte des Differenzenquotienten $\Delta y/\Delta t$ und $\Delta x/\Delta t$ darstellen. Da $\Delta t \neq 0$ ist erhalten wir

$$\frac{\Delta y}{\Delta t}\bigg/\frac{\Delta x}{\Delta t} = \frac{\Delta y}{\Delta x}.$$

Mit $\Delta t \to 0$ gewinnen wir die allgemeine Formel

$$\frac{dy}{dt}\bigg/\frac{dx}{dt} = \frac{dy}{dx}. \tag{11.6.2}$$

Mit diesem Resultat reduziert sich die Gl. (11.6.1) auf

$$\frac{dy}{dx} = k\frac{y}{x}. \tag{11.6.3}$$

Diese neue Differentialgleichung wird durch *Separation der Variablen* aufgelöst (vgl. Abschn. 11.3):

$$\frac{dy}{y} = k\frac{dx}{x},$$

$$\ln y = k \ln x + C \qquad (x > 0, y > 0), \tag{11.6.4}$$

$$y = e^{k\ln x + C} = e^C(e^{\ln x})^k$$

oder

$$y = cx^k \qquad (x > 0, y > 0), \tag{11.6.5}$$

wobei c für e^C steht. Die Gl. (11.6.5) definiert eine Potenzfunktion (s. Kap. 4). Der Exponent ist die Konstante $k > 0$ und der Koeffizient der Funktion ist $c > 0$. Die Funktion enthält zwei Parameter, nämlich c und k.

Für numerische und graphische Zwecke ist es praktisch zu logarithmieren. Gleichung (11.6.5) ist gleichbedeutend mit

$$\log y = k \cdot \log x + \log c \tag{11.6.6}$$

oder, wie in Abschn. 7.3 besprochen, mit

$$Y = kX + B. \tag{11.6.7}$$

Eine doppelt-logarithmische Darstellung von (11.6.5) ist daher eine Gerade mit Steigung k und y-Abschnitt $B = \log c$. Eine typische Anwendung zeigt Abb. 11.7.

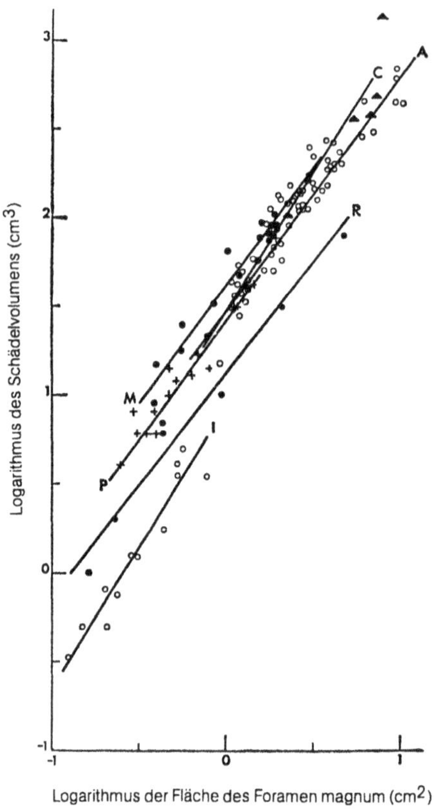

Abb. 11.7. Allometrisches Wachstum des Schädelvolumens und der Fläche des Foramen magnum (Hinterhauptloch) bei fünf Ordnungen von Säugetieren: *I* Insektenfresser; *R* Nagetiere; *P* Halbaffen; *M* Neu- und Altweltaffen; *C* Landraubtiere; *A* Paarhufer. (Abbildung aus Radinsky, 1967)

Das allometrische Gesetz kann entweder mit Gleichung (11.6.1), mit der logarithmischen Gleichung (11.6.6) oder mit Hilfe der Potenzfunktion (11.6.5) formuliert werden. Alle drei Fassungen sind äquivalent.

Man beachte, daß das allometrische Gesetz nicht in erster Linie die Wachstumsgeschwindigkeit betrifft, weil die Zeit ja eliminiert wurde. Ein Individuum kann zeitlich wachsen, indem es einem exponentiellen, einem logistischen oder irgendeinem anderen Gesetz gehorcht. Die allometrische Beziehung bleibt davon unberührt.

Das allometrische Gesetz wurde nicht nur beim relativen Wachstum der Organe eines Körpers erfolgreich angewendet, sondern auch bei Stoffwechselvorgängen, bei Unterschieden von Rassen und bei der Evolutionstheorie. Es gibt auch Versuche, das allometrische Gesetz theoretisch zu begründen. Für Einzelheiten konsultiere man Grande und Taylor (1965), Huxley (1932), Rosen (1967), Schüepp (1966), Simpson, Roe, Lewontin (1960), Teissier (1960), von Bertalanffy (1951), von Bertalanffy et al. (1977), Wilbur und Owen (1964).

11.7 Ein System linearer Differentialgleichungen

In physiologischen Systemen wie auch bei Populationen betrachtet man gewöhnlich zwei oder mehr Funktionen der Zeit. Es seien $x = x(t)$ und $y = y(t)$ zwei Funktionen der Zeit. Wir vermuten eine gewisse Wechselwirkung zwischen den Größen x und y. Die Änderungsraten dx/dt und dy/dt können also von beiden Größen x und y abhängen. Als einfachen Fall studieren wir die folgenden zwei *simultanen Gleichungen*:

$$\frac{dx}{dt} = a \cdot x + b \cdot y, \qquad (11.7.1)$$
$$\frac{dy}{dt} = c \cdot x + d \cdot y.$$

a, b, c, d sind gegebene Konstanten. Die unbekannten Funktionen $x = x(t)$ und $y = y(t)$ und ihre Ableitungen erscheinen in der ersten Potenz. Deshalb sagt man (11.7.1) sei ein *System linearer Differentialgleichungen.*

Es ist wesentlich, den logischen Inhalt eines solchen Systems zu verstehen. Die Größen x und y beeinflussen sich gegenseitig so, daß sie die Änderungsraten dx/dt und dy/dt vollständig bestimmen. Im Laufe der Zeit werden x und y zu- oder abnehmen, entsprechend den Änderungsraten dx/dt und dy/dt. Folglich werden die Änderungsraten zukünftige Werte von x und y festlegen. Die ursprüngliche Information, die dx/dt und dy/dt erhält, gelangt schließlich wieder zu x und y (Feedback). Wir haben zwei Rückkoppelungsschleifen, wie in der graphischen Darstellung wiedergegeben:

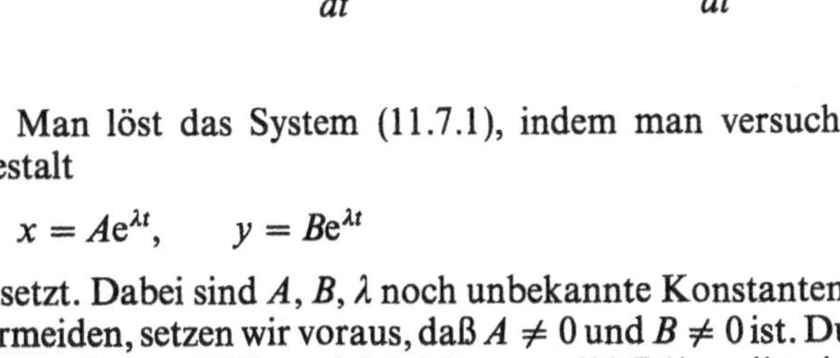

Man löst das System (11.7.1), indem man versuchsweise die Lösungen in der Gestalt

$$x = Ae^{\lambda t}, \qquad y = Be^{\lambda t} \qquad (11.7.2)$$

ansetzt. Dabei sind A, B, λ noch unbekannte Konstanten. Um eine triviale Lösung zu vermeiden, setzen wir voraus, daß $A \neq 0$ und $B \neq 0$ ist. Durch Einsetzen von (11.7.2) in die gegebenen Differentialgleichungen (11.7.1) ergibt sich

$$A\lambda e^{\lambda t} = aAe^{\lambda t} + bBe^{\lambda t},$$
$$B\lambda e^{\lambda t} = cAe^{\lambda t} + dBe^{\lambda t}$$

Diese Gleichungen kann man durch den Faktor $e^{\lambda t}$ kürzen und erhält damit Gleichungen, in denen die variable Zeit nicht mehr vorkommt. Wir ordnen die Glieder so, daß sie alle auf einer Seite stehen und klammern A und B aus:

$$\begin{aligned}(a-\lambda)A + bB &= 0,\\ cA + (d-\lambda)B &= 0.\end{aligned} \tag{11.7.3}$$

Daraus folgt

$$\frac{A}{B} = -\frac{b}{a-\lambda} = -\frac{d-\lambda}{c}. \tag{11.7.4}$$

Wir haben nun zwei verschiedene Ausdrücke bezüglich der Unbekannten λ, die beide gleich A/B sind. Das auferlegt λ eine Beschränkung. Aus (11.7.4) können wir eine quadratische Gleichung herleiten, nämlich

$$bc = (a-\lambda)(d-\lambda)$$

oder in der Normalform

$$\lambda^2 - (a+d)\lambda + (ad-bc) = 0. \tag{11.7.5}$$

Diese Gleichung kann mit der Formel (4.6.2) nach λ aufgelöst werden. Der Einfachheit halber nehmen wir an, es gäbe zwei *verschiedene reelle Wurzeln* λ_1 *und* λ_2.

Gleichung (11.7.5) nennt man die *charakteristische Gleichung* des Differentialgleichungssystems (11.7.1) und λ_1, λ_2 die *charakteristischen Wurzeln*. Bis hierher können wir lediglich behaupten: Falls es für (11.7.1) eine Lösung der Form (11.7.2) gibt, muß λ eine der Wurzeln der charakteristischen Gleichung sein.
Mit $\lambda = \lambda_1$ lassen sich geeignete Konstanten A_1 und B_1 aus (11.7.4) finden:

$$\frac{A_1}{B_1} = -\frac{b}{a-\lambda_1} = -\frac{d-\lambda_1}{c}. \tag{11.7.6}$$

Die Koeffizienten A_1 und B_1 sind nicht vollständig bestimmt. Eine davon kann beliebig gewählt werden.

Entsprechend finden wir A_2 und B_2 mit $\lambda = \lambda_2$:

$$\frac{A_2}{B_2} = -\frac{b}{a-\lambda_2} = -\frac{d-\lambda_2}{c}. \tag{11.7.7}$$

Wir haben nun zwei partikuläre Lösungen zu (11.7.1):

$$x = A_1 e^{\lambda_1 t}, \qquad y = B_1 e^{\lambda_1 t},$$

und

$$x = A_2 e^{\lambda_2 t}, \qquad y = B_2 e^{\lambda_2 t}.$$

Um zur *allgemeinen Lösung* zu gelangen, kombinieren wir die *partikulären Lösungen* wie folgt:

$$\begin{aligned}x &= A_1 e^{\lambda_1 t} + A_2 e^{\lambda_2 t},\\ & \qquad\qquad (\lambda_1 \neq \lambda_2)\\ y &= B_1 e^{\lambda_1 t} + B_2 e^{\lambda_2 t}.\end{aligned} \tag{11.7.8}$$

In jedem Koeffizientenpaar A_1, B_1 und A_2, B_2 kann ein Koeffizient beliebig gewählt werden. Die allgemeine Lösung enthält zwei beliebige Konstanten. Zur Verifizierung des Ergebnisses, ersetzen wir x und y in (11.7.1) durch die Formeln (11.7.8) und können zeigen, daß wir die gleichen Ausdrücke beiderseits der Gleichungen erhalten. Diese Aufgabe sei dem Leser vorbehalten.

Den Fall, bei welchem λ_1 und λ_2 nichtreelle Zahlen sind, werden wir in Kap. 15 diskutieren. Es gibt eine mathematische Theorie, die den Ausnahmefall $\lambda_1 = \lambda_2$ behandelt. Wir werden ihn hier weglassen.

Ein numerisches Beispiel soll dem Leser helfen, das Vorgehen zu verstehen. Gegeben sei das System

$$\frac{dx}{dt} = 3x - 2y,$$

$$\frac{dy}{dt} = 2x - 2y.$$

Nach (11.7.5) lautet die charakteristische Gleichung

$$\lambda^2 - \lambda - 2 = 0.$$

Ihre Wurzeln sind $\lambda_1 = -1$ und $\lambda_2 = 2$. Die partikulären Lösungen haben die Form

$$x = A_1 e^{-t}, \qquad y = B_1 e^{-t}$$

und

$$x = A_2 e^{2t}, \qquad y = B_2 e^{2t}.$$

Aus (11.7.6) und (11.7.7) finden wir zwei Randbedingungen, nämlich

$$\frac{A_1}{B_1} = \frac{1}{2}, \qquad \frac{A_2}{B_2} = 2.$$

Dann dürfen wir $A_1 = k$, $B_1 = 2k$, $A_2 = 2m$, $B_2 = m$ mit beliebigen Werten für k und m setzen. Also lautet die allgemeine Lösung

$$x = ke^{-t} + 2me^{2t},$$
$$y = 2ke^{-t} + me^{2t}.$$

Mit zunehmendem t strebt e^{-t} gegen Null und e^{2t} gegen unendlich. Sowohl x als auch y streben somit gegen $+\infty$, falls $m > 0$, oder gegen $-\infty$, falls $m < 0$ ist. In beiden Fällen wird das (x, y)-System "explodieren."

Wie man mit *Determinanten* umgeht, um charakteristische Gleichungen aufzustellen, wird im Abschn. 14.9 behandelt.

Anwendungen

Beispiel 11.7.1. *Ökologie.* Betrachten wir eine abgeschlossene Fläche, in denen zwei Tier- oder Pflanzenarten vorkommen. Es sei $N_1 = N_1(t)$ und $N_2 = N_2(t)$ die Anzahl der Individuen der beiden Arten als Funktion der Zeit. Wir nehmen irgendeine Wechselwirkung zwischen beiden Arten an. Die erste Art könnte die Nahrung für die zweite bilden. Oder es könnte eine Art aus Bäumen bestehen, die der zweiten Pflanzenart das einfallende Licht nimmt. Es gibt viele Möglichkeiten der Interaktion: Eine Art kann die andere schützen; die Bestäubung einer Pflanzenart kann durch Tiere vollzogen werden; eine Art kann den Boden so vergiften, daß das Wachstum einer anderen Pflanzenart gehemmt wird.

Während eines gegebenen Zeitintervalls der Länge Δt können wir den Vorgang durch folgende Gleichungen beschreiben:

$$\begin{array}{ll}\text{Population} \\ \text{Art 1:}\end{array} \left\{\begin{array}{l}\Delta N_1 = \\ \text{Nettogewinn} \\ \text{oder-verlust}\end{array}\right\} = \left\{\begin{array}{l}\text{Änderung von } N_1 \\ \text{ohne Inter-} \\ \text{aktion}\end{array}\right\} + \left\{\begin{array}{l}\text{Änderung von } N_1 \\ \text{durch Inter-} \\ \text{aktion mit} \\ \text{Art 2}\end{array}\right\}$$

$$\begin{array}{ll}\text{Population} \\ \text{Art 2:}\end{array} \left\{\begin{array}{l}\Delta N_2 = \\ \text{Nettogewinn} \\ \text{oder-verlust}\end{array}\right\} = \left\{\begin{array}{l}\text{Änderung von } N_2 \\ \text{durch Inter-} \\ \text{aktion mit} \\ \text{Art 1}\end{array}\right\} + \left\{\begin{array}{l}\text{Änderung von } N_2 \\ \text{ohne Inter-} \\ \text{aktion}\end{array}\right\}$$

Wir dividieren beide Gleichungen durch Δt, wobei jeder Term gegen einen Grenzwert strebe, wenn Δt gegen Null geht. Daher führt der Grenzübergang zu

$$dN_1/dt = \left\{\begin{array}{l}\text{Änderungsrate von } N_1 \\ \text{ohne Inter-} \\ \text{aktion}\end{array}\right\} + \left\{\begin{array}{l}\text{Änderungsrate von } N_1 \\ \text{durch Inter-} \\ \text{aktion mit} \\ \text{Art 2}\end{array}\right\}$$

$$dN_2/dt = \left\{\begin{array}{l}\text{Änderungsrate von } N_2 \\ \text{durch Inter-} \\ \text{aktion mit} \\ \text{Art 1}\end{array}\right\} + \left\{\begin{array}{l}\text{Änderungsrate von } N_2 \\ \text{ohne Inter-} \\ \text{aktion}\end{array}\right\}$$

Ohne Wechselwirkungen zu berücksichtigen, nehmen wir in beiden Populationen beispielsweise eine konstante spezifische Geburten- und Sterberate an, so daß also die Änderungsrate proportional zur Populationsgröße wird (vgl. Beispiel 11.3.3). Der Einfachheit halber sei die Änderungsrate durch Wechselwirkung den Größen der eingreifenden Populationen proportional. Das führt uns zu folgenden Differentialgleichungen:

$$\begin{aligned}\frac{dN_1}{dt} &= a \cdot N_1 + b \cdot N_2, \\ \frac{dN_2}{dt} &= c \cdot N_1 + d \cdot N_2.\end{aligned} \tag{11.7.9}$$

a, b, c, d sind gewisse Konstanten (positiv, negativ oder Null).

Die Gleichungen haben die Form (11.7.1). Die Lösung (11.7.8) zeigt, daß vieles von der Beschaffenheit der Wurzeln λ_1 und λ_2 abhängt. Wenn eines der beiden λ positiv ist, wird das ökologische System explodieren, weil exp $(\lambda\ t)$ mit $\lambda > 0$ gegen unendlich strebt. Wenn andererseits λ_1 und λ_2 beide negativ sind, wird die Größe der Population abnehmen, da exp $(\lambda\ t)$ mit $\lambda < 0$ gegen Null strebt. Für den Fall nichtreeller Wurzeln verschieben wir die Diskussion auf später (Kap. 15). Dort werden wir zeigen, daß dann das ökologische System oszilliert.

Eine ausführliche Diskussion findet sich bei Keyfitz (1968).

Beispiel 11.7.2. *Verdauung der Wiederkäuer.* Wiederkäuer, wie z.B. Hirsche, Schafe, Ziegen, Rinder usw., haben einen komplizierten Magen. Frisch gefressenes, unzerkautes Futter gelangt in ein Vorratskompartiment, Pansen oder Rumen genannt. Später, wenn es zerkaut ist, geht es durch den Blättermagen (Omasum), dann in den Labmagen (Abomasum), wo es weiter verdaut wird. Von dort gelangt es in den Darmtrakt und wird schließlich als Kot ausgeschieden. Blaxter, Graham und

Wainman (1956) schlugen für die mathematische Beschreibung dieses Verdauungsvorganges ein Modell vor:

Es sei $r = r(t)$ die Futtermenge im Rumen zur Zeit t. Zur Zeit $t = 0$ ist diese Menge bekannt, sagen wir r_0. Mit $u = u(t)$ bezeichnen wir die Futtermenge im Abomasum zur Zeit t. Zur Zeit $t = 0$ ist auch $u = 0$. Die Abnahmerate von $r = r(t)$ wird proportional zu r angesetzt. Die Änderungsrate im Abomasum besteht aus zwei Termen: Eine Zuwachsrate, gleich der Abnahmerate von r, und eine Abnahmerate, proportional zu u. Mit diesen Angaben erhalten wir die Differentialgleichungen

$$\frac{dr}{dt} = -k_1 r, \qquad (11.7.10)$$
$$\frac{du}{dt} = +k_1 r - k_2 u.$$

k_1 und k_2 sind positive Konstanten. Man kann sie *spezifische Verdauungsraten* nennen. Es sei $k_1 \neq k_2$. Die erste Gleichung trägt das Minuszeichen, weil r abnimmt.

Die totale Futtermenge, die in den Zwölffingerdarm (Duodenum) zur Zeit t gelangt, bezeichnen wir mit $v = v(t)$ und die Menge der Fäkalien mit $w = w(t)$. Da das Duodenum genau dieselbe Menge erhält, die das Abomasum verläßt, erhalten wir die Differentialgleichung

$$\frac{dv}{dt} = k_2 u. \qquad (11.7.11)$$

mit $v = 0$ zur Zeit $t = 0$. Schließlich sollen die Fäkalien das Tier mit einem konstanten Zeitverzug verlassen, den wir mit τ bezeichnen. Wir vernachlässigen den Verlust an Nahrungsstoff, der in die Blutgefäße dringt. Dann ist

$$w(t) = v \quad \text{zur Zeit } t - \tau,$$

das heißt[7]

$$w(t) = v(t - \tau) \text{ für } t > \tau. \qquad (11.7.12)$$

Der Gesamtprozeß kann graphisch so zusammengefaßt werden:

	k_1		k_2		Zeitverzug	
r	⟶	u	⟶	v	⟶	w
Rumen		Abomasum		Duodenum		Fäkalien

Wir lösen zunächst die Gl. (11.7.10) auf. Nach (11.7.5) lautet die charakteristische Gleichung

$$\lambda_2 + (k_1 + k_2)\lambda + k_1 k_2 = 0,$$

so daß $\lambda_1 = -k_1$, $\lambda_2 = -k_2$ ist, wobei nach Annahme $\lambda_1 \neq \lambda_2$ gilt. Wie (11.7.8) zeigt, kann man die allgemeine Lösung in folgende Form bringen:

$$r = A_1 e^{-k_1 t} + A_2 e^{-k_2 t},$$
$$u = B_1 e^{-k_1 t} + B_2 e^{-k_2 t}.$$

Die Koeffizienten müssen (11.7.6) und (11.7.7) erfüllen[8]:

---

7 Der Leser darf den Funktionswert $v(t - \tau)$ nicht mit einem Produkt von zwei Faktoren v und $t - \tau$ verwechseln

8 Die Formel $A_1/B_1 = -b/(a - \lambda_1)$ liefert bloß den unbestimmten Ausdruck 0/0, während $A_1/B_1 = -(d - \lambda_1)/c$ das gesuchte Resultat ergibt

$$\frac{A_1}{B_1} = \frac{k_2 - k_1}{k_1}, \qquad \frac{A_2}{B_2} = \frac{k_2 - k_2}{k_1} = 0,$$

und damit

$$B_1 = \frac{k_1}{k_2 - k_1} A_1, \qquad A_2 = 0.$$

Wir haben weiter die Anfangsbedingungen $r = r_0$ und $u = 0$ zur Zeit $t = 0$ zu benützen, was zu

$$r_0 = A_1 + A_2, \qquad 0 = B_1 + B_2$$

führt. Die Kombination der Resultate gibt

$$A_1 = r_0, \qquad A_2 = 0,$$
$$B_1 = \frac{k_1}{k_2 - k_1} r_0, \quad B_2 = -\frac{k_1}{k_2 - k_1} r_0.$$

Die partikulären Lösungen werden

$$r = r_0 e^{-k_1 t}, \qquad u = \frac{r_0 k_1}{k_2 - k_1}(e^{-k_1 t} - e^{-k_2 t}). \tag{11.7.13}$$

Aus (11.7.11) folgt durch Integration

$$v = k_2 \int_0^t u(t)\, dt = r_0 - \frac{r_0}{k_2 - k_1}(k_2 e^{-k_1 t} - k_1 e^{-k_2 t}). \tag{11.7.14}$$

Schließlich führt (11.7.12) zu einer Formel für $w = w(t)$, die auf (11.7.14) zurückgeht, bei der lediglich t mit $t - \tau$ vertauscht wird.

Graphen der Funktionen $r(t)$, $u(t)$, $w(t)$ sind in Abb. 11.8 skizziert.

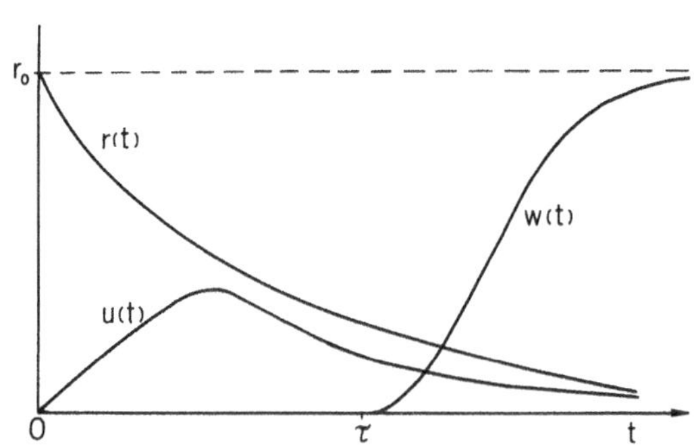

Abb. 11.8. Verdauung bei Wiederkäuern. Die Futtermenge im Rumen ist mit $r(t)$, diejenige im Abomasum mit $u(t)$ bezeichnet. $w(t)$ ist die Fäkalienmenge

Wir haben den Verdauungstrakt als Dreikompartimentsystem behandelt. Unsere Anwendung ist also ein Beispiel zur Kompartimentanalyse (vgl. Beispiel 11.3.6). Mehr darüber bei Matis und Hartley (1971).

Beispiel 11.7.3. *Ausscheidung eines Medikaments.* Ein Medikament D (engl. drug) werde im Blutplasma gelöst. Zwischen Blutplasma und Gewebe diffundieren D-Moleküle. Das Blut hat die Aufgabe, die Zellen der Gewebe zu versorgen. D-Moleküle werden auch durch die Nieren in den Urin ausgeschieden. Wir können das Plasma und das Gewebe als zwei Kompartimente betrachten, wovon eines "leck" ist. Abbildung 11.9 zeigt die Situation schematisch.

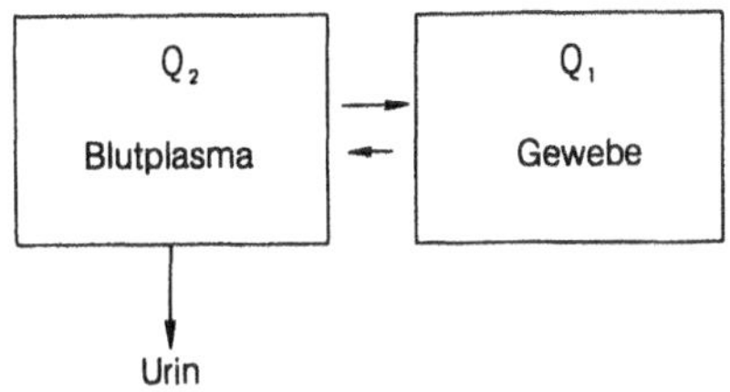

Abb. 11.9. Ein System von zwei Kompartimenten für die Ausscheidung eines Medikamentes

Unter vereinfachten Annahmen, ähnlich jenen in Beispiel 11.3.6 von Abschn. 11.3, sind wir in der Lage, ein System von Differentialgleichungen für den Austausch zu finden. Es bedeute $Q_1 = Q_1(t)$ und $Q_2 = Q_2(t)$ die Masse von D im Gewebe bzw., im Plasma. Die Änderungsrate dQ_1/dt ist gleich der Summe einer Zuwachsrate (Moleküle vom Plasma zum Gewebe) und einer Abnahmerate (Moleküle vom Gewebe zum Plasma). Diese Änderungsraten werden als proportional zu Q_2 und Q_1 angenommen. Die Änderungsrate dQ_2/dt besteht aus drei solchen Termen; der dritte gibt die Ausscheiderate wieder. Die Differentialgleichungen lauten:

$$\frac{dQ_1}{dt} = k_2 Q_2 - k_1 Q_1, \qquad (11.7.15)$$

$$\frac{dQ_2}{dt} = k_1 Q_1 - k_2 Q_2 - k_3 Q_2$$

k_1, k_2, k_3 sind positive Konstanten. In der zweiten Gleichung läßt sich Q_2 ausklammern. Wir sehen, daß (11.7.15) von der Form (11.7.1) ist. Das Verhalten der Lösungen wird durch die Wurzeln der charakteristischen Gleichung bestimmt. Die Wurzeln λ_1 und λ_2 werden negativ. Die allgemeine Lösung (11.7.8) zeigt, daß der Prozeß stetig abklingt.

Leser, die interessiert sind, mehr über Kompartimentanalyse zu lernen, seien auf Atkins (1969), Defares et al. (1973), Jacquez (1972), Metzler (1971), Milhorn (1966), Rubinow (1973), Simon (1972) und Solomon (1960) verwiesen.

11.8 Ein System nichtlinearer Differentialgleichungen

In Abschn. 11.5 betrachteten wir eine *nichtlineare* Differentialgleichung, und in Abschn. 11.7 führten wir ein *System linearer Differentialgleichungen* ein. In diesem Abschnitt werden die beiden Konzepte kombiniert. Um dem Leser die richtige Motivation zu vermitteln, beginnen wir mit einem biologischen Beispiel.

D'Ancona berichtet, daß in den Jahren 1910–1923 die Fischpopulationen im Adriatischen Meer sich beachtlich veränderten. Im ersten Weltkrieg (1914–1918) wurde das Fischen gesperrt. Nach dem Krieg wurden Haifische und andere räuberische Arten zahlreicher im Vergleich zu den pflanzenfressenden Fischen. D'Ancona schloß daraus, daß die Stillegung des Fischfangs der Fischpopulation erlaubte, zu wachsen und daß die räuberischen Arten gegenüber den Beutetieren einen Vorteil aufwiesen (vgl. D'Ancona, 1954).

Diese Beobachtung regte dazu an, ein mathematisches Modell zur Populationsdynamik zu entwickeln, in dem eine Art, *Räuber* genannt, die andere Art frißt, *Beutetiere* genannt. Wir nehmen an, daß die Beutetiere zu jeder Zeit genügend Futter finden, daß aber der Futternachschub der Räuberpopulation ganz von der Beutetierpopulation abhängt. Wir nehmen ebenfalls an, daß die Umweltsbedingungen sich nicht zum Vorteil der einen Art veränderten und daß die genetische Adaptation hinreichend langsam vor sich gehe.

Wenn die Größe der Beutetierpopulation wächst, hat die räuberische Art eine größere Futterbasis. Die Räuberpopulation wird mit einem gewissen Zeitverzug ebenfalls zahlreicher werden. Eine Konsequenz wird ein anwachsender Futterbedarf seitens der Raubtiere sein und somit wird sich die Größe der Beutetierpopulation vermindern. Nach einer gewissen Zeit wird das Futter für die Räuber knapp, so daß ihre Verbreitung gehemmt wird. Die Größe der räuberischen Population wird abnehmen. Die neue Phase begünstigt die Beutetierpopulation. Sie wird langsam wieder anwachsen. Das Muster, nach dem sich die Populationsgrößen verändern, kann sich wiederholen. Unter gleichen Bedingungen geht der Vorgang zyklisch weiter. Abbildung 11.10 illustriert drei solcher Zyklen.

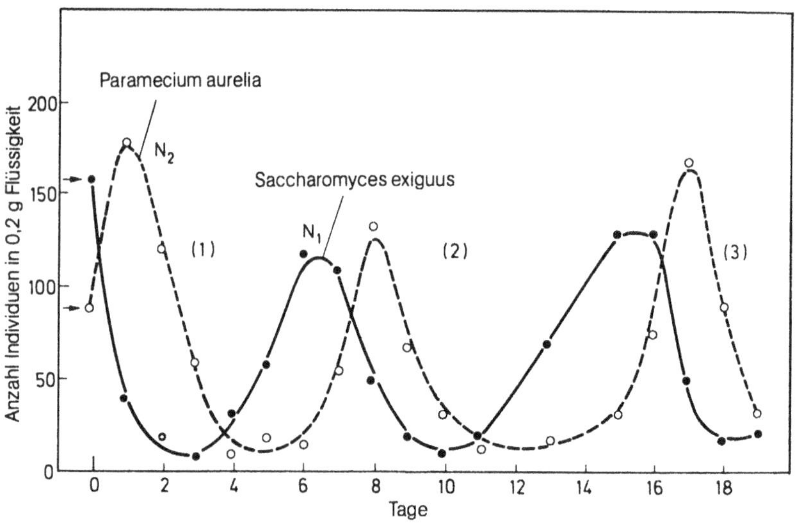

Abb. 11.10. Die Schwankungen einer Population von *Paramecium aurelia* (Räuber), die sich mit *Saccharomyces exiguus* (Beute) ernähren. Laborversuch von Gause (Abbildung aus D'Ancona, 1954)

Betrachten wir den Prozeß über ein Zeitintervall der Länge Δt. Die Änderungen werden durch folgende Gleichungen wiedergegeben:

$$\left\{\begin{array}{l}\text{Änderung der}\\ \text{Anzahl Beute-}\\ \text{tiere}\end{array}\right\} = \left\{\begin{array}{l}\text{Natürliche}\\ \text{Zunahme der}\\ \text{Beutetiere}\end{array}\right\} - \left\{\begin{array}{l}\text{Zerstörung}\\ \text{von Beutetie-}\\ \text{ren durch}\\ \text{Räuber}\end{array}\right\}$$

$$\left\{\begin{array}{l}\text{Änderung der}\\ \text{Anzahl Räu-}\\ \text{ber}\end{array}\right\} = \left\{\begin{array}{l}\text{Zunahme der}\\ \text{Räuber durch}\\ \text{Fressen der}\\ \text{Beutetiere}\end{array}\right\} - \left\{\begin{array}{l}\text{Natürlicher}\\ \text{Verlust von}\\ \text{Räubern}\end{array}\right\} \tag{11.8.1}$$

Es sei $x = x(t)$ die Anzahl der Beutetiere und $y = y(t)$ jene der Raubtierindividuen zum Zeitpunkt t. Wie in den vorherigen Beispielen aus der Populationsdynamik nehmen wir an, daß $x(t)$ und $y(t)$ differenzierbare Funktionen seien. Durch Division beider Gln. (11.8.1) durch Δt und gleichzeitigem Streben von Δt gegen Null, erhalten wir die Änderungsraten

$$dx/dt = \left\{\begin{array}{l}\text{Geburtenrate}\\ \text{der Beute-}\\ \text{tiere}\end{array}\right\} - \left\{\begin{array}{l}\text{Zerstörungs-}\\ \text{rate der}\\ \text{Beutetiere}\end{array}\right\}$$

$$dy/dt = \left\{\begin{array}{l}\text{Geburtenrate}\\ \text{der}\\ \text{Räuber}\end{array}\right\} - \left\{\begin{array}{l}\text{Sterberate}\\ \text{der}\\ \text{Räuber}\end{array}\right\} \tag{11.8.2}$$

Die Geburtenrate der Beutetiere dürfte proportional zu x sein (vgl. Geburtenprozeß in Abschn. 11.3), d.h. gleich ax mit einer gewissen Konstanten $a > 0$. Die Zerstörungsrate hängt von x und y ab. Je mehr Beutetiere vorhanden sind, desto leichter ist es, sie zu fangen und je mehr Raubtierindividuen da sind, desto mehr Mägen müssen gefüttert werden. Es ist plausibel anzunehmen, daß die Zerstörungsrate proportional zu x und y ist, d.h. gleich $b \cdot xy$, mit einer gewissen Konstanten $b > 0$.

Die Geburtenrate der Raubtierpopulation hängt vom Futternachschub als auch von der gegenwärtigen Größe ab. Wir dürfen annehmen, daß die Geburtenrate proportional zu x und y ist, das heißt, gleich $c \cdot xy$, mit einer gewissen Konstanten $c > 0$. Schließlich wird die Sterberate der Räuber proportional zu y, d.h. gleich $d \cdot y$, mit einer gewissen Konstanten $d > 0$.

Mit diesen vereinfachenden Annahmen werden die Gln. (11.8.2)

$$\frac{dx}{dt} = a \cdot x - b \cdot xy,$$

$$\frac{dy}{dt} = c \cdot xy - d \cdot y. \tag{11.8.3}$$

Alle vier Konstanten a, b, c, d sind positiv. Man sagt, dieses System sei *nichtlinear*, weil die Gleichungen das Produkt xy zweier unbekannten Funktionen $x = x(t)$ und $y = y(t)$ enthalten.

Das Beute-Räuber-Modell wurde von Lotka und Volterra unabhängig voneinander um 1925 entdeckt[9].

---

9 Alfred James Lotka (1880–1949), gebürtiger Oesterreicher, amerikanischer Biophysiker. Vito Volterra (1860–1940), italienischer Mathematiker.

Es gibt keine explizite Lösung der Differentialgleichungen (11.8.3). Wenn numerische Werte oder Graphen von $x(t)$ und $y(t)$ verlangt werden, kann die Integration mit einem Computer durch numerische Methoden erfolgen. Glücklicherweise ist es möglich, eine ziemlich einfache Beziehung zwischen x und y herzuleiten, die einige Eigenheiten der Lösung freilegt. Zu diesem Zweck eliminieren wir die Zeit t. Das ist möglich unter Benützung der Formel (11.6.2). Wir dividieren die zweite Gleichung von (11.8.3) durch die erste und erhalten

$$\frac{dy}{dx} = \frac{c \cdot xy - d \cdot y}{a \cdot x - b \cdot xy} = \frac{y(cx - d)}{x(a - by)}. \tag{11.8.4}$$

Da zu jedem festen Zeitpunkt t die Variable y eindeutig dem Wert von x zugeordnet ist, können wir y als Funktion von x auffassen. Folglich ist (11.8.4) eine Differentialgleichung für diese Funktion. Durch Trennung der Variablen erhält man

$$\left(\frac{a}{y} - b\right) dy = \left(c - \frac{d}{x}\right) dx,$$
$$\int \left(\frac{a}{y} - b\right) dy = \int \left(c - \frac{d}{x}\right) dx \qquad (x > 0,\, y > 0), \tag{11.8.5}$$

$$a \cdot \ln y - by = cx - d \cdot \ln x + C \tag{11.8.6}$$

wobei C eine Integrationskonstante ist. Es ist nicht möglich, diese Gleichung explizit nach y aufzulösen. Dennoch ist es mit aufwendigen Rechnungen möglich, Wertepaare (x, y) zu finden, die die Gl. (11.8.6) erfüllen. In einem rechtwinkligen Koordinatensystem bilden die Punkte (x, y) eine geschlossene Kurve. Ein Beispiel ist in Abb. 11.11 dargestellt.

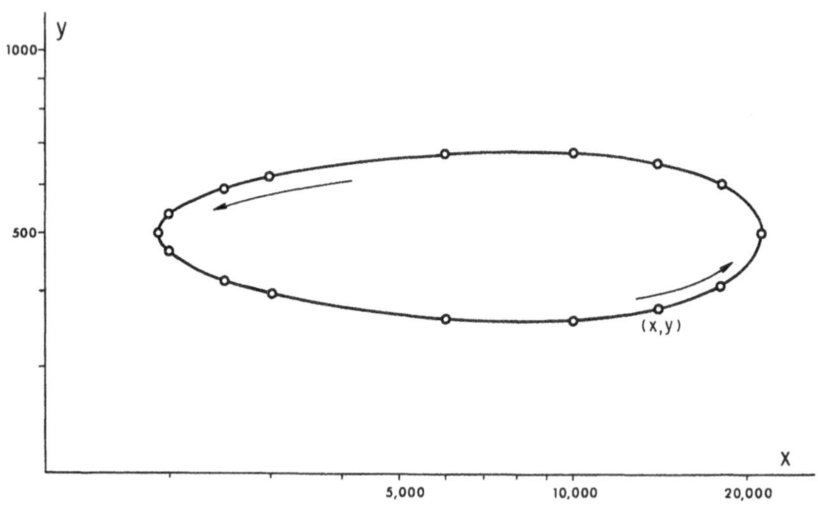

Abb. 11.11. Doppelt-logarithmisches Diagramm der Punkte, die Gl. (11.8.6) mit den Parametern $a = 1$, $b = 0{,}002$, $c = 0{,}00001$, $d = 0{,}08$, $C = 5{,}8$ erfüllen. Der Graph wird *Trajektorie* genannt und ist eine geschlossene Kurve. Wenn die Zeit t fortschreitet, bewegt sich der Punkt $x(t)$, $y(t)$ auf der Kurve im Gegenuhrzeigersinn bald mit größerer, bald mit kleinerer Geschwindigkeit. Die Periode beträgt $T = 23$ Zeiteinheiten

Wir können ebenfalls x und y gegen die Zeit auftragen. Dann erhalten wir ein regelmäßiges Auf und Ab der beiden Populationsgrößen, wie Abb. 11.12 zeigt.

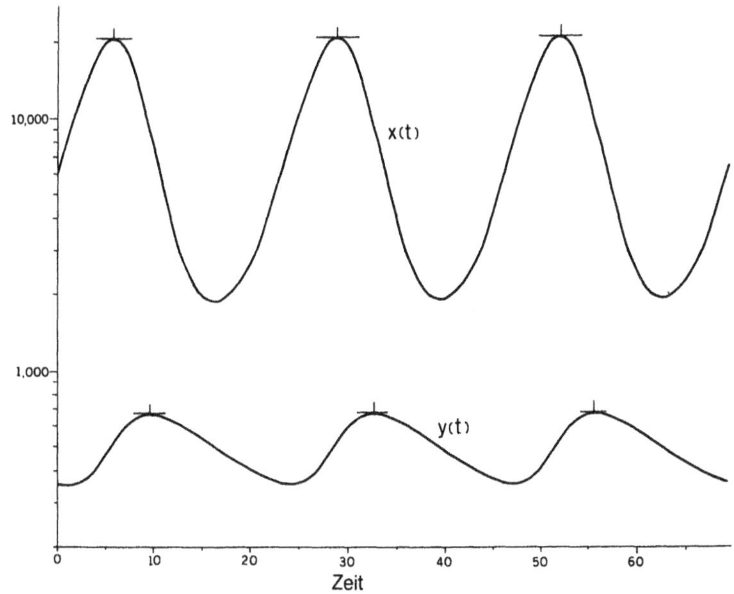

Abb. 11.12. Die periodischen Schwankungen der Populationsgrößen $x(t)$ der Beute und $y(t)$ der Räuber. Die Graphen gehören zu den gleichen Parametern wie in Abb. 11.11. Die Darstellung ist einfach-logarithmisch. Einem Maximum von $x(t)$ folgt ein Maximum von $y(t)$ erst mit einer gewissen Verzögerung

Einige experimentelle Daten stimmen mit dem Ergebnis des Lotka-Volterra-Modells überein. Es wurden aber auch Daten gefunden, die keine Übereinstimmung zeigen. Das Modell kann abgeändert und verfeinert werden, indem man mehr Terme in die Gln. (11.8.3) einfügt oder Zufallsschwankungen zuläßt. Der Leser wird mehr Einzelheiten finden, indem er die Hauptwerke des Lotka-Volterra-Modells beizieht: D'Ancona (1954), Gause (1934), Kostitzin (1939), Lotka (1956), Volterra (1931). Für neuere Aspekte und Zusätze siehe Bailey (1964), Barnett (1962), Bartlett (1960), Chapman (1967), Chiang (1964), Christiansen und Fenchel (1977), Goel et al. (1971), Goel und Richter-Dyn (1974), Kemeny und Snell (1962), Keyfitz (1968), Leigh et al. (1968), Leslie (1957), Leslie und Gower (1960), Levin (1969), Levins (1968), MacArthur und Connell (1966), MacArthur (1972), Montroll (1972), Pielou (1969), Pearce (1970), Slobodkin (1961), J. M. Smith (1968 und 1974), von Bertalanffy (1951), Watt (1968).

Systeme nichtlinearer Differentialgleichungen werden auch in der Theorie der Epidemien angewendet (s. Bailey, 1957, Lotka, 1956, Waltman, 1974, Watt, 1968) und in der Enzymsynthese (s. Ackerman, 1962, Smith, 1968).

*11.9. Klassifikation der Differentialgleichungen

Es gibt verschiedene Merkmale zur Klassifikation von Differentialgleichungen.

Wir beginnen mit der *Ordnung* einer Differentialgleichung. Wenn lediglich die erste Ableitung auftritt, sagt man die Gleichung sei von der *ersten Ordnung*. Alle oben besprochenen Differentialgleichungen sind Differentialgleichungen erster Ordnung. Wenn die zweite Ableitung einer unbekannten Funktion auftritt, sagt man, die Differentialgleichung sei von der *zweiten Ordnung*. Die Gleichungen

$$\frac{d^2y}{dt^2} = ay,$$

$$y'' = ay' + by + c$$

sind beispielsweise von der zweiten Ordnung. Allgemein verstehen wir unter der Ordnung einer Differentialgleichung die Ordnung der höchsten in ihr auftretenden Ableitung. Diese Bedeutung des Wortes "Ordnung" sollte nicht mit dem Wortgebrauch in der chemischen Kinetik verwechselt werden (s. Fußnote in Beispiel 11.5.3).

Eine weitere Unterscheidung betrifft die Rolle der höchsten Ableitung. Eine Differentialgleichung nennt man *explizit*, wenn die Ableitung der höchsten Ordnung als Funktion aller andern Variablen auftritt. Sonst sagt man, sie sei *implizit*. Alle bisher diskutierten Differentialgleichungen sind explizit. Beispiele impliziter Gleichungen sind

$$(y')^2 = ay + b,$$
$$y' + \log y' = cy.$$

Hier braucht y' nicht eine Funktion von y zu sein.

Eine wichtige Klasse von Differentialgleichungen bilden die *linearen Gleichungen*. Eine solche Gleichung kann als "lineare Summe," die gleich Null gesetzt wird, geschrieben werden. Als Beispiel betrachten wir

$$\frac{dy}{dt} + py + q = 0.$$

p und q sind entweder Konstanten oder Funktionen von t, d.h. $p = p(t)$ und $q = q(t)$. Die Gleichung zweiter Ordnung

$$y'' = ay' + by + c$$

ist ebenfalls linear, wenn a, b, c Konstanten oder bekannte Funktionen der unabhängigen Variablen sind.

Beispiele nichtlinearer Gleichungen wurden in den Abschn. 11.5 und 11.8 behandelt.

Innerhalb der Klasse der linearen Differentialgleichungen unterscheiden wir zwischen *homogenen* und *inhomogenen* Gleichungen. Eine lineare Differentialgleichung ist homogen, wenn der spezielle Term fehlt, der die unbekannte Funktion nicht enthält. Somit sind

$$y' = ay + c \quad \text{oder} \quad y'' = ay' + by + c$$

genau dann homogen wenn $c = 0$ ist. Eine homogene Gleichung hat eine wichtige Eigenschaft: Wenn $y = u(t)$ eine partikuläre Lösung ist, so ist jedes Vielfache $k \cdot u(t)$ mit beliebiger Konstanten k ebenfalls eine Lösung. Mehr noch, wenn $u(t)$ und $v(t)$ partikuläre Lösungen sind, so sind alle linearen Kombinationen $k \cdot u(t) + m \cdot v(t)$ mit den Konstanten k und m Lösungen.

In den obigen Abschnitten hatten wir es nur mit Differentialgleichungen mit *konstanten Koeffizienten* zu tun. Wir gehen in diesem Buch auf keine lineare Gleichung wie zum Beispiel

$$\frac{dy}{dt} = f(t) \cdot y + g(t).$$

ein. Es ist schwieriger, solche Gleichungen zu lösen als $dy/dt = ay + b$ mit konstanten Koeffizienten a und b. Die Unterteilung der Differentialgleichungen in solche mit *konstanten Koeffizienten* und jenen mit *variablen Koeffizienten* ist sehr wichtig.

Schließlich existiert eine Klasse von Differentialgleichungen, die partielle Ableitungen enthalten. Dieses Konzept führen wir in Kap. 12 ein. Dort werden wir *partielle Differentialgleichungen* betrachten. Alle besprochenen Differentialgleichungen nennt man *gewöhnliche Differentialgleichungen* im Unterschied zu den partiellen Differentialgleichungen.
Für das weitere Studium sei empfohlen: Atkins (1969), Braun (1975), Defares *et al.* (1973), Derrick und Grossman (1976), Ebenhöh (1975), Latham (1964), Lefort (1967), Milhorn (1966), Nöbauer und Timischl (1979), Olinick (1978), Pielou (1969), Riggs (1963 und 1970), Rubinow (1973 und 1975), Smith (1966), Stevens (1965), von Bertalanffy (1951), Watt (1968).

Übungsaufgaben

11.1.1 Verifizieren Sie, daß $y = ax^2 + bx$ eine Lösung der Differentialgleichung

$$y' = \frac{y}{x} + ax$$

ist.

11.1.2 Überprüfen Sie folgende Behauptungen:
a) $y = \sin x$ ist eine Lösung von $y'' = -y$,
b) $y = \cos \omega t$ ist eine Lösung von $d^2y/dt^2 = -\omega^2 y$,
c) $y = at + e^{kt}$ ist eine Lösung von $dy/dt = ky + a(1 - kt)$.

11.2.1 Skizzieren Sie die Richtungsfelder der folgenden Differentialgleichungen:

a) $y' = y/x$, b) $y' = y - x$, c) $y' = 1 + xy$, d) $y' = 1/y$.

11.2.2 Skizzieren Sie die Richtungsfelder der folgenden Differentialgleichungen:

a) $y' = -x/y$, b) $y' = x + y$, c) $y' = (x + y)^2$, d) $y' = \frac{1}{3}(y + 1)$.

11.3.1 Durch Trennung der Variablen löse man die folgenden Differentialgleichungen:
a) $y' = y/x$ (vgl. damit die Skizze von Aufgabe 11.2.1a),
b) $y' = ay^2$, c) $y' = kyt$, d) $du/dt = u^2 t$.

11.3.2 Durch Separation der Variablen löse man:
a) $dy/dx = -x/y$ (vgl. damit die Skizze von Aufgabe 11.2.2a),
b) $dy/dt = ayt^2$,
c) $dv/dt = v^{3/2}$ $(v > 0)$,
d) $dz/dt = z^{1/2}t^{3/2}$ $(t > 0, z > 0)$.

11.3.3 Lösen Sie

$$\frac{dv}{dt} = k\frac{v}{2-v} \qquad (0 < v < 2)$$

mit den Anfangsbedingungen $v = 1$ zur Zeit $t = 0$ (Von dieser Gleichung macht man in der Genetik Gebrauch, vgl. Sved und Mayo, 1970).

11.3.4 Lösen Sie

$$\frac{dy}{dx} = k\left(1 - \frac{y-1}{K}\right)^m \qquad (k > 0,\ K > 0)$$

für $m = 1, 2, 3$ und den Anfangsbedingungen $y = 1, x = 0$. (Diese Gleichung erscheint in der Genetik, vgl. Robertson, 1970).

11.3.5 Eine Population wachse mit konstanter spezifischer Wachstumsrate $(1/N)dN/dt$. Es sei N_1 die Anzahl der Individuen zur Zeit t_1. Gesucht ist $N = N(t)$.

11.3.6 Für die Arbeiterinnen der Hummelart *Bombus humilis Ill.* beträgt die spezifische Sterberate ungefähr 0,04 d^{-1} (d bedeutet Tage). $y(t)$ sei die Anzahl der Arbeiterinnen zur Zeit t. Suchen Sie die Differentialgleichung für $y(t)$ und die Halbwertzeit der Arbeiterinnen (nach Brian, 1965).

11.3.7 In den Jahren 1879 und 1881 wurden ungefähr 435 gestreifte Barsche (*Roccus saxatilis*) aus dem Atlantischen Ozean in der San Francisco Bay ausgesetzt. Im Jahre 1899 betrug der kommerzielle Netzfang allein 1234000 Pfund. (MacArthur und Connell, 1966). Das durchschnittliche Gewicht eines Barsches sei gleich ein Pfund. Man nehme an, daß 1899 jeder zehnte Fisch gefangen wurde. Das Wachstum der Population war so stark, daß es sinnvoll ist, mit der Differentialgleichung $dN/dt = \lambda N$ zu arbeiten. Suchen Sie eine untere Schranke für λ.

11.3.8 Gegeben sind folgenden Wachstumsraten:

a) $dy/dt = (3{,}5)y$, b) $dy/dt = \sqrt{y}$, c) $du/dt = u^2 + 1$.

Gesucht sind die *spezifischen* Wachstumsraten.

11.3.9 Gegeben sind die *spezifischen* Wachstumsraten von $y = y(t)$:

a) 0,76, b) $2/\sqrt{y}$, c) $1 - 1/y$.

Gesucht sind die entsprechenden Werte für dy/dt.

11.3.10 Man nehme für einen Geburten- und Sterbeprozeß an, der Koeffizient $\lambda - \mu$ in Gl. (11.3.13) sei nicht konstant, sondern proportional zu $N^{1/k}$, mit einer gewissen positiven Konstanten k. Geben Sie die modifizierte Differentialgleichung an und integrieren Sie sie. Das Resultat scheint die Bevölkerungsexplosion in Entwicklungsländern gut zu beschreiben (vgl. Watt, 1968).

11.3.11 In Formel (10.9.11) fanden wir eine Gleichung für die Lichtabsorption in einem durchlässigen Medium. Welche Differentialgleichung erfüllt die Lichtintensität $I = I(x)$?

11.4.1 Skizzieren Sie ein Richtungsfeld für die Differentialgleichung $y' = (y - 1)/2$ und ebenfalls die Lösung mit der Anfangsbedingung $y = 2$ für $t = 0$.

11.4.2 Zeichnen Sie das Richtungsfeld für $y' = 1 - y$ und die Lösung mit der Anfangsbedingung $y = 0$, $t = 0$.

11.4.3 Suchen Sie durch Kombination des Geburten- und Sterbeprozesses des Beispiels 11.3.3 und des Geburten- und Immigrationsprozesses des Beispiels 11.4.2 die Differentialgleichung eines Geburten-, Sterbe- und Immigrationsprozesses. Integrieren Sie die Gleichung unter der Voraussetzung, daß $N = N_0$ zur Zeit $t = 0$ ist.

11.4.4 Durch Infusion wird die Glucosekonzentration im Blut mit einer konstanten Rate R (mg l^{-1} $\min^{-1}$) erhöht. Zu derselben Zeit wird Glucose umgewandelt und ausgeschieden. Diese Änderungsrate ist proportional der bestehenden Glucosekonzentration. Wenn $C = C(t)$ diese Konzentration bedeutet, so erhalten wir die Differentialgleichung $dC/dt = R - kC$ mit einer Konstanten $k > 0$. Lösen Sie diese Differentialgleichung.

11.4.5 Suchen Sie das partikuläre Integral von

$$1 + \frac{dz}{dx} = z$$

für $z(0) = 2$.

11.4.6 Suchen Sie das partikuläre Integral von

$$dy/dt = \tfrac{1}{3}(y - A) \qquad (A > 0)$$

mit dem Anfangswert $y = 2A$ für $t = 1$.

11.4.7 Suchen Sie eine implizite Funktion, die folgende Differentialgleichung erfüllt:

$$\frac{dQ}{dx} = \frac{x - 3}{Q}$$

Die Randbedingung lautet $Q(2) = \sqrt{2}$.

11.5.1 Mit Hilfe der Gl. (11.5.9) sind die Lösungen folgender Differentialgleichungen zu bestimmen:

a) $dy/dt = (2 - y)(5 - y)$, b) $du/dt = \frac{1}{2}(3 - u)(-u)$,
c) $dz/dt = 3 - 4z + z^2$, d) $dy/dx = 4 - y^2$.

11.5.2 Verwenden Sie Gl. (11.5.9) zur Integration folgender Differentialgleichungen:

a) $dy/dt = (1 - y)(6 - y)$, b) $du/dt = u^2 - 3u$,
c) $dv/dt = v^2 - 9$, d) $dy/dx = y^2 - y - 12$.

11.5.3 Passen Sie die Gl. (11.5.11) des logistischen Wachstums den folgenden Bedingungen an:

a) $k = 1$, $\lambda = 0{,}5$, $y(0) = 1$,
b) $k = \frac{1}{3}$, $\lambda = 1$, $y(0) = 3$,
c) $B = 1$, $\lambda = \frac{1}{3}$, $y(0) = 0{,}5$,
d) $B = 4$, $y(0) = 2$, $y(1) = 3$.

11.5.4 Die Konzentration $C = [NO_2] = C(t)$ der bimolekularen Reaktion $2\ NO_2 \rightarrow N_2O_4$ erfüllt die Differentialgleichung $dC/dt = -kC^2$, in der k eine positive Konstante bedeutet. Es sei $C(0) = C_0$. a) Suchen Sie die Lösung der Differentialgleichung. b) Suchen Sie den Grenzwert von $C(t)$ für $t \rightarrow \infty$.

11.6.1 Beim Wachstum eines Pilzes wurde beobachtet, daß alle linearen Dimensionen proportional wuchsen. Deshalb nahm das Volumen mit der Formel

$V = cL^3$ zu. L ist eine lineare Dimension und c eine geeignete Konstante. Zeigen Sie, daß

$$\frac{1}{V}\cdot\frac{dV}{dt} = 3\frac{1}{L}\cdot\frac{dL}{dt}$$

gilt. Das heißt also, daß die spezifische Wachstumsrate des Volumens dreimal so groß wie die spezifische Wachstumsrate einer linearen Dimension ist.

11.6.2 Das Wachstum einer Zelle hängt vom Nahrungsfluß durch die Oberfläche ab. Es sei $W = W(t)$ das Gewicht der Zelle. Wir nehmen daher an, daß die Wachstumsrate dW/dt während einer gewissen Zeit zur Größe der Oberfläche proportional sei. Wenn sich die Form der Zelle beim Wachstum nicht ändert, dann ist die Oberfläche proportional zum Quadrat einer linearen Dimension (vgl. Abschn. 4.2) und damit proportional zu $W^{2/3}$. Somit gilt $dW/dt = kW^{2/3}$ mit einer positiven Konstanten k. Lösen Sie die Differentialgleichung und interpretieren Sie das Resultat (vgl. von Bertalanffy, 1951).

11.6.3 Lösen Sie $dy/dx = my/x$ mit $y(2) = -1$. Es sei $x > 0$ angenommen.

11.6.4 Unter dem "Wachstum einer Funktion" kann man verschiedene Dinge verstehen. $y = f(t)$ sei eine monoton wachsende Funktion. Was versteht man
a) unter dem Wachstum im Intervall $[t_1, t_2]$,
b) unter der prozentualen Zunahme im Intervall $[t_1, t_2]$,
c) unter der durchschnittlichen Wachstumsrate im Intervall $[t_1, t_2]$,
d) unter der momentanen Wachstumsrate zum Zeitpunkt t_1,
e) unter der spezifischen Wachstumsrate zum Zeitpunkt t_1?

11.6.5 Wenden Sie die fünf verschiedenen Begriffe der vorherigen Aufgabe auf die Funktion $y = A \cdot e^{kt}$ an. ($A > 0$, $k > 0$).

11.7.1 Suchen Sie die allgemeine Lösung des folgenden Differentialgleichungssystems:

$$\frac{dx}{dt} = 7x - 4y,$$

$$\frac{dy}{dt} = -9x + 7y.$$

11.7.2 Passen Sie die allgemeine Lösung des vorherigen Problems an die Bedingungen $x(0) = 4$, $y(0) = 1$ an.

11.7.3 Beweisen Sie, daß die charakteristische Gl. (11.7.5) immer reelle Wurzeln hat, wenn b und c dasselbe Vorzeichen besitzen. (Hinweis: Bringen Sie die Diskriminante in die Form $(a - d)^2 + \ldots$)

11.7.4 Um eine Vorstellung zu bekommen, was Rückkoppelung bedeutet, betrachte man folgende Feedbacksysteme:
a) Verhalten von Kriminellen—Einsatz der Polizei,
b) Anpassung von Jugendlichen angesichts des Generationenunterschieds,
c) Qualität einer Theateraufführung unter dem Einfluß von Applaus.

11.7.5 Diskutieren Sie qualitativ folgende Feedbacksysteme:
a) Bevölkerungswachstum in Entwicklungsländern—Armut,
b) Energiegewinnung durch fossile Brennstoffe—Schaden durch SO_2-Immissionen—öffentliches Anliegen—Maßnahmen gegen die Verschmutzung—Energiegewinnung,

c) Lebensstandard—Krankheiten—Produktion,
d) Autoproduktion—Verkehrsdichte—Straßenbahn,
e) Einnahme eines Medikamentes—Gewöhnung—Krankheit,
f) Schlagen und Niederbrennen von Wäldern für die Landwirtschaft—Klimaänderung—Erosion.

11.7.6 Diskutieren Sie qualitativ die folgenden Kontrollmechanismen:
a) Änderung der Umgebungstemperatur—Isolierung des durchbluteten Körpers und/oder Wärmeerzeugung oder Schweiß—Feedback durch sensorische Nerven der Haut.
b) Änderung der Lichtintensität—Öffnen oder Schließen der Pupille des Auges—Feedback durch die Retina (Netzhaut).

*11.9.1 Einige biologische Rhythmen werden durch die Differentialgleichung zweiter Ordnung

$$\frac{d^2x}{dt^2} + kx = 0 \qquad (k > 0)$$

beschrieben. Suchen Sie Lösungen der Form $x = A \cdot \cos \omega t + B \cdot \sin \omega t$.

*11.9.2 Klassifizieren Sie die folgenden Differentialgleichungen nach ihrer Ordnung, dann ob sie implizit oder explizit seien, linear oder nichtlinear, homogen oder inhomogen, schließlich, ob sie konstante oder variable Koeffizienten besitzen:

a) $u' = 5 - u$, b) $dN/dt = atN$,
c) $z'' = az$, d) $z'' = az^2$,
e) $dy/dx = y \cdot \sin x$, f) $dv/dt = v + f(t)$,
g) $y = 1/\sin y'$, h) $yy' = 1 - y$.

Kapitel 12

Funktionen von zwei oder mehr unabhängigen Variablen

12.1 Einleitung

Rufen wir uns die Formel

$$z = (xy)^{\frac{1}{2}} \qquad (x \geqq 0,\ y \geqq 0) \tag{12.1.1}$$

für das geometrische Mittel zweier Zahlen x und y in Erinnerung. Nehmen wir an, x und y seien Variable, deren Werte unabhängig voneinander gewählt werden können. Zu jedem Paar (x, y) gehört eindeutig eine Zahl z, das geometrische Mittel. In Kap. 3 nannten wir eine solche Beziehung eine Funktion. Wir sagen, z sei eine *Funktion des Paars* (x, y), oder das Paar (x, y) *werde in z abgebildet*. Es ist auch üblich, *z eine Funktion der Variablen x und y* zu nennen.

Die Zahlen x und y sind *unabhängige Variablen*, während z die *abhängige Variable* genannt wird. Der *Definitionsbereich D* der Funktion (12.1.1) ist die Menge aller Paare (x, y), wobei $x \geqq 0$ und $y \geqq 0$ sind. In der Mengenlehre (Kap. 2) bezeichnet man diesen Definitionsbereich mit

$$D = \{(x, y) \mid x \geqq 0,\ y \geqq 0\}.$$

Die *Bildmenge R* der Funktion (12.1.1) ist die Menge aller Zahlen $z \geqq 0$ oder

$$R = \{z \mid z \geqq 0\}.$$

Zur Darstellung des Graphen einer Funktion mit zwei unabhängigen Variablen benutzt man ein *dreidimensioles Koordinatensystem* mit den Achsen x, y, z, die paarweise aufeinander senkrecht stehen. Ein Paar (x, y) wird mit einem Punkt in der xy-Ebene dargestellt. Zu jedem dieser Punkte gehört eine Koordinate z; diese liegt auf einer Geraden, die durch den betreffenden Punkt geht und senkrecht auf der xy-Ebene steht. Diese Koordinate bestimmt einen Punkt. Wir bezeichnen ihn ganz einfach mit

$$(x, y, z).$$

Ist z eine Funktion von (x, y), dann bilden die Punkte (x, y, z) eine *Fläche*, die stetig oder unstetig ist. Normalerweise zeichnet man ein perspektivisches Bild des Koordinatensystems und der Oberfläche. Abbildung 12.1 zeigt die Fläche, die durch die Funktion (12.1.1) definiert ist.

Es ist nicht immer von Vorteil, eine perspektivische Ansicht zu zeichnen. Es kann einfacher sein, eine *Isolinienkarte* zu zeichnen und zu interpretieren. *Isolinien* sind Kurven, entlang denen der Funktionswert konstant bleibt, vergleichbar mit *Höhenlinien*, die auf einer geographischen Karte Punkte gleicher Höhe verbinden. Die Abb. 12.2 zeigt eine solche Isolinienkarte der Funktion (12.1.1).

Unter bestimmten Bedingungen kann eine Abbildung von (x, y) nach z auch als *Nomogramm* (Abschn. 7.5) dargestellt werden. Ein Nomogramm des geometrischen Mittels findet man in Abb. 7.16 b.

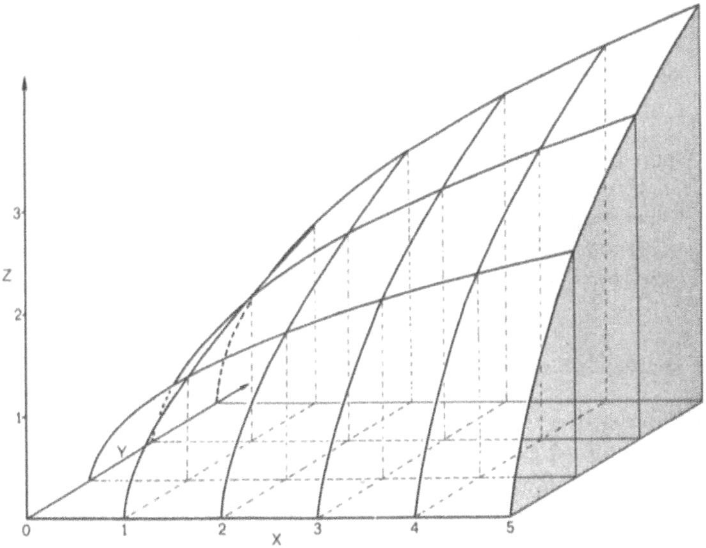

Abb. 12.1. Graph des geometrischen Mittels $z = \sqrt{xy}$ im rechtwinkligen Koordinatensystem

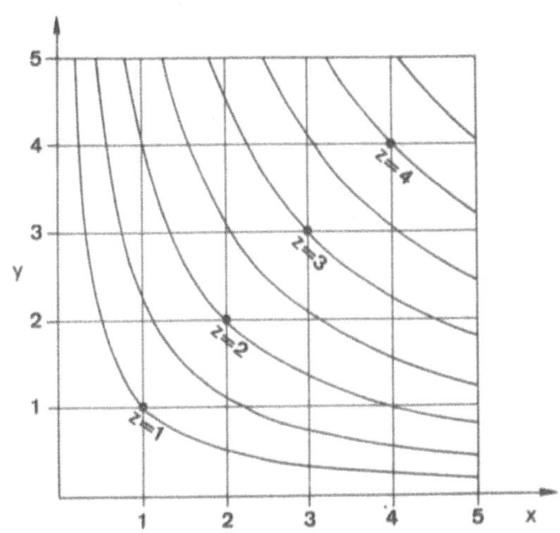

Abb. 12.2. Isolinien der Funktion $z = \sqrt{xy}$

Eine Funktion von zwei oder mehr Variablen schreibt man ähnlich wie eine Funktion mit nur einer Variablen. Daher schreiben wir für "z ist eine Funktion von x und y"

$$f:(x, y) \mapsto z$$

oder

$$z = f(x, y).$$

In Abschn. 11.5 und danach beschäftigten wir uns stillschweigend mit Funktionen von zwei Variablen, als wir Änderungsraten betrachteten, die Produkte zweier Variablen sind. Sehen wir uns zum Beispiel die Vernichtungsrate von Beutetieren an, die einer Anzahl von Raubtieren ausgesetzt sind. Wir nehmen an, die Vernichtungsrate sei proportional sowohl zur Zahl x der Beutetiere, als auch zur Zahl y der Raubtiere. Daraus schließen wir, daß die Vernichtungsrate

$$b \cdot xy$$

sei, wobei b eine Konstante ist.

Ein ähnlicher Fall taucht häufig in den Naturwissenschaften auf. Es läßt sich folgende Regel aufstellen:

Wenn eine Größe $z = f(x, y)$ proportional zu x ist, solange y konstant bleibt, und wenn z proportional zu y ist, solange x konstant bleibt, dann ist

$$z = c \cdot xy. \tag{12.1.2}$$

Hierbei kann c positiv oder negativ sein.

Mit dem Symbol $\propto$, das in Abschn. 3.5 eingeführt wurde, schreibt man kurz: Aus $z \propto x$ und $z \propto y$ folgt, dass $z \propto xy$ ist.

Um diese Behauptung zu beweisen, gehen wir in zwei Schritten vor. Zuerst geben wir y einen festen Wert, sagen wir $y = y_0$. Da nun z proportional zu x sein muß, erhalten wir $z = Ax$, wobei A konstant bleibt, solange $y = y_0$ ist. Zweitens geben wir x einen festen Wert, $x = x_0$ und variieren y. Aus $z = Ax$ schließen wir, daß $z = Ax_0$ gilt. Nun ist aber A keine Konstante mehr, sondern eine Funktion von y. Da z proportional zu y ist, muß A von der Form $A = cy$ sein mit einer Konstanten c. Ersetzen wir nun A in $z = Ax$ durch cy, so erhalten wir die Gl. (12.1.2).

Als Beispiel betrachten wir die Spannung U in einem elektrischen Stromkreis. U ist proportional zum Widerstand R, wenn die Stromstärke I konstant gehalten wird. Ebenso ist die Spannung U proportional zu I, solange R konstant bleibt. Daher gilt $U = cRI$. Benützt man SI-Einheiten, so ist $c = 1$.

Es ist jedoch häufig der Fall, daß es nicht möglich ist, x oder y konstant zu halten. Vielmehr können x und y voneinander abhängen. Aber auch dann wird z oft in der Form (12.1.2) ausgedrückt. Wir verweisen z.B. auf die Formeln (11.4.12), (11.5.10), (11.5.16), (11.5.19), (11.5.21) und (11.8.3).

12.2 Partielle Ableitungen

Änderungsraten von $z = f(x,y)$ können ganz ähnlich wie für Funktionen mit nur einer Variablen definiert werden. Zuerst lassen wir y fest, $y = y_0$, und betrachten nur eine Änderung von x. Lassen wir x von einem bestimmten Wert $x = x_0$ um den Betrag $\Delta x = h$ nach $x_0 + \Delta x$ oder $x_0 + h$, zunehmen (oder abnehmen), so ist die zugehörige Änderung von z

$$\Delta z = f(x_0 + h, y_0) - f(x_0, y_0). \tag{12.2.1}$$

Die *mittlere Änderungsrate* wird definiert durch den *Differenzenquotienten*.

$$\frac{\Delta z}{\Delta x} = \frac{f(x_0 + h, y_0) - f(x_0, y_0)}{h}. \tag{12.2.2}$$

Konvergiert nun dieser Quotient nach einem Grenzwert, wenn Δx nach Null strebt, nennen wir das Resultat die *momentane Änderungsrate* oder einfach *Änderungsrate*:

$$\lim_{\Delta x \to 0} \frac{\Delta z}{\Delta x} = \lim_{h \to 0} \frac{f(x_0 + h, y_0) - f(x_0, y_0)}{h}. \tag{12.2.3}$$

Dieser Grenzwert ist auch bekannt als die *partielle Ableitung von z nach x* an der Stelle (x_0, y_0). Wenn der Grenzwert existiert, sagt man $z = f(x, y)$ sei *differenzierbar* nach x an der Stelle (x_0, y_0). Das Wort "partiell" besagt, daß wir nur an einer Änderung in der x-Richtung interessiert sind.

Es existieren verschiedene Schreibweisen für partielle Ableitungen. Die gebräuchlichsten für den Grenzwert (12.2.3) sind

$$\left.\frac{\partial z}{\partial x}\right|_{x_0, y_0} \quad \text{und } f_x(x_0, y_0). \tag{12.2.4}$$

Die Differentiale dz und dx schreibt man nun nicht mehr mit einem gewöhnlichen d. Statt dessen wird ein rundes ∂ als Symbol für eine partielle Ableitung verwendet. Man liest $\partial z/\partial x$ als: "dz partiell nach dx." Wenn z differenzierbar ist für jedes beliebige Paar (x, y) eines bestimmten Definitionsbereiches D, lassen wir die Indizes 0 weg und schreiben einfach:

$$\frac{\partial z}{\partial x} = f_x(x, y), \qquad (x, y) \in D. \tag{12.2.5}$$

Somit ist die partielle Ableitung $\partial z/\partial x$ eine *Funktion* von x und y.

Auf dieselbe Art definiert man die partielle Ableitung von z nach y. Wir halten x fest, $x = x_0$, und betrachten eine Änderung von y. Wir lassen y vom Wert y_0 um den Betrag $\Delta y = k$ nach $y_0 + \Delta y$ oder $y_0 + k$ zunehmen (oder abnehmen). Somit erhalten wir

$$\Delta z = f(x_0, y_0 + k) - f(x_0, y_0),$$

$$\frac{\Delta z}{\Delta y} = \frac{f(x_0, y_0 + k) - f(x_0, y_0)}{k},$$

und wenn der Grenzwert existiert

$$\left.\frac{\partial z}{\partial y}\right|_{x_0, y_0} = f_y(x_0, y_0) = \lim_{k \to 0} \frac{f(x_0, y_0 + k) - f(x_0, y_0)}{k}. \tag{12.2.6}$$

Das Resultat heißt die *partielle Ableitung von z nach y* an der Stelle (x_0, y_0). Man sagt auch, $z = f(x, y)$ sei *differenzierbar* nach y an der Stelle (x_0, y_0). Angenommen z sei differenzierbar für jedes beliebige Paar (x, y) des Definitionsbereichs D, so lassen wir wieder die Indizes 0 weg und schreiben

$$\frac{\partial z}{\partial y} = f_y(x, y), \qquad (x, y) \in D. \tag{12.2.7}$$

Somit ist die partielle Ableitung $\partial z/\partial y$ eine Funktion von x und y.

Höhere Ableitungen sind ebenfalls gebräuchlich. Wenn wir zweimal nach x differenzieren, erhalten wir

$$f_{xx}(x, y) = \frac{\partial}{\partial x}\left(\frac{\partial z}{\partial x}\right) = \frac{\partial^2 z}{\partial x^2}.$$

(Gelesen: d zwei z partiell nach dx quadrat).

Leitet man eine Funktion zuerst nach x und dann nach y ab, erhält man

$$f_{xy}(x, y) = \frac{\partial}{\partial y}\left(\frac{\partial z}{\partial x}\right) = \frac{\partial^2 z}{\partial y \partial x}.$$

Eine solche Ableitung nennt man *gemischte* Ableitung.

Die Reihenfolge in der man ableitet, spielt keine Rolle, das heißt,

$$\frac{\partial}{\partial y}\left(\frac{\partial z}{\partial x}\right) = \frac{\partial}{\partial x}\left(\frac{\partial z}{\partial y}\right) \text{ or } f_{xy}(x, y) = f_{yx}(x, y) \qquad (12.2.8)$$

vorausgesetzt, daß die gemischten Ableitungen stetige Funktionen von x und y sind. Den Beweis lassen wir weg.

Beispiel 12.2.1. Betrachten wir erneut das geometrische Mittel $z = (xy)^{\frac{1}{2}}$. Wenn y konstant gehalten wird, ist z proportional *zu* $x^{\frac{1}{2}}$. Unter Benützung von Formel (9.2.4) erhalten wir die partielle Ableitung

$$\frac{\partial z}{\partial x} = y^{\frac{1}{2}} \cdot (x^{\frac{1}{2}})' = y^{\frac{1}{2}} \cdot \frac{1}{2} x^{-\frac{1}{2}} = \frac{1}{2} x^{-\frac{1}{2}} y^{\frac{1}{2}}.$$

oder wenn x konstant ist,

$$\frac{\partial z}{\partial y} = x^{\frac{1}{2}} \cdot (y^{\frac{1}{2}})' = \frac{1}{2} x^{\frac{1}{2}} y^{-\frac{1}{2}}.$$

Beispiel 12.2.2. Wenden wir uns dem elektrischen Strom zu, der durch einen Widerstand fließt, dessen Temperatur konstant gehalten wird. Nach dem Ohmschen Gesetz gilt

$$I = U/R. \qquad (12.2.9)$$

U bezeichnet die Spannung und R die Größe des Widerstandes. Die Stromstärke I ist eine Funktion der zwei unabhängigen Variablen U und R. Ändert sich die Spannung U, wogegen R konstant bleibt, erhalten wir die Änderungsrate von I als

$$\frac{\partial I}{\partial U} = \frac{1}{R} = R^{-1}. \qquad (12.2.10)$$

Wird jedoch der Widerstand R verändert und ist U konstant, wird die neue Änderungsrate

$$\frac{\partial I}{\partial R} = -\frac{U}{R^2} = -UR^{-2}. \qquad (12.2.11)$$

Erneutes Ableiten führt zu

$$\frac{\partial^2 I}{\partial U^2} = 0, \qquad \frac{\partial}{\partial R}\left(\frac{\partial I}{\partial U}\right) = -R^{-2}, \qquad \frac{\partial^2 I}{\partial R^2} = 2UR^{-3}. \qquad (12.2.12)$$

Um die gemischte Ableitung zu erhalten, differenzieren wir zuerst nach U und dann nach R. Durch Vertauschen der Reihenfolge, in der wir ableiten, erhält man

$$\frac{\partial^2 I}{\partial U \partial R} = \frac{\partial}{\partial U}\left(\frac{\partial I}{\partial R}\right) = \frac{\partial}{\partial U}(-UR^{-2}) = -R^{-2}.$$

Dies ist das gleiche Resultat wie in (12.2.12).

12.3 Maxima und Minima

Partielle Ableitungen werden häufig für *Optimierungsprobleme* gebraucht. Wir betrachten zuerst ein einführendes Beispiel:

$$z = 2x + y - \frac{1}{6}(x^2 + y^2). \tag{12.3.1}$$

Als Definitionsbereich für diese Funktion nehmen wir die ganze xy-Ebene. Unser Ziel ist es nun, Maxima und/oder Minima von z zu finden. In einem rechtwinkligen Koordinatensystem ist der Graph von (12.3.1) eine Fläche mit einem einzigen "Gipfel" (Abb. 12.3). Da z eine differenzierbare Funktion von x und y ist, können wir die Differentialrechnung anwenden.

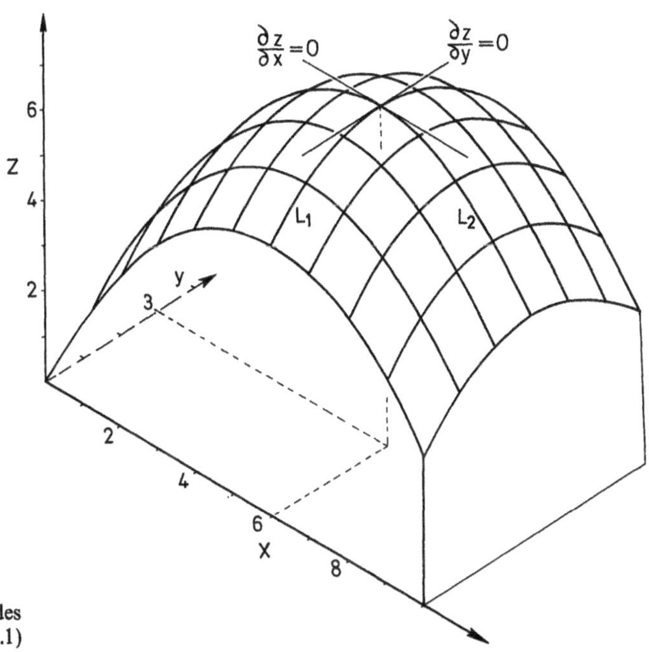

Abb. 12.3. Bestimmung des Maximums der Funktion (12.3.1)

In Abschn. 9.7 studierten wir Maxima und Minima einer Funktion $f(x)$ mit *einer* unabhängigen Variablen. Eine *hinreichende Bedingung für ein Maximum* war

$$f'(x) = 0, \qquad f'(x) < 0.$$

Um diese Resultate auf unsere Funktion (12.3.1) anzuwenden, halten wir y zunächst konstant, $y = y_0$, und fragen nach möglichen Extremwerten, wenn wir uns in der x-Richtung bewegen. Als partielle Ableitung ausgedrückt, finden wir ein *Maximum*, wenn

$$\frac{\partial z}{\partial x} = 0, \qquad \frac{\partial^2 z}{\partial x^2} < 0$$

und ein *Minimum*, wenn

$$\frac{\partial z}{\partial x} = 0, \qquad \frac{\partial^2 z}{\partial x^2} > 0.$$

In unserem Beispiel ist

$$\frac{\partial z}{\partial x} = 2 - \frac{1}{3}x, \qquad \frac{\partial^2 z}{\partial x^2} = -\frac{1}{3}.$$

Die erste Ableitung $\partial z/\partial x$ verschwindet für $x = 6$, und die zweite Ableitung ist immer negativ. Daraus folgt, daß wir für jedes feste y ein Maximum an der Stelle $x = 6$ erhalten. In Abb. 12.3 liegen diese Punkte auf der Kurve, die mit L_1 bezeichnet ist.

Nun halten wir x fest, $x = x_0$, und suchen nach Extremwerten, indem wir uns in der y-Richtung bewegen. Ein *Maximum* liegt vor, wenn

$$\frac{\partial z}{\partial y} = 0, \qquad \frac{\partial^2 z}{\partial y^2} < 0$$

und ein *Minimum*, wenn

$$\frac{\partial z}{\partial y} = 0, \qquad \frac{\partial^2 z}{\partial y^2} > 0.$$

In unserem Beispiel ist

$$\frac{\partial z}{\partial y} = 1 - \frac{1}{3}y, \qquad \frac{\partial^2 z}{\partial y^2} = -\frac{1}{3}.$$

Die erste Ableitung verschwindet für $y = 3$, und die zweite Ableitung ist immer negativ. Deshalb erhalten wir für jedes x ein Maximum an der Stelle $y = 3$. In Abb. 12.3 liegen diese Punkte auf der Kurve, die mit L_2 bezeichnet ist.

Damit ein Punkt ein Maximum oder Minimum sowohl in der x- als auch in der y-Richtung darstellt, muß die kombinierte Bedingung

$$\frac{\partial z}{\partial x} = 0, \qquad \frac{\partial z}{\partial y} = 0. \tag{12.3.2}$$

erfüllt sein.

In unserem Beispiel gibt es nur einen Punkt, der (12.3.2) erfüllt, nämlich $x = 6$, $y = 3$. Er wird durch den Schnittpunkt der beiden Kurven L_1 und L_2 gegeben. Abbildung 12.3 zeigt uns, daß dieser Punkt ein Maximum darstellt. An dieser Stelle erreicht z den größten Wert, $z = 7{,}5$. Für alle anderen Zahlenpaare (x, y) nimmt die Ordinate z einen kleineren Wert an.

Die Bedingung (12.3.2) garantiert uns aber noch kein Maximum oder Minimum. Als Gegenbeispiel möge der Leser die Aufgabe 12.3.5 am Ende dieses Kapitels lösen. Um eine hinreichende Bedingung für einen Extremwert zu erhalten, müßten wir eine zusätzliche Bedingung für die zweiten Ableitungen hinzufügen. Da diese Bedingung für Funktionen von mehr als einer Variablen aber ziemlich kompliziert ist, lassen wir sie weg.

Kehren wir zum allgemeinen Fall zurück. Nehmen wir an, es sei eine differenzierbare Funktion von n Variablen gegeben. Wenn $t_1, t_2, \ldots, t_n$ diese Variablen und u die abhängige Variable bezeichnen, können wir schreiben

$$u = f(t_1, t_2, \ldots, t_n). \tag{12.3.3}$$

Eine notwendige, aber nicht hinreichende Bedingung für ein Maximum oder ein Minimum ist, daß alle n Gleichungen

$$\frac{\partial u}{\partial t_1}=0, \quad \frac{\partial u}{\partial t_2}=0, \ldots, \quad \frac{\partial u}{\partial t_n}=0 \tag{12.3.4}$$

an solch einer Stelle erfüllt sein müssen.

Es sei hier eine Anwendung beigefügt, die den Leser in die berühmte *Methode der kleinsten Quadrate* einführt. In Abb. 12.4 sind einige Daten (x_1, y_1), (x_2, y_2), ..., (x_m, y_m) in ein rechtwinkliges Koordinatensystem eingetragen. Die Punkte liegen nahe an einer Geraden. Unser Ziel ist es nun, eine Gerade mit der Gleichung

$$y = ax + b \tag{12.3.5}$$

zu finden, die "am besten" zu den gegebenen Daten paßt. Natürlich kann man dieses Optimum auf viele verschiedene Arten definieren. Man könnte zum Beispiel verlangen, daß kein Punkt weiter von der Geraden entfernt liegt als ein gegebener Betrag. Es ist jedoch üblich, folgendermaßen vorzugehen:

Sehen wir uns die Ordinaten der linearen Funktion (12.3.5) an den Stellen x_1, x_2, ..., x_m an; sie sind

$$ax_1 + b, \quad ax_2 + b, \ldots, ax_m + b. \tag{12.3.6}$$

Sie brauchen nicht mit den gegebenen Ordinaten $y_1, y_2, \ldots, y_m$ übereinzustimmen. Viel eher werden wir einige positive oder negative Differenzen haben, die man *Abweichungen* nennt:

$$ax_1 + b - y_1, \quad ax_2 + b - y_2, \quad \text{etc.}$$

Wählen wir $i = 1, 2, \ldots, m$ als variablen Index, können wir die allgemeine Abweichung δ_i (delta Index i) einführen durch

$$\delta_i = ax_i + b - y_i \quad (i = 1, 2, \ldots, m). \tag{12.3.7}$$

Welche der Abweichungen positiv, negativ oder gerade null sind, hängt von der Wahl der Parameter a und b ab. Die Bedingung für das Optimum lautet: *die Summe der Abweichungsquadrate soll minimal sein* ("kleinste Quadrate"); d.h. wir bestimmen a und b so, daß

$$\sum_{i=1}^{m} \delta_i^2 \tag{12.3.8}$$

den kleinstmöglichen Wert annimmt. Dabei gehen wir vor, wie wir es bereits in Abschn. 1.9 gezeigt haben.

Den Ausdruck (12.3.8) bezeichnen wir mit S. Unter Berücksichtigung von (12.3.7) schreiben wir S in der Form

$$S = \sum_{i=1}^{m} (ax_i + b - y_i)^2. \tag{12.3.9}$$

Hiebei sind x_i und y_i gegebene Zahlen. Nur a und b sind noch nicht bestimmt. Somit ist S eine Funktion der beiden Variablen a und b. Wir können daher auch schreiben

$$S = S(a, b).$$

Für ein Minimum muß die Bedingung (12.3.2) erfüllt sein. In unserer Schreibweise heißt das

$$\frac{\partial S}{\partial a} = 0, \qquad \frac{\partial S}{\partial b} = 0. \tag{12.3.10}$$

Um (12.3.9) zu differenzieren, könnten wir alle Quadrate der Formel ausrechnen, was aber ziemlich mühsam wäre. Viel einfacher ist es, die Kettenregel anzuwenden. Die Ableitungen des allgemeinen Terms sehen dann folgendermaßen aus

$$\frac{\partial}{\partial a}(ax_i + b - y_i)^2 = 2(ax_i + b - y_i) \cdot x_i,$$

$$\frac{\partial}{\partial b}(ax_i + b - y_i)^2 = 2(ax_i + b - y_i) \cdot 1.$$

Aus (12.3.10) folgt, daß

$$2\Sigma(ax_i + b - y_i)x_i = 0,$$

$$2\Sigma(ax_i + b - y_i) \quad = 0,$$

oder, wenn wir den Faktor 2 weglassen und die Summen ausrechnen:

$$\begin{aligned} &a \cdot \Sigma x_i^2 + b \cdot \Sigma x_i - \Sigma x_i y_i = 0, \\ &a \cdot \Sigma x_i + b \cdot m - \Sigma y_i = 0. \end{aligned} \tag{12.3.11}$$

Dies sind zwei lineare Gleichungen mit den Unbekannten a und b. Wir wollen sie nach der Steigung a auflösen, indem wir die erste Gleichung mit m, und die zweite Gleichung mit $-\Sigma x_i$ multiplizieren, und dann die beiden neuen Gleichungen addieren:

$$a = \frac{m\Sigma x_i y_i - \Sigma x_i \Sigma y_i}{m\Sigma x_i^2 - (\Sigma x_i)^2}. \tag{12.3.12}$$

Da es recht mühsam wäre, für den y-Achsenabschnitt b eine explizite Lösung anzugeben, drücken wir b mit Hilfe der Gl. (12.3.11) durch a aus:

$$b = \frac{1}{m}(\Sigma y_i - a\Sigma x_i). \tag{12.3.13}$$

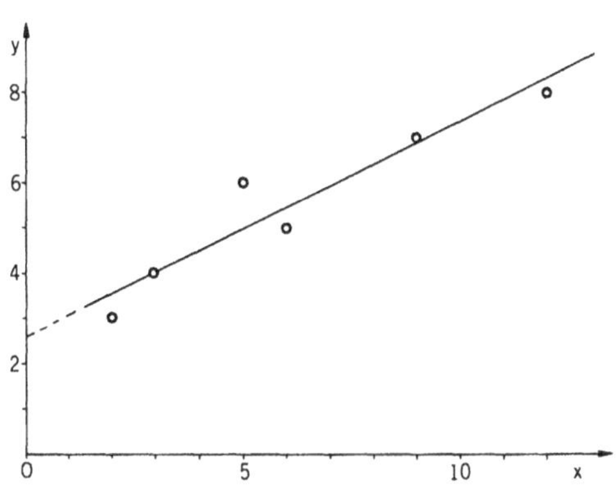

Abb. 12.4. Anpassen einer Geraden an Meßdaten mit Hilfe der Methode der kleinsten Quadrate

Beispiel 12.3.1. Abbildung 12.4 stellt folgende Daten graphisch dar:

	x_i	y_i	$x_i y_i$	x_i^2	
	2	3	6	4	
	3	4	12	9	
	5	6	30	25	$(m = 6)$
	6	5	30	36	
	9	7	63	81	
	12	8	96	144	
Total	37	33	237	299	

Mit diesen Daten wird Gl. (12.3.11) zu

$$299a + 37b = 237,$$
$$37a + 6b = 33.$$

Die Lösung ist

$$a = 201/425 = 0{,}473,$$
$$b = 1098/425 = 2{,}58.$$

Die beste Gerade im Sinne der "kleinsten Quadrate" ist gegeben durch die Gleichung

$$y = (0{,}473)x + 2{,}58$$

mit der Steigung 0,473 und dem y-Achsenabschnitt 2,58.

Daß die Lösung wirklich ein Minimum der Funktion (12.3.9) darstellt, zeigen folgende Überlegungen: Eine Summe von Quadraten, wie S, kann nie negativ sein. Für geeignete Werte von a und b nimmt die Summe S beliebig große Werte an. Somit kann die Summe kein Maximum haben. Andererseits muß aber S einen kleinsten Wert haben, da die Funktion stetig ist und keine negativen Werte annehmen kann. Es gibt nur eine Stelle, wo $\partial S/\partial a$ und $\partial S/\partial b$ gleichzeitig null sind. Daher muß dort das Minimum sein. Dies zeigt auch die Tatsache, daß $\partial^2 S/\partial a^2 = 2\Sigma x_i^2 > 0$ und, daß $\partial^2 S/\partial b^2 = 2m > 0$ gilt.

Wer instruktive Anwendungen von Maxima und Minima in der Populationsgenetik kennenlernen möchte, möge in Wright (1969) nachschlagen.

*12.4 Partielle Differentialgleichungen

Während wir uns in Kap. 11 mit gewöhnlichen Differentialgleichungen beschäftigt hatten, werfen wir nun einen kurzen Blick auf das große Gebiet der partiellen Differentialgleichungen. Diese Gleichungen enthalten partielle Ableitungen einer unbekannten Funktion.

Wir wollen eine der biologisch wichtigen Differentialgleichungen, *die Diffusionsgleichung*, herleiten. Beginnen wir mit dem physikalischen Sachverhalt. Nehmen wir an, daß man eine Substanz in ein mit Lösungsmittel gefülltes Röhrchen spritze (Abb. 12.5). Die Moleküle der Substanz bewegen sich zufällig. Sie werden sich in allen Richtungen ausbreiten. Das Lösungsmittel selbst soll sich nicht bewegen.

An Orten mit hoher Konzentration werden die Moleküle dazu neigen, sich zahlenmäßig zu verringern; das Umgekehrte wird an Orten mit niedriger Konzentration der Fall sein. Dieser zufällige Wanderungsprozeß, den man Diffusion nennt, wird dann aufhören, wenn innerhalb des ganzen Röhrchens die gleiche Konzentration herrscht.

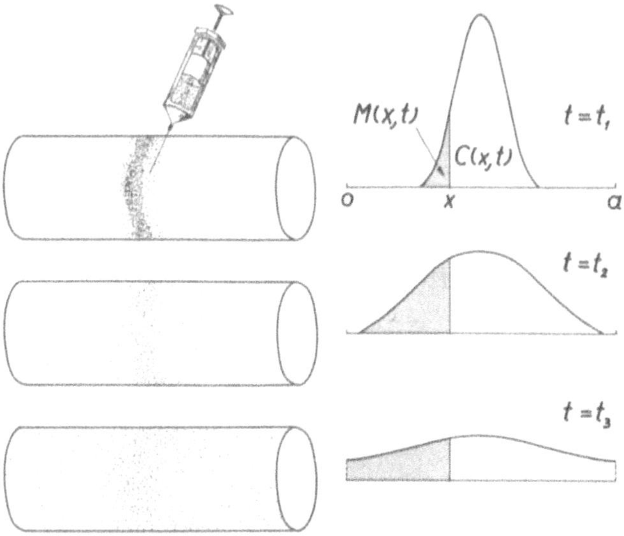

Abb. 12.5. Die Moleküle einer Substanz in Lösung sind einer Zufallsbewegung unterworfen. Dies führt zu einer langsamen Wanderbewegung, die man *Diffusion* nennt. Die Moleküle haben die Tendenz, sich gleichmäßig über den ganzen zur Verfügung stehenden Raum zu verteilen, so daß die Konzentration $C(x, t)$ gegen einen von x und t unabhängigen Wert strebt

Nun legen wir in Abb. 12.5 eine x-Achse parallel zum Röhrchen. Der Einfachheit halber nehmen wir an, die Konzentration der Substanz variiere nur in der x-Richtung. An jeder Stelle x hängt nun die Konzentration auch von der momentanen Zeit t ab. Somit können wir die *Konzentration* oder die *Dichte* folgendermaßen bezeichnen

$$C = C(x, t). \tag{12.4.1}$$

Als Maßeinheit nehmen wir z.B. g/cm^3. In Abb. 12.5 ist die Funktion $C(x, t)$ für drei verschiedene Zeitpunkte t_1, t_2, t_3, aufgetragen. Unser Ziel ist es nun, die unbekannte Funktion $C(x, t)$ zu bestimmen oder wenigstens eine Gleichung zu finden, die $C(x, t)$ erfüllen muß.

Zu diesem Zweck nehmen wir an, $C(x, t)$ sei nach x und nach t differenzierbar. Streng genommen handelt es sich um eine diskrete Verteilung. Die Zahl der Moleküle ist jedoch so groß, daß der Fehler vernachlässigbar klein ist, wenn wir eine stetige Funktion annehmen (Abb. 9.5).

Das linke Ende des Röhrchens sei an der Stelle $x = 0$ und das rechte Ende bei $x = a$. Die (konstante) Querschnittfläche sei mit A bezeichnet. $M = M(x, t)$ soll die Masse der Substanz sein, die sich zwischen dem linken Ende des Röhrchens und der Querschnittfläche an der Stelle x zur Zeit t befindet (Abb. 12.5).

Um zu einem ersten Resultat zu gelangen, wählen wir $M(x, t)$ als Funktion von x und halten die Zeit t konstant. Es sei x ein fester Wert und $\Delta x = h$ eine Zunahme von x. Die Masse $M(x + h, t)$ setzt sich dann zusammen aus der Masse $M(x, t)$ und der zusätzlichen Masse ΔM, die zwischen x und $x + h$ liegt (Abb. 12.6). Daraus folgt

$$\Delta M = M(x + h, t) - M(x, t).$$

Das Volumen, das von dieser Masse eingenommen wird, ist $A \cdot h$. Die *mittlere Dichte* ist daher

$$\frac{\Delta M}{A \cdot h} = \frac{1}{A} \cdot \frac{M(x+h, t) - M(x, t)}{h}.$$

Wenn h nach Null strebt, wird die linke Seite zu $C(x, t)$ und der zweite Faktor auf der rechten Seite zu $\partial M/\partial x$ in Anlehnung an die Formeln (12.2.3) und (12.2.4). Somit gilt

$$\frac{\partial M}{\partial x} = A \cdot C(x, t). \tag{12.4.2}$$

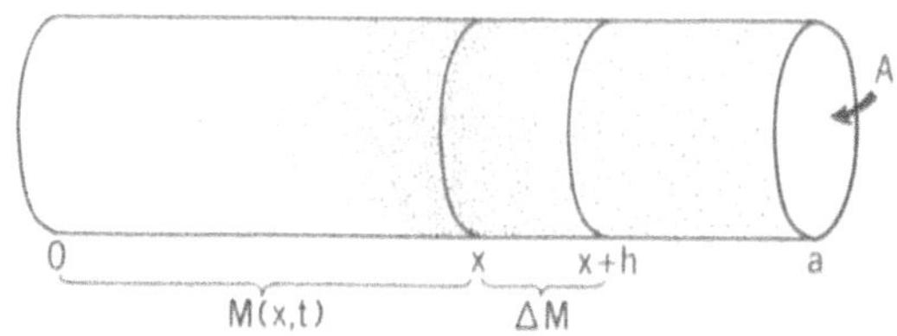

Abb. 12.6. Erklärung von ΔM

Um zum zweiten Resultat zu gelangen, betrachten wir $M(x, t)$ als Funktion von t und halten x konstant. Die Masse $M(x, t)$ nimmt mit der Zeit zu, wenn der Nettofluß an der Stelle x nach links erfolgt. Dieser Fall trifft ein, wenn $C(x, t)$ mit steigendem x zunimmt, d.h. wenn $\partial C/\partial x > 0$ (vgl. Abb. 12.5). Wir nennen $\partial C/\partial x$ den *Gradienten der Konzentration*. Es leuchtet ein, daß $M(x, t)$ stärker zunimmt, je größer dieser Gradient ist. Es ist auch vernünftig anzunehmen, daß die Zuwachsrate $\partial M/\partial t$ sowohl zu $\partial C/\partial x$ als auch zur Querschnittfläche A proportional ist. Tatsächlich wird diese Annahme durch das Experiment gestützt. Aus der Regel zur Formel (12.1.2) folgt

$$\frac{\partial M}{\partial t} = D \cdot A \cdot \frac{\partial C}{\partial x} \tag{12.4.3}$$

wobei D eine positive Konstante ist, die *Diffusionskonstante* genannt wird. Ähnlich ist der Fall für $\partial C/\partial x < 0$ gelagert. Hier geht der Nettofluß auf die rechte Seite und $M(x, t)$ nimmt als Funktion der Zeit ab. Es folgt dieselbe Beziehung (12.4.3).

Die Formel (12.4.3) enthält zwei unbekannte Funktionen $M(x, t)$ und $C(x, t)$. Da wir an $C(x, t)$ interessiert sind, eliminieren wir $M(x, t)$. Zu diesem Zweck leiten wir (12.4.3) nach x ab und erhalten

$$\frac{\partial}{\partial x}\left(\frac{\partial M}{\partial t}\right) = D \cdot A \cdot \frac{\partial^2 C}{\partial x^2}.$$

Mit Hilfe der Formel (12.2.8) können wir auf der linken Seite die Reihenfolge der Differentiation vertauschen. Dann ersetzen wir $\partial M/\partial x$ durch $A \cdot C(x, t)$ gemäß Formel (12.4.2). Wenn A weggekürzt ist, erhalten wir

$$\frac{\partial C}{\partial t} = D \cdot \frac{\partial^2 C}{\partial x^2} \quad . \tag{12.4.4}$$

Dies ist die berühmte *eindimensionale Diffusionsgleichung*. Sie kann für alle drei räumlichen Dimensionen x, y, z verallgemeinert werden.

Wir wollen hier nicht versuchen, die partielle Differentialgleichung zweiter Ordnung (12.4.4) zu lösen; wir wollen uns darauf beschränken, zwei spezielle Lösungen zu verifizieren.

Beispiel 12.4.1. Wir suchen die Koeffizienten a und b so zu bestimmen, daß

$$C(x, t) = \exp(ax + bt)$$

der Diffusionsgleichung (12.4.4) genügt. Mit der Kettenregel (9.2.14) erhalten wir

$$\frac{\partial C}{\partial t} = b e^{ax+bt},$$

und

$$\frac{\partial^2 C}{\partial x^2} = a^2 e^{ax+bt}.$$

Durch Einsetzen dieser Ableitungen in (12.4.4) ergibt sich

$$b e^{ax+bt} = D \cdot a^2 e^{ax+bt}.$$

Diese Gleichung ist erfüllt für alle Werte von x und t, wenn wir a willkürlich wählen und b berechnen aus

$$b = Da^2.$$

Beispiel 12.4.2. Wir zeigen, daß

$$C(x, t) = t^{-\frac{1}{2}} \exp(-x^2/4Dt) \tag{12.4.5}$$

eine partikuläre Lösung der Diffusionsgleichung (12.4.4) darstellt. $C(x, t)$ ist hier das Produkt von zwei Funktionen von t, daher wenden wir die Regel (9.2.11) an:

$$\frac{\partial C}{\partial t} = (t^{-\frac{1}{2}})' \exp(-x^2/4Dt) + t^{-\frac{1}{2}}[\exp(-x^2/4Dt)]'.$$

Und unter Anwendung der Formeln (9.2.4) und (9.2.14) erhalten wir

$$\frac{\partial C}{\partial t} = \left(-\frac{1}{2}\right) t^{-\frac{3}{2}} \exp\left(\frac{-x^2}{4Dt}\right) + t^{-\frac{1}{2}}\left(+\frac{x^2}{4Dt^2}\right) \exp\left(\frac{-x^2}{4Dt}\right)$$

$$= \left(-\frac{1}{2} t^{-\frac{3}{2}} + \frac{x^2}{4D} t^{-\frac{5}{2}}\right) \exp\left(\frac{-x^2}{4Dt}\right)$$

und auf ähnliche Weise

$$\frac{\partial C}{\partial x} = t^{-\frac{1}{2}} \left(\frac{-x}{2Dt}\right) \exp\left(\frac{-x^2}{4Dt}\right),$$

$$\frac{\partial^2 C}{\partial x^2} = t^{-\frac{1}{2}} \left(-\frac{1}{2Dt}\right) \exp\left(\frac{-x^2}{4Dt}\right) + t^{-\frac{1}{2}} \left(\frac{-x}{2Dt}\right)^2 \exp\left(\frac{-x^2}{4Dt}\right).$$

Nun substituieren wir die Ableitungen in Formel (12.4.4) und müssen dann bloß noch zeigen, daß

$$-\frac{1}{2}t^{-\frac{3}{2}} + \frac{x^2}{4D}t^{-\frac{5}{2}} = D\left(t^{-\frac{1}{2}}\left(-\frac{1}{2Dt}\right) + t^{-\frac{1}{2}}\frac{x^2}{4D^2t^2}\right)$$

richtig ist. Mit einfacher Algebra erkennt man schon, daß diese Gleichung für alle Werte t und x gilt.

Wie Formel (12.4.5) zeigt, hat $C(x, t)$ für jedes bestimmte t *Glockenform* (vgl. mit der Formel für die Normalverteilung in Abschn. 13.11). Abbildung 12.5 zeigt einen angenäherten Graphen für $C(x, t)$.

Auch wenn wir die Lösung nicht explizit ausdrücken können, erkennen wir mit Hilfe der Gl. (12.4.4) einige allgemeine Eigenschaften. Betrachten wir Abb. 12.7a: Nehmen wir an, $C(x, t)$ sei eine lineare Funktion von x zwischen den beiden Punkten mit den Abszissen x_1 und x_2. Das bedeutet, daß $\partial^2 C/\partial x^2 = 0$. Aus der Differentialgleichung (12.4.4) folgt, daß $\partial C/\partial t = 0$, d.h. daß $C(x, t)$ zeitlich konstant ist. Somit haben wir einen *vom Ort unabhängigen Fluß* von Molekülen für alle x im Intervall $[x_1, x_2]$.

Ist jedoch $C(x, t)$ nach unten konvex, wie in Abb. 12.7b, so muß die zweite Ableitung $\partial^2 C/\partial x^2$ positiv sein, wie wir aus Abschn. 9.6 wissen. Gemäß Gl. (12.4.4) ist dann aber auch die Zuwachsrate $\partial C/\partial t$ positiv. Daher wird $C(x, t)$ als Funktion von t für alle x im Intervall $[x_1, x_2]$ zunehmen. Man sieht dies sofort ein, da Abb. 12.7b ein "Konzentrationstal" zwischen x_1 und x_2 darstellt.

Das Gegenteil ist in Abb. 12.7c der Fall, wo wir einen "Konzentrationsberg" haben. Die Funktion $C(x, t)$ ist nach oben konvex. Daher sind $\partial^2 C/\partial x^2$ und $\partial C/\partial t$ negativ. Die Dichte $C(x, t)$ nimmt als Funktion von x im Intervall $[x_1, x_2]$ ab.

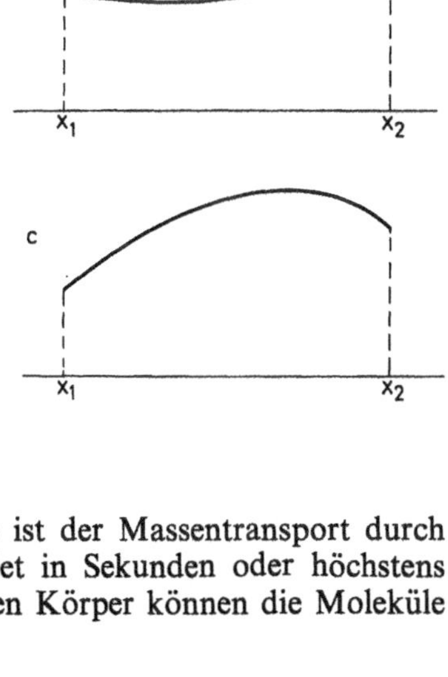

Abb. 12.7a-c. Drei verschiedene Arten der Dichtefunktion $C(x, t)$. Bei (**a**) ist die Dichte eine lineare Funktion von x, bei (**b**) ist sie nach unten und bei (**c**) nach oben konvex. Die Form der Kurve bestimmt die Wanderbewegung der Moleküle

Innerhalb der Dimension einer lebenden Zelle ist der Massentransport durch Diffusion ziemlich wirkungsvoll. Der Ablauf findet in Sekunden oder höchstens innerhalb weniger Minuten statt. In einem größeren Körper können die Moleküle durch Diffusion nicht rasch genug transportiert werden. Die Verteilung von Nährstoffen wäre viel zu langsam. Beim Menschen würde es ein Leben lang dauern, bis z.B. Zucker, der in den Magen aufgenommen wurde, bis in Hände und Füße diffundiert wäre (Went, 1968). Aus diesem Grunde ist ein von der Diffusion ganz verschiedenes Transportsystem, erforderlich. Dies ist die *Konvektion* im Blutstrom.

Weitere Informationen über den mathematischen Aspekt der Diffusion in den Naturwissenschaften findet man in Bailey (1964), Beier (1962), Rashevsky (1960), Rubinow (1973), Setlow und Pollard (1962), Smith (1968).

Die Wichtigkeit der Differentialgleichung (12.4.4) geht weit über das Problem der Diffusion hinaus. Die *Einwanderung einer neuen Tierart in ein großes Gebiet*, ein Problem der *Ökologie*, kann mathematisch mit derselben Methode behandelt werden wie die zufällige Bewegung von Molekülen (Pielou, 1969). Die Ausbreitung einer Infektionskrankheit, ein Problem der *Epidemiologie*, erfolgt nach denselben Gesetzen. Der Austausch von kinetischer Energie zwischen benachbarten Molekülen, bekannt als *Wärmeleitung*, wird mathematisch ebenfalls auf die gleiche Art behandelt wie die Diffusion.

Etwas anspruchsvollere Anwendungen der Diffusionsgleichung findet man in der Populationsgenetik und in der Evolutionslehre (Crow und Kimura, 1970; Ewens, 1969; Feller, 1951; Goel und Richter-Dyn, 1974; Iosifescu und Tăutu, 1973; Kimura, 1964, 1970; Kimura und Ohta, 1971; Moran, 1962).

Eine andere, biologisch wichtige partielle Differentialgleichung ist von der Form

$$\frac{\partial^2 V}{\partial x^2} - a^2 \frac{\partial^2 V}{\partial t^2} + b\frac{\partial V}{\partial t} + CV = d. \tag{12.4.6}$$

Diese Gleichung ist bekannt als *Kabelgleichung*, da sie der Lösung eines Problems diente, das mit der Installierung des ersten transatlantischen Telegraphenkabels auftrat. $V = V(x, t)$ bezeichnet die Spannung an der Stelle x zum Zeitpunkt t. Heute wird die Kabelgleichung in der Theorie der *Reizleitung in Nerven* angewandt (Beier, 1962; Cole, 1968).

Bei der Beschäftigung mit Zufallschwankungen in biologischen Prozessen müssen wir von der Wahrscheinlichkeitstheorie Gebrauch machen. Man spricht dann von *stochastischen Prozessen*. Sie ergeben sich bei der theoretischen Behandlung des Bevölkerungswachstums, der Konkurrenz zwischen Tierarten und der Ausbreitung von Infektionskrankheiten usw. Zu den mathematischen Hilfsmitteln, die zum Studium von stochastischen Prozessen nötig sind, findet man eine Vielzahl von partiellen Differentialgleichungen. Da wir hier nicht ins Detail gehen können, sei der Leser auf Bailey (1964) und Chiang (1968) verwiesen.

Zum weiteren Studium sei empfohlen: Defares et.al. (1973), Morowitz (1970), Rubinow (1973 und 1975), Smith (1966).

Übungsaufgaben

12.1.1 Zeichnen Sie eine Isolinienkarte der Funktion

$$z = x^2 + y^2 + 1$$

im Intervall $-3 \leqq x \leqq 3, -3 \leqq y \leqq 3$ und für die Funktionswerte $z = 2, 4, 6, 8, 10$.

12.1.2 Zeichnen Sie eine Isolinienkarte der Funktion

$$z = 2x + y + 1$$

im Intervall $0 \leqq x \leqq 8$, $0 \leqq y \leqq 5$ und für die Funktionswerte $z = 2, 4, 6, \ldots, 20$.

12.1.3 Zeichnen Sie eine Isolinienkarte und eine perspektivische Ansicht der Funktion

$$z = y/x$$

im Intervall $1 \leqq x \leqq 4$, $0 \leqq y \leqq 3$.

12.1.4 Zeichnen Sie eine Isolinienkarte der Funktion

$$z = 10 - (x - 5)^2 - (y - 3)^2$$

für die Funktionswerte $z = 0, 2, 4, 6, 8, 10$.
(Hinweis: Die Isolinien sind Kreise mit gemeinsamem Zentrum.)

12.2.1 Berechnen Sie die partiellen Ableitungen erster Ordnung für folgende Funktionen:

a) $f(x, y) = ax - by$, b) $g(u, v) = u^2 - 2uv + v^2 + c$,
c) $\Phi(s, t) = e^{s+t}$, d) $h(x, y, z) = \exp(ax + by + cz)$,
e) $\Psi(\alpha, \beta) = \sin(3\alpha + \beta)$, f) $Q(v, w) = w \cdot \ln v$,
g) $F(r, s) = (r - 2s)^{-1}$, h) $G(s, t) = at/(bs - ct)$.

12.2.2 Berechnen Sie

a) $\frac{\partial}{\partial x}(x^3 y - y^2)$, b) $\frac{\partial}{\partial y}(x^3 y - y^2)$, c) $\frac{\partial}{\partial u}(u^2/v)$,

d) $\frac{\partial}{\partial v}(u^2/v)$, e) $\frac{\partial}{\partial \alpha}\sin(2\alpha - \beta)$, f) $\frac{\partial}{\partial \beta}\sin(2\alpha - \beta)$,

g) $\frac{\partial}{\partial s}\exp(as^2 - bt^2)$, h) $\frac{\partial}{\partial t}(as^2 - bt^2)$, i) $\frac{\partial}{\partial r}\ln(pr + qr^{-1})$.

12.2.3 Geben Sie die partiellen Ableitungen erster und zweiter Ordnung für folgenden Funktionen an:

a) $f(x, y) = ax^2 + bxy + cy^2$, b) $h(u, v) = (uv)^n$,
c) $Q(v, w) = w \cdot \ln v$, d) $S(x, y, z) = x^2 + y^2 + z^2$,
e) $\Phi(s, t) = se^{at}$, f) $\Psi(\alpha, \beta) = A\sin\alpha + B\sin\beta$.

12.2.4 Zeigen Sie, daß für $f(x, y) = ax^n y^m$ die Gleichung

$$\frac{\partial}{\partial x}\left(\frac{\partial f}{\partial y}\right) = \frac{\partial}{\partial y}\left(\frac{\partial f}{\partial x}\right)$$

erfüllt ist.

12.2.5 Verifizieren Sie, daß für $Q = (x^2 + y^2)^{\frac{1}{2}}$ gilt

$$\frac{\partial^2 Q}{\partial x^2} + \frac{\partial^2 Q}{\partial y^2} = \frac{1}{Q}.$$

12.2.6 Gegeben sei $Q = (x^2 + y^2 + z^2)^{\frac{1}{2}}$. Berechnen Sie
$$\frac{\partial^2 Q}{\partial x^2} + \frac{\partial^2 Q}{\partial y^2} + \frac{\partial^2 Q}{\partial z^2}.$$

12.3.1 Suchen Sie das Minimum der Funktion
$$z = 9x^2 - 6xy + 2y^2 - 6y + 11.$$

12.3.2 Suchen Sie das Minimum der Funktion
$$S(u, v) = u^2 - uv + v^2 - au.$$

12.3.3 Geben Sie einen Extremwert an von
$$z = \exp(15 + 4x - 3y + 5xy - x^2 - 2y^2).$$

12.3.4 Geben Sie einen Extremwert an von
$$Q(r, s) = \ln(2r^2 + 2s^2 - 3rs - 7s).$$

12.3.5 Betrachten Sie die Funktion $z = xy$. An der Stelle $x = 0, y = 0$ verschwinden die partiellen Ableitungen $\partial z/\partial x$ und $\partial z/\partial y$. Zeigen Sie, daß der Punkt $(0, 0, 0)$ dennoch weder ein Maximum noch ein Minimum der Funktion darstellt. Skizzieren Sie die Oberfläche. Bei $x = 0$, $y = 0$ hat die Oberfläche einen sogenannten *Sattelpunkt*.

12.3.6 Gegeben seien die drei Punkte
$$\begin{aligned} x_1 &= 1, \quad & y_1 &= 6, \\ x_2 &= 3, \quad & y_2 &= 4, \\ x^3 &= 5, \quad & y_3 &= 3. \end{aligned}$$
Bestimmen Sie die beste Gerade mit Hilfe der Methode der "kleinsten Quadrate."

12.3.7 In fünf Städten der U.S.A. fand man eine Beziehung zwischen dem Schwefelstaubgehalt in der Luft (in μg/m^3) und den Absenzen (von je mindestens 7 Tagen Dauer) von weiblichen Angestellten.

Stadt	μg/m^3	Anzahl Absenzen auf 1000 Angestellte
Cincinnati	7	19
Indianapolis	13	44
Woodbridge	14	53
Camden	17	61
Harrison	20	88

a) Tragen Sie die Zahl der Absenzen gegen den Schwefelstaubgehalt auf.
b) Passen Sie eine lineare Regressionsgerade an, mit Hilfe der "kleinsten Quadrate" (frei nach Dohan, 1961).

12.3.8 In Abschn. 12.3 wurde die Methode der "kleinsten Quadrate" auf eine Gerade angewandt. Seien $\bar{x} = \Sigma x_i/m$ und $\bar{y} = \Sigma y_i/m$ die Mittelwerte von x_i bzw. y_i.

Der Punkt $(\bar{x}, \bar{y})$ ist bekannt als der *Schwerpunkt*. Zeigen Sie mit Hilfe der Formeln (12.3.11), daß die optimale Gerade durch den Schwerpunkt geht.

12.3.9 Als wir die Methode der "kleinsten Quadrate" erklärten, wandten wir die Abweichungen δ_i in der y-Richtung an. In der Statistik ist es üblich, auch die Abweichungen ε_i in der x-Richtung zu verwenden. Bestimmen Sie die Gerade, die am besten zu den Daten von Aufgabe 12.3.7 paßt, indem Sie das Minimum von $\Sigma\, \varepsilon_i^2$ bilden. (Hinweis: Schreiben Sie die Geradengleichung in der Form $x = py + q$.)

Kapitel 13

Wahrscheinlichkeit

13.1 Einleitung

Betrachten Sie den Vorgang der geschlechtlichen Vermehrung. Die Spermien eines Männchens können sich in ihrer genetischen Botschaft stark unterscheiden, ebenso die Geschlechtszellen in den Eierstöcken. Daraus ergibt sich, daß sich die Nachkommen in Bezug auf viele Merkmale unterscheiden. Da es vom Zufall abhängt, welche der Geschlechtszellen zu einer befruchteten Zelle (Zygote) verschmelzen, kann das Ergebnis nicht vorausgesagt werden. Dennoch herrscht kein Chaos. Wenn wir bestimmte Merkmale in einer großen Anzahl von Nachkommen zählen, so finden wir gewisse Regeln. Z.B. sehen wir, daß das als "heterozygot" bekannte Merkmal in den Nachkommen mit einer voraussagbaren Wahrscheinlichkeit auftritt. Die wohlbekannten Mendelschen Regeln[1] können am besten mit Hilfe der Wahrscheinlichkeitsrechnung ausgedrückt werden.
Die Vererbungsgesetze waren die erste wichtige Anwendung der Wahrscheinlichkeitsrechnung in den biologischen Wissenschaften. Heute kennen wir viele andere Anwendungen: Mutationswahrscheinlichkeit, Sterbewahrscheinlichkeit, Überlebenswahrscheinlichkeit, Verteilung und gegenseitige Beeinflußung von Arten, etc.
Die wichtigste Anwendung wird aber in der Statistik gemacht. Keine naturwissenschaftliche Beobachtung und kein Versuch kann gründlich geplant und ausgewertet werden ohne gewisse statistische Methoden. Selbst wenn wir die Versuchsbedingungen so konstant wie möglich halten, zeitigt eine Wiederholung des Versuches fast nie das gleiche Ergebnis; es gibt immer Abweichungen. Darum sind alle Folgerungen aus Erfahrungsdaten notwendigerweise mit einer Unsicherheit behaftet. Wir versuchen den Grad der Ungewißheit durch die Wahrscheinlichkeit auszudrükken. Wenn also ein Experimentator "Signifikanz auf dem 5%-Niveau" angibt, so gesteht er die Wahrscheinlichkeit einer irrigen Aussage zu. Zugleich behauptet er aber, daß die "Irrtumswahrscheinlichkeit" höchstens 5% betrage. Bevor statistische Methoden verstanden werden können, sind grundlegende Kenntnisse der Wahrscheinlichkeitsrechnung erforderlich.
Die einzigen für das Studium der Abschn. 13.2–13.8 nötigen Voraussetzungen sind die Kap. 1 und 2. Spätere Abschnitte erfordern jedoch gewisse Kenntnisse von Funktionen und der Infinitesimalrechnung.

13.2 Ereignisse

Das Ergebnis oder der Ausfall eines Experiments hängt fast immer vom Zufall ab. Nicht immer kann man die Versuchsbedingungen genau einhalten; es kommt zu

---

1 Gregor Johann Mendel (1822–1884), mährischer Botaniker. Er ist der Begründer der Erbgesetze

kleinen Störungen, die das Meßergebnis beeinflussen. Wiederholt man einen Versuch mit "gleichartigen" Tieren oder Pflanzen, so wird man zumeist erhebliche individuelle Unterschiede im Verhalten oder im Meßergebnis feststellen. Auch Meßfehler beim Ablesen eines Instruments sind zu berücksichtigen. Wir wollen die nicht genau voraussagbaren Ergebnisse von Experimenten und Beobachtungen *Zufallsereignisse* oder kurz *Ereignisse* nennen.

Gewisse Ereignisse können in *Elementarereignisse* zerlegt werden. Wenn wir einen Vogel beobachten, der am Horizont verschwindet, so können wir mit beschränkter Meßgenauigkeit zwischen den Azimuten 0°, 10°, 15°, ... unterscheiden. Die Winkel können dann als Elementarereignisse bezeichnet werden, wogegen das Ereignis "nordost" als *zusammengesetztes Ereignis* bezeichnet wird; es schließt die Elementarereignisse 35°, 40°, 45°, 50°, 55° ein. Wenn entsprechend in einer Studie über den Gesundheitszustand alle Personen mit systolischem Blutdruck über 160 mm als krank bezeichnet werden, so ist das ein zusammengesetztes Ereignis, verglichen mit den individuellen Messungen des Blutdruckes, die Elementarereignisse genannt werden. Zwei verschiedene Elementarereignisse können nicht zugleich auftreten. Sie schließen sich gegenseitig aus. Daher bezeichnen wir solche Ereignisse als sich *gegenseitig ausschließend*. Andererseits können zusammengesetzte Ereignisse zugleich auftreten. Beispielsweise schließen sich die Ereignisse $x > 5$ und $x < 8$ nicht gegenseitig aus, falls x Werte wie 6 oder 7 annehmen kann. Ebenso könnte in einen Verhaltensstudie ein Hund als "wach" oder "bellend" beobachtet werden. Die beiden Ereignisse "wach" und "bellend" schließen sich nicht aus. Nun betrachten wir ein bestimmtes Experiment und schreiben alle möglichen Elementarereignisse auf. Wir nennen die Menge dieser Elementarereignisse den *Ereignisraum*[2].

In der Ausdrucksweise der Mengenlehre ist ein Elementarereignis ein Element des Ereignisraumes. Es ist aber üblich, ein Elementarereignis auch mit einer einelementigen Teilmenge zu identifizieren. Im Ereignisraum $\{A, B, C, D\}$ dürfen wir also vom Ereignis A oder vom Ereignis $\{A\}$ sprechen[3]. Da ein zusammengesetztes Ereignis aus einigen Elementarereignissen besteht, können wir gleichfalls das zusammengesetzte Ereignis als eine Teilmenge des Ereignisraumes betrachten. Wir können sagen: "Das Ereignis A oder B" oder "Das Ereignis $\{A, B\}$."

Beispiel 13.2.1. Beim Münzenwerfen betrachten wir nur zwei mögliche Elementarereignisse: Kopf (K) oder Zahl (Z). Diese Ereignisse schließen sich gegenseitig aus. Also ist der Ereignisraum die Menge $\{K, Z\}$. Wenn wir zwei unterscheidbare Münzen zugleich werfen, beobachten wir geordnete Paare (K, K), (K, Z), (Z, K), (Z, Z), die wir auch als KK, KZ, ZK, ZZ schreiben werden. Die vier Ereignisse schließen sich gegenseitig aus, so daß der Ereignisraum $\{KK, KZ, ZK, ZZ\}$ ist.

Beispiel 13.2.2. *Genetik*: Nehmen Sie an, daß für einen bestimmten Gen-Locus die beiden Allele A und a bestehen. Dann kennen wir nur drei mögliche

---

2 Mit dem Wort "Raum" verbinden wir meistens die Vorstellung des euklidischen Raumes. In der Mathematik wird aber dieses Wort heute in viel allgemeinerem Sinn, etwa im Sinn von Universalmenge (vgl. Kap. 2), gebraucht

3 Nach Abschn. 3 haben wir zu unterscheiden zwischen einem Element A einer Menge und der Teilmenge $\{A\}$, bestehend aus einem einzigen Element. In der theoretischen Wahrscheinlichkeitslehre unterscheidet man heute zwischen dem "*Ergebnis*" A und dem "*Ereignis*" $\{A\}$. Entsprechend heißt Ω dann der "Ergebnisraum," während man das Wort "Ereignisraum" für die Menge der Teilmengen von Ω reserviert. Sobald man es aber wie in diesem Buch mit Anwendungen zu tun hat, kann man den Unterschied nicht konsequent aufrecht erhalten

Elementarereignisse AA, Aa, aa. Das Paar Aa ist nicht geordnet, denn es ist nicht möglich, zwischen zwei verschiedenen Genotypen Aa und aA zu unterscheiden. Mit anderen Worten, es macht keinen Unterschied, ob a vom Vater (und dann A von der Mutter) oder A vom Vater (und dann a von der Mutter) kommt, daher ist der Ereignisraum die Menge $\{AA, Aa, aa\}$.

Beispiel 13.2.3. Die Höhe H eines erwachsenen Mannes kann zwischen 120 cm und 250 cm betragen. Wir sind aber nicht sicher, ob 120 cm der kleinste und 250 cm der größte mögliche Wert ist. Andererseits sollte zur Definition einer Menge klar sein, was dazu gehört und was nicht. Um diese Schwierigkeit zu überwinden, gebrauchen wir den Begriff "mögliches Ereignis" etwas frei, und schließen Ereignisse ein, die theoretisch, aber nicht praktisch denkbar sind. Wir lassen für H alle positiven Werte zu. Daher wird der Ereignisraum für die Höhe eines erwachsenen Mannes durch

$$\{H|H > 0\}.$$

definiert. Dieser Raum ist aus zwei Gründen eine *unendliche Menge*. Erstens gibt es keine obere Grenze für H, zweitens nehmen wir etwas künstlich an, daß Messungen mit beliebiger Genauigkeit ausgeführt werden können. Daraus folgt, daß jedes endliche Intervall, wie z.B. [150 cm, 200 cm], eine unendliche Anzahl von Werten einschließt. Dieses Beispiel mag auch dazu dienen zu zeigen, daß ein Ereignisraum für den gleichen Typus von Beobachtung oder Experiment oft auf verschiedene Arten angegeben werden kann.

Beispiel 13.2.4. Wenn $\{AA, Aa, aa\}$ der Ereignisraum eines genetischen Modelles mit zwei Allelen ist, besteht das Ereignis "homozygot" aus den Elementarereignissen AA und aa. Daher ist das Ereignis zusammengesetzt und kann mit der Teilmenge $\{AA, aa\}$ identifiziert werden. Unter Verwendung des Symbols für "enthalten sein," das im Abschn. 2.3 eingeführt wurde, können wir schreiben:

$$\{AA, aa\} \subset \{AA, Aa, aa\}.$$

Beispiel 13.2.5. Wenn ein Würfel geworfen wird, so ist die Anzahl der Augen auf der Oberseite ein Elementarereignis. Es gibt hier 6 mögliche Elementarereignisse; der Ereignisraum ist $\{1, 2, 3, 4, 5, 6\}$. Das Ereignis "gerade Zahl" ist die Teilmenge $\{2, 4, 6\}$. Eine andere Teilmenge ist $\{3, 4, 5, 6\}$; damit ist das Ereignis "entweder 3, 4, 5 oder 6 zu erhalten" gemeint, also eine Zahl, die mindestens 3 beträgt.

Fassen wir zusammen: *Elementare und zusammengesetzte Ereignisse sind Teilmengen des Ereignisraumes.*

Um tiefere Einsichten zu erlangen, wenden wir die in den Abschn. 2.5 bis 2.7 eingeführte *Mengenalgebra* an. Als Demonstrationsbeispiel benützen wir wieder das Werfen eines Würfels und die zusammengesetzten Ereignisse

$$A = \{2, 4, 6\}, \qquad B = \{3, 4, 5, 6\}.$$

Die *Schnittmenge* der beiden Mengen ist

$$A \cap B = \{4, 6\}.$$

Sie enthält die Elementarereignisse 4 und 6. Wenn das Ergebnis des Würfelns eine 4 oder eine 6 ist, so ist das Ereignis $A \cap B$ eingetroffen. Umgekehrt bedeutet $A \cap B$ ein Ereignis, von dem man sagen kann, sowohl A als auch B seien eingetroffen.

Allgemein gilt: *Die Schnittmenge zweier Ereignisse A und B bedeutet ein neues Ereignis, bei dem A und B zugleich eintreffen.*

Beachten wir den Spezialfall, wo die Ereignisse A und B keine gemeinsamen Elemente besitzen. Dann ist

$$A \cap B = \emptyset, \tag{13.2.1}$$

wobei das Symbol $\emptyset$ die leere Menge bedeutet. In diesem Fall können die Ereignisse A und B nicht zugleich eintreffen. Wir sagen deshalb, *A und B schließen sich gegenseitig aus*. Zugleich nennen wir $\emptyset$ das *unmögliche Ereignis*.

Betrachten wir weiter die Vereinigungsmenge von $A = \{2,4,6\}$ und $B = \{3,4,5,6\}$, also

$$A \cup B = \{2, 3, 4, 5, 6\}.$$

Die Vereinigungsmenge enthält alle Elementarereignisse außer der Zahl 1. Wenn eines der Ereignisse 2 bis 6 eintrifft, ereignet sich entweder A oder B oder beide zugleich. Wir wollen dabei das Wort "oder" im schwachen Sinn von "und/oder" gebrauchen. Umgekehrt bedeutet $A \cup B$ ein Ereignis, bei dem eines der Elementarereignisse 2, 3, . . . , 6 eintrifft.

Allgemein gilt: *Die Vereinigungsmenge zweier Ereignisse A und B bedeutet ein neues Ereignis, bei dem A und/oder B eintreffen.*

Leser, die mit dem Abschnitt 2.8 vertraut sind, wissen bereits, daß das mengentheoretische Symbol $\cap$ dem logischen Zeichen $\wedge$ für "und zugleich" entspricht. Ähnlich entsprechen sich $\cup$ und $\vee$ für "und/oder."

Von Interesse ist der Fall, wo die Vereinigungsmenge zweier Ereignisse gleich dem ganzen Ereignisraum ist. Mit dem Zeichen Ω (griech. groß Omega) für den Ereignisraum läßt sich diese Verknüpfung in der Form

$$A \cup B = \Omega \tag{13.2.2}$$

schreiben. Dies bedeutet ein neues Ereignis mit der Eigenschaft, daß stets irgendeines der Elementarereignisse eintrifft. Nun verlangen wir natürlich von einem Experiment, daß es *stets* zu einem Ergebnis führt. Das Ereignis (13.2.2) trifft also mit Sicherheit zu. Wir nennen daher Ω das *sichere Ereignis*.

Wieder sei $A = \{2, 4, 6\}$ das Ereignis "gerade Augenzahl" beim Würfelspiel. Jetzt fragen wir uns, welches Ereignis eintrifft, wenn sich A gerade nicht ereignet. Offenbar ist dies eine ungerade Augenzahl, also das Ereignis $\{1, 3, 5\}$. Wir sprechen hier vom *Gegenereignis* und schreiben

$$\bar{A} = \{1, 3, 5\}.$$

In der Mengenlehre sind A und $\bar{A}$ *komplementär.*

Allgemein ist

$$\bar{A} = \Omega \setminus A \tag{13.2.3}$$

das Gegenereignis zu A. Dafür gelten *die Verknüpfungen*

$$\bar{A} \cap A = \emptyset, \qquad \bar{A} \cup A = \Omega. \tag{13.2.4}$$

Ereignis und Gegenereignis schließen sich gegenseitig aus. Eines von beiden muß aber stets eintreffen.

13.3 Konzept der Wahrscheinlichkeit

Es gibt Experimente, die bei ziemlich gleichbleibenden Bedingungen recht oft wiederholt werden können. Solche Experimente sind der Münzenwurf, die meisten physikalischen Experimente und eine große Anzahl von Experimenten in der Genetik. Sie haben eine gemeinsame Eigenschaft, die wir durch ein anschauliches Beispiel beschreiben wollen.

Wir wollen das Auftreten von männlichen und weiblichen Geburten betrachten. Wenn wir von Zwittern absehen, so ist der Ereignisraum einfach. Sei n die Gesamtzahl der betrachteten Nachkommen und k die Anzahl von Männchen darunter. Wir nennen k die *absolute* Häufigkeit oder einfach die *Häufigkeit* des Ereignisses "männlich." Wegen Zufallsschwankungen kann die Häufigkeit irgendeine Zahl zwischen 0 und n sein, also

$$0 \leqq k \leqq n. \tag{13.3.1}$$

Besonders bei kleinem n z.B. $n = 3$ könnte die Häufibkeit k leicht die Extremwerte 0 oder 3 annehmen. Stellen wir uns bloß eine Familie mit drei Kindern, alles Knaben oder alles Mädchen, vor.

Um näher an den Begriff der Wahrscheinlichkeit heranzukommen, führen wir die *relative Häufigkeit* durch die Formel

$$h = k/n \tag{13.3.2}$$

ein. Wir können uns die Formel in der Form

$$\text{Relative Häufigkeit eines Ereignisses} = \frac{\text{Beobachtete Häufigkeit des Ereignisses}}{\text{Anzahl Wiederholungen}}$$

merken. Während sich k zwischen 0 und n bewegt, liegt h zwischen 0 und 1:

$$0 \leqq h \leqq 1. \tag{13.3.3}$$

Die relative Häufigkeit wird oft durch Prozente ausgedrückt und liegt dann zwischen 0% und 100%.

In unserem Beispiel bedeutet h die relative Häufigkeit von männlichen Geburten. In einer stetig wachsenden Beobachtungsgruppe wurden folgende Werte erhalten:

$n =$	10	100	1000	10000	100000
$k =$	7	57	512	5293	52587
$h =$	0,7	0,57	0,51	0,529	0,526

Die Zahlen in der letzten Zeile sind passend abgerundet. Wenn n gegen unendlich geht, scheint die relative Häufigkeit gegen einen gewissen Grenzwert zu streben. Diese Erfahrungstatsache nennen wir die *Stabilität* der relativen Häufigkeit. Stabilität bedeutet also, daß die relative Häufigkeit bei wachsendem n um einen festen Wert schwankt. *Diese Schwankungen unterliegen keiner Regelmäßigkeit;* doch werden die Ausschläge nach oben und unten fast immer kleiner, je weiter wir n wachsen lassen.

Stabilität braucht durchaus nicht immer vorhanden zu sein. So kann in einer wachsenden Population die relative Häufigkeit einer Krankheit einen *Trend* nach oben oder unten haben, einfach deshalb, weil sich mit fortschreitender Zeit die genetischen oder umweltbedingten Verhältnisse ändern.

Wenn wir bei einem Experiment oder einer Versuchsreihe annehmen dürfen, eine Stabilität sei vorhanden, so nennen wir die fest Zahl, um welche die relative Häufigkeit schwankt, eine *Wahrscheinlichkeit* und bezeichnen sie vorzugsweise mit dem Buchstaben p (lat. probabilitas).

Im obigen Beispiel der männlichen und weiblichen Geburten schreiben wir für die Wahrscheinlichkeit einer männlichen Geburt

$$P(♂) = p$$

und meinen mit dem Symbol P(·) kurz "die Wahrscheinlichkeit von." Wir kennen den Zahlenwert von p nicht genau; doch zeigen unsere Beobachtungen, daß er in der Nähe von 0,53 oder 53% liegt. Von vielen Lebewesen weiß man, daß das Geschlechtsverhältnis nicht genau 1:1 ist, sondern daß männliche Geburten leicht überwiegen. Ebenso sind Schwankungen von einem Ort zum anderen bekannt.

In der Statistik wird die relative Häufigkeit zur Schätzung der Wahrscheinlichkeit verwendet. Es gibt Regeln, die die Zuverlässigkeit einer solchen Schätzung zeigen. Zu diesem Thema wird der Leser auf die statistische Literatur verwiesen.

Sei A ein Ereignis aus einem Ereignisraum Ω. Dann ist die Wahrscheinlichkeit von A eine Zahl, die A zugeordnet und mit

$$P(A)$$

bezeichnet wird. Beachten Sie, daß $P(A)$ eine Funktion der Ereignisse eines Ereignisraumes Ω ist.

Beispiel 13.3.1. Um Mutationen zu erzeugen, wird lebendes Gewebe einer Röntgenstrahlung ausgesetzt. Mit gleichartigem Gewebe und der gleichen Strahlendosis kann dieses Experiment unter fast konstanten Bedingungen sehr oft wiederholt werden. Die relative Häufigkeit der beobachteten Mutationen wird die *Mutationsrate* genannt. Diese Rate ändert sich im Laufe des Experimentes, aber sie bleibt stabil, nähert sich also einem bestimmten Wert. Wir nehmen an, daß es eine Art Grenzwert gibt, den wir die *Mutationswahrscheinlichkeit* nennen.

Beispiel 13.3.2. In gewissen Fällen können wir den Wert der Wahrscheinlichkeit voraussagen. Beim Münzwurf z.B. gibt es keinen Grund, warum Kopf (K) häufiger als Zahl (Z) sein sollte. Daher nehmen wir an, daß beide Ereignisse, Kopf und Zahl, die Wahrscheinlichkeit $\frac{1}{2}$ haben. Es ist kein mathematischer Beweis dafür möglich, aber die Erfahrung zeigt, daß unsere Annahme richtig ist. In mathematischer Schreibweise ist also

$$P(K) = \frac{1}{2}, \qquad P(Z) = \frac{1}{2}.$$

Beispiel 13.3.3. Es gibt viele Beispiele in der Genetik, wo die Wahrscheinlichkeit vorausgesagt werden kann. Wenn wir Individuen vom Genotypus AA und Aa paaren, so verbindet sich das Gen A von einem AA-Individuum entweder mit dem Gen A oder dem Gen a eines Aa-Individuums. Die befruchteten Zellen sind vom Genotypus AA und Aa, das heißt, der Ereignisraum ist $\{AA, Aa\}$. Da wir keinen Grund haben, anzunehmen, daß das eine Ereignis häufiger eintritt als das andere, sagen wir für beide Ereignisse die Wahrscheinlichkeit $\frac{1}{2}$ voraus:

$$P(AA) = \frac{1}{2}, \qquad P(Aa) = \frac{1}{2}.$$

Diese Annahme wird durch experimentelle Befunde unterstützt.

Beispiel 13.3.4. Der Ereignisraum soll aus den ganzen Zahlen von 0 bis 99 bestehen, also:

$$\Omega = \{0, 1, 2, \ldots, 99\}.$$

Nehmen wir an, eine Maschine zu besitzen, die eine praktisch unendliche Folge von Ereignissen aus Ω produzieren kann. Nehmen wir zudem an, daß jede der hundert Zahlen die gleiche Wahrscheinlichkeit hat einzutreffen. So eine Zahlenfolge könnte sein:

37, 95, 11, 18, 48, 07, 22, 65, 23, 99, 50, 11, 80, ...

In einer langen Folge hat jedes Ereignis etwa die gleiche relative Häufigkeit 1/100. Als Idealfall können wir annehmen, daß alle hundert Ereignisse die gleiche Wahrscheinlichkeit haben, also:

$$P(0) = P(1) = \cdots = P(99) = \frac{1}{100}.$$

Eine Liste von Zahlen, die auf der Annahme gleicher Wahrscheinlichkeit beruht, wird Tafel von *Zufallszahlen* genannt. Eine kurze Tafel von zweistelligen Zufallszahlen wird im Anhang (Tafel K) gegeben. Zufallszahlen sind in einer Reihe von Anwendungen sehr nützlich.

Beispiel 13.3.5. Wir betrachten eine Population, die aus einer endlichen Anzahl von Individuen besteht, z.B. eine menschliche, tierische oder pflanzliche Population, oder eine Menge von einzelnen Gegenständen. Für viele Anwendungen müssen wir oft eine "Zufallsauswahl" eines oder mehrerer aus N Objekten treffen. Jedes Individuum sollte mit der gleichen Wahrscheinlichkeit gewählt werden. Diese Forderung kann kaum erfüllt werden ohne das folgende Verfahren:

Alle N Individuen werden, in einer willkürlichen Reihenfolge mit Nummern von 1 bis N versehen. Dann wird eine Tafel von Zufallszahlen zu Rate gezogen. Wenn N k-stellig ist, so kombinieren wir mehrere Kolonnen, um k-stellige Zufallszahlen zu erhalten. Zahlen, die in der Zahlenreihe $1, 2, \ldots, N$ nicht vorkommen, lassen wir einfach aus. Dann gibt uns die erste zulässige Zahl (oder jede andere ohne Betrachtung des Wertes gewählte Zahl) eine Zufallsauswahl eines Individuums. Z.B. sei $N = 38$; in der Tabelle K ist die allererste Zahl, die die Bedingungen erfüllt, 12 (1. Spalte, 5. Zeile); daher ist unsere Wahl das mit Nummer 12 versehene Individuum.

Wenn eines von N Individuen auf diese Art gewählt wird, bezeichnen wir das als *Zufallswahl*. Jedes Individuum hat die gleiche Wahrscheinlichkeit ausgewählt zu werden, nämlich $1/N$.

Falls ein zweites Individuum gewählt wird, müssen wir berücksichtigen, daß die Population auf $N - 1$ Individuen abgenommen hat. Daher ist die Wahrscheinlichkeit für die Zufallswahl eines zweiten Individuums $1/(N - 1)$. Dasselbe gilt für das dritte, vierte, . . . Individuum. Diesen Vorgang nennt man *Auswahl ohne Zurücklegen*. Weniger häufig wird die Auswahl durchgeführt, indem jedes gewählte Individuum zurückgelegt wird. In diesem Fall, der *Auswahl mit Zurücklegen*, bleibt die Wahrscheinlichkeit daß ein bestimmtes Individuum gewählt wird, immer $1/N$.

In welchem Ausmaß die Wahrscheinlichkeitsrechnung in den biologischen und anderen Wissenschaften anwendbar ist, kann weder durch mathematische Methoden noch durch Experimente entschieden werden. Das ist gelegentlich eine Streitfrage und wird es vielleicht immer bleiben. Es gibt Wissenschaftler, die weit über die Interpretation der Wahrscheinlichkeit als Grenzwert der Häufigkeit hinausgehen. Sie wenden die Wahrscheinlichkeit als ein Maß für den Grad der Glaubwürdigkeit an.

Einem Ereignis, das unwahrscheinlich, aber nicht unmöglich ist, schreiben sie eine Wahrscheinlichkeit nahe bei Null zu, z.B. 0,01, einem fast sicheren Ereignis einen Wert nahe bei 1, z.B. 0,99. Diese Wissenschaftler halten Fragen wie die folgende für sinnvoll: "Mit welcher Wahrscheinlichkeit gibt es Leben auf dem Mars?" oder "Mit welcher Wahrscheinlichkeit wird das Krebsproblem in den nächsten 10 Jahren gelöst werden?" Solche Wahrscheinlichkeiten nennt man *subjektive Wahrscheinlichkeiten.*

13.4 Axiome der Wahrscheinlichkeitstheorie

Im Abschn. 13.2 haben wir den Begriff des Ereignisraumes eingeführt. Es ist die endliche oder unendliche Menge aller möglichen Ereignisse oder Elementarereignisse. Sei Ω solch ein Ereignisraum und $E_i\,(i=1,2,\ldots)$ ein Ereignis, das zu Ω gehört. Jedes Ereignis kann als Teilmenge von Ω gedeutet werden. Also

$$E_i \subset \Omega \qquad (i=1,2,\ldots). \tag{13.4.1}$$

Nach Abschn. 13.3 schreiben wir jedem Ereignis aus Ω eine Wahrscheinlichkeit p_i zu. Also können wir schreiben:

$$P(E_i) = p_i \qquad (i=1,2,\ldots). \tag{13.4.2}$$

Jede Wahrscheinlichkeit ist eine Idealisierung der relativen Häufigkeit. Darum müssen wir in Bezug auf Formel (13.3.3) fordern, wonach

$$0 \leqq p_i \leqq 1 \qquad (i=1,2,\ldots). \tag{13.4.3}$$

Das ist der Inhalt unseres 1. Axioms.

Axiom 1. *Jedem Ereignis aus einem Ereignisraum wird eine Zahl, genannt die Wahrscheinlichkeit des Ereignisses, zugeordnet. Diese Zahl ist auf das Intervall von* 0 *bis* 1 *beschränkt*[4].

Spezialfälle sind das unmögliche Ereignis, das niemals eintritt und das sichere Ereignis, das immer eintritt. Die relative Häufigkeit dieser Ereignisse ist $h = 0$ bzw. $h = 1$. Wir postulieren, daß die entsprechenden Wahrscheinlichkeiten ebenfalls 0 und 1 seien. Das unmögliche Ereigniss wird durch die leere Menge $\emptyset$ dargestellt, das sichere Ereignis durch den ganzen Ereignisraum Ω. Dadurch erhalten wir das folgende Axiom:

Axiom 2. *Dem unmöglichen Ereignis wird die Wahrscheinlichkeit* 0 *zugeordnet, dem sicheren Ereignis die Wahrscheinlichkeit* 1. *In Zeichen*:

$$P(\emptyset) = 0, \qquad P(\Omega) = 1. \tag{13.4.4}$$

Es seien E_1 und E_2 zwei Ereignisse aus dem gleichen Ereignisraum, die sich gegenseitig ausschließen, d.h. die nicht gleichzeitig eintreffen können. In Mengenschreibweise wird diese Annahme durch die Formel (13.2.2) ausgedrückt. Wir führen den Versuch n-mal durch und beobachten, dass E_1 k_1-mal und E_2 k_2-mal eingetroffen sind. Die entsprechenden relativen Häufigkeiten lauten

$$h_1 = k_1/n, \qquad h_2 = k_2/n. \tag{13.4.5}$$

4 Ein Axiom ist eine Regel, die man als sinnvoll begründen, aber nicht beweisen kann, also gewissermaßen eine von den Mathematikern anerkannte Spielregel

Wir fragen nun nach der Häufigkeit des Ereignisses $E_1 \cup E_2$, d.h. "E_1 oder E_2." Da E_1 und E_2 nicht zugleich eintreffen können, besitzt $E_1 \cup E_2$ die Häufigkeit $k_1 + k_2$, und somit ist die relative Häufigkeit $h = (k_1 + k_2)/n$. Aus (13.4.5) folgt

$$h = h_1 + h_2. \tag{13.4.6}$$

Da Wahrscheinlichkeiten idealisierte relative Häufigkeiten sind, verlangen wir eine zu (13.4.6) entsprechende Formel. Dies wird durch das folgende Axiom ausgedrückt.

Axiom 3. *Es seien E_1 und E_2 zwei sich ausschließende Ereignisse eines Ereignisraumes. Seien $p_1 = P(E_1)$, $p_2 = P(E_2)$ und $p = P(E_1 \cup E_2)$. Dann gilt*

$$p = p_1 + p_2 \tag{13.4.7}$$

Axiom 3 heißt auch *Additionsregel* und wird durch die Abb. 13.1 illustriert.

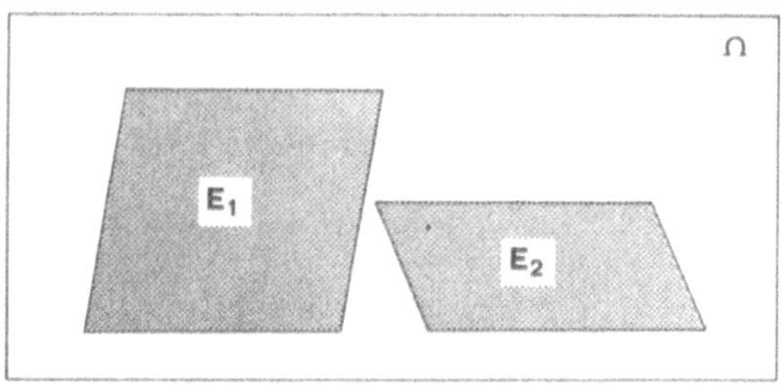

Abb. 13.1. Zwei sich ausschließende Ereignisse werden im Venn-Diagramm durch zwei punktfremde Teilmengen dargestellt. Für zwei solche Ereignisse gilt die Additionsregel der Wahrscheinlichkeiten

Beispiel 13.4.1. Wir nennen einen Würfel symmetrisch, wenn jedes der sechs Ereignisse $\{1\}, \{2\}, \ldots, \{6\}$ die Wahrscheinlichkeit 1/6 hat. Das zusammengesetzte Ereignis $\{1, 2\}$ ist die Vereinigung der sich gegenseitig ausschließenden Ereignisse $\{1\}$ und $\{2\}$; also ist

$$P(\{1, 2\}) = \frac{1}{6} + \frac{1}{6} = \frac{1}{3}.$$

Beispiel 13.4.2. Die Annahme, daß E_1 und E_2 sich gegenseitig ausschließen, ist sehr wichtig, wie das folgende Gegenbeispiel zeigt. Beim Würfeln schließen sich die beiden Ereignisse $E_1 = \{1, 2\}$ und $E_2 = \{2, 3\}$ nicht gegenseitig aus, da 2 ein gemeinsames Ereignis ist. Das neue Ereignis $E_1 \cup E_2$ ist $\{1, 2, 3\}$. Für einen symmetrischen Würfel erhalten wir $p_1 = P(E_1) = 1/3$, $p_2 = P(E_2) = 1/3$ und $p = P(E_1 \cup E_2) = \frac{1}{2}$. Aber $p \neq p_1 + p_2$.

Beispiel 13.4.3. In einem genetischen Problem nehmen wir an, daß es an einem bestimmten Genlocus nur die zwei verschiedenen Allele A und a gebe. Wir paaren die Genotypen Aa und Aa wie folgt:

Eine der genetischen Regeln besagt, daß die Rekombinationen AA, Aa, aA und aa alle gleich wahrscheinlich sind. Daher schreiben wir jeder die Wahrscheinlichkeit $\frac{1}{4}$ zu. Jedoch können die beiden Rekombinationen Aa und aA biologisch nicht un-

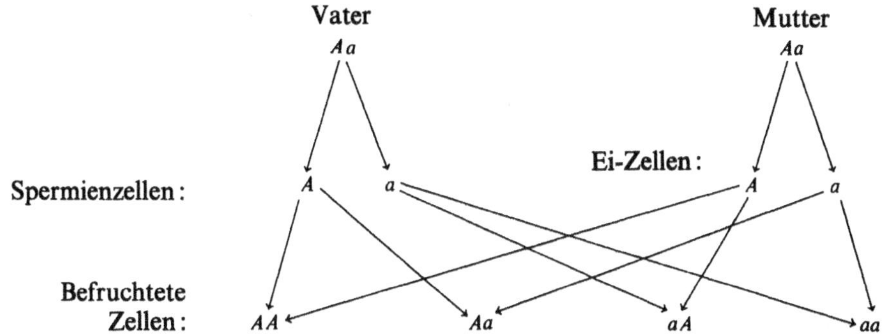

terschieden werden. Darum fragen wir: Wie groß ist die Wahrscheinlichkeit des zusammengesetzten Ereignisses "*Aa* oder *aA*," welches wir einfach mit *Aa* bezeichnen? Da sich die beiden Ereignisse gegenseitig ausschließen, erhalten wir

$$P(Aa) = \frac{1}{4} + \frac{1}{4} = \frac{1}{2}.$$

Das Ergebnis der Kreuzung kann dann in der Form

$$\begin{aligned} P(AA) &= \frac{1}{4} = 0{,}25, \\ P(Aa) &= \frac{1}{2} = 0{,}50, \\ P(aa) &= \frac{1}{4} = 0{,}25. \end{aligned} \qquad (13.4.8)$$

zusammengefaßt werden.

Zurück zur Theorie: Seien A und $\bar{A}$ zwei komplementäre Ereignisse, die die Bedingung (13.2.5) erfüllen. Durch Anwendung von Axiom 3 erhalten wir

$$P(A \cup \bar{A}) = P(A) + P(\bar{A}).$$

Das Ereignis $A \cup \bar{A}$ ist aber identisch mit Ω und $P(\Omega) = 1$, nach Axiom 2, daher

$$P(A) + P(\bar{A}) = 1.$$

In diesem Fall wird gewöhnlich $P(A)$ mit p und $P(A)$ mit q bezeichnet. Dann gilt also

$$p + q = 1. \qquad (13.4.9)$$

Diese Eigenschaft kann leicht auf eine größere Anzahl, sagen wir auf m Ereignisse ausgedehnt werden, die sich gegenseitig ausschließen und zusammen Ω ausschöpfen. Das Resultat halten wir in folgendem Satz fest:

Es seien $E_1, E_2, \ldots, E_m$ Ereignisse eines Ereignisraumes Ω, die sich gegenseitig ausschließen und den Ereignisraum ausschöpfen. Für ihre Wahrscheinlichkeiten gilt dann

$$p_1 + p_2 + \cdots + p_m = 1. \qquad (13.4.10)$$

Manchmal sagt man, daß die Ereignisse $E_1, E_2, \ldots, E_m$ eine *Klasseneinteilung* des Ereignisraumes bilden. Abbildung 13.2 gibt ein Venn-Diagramm einer solchen Klasseneinteilung wieder.

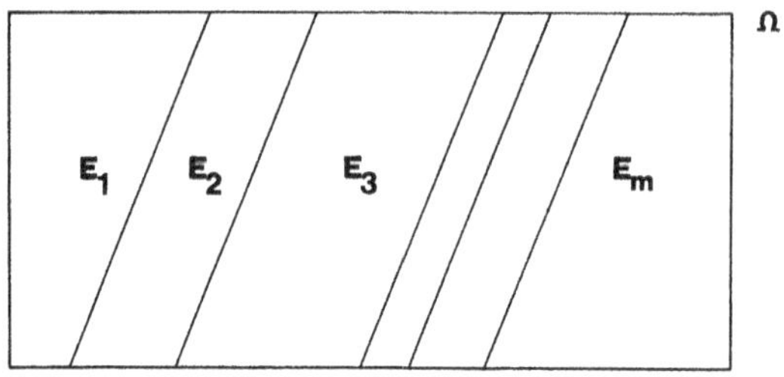

Abb. 13.2. Klasseneinteilung des Ereignisraumes in m sich gegenseitig ausschließende Ereignisse

Beispiel 13.4.4. Wir messen die Höhe von erwachsenen Männern. Im Abschn. 13.2 haben wir den Ereignisraum $\{H|H > 0\}$ eingeführt. Für die meisten praktischen Zwecke unterteilen wir den Ereignisraum in sogenannte Klassen. So eine Unterteilung könnte sein:

$$\begin{aligned} E_1 &= \{H|H < 150 \text{ cm}\}, \\ E_2 &= \{H|150 \text{ cm} \leqq H < 160 \text{ cm}\}, \\ E_3 &= \{H|160 \text{ cm} \leqq H < 170 \text{ cm}\}, \\ &\cdots\cdots\cdots\cdots\cdots \\ E_6 &= \{H|190 \text{ cm} \leqq H < 200 \text{ cm}\}, \\ E_7 &= \{H|H \geqq 200 \text{ cm}\}. \end{aligned}$$

Die sieben Ereignisse oder Klassen sind erschöpfend und schließen sich gegenseitig aus. Also ist

$$P(E_1) + P(E_2) + \cdots + P(E_7) = 1.$$

13.5 Bedingte Wahrscheinlichkeiten

Wir wollen den Begriff der bedingten Wahrscheinlichkeit durch zwei anschauliche Beispiele einführen.

Beispiel 13.5.1. Betrachten wir die Verteilung der Genotypen AA, Aa, aa in einer Pflanzen- oder Tierpopulation. Nehmen wir an, daß Individuen zufällig ausgewählt werden, d.h. daß jedes Individuum die gleiche Wahrscheinlichkeit hat gewählt zu werden. Der Ereignisraum ist $\{AA, Aa, aa\}$. Jedes der drei Ereignisse hat seine eigene Wahrscheinlichkeit. Beispielsweise sind in einer Population von 500 Individuen 180 vom Genotyp AA, 240 vom Genotyp Aa und 80 vom Genotyp aa. Die Wahrscheinlichkeit, zufällig ein AA-Individuum zu wählen, ist also $180/500 = 0{,}36$, ein Aa-Individuum zu wählen $240/500 = 0{,}48$ und ein aa-Individuum zu wählen 80/500 gleich 0,16. Kurz

$$P(AA) = 0{,}36, \qquad P(Aa) = 0{,}48, \qquad P(aa) = 0{,}16. \tag{13.5.1}$$

Entsprechend Formel (13.4.10) ergeben die drei Wahrscheinlichkeiten zusammen 1.

Wir wollen eine weitere Annahme treffen: Die Verteilung (13.5.1) soll nur für junge Individuen zutreffen. Von einem gewissen Alter an verursache das Gen a den Tod. Falls A über a *dominant* ist, bleiben die AA-und Aa-Individuen am Leben, während die aa-Individuen sterben. Nun stellt sich die Frage: Mit welcher Wahrscheinlichkeit werden die AA- und Aa-Individuen ausgewählt, nachdem die aa-Individuen ausgeschieden sind? Wir können nicht mehr sagen, daß die Häufigkeit der AA-Individuen 36% und die Häufigkeit der Aa-Individuen 48% sei, da dies eine Summe von weniger als 100% ergibt. Wir sind gezwungen, eine Anpassung vorzunehmen. Betrachten wir das *relative Vorkommen*, das durch das folgende Verhältnis ausgedrückt wird:

$$(0{,}36):(0{,}48).$$

Es kann zu 3:4 gekürzt werden. Wir müssen zwei Wahrscheinlichkeiten mit diesem Verhältnis finden, deren Summe 1 ist. Diese Anpassung wird erreicht, indem man einfach 3 und 4 durch ihre Summe 7 dividiert. Also ergibt sich $P(AA) = 3/7$ und $P(Aa) = 4/7$. Das gleiche Verfahren könnte auf die ursprünglichen Dezimalbrüche angewendet werden. Die angepaßten Wahrscheinlichkeiten ergeben sich zu

$$\frac{0{,}36}{0{,}36+0{,}48} \approx 0{,}43, \qquad \frac{0{,}48}{0{,}36+0{,}48} \approx 0{,}57. \tag{13.5.2}$$

Diese angepaßten Werte werden *bedingte Wahrscheinlichkeiten* genannt. In Abb. 13.3. werden sie mit den ursprünglichen Wahrscheinlichkeiten verglichen.

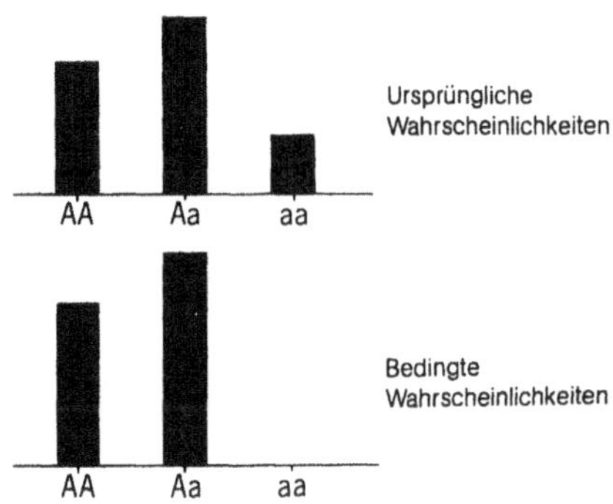

Abb. 13.3. Die Wahrscheinlichkeit von drei Genotypen. Wenn die aa-Individuen sterben, müssen die Wahrscheinlichkeiten modifiziert werden

Das Wort "bedingt" erfordert eine Erklärung. In unseren Beispiel lautet die Bedingung, daß nur AA-und Aa-Individuen überleben. Diese Bedingung wird durch das folgende zusammengesetzte Ereignis beschrieben:

$$B = \{AA, Aa\}.$$

Die Menge B kann als ein *neuer Ereignisraum* betrachtet werden. In diesem neuen Ereignisraum definieren wir neue Wahrscheinlichkeiten, die als $P(AA|B)$ und $P(Aa|B)$ geschrieben werden. Diese werden *bedingte Wahrscheinlichkeiten* genannt. Der senkrechte Strich wird ähnlich gebraucht, wie in der Mengenlehre (s. Abschn. 2.4). Der Strich wird gelesen "unter der Bedingung, daß" oder kurz "bei gegebenem." Unter Verwendung des neuen Begriffes kann die Anpassung, die zu (13.5.2) führte, in folgender Form geschrieben werden:

$$P(AA|B) = \frac{P(AA)}{P(B)}, \quad P(Aa|B) = \frac{P(Aa)}{P(B)}. \tag{13.5.3}$$

Die Wahrscheinlichkeiten $P(AA)$, $P(Aa)$, $P(B)$ auf der rechten Seite gehören zum ursprünglichen Ereignisraum $\Omega = \{AA, Aa, aa\}$, während sich $P(AA|B)$ und $P(Aa|B)$ auf den *verkürzten* Ereignisraum $B = \{AA, Aa\}$ beziehen.

Beispiel 13.5.2. Bekanntlich ist Farbenblindheit erblich. Da das betreffende Gen geschlechtsgebunden ist, kommt Farbenblindheit beim männlichen häufiger als beim weiblichen Geschlecht vor.

In einer sehr großen Population wurde die Häufigkeit der Rotgrünblindheit bestimmt. Die relativen Häufigkeiten sind in der folgenden Tabelle zusammengefaßt.

Tabelle 13.1. Häufigkeit der Rotgrünblindheit in einer menschlichen Population

	Männlich	Weiblich	Total
Rotgrünblind	4,23%	0,65%	4,88%
Normal	48,48%	46,64	95,12%
Total	52,71%	47,29%	100,00%

Ohne statistische Probleme zu berühren, nehmen wir an, die Zahlen in Tabelle 13.1 seien so genau, daß sie als Wahrscheinlichkeiten verwendet werden können.

Bezeichnen wir die Merkmale männlich und weiblich mit M bzw. W und die Merkmale farbenblind und normal mit B bzw. N, so hat die Tabelle 13.1 die folgende Struktur:

	M	W
B	BM	BW
N	NM	NW

Dabei ist BM eine Abkürzung für $B \cap M$, BW eine Abkürzung für $B \cap W$, etc. Der Ereignisraum besteht aus den vier *Elementarereignissen* BM, BW, NM, NW. Wir schreiben demnach

$$\Omega = \{BM, BW, NM, NW\}.$$

Daneben betrachten wir auch *zusammengesetzte Ereignisse*:

$$B = \{BM, BW\},$$
$$N = \{NM, NW\},$$
$$M = \{BM, NM\},$$
$$W = \{BW, NW\}.$$

Jetzt fragen wir: *Wie groß ist die Wahrscheinlichkeit der Rotgrünblindheit für ein männliches Individuum?* Die Frage läuft auf die Bestimmung der *bedingten Wahrscheinlichkeit* $P(B|M)$ hinaus. Wir beschränken uns von vornherein auf männliche Individuen, d.h. auf den *verkürzten Ereignisraum*

$$M = \{BM, NM\}.$$

In diesem verkürzten Raum verhalten sich die Wahrscheinlichkeiten nach Tabelle 13.1 wie

$$4{,}23 : 48{,}48.$$

Wie im vorhergehenden Beispiel haben wir die zwei Zahlen so anzupassen, daß sie sich zu 1 addieren. Zu diesem Zweck dividieren wir sie durch ihre Summe, d.h. durch

$$P(M) = 52{,}71\%.$$

Somit erhalten wir

$$P(B|M) = \frac{4{,}23}{52{,}71} = 0{,}0803 \text{ oder } 8{,}03\%,$$
$$P(N|M) = \frac{48{,}48}{52{,}71} = 0{,}9197 \text{ oder } 91{,}97\%. \tag{13.5.4}$$

Fassen wir das Resultat formelmäßig zusammen, so ergibt sich

$$P(B|M) = \frac{P(B \cap M)}{P(M)}, \quad P(N|M) = \frac{P(N \cap M)}{P(M)}. \tag{13.5.5}$$

Ähnlich können wir fragen, *wie sich die Rotgrünblindheit auf die beiden Geschlechter verteilt*. In diesem Fall ist B die neue Bedingung, also der verkürzte Ereignisraum

$$B = \{BM, BW\}.$$

Die gesuchten Wahrscheinlichkeiten sind

$$P(M|B) = \frac{P(B \cap M)}{P(B)} = \frac{4{,}23}{4{,}88} = 0{,}87 \text{ oder } 87\%,$$
$$P(W|B) = \frac{P(B \cap W)}{P(B)} = \frac{0{,}65}{4{,}88} = 0{,}13 \text{ oder } 13\%.$$

Was wir an Beispielen erprobt haben, läßt sich jetzt leicht verallgemeinern: Es sei B ein Ereignis von Ω, das wir zur Bedingung machen. Es sei A ein weiteres Ereignis von Ω, dessen Wahrscheinlichkeit wir nur unter der Bedingung B betrachten wollen. Wir suchen also die bedingte Wahrscheinlichkeit $P(A|B)$. Dazu gehen wir von $P(A \cap B)$ aus, müssen aber diese Wahrscheinlichkeit dem verkürzten Ereignisraum B anpassen. Dies geschieht, indem wir durch $P(B)$ dividieren. So gewinnen wir die *allgemeine Formel für bedingte Wahrscheinlichkeiten*:

$$\boxed{P(A|B) = \frac{P(A \cap B)}{P(B)}.} \tag{13.5.6}$$

Die linke Seite bezieht sich auf den verkürzten Ereignisraum B, während die Wahrscheinlichkeiten der rechten Seite zum ursprünglichen Ereignisraum Ω gehören. Damit Gl. (13.5.6) richtig ist, müssen wir natürlich voraussetzen, daß $P(B) \neq 0$ ist.

Man kann A und B vertauschen und erhält dann wegen $A \cap B = B \cap A$ eine zu (13.5.6) symmetrische Formel:

$$\boxed{P(B|A) = \frac{P(A \cap B)}{P(A)}.} \tag{13.5.7}$$

Diesmal ist A die Bedingung. Man kann sich die Verhältnisse am Venn-Diagramm der Abb. 13.4a veranschaulichen.

Nehmen wir weiter an, es sei A ein Ereignis von Ω mit $P(A) \neq 0$, und die Ereignisse B_1, B_2, B_3, B_4 bildeten eine Klasseneinteilung von Ω (Abb. 13.4b). Dann können wir nach Gl. (13.5.7) die bedingten Wahrscheinlichkeiten $P(B_i|A)$, $i = 1, 2, 3, 4$, berechnen. Da unter der Bedingung A eines der Ereignisse B_i sicher eintreffen muß, und da sich anderseits die Ereignisse B_i gegenseitig ausschließen, muß die Summe der vier bedingten Wahrscheinlichkeiten gleich 1 sein. In der Tat gilt

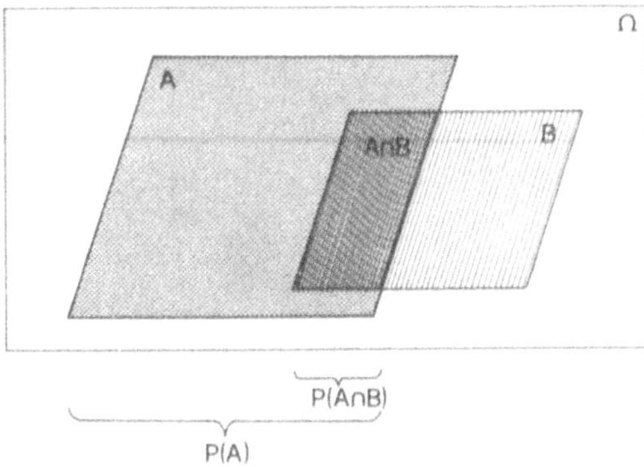

Abb. 13.4a. Die bedingte Wahrscheinlichkeit $P(B|A)$ ist bezogen auf den neuen Ereignisraum A, während sich $P(A \cap B)$ auf den ursprünglichen Ereignisraum Ω bezieht

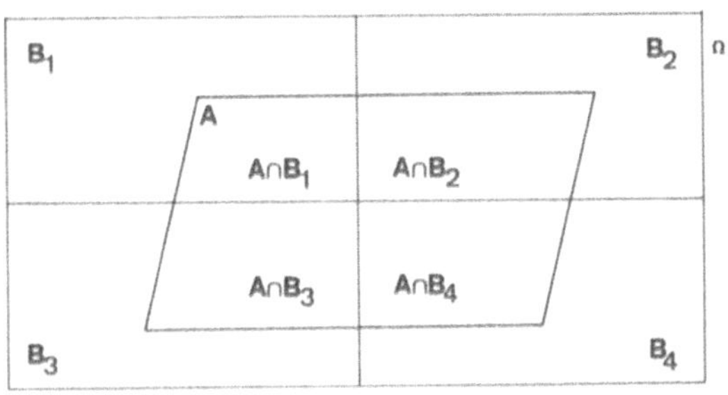

Abb. 13.4b. Venn-Diagramm für die Schnittmengen eines Ereignisses A mit vier sich ausschließenden Ereignissen B_1, B_2, B_3, B_4

$$P(B_1|A) + P(B_2|A) + P(B_3|A) + P(B_4|A)$$

$$= \frac{P(A \cap B_1)}{P(A)} + \frac{P(A \cap B_2)}{P(A)} + \frac{P(A \cap B_3)}{P(A)} + \frac{P(A \cap B_4)}{P(A)}$$

$$= \frac{P(A \cap \Omega)}{P(A)} = \frac{P(A)}{P(A)} = 1.$$

Beispiel 13.5.3. Ein Mensch stirbt entweder im ersten Jahrzehnt seines Lebens (von der Geburt bis zum zehnten Geburtstag), oder im zweiten Jahrzehnt, usw. Diese Jahrzehnte bilden die Ereignisse eines Ereignisraumes. Das letzte Ereignis sei "Tod nach dem 80. Geburtstag." Damit erhalten wir neun Ereignisse, die wir mit J_0, $J_1, \ldots J_8$ bezeichnen wollen. Diese Ereignisse bilden eine Klasseneinteilung des Ereignisraumes. Die folgende Tabelle zeigt die Sterbewahrscheinlichkeiten, wie sie für unsere heutige Gesellschaft angenähert gelten:

Tabelle 13.2. Sterblichkeiten nach Altersklassen (Männer)

Ereignis	Alter (Jahre)	Sterbewahr-scheinlichkeit
J_0	0–10	0,0240
J_1	10–20	0,0075
J_2	20–30	0,0133
J_3	30–40	0,0144
J_4	40–50	0,0341
J_5	50–60	0,0885
J_6	60–70	0,2004
J_7	70–80	0,3158
J_8	>80	0,3020
Total		1,0000

Wir fragen: Wie groß ist die Wahrscheinlichkeit, daß eine Person, die gerade 20 Jahre alt geworden ist, auch den 30. Geburtstag erreicht? Um die Frage zu beantworten, können wir nicht einfach die Sterbewahrscheinlichkeit für das Jahrzehnt J_2, also die Zahl 0,0133, aus der Tabelle entnehmen. Vielmehr müssen wir eine bedingte Wahrscheinlichkeit bestimmen. Wir wissen, daß die Person die ersten beiden Jahrzehnte überlebt hat. Deshalb müssen wir den Ereignisraum verkürzen; er umfaßt jetzt nur noch das Ereignis

$$B = \text{Tod nach dem 20. Geburtstag.}$$

Aus Tabelle 13.2 gewinnen wir

$$P(B) = P(J_2) + P(J_3) + \ldots + P(J_8) = 0{,}9685.$$

Wenn A das Ereignis

$$A = \text{Tod vor dem 30. Geburtstag}$$

bedeutet, so läuft unsere Frage auf die bedingte Wahrscheinlichkeit $P(A|B)$ hinaus. Aus Gl. (13.5.6) folgt

$$P(A|B) = \frac{P(A \cap B)}{P(B)} = \frac{P(J_2)}{P(B)} = \frac{0{,}0133}{0{,}9685} = 0{,}0137.$$

Ganz ähnlich ergibt sich die Wahrscheinlichkeit, daß ein jetzt 60-jähriger erst nach dem 80. Altersjahr stirbt, zu

$$\frac{0{,}3020}{0{,}2004 + 0{,}3158 + 0{,}3020} = 0{,}3691.$$

13.6 Multiplikationsregel

Nehmen wir an, daß A und B zwei Ereignisse aus dem gleichen Ereignisraum seien. Dann folgt aus Formel (13.5.7), daß

$$P(A \cap B) = P(A) \cdot P(B|A). \qquad (13.6.1)$$

In Worten: Die Wahrscheinlichkeit für das gleichzeitige Eintreffen von A und B ist das Produkt der Wahrscheinlichkeit von A mit der bedingten Wahrscheinlichkeit von B gegeben A. Aus Symmetriegründen können A und B vertauscht werden. Darum gilt auch die Formel

$$P(A \cap B) = P(B) \cdot P(A|B). \tag{13.6.2}$$

Beispiel 13.6.1. Ein Mann feiert seinen 70. Geburtstag. Mit welcher Wahrscheinlichkeit wird er ein Alter von 72 Jahren erreichen? In einer Lebenserwartungstafel finden wir die folgenden bedingten Wahrscheinlichkeiten für Männer:

Alter x	p_x
70	0,9492
71	0,9444
72	0,9391

Hier ist p_{70} die Wahrscheinlichkeit, daß ein 70jähriger Mann seinen 71. Geburtstag erleben wird, p_{71} ist die Wahrscheinlichkeit, daß ein 71 Jahre alter Mann bis zu seinem 72. Geburtstag lebt, usw. In Anwendung unserer Formel (13.6.1) schließen wir, daß die Wahrscheinlichkeit, den 71. sowohl als auch den 72. Geburtstag zu erreichen, gleich

$$0{,}9492 \times 0{,}9444 = 0{,}8964$$

oder gleich 89,64% ist.

Ein Spezialfall der Formel (13.6.1) ist besonders wichtig. Es kann sein, daß das Eintreffen des Ereignisses A das Ereignis B nicht beeinflußt. In diesem Fall ist also

$$P(B|A) = P(B). \tag{13.6.3}$$

Immer wenn (13.6.3) gilt, nennen wir B *unabhängig* von A. Wie ein Vergleich von (13.6.1) und (13.6.2) zeigt, ist diese Beziehung symmetrisch; wenn also B von A unabhängig ist, dann auch A von B. Sie sind also *unabhängig voneinander*. Falls die Formel (13.6.3) nicht gilt, nennt man das Ereignis B vom Ereignis A abhängig.

Beispiel 13.6.2. Wir wollen zur Farbenblindheit zurückkehren, wie sie im Beispiel 13.5.2 behandelt wurde. Wir erhielten

$$P(B|M) = 8{,}03\%; \quad P(B) = 4{,}88\%,$$

also ist $P(B|M) \neq P(B)$, d.h. die Farbenblindheit ist geschlechtsabhängig.

Beispiel 13.6.3. Um den Begriff der Unabhängigkeit zu illustrieren, stellen wir uns einen Wissenschaftler vor, der wissen möchte, ob ein Zusammenhang besteht zwischen Farbenblindheit und Taubheit bei Männern. Nehmen wir an, daß er die folgenden Wahrscheinlichkeiten erhält:

	taub	nicht taub	total
farbenblind	0,0004	0,0796	0,0800
nicht farbenblind	0,0046	0,9154	0,9200
total	0,0050	0,9950	1,0000

Sei F das zusammengesetzte Ereignis "farbenblind" und T das zusammengesetzte Ereignis "taub." Mit $\bar{F}$ und $\bar{T}$ bezeichnen wir die komplementären Ereignisse "nicht-farbenblind" und "nicht-taub." Dann erhalten wir aus (13.5.6) die folgenden bedingten Wahrscheinlichkeiten:

$$P(T|F) = \frac{0{,}0004}{0{,}0800} = 0{,}0050, \quad P(\bar{T}|F) = \frac{0{,}0796}{0{,}0800} = 0{,}9950.$$

Aus der letzten Zeile der Tabelle entnehmen wir

$$P(T) = 0{,}0050, \quad P(\bar{T}) = 0{,}9950.$$

Also gilt:

$$P(T|F) = P(T), \quad P(\bar{T}|F) = P(\bar{T}),$$

d.h. Taubheit ist unabhängig von Farbenblindheit.

Allgemein folgt aus (13.6.1) daß, wenn (13.6.3) gilt,

$$P(A \cap B) = P(A) \cdot P(B). \tag{13.6.4}$$

ist und umgekehrt. Das ist die *Multiplikationsregel für unabhängige Ereignisse.* Die Unabhängigkeit wird oft mit Hilfe der Multiplikationsregel definiert.

Definition: Zwei Ereignisse A und B aus demselben Ereignisraum werden unabhängig genannt, falls die Multiplikationsregel (13.6.4) *gilt.*

Im Abschn. 13.4 haben wir die Additionsregel eingeführt (Axiom 3). Es gibt eine gewisse formale Ähnlichkeit zwischen der Multiplikations- und der Additionsregel. Sie sollten jedoch streng auseinandergehalten werden. Falls

$$P(A \cup B) = P(A) + P(B)$$

gelten soll, müssen sich A und B *gegenseitig ausschließen*, d.h. $A \cap B = \emptyset$. Also $P(A \cap B) = 0$. Wenn jedoch $P(A) \neq 0$, $P(B) \neq 0$, so ist $P(A \cap B) \neq P(A) \cdot P(B)$, d.h. A und B sind *voneinander abhängig*. Umgekehrt, wenn zwei Ereignisse C und D voneinander unabhängig sind, so gilt $P(C \cap D) = P(C) \cdot P(D)$. Im Falle $P(C) \neq 0$, $P(D) \neq 0$ wäre auch $P(C \cap D) \neq 0$, d.h. C und D könnten sich nicht gegenseitig ausschließen. Die *Eigenschaften "sich ausschließend" und "unabhängig" sind also grundverschieden und werden nicht im gleichen Zusammenhang benützt.*

Die Multiplikationsregel wird oft angewendet, wenn das gleiche Experiment mehr als einmal durchgeführt wird.

Beispiel 13.6.4. Beim Münzenwurf bedeute K das Ereignis "Kopf" und Z das Ereignis "Zahl." Dann ist der Ereignisraum für einen einzelnen Versuch $\{K, Z\}$ und für zwei Versuche des Experimentes gleich dem kartesischen Produkt

$$\{K, Z\} \times \{K, Z\} = \{KK, KZ, ZK, ZZ\}.$$

Die Ereignisse KZ und ZK sind geordnet, d.h. wir unterscheiden sorgfältig zwischen den Ereignissen des ersten und des zweiten Versuches. Jetzt führen wir das zusammengesetzte Ereignis "Kopf im 1. Versuch" ein und bezeichnen es mit K_1. Da wir annehmen, daß die Münze symmetrisch ist, erhalten wir

$$P(K_1) = \tfrac{1}{2}.$$

Der Klarheit wegen halten wir fest, daß $K_1 = \{KK, KZ\}$. Wir betrachten ein weiteres zusammengesetztes Ereignis "Zahl im 2. Wurf" und bezeichnen es mit Z_2. Wir führen die beiden Versuche so aus, daß das Ergebnis des zweiten Versuches durch den 1.

Versuch nicht beeinflußt wird. Wir nehmen also an, daß die beiden Versuche K_1 und Z_2 unabhängig von einander sind und daß gilt

$$P(Z_2) = \tfrac{1}{2}.$$

Durch Anwendung der Multiplikationsregel erhalten wir

$$P(K_1 \cap Z_2) = P(K_1) \cdot P(Z_2) = \tfrac{1}{2} \cdot \tfrac{1}{2} = \tfrac{1}{4}.$$

Nun ist das Ereignis $K_1 \cap Z_2$ identisch mit KZ; also ist

$$P(KZ) = \tfrac{1}{4}, \tag{13.6.5}$$

ein Ergebnis, das wir gefühlsmäßig erwarteten, lange bevor wir mit Begriffen wie "zusammengesetzte Ereignisse," "Schnittmenge" und "Unabhängigkeit" vertraut wurden. Entsprechend beweist man, daß $P(KK) = P(ZK) = P(ZZ) = \frac{1}{4}$ ist.

Das soeben beschriebene Experiment könnte in etwas anderer Weise durchgeführt werden. Wir könnten zwei unterscheidbare Münzen zugleich werfen und dann Kopf und Zahl ablesen. Der Ereignisraum wäre wieder $\{KK, KZ, ZK, ZZ\}$. Beim Werfen der beiden Münzen müssen wir uns davon überzeugen, daß sie nicht aneinander haften oder einander z.B. magnetisch anziehen. Sonst können wir nicht Unabhängigkeit erwarten. Die Multiplikationsregel führt zum gleichen Ergebnis wie zuvor, als wir die gleiche Münze zweimal warfen.

Beispiel 13.6.5. Zwei Singvögel (nicht unbedingt von der gleichen Art) sitzen auf dem gleichen Baum. Während einer vollen Stunde wird ihr Gesang aufgenommen und die Dauer der Gesänge und der Pausen gemessen. Die Ergebnisse sind in der folgenden Tafel festgehalten.

	Dauer		total
	des Gesanges	der Pause	
Vogel V_1	715 sec	2885 sec	3600 sec
Vogel V_2	609 sec	2991 sec	3600 sec

Wenn wir uns für eine gegenseitige Beeinflussung der beiden Vögel interessieren, fragen wir: Wie groß sind die Wahrscheinlichkeiten, daß zu einem bestimmten, zufällig gewählten Zeitpunkt,

a) der Vogel V_1 singt,
b) der Vogel V_2 singt,
c) Vögel V_1 und V_2 zugleich singen?

Aus der Tabelle ergibt sich, daß die Wahrscheinlichkeit des ersten Vogels zu singen $\frac{715}{3600} = 0{,}199$ ist, die des zweiten Vogels $\frac{609}{3600} = 0{,}169$ ist. Die Frage c) kann nur unter gewissen Voraussetzungen beantwortet werden. Versuchsweise wollen wir annehmen, daß die beiden Vögel unabhängig voneinander singen. Gl. (13.6.4) würde dann ergeben

$$P(V_1 \text{ und } V_2 \text{ singen}) = P(V_1 \text{ singt}) \cdot P(V_2 \text{ singt}) = 0{,}199 \cdot 0{,}169 = 0{,}0336.$$

Also würden in 3,36% der Zeit beide Vögel zugleich singen. Die Erfahrung zeigt aber, daß sich die Gesänge nur sporadisch überlappen. Wir schließen daraus, daß eine gewisse Abhängigkeit zwischen den Ereignissen "V_1 singt" und "V_2 singt" besteht. Die Vögel versuchen, akustische Überlagerung zu vermeiden (s. Ficken und Hailman, 1974).

Die Definition der Unabhängigkeit kann auf mehr als zwei Ereignisse ausgedehnt werden. Beispielsweise sind drei Ereignisse A, B, C aus dem gleichen Ereignisraum unabhängig, falls

$$P(A \cap B \cap C) = P(A) \cdot P(B) \cdot P(C). \tag{13.6.6}$$

Als unmittelbare Anwendung betrachten wir einen Glücksspieler. Nehmen wir an, der Spieler beobachte zehnmal hintereinander das Ereignis "Kopf." Er ist sehr verwundert, beträgt doch die Wahrscheinlichkeit dafür bloß $1/2^{10} = 1/1024$. Wird das elfte Ergebnis Kopf oder Zahl sein? Welches Ergebnis hat die größere Wahrscheinlichkeit? Es gibt erstaunlich viele Leute, die glauben, daß nach einer langen Reihe von "Kopf" die Wahrscheinlichkeit für das Gegenereignis größer sein müsse. Sie erwarten eine gewisse Art von ausgleichender Gerechtigkeit in Glücksspielen. Sie sind geneigt, eine große Summe zu wetten und ihr Geld auf's Spiel zu setzen. Haben diese Leute recht? Die Erfahrung stützt einen solchen Glauben nicht. Falls die Münze normal ist, d.h. weder doppelköpfig noch ungleichmäßig gewichtet ist, und wenn kein geheimer Mechanismus während der Bewegung wirkt, bleiben die Chancen für Kopf und Zahl 50%. Die Formel (13.6.6) stimmt dann mit unserer Erfahrung überein und die Unabhängigkeit ist bestätigt.

Wissenschaftliche Anwendungen der Formel (13.6.6) werden im Abschn. 13.8 behandelt werden.

13.7 Zählen

Viele Probleme der Wahrscheinlichkeitsrechnung erfordern bestimmte Zählmethoden.

Beispiel 13.7.1. Wieviele Wörter von 5 Buchstaben kann man mit den 26 Buchstaben des Alphabetes schreiben, wenn auch Wörter ohne Bedeutung zugelassen werden? (Auch Wiederholungen sind natürlich erlaubt.) Für den ersten Buchstaben haben wir die Wahl unter 26 Buchstaben, ebenso für den zweiten. Wenn wir alle Auswahlmöglichkeiten der beiden Buchstaben zusammensetzen, erhalten wir also $26 \times 26 = 26^2$ Möglichkeiten. Auch den dritten Buchstaben können wir aus 26 auswählen. Also ist die Gesamtzahl der Wörter mit drei Buchstaben $26^2 \times 26 = 26^3$. Die gleiche Überlegung führt schließlich zu 26^5 Wörtern mit 5 Buchstaben.

Für den allgemeinen Fall nehmen wir an, daß wir n Arten von Objekten haben und daß von jeder Art unendlich viele zur Verfügung stehen. Auf wieviele verschiedene Arten können wir k verschiedene Plätze mit je einem Objekt besetzen? Dieses Problem kann ganz entsprechend wie das vorangehende Beispiel gelöst werden. Das Ergebnis ist

$$\underbrace{n \times n \times \cdots \times n}_{k-\text{mal}} = n^k \tag{13.7.1}$$

Beispiel 13.7.2. Jeder Buchstabe des Morse-Alphabetes besteht aus zwei Arten von Symbolen, Punkten und Strichen. Wieviele verschiedene Wörter können aus vier solchen Symbolen zusammengesetzt werden? In diesem Beispiel haben wir vier zu füllende Plätze für zwei Sorten von Objekten in unbeschränkter Anzahl. Aus (13.7.1) folgt, daß wir $2^4 = 16$ Wörter bilden können.

Beispiel 13.7.3. Es gibt verschiedene Arten der erblichen Anämie, z.B. Sphärozytose, Thalassämie, Sichelzellen-Anämie, Ovalozytose und Fanconis Syndrom. Man glaubt, daß abnormale Allele an 5 verschiedenen Genloci dafür verantwortlich sind (Neel und Schull, 1958). Bezeichnen wir die normalen Allele an diesen 5 Genloci mit A, B, C, D und E sowie die entsprechenden abnormalen Allele mit a, b, c, d, e. An jedem Genlocus können wir zwischen drei Genotypen unterscheiden (beim ersten Locus AA, Aa, aa; beim zweiten BB, Bb, bb usw.) Die Gesamtzahl aller Genotypen ist daher $3^5 = 243$. Um dieses Beispiel an die allgemeine Theorie anzuschließen, bemerken wir, daß die Loci die Plätze und die drei verschiedenen Genkombinationen "beide normal," eines "normal, eines abnormal" und "beide abnormal" die Objekte sind.

In obigem Beispiel ist jede Objektsorte in unbeschränkter Anzahl vorhanden. Wir nennen das *unbeschränkte Wiederholung.*

Wir richten nun unsere Aufmerksamkeit auf Probleme des Zählens in Fällen *ohne Wiederholung.*

Beispiel 13.7.4. Stellen Sie sich 5 Wagen vor, die um nur 3 Parkplätze wetteifern. Auf wieviele Arten können die Wagen geparkt werden? Wir wollen die 3 Parkplätze in beliebiger Weise mit 1, 2, 3 numerieren. Der erste Platz kann von irgendeinem der Wagen besetzt werden. Für den zweiten Platz gibt es nur 4 Möglichkeiten, da ja ein Wagen schon auf dem ersten Platz geparkt ist. Wir müssen die 5 Möglichkeiten, das erste Feld zu besetzen, mit den 4 Möglichkeiten, das zweite Feld zu besetzen, kombinieren. So erhalten wir $5 \times 4 = 20$ Möglichkeiten, die ersten beiden Felder zu besetzen. Um einen Wagen auf dem dritten Feld zu parken, haben wir nur die Wahl zwischen den 3 verbleibenden Wagen. Wenn wir diese 3 mit den bisherigen 20 kombinieren, erhalten wir

$$5 \times 4 \times 3 = 60$$

verschiedene Arten, die Wagen zu parken. Zwei Wagen bleiben ungeparkt.

Im allgemeinen Fall seien n verschiedene Objekte ohne Wiederholung und k verschiedene Plätze gegeben. Damit jeder Platz von genau einem Objekt eingenommen werden kann, müssen wir voraussetzen, daß

$$n \geqq k. \tag{13.7.2}$$

Jetzt numerieren wir die k Plätze in beliebiger Weise. Der erste Platz kann auf n verschiedene Arten gefüllt werden. Für den zweiten Platz stehen nur $n - 1$ Objekte zur Verfügung, also können die ersten beiden Plätze auf

$$n(n-1)$$

Arten besetzt werden. Für den dritten Platz haben wir die Wahl unter $n-2$ verbleibenden Objekten. Für jeden folgenden Platz vermindert sich die Anzahl der zur Verfügung stehenden Objekte um 1. Für den k-ten Platz haben wir die Wahl zwischen

$$n-k+1 \tag{13.7.3}$$

Objekten. Die Gesamtzahl der Möglichkeiten, die k Plätze mit n Objekten zu besetzen ist darum $n(n-1)(n-2)\ldots(n-k+1)$. Wir nennen jede Zusammenstellung eine *Permutation von n Objekten zur k-ten Klasse* (d.h. pro Mal k Objekte). Eine nützliche Bezeichnung für die Gesamtzahl von Permutationen ist ${}_nP_k$. Unser Ergebnis lautet

$${}_nP_k = n(n-1)(n-2)\cdots(n-k+1). \tag{13.7.4}$$

Beispiel 13.7.5. Stellen Sie sich eine geographische Karte von 4 Ländern vor. Jedes Land soll mit einer anderen Farbe angemalt werden. Zur Verfügung stehen 7 Farben. Daher kann die Bemalung auf ${}_7P_4 = 7 \times 6 \times 5 \times 4 = 840$ verschiedene Arten vorgenommen werden.

Einen wichtigen Spezialfall erhalten wir, falls die Anzahl der Objekte und der Plätze beide gleich n sind. In diesem Fall wird jede Zusammenstellung einfach eine *Permutation von n Objekten* genannt.
Aus (13.7.4) folgt, daß es

$${}_nP_n = n(n-1)(n-2)\cdots 3 \cdot 2 \cdot 1 = n! \tag{13.7.5}$$

Permutationen von n Objekten gibt. Das Symbol $n!$ wird "n-Fakultät" gelesen. Wir haben das Symbol $n!$ schon früher in diesem Buch, in einem ganz anderen Zusammenhang eingeführt (s. Abschn. 10.10). Bitte beachten Sie, daß $1! = 1$, $2! = 2$, $3! = 6$, $4! = 24$, $5! = 120$ usw. ist.

Beispiel 13.7.6. Wir betrachten die 4 Buchstaben e, n, o, t. Auf wieviele Arten können wir sie zusammenstellen? Die Antwort ist $4! = 4 \times 3 \times 2 \times 1 = 24$. Wir schreiben alle 24 Permutationen auf:

enot	*neot*	*oent*	*teno*
ento	*neto*	*oetn*	*teon*
eont	*noet*	*onet*	*tneo*
eotn	*note*	*onte*	*tnoe*
eton	*nteo*	*oten*	*toen*
etno	*ntoe*	*otne*	*tone*

Nur sehr wenige dieser Permutationen bilden ein Wort unserer Sprache.

Mit der Fakultätenschreibweise können wir die Formel (13.7.4) für die Anzahl der Permutationen von n Objekten in k-Tupeln einfacher schreiben. Wir multiplizieren Formel (13.7.4) mit $(n-k-1)\cdots 3 \cdot 2 \cdot 1$ oder, was dasselbe ist, mit $(n-k)!$. Um diese Multiplikation auszugleichen, dividieren wir durch das gleiche Produkt, also

$${}_nP_k = n(n-1)\cdots(n-k+1) = \frac{n(n-1)\cdots(n-k+1)(n-k)\cdots 2 \cdot 1}{(n-k)!}$$

Der Zähler ist nichts anderes als $n!$. Also ist die Anzahl der Permutationen von n Objekten in k-Tupeln

$${}_nP_k = \frac{n!}{(n-k)!}. \tag{13.7.6}$$

Diese Formel umfaßt auch den Spezialfall, wo $k = n$ ist, wenn wir $(n-n)!$ oder $0!$ als

$$0! = 1 \tag{13.7.7}$$

definieren.

Ein etwas anderes Zählproblem ergibt sich beim *Auswählen*. Für ein Experiment werden drei von fünf Tieren ausgewählt. Auf wieviele Arten kann diese Auswahl stattfinden? Erinnern wir uns an ein entsprechendes Problem: Wenn für 5 Autos nur 3 Parkplätze zur Verfügung stehen, haben wir $5 \times 4 \times 3 = 60$ Parkierungsarten gefunden. Jedoch ist die Analogie nicht vollkommen. Im Parkierungsproblem waren die drei

Parkplätze unterscheidbar. In unserem Problem aber ist die *Reihenfolge*, in der wir die Tiere anordnen, *irrelevant*. Bezeichnen wir die drei parkierten Wagen mit a, b, c; dann unterscheiden wir sorgfältig zwischen den Anordnungen *abc*, *acb*, *bac*, *bca*, *cab* und *cba*. Unabhängig von der anfänglichen Auswahl der drei Wagen zählen wir jede Auswahl sechsfach. Wenn wir umgekehrt nicht an der Reihenfolge der Autos (oder Tiere) interessiert sind, müssen wir 60 durch 6 dividieren. So finden wir 10 Auswahlen oder Kombinationen von drei Wagen (oder Tieren) aus fünfen.

Die gleiche Überlegung kann zur Herleitung eines allgemeinen Resultates verwendet werden: Auf wieviele Arten können wir k von n verschiedenen Objekten auswählen? Wenn die Reihenfolge von Bedeutung ist, wird das Resultat durch die Formel (13.7.4) angegeben, anderenfalls müssen wir die $k!$ Permutationen der k ausgewählten Objekte rückgängig machen. Wir nennen jede ungeordnete Auswahl eine *Kombination* und bezeichnen die Gesamtzahl der Kombinationen mit ${}_nK_k$. In der Formel (13.7.4) wird jede Kombination $k!$ mal gezählt. Also

$$ {}_nK_k \times k! = {}_nP_k = n(n-1)(n-2)\cdots(n-k+1). $$

Daraus folgt

$$ {}_nK_k = \frac{n(n-1)(n-2)\cdots(n-k+1)}{k!}. \tag{13.7.8} $$

Diese umständliche Formel wird gewöhnlich durch das Symbol

$$ \binom{n}{k} $$

abgekürzt. Man liest "n über k." Nur in jenen Gegenden, wo "n über k" den Bruch n/k bedeutet, liest man "n tief k."

Beispiel 13.7.7. Auf wieviele Arten können drei von fünf Tieren ausgewählt werden? Die Gl. (13.7.8) ergibt die Antwort:

$$ {}_5K_3 = \binom{5}{3} = \frac{5\cdot 4\cdot 3}{1\cdot 2\cdot 3} = 10. $$

Wenn wir die fünf Tiere nach Belieben mit a, b, c, d, e bezeichnen, sind es die 10 Kombinationen

abc,	*abd*,	*abe*,	*acd*,	*ace*,
ade,	*bcd*,	*bce*,	*bde*,	*cde*.

Beachten Sie, daß *dce* oder *edc* in dieser Liste nicht auftreten, denn dies sind nur Permutationen von *cde*.

Entsprechend erhalten wir

$$ {}_5K_1 = \binom{5}{1} = 5/1 = 5; \quad {}_5K_2 = \binom{5}{2} = \frac{5\cdot 4}{1\cdot 2} = 10, $$

$$ {}_5K_4 = \binom{5}{4} = \frac{5\cdot 4\cdot 3\cdot 2}{1\cdot 2\cdot 3\cdot 4} = 5. $$

Beachten Sie, daß $\binom{5}{5} = 1$, denn wir können aus 5 Objekten 5 nur auf eine Art auswählen. Es fällt auch auf, daß

$$\binom{5}{1} = \binom{5}{4}, \quad \binom{5}{2} = \binom{5}{3} \text{ ist.}$$

Diese Eigenschaft hat einen speziellen Grund. Wenn wir ein Objekt aus fünf auswählen, so bilden die vier verbleibenden Objekte ebenfalls eine Auswahl. Jeder Auswahl von einem Objekt entspricht genau eine Auswahl von vier Objekten und umgekehrt, also muß ihre Anzahl gleich sein. Dasselbe gilt für zwei und drei Objekte aus fünfen. Allgemein folgt daraus

$$\binom{n}{k} = \binom{n}{n-k} \text{ für } k = 1, 2, \ldots n-1. \tag{13.7.9}$$

Beachten Sie, daß in (13.7.9) das Symbol $\binom{n}{n}$ kein Gegenstück hat. Formal wäre es $\binom{n}{0}$; aber es gibt keine Auswahl von null Objekten aus n. Nur um der Symmetrie willen führen wir $\binom{n}{0}$ ein. Damit (13.7.9) erfüllt ist, definieren wir

$$\binom{n}{0} = \binom{n}{n} = 1. \tag{13.7.10}$$

Hier ist n irgendeine positive ganze Zahl. Aber wir gehen noch einen Schritt weiter und erlauben, daß n gleich Null ist, indem wir definieren $\binom{0}{0} = 1$.

Die Zahlen $\binom{n}{k}$ werden oft in einem sog. *Pascalschen Dreieck*[5] angeordnet:

$$\begin{array}{ccccccccccc}
 & & & & & \binom{0}{0} & & & & & \\
 & & & & \binom{1}{0} & & \binom{1}{1} & & & & \\
 & & & \binom{2}{0} & & \binom{2}{1} & & \binom{2}{2} & & & \\
 & & \binom{3}{0} & & \binom{3}{1} & & \binom{3}{2} & & \binom{3}{3} & & \\
 & \binom{4}{0} & & \binom{4}{1} & & \binom{4}{2} & & \binom{4}{3} & & \binom{4}{4} & \\
\binom{5}{0} & & \binom{5}{1} & & \binom{5}{2} & & \binom{5}{3} & & \binom{5}{4} & & \binom{5}{5} \\
\ldots & & & & & & & & & & \ldots
\end{array}
\qquad
\begin{array}{ccccccccccc}
 & & & & & 1 & & & & & \\
 & & & & 1 & & 1 & & & & \\
 & & & 1 & & 2 & & 1 & & & \\
 & & 1 & & 3 & & 3 & & 1 & & \\
 & 1 & & 4 & & 6 & & 4 & & 1 & \\
1 & & 5 & & 10 & & 10 & & 5 & & 1 \\
\ldots & & & & & & & & & & \ldots
\end{array}$$

Die Zahlen des Pascalschen Dreiecks können in einfacher Weise ausgerechnet werden. Jede Zahl ist die Summe der beiden Zahlen, die am nächsten benachbart in der oberen Reihe stehen. Beispielsweise erhält man $5 = 1 + 4$, $10 = 4 + 6$ usw. Darum wird die nächste, hier nicht abgedruckte Reihe die Zahlen $1 + 5 = 6$, $5 + 10 = 15$, $10 + 10 = 20$ usw. enthalten. Der Beweis dieser Eigenschaft bleibt dem Leser überlassen. Die Eigenschaft kann durch den sog. *römischen Brunnen* veranschaulicht werden (Abb. 13.5).

5 Blaise Pascal (1623–1662), französischer Mathematiker, Physiker und Philosoph. Pascal ist einer der frühen Begründer der Wahrscheinlichkeitsrechnung

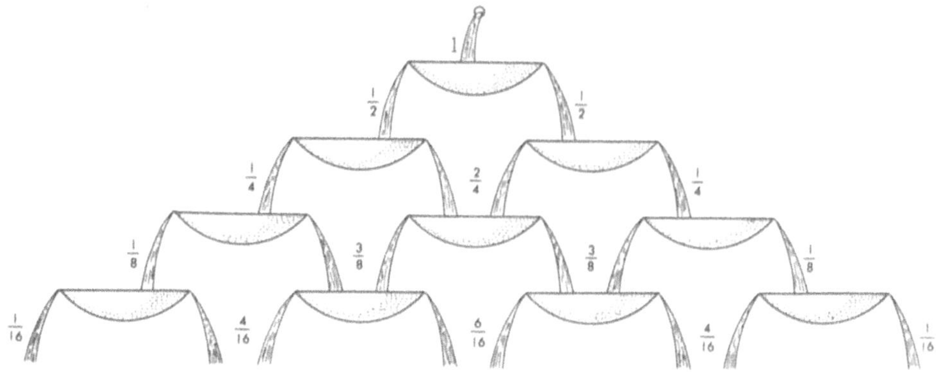

Abb. 13.5. Der römische Brunnen. In eine oberste Schale fließt die Wassermenge 1 pro Zeiteinheit. Aus dieser Schale ergießt sich das Wasser auf zwei Seiten symmetrisch in darunter liegende Schalen (je Überlauf die Menge $\frac{1}{2}$ pro Zeiteinheit). Aus ihnen fließt das Wasser wiederum symmetrisch in die Tiefe (je Überlauf die Menge $\frac{1}{4}$ pro Zeiteinheit). Das Wasser wird von drei symmetrisch liegenden Schalen aufgefangen, wobei die mittlere Schale die Wassermenge $\frac{1}{4}+\frac{1}{4}=\frac{2}{4}$ empfängt. Für die drei Schalen verhalten sich die Wassermengen wie 1:2:1, also wie die Zahlen der zweiten Reihe im Pascalschen Dreieck. Setzt man die Brunnenkonstruktion in der gleichen Weise fort, so erhält man für die Wassermengen Zahlen, die proportional zu denjenigen des Pascalschen Dreiecks sind

Die Formel (13.7.8) kann mit Hilfe von Fakultäten neu geschrieben werden. Zu diesem Zweck ersetzen wir den Zähler in der Formel durch den Ausdruck (13.7.6) und erhalten

$$ {}_nK_k = \binom{n}{k} = \frac{n!}{k!\,(n-k)!}. \tag{13.7.11} $$

Beispielsweise erhalten wir für $n = 5$ und $k = 2$

$$ {}_5K_2 = \binom{5}{2} = \frac{5!}{2! \times 3!} = \frac{120}{2 \cdot 6} = 10, $$

was mit einen früheren Ergebnis übereinstimmt.

Die Formel (13.7.9) können wir durch Anwendung von (13.7.11) leicht verifizieren.

Beispiel 13.7.8. Wir fügen ein Beispiel aus der Genetik bei. An einem bestimmten Genlocus seien 6 verschiedene Allele möglich. Wir bezeichnen sie mit $A_1, A_2, \ldots, A_6$. Wieviele Genkombinationen oder Genotypen sind möglich? Wir zählen zuerst alle Kombinationen von zwei verschiedenen der sechs Allele, wie z.B. A_1A_2, A_1A_3, usw. auf. Ihre Zahl ist ${}_6K_2 = \binom{6}{2} = 15$. Dann fügen wir alle Kombinationen mit Wiederholung hinzu, d.h. die sechs Paare A_1A_1, A_2A_2, usw. Die totale Zahl aller Genotypen ist $15 + 6 = 21$.

Beispiel 13.7.9. In einem Käfig sind 20 mit den Nummern 1 bis 20 versehene Mäuse. Entsprechend den Regeln von Beispiel 13.3.5 werden 5 Mäuse zufällig augewählt. Was ist die Wahrscheinlichkeit für

a) eine bestimmte Auswahl,
b) eine Auswahl von Mäusen, deren Nummern nicht höher als 10 sind?

Um diese Fragen zu beantworten, bestimmen wir die Anzahl der Fünferkombinationen von 20 Mäusen, das ist

$$\binom{20}{5} = \frac{20 \cdot 19 \cdot 18 \cdot 17 \cdot 16}{1 \cdot 2 \cdot 3 \cdot 4 \cdot 5} = 15\,504.$$

Da alle Kombinationen gleich wahrscheinlich sind, hat jede einzelne Kombination die Wahrscheinlichkeit 1/15 504. Damit ist die erste Frage beantwortet. Um die zweite Frage zu beantworten, überlegen wir uns, daß

$$\binom{10}{5} = \frac{10 \cdot 9 \cdot 8 \cdot 7 \cdot 6}{1 \cdot 2 \cdot 3 \cdot 4 \cdot 5} = 252$$

Kombinationen von fünf Mäusen Nummern kleiner oder gleich 10 haben. Darum ist die Wahrscheinlichkeit einer solchen Auswahl

$$252/15\,504 = 0{,}0163,$$

also erstaunlich klein (unter 2%).

Eine wichtige Anwendung der Zahlen $\binom{n}{k}$ wird in der Algebra gemacht. Wir betrachten Potenzen eines Binoms mit positiven ganzzahligen Exponenten

$$(a+b)^2 = a^2 + 2ab + b^2,$$
$$(a+b)^3 = a^3 + 3a^2b + 3ab^2 + b^3,$$
$$(a+b)^4 = a^4 + 4a^3b + 6a^2b^2 + 4ab^3 + b^4, \text{ etc.}$$

Die Koeffizienten bilden Zeilen im Pascalschen Dreieck. Im allgemeinen können wir schreiben

$$\boxed{(a+b)^n = \binom{n}{0}a^n + \binom{n}{1}a^{n-1}b + \binom{n}{2}a^{n-2}b^2 + \cdots + \binom{n}{n}b^n.} \tag{13.7.12}$$

Eine Möglichkeit, diese Formel zu beweisen, verwendet Kombinationen. Um die Beweisidee zu erklären, beschränken wir uns auf den Spezialfall $n = 4$. Wir betrachten das Produkt

$$(a_1 + b_1)(a_2 + b_2)(a_3 + b_3)(a_4 + b_4).$$

Beim Ausmultiplizieren erhalten wir eine Summe von vielen Termen. Jeder Term enthält genau vier Faktoren z.B. $a_1b_2b_3b_4$ oder $a_3a_4b_1b_2$. Alle Kombinationen der a und b kommen vor. Es gibt ${}_4K_3 = \binom{4}{3}$ mit drei b's, ${}_4K_2 = \binom{4}{2}$ mit zwei b's usw. Wenn wir später $a_1 = a_2 = \ldots = a$ und $b_1 = b_2 = \ldots = b$ setzen, tritt der Term ab^3 $\binom{4}{3}$ mal auf, der Term a^2b^2 tritt $\binom{4}{2}$ mal auf, usw. Damit ist die Formel für $(a+b)^4$ erklärt. Das gleiche Beweisverfahren gilt für jeden natürlichen Exponenten n.

(13.7.12) wird die *binomische Formel* genannt. Die Koeffizienten $\binom{n}{k}$ heißen

Binomialkoeffizienten. Wenn wir $(a+b)^n$ als eine Summe von Termen der Form $\binom{n}{k}a^{n-k}b^k$ schreiben, sagen wir auch, wir *entwickeln* $(a+b)^n$.

Beispiel 13.7.10. Entwickeln Sie mit Hilfe der binomischen Formel $(p-2)^5$. Zu diesem Zweck setzen wir in der Gl. (13.7.12) $p=a$, $(-2)=b$, $5=n$ und erhalten

$$\begin{aligned}(p-2)^5 &= \binom{5}{0}p^5+\binom{5}{1}p^4(-2)+\binom{5}{2}p^3(-2)^2+\binom{5}{3}p^2(-2)^3\\ &\quad+\binom{5}{4}p(-2)^4+\binom{5}{5}(-2)^5\\ &= p^5-10p^4+40p^3-80p^2+80p-32.\end{aligned}$$

Als Rechenprobe können wir $p=1$ setzen und verifizieren, daß

$$(-1)^5=1-10+40-80+80-32.$$

13.8 Binomialverteilung

In diesem Abschnitt wollen wir unter Verwendung von Abzählmethoden weiter in die Wahrscheinlichkeitslehre eindringen.

Beispiel 13.8.1. Als Einführungsbeispiel studieren wir die *Rekombination* von Genen. Nehmen wir an, daß eine Fischpopulation ihre Fortpflanzungszellen ins Wasser entläßt. Betrachten wir einen bestimmten Genlocus mit den Allelen A und a. Jede Fortpflanzungszelle (Spermium oder Eizelle) enthält genau eines der beiden Allele, entweder A oder a. Sei p die Wahrscheinlichkeit, daß eine Spermienzelle A enthält und $q=1-p$ die Wahrscheinlichkeit, daß sie a enthält. Nehmen wir zudem an, daß in den Eizellen die gleiche Wahrscheinlichkeitsverteilung herrsche also

$$P(A)=p,\quad P(a)=q,\quad p+q=1. \tag{13.8.1}$$

Der Ereignisraum ist $\{A, a\}$.

Nach der Befruchtung der Eizellen durch die Spermienzellen erhalten wir den neuen Ereignisraum $\{AA, Aa, aa\}$. Nehmen wir an, daß die einzelnen Fortpflanzungszellen sich zufällig treffen, daß der Prozeß also *unabhängig* vom Gengehalt jeder Zelle ist. Unabhängigkeit wird in mathematischer Ausdrucksweise durch die Multiplikationsregel (13.6.4) gegeben. Wir erhalten also

$$\begin{aligned}P(AA)&=P(A)\cdot P(A)=p^2,\\ P(aa)&=P(a)\cdot P(a)=q^2.\end{aligned}$$

Der heterozygote Genotyp Aa entsteht auf zwei Arten. Das Allel A kann entweder vom Ei oder vom Spermium stammen. Wenn die Reihenfolge wesentlich wäre, hätten wir $P(Aa)=pq$ und $P(aA)=qp$. Biologisch können aber die beiden Fälle nicht unterschieden werden. Daher müssen wir die beiden Fälle zusammenfassen und die

negative Reaktion" ergeben, werden oft *Bernoulli-Versuche* genannt.

Die zahlenmäßige Berechnung der Terme (13.8.7) ist sehr beschwerlich; diese Arbeit wird aber erleichtert durch Tafeln (siehe Tafel G des Anhanges und Literaturangaben am Ende des Kapitels).

Bevor wir zu weiteren Anwendungen übergehen, befassen wir uns mit dem Spezialfall

$$p = \tfrac{1}{2}, \qquad q = \tfrac{1}{2}.$$

Als Modellexperiment können wir den Münzenwurf auswählen mit den Ereignissen Kopf (K) und Zahl (Z). Die Formel (13.8.7) wird zu

$$P(k\text{-mal}) = \binom{n}{k}\frac{1}{2^n}. \qquad (13.8.8)$$

vereinfacht. Bei gegebenem n ist $P(k\text{-mal})$ für $k = 0, 1, 2, 3, \ldots, n$ proportional zu $\binom{n}{k}$, also zu einer Zeile im Pascal dreieck (Abschn. 13.7.) Für den Münzwurf gelten die folgenden Wahrscheinlichkeiten

$$P(KK) = \tfrac{1}{4}, \quad P(KZ) = \tfrac{1}{2}, \quad P(ZZ) = \tfrac{1}{4},$$

$$P(KKK) = \frac{1}{8}, \quad P(KKZ) = \frac{3}{8}, \quad P(KZZ) = \frac{3}{8}, \quad P(ZZZ) = \frac{1}{8},$$

$$P(KKKK) = P(ZZZZ) = \frac{1}{16}, \quad P(KZZZ) = P(ZKKK) = \frac{4}{16}, \quad P(KKZZ) = \frac{6}{16}.$$

Die Histogramme der Abb. 13.6 stellen diese speziellen Verteilungen dar.

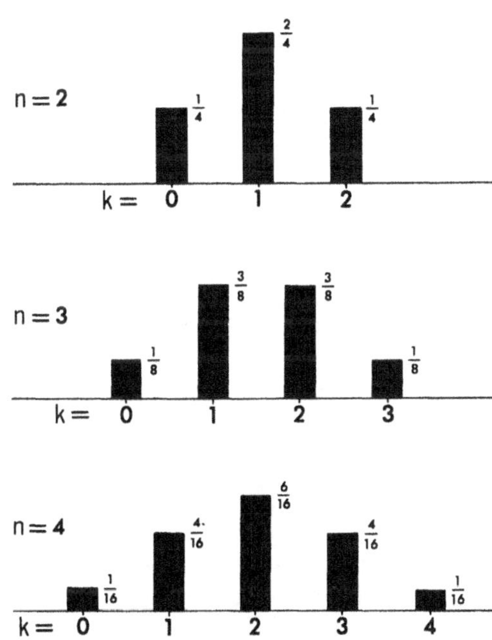

Abb. 13.6. Histogramme der binomischen Verteilungen mit $p = \frac{1}{2}$, $q = \frac{1}{2}$ und $n = 2, 3, 4$

Ein Zufallsmechanismus, der geeignet ist, die spezielle Binomialverteilung mit $p = q = \frac{1}{2}$ zu zeigen, ist der sog. *Binomiator*. Einzelheiten siehe Abb. 13.7.

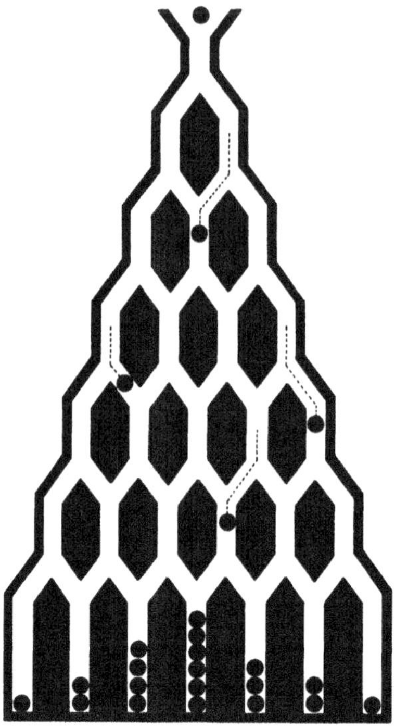

Abb. 13.7. Ein Modellversuch zur Demonstration der binomischen Verteilung mit $p = \frac{1}{2}$, $q = \frac{1}{2}$. Kugeln rollen eine schiefe Ebene hinunter und werden an "Weichen" mit den Wahrscheinlichkeiten $\frac{1}{2}$ nach links und nach rechts abgelenkt. In unserer Zeichnung sind die Wahrscheinlichkeiten dafür, daß eine Kugel in eines der sieben Fächer der untersten Reihe zu liegenkommt, der Reihe nach gleich 1/64, 6/64, 15/64, 20/64, 15/64, 6/64, 1/64. Die Zähler bilden die sechste Zeile im Pascalschen Dreieck. Das Experiment wurde von Galton erfunden (vgl. Abb. 13.20). Der Leser überlege sich den Zusammenhang mit dem römischen Brunnen der Abb. 13.5

Anwendungen

Beispiel 13.8.3. *Risiko einer tödlichen Wirkung.* Nehmen wir an, daß die Wahrscheinlichkeit, daß eine Person innerhalb eines Monats nach einer gewissen Krebsoperation sterben wird, 18% sei. Mit welchen Wahrscheinlichkeiten überleben in drei solchen Operationen eine, zwei oder alle drei Personen?

In diesem Zusammenhang bedeutet Überleben das Gegenteil von Tod innerhalb eines Monats nach der Operation. Der Ereignisraum ist $\{T, L\}$ wobei T für Tod und L für Leben steht. Die Wahrscheinlichkeiten sind $P(T) = 0{,}18$, $P(L) = 0{,}82$. Wenn wir guten Grund zur Annahme haben, daß das Ergebnis einer Operation unabhängig vom Ergebnis anderer Operationen ist, können wir die Formel (13.8.7) anwenden. Sei k die Anzahl der überlebenden Patienten, dann gilt

$$P(k=0)=\binom{3}{0}(0{,}18)^3=0{,}006,$$

$$P(k=1)=\binom{3}{1}(0{,}82)(0{,}18)^2=0{,}080,$$

$$P(k=2)=\binom{3}{2}(0{,}82)^2(0{,}18)=0{,}363,$$

$$P(k=3)=\binom{3}{3}(0{,}82)^3=0{,}551.$$

Also ist die Wahrscheinlichkeit, daß nur eine Person überleben wird 8%, daß zwei überleben 36% und daß alle drei überleben ungefähr 55%.

Beispiel 13.8.4. *Tierversuch.* Wenn ein Tier einer Behandlung unterworfen wird, können wir uns fragen, ob die Reaktion positiv oder negativ ist, d.h. ob ein gewisses Ergebnis beobachtet werden kann oder nicht. Ein derartiges Ergebnis ist eher qualitativ als quantitativ. Wenn n Tiere die gleiche Behandlung erhalten, können wir fragen, wieviele der Tiere positiv reagieren. Jede einzelne Durchführung des Experimentes wird ein Bernoulli-Versuch genannt.

Sei A das Ergebnis "positive Reaktion" und $\bar{A}$ das Komplementärereignis. Sei

$$P(A)=p, \qquad P(\bar{A})=q, \qquad p+q=1.$$

Unter der Voraussetzung, daß die n Versuche unabhängig sind, ist die Wahrscheinlichkeit, daß genau k Tiere positiv reagieren:

$$P(k \text{ positive Reaktionen})=\binom{n}{k}p^k q^{n-k}.$$

Beispielsweise füttert man 5 Mäuse aus demselben Wurf, die alle unter einem Mangel an Vitamin A leiden, mit einer gewissen Menge Karotten. Eine positive Reaktion bedeutet hier, Gesundung von der Krankheit. Die Wahrscheinlichkeit für die Gesundung sei $p=0{,}73$. Dann fragen wir uns, mit welcher Wahrscheinlichkeit werden genau drei der fünf Mäuse gesund? Antwort:

$$\binom{5}{3}(0{,}73)^3(0{,}27)^2=0{,}284$$

oder 28,4%.

Beispiel 13.8.5. *Mutationen.* Die Wahrscheinlichkeit einer Mutation pro Gen und pro R (Röntgen = Einheit der Strahlungsstärke) ist bei Mäusen ungefähr 2,5 $\times 10^{-7}$ (vgl. Neel und Schull, 1958). Mit welcher Wahrscheinlichkeit tritt in 10 000 Genen *mindestens eine Mutation* auf?

Sei k die Anzahl Mutationen. "Mindestens eine Mutation" bedeutet $k=1$ oder 2 oder 3 usw. Es wäre sehr mühsam, alle 10 000 Wahrscheinlichkeiten mit der Formel (13.8.7) zu berechnen und sie zusammenzuzählen. Viel einfacher ist folgendes Vorgehen: Das Ereignis "mindestens eine" ist das Komplementärereignis zu "keine Mutation." Darum bestimmen wir zuerst

$$P(k=0)=(1-2{,}5\times 10^{-7})^{10\,000}=0{,}99999975^{10\,000}.$$

Diese Berechnung kann logarithmisch ausgeführt werden, aber nur wenige Tafeln enthalten log 0,99999975. Um diese Schwierigkeit zu überwinden erinnern wir uns an die Formel (10.10.12) bezüglich der Entwicklung von $(1 + x)^s$. Sei $x = (-2{,}5)10^{-7}$ und $s = 10000$. Wenn wir uns auf die lineare Approximation $1 + sx$ beschränken, erhalten wir

$$P(k = 0) = (1 - 2{,}5 \times 10^{-7})^{10\,000} \approx 1 - 2{,}5 \times 10^{-7} \times 10^4$$

oder

$$P(k = 0) \approx 1 - 2{,}5 \times 10^{-3}.$$

Wir sind am komplementären Ereignis, das $k > 0$ entspricht interessiert, also ist $P(k > 0) \approx 2{,}5 \times 10^{-3} = 0{,}0025$.
Die Wahrscheinlichkeit, dass wir in 10 000 Genen, die mit 1 R bestrahlt wurden, eine Mutation beobachten, ist nur $\frac{1}{4}\%$.

Beispiel 13.8.6. *Schädliche Nebenwirkungen.* Nehmen wir an, ein Medikament erzeuge bei drei von hundert Patienten eine ernstliche Nebenwirkung. Ein Pharmakologielabor will dieses Medikament untersuchen. Mit welcher Wahrscheinlichkeit tritt die Nebenwirkung in einer Zufallsstichprobe von zehn Patienten auf?

Bevor eine Antwort gegeben werden kann, muß die Frage exakter formuliert werden. Sei k die Anzahl der Patienten, bei denen die Nebenwirkung überhaupt auftritt, dann bedeutet "die Nebenwirkung tritt auf," daß $k = 1$ oder 2 oder 3 usw ist. Wie im vorhergehenden Beispiel ist es einfacher, zuerst den Fall $k = 0$ zu behandeln. Die Wahrscheinlichkeit, daß ein Patient nicht unter Nebenwirkungen leidet, ist $1 - 0{,}03 = 0{,}97$. Also gilt

$$\begin{aligned} P(k = 0) &= (0{,}97)^{10}, \\ \log P(k = 0) &= 10 \times \log 0{,}97 = 10 \times (0{,}98677 - 1) \\ &= 9{,}8677 - 10 = 0{,}8677 - 1, \\ P(k = 0) &= \operatorname{antilog}(0{,}8677 - 1) = 0{,}737, \\ P(k > 0) &= 1 - P(k = 0) = 0{,}263. \end{aligned}$$

In einer Zufallsstichprobe von zehn Patienten tritt die Nebenwirkung also nur mit einer Wahrscheinlichkeit von 26,3% auf. Bei der Untersuchung eines neuen Medikamentes kann also eine seltene Nebenwirkung durchaus unentdeckt bleiben.

Beispiel 13.8.7. *Ein Gegenbeispiel.* Wenn das gleiche Experiment wiederholt wird, ist die Binomialverteilung nicht immer anwendbar; denn das Ergebnis des Versuches könnte von den Ergebnissen vorhergehender Versuche abhängen. Betrachten wir beispielsweise das Wetter. Vereinfachend wollen wir nur zwischen regnerischen und trockenen Tagen unterscheiden. Nehmen wir an, daß an einem bestimmten Ort der Anteil der Regentage 1:12 sei. Wenn wir an einer Reihe von Regentagen interessiert sind, können wir fragen: Mit welcher Wahrscheinlichkeit wird es am 1.,2. und 3. Juli regnen? Man ist versucht, die Multiplikationsregel anzuwenden, was zu

$$P(3 \text{ Regentage}) = (1/12)^3 \approx 0{,}0006$$

führen würde, also zu einer sehr kleinen Zahl. Das Ergebnis ist aber falsch. Denn das Wetter an einem bestimmten Tag hängt sehr stark vom Wetter an den Vortagen ab. Auf einen Regentag folgt oft ein weiterer Regentag. Nach unserer Erfahrung ist die Wahrscheinlichkeit für drei aufeinanderfolgende Regentage wesentlich größer als das durch die Multiplikationsregel gegebene Resultat.

13.9 Zufallsvariable

Die Ereignisse eines Zufallsexperimentes sind oft von qualitativer Art. Beispielsweise können in einem Genetikexperiment mit Erbsen die Kronblätter weiß, rot oder rosa sein. In der Wissenschaft ist es aber oft vorteilhaft, Eigenschaften zu quantifizieren. In diesem Abschnitt werden wir verschiedene Beispiele einer erfolgreichen Quantifizierung kennenlernen. Wir werden auch Begriffe einführen wie Zufallsvariable, Wahrscheinlichkeitsverteilung, Mittelwert und Standardabweichung von Zufallsvariablen.

Beispiel 13.9.1. Wir betrachten den Ereignisraum

$$\{\text{weiß, rosa, rot}\}$$

für die Blütenblätter von Versuchserbsen. Die Genetik lehrt uns, daß diese Farben durch zwei Allele, z.B. W und R an einem gewissen Genlocus, verursacht werden. Der Genotyp WW bewirkt weiße Blüten, WR rosa Blüten und RR rote Blüten. Also können wir den Ereignisraum auf

$$\{WW, WR, RR\} \tag{13.9.1}$$

abbilden. Nun können wir die drei Ereignisse in einfacher und natürlicher Weise quantifizieren, indem wir die Anzahl der R-Allele in jedem Ergebnis zählen. Dadurch wird der Ereignisraum auf

$$\{0, 1, 2\} \tag{13.9.2}$$

abgebildet. Null entspricht WW, Eins WR und Zwei RR. In Abschn. 3.4 haben wir eine solche Zuordnung eine Funktion genannt. Eine häufig verwendete Schreibweise ist X. In unserem Beispiel sind

$$X(WW) = 0, \quad X(WR) = 1, \quad X(RR) = 2.$$

Der Definitionsbereich dieser Funktion ist die Menge (13.9.1), der Bildbereich die Menge (13.9.2).

Beispiel 13.9.2. Wir betrachten einen Ereignisraum, der nur aus zwei Ereignissen besteht, z.B.

$$\{\text{Erfolg, Mißerfolg}\}. \tag{13.9.3}$$

Auf den ersten Blick scheint es keine natürliche Art der Quantifizierung zu geben. Wir könnten den Ereignisraum auf $\{+1, -1\}$ oder auf $\{1, 0\}$ abbilden. Aber warum sollten wir nicht $\{5, \frac{1}{4}\}$ wählen? Offenbar müssen wir ein Kriterium für die richtige Wahl der Abbildung finden. Wie oft in der Wissenschaft, ist die beste Wahl diejenige, die am nützlichsten ist. Wir werden zeigen, daß die Abbildung

$$\{1, 0\} \tag{13.9.4}$$

eine gute Wahl ist, um (13.9.3) zu quantifizieren. Hier nimmt die Funktion X die Werte 0 oder 1 an: 1 bedeutet Erfolg, 0 Mißerfolg. Wir wollen nun ein Experiment mit dem Ereignisraum (13.9.4) mehrmals ausführen. Mit $X_1, X_2, X_3, \ldots, X_n$ bezeichnen wir die Ereignisse des ersten, zweiten bis n-ten Versuches. Wenn beispielsweise die Ereignisse sind: Erfolg-Mißerfolg-Mißerfolg-Erfolg-Erfolg-Mißerfolg, so erhalten wir $X_1 = 1, X_2 = 0, X_3 = 0, X_4 = 1, X_5 = 1, X_6 = 0$. Jetzt bilden wir die Summe

$$S_n = X_1 + X_2 + \cdots + X_n. \tag{13.9.5}$$

Jeder Term ist entweder 0 oder 1. Wir haben soviele Einsen wie Erfolge; also ist S_n gleich der Anzahl der Erfolge in n Versuchen (in unserem Beispiel ist $S_n = 3$). Diese Eigenschaft dient zur Rechtfertigung der Abbildung von (13.9.3) in (13.9.4). Die Größe S_n kann jeden der Werte $0, 1, 2, \ldots, n$ annehmen. Wenn wir nur an der Anzahl der Erfolge und nicht an der Reihenfolge, in der sie auftreten, interessiert sind, so ist der Ereignisraum für n Versuche

$$\{0, 1, 2, \ldots, n\} \tag{13.9.6}$$

Nun führen wir Wahrscheinlichkeiten für den Ereignisraum (13.9.3) ein. Angenehmer als

$$P(\text{Erfolg}) = p, \qquad P(\text{Mißerfolg}) = q,$$

ist die Schreibweise

$$P(X = 1) = p, \qquad P(X = 0) = q. \tag{13.9.7}$$

Bei Wiederholung des Experimentes können wir uns fragen, wie groß die Wahrscheinlichkeit von k Erfolgen in n Versuchen sei, oder kurz, wie groß die Wahrscheinlichkeit des Ereignisses $S_n = k$ sei. Unter der Annahme unabhängiger Versuche wurde das Resultat in Formel (13.8.7) angegeben. Wir können das Resultat in folgender Form neu schreiben:

$$P(S_n = k) = \binom{n}{k} p^k q^{n-k}. \tag{13.9.8}$$

Beispiel 13.9.3. Ein anderes Beispiel, wo der Ereignisraum leicht quantifizierbar ist, ist die *Sterbetafel*; s. Abschn. 13.5 (Tabelle 13.1). Der Ereignisraum besteht aus "Tod im ersten Jahrzehnt," "Tod im 2. Jahrzehnt" usw. Wir können die Zahl k dem Ereignis "Tod im k-ten Jahrzehnt" zuordnen. Dadurch bilden wir den Ereignisraum in die Menge der Zahlen $\{1, 2, 3, \ldots\}$ ab. Anstatt "Tod im k-ten Jahrzehnt" könnten wir einfacher schreiben $X = k$.

Wenn wir es mit Höhe, Gewicht, Pulsschlägen pro Minute, Blutdruck usw. zu tun haben, sind die Elementarereignisse des Ereignisraumes Meßwerte und damit bereits Zahlen. Darum ist eine Abbildung auf andere Zahlen meistens unnötig. Gewöhnlich werden variable Meßwerte mit *Großbuchstaben* wie X, Y, Z, U, V, usw. bezeichnet.

Wenn ein Ereignisraum in eine Menge von Zahlen abgebildet werden soll, führen wir im allgemeinen eine Variable, z.B. X ein, die eine Funktion der Ereignisse ist. Ein solche Größe wird *Zufallsvariable* genannt.

Im Abschn. 1.2 studierten wir die verschiedenen Stufen der Quantifizierung. Es ist gerade dieser Übergang von der nominalen zur ordinalen, Intervall- oder Verhältnisstufe, der uns erlaubt, Zufallsvariable einzuführen. So kann eine Zufallsvariable Werte in einer ordinalen Skala annehmen. Beispielsweise könnte $X = 0$ Mißerfolg bedeuten, $X = 1$ Erfolg des Versuches. Aber häufiger werden Zufallsvariable gebraucht für Quantitäten, die in einer Intervallskala definiert sind, wie Temperatur in Grad Celsius, Zeit, Meereshöhe, elektrische Spannung, oder für Größen, die in einer Verhältnisskala definiert sind, wie z.B. Länge, Fläche, Volumen, Gewicht.

Wir wollen jetzt annehmen, daß eine Zufallsvariable X nur eine endliche Zahl von Werten annehmen kann, z.B. $x_1, x_2, x_3, \ldots x_m$, so daß der Ereignisraum

$$\{x_1, x_2, \ldots, x_m\} \tag{13.9.9}$$

ist. Wir bezeichnen die Wahrscheinlichkeiten, die den x_i zugeordnet werden mit p_i ($i = 1, 2, 3, \ldots m$). Das bedeutet, daß

$$P(X = x_1) = p_1, \quad P(X = x_2) = p_2, \; . \; . \; . \; , \quad P(X = x_m) = p_m \tag{13.9.10}$$

gilt. Die Gesamtwahrscheinlichkeit muß Eins sein, also $\Sigma p_i = 1$. Wir nennen eine Menge von Wahrscheinlichkeiten, die den Elementarereignissen zugeordnet sind, eine *Wahrscheinlichkeitsverteilung*.

Aus vielen Gründen ist es wünschenswert, einen passenden Durchschnitts- oder Mittelwert für die Zufallsvariable X zu definieren. Wir können nicht einfach das gewöhnliche arihmetische Mittel $\Sigma x_i/m$ gebrauchen, da wir so die Häufigkeit, mit der jedes x_i im Experiment auftritt, vernachlässigen würden. Um die richtige Vorstellung zu bekommen, wollen wir zur Häufigkeitsinterpretation der Wahrscheinlichkeit zurückkehren. Jedes p_i ist die Idealisierung einer relativen Häufigkeit. Nehmen wir an, das Ereignis $X = x_1$ trete n_1-mal auf, $X = x_2$ trete n_2-mal auf usw. Bei total n Experimenten erhalten wir

$$n_1 + n_2 + \; . \; . \; . \; + n_m = n,$$

$$\bar{x} = \frac{n_1 x_1 + n_2 x_2 + \cdots + n_m x_m}{n} = \sum_{i=1}^{m} \frac{n_i}{n} \cdot x_i.$$

Hier ist $\bar{x}$ das *gewichtete arithmetische Mittel* der $x_1, x_2, \; . \; . \; . \; x_m$. Die "Gewichte" sind $n_1, n_2, \; . \; . \; . \; n_m$. Indem wir die relativen Häufigkeiten n_i/n durch die Wahrscheinlichkeiten p_i ersetzen, erhalten wir die folgende Definition des Mittelwertes von X:

$$\text{Mittelwert von } X = \sum_{i=1}^{m} p_i x_i. \tag{13.9.11}$$

Wenn wir das Ergebnis einer einzelnen Durchführung des Experimentes schätzen oder erraten müßten, wäre der Mittelwert von X eine gute Wahl. Unser Schätzwert könnte zu hoch oder zu niedrig sein, aber er wäre sicher nicht sehr weit vom tatsächlichen Ergebnis entfernt. Aus diesem Grund nennen wir den Mittelwert den *Erwartungswert* oder die *Erwartung* von X, in Zeichen $E(X)$. Daher wird (13.9.11) zu

$$\boxed{E(X) = \sum_{i=1}^{m} p_i x_i.} \tag{13.9.12}$$

In der Wahrscheinlichkeitslehre werden die Ausdrücke "Durchschnitt," "Mittelwert" und "Erwartungswert" im gleichen Sinne verwendet.

Die Formel (13.9.12) hat eine interessante Analogie in der Mechanik: Betrachten wir jedes x_i als Abszisse eines Punktes der Geraden und p_i als im Punkt x_i konzentrierte Masse oder Gewicht (s. Abb. 13.8). Dann ist der Punkt mit der Abszisse $E(X)$ identisch mit dem *Schwerpunkt*.

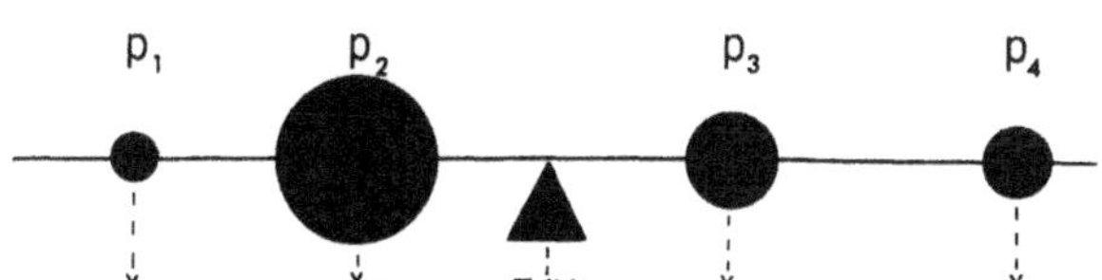

Abb. 13.8. Der Erwartungswert von X kann als Koordinate des Schwerpunktes interpretiert werden

Beispiel 13.9.4. Nehmen wir der Einfachheit halber an, daß das Verhältnis der Geschlechter 1:1 sei. Die Zufallsvariable X bedeute die Anzahl Knaben in einer Familie mit vier Kindern. Der Ereignisraum ist $\{0, 1, 2, 3, 4\}$. Die entsprechenden Wahrscheinlichkeiten ergeben sich aus Formel (13.8.8) für $n = 4$. Somit sind die Wahrscheinlichkeiten

$$P(X=0)=\frac{1}{16}, \qquad P(X=1)=\frac{4}{16}, \qquad P(X=2)=\frac{6}{16},$$

$$P(X=3)=\frac{4}{16}, \qquad P(X=4)=\frac{1}{16}.$$

Nun fragen wir nach dem Mittelwert oder dem Erwartungswert der Anzahl Knaben in so einer Familie. Aus Symmetriegründen ist es leicht zu erraten, daß dieser Durchschnittswert 2 ist. Wir verifizieren dieses Resultat, indem wir Formel (13.9.12) anwenden:

$$E(X)=\left(\frac{1}{16}\cdot 0\right)+\left(\frac{4}{16}\cdot 1\right)+\left(\frac{6}{16}\cdot 2\right)+\left(\frac{4}{16}\cdot 3\right)+\left(\frac{1}{16}\cdot 4\right)=2.$$

Entsprechend ist die mittlere oder erwartete Anzahl Knaben in einer Familie mit 5 Kindern 2,5.

Beispiel 13.9.5. Wir studieren das Auftreten des letalen Allels a in einer Population mit den Genotypen AA, Aa, aa. Sei X die Anzahl der a-Allele in jedem Genotyp, also $X = 0$ in AA, $X = 1$ in Aa und $X = 2$ in aa. Für die Wahrscheinlichkeiten führen wir die folgenden Schreibweise ein:

$$P(X=0)=p_1, \qquad P(X=1)=p_2, \qquad P(X=2)=p_3 \qquad (p_1+p_2+p_3=1).$$

Nach Formel (13.9.12) ist der Erwartungswert der Anzahl a-Allele

$$E(X)=p_1\cdot 0+p_2\cdot 1+p_3\cdot 2=p_2+2p_3. \tag{13.9.13}$$

Beispielsweise erhalten wir für $p_1 = 0{,}7, p_2 = 0{,}2, p_3 = 0{,}1$ den Erwartungswert $E(X) = 0{,}4$; also tritt im Durchschnitt der drei Genotypen das letale Gen 0,4 mal auf.

Mit der alleinigen Kenntnis von $E(X)$ haben wir keine Ahnung, wie sehr die Ergebnisse $x_1, x_2, \ldots x_m$ in (13.9.9) vom Erwartungswert abweichen. Einige Wahrscheinlichkeitsverteilungen sind um $E(X)$ gehäuft, andere nicht. Darum ist es wünschenswert, ein *Maß für die Streuung* zu haben. Wie im Abschn. 1.9 betrachten wir das Quadrat der Abweichungen

$$(x_i - E(X))^2 \qquad (i = 1, 2, \ldots, m), \tag{13.9.14}$$

da wir nicht am Vorzeichen der Abweichungen $x_i - E(X)$ interessiert sind. Um eine mittlere Abweichung zu erhalten, können wir nicht einfach das gewöhnliche arithmetische Mittel aller m Terme in (13.9.14) nehmen. Wir müssen die Häufigkeit, mit der jedes x_i auftritt, beachten. Aus demselben Grund wie in Formel (13.9.11) bilden wir das gewichtete arithmetische Mittel mit den Gewichten p_i. Das Ergebnis wird die *Varianz von X* genannt und wird wie folgt definiert:

$$\operatorname{Var}(X)=\sum_{i=1}^{m} p_i(x_i - E(X))^2. \tag{13.9.15}$$

Für die meisten Leute sieht die Formel weniger schrecklich aus, wenn wir die folgenden Standardbezeichnungen einführen:

$$E(X) = \mu, \qquad \mathrm{Var}(X) = \sigma^2. \tag{13.9.16}$$

(griech. mü und sigma). Mit diesen Bezeichnungen wird die Formel (13.9.15) zu

$$\sigma^2 = \sum_{i=1}^{m} p_i(x_i - \mu)^2. \tag{13.9.17}$$

Oft sind die x_i nicht reine Zahlen, sondern werden in einer gewissen Einheit, z.B. cm, kg oder sec, ausgedrückt. Wie Formel (13.9.12) zeigt, ist $E(X)$ in der gleichen Einheit ausgedrückt; σ^2 dagegen wird durch das Quadrat einer solchen Einheit gemessen. Wenn beispielsweise der Mittelwert 85 cm ist, könnte die Varianz 16 cm² sein. Um diesen Nachteil der Varianz zu vermeiden, ziehen wir die Wurzel und erhalten

$$\sigma = \left[\sum_{i=1}^{m} p_i(x_i - \mu)^2\right]^{\frac{1}{2}}. \tag{13.9.18}$$

Dieses Maß für die Streuung ist sehr vielseitig verwendbar; es ist unter dem Namen *Standardabweichung* der Zufallsvariablen X vom Mittelwert bekannt.

Beispiel 13.9.6. Wir betrachten eine Zufallsvariable X mit dem Ereignisraum {83 cm, 84 cm, 85 cm, 86 cm, 87 cm} und den Wahrscheinlichkeiten 1/11, 2/11, 5/11, 2/11 und 1/11. Diese spezielle Verteilung ist symmetrisch bezüglich 85 cm. Wenn wir die Wahrscheinlichkeiten als Massenpunkte deuten, fällt der Schwerpunkt auf die Abszisse 85 cm. Indem wir vorübergehend "cm" weglassen, erhalten wir für die Varianz

$$\sigma^2 = \frac{1}{11}(83 - 85)^2 + \frac{2}{11}(84 - 85)^2 + \frac{5}{11}(85 - 85)^2$$

$$+ \frac{2}{11}(86 - 85)^2 + \frac{1}{11}(87 - 85)^2$$

oder

$$\sigma^2 = 12/11 \text{ cm}^2.$$

Die Standardabweichung ist

$$\sigma = (12/11 \text{ cm}^2)^{\frac{1}{2}} = 1{,}044 \text{ cm}.$$

Nun wenden wir die Begriffe Erwartungswert, Varianz und Standardabweichung auf die *Binomialverteilung* an. In der Gl. (13.9.12) sind die x_i die Ereignisse $0, 1, 2, \ldots, n$ und p_i sind die binomialen Wahrscheinlichkeiten, wie sie sich aus der Gl. (13.9.8) ergeben, für $i = k$. Also erhalten wir, durch Kombination der Gln. (13.9.8) und (13.9.12)

$$\mu = E(S_n) = \binom{n}{0}p^0q^{n-0}\cdot 0 + \binom{n}{1}p^1q^{n-1}\cdot 1 + \cdots + \binom{n}{n}p^nq^0\cdot n$$

$$= np\left(q^{n-1} + \frac{n-1}{1}pq^{n-2} + \frac{(n-1)(n-2)}{1\cdot 2}p^2q^{n-3} + \cdots + p^{n-1}\right)$$

$$= np\left(q^{n-1} + \binom{n-1}{1}pq^{n-2} + \binom{n-1}{2}p^2q^{n-3} + \cdots + \binom{n-1}{n-1}p^{n-1}\right)$$

$$= np(q+p)^{n-1}.$$

Da $p + q = 1$ ist, erhalten wir das erstaunlich einfache Resultat

$$\boxed{\mu = E(S_n) = np.} \tag{13.9.19}$$

Eine ähnliche, aber umständlichere Rechnung, die wir hier auslassen wollen, führt zur Formel für die Varianz:

$$\boxed{\sigma^2 = \mathrm{Var}(S_n) = npq.} \tag{13.9.20}$$

Daher ist die Standardabweichung der Binomialverteilung

$$\sigma = \sqrt{npq}. \tag{13.9.21}$$

Beispiel 13.9.7. Ein symmetrischer Würfel wird 12 mal geworfen. Zeigt die Oberseite eine Sechs, so werde dies als Erfolg betrachtet und mit A bezeichnet. Jede andere Augenzahl sei ein Mißerfolg und werde mit $\bar{A}$ bezeichnet. Es gilt hier

$$p = P(A) = \tfrac{1}{6}, \qquad q = P(\bar{A}) = \tfrac{5}{6}.$$

Mit S_{12} bezeichnen wir die Anzahl Erfolge in $n = 12$ Versuchen. Die Zufallsvariable variiert zwischen 0 und 12. Nach Gl. (13.9.19) ist der Erwartungswert

$$\mu = E(S_{12}) = 12 \cdot \tfrac{1}{6} = 2.$$

Dieses Resultat entspricht unserem Gefühl, wonach wir in zwölf Versuchen zwei "Sechser" erwarten dürfen.

Die Varianz ergibt sich aus Gl. (13.9.20):

$$\sigma^2 = \mathrm{Var}(S_{12}) = 12 \cdot \tfrac{1}{6} \cdot \tfrac{5}{6} = \tfrac{5}{3}.$$

Daraus erhalten wir die Standardabweichung

$$\sigma = \sqrt{\tfrac{5}{3}} = 1{,}29.$$

Die Binomialverteilung dieses Beispiels ist in Abb. 13.9. dargestellt.

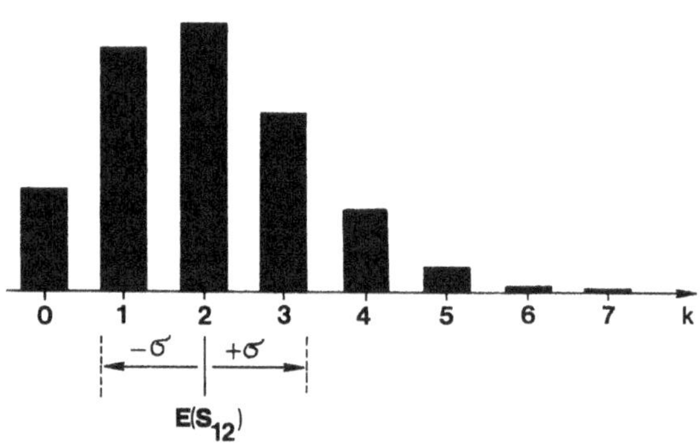

Abb. 13.9. Binomische Verteilung mit $p = \frac{1}{6}$ und $n = 12$. Erwartungswert und Standardabweichung sind eingetragen

13.10 Poisson-Verteilung

In der Ökologie wurde schon oft das Verteilungsmuster von Pflanzen oder Tieren der gleichen Art über ein bestimmtes Gebiet (Feld oder Wald) studiert. Zu diesem Zweck wird das Gebiet in eine große Zahl von Parzellen, d.h. Quadraten oder Rechtecken gleicher Fläche, unterteilt (Abb. 13.10). In jeder einzelnen Parzelle wird die Anzahl der Individuen gezählt. Unter den 20 abgebildeten Parzellen gibt es einige leere und andere mit 1, 2, 3 oder mehr Individuen. Eine vollständige Aufstellung der Verteilung lautet:

Anzahl Individuen pro Parzelle	Anzahl Parzellen	Anzahl Individuen in Parzellen
0	3	0
1	6	6
2	5	10
3	4	12
4	1	4
5	0	0
6	1	6
Total:	20	38

In einigen Teilen des Gebietes beobachten wir eine Ansammlung von Pflanzen, andere Teile zeigen eine gewisse Leere. Aber insgesamt scheinen uns die Individuen "zufallsverteilt."

Kann das Muster der "Zufallsverteilung" mathematisch beschrieben werden? Tatsächlich ist dies möglich. Der Einfachheit halber wollen wir die Pflanzen oder Tiere durch Bälle ersetzen. Nun lassen wir einen Ball so auf das Gebiet fallen, daß jede Parzelle mit der gleichen Wahrscheinlichkeit p getroffen wird. In Abb. 13.10 ist $p = 1/20$. Dann wiederholen wir das gleiche Experiment n-mal, unter der Annahme, daß jeder Versuch von allen vorherigen unabhängig sei. Sei X die Anzahl Bälle, die auf ein bestimmtes Feld treffen, dann kann die Zufallsvariable X jeden der ganzzahligen Werte

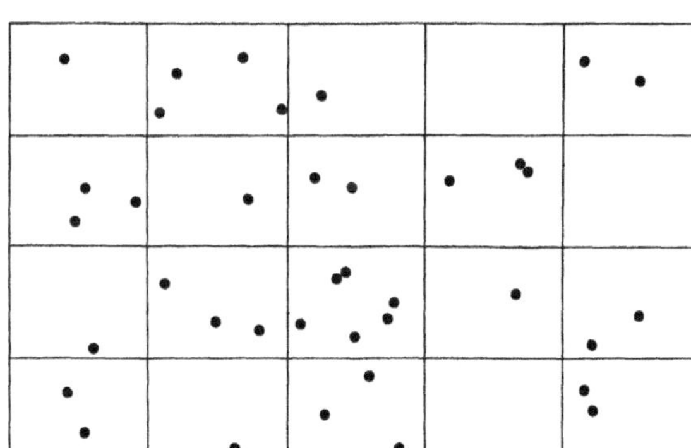

Abb. 13.10. Empirische Verteilung von Pflanzen über einem Gebiet, das in Parzellen eingeteilt ist. Die theoretische Verteilung ist eine Poisson-Verteilung

0, 1, 2, . . . n annehmen. Wir suchen die Wahrscheinlichkeit, daß X einen speziellen Wert k annimmt. Diese Wahrscheinlichkeit wurde im Abschn. 13.8 eingeführt. Indem wir S_n durch X ersetzen, erhalten wir

$$P(X = k) = \binom{n}{k} p^k q^{n-k}, \tag{13.10.1}$$

wobei $q = 1 - p$ ist. In Abb. 13.10 gilt $p = 1/20$ und $n = 38$, die Gesamtzahl der Individuen. In einer kurzen Tafel stellen wir die Werte der binomischen Wahrscheinlichkeiten, auf drei Dezimalen gerundet, dar:

k	$P(X=k)$	k	$P(X=k)$	
0	0,142	4	0,081	
1	0,285	5	0,029	
2	0,277	6	0,008	
3	0,175	7	0,002	etc.

Deshalb erwarten wir

$20 \times 0{,}142 = 2{,}84$ leere Parzellen
$20 \times 0{,}285 = 5{,}70$ Parzellen mit 1 Ball
$20 \times 0{,}277 = 5{,}54$ Parzellen mit 2 Bällen
$20 \times 0{,}175 = 3{,}50$ Parzellen mit 3 Bällen
$20 \times 0{,}081 = 1{,}62$ Parzellen mit 4 Bällen, usw.

Das theoretische Resultat ist mit den Auszählungen von Abb. 13.10 gut verträglich.

Trotz der befriedigenden Übereinstimmung zwischen Theorie und Erfahrung ist die Formel (13.10.1) nicht die endgültige Antwort auf unser Problem. Die Gesamtzahl n der "Bälle" ist gewöhnlich sehr groß und ihr genauer Wert ist unwichtig. Andererseits werden bei Untersuchungen viel mehr als nur zwanzig Parzellen gebildet. Deshalb ist die Wahrscheinlichkeit p, daß eine Parzelle getroffen wird, sehr klein. Schließlich ist die Berechnung der binomischen Wahrscheinlichkeiten für große n recht mühsam.

Aus allen diesen Gründen liegt es nahe, sich zu fragen, welche Grenzverteilung wir erhalten, wenn n gegen unendlich und p gegen Null strebt. Um den Grenzübergang einzuleiten, betrachten wir den Erwartungswert von X, der in Formel (13.9.19) angegeben wurde. Der Einfachheithalber bezeichnen wir hier diesen Erwartungswert lieber mit m als mit $E(X)$ oder μ. Also gilt

$$m = n \cdot p. \tag{13.10.2}$$

In unserem Beispiel ist $n = 38$ und $p = 1/20$, also $m = 1{,}9$. In den meisten Anwendungsbeispielen bewegt sich m zwischen Null und etwa Zehn. während n gegen unendlich und p gegen Null strebt, *halten wir m konstant.* Indem wir p nach Formel (13.10.2) durch m/n ersetzen, erhalten wir durch Umordnen von (13.10.1)

$$\binom{n}{k} p^k q^{n-k} = \binom{n}{k} \frac{p^k q^n}{q^k} = \binom{n}{k} \frac{m^k q^n}{n^k q^k}$$

$$= \frac{n(n-1)(n-2)\cdots(n-k+1)}{k!} \cdot \frac{1}{n^k q^k} \cdot m^k \cdot q^n. \tag{13.10.3}$$

Für $n \to \infty$ bleiben die Faktoren $k!$ und m^k konstant. Der letzte Faktor ist

$$q^n = (1-p)^n = \left(1 - \frac{m}{n}\right)^n.$$

Indem wir in Formel (10.8.4) a durch $-m$ ersetzen, erhalten wir

$$\lim_{n\to\infty} q^n = e^{-m}. \qquad (13.10.4)$$

Der restliche Ausdruck in (13.10.3) ist

$$\frac{n(n-1)(n-2)\cdots(n-k+1)}{n^k(1-m/n)^k} = \frac{n(n-1)\cdots(n-k+1)}{(n-m)^k}.$$

Sowohl Zähler als auch Nenner dieses Bruches können als Polynome k-ten Grades in n geschrieben werden. In beiden Fällen ist der Term mit dem höchsten Grad n^k. Durch Anwendung einer Methode aus Abschn. 8.1 erkennen wir, daß der Bruch für $n \to \infty$ gegen 1 strebt. Beachten wir, daß k während dem Grenzprozeß konstant bleibt.

Durch Kombination der Resultate erhalten wir

$$\lim_{n\to\infty} \binom{n}{k} p^k q^{n-k} = \frac{m^k e^{-m}}{k!} \qquad (k = 0, 1, 2, \ldots).$$

Mit diesen Wahrscheinlichkeiten definieren wir eine neue Zufallsvariable X:

$$\boxed{P(X=k) = \frac{m^k e^{-m}}{k!}.} \qquad (13.10.5)$$

Hier besteht der Ereignisraum aus allen ganzen Zahlen $k = 0, 1, 2, 3, \ldots$; darum ist der Ereignisraum unendlich.

Mit der Formel (13.10.5) ist die berühmte *Poisson-Verteilung*[7] hergeleitet worden. Wenn man sagt, Objekte seien über ein Gebiet "*zufällig verteilt,*" bedeutet dies daß sie einer Poisson-Verteilung folgen.

Da k selten größer als 10 oder 20 ist, ist es nicht mühsam, die Terme in Formel (13.10.5) zu berechnen. Zur größeren Bequemlichkeit sind Tafeln der Poisson-Verteilung erhältlich (siehe Tafel H des Anhanges und Literaturangaben am Ende des Kapitels).

In unserem numerischen Beispiel ist $m = 1{,}9$. Für diesen Wert lauten die Wahrscheinlichkeiten (13.10.5):

k	$P(X=k)$	k	$P(X=k)$	
0	0,150	4	0,081	
1	0,284	5	0,031	
2	0,270	6	0,010	
3	0,171	7	0,002	etc.

7 Siméon Denis Poisson (1781–1840), französischer Mathematiker und Physiker

Diese Wahrscheinlichkeiten weichen nur wenig von den entsprechenden Wahrscheinlichkeiten der Binomialverteilung ab, wie sie durch Formel (13.10.1) angegeben wurden. Eine graphische Darstellung unserer speziellen Poisson-Verteilung finden Sie in Abb. 13.11.

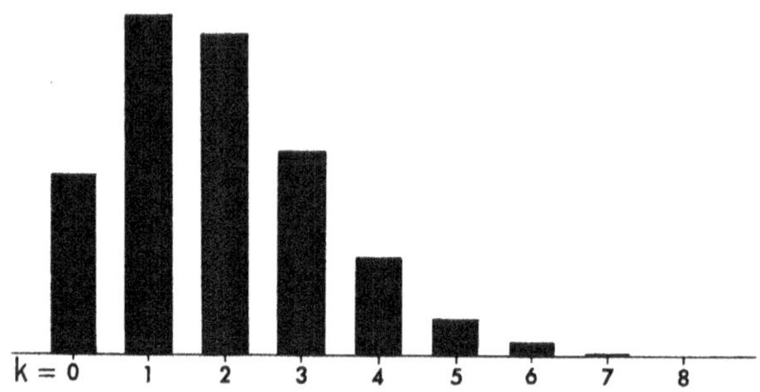

Abb. 13.11. Histogramm der Poisson-Verteilung mit dem Mittelwert 1,9

Wie wir schon wissen, ist der Mittelwert der Poisson-Verteilung (13.10.5)

$$E(X) = m. \tag{13.10.6}$$

Leicht berechnet man auch die Varianz. Die Formel (13.9.20) gibt die Varianz der Binomialverteilung an. In dieser Formel ersetzen wir p durch m/n und lassen dann n gegen unendlich streben. Also

$$npq = n \cdot \frac{m}{n}\left(1 - \frac{m}{n}\right) = m\left(1 - \frac{m}{n}\right) \to m.$$

Daher ist

$$\sigma^2 = \operatorname{Var}(X) = m. \tag{13.10.7}$$

Beachten wir, dass der *Mittelwert* und die *Varianz einer Poisson-Verteilung den gleichen Zahlenwert* haben. Die Standardabweichung ist $\sigma = m^{\frac{1}{2}}$. In Abb. 13.11 ist die Standardabweichung gleich $1{,}9^{\frac{1}{2}} = 1{,}38$.

Anwendungen

Beispiel 13.10.1. *Ökologie.* Die Verteilung von Pflanzen und Tieren über ein Gebiet ist selten eine Poisson-Verteilung. Aus gewissen Gründen können Individuen in Scharen oder Gruppen angesammelt sein. Wenn wir dann die Häufigkeit in den Parzellen auszählen, erhalten wir viele Parzellen mit hohen Anzahlen, aber auch viele leere. Dadurch wird die Varianz erhöht, so daß die Gleichheit in (13.10.7) nicht mehr gilt, sondern

$$\sigma^2 > m. \tag{13.10.8}$$

Auch das Gegenteil kann eintreten: Betrachten wir den Fall, wo die Abstände von Individuum zu Individuum ungefähr gleich groß sind. Diese Art Verteilung ist fast gleichförmig. Beispiele sind die Bäume in einem Obstgarten oder die Haare auf der Haut. Pro Parzelle zählen wir eine fast gleichbleibende Zahl von Individuen. Daher ist die Varianz relativ klein und es gilt

$$\sigma^2 < m. \tag{13.10.9}$$

Für weitere Einzelheiten, s. MacArthur und Connell (1966), Pielou (1969). Für die mathematische Theorie von Ansammlungen wird der Leser auch auf Roach (1968) verwiesen.

Beispiel 13.10.2. *Auszählen von Bakterien oder Blutkörperchen.* Auf einem Objektträger mit eingeritztem Quadratgitter wird eine Flüssigkeit, die einzelne Zellen enthält, gleichmäßig verteilt. Dabei muß besondere Sorgfalt darauf verwendet werden, daß die Flüssigkeit konstante Dicke hat. Unter dem Mikroskop zählen wir die Anzahl der Quadrate, die keine, eine, zwei usw. Zellen enthalten. Die beobachtete Verteilung sollte nahezu eine Poisson-Verteilung sein, was auch oft der Fall ist. Starke Abweichungen können zwar auf Zufallsschwankungen beruhen, doch ist es plausibler anzunehmen, daß Einflüsse da sind, die Ansammlungen von Zellen bewirken.

Es gibt auch Instrumente zur automatischen Auszählung von Zellen. Die Flüssigkeit wird durch ein dünnes Glasröhrchen geleitet. Jede Zelle, die durch das Röhrchen geschwemmt wird, bewirkt eine Änderung der Durchsichtigkeit. Eine Photozelle zählt die Zellen mit hoher Geschwindigkeit, aber beschränkter Genauigkeit. Wenn Zählungen gleicher Flüssigkeitsmengen verglichen werden, sollte sich angenähert wieder eine Poisson-Verteilung ergeben.

Für die Prüfung der Hypothese, daß eine Poisson-Verteilung vorliegt, verweisen wir den Leser auf die Statistik-Literatur.

Beispiel 13.10.3. *Mutationen.* Eine große Anzahl von Agar-Plättchen werden mit einem Antibiotikum behandelt. Bakterien, die auf die Plättchen verteilt werden, können sich nicht vermehren, mit Ausnahme der seltenen Mutanten, die resistent sind gegen das Antibiotikum. Diese Mutanten bilden Kolonien. Wenn die Versuchsbedingungen für alle Agarplättchen konstant gehalten werden können, sollte sich wieder angenähert eine Poisson-Verteilung ergeben.

Beispiel 13.10.4. *Radioaktiver Zerfall.* In einer radioaktiven Substanz tritt der Kernzerfall spontan auf, d.h. der Zerfall wird nicht durch Faktoren außerhalb des Kerns verursacht. Die Anzahl der "Pulse" in einem Geigerzähler werden pro Zeitintervall von gegebener Länge gezählt und aufgezeichnet. Es gibt Zeitintervalle mit keinem, einem, zwei usw. Pulsen. Die Hypothese einer Poisson-Verteilung wird durch die experimentellen Tatsachen unterstützt.

In diesem Beispiel spielen die Zeitintervalle die gleiche Rolle, wie die Parzellen in der Ökologie oder die Agarplättchen in der Bakteriologie.

Die Poisson-Verteilung ist sowohl auf Zeitabschnitte, als auch auf räumliche Gebiete anwendbar.

Beispiel 13.10.5. *Aus dem täglichen Leben.* Wenn ein Gewitter beginnt, treffen die ersten Regentropfen in einer Poisson-Verteilung auf das Pflaster. Das gleiche gilt für die Druckfehler in einem Buch oder die Anzahl Briefe oder Telephonanrufe, die wir an einem Wochentag erhalten. Auch gilt sie für die Anzahl der Geburten oder Todesfälle in einem Spital pro Tag, die monatliche Anzahl der Unfälle an einer Straßenkreuzung; in der Industrie ist es die Anzahl der Ausschußprodukte pro Stunde; alle diese Vorgänge folgen mehr oder weniger dem Poisson-Gesetz.

13.11 Stetige Verteilungen

Wir wollen zuerst ein einführendes Beispiel betrachten.

Beispiel 13.11.1. Im Blutplasma einer großen Anzahl gesunder, erwachsener Personen wird der Gehalt x an α-Globulin bestimmt. Jede Messung wird in g pro 100 ml ausgedrückt. Wir sind an der Häufigkeitsverteilung interessiert. Um eine grobe Übersicht zu erhalten, können wir die Werte in drei Größenklassen von der Breite 0,18 g/100 ml einteilen, deren Mittelpunkte bei 0,60;0,78 und 0,96 g/100 ml liegen. Das Histogramm (a) der Abb. 13.12 zeigt das Resultat. Die Fläche jeder Säule ist zahlenmäßig gleich der entsprechenden relativen Häufigkeit. Die Gesamtfläche des Histogrammes ist 1 oder 100%.

Um genauere Information zu gewinnen, können wir eine größere Anzahl von Klassen verwenden. Das Histogramm (b) der Abb. 13.12 zeigt Klassen der Breite 0,06 g/100 ml mit den Mittelpunkten 0,60;0,66; . . . ; 1,02 g/100 ml. Wieder ist die Fläche einer Säule zahlenmäßig gleich der entsprechenden relativen Häufigkeit.

Die tatsächlichen Messungen können so genau ausgeführt werden, daß eine noch feinere Unterteilung möglich ist, wie das Histogramm (c) der Abb. 13.12 zeigt.

Wegen der Unvollkommenheit unserer Instrumente kann die Genauigkeit nicht ins Unendliche verfeinert werden. Zur Darstellung empirischer Daten werden wir immer gezwungen sein, eine endliche Anzahl von Klassen zu verwenden. Notwendigerweise hat die relative Häufigkeit eine diskrete Verteilung.

Andererseits zögern wir, für die theoretische Verteilung eine ziemlich willkürliche Unterteilung in Klassen zu gebrauchen, da wir den Eindruck haben, daß die Änderungen unserer Variablen x stetig seien. Mit anderen Worten: Wir betrachten x als eine *stetige Zufallsvariable* und bezeichnen sie mit X. Zugleich ersetzen wir die relativen Häufigkeiten durch Wahrscheinlichkeiten. Dadurch erhalten wir nicht mehr ein Histogramm mit einzelnen Säulen, sondern wir zeichnen eine *stetige Kurve*, deren Ordinaten für jeden Punkt der x-Achse die betreffende *Wahrscheinlichkeitsdichte* angeben (Abb. 13.12d). (Zum Begriff der Dichte s. Ende des Abschn. 9.1.) Betrachten wir die Kurve als den Graphen einer gewissen Funktion $f(x)$. Dann wird $f(x)$ die *Wahrscheinlichkeitsdichtefunktion* genannt. Eine Verteilung, die eine Dichtefunktion hat, wird *stetig* genannt.

In welcher Beziehung steht die Wahrscheinlichkeitsdichte zur eigentlichen Wahrscheinlichkeit? Wir erhalten einen Hinweis durch den Übergang von einer diskreten zu einer stetigen Verteilung. Wir markieren ein Intervall $[a, b]$ auf der x-Achse und suchen die relative Häufigkeit aller Messungen, die in dieses Intervall fallen. Wie wir in Abb. 13.12c sehen, müssen wir die relativen Häufigkeiten aller Klassen, die in dieses Intervall fallen, addieren, also $5{,}2\% + 3{,}6\% + 2{,}8\% = 11{,}6\%$. Mit anderen Worten: Wir müssen die Gesamtfläche aller Säulen des Histogrammes berechnen, die über $[a, b]$ liegen. Ganz entsprechend erhalten wir die Wahrscheinlichkeit, daß die Zufallsvariable X in das Intervall $[a, b]$ fällt, imdem wir die Fläche zwischen $[a, b]$ und der Kurve (Abb. 13.12d) berechnen. Also gilt

$$P(a \leqq X \leqq b) = \int_a^b f(x)\,dx, \tag{13.11.1}$$

d.h. *die Wahrscheinlichkeit des zusammengesetzten Ereignisses $X \in [a, b]$ ist das Integral der Wahrscheinlichkeitsdichte über dem Intervall $[a, b]$.*

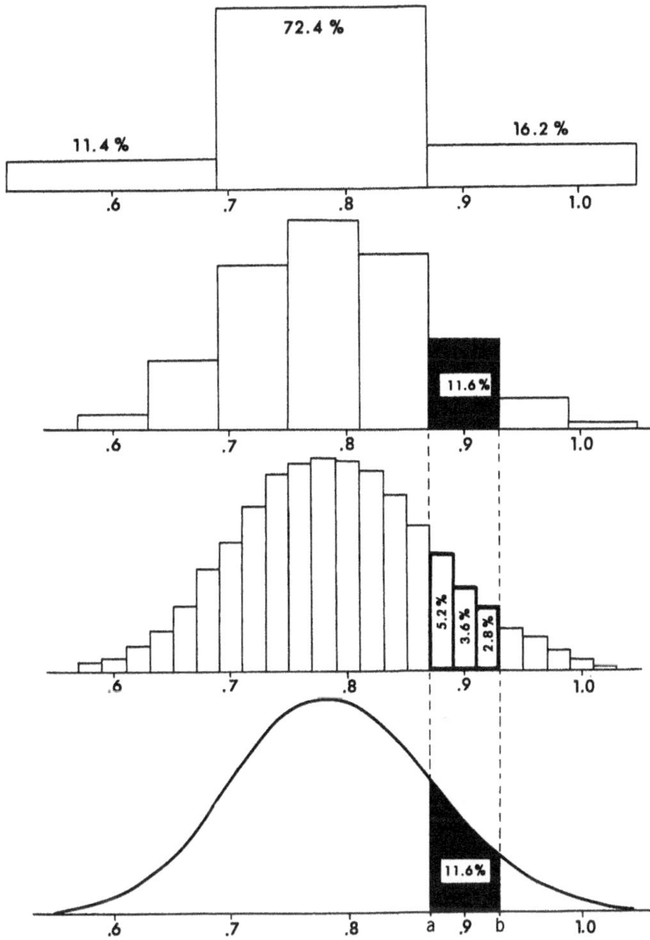

Abb. 13.12. Die α-Globulin-Verteilung im Blutplasma von Erwachsenen. Durch Vermehrung der Anzahl Klassen erhält man eine höhere Präzision. Beim Grenzübergang, wo die Klassenbreite nach Null strebt, erhält man eine stetige Verteilung

Warum bestimmten wir nicht zuerst die Wahrscheinlichkeit eines *Elementarereignisses*? Sei a eine feste Zahl. Dann ist das Ereignis $X = a$ ein Elementarereignis. Aus (13.11.1) folgt, daß

$$P(X = a) = \int_a^a f(x)\,dx = 0. \tag{13.11.2}$$

Denn die Fläche über einem Punkt der x-Achse ist Null. Das Ergebnis könnte erstaunlich scheinen. Das Ereignis $X = a$ ist durchaus nicht unmöglich, trotzdem verschwindet seine Wahrscheinlichkeit. Das ist durchaus kein Widerspruch. Sei $a = 2/3 = 0{,}666\ldots$ eine genaue, nicht gerundete Zahl. Es ist äußerst unwahrscheinlich, daß eine stetige Größe auf diesen genauen Wert fällt. Außerdem gibt es unendlich viele Werte in der nächsten Umgebung von a, so daß die Wahrscheinlichkeit eines einzelnen Ereignisses aus einer stetigen Verteilung verschwinden muß.

In der Formel (13.11.1) haben wir eine Wahrscheinlichkeit durch die Wahrscheinlichkeitsdichte ausgedrückt. Ist auch der umgekehrte Vorgang möglich? Können wir also die Wahrscheinlichkeitsdichte aus bekannten Wahrscheinlichkeiten bestimmen? Tatsächlich können wir das. Als vorbereitenden Schritt in dieser Richtung führen wir eine neue Funktion ein. Nehmen wir der Einfachheit halber an, daß die Gesamtwahrscheinlichkeit 1 in einem *endlichen* Intervall, z.B. $[A,B]$, auf der x-Achse, enthalten sei (Abb. 13.13). Das bedeutet, daß

$$\int_A^B f(x)\,dx = 1 \qquad (13.11.3)$$

gilt.

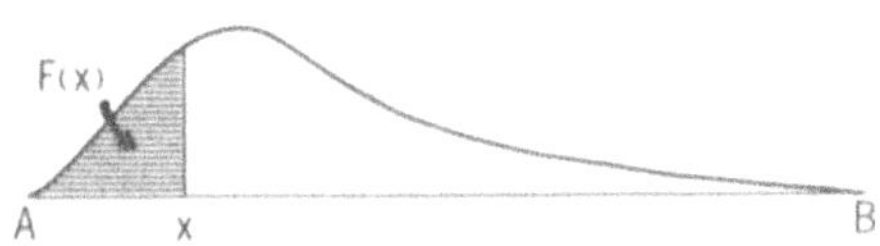

Abb. 13.13. Die Verteilungsfunktion einer stetigen Wahrscheinlichkeitsverteilung

Wir betrachten die Wahrscheinlichkeit, daß die Zufallsvariable X in das Intervall $[A, x]$ fällt, wobei die obere Grenze x variabel ist. Nach (13.11.1) ist diese Wahrscheinlichkeit

$$P(X \leq x) = \int_A^x f(x)\,dx.$$

Es ist etwas verwirrend, daß x zugleich als Integrationsvariable und als die variable obere Grenze auftritt. Darum nehmen wir eine Umbenennung der Integrationsvariablen vor und nennen diese t statt x (vgl. Formel (9.5.11)). Die Wahrscheinlichkeit $P(X \leqq x)$ ist eine Funktion von x und wird mit $F(x)$ bezeichnet. Dann kann unsere Formel in folgender Form neu geschrieben werden:

$$F(x) = P(X \leqq x) = \int_A^x f(t)\,dt. \qquad (13.11.4)$$

Die neue Funktion $F(x)$ wird *Verteilungsfunktion* genannt. Sie hat die folgenden Eigenschaften:

a) $F(A) = 0$ wegen (13.11.2),
b) $F(B) = 1$ wegen (13.11.3),
c) $F(x)$ ist von A nach B monoton wachsend.

Von Formel (9.5.5) wissen wir, daß Integration und Differentiation inverse Operationen sind. Darum folgt aus Formel (13.11.4), daß

$$F'(x) = f(x). \qquad (13.11.5)$$

Also *ist die Wahrscheinlichkeitsdichte die Ableitung der Verteilungsfunktion.*

Die Kenntnis der Verteilungsfunktion $F(x)$ ist recht nützlich bei allen Anwendungen der Wahrscheinlichkeitstheorie und Statistik. Wenn beispielsweise $[a, b]$ ein Intervall auf der x-Achse bedeutet, das zu $[A, B]$ gehört, erhalten wir

$$\begin{aligned} P(X \leqq a) &= F(a),\\ P(X \leqq b) &= F(b),\\ P(a < X \leqq b) &= P(X \leqq b) - P(X \leqq a),\\ P(a < X \leqq b) &= F(b) - F(a)^{8}. \end{aligned} \qquad (13.11.6)$$

---

8 Da für eine stetige Verteilung $P(X = a) = 0$ und $P(X = b) = 0$ ist, kann man auch $P(a < X < b)$ oder $P(a \leq X \leq b)$ für $F(b) - F(a)$ schreiben

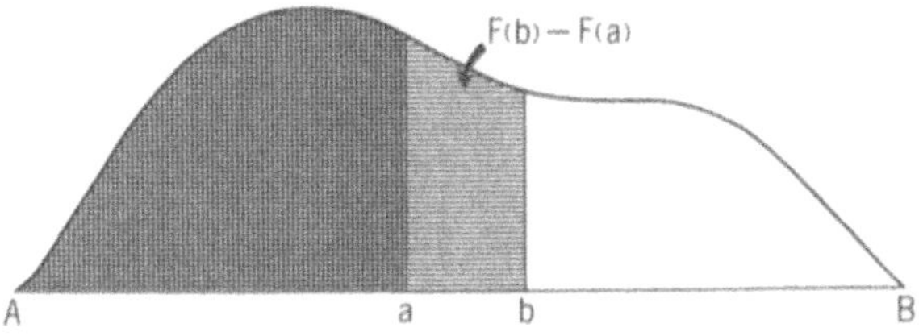

Abb. 13.14.
Berechnung von $P(a < X \leqq b)$

Das Ergebnis ist in Abb. 13.14 dargestellt.

Beispiel 13.11.2. *Die uniforme Verteilung.* In einer Verhaltensstudie wurden Vögel einzeln und unter Umständen, die die Orientierung erschwerten, freigelassen. Man erwartete, daß die Vögel *Zufalls-Richtungen* einschlagen würden. Was soll in diesem Zusammenhang *zufällig* heißen? Richtungen können durch das Azimut α, also den im Uhrzeigersinn gemessenen Winkel zur Nordrichtung, definiert werden. Eine Richtung wird zufällig genannt, wenn jedes Azimut von 0° bis 360° mit der gleichen Wahrscheinlichkeit gewählt wird, oder genauer: wenn jedes Azimut die gleiche Wahrscheinlichkeitsdichte hat. Die Wahrscheinlichkeitsdichte ist darum eine Konstante über dem Intervall [0°, 360°]. Da die Fläche zwischen dem Intervall [0°, 360°] und dem Graphen von $f(\alpha)$ gleich 1 sein muß, ist der konstante Wert von $f(\alpha)$ gleich 1/360 (Abb. 13.15). Nach (13.11.4) ist die Verteilungsfunktion

$$F(\alpha) = \int_0^\alpha \frac{1}{360} dt = \alpha/360 \qquad (0 \leqq \alpha \leqq 360°).$$

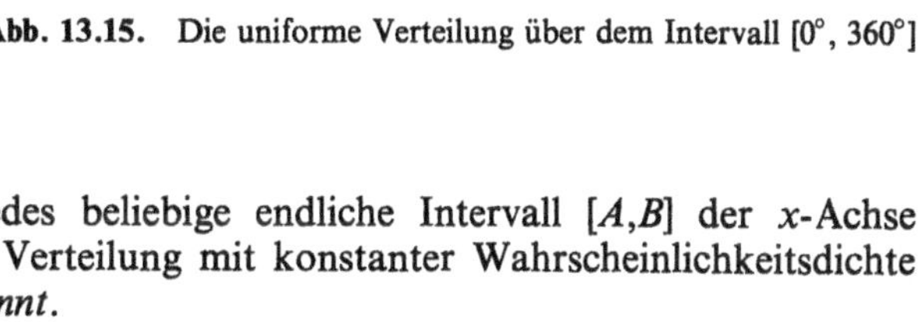

Abb. 13.15. Die uniforme Verteilung über dem Intervall [0°, 360°]

Das Beispiel kann für jedes beliebige endliche Intervall $[A,B]$ der x-Achse verallgemeinert werden. Eine Verteilung mit konstanter Wahrscheinlichkeitsdichte wird *uniforme Verteilung genannt.*

Beispiel 13.11.3. Wir wissen schon, daß die Szintillationen der Radioaktivität einer Poisson-Verteilung folgen (s. Beispiel 13.10.4). Die Zeitpunkte des Kernzerfalls sind mit $t_1, t_2, \ldots$ bezeichnet und als Punkte auf der Zeitachse in Abb. 13.16 dargestellt. Zusätzlich werden Zeitintervalle zwischen aufeinanderfolgenden t-Werten mit $\Delta t_1, \Delta t_2 \ldots$ bezeichnet. Wir können Δt als eine Zufallsvariable behandeln und eine neue, einfachere Bezeichnung einführen:

$$X = \Delta t.$$

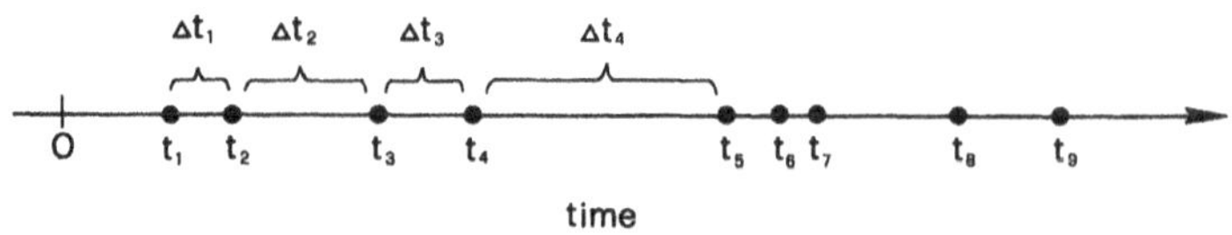

Abb. 13.16. Die Zeitintervalle zwischen aufeinanderfolgenden radioaktiven Impulsen. Die Verteilung der Intervallängen ist exponentiell

Da X jeden Wert zwischen Null und unendlich annehmen kann, ist diese Zufallsvariable *stetig*.

Wir sind an der Verteilung von X interessiert, insbesondere an der Wahrscheinlichkeitsdichte $f(x)$. Aus einem theoretischen Grund, auf den wir hier nicht eingehen können, gilt

$$f(x) = \tfrac{1}{\mu} e^{-x/\mu} \qquad (x \geqq 0),$$

wobei $\mu = E(X)$ die *mittlere Dauer* zwischen den Zerfallszeiten der Kerne bedeutet. Eine Verteilung mit obiger Dichte $f(x)$ wird *exponentielle Verteilung* genannt. Für den speziellen Wert $\mu = 2{,}5$ sec ist sie in Abb. 13.17 dargestellt.

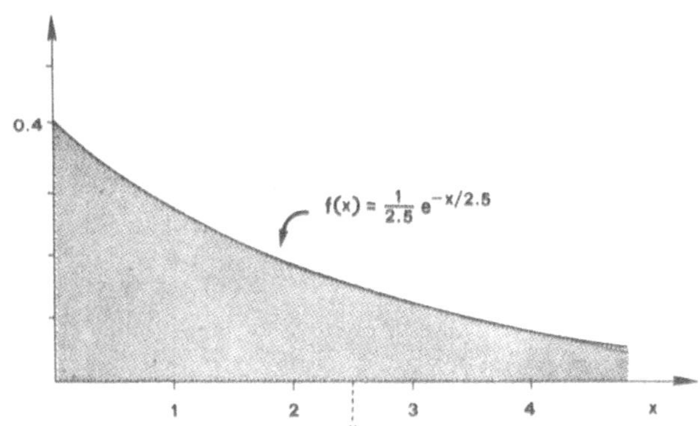

Abb. 13.17. Die Wahrscheinlichkeitsdichte der exponentiellen Verteilung für $\mu = 2{,}5$

Für die Verteilungsfunktion erhalten wir mit Hilfe von Gl. (13.11.4) die folgende Formel:

$$F(x) = \int_0^x f(t)\,dt = \int_0^x \tfrac{1}{\mu} e^{-t/\mu}\,dt = -\,e^{-t/\mu}\Big|_0^x$$

oder

$$F(x) = 1 - e^{-x/\mu} \qquad (x \geqq 0)$$

Wie man leicht bestätigt, ist $F(0) = 0$ und $\lim_{x \to \infty} F(x) = 1$.

Beispiel 13.11.4. *Eine spezielle Normalverteilung*. Viele Verteilungen sind glokkenförmig und ziemlich symmetrisch bezüglich dem Mittelwert. Ein oft gebrauchtes theoretisches Modell für diese Art von Verteilungen wird durch die Dichtefunktion

$$\phi(x) = (2\pi)^{-\frac{1}{2}} \exp(-x^2/2) \qquad (13.11.7)$$

definiert. Die Exponentialfunktion haben wir im Kap. 10 eingeführt. Beachten wir, daß der Exponent $-x^2/2$ negativ ist und daß x quadriert wird. Der Koeffizient der Exponentialfunktion ist $(2\pi)^{-\frac{1}{2}} = 1/\sqrt{2\pi} = 0{,}39894$. Die Funktion (13.11.7) ist über der ganzen reellen Achse definiert.

Hier noch einige Behauptungen, die wir im Rahmen dieses Buches nicht beweisen können:

1. Wie gefordert, ist die totale Wahrscheinlichkeit gleich 1, also

$$\int_{-\infty}^{\infty} \phi(t)\,dt = (2\pi)^{-\frac{1}{2}} \int_{-\infty}^{\infty} e^{-t^2/2}\,dt = 1.$$

2. Der Mittelwert oder Erwartungswert der Verteilung ist gleich 0.
3. Die Standardabweichung ist gleich1.

Diese Verteilung wird *standardisierte Normalverteilung* oder *Gausssche Verteilung*[9] mit Mittelwert Null und Standardabweichung 1 genannt. Ein Graph der Dichtefunktion (13.11.7) wird in Abb. 13.18. dargestellt. Die Dichtefunktion erreicht nur ein einziges Maximum. Man sagt, die Verteilung habe nur *einen* Modus, oder sie sei *unimodal.*

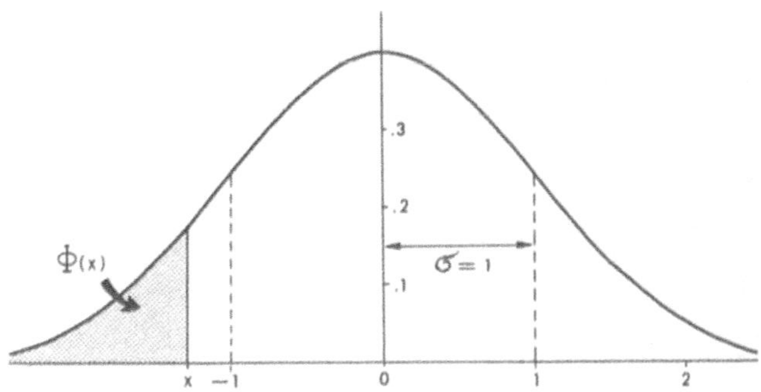

Abb. 13.18. Die Normalverteilung mit Mittelwert 0 und Standardabweichung 1

Da die Normalverteilung von $-\infty$ bis $+\infty$ reicht, scheint es keine Verteilung zu sein, die man in biologischen Anwendungen gebrauchen kann, denn keine praktische Größe kann einen unendlichen Wert annehmen. Wir sollten jedoch die Normalverteilung unter einem anderen Gesichtspunkt beurteilen. Wegen der Exponentialfunktion in (13.11.7), nimmt die Dichtefunktion $f(x)$ mit wachsendem $|x|$ sehr rasch ab. Die Wahrscheinlichkeit eines Wertes außerhalb dem Intervall $[-3,+3]$ ist 0,0027, und außerhalb $[-4,+4]$ nur 0,00004. Ein solches Ereignis ist praktisch unmöglich.

Die *Verteilungsfunktion* wird mit $\Phi(x)$ bezeichnet und ist nach (13.11.4) definiert durch

$$\Phi(x) = \int_{-\infty}^{x} (2\pi)^{-\frac{1}{2}} \exp(-t^2/2)\,dt. \tag{13.11.8}$$

9 Die Normalverteilung wurde von C.F. Gauss (1777–1855) in die angewandte Mathematik als wesentlicher Bestandteil eingeführt. Doch war die Normalverteilung schon vorher entdeckt worden (s. letzte Fußnote dieses Abschnitts)

Dieses Integral kann nicht durch eine endliche Anzahl von bekannten Funktionen ausgedrückt werden. Glücklicherweise gibt es Tabellen, die die Zahlenwerte von $\Phi(x)$ und $\Phi'(x)$ enthalten (s. Tafel I des Anhanges und Literaturhinweise am Ende des Kapitels).

Beispiel 13.11.5. *Die allgemeine Normalverteilung.* Der Graph in Abb. 13.18 kann "gestreckt" oder "gestaucht" werden, so daß eine Standardabweichung ungleich Eins entsteht. Er kann auch entlang der x-Achse verschoben sein, so daß ein von Null verschiedener Mittelwert μ entsteht. Die neue Dichtefunktion ist

$$(2\pi)^{-\frac{1}{2}}\sigma^{-1}\exp\left(-(x-\mu)^2/2\sigma^2\right). \tag{13.11.9}$$

Wieder lassen wir den Beweis aus, da Hilfsmittel nötig wären, die die Ziele dieses Buches übersteigen. Die Dichtefunktion (13.11.9) ist in Abb. 13.19 für zwei verschiedene Werte des Mittelwertes und der Standardabweichung gezeichnet. Die beiden Graphen unterscheiden sich in ihrer Höhe, da die Fläche zwischen der x-Achse und dem Graphen in beiden Fällen gleich Eins sein muß.

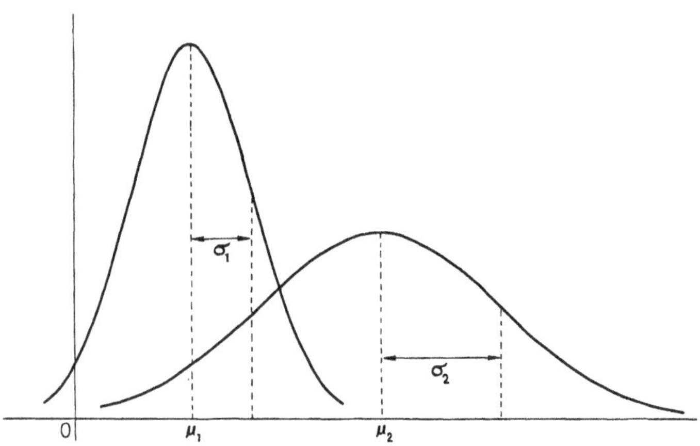

Abb. 13.19. Zwei Normalverteilungen mit Mittelwerten μ_1 und μ_2 und Standardabweichungen σ_1 bzw. σ_2. Die Wendepunkte der Graphen befinden sich an den Stellen $\mu_1 \pm \sigma_1$ bzw. $\mu_2 \pm \sigma_2$ (vgl. Aufgabe 13.11.11)

Viele Größen in den Naturwissenschaften scheinen normalverteilt zu sein und viele Arbeitsweisen der Statistik beruhen auf der Annahme von Normalverteilung. Es erhebt sich die Frage, ob das häufige Auftreten der Normalverteilung eine reine Erfahrungstatsache ist oder eine theoretische Grundlage hat.

Um diese Frage zu beantworten, wollen wir zuerst ein Beispiel betrachten: Die Größe von erwachsenen Personen. Es ist wohlbekannt, daß die Körpergröße durch genetische Faktoren bestimmt wird. Es gibt gute Gründe anzunehmen, daß die Körpergröße durch Gene an verschiedenen Genloci beeinflußt wird. Einige Gene sind geschlechtsgebunden. Jedes Gen hängt bei der Befruchtung vom Zufall ab. Vor und nach der Geburt wird die Körpergröße auch durch viele anderen Faktoren beeinflußt, wie z.B. Ernährung, Umgebung, Gesundheitszustand, Arbeit und körperliche Anstrengung. Einige der vielen genetischen und nichtgenetischen Faktoren bewirken eher eine Vergrößerung, andere eher eine Verkleinerung. Die meisten Faktoren sind unabhängig voneinander. Nun bilden wir ein mathematisches Modell für die Körpergröße erwachsener Personen. Bezeichnen wir die Höhe mit H und die Beiträge verschiedener Faktoren zu H mit $X_1, X_2, X_3, \ldots$, dann sei

$$H = X_1 + X_2 + X_3 + \cdots. \tag{13.11.10}$$

Sowohl die Höhe H als auch die Komponenten X_i sind Zufallsvariable. Wir kennen die Verteilungen der X_i nicht im Einzelnen. Einige der Komponenten könnten nur positive oder nur negative Werte annehmen, andere könnten beide Vorzeichen haben. Wir wissen nur aus der Erfahrung, daß alle diese Komponenten recht beschränkt in der Größe sind. Man könnte denken, daß beim Fehlen jeglicher Kenntnisse sehr wenig über die Verteilung von H ausgesagt werden kann. Erstaunlicherweise ist das nicht der Fall. Mathematiker sind in der Lage zu beweisen, daß *H näherungsweise normal* verteilt ist. Der sogenannte *zentrale Grenzwertsatz* besagt[10]:

Seien $X_1, X_2, X_3 \ldots$ eine unendliche Folge von Zufallsvariablen, die folgende Voraussetzungen erfüllen:

a) *$X_1, X_2, X_3 \ldots$ sind gegenseitig unabhängig.*
b) *Jedes X_i nimmt nur Werte aus einem endlichen Intervall $[-A, +A]$ an* (A konstant).
c) *Die Summe der Varianzen*

$$\sum_{i=1}^{n} \mathrm{Var}(X_i) = \sigma_1^2 + \sigma_2^2 + \cdots + \sigma_n^2$$

strebt nach unendlich, wenn $n \to \infty$ geht.
Dann strebt die Verteilung der Partialsumme

$$S_n = X_1 + X_2 + X_3 + \cdots + X_n \tag{13.11.11}$$

für $n \to \infty$ nach der Normalverteilung.

Diesen grundlegenden Satz und seine Folgen wollen wir im Detail betrachten. In Anwendungen ist die Voraussetzung a) nicht immer erfüllt. Beim Beispiel der Körpergröße könnte es eine gegenseitige Beeinflussung zwischen genetischen und Umwelt-Faktoren geben. Was die Voraussetzung b) betrifft, gibt es keine Schwierigkeiten, da alle naturwissenschaftlichen Größen notwendigerweise endlich sind. Voraussetzung c) impliziert, daß es unendlich viele Komponenten mit nicht zu kleiner Varianz gibt. Diese Annahme wird in den naturwissenschaften wohl kaum je verletzt. Eine Einschränkung wird durch Formel (13.11.11) auferlegt: Die Komponenten sollen *additiv* sein. Diese Voraussetzung kann verletzt sein; beispielsweise könnten wir uns Komponenten denken, die eher multipliziert als addiert werden müssen.

Beachten wir, daß die Komponenten diskret oder stetig verteilt sein können. Einige der Verteilungen können symmetrisch, andere schief sein. Die Verteilungen können unimodal, andere multimodal sein. Unabhängig von der Verteilungsart der Komponenten entsteht immer das gleiche Ergebnis: *Mit wachsendem n nähert sich die Verteilung von S_n einer Normalverteilung.* Der zentrale Grenzwertsatz wurde erstmals durch Ljapunov[11] bewiesen.

Das häufige Auftreten von Verteilungen, die einer Normalverteilung gleichen, wird dem zentralen Grenzwertsatz zugeschrieben. Ein Modellexperiment für diesen Satz ist das sogenannte Galton-Brett, das in Abb. 13.20 dargestellt ist[12].

---

10 Der zentrale Grenzwertsatz kann je nach Annahmen auf ganz verschiedene Arten formuliert werden. Wir haben eine Form gewählt, die am ehesten zu naturwissenschaftlichen Anwendungen paßt

11 Alexander Michailowicz Ljapunov (1857–1918), russischer Mathematiker

12 Sir Francis Galton (1822–1911), englischer Forschungsreisender, Meteorologe, Anthropologe, Genetiker und Statistiker

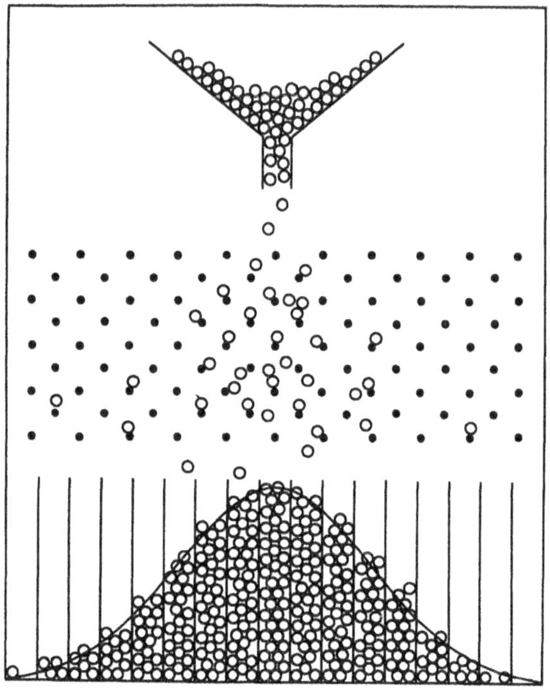

Abb. 13.20. Das Galton-Brett. Durch eine enge Öffnung rollen Kügelchen auf einer schiefen Ebene abwärts und werden von Hindernissen gleichmäßig nach links und rechts gestreut. Unten angelangt, häufen sie sich in der Mitte und bilden angenähert eine Normalverteilung

Zum Schluß wollen wir den zentralen Grenzwertsatz auf die Formel (13.9.5) für die Anzahl der Erfolge in n Bernoulli-Versuchen anwenden. Die Zufallsvariablen X_1, $X_2, \ldots, X_n$ nehmen nur die Werte 0 oder 1 an und sind gegenseitig unabhängig. Alle Voraussetzungen des zentralen Grenzwertsatzes sind erfüllt. Also strebt die Verteilung von S_n, die als *Binomialverteilung* bekannt ist, gegen die Normalverteilung, wenn n gegen unendlich strebt. Dieses spezielle Resultat wurde schon im Jahre 1733 von de Moivre[13] gefunden. Die Abb. 13.21 stellt eine Binomialverteilung mit Erfolgswahrscheinlichkeit $p = 0{,}3$ und $n = 20$ Versuchen dar. Wie wir sehen, ist die Verteilung etwas schief, aber mit wachsender Anzahl der Versuche würde die Schiefe abnehmen.

Empfohlene Tafeln:

a) *Binomialverteilung*. National Bureau of Standards (1950): 7 Dezimalstellen, n von 2 bis 50, p in Schritten von 0,01. Einzelne und kumulative Werte.
Romig (1953): 6 Dezimalstellen, n von 50 bis 100, p in Schritten von 0,01. Einzelne und kumulative Werte.

b) *Poisson-Verteilung*. Beyer (1966): 4 Dezimalen, m von 0 bis 10, einzelne und kumulative Werte. Pearson und Hartley (1966): 6 Dezimalen, m von 0 bis 15 in Schritten von 0,1.
General Electric Company (1962): 8 Dezimalen, m von 0 bis 205. Einzelne und kumulative Werte.

---

13 Abraham de Moivre (1667–1754), englischer Mathematiker von französischer Abstammung. Er war einer der ersten Mathematiker, dessen Forschung zur Normalverteilung führte

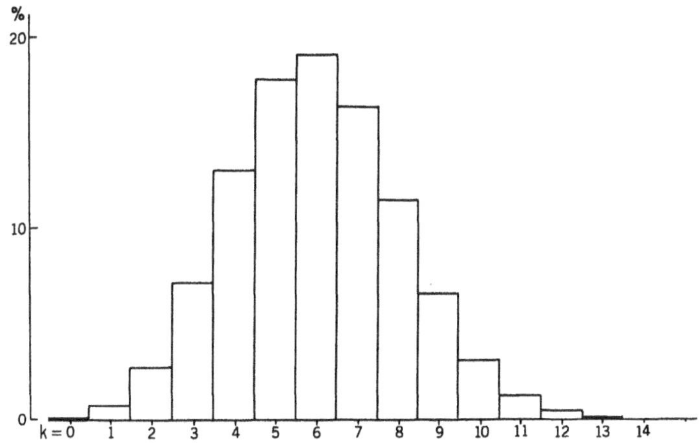

Abb. 13.21. Binomische Verteilung mit $p = 0{,}3$ und $n = 20$. Wenn n wächst, nähert sich die Verteilung immer mehr der Normalverteilung (de Moivre)

c) *Normalverteilung*. Beyer (1966): 4 Dezimalen.
Diem et al. (1970): 5 Dezimalen.
Pearson und Hartley (1966): 7 Dezimalen.
National Bureau of Standards (1942): 15 Dezimalen.

Zur weiteren Lektüre empfohlen:
Engel (1976); Feller (1968); Gelbaum und March (1969); Goldberg (1960); Gnedenko und Khinchin (1961); Grossman und Turner (1974); Hammond und Householder (1963); Hodges und Lehmann (1964); Lefort (1967); Mosimann (1968); Mosteller, Rourke und Thomas (1961); Smith (1969).

Übungsaufgaben

13.2.1 Beim systolischen Blutdruck können wir zwischen den folgenden drei Fällen unterscheiden:
A: Blutdruck unter 120 mm,
B: Blutdruck zwischen 120 mm und 150 mm,
C: Blutdruck über 150 mm.
Der Ereignisraum ist $\{A, B, C\}$. Geben Sie alle möglichen zusammengesetzten Ereignisse an.

13.2.2 Kinder werden nach dem Körperbau eingeteilt in schwach $= S$, mittel $= M$ und stark $= T$ und nach der Körpergröße (groß $= G$ und klein $= K$). Stellen Sie einen Ereignisraum zusammen, der alle Kombinationen enthält.

13.2.3 Was sind Vereinigung und Schnittmenge bei den folgenden Ereignissen für die Verteilung der Geschlechter in einer Familie mit 2 Kindern?

1. Ereignis: erstes Kind = Knabe,
2. Ereignis: zweites Kind = Knabe.

(Tip: Betrachten Sie den Ereignisraum {KK, MK, KM, MM}.)

13.2.4 Innerhalb eines 10-Minuten Intervalls hört man einen Kuckuck $n = 1, 2, \ldots$ mal. Sei A das Ereignis $\{n \leq 15\}$. Was ist $\bar{A}$?

13.2.5 Sei x der veränderliche Gewichtsanteil von Glucose in 100 ml Blutplasma und x_0 und x_1 zwei feste Werte ($x_0 < x_1$). Definiert werden die folgenden vier Ereignisse:

$A: x < x_0$; $B: x > x_0$; $C: x < x_1$; $D: x > x_1$.

Welche der Ereignisse schließen sich gegenseitig aus?

13.3.1 In einem Experiment reagieren 14 von 20 Tieren positiv. Wie groß sind die relative Häufigkeiten dieses und des dazu komplementären Ereignisses?

13.3.2 In einer Verhaltensstudie werden Tiere klassifiziert als hungrig-aktiv (88 Individuen), gefüttert-aktiv (41 Individuen), hungrig-ruhend (17 Individuen) und gefüttert-ruhend (108 Individuen). Berechnen Sie die relative Häufigkeit für jede Klasse.

13.3.3 Ein Roulette-Rad hat 37 Positionen, numeriert 0, 1, . . . , 36. Nehmen Sie an, daß die Kugel in jeder Position mit der gleichen Wahrscheinlichkeit anhält. Was ist die Wahrscheinlichkeit für
a) eine gerade Zahl,
b) eine Zahl über 30,
c) eine Zahl, die höchstens gleich 10 ist?

(Null ist eine gerade Zahl.)

13.3.4 Fünfzehn ähnliche Mäuse wurden gewogen. In g sind ihre Gewichte:

$x_i =$	28	31	26	26	29
	31	30	27	25	30
	28	28	23	32	30.

Welche relativen Häufigkeiten haben die folgenden Ereignisse:

$E: x < 26$, $F: x \leq 26$, $G: 26 < x < 31$?

13.3.5 In einem Käfig sind 20 Kaninchen. Sechs davon haben eine letale Blutmutation und drei andere eine Knochenmutation. Mit welcher Wahrscheinlichkeit hat ein zufällig gewähltes Kaninchen keine Mutation?

13.3.6 In einer menschlichen Population sind 35 von der Blutgruppe A, 47 von der Blutgruppe B, 21 von der Blutgruppe AB und 4 von der Blutgruppe 0. Mit welcher Wahrscheinlichkeit ist ein zufällig gewähltes Individuum von der Blutgruppe AB?

13.3.7 Eine Taube wird so dressiert, daß sie nur Futter erhält, wenn sie drei Tasten A, B, C in der richtigen Reihenfolge, nämlich C B A drückt. Geben Sie den Ereignisraum aller möglichen Anordnungen bei drei aufeinanderfolgenden Versuchen an, unter der Annahme, daß die Taube jede Taste nur einmal betätigt. Mit welcher Wahrscheinlichkeit erhält sie im ersten Versuch Futter, wenn jede Reihenfolge gleich wahrscheinlich ist?

13.4.1 An einem bestimmten Genlocus können die beiden Allele C und D auftreten. Nehmen Sie an, daß die möglichen Genotypen die folgenden Wahrscheinlichkeiten haben:

$P(CC) = 0{,}46$, $P(CD) = 0{,}31$, $P(DD) = 0{,}23$.

Mit welcher Wahrscheinlichkeit enthält ein Genotyp (a) das Allel C, (b) das Allel D?

13.4.2 Nehmen Sie an, daß in einer Population die Blutgruppe A (Antigen A vorhanden), B (Antigen B vorhanden), AB (beide Antigene vorhanden), O (kein Antigen vorhanden) mit den folgenden Wahrscheinlichkeiten auftreten:

$P(\mathrm{A}) = 0{,}35$, $P(\mathrm{B}) = 0{,}42$,
$P(\mathrm{AB}) = 0{,}18$, $P(\mathrm{O}) = 0{,}05$.

Mit welcher Wahrscheinlichkeit hat ein zufällig gewähltes Individuum a) das Antigen A, b) das Antigen B, c) keines der beiden Antigene?

13.4.3 Seien A und B zwei Ereignisse aus dem gleichen Ereignisraum. Zeigen Sie, daß

$$P(A) + P(B) = P(A \cup B) + P(A \cap B).$$

13.4.4 In einer menschlichen Population wird die Wahrscheinlichkeit für Taubheit auf 0,0050 und für Blindheit auf 0,0085 geschätzt. Taubblindheit tritt mit einer Wahrscheinlichkeit von 0,0006 auf. Mit welcher Wahrscheinlichkeit ist man taub und/oder blind?
(Tip: Verwenden Sie die Lösung des vorangehenden Problemes.)

13.5.1 Nehmen Sie an, daß das Geschlechtsverhältnis 1:1 sei. Wir wissen, daß eine gewisse Familie zwei Kinder hat und daß eines der Kinder ein Mädchen ist. Mit welcher Wahrscheinlichkeit ist das andere Kind ebenfalls ein Mädchen? (Tip: Führen Sie im Ereignisraum {KK, KM, MK, MM} bedingte Wahrscheinlichkeiten ein.)

13.5.2 Nehmen Sie im vorangehenden Problem an, daß die Familie drei Kinder hat, eines davon ein Mädchen. Mit welchen Wahrscheinlichkeiten sind die anderen beiden Kinder a) beides Knaben, b) beides Mädchen?

13.5.3 Bestimmen Sie mit Hilfe von Tabelle 13.2 im Abschn. 13.5 die Wahrscheinlichkeit, daß
a) ein 10 jähriges Kind im 2. Jahrzehnt seines Lebens sterben wird,
b) eine 50 Jahre alte Person noch mindestens ein weiteres Jahrzehnt leben wird.

13.5.4 Bei Blutgruppen MN sind folgende Fälle möglich: Ein Individuum hat entweder das Antigen M oder das Antigen N oder beide (der Fall "keines der beiden Antigene" tritt also nicht auf). In einer Population sind die relativen Häufigkeiten:
Antigen M allein 42%,
Antigen N allein 33%,
Antigen M und N zugleich 25%.

Bei einem zufällig ausgewählten Individuum wird Antigen M gefunden. Mit welcher Wahrscheinlichkeit hat es auch Antigen N?

13.5.5 In einer Population sind die relativen Häufigkeiten der ABO-Blutgruppen:
Antigen A vorhanden 39%,

Antigen B vorhanden 48%,
Antigen A und B vorhanden 15%.

a) Welche relative Häufigkeit haben Individuen, denen beide Antigene fehlen (Blutgruppe 0)? Wenn ein zufällig gewähltes Indiviuum das Antgen B hat, wie groß ist dann die Wahrscheinlichkeit, daß es kein Antigen A hat?

13.5.6 Nehmen Sie an, daß das Auftreten von Taubheit geschlechtsunabhängig sei. Berechnen Sie dann die vier fehlenden Wahrscheinlichkeiten in folgender Tabelle:

	Taub	Nicht taub	Total
Männlich			0,527
Weiblich			0,473
Total	0,005	0,995	1,000

13.5.7 In einem Sack sind wohlgemischt drei rote und fünf weiße Kugeln. Mit welcher Wahrscheinlichkeit zieht man sowohl in einem ersten als auch einem zweiten Versuch eine rote Kugel? (Beachten Sie, daß die erste Kugel nicht zurückgelegt wird.)

13.5.8 Ein zweischichtiges Gewebe wird einem Neutronenstrahl ausgesetzt. Die Wahrscheinlichkeit, daß ein Neutron durch die erste Schicht absorbiert wird, ist 8%, die Absorptionswahrscheinlichkeit für die zweite Schicht (nach Durchstoßen der ersten Schicht) ist 15%. Mit welcher Wahrscheinlichkeit durchstößt ein Neutron beide Schichten?

13.5.9 An einem Genlocus eines gewissen Chromosomenpaares können die Allele A und a auftreten. Die Genotypen AA, Aa und aa haben die Wahrscheinlichkeiten

$$p_{AA} = 0{,}11, \qquad p_{Aa} = 0{,}37, \qquad p_{aa} = 0{,}52.$$

An einem Locus eines anderen Chromosomes können die Allele B und b auftreten. Die Genotypen BB, Bb und bb haben die Wahrscheinlichkeiten

$$p_{BB} = 0{,}35, \qquad p_{Bb} = 0{,}25, \qquad p_{bb} = 0{,}40.$$

Bestimmen Sie die Wahrscheinlichkeiten folgender Genkombinationen
a) AA zusammen mit bb,
b) Aa zusammen mit Bb.

13.6.1 Ein symmetrischer Würfel wird zweimal geworfen. Was ist die Wahrscheinlichkeit für die folgenden Ereignisse:
a) die beiden Augenzahlen sind je mindestens 5,

b) die Summe der beiden Augenzahlen ist genau 11,
c) die Summe der beiden Augenzahlen ist mindestens 11?

13.6.2 Eine Münze wird viermal geworfen. Was ist die Wahrscheinlichkeit für das Ereignis Kopf-Kopf-Zahl-Zahl (in dieser Reihenfolge)?

13.6.3 Die *ABO*-Blutgruppen werden durch die drei Allele *a*, *b*, *o* am gleichen Genlocus bestimmt. Der Vater habe den Genotyp *ao* und die Mutter *bo*. Mit welcher Wahrscheinlichkeit ist ein Kind vom Genotyp

a) *ab*, b) *ao*, c) *bo*, d) *oo*, e) *aa*?

(vgl. Abschn. 3.2)

13.6.4 In einer menschlichen Population seien p, q, r die Wahrscheinlichkeiten der Allele a, b, o, wobei $p + q + r = 1$ ist. Nehmen Sie Zufallspaarungen an. Welche Wahrscheinlichkeiten haben dann die folgenden Genotypen eines Kindes: *oo*, *ab*, *ao*, *aa*, *bo*, *bb*? Berechnen Sie das Resultat für das Zahlenbeispiel $p = 29\%$, $q = 7\%$, $r = 64\%$.

13.6.5 In der vorangehenden Aufgabe gibt es nur vier Phänotypen:
1. Blutgruppe O (Genotyp *oo*),
2. Blutgruppe AB (Genotyp *ab*),
3. Blutgruppe A (Genotypen *aa* und *ao*),
4. Blutgruppe B (Genotypen *bb* und *bo*).

Seien p_1, p_2, p_3, bzw. p_4 die Wahrscheinlichkeiten dieser Blutgruppen. Verifizieren Sie die Formeln:

$$p_1 + p_3 = (r + p)^2 = (1 - q)^2,$$
$$p_1 + p_4 = (r + q)^2 = (1 - p)^2.$$

13.7.1 Ist es möglich, durch Zwei-Buchstaben-Wörter aus einem 25 Buchstaben-Alphabet eindeutige Codes anzugeben für
a) 500 Patienten, b) 1000 Patienten?

13.7.2 Nucleinsäuren (DNA und RNA) sind Folgen von nur vier Basen. Einige RNA-Moleküle bestehen nur aus A = Adenin, C = Cytosin, G = Guanin oder U = Uracil. Wieviele Folgen von nur zehn solchen Bausteinen können gebildet werden, wenn beliebige Wiederholungen erlaubt sind?

13.7.3 In elektronischen Zählern und Rechnern werden Ziffern durch Beleuchtung einiger der sieben Balken in folgendem Muster 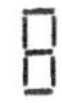 dargestellt. Also

1 = , 2 = , 3 = , 4 = , 5 = , usw.

Wieviele verschiedene Symbole können durch diese sieben Balken ausgedrückt werden?

13.7.4 Berechnen Sie

a) 7!, b) 7!/6!, c) 8!/6!, d) 9!/11!,
e) 7!(3!/4!), f) 98!2!/100!, g) 0!/1!, h) 4!/(2!1!0!).

13.7.5 Berechnen Sie

$$\binom{5}{2}, \binom{6}{3}, \binom{8}{3}, \binom{9}{8}, \binom{9}{9}, \binom{11}{4}.$$

13.7.6 Berechnen Sie unter Verwendung der Symmetrieeigenschaft Gl. (13.7.9)

$$\binom{10}{8}, \binom{100}{98}, \binom{9}{6}, \binom{20}{17}.$$

13.7.7 Berechnen Sie unter Verwendung des Pascaldreiecks $\binom{10}{k}$, $k = 1, 2, 3, \ldots$ mit Hilfe der bekannten Werte

$$\binom{9}{0} = 1, \quad \binom{9}{1} = 9, \quad \binom{9}{2} = 36, \quad \binom{9}{3} = 84, \quad \binom{9}{4} = 126, \ldots .$$

13.7.8 Fünf Tiere werden für fünf verschiedene Behandlungsweisen vorgesehen. Auf wieviele Arten kann das geschehen?

13.7.9 Für ein Experiment werden Mäuse aus einer Inzucht gebraucht. Auf wieviele Arten kann man drei aus insgesamt 38 Mäusen auswählen?

13.7.10 In einer Verhaltensstudie wird vier Tieren je eine von sechs Aufgaben zugewiesen. Auf wieviele Arten kann das getan werden, wenn die gleiche Aufgabe a) mehrmals, b) nur einmal vergeben wird?

13.7.11 Wegen Impfstoff- Knappheit können nur 4 von 10 Personen geimpft werden. Auf wieviele Arten können diese vier Personen ausgewählt werden?

13.7.12 Auf wieviele Arten kann man die Ziffern in den folgenden Zahlen vertauschen:
a) 1979, b) 3844, c) 173112?

13.7.13 Ein Experimentator hat 5 Käfige mit Ratten und 3 Käfige mit Mäusen. Auf wieviele Arten kann er die Käfige in einer Reihe aufstellen, wenn er die Käfige mit Mäusen unter sich, resp. mit Ratten unter sich, nicht unterscheidet?

13.7.14 Unter 10 männlichen und 7 weiblichen Katzen wurde eine Versuchsgruppe bestehend aus 2 Männchen und 2 Weibchen ausgewählt. Auf wieviele Arten kann das geschehen?

13.7.15 Betrachten Sie eine für Experimente benützte Bienenkolonie, bestehend aus einer Königin und 10 Arbeiterinnen. Auf wieviele Arten kann eine Gruppe von 4 Bienen ausgewählt werden, wenn die Königin
a) zur Gruppe gehören muß,
b) nicht dazu gehören darf.

13.7.16 Verallgemeinern Sie das vorangehende Problem auf ein Bienenvolk von n Arbeiterinnen und einer Königin. Die ausgewählte Gruppe soll aus k Bienen bestehen. Folgern Sie aus dem Resultat, daß

$$\binom{n}{k-1} + \binom{n}{k} = \binom{n+1}{k}$$

ist.

13.7.17 Entwickeln Sie die folgenden Ausdrücke unter Verwendung des Binomialsatzes (13.7.12):

a) $(1+x)^4$, b) $(1-x)^4$ (setzen Sie $a = 1$, $b = -x$),
c) $(2+p)^5$, d) $(z+\frac{1}{2})^3$, e) $(a+1)^6-(a-1)^6$.

13.7.18 Zeigen Sie, daß

a) $\binom{n}{0}+\binom{n}{1}+\binom{n}{2}+\cdots+\binom{n}{n}=2^n$,

b) $\binom{n}{0}-\binom{n}{1}+\binom{n}{2}-\cdots\pm\binom{n}{n}=0$.

(Tip: Entwickeln Sie $(1+1)^n$ und $(1-1)^n$.)

13.7.19 Vereinfachen Sie

a) $\binom{n+1}{k}\Big/\binom{n}{k}$, b) $(k-1)!\binom{m}{k}$, c) $\binom{N}{4}+\binom{N}{5}$.

13.7.20 Entwickeln Sie die folgenden Ausdrücke unter Verwendung des Binomialsatzes (13.7.12):
a) $(1+x)^5$, b) $(1+x)^m$ (m = natürliche Zahl),
c) $(3u+7)^3$, d) $(7r-4)^3$, e) $(m-n)^5$.

13.7.21 Entwickeln Sie

a) $(a+b)^{n-1}$, b) $(a+b)^{2n}$ (n = natürliche Zahl).

13.8.1 Nehmen Sie an, daß das Geschlechtsverhältnis 1:1 sei. Wie groß ist dann die Wahrscheinlichkeit, daß eine Familie mit 5 Kindern
a) 2 Knaben und 3 Mädchen, b) keine Mädchen,
c) mindestens einen Knaben, d) höchstens zwei Knaben hat?

13.8.2 Aus einer Tafel von Zufallszahlen werden 10 zweistellige Zahlen (ohne vorheriges Anschauen) abgelesen. Mit welcher Wahrscheinlichkeit sind genau 5 davon gerade und 5 ungerade? Führen Sie unter Verwendung von Tafel K ein Experiment dieser Art wiederholt durch und vergleichen sie das Ergebnis mit Ihrem theoretischen Resultat.

13.8.3 Ein Spiel soll aus 24 Würfen mit einem Paar ungefälschter Würfel bestehen. Ist es vorteilhafter zu wetten, daß keine "Doppelsechs" oder daß mindestens eine "Doppelsechs" auftritt? (Das ist das berühmte Problem des französischen Adeligen und leidenschaftlichen Spielers Chevalier de Méré um 1650.)

13.8.4 Auf Grund langjähriger Beobachtungen wird geschätzt, daß in einem bestimmten Gebiet Schneefall (mindestens 1 cm) pro Winter mit einer Wahrscheinlichkeit von $p = 0{,}57$ auftritt und daß dieses Ereignis von einem Winter zum anderen unabhängig ist. Bestimmen Sie die Wahrscheinlichkeit von Schneefall in mindestens einem von drei aufeinanderfolgenden Wintern.

13.8.5 Eine Wespenfalle wurde getestet. Nur 128 von 720 Wespen wurden vom Köder angelockt und konnten gefangen werden. Darum wurde die Wahrscheinlichkeit, eine Wespe zu fangen auf $p = 128/720 = 0{,}178$ geschätzt. Mit welcher Wahrscheinlichkeit werden von drei zufällig gewählten Wespen a) keine, b) mindestens eine gefangen?

13.8.6 In einer bestimmten Population tritt Linkshändigkeit mit einer Wahrscheinlichkeit von $p = 0{,}18$ auf. Mit welcher Wahrscheinlichkeit sind in einer Klasse von 10 Kindern genau 2 linkshändig?

13.8.7 Wenn beide Eltern vom Genotyp *Aa* (heterozygot) sind, sind ihre Kinder von den Genotypen *AA*, *Aa*, *aa* mit den Wahrscheinlichkeiten

$$P(AA) = \tfrac{1}{4},\ P(Aa) = \tfrac{1}{2},\ P(aa) = \tfrac{1}{4}$$

(s. Beispiel 13.4.3). Mit welcher Wahrscheinlichkeit sind von vier Kindern
a) genau eines vom Genotyp *aa*,
b) mindestens eines vom Genotyp *aa*?

13.8.8 Nehmen Sie Geschlechtsverhältnis 1:1 an. Es ist bekannt, daß eine gewisse Familie mit vier Kimdern mindestens ein Mädchen hat. Mit welcher Wahrscheinlichkeit sind alle vier Kinder Mädchen?

13.8.9 Lösen Sie dasselbe Problem, wenn bekannt ist, daß mindestens zwei der vier Kinder Mädchen sind.

13.8.10 Eine Bauernfamilie möchte mindestens ein männliches Kind haben, das den Bauernhof erben könnte. Geben drei Kinder eine Chance von 90% oder mehr, daß ein Kind ein Knabe ist?

13.8.11 In vielen Entwicklungsländern sind alternde Eltern von männlichen Nachkommen wirtschaftlich abhängig. Nehmen Sie an, daß eines von fünf Kindern stirbt, bevor es erwachsen ist. Mit welcher Wahrscheinlichkeit überlebt mindestens ein männliches Kind, wenn fünf Kinder geboren werden? (Nehmen sie einfachheitshalber an, daß Knaben und Mädchen gleich wahrscheinlich sind und daß sie die gleiche Sterblichkeit haben.)

13.9.1 Betrachten Sie den Ereignisraum $\{E_1, E_2, E_3\}$ mit drei Elementarereignissen und den Wahrscheinlichkeiten

$$P(E_1) = 0{,}5, \quad P(E_2) = 0{,}3, \quad P(E_3) = 0{,}2.$$

Definieren Sie eine Zufallsvariable durch

$$X(E_1) = 1, \quad X(E_2) = 5, \quad X(E_3) = 10.$$

a) Stellen Sie diese Verteilung in einem Histogramm dar.
b) Zeichnen Sie die Verteilungsfunktion $F(x)$.
c) Berechnen Sie den Erwartungswert und die Standardabweichung von X.

13.9.2 Ein gewisses Glücksspiel bringt einen Gewinn von DM 50 mit einer Wahrscheinlichkeit von 0,25 und einen Gewinn von DM 100 mit einer Wahrscheinlichkeit von 0,1. Mit der restlichen Wahrscheinlichkeit gibt es keinen Gewinn.
a) Mit welcher Wahrscheinlichkeit gewinnt man mindestens DM 50?
b) Berechnen Sie den durchschnittlichen Gewinn (Erwartungswert).

13.9.3 Ein Verfahren bewirkt bei 78% der Kaninchen eine Immunisierung gegen eine gewisse Krankheit. Eine neue Probe von 50 Kaninchen wird getestet. Sei X die Anzahl der Kaninchen, die immun werden. Wie groß sind Erwartungswert und Standardabweichung von X?

13.9.4 Zeichnen Sie unter Verwendung der Tafel G des Anhanges ein Histogramm der Binomialverteilung für $n = 7$ und $p = 0{,}35$. Zeichnen Sie ebenfalls die Verteilungsfunktion auf.

13.9.5 Bestimmen Sie aus Tafel G des Anhanges die Terme der Binomialverteilung mit $p = 0{,}05$ und $n = 6$. Berechnen Sie mit diesen Termen den Erwartungswert von S_6 und prüfen Sie, ob das Ergebnis mit der Gleichung (13.9.19) übereinstimmt.

13.9.6 Ein symmetrischer Würfel wird 24 mal geworfen. Betrachten Sie das erwünschte Ereignis $A = \{\text{Sechserwurf}\}$. Sei X die Häufigkeit des Ereignisses A. Bestimmen Sie $E(X)$, Var (X) und σ. Deutet es auf eine ungewöhnliche Geschicklichkeit, wenn jemand in einem solchen Spiel siebenmal eine Sechs erhält? (Tip: Setzen Sie X gleich S_n in Formeln (13.9.19) und (13.9.20).)

13.9.7 Nehmen Sie ein Geschlechtsverhältnis von 1:1 an. Bestimmen Sie die Wahrscheinlichkeit, daß in einer zufällig gewählten Familie mit fünf Kindern die Anzahl der Knaben $X = 0$ oder 1 oder 2 oder ... 5 ist. Zeichnen Sie den Graphen der Verteilungsfunktion $F(x)$ der Zufallsvariablen X auf und bestimmen Sie $E(X)$ und Var(X). (Tip: Setzen Sie X gleich S_n in den Gln. (13.9.19) und (13.9.20).)

13.9.8 Zweihundert Familien mit drei Kindern werden zufällig ausgewählt. Wieviele Familien mit a) keinem Mädchen, b) einem Mädchen, c) zwei Mädchen erwarten wir bei einem Geschlechtsverhältnis von 1:1?

13.9.9 Betrachten Sie Kinder von Eltern des Genotyps Aa. Die Verteilung ist:

$$P(AA) = 0{,}25, \qquad P(Aa) = 0{,}50, \qquad P(aa) = 0{,}25$$

(s. Bsp. 13.4.3). 240 solcher Kinder werden zufällig ausgewählt. Sei N_1, N_2, N_3 die Anzahl der Kinder der Genotypen AA, Aa und aa. Bestimmen Sie
a) $E(N_1)$, $E(N_2)$, $E(N_3)$,
b) Var (N_1), Var (N_2), Var (N_3) und die Standardabweichungen.

13.9.10 Suchen Sie einen zweiten Beweis für die Gl. (13.9.19) durch Anwendung der Differentialrechnung. Betrachten Sie die Funktion

$$f(x) = (x+q)^n = \binom{n}{0} q^n + \binom{n}{1} x q^{n-1} + \binom{n}{2} x^2 q^{n-2} + \cdots.$$

Berechnen Sie $f'(x)$ und zeigen Sie, daß

$E(S_n) = p \cdot f'(p)$ ist.

13.10.1 Berechnen Sie die Terme der Poisson-Verteilung für $m = 0{,}5$. Den Wert von e^{-m} können Sie der Tafel E des Anhanges entnehmen. Vergleichen Sie Ihr Ergebnis mit Tafel H.

13.10.2 Zeigen Sie, daß bei der Poisson-Verteilung die Terme für $P(X = 4)$ und $P(X = 5)$ für $m = 5$ genau gleich groß sind.

13.10.3 Berechnen Sie $E(X)$ und Var (X) für die Poisson-Verteilung mit $m = 2$ unter Verwendung der einzelnen Zahlenwerte aus Tafel H des Anhanges. Zeigen Sie, daß das Ergebnis mit den Gln. (13.10.6) und (13.10.7) übereinstimmt.

13.10.4 Es sei $m = 1{,}8$. Bestimmen Sie unter der Annahme einer Poisson-Verteilung a) $P(X \geqq 7)$, b) $P(X < 2)$, c) $P(X > 0)$ mit Hilfe der Tafel H.

13.10.5 In einem Experiment mit radioaktiv markierten Verbindungen wurden im Durchschnitt 4,4 Szintillationen pro sec festgestellt. a) Welche Standardabweichung hat die Anzahl der tatsächlich beobachteten Szintillationen pro sec?

13.10.6 Ein elektronischer Bakterienzähler registriert durchschnittlich 375 Bakterien pro cm^3 Flüssigkeit. Welche Standardabweichung hat die Anzahl der Bakterien pro cm^3 unter der Annahme einer Poisson-Verteilung?

13.10.7 Zur Zählung von Erythrozyten (rote Blutkörperchen) kann man ein Quadratgitter verwenden, über das der Blutstropfen gleichmäßig verteilt wird. Unter dem Mikroskop wird ein Durchschnitt von 8 Erythrozyten pro Einzelquadrat gezählt. Ist es annehmbar, daß die Auszählungen pro Einzelquadrat häufig von diesem Durchschnitt von 8 um 1 oder 2, gelegentlich um 3 oder mehr abweichen?

13.10.8 Acht Ratten bewegen sich "zufällig" auf einem Boden, der in 20 gleiche Quadrate aufgeteilt ist, die von 1 bis 20 numeriert sind. Nehmen Sie eine Poisson-Verteilung der Ratten an. Es wird eine Fotografie gemacht.

a) Mit welcher Wahrscheinlichkeit ist genau eine Ratte im Quadrat Nr. 1?
b) In wievielen Quadraten erwartet man 0, 1, 2, etc Ratten? (Tip: Berechnen Sie die durchschnittliche Anzahl Ratten pro Quadrat und benützen Sie Tafel H.)

13.10.9 Hundert Vögel bekommen die Gelegenheit, einer nach dem anderen, zwischen zwanzig Käfigen zu wählen, die in einem Kreis angeordnet sind. Wir nehmen an, daß die Vögel keine Richtung bevorzugen. Mit welcher Wahrscheinlichkeit wird ein bestimmter Käfig 0, 1, 2, ... Male gewählt? (Tip: Verwenden Sie Poisson-Verteilung.)

13.10.10 Im Zeitraum von 48 Stunden wurden in 20 Fallen total 28 Schnecken gefangen. Wieviele Fallen, die 0, 1, 2, ... Schnecken enthalten, erwartet man unter der Annahme einer Poisson-Verteilung? (Tip: Verwenden Sie Tafel H.)

13.11.1 Beim Studium biologischer Rhythmen, registriert ein Experimentator jeden Morgen den Zeitpunkt, wenn ein Hamster aktiv wird. Er stellt fest, daß der Zeitpunkt zwischen 5:35 und 6:10 schwankt. Zeichnen Sie, unter der Annahme von uniformer Verteilung, den Graphen

a) der Wahrscheinlichkeitsdichte,
b) der Verteilungsfunktion.

13.11.2 Die Lebensdauer von Glühbirnen ist exponentiell verteilt. Bestimmen Sie die Wahrscheinlichkeitsdichte unter der Annahme eines Mittelwertes von 3,6 Monaten.
(Tip: vgl. Beispiel 13.11.3.)

13.11.3 Die von einem Baum fallenden Blätter werden vom Wind in alle Richtungen verweht. Die Wahrscheinlichkeit, im Abstand r vom Stamm ein Blatt zu finden, nimmt mit wachsendem r ab. Nehmen Sie eine exponentielle Wahrscheinlichkeitsdichte an, also

$$f(r) = \frac{1}{\mu} e^{-r/\mu} \qquad (r \geqq 0)$$

(vgl. Beispiel 13.11.3). Zeichnen Sie diese Dichtefunktion mit einer mittleren Distanz von $\mu = 8$m auf.

13.11.4 Bestimmen Sie im vorangehenden Problem die Wahrscheinlichkeit, daß ein Blatt innerhalb eines Kreises von $r = 8$ m fällt.

13.11.5 Zeichnen Sie, unter Verwendung von Tafel I, die Dichtefunktion der Normalverteilung mit $\mu = 0$ und $\sigma = 1$.

13.11.6 Zeichnen Sie, unter Verwendung von Tafel I, die Dichtefunktion der Normalverteilung mit $\mu = 0$ und $\sigma = 0{,}5$.

13.11.7 Zeichnen Sie, unter Verwendung von Tafel I, die Dichtefunktion der Normalverteilung mit $\mu = 8$ und $\sigma = 2$.

13.11.8 Zeichnen Sie, unter Verwendung von Tafel I, die Verteilungsfunktion der Normalverteilung mit $\mu = 0$ und $\sigma = 1$.

13.11.9 Zeichnen Sie, unter Verwendung der Tafel I, die Verteilungsfunktion der Normalverteilung mit $\mu = 0$ und $\sigma = 0{,}5$.

13.11.10 Nehmen Sie eine Normalverteilung mit $\mu = 0$ und $\sigma = 1$ an. Bestimmen Sie unter Verwendung der Tafel I die folgenden Wahrscheinlichkeiten:

a) $P(X \leqq 1)$, b) $P(X \leqq 2{,}7)$
c) $P(X > 2)$, d) $P(X \leqq -2)$,
e) $P(0 < X \leqq 1)$, f) $P(1 < X \leqq 2)$,
g) $P(-1 < X \leqq 1)$.

13.11.11 Bestimmen Sie mit Hilfe der zweiten Ableitung die Wendepunkte der Wahrscheinlichkeitsdichte (13.11.7).

Kapitel 14

Matrizen und Vektoren

14.1 Einleitung

In den letzten Jahrzehnten haben die Matrizen in der Biomathematik und speziell auch in der Statistik zunehmend an Bedeutung gewonnen. Entsprechende Beispiele dazu finden Sie in den Abschn. 14.3 und 14.9.

Ein wichtiger Spezialfall der Matrizen sind die Vektoren. Die wichtigsten Regeln der Vektoralgebra sind in Abschn. 14.4 und viele Anwendungsbeispiele in Abschn. 14.5 zusammengestellt.

Voraussetzung für das Verständnis dieses Kapitels sind die Kap. 1, 2, 3 und 5, die vorher sorgfältig studiert werden sollten, für einige Anwendungen auch die Kap. 11 und 13.

Matrizen sind *rechteckige Zahlenfelder*. So kann man zum Beispiel für die Gleichungen

$$\begin{aligned} a_1x + b_1y + c_1z &= d_1, \\ a_2x + b_2y + c_2z &= d_2 \end{aligned} \tag{14.1.1}$$

die folgenden Matrizen schreiben:

$$\begin{pmatrix} a_1 & b_1 & c_1 \\ a_2 & b_2 & c_2 \end{pmatrix}, \quad \begin{pmatrix} x \\ y \\ z \end{pmatrix}, \quad \begin{pmatrix} d_1 \\ d_2 \end{pmatrix}. \tag{14.1.2}$$

Die erste Matrix enthält die als bekannt vorausgesetzten Koeffizienten, die zweite die Unbekannten und die dritte die Konstanten der rechten Seite.

Auf ähnliche Weise können für andere Typen von Gleichungen Matrizen verwendet werden, wie zum Beispiel für

$$a_0x^3 + a_1x^2 + a_2x + a_3 = 0$$

oder

$$\frac{dx}{dt} = ax + by, \qquad \frac{dy}{dt} = cx + dy.$$

Es spielt keine Rolle, ob man die Matrizen mit runden, eckigen oder geschweiften Klammern darstellt. Die Zahlenfelder

$$\begin{pmatrix} a & b \\ c & d \end{pmatrix}, \quad \begin{bmatrix} a & b \\ c & d \end{bmatrix}, \quad \begin{Bmatrix} a & b \\ c & d \end{Bmatrix}$$

bedeuten alle dasselbe. Man muß jedoch vorsichtig sein, um Verwechslungen mit ähnlich dargestellten Symbolen zu vermeiden. Zum Beispiel bedeutet der Ausdruck

$\binom{n}{k}$ einen Binomialkoeffizienten, wie er in Gl. (13.7.8) oder (13.7.11) definiert ist. Das Symbol

$$\begin{vmatrix} a & b \\ c & d \end{vmatrix}$$

mit vertikalen Strichen bedeutet die Differenz ad − bc und ist keine Matrix. Dieses Symbol heißt *Determinante* (s. Abschn. 14.6).

Eine vielgebrauchte Schreibweise ist die Verwendung von *Doppelindizes*. Angenommen, ein Forscher führe ein Experiment unter verschiedenen Versuchsbedingungen durch. Ist die Zahl der Messungen bzw. der verwendeten Verfahren sehr groß, reicht das Alphabet zur Bezeichnung der Meßresultate nicht mehr aus. Unter der gleichen Versuchsbedingung können die Meßresultate mit $x_1, x_2, \ldots$. bezeichnet werden. Andernfalls ist es üblich, die erwähnte Schreibweise mit Doppelindizes zu benutzen:

x_{23} (lies: x zwei, drei),

womit das Resultat der dritten Messung unter Verwendung der zweiten Versuchsbedingung gemeint ist. Alle Messungen zusammen ergeben die folgende Matrix:

Versuchs-bedingung Nr.	Messung Nr. 1	2	3 ⋯ n
1	x_{11}	x_{12}	$x_{13} \cdots x_{1n}$
2	x_{21}	x_{22}	$x_{23} \cdots x_{2n}$
...	...	...	...
m	x_{m1}	x_{m2}	$x_{m3} \cdots x_{mn}$

Die Größen x nennt man die *Elemente* der Matrix. Das allgemeine Element der i-ten Zeile und der j-ten Kolonne wird mit x_{ij} bezeichnet. Der erste Index stellt also die Zeile dar, der zweite die Kolonne, in der sich das Element befindet. In unserm Beispiel durchläuft der Index i die Werte von 1 bis m, der Index j die Werte von 1 bis n.

Matrizen bezeichnen wir mit *fetten Buchstaben*. Zum Beispiel schreiben wir

$$\boldsymbol{A} = \begin{pmatrix} 3 & 5 & -1 \\ 0 & 7 & 2 \end{pmatrix}, \qquad \boldsymbol{y} = \begin{pmatrix} y_1 \\ y_2 \\ y_3 \end{pmatrix}.$$

Zur besseren Übersicht wird oft die Zahl der Zeilen und Kolonnen zum Buchstaben hingeschrieben. So ist zum Beispiel $\boldsymbol{A}$ eine "2 mal 3" Matrix und $\boldsymbol{y}$ eine "3 mal 1" Matrix, geschrieben als

$$\boldsymbol{A} = \boldsymbol{A}^{2\times 3}, \qquad \boldsymbol{y} = \boldsymbol{y}^{3\times 1}.$$

Eine Matrix, die nur aus einer Zeile oder einer Kolonne besteht, heißt auch ein *Vektor*, aus einem Grund, der aus Abschn. 14.4 hervorgeht. Zum Beispiel ist

$$\boldsymbol{u} = \boldsymbol{u}^{1\times 4} = (u_1, u_2, u_3, u_4)$$

ein *Zeilenvektor* und

$$\boldsymbol{s} = \boldsymbol{s}^{3\times 1} = \begin{pmatrix} s_1 \\ s_2 \\ s_3 \end{pmatrix}$$

ein *Spaltenvektor*. Die Elemente eines Zeilenvektors werden durch ein Komma getrennt.

Eine Matrix mit gleichvielen Zeilen und Spalten heißt eine *quadratische Matrix*. Beispiele sind

$$Q^{2\times 2} = \begin{pmatrix} 10 & -2 \\ -4 & 10 \end{pmatrix}, \qquad X^{n\times n} = \begin{pmatrix} x_{11} & x_{12} & \cdots & x_{1n} \\ x_{21} & x_{22} & \cdots & x_{2n} \\ \cdot & \cdot & \cdot & \cdot \\ x_{n1} & x_{n2} & \cdots & x_{nn} \end{pmatrix}.$$

Die Elemente $x_{11}, x_{22}, \ldots, x_{nn}$ $(i = j)$ bilden die sogenannte *Hauptdiagonale* oder einfach die *Diagonale* der Matrix $X^{n\times n}$. Die restlichen Elemente x_{ij} $(i \neq j)$ befinden sich dann ober- oder unterhalb der Diagonale. Sie werden *Nicht-Diagonalelemente* genannt. Nur die quadratische Matrix besitzt eine Diagonale. Eine $n \times n$ Matrix nennt man manchmal auch eine Matrix der *Ordnung n*.

14.2 Matrix-Algebra

Das Konzept der Matrix wäre trivial, wenn es nur in einer Schreibweise für spezielle Zahlenfelder bestünde. Die Bedeutung der Matrizen liegt darin, daß für Matrizen sinnvolle Rechenoperationen definiert werden können.

Zwei Matrizen heißen gleich, wenn die entsprechenden Elemente identisch sind. Gleiche Matrizen müssen also die gleiche Zeilen- und Spaltenzahl haben. So folgt zum Beispiel aus

$$\begin{pmatrix} a_{11} & a_{12} \\ a_{21} & a_{22} \end{pmatrix} = \begin{pmatrix} 1 & 0 \\ -2 & 0 \end{pmatrix},$$

daß $a_{11} = 1$, $a_{12} = 0$, $a_{21} = -2$, $a_{22} = 0$ ist. Beachten Sie, daß

$$\begin{pmatrix} u \\ v \\ w \end{pmatrix} \neq \begin{pmatrix} v \\ u \\ w \end{pmatrix} \text{ wenn } u \neq v, \qquad \begin{pmatrix} a_{11} & a_{12} & 0 \\ a_{21} & a_{22} & 0 \end{pmatrix} \neq \begin{pmatrix} a_{11} & a_{12} \\ a_{21} & a_{22} \end{pmatrix}$$

gilt.

Um die *Addition zweier Matrizen* zu erklären, verwenden wir ein Beispiel: Es ist bekannt, daß die Fähigkeit, Phenylthiocarbamid zu schmecken, erblich ist. Die folgende Tabelle wurde ermittelt:

Eltern-Typ	Zahl der Kinder	
	Schmecker	Nicht-Schmecker
Schmecker × Schmecker	88	13
Schmecker × Nicht-Schmecker	52	25
Nicht-Schmecker × Nicht-Schmecker	0	19

Die Daten bilden eine 3 × 2 Matrix, welche wir mit A bezeichnen. Später wurde eine größere Zahl von Daten ermittelt. Unter Verwendung der gleichen Anordnung entstand die neue Matrix

$$B = \begin{pmatrix} 122 & 18 \\ 102 & 73 \\ 0 & 91 \end{pmatrix}.$$

Es ist naheliegend, die Daten zusammenzufassen, d.h. entsprechende Häufigkeiten zueinander zu addieren. Diese Operation heißt *Addition zweier Matrizen*:

$$A + B = \begin{pmatrix} 88 & 13 \\ 52 & 25 \\ 0 & 19 \end{pmatrix} + \begin{pmatrix} 122 & 18 \\ 102 & 73 \\ 0 & 91 \end{pmatrix} = \begin{pmatrix} 210 & 31 \\ 154 & 98 \\ 0 & 110 \end{pmatrix}.$$

Ganz allgemein können wir nur Matrizen zueinander addieren, die dieselbe Zeilen- und Spaltenzahl besitzen. Es seien

$$A = \begin{pmatrix} a_{11} & a_{12} & \cdots a_{1n} \\ a_{21} & a_{22} & \cdots a_{2n} \\ \cdot & \cdot & \cdot \\ a_{m1} & a_{m2} & \cdots a_{mn} \end{pmatrix}, \quad B = \begin{pmatrix} b_{11} & b_{12} & \cdots b_{1n} \\ b_{21} & b_{22} & \cdots b_{2n} \\ \cdot & \cdot & \cdot \\ b_{m1} & b_{m2} & \cdots b_{mn} \end{pmatrix}$$

Dann ist die Summe von A und B definiert durch

$$A + B = \begin{pmatrix} a_{11} + b_{11} & a_{12} + b_{12} & \cdots a_{1n} + b_{1n} \\ a_{21} + b_{21} & a_{22} + b_{22} & \cdots a_{2n} + b_{2n} \\ \cdot & \cdot & \cdot \\ a_{m1} + b_{m1} & a_{m2} + b_{m2} & \cdots a_{mn} + b_{mn} \end{pmatrix}. \tag{14.2.1}$$

Aus Formel (1.14.1) schließen wir, daß die Addition von Matrizen den folgenden Gesetzen genügt:

$A + B = B + A$ (Kommutativgesetz), (14.2.2)
$A + (B + C) = (A + B) + C$ (Assoziativgesetz). (14.2.3)

Speziell führt $A + A$ auf eine Matrix, bei der jedes Element verdoppelt wird. Man schreibt $2A$ für diese Matrix. Etwas allgemeiner definieren wir für eine beliebige Zahl k

$$kA = k\begin{pmatrix} a_{11} & \cdots a_{1n} \\ \cdot & \cdot \\ a_{m1} & \cdots a_{mn} \end{pmatrix} = \begin{pmatrix} ka_{11} & \cdots ka_{1n} \\ \cdot & \cdot \\ ka_{m1} & \cdots ka_{mn} \end{pmatrix}. \tag{14.2.4}$$

Für $k = -1$ erhalten wir $(-1)A$, wofür auch $-A$ geschrieben wird. Mit Hilfe dieser Matrix können wir die *Subtraktion von Matrizen* definieren:

$$B - A = B + (-A). \tag{14.2.5}$$

Etwas schwieriger ist die *Multiplikation zweier Matrizen* zu verstehen. Wir betrachten zunächst einen Spezialfall, die Multiplikation eines Zeilen- mit einem Spaltenvektor, die die gleiche Zahl von Elementen haben. Es seien

$$A = (a_1, a_2, \ldots, a_n) \qquad B = \begin{pmatrix} b_1 \\ b_2 \\ \vdots \\ b_n \end{pmatrix}$$

gegeben. Dann ist das Produkt von A und B definiert durch

$$\boldsymbol{AB} = (a_1b_1 + a_2b_2 + \cdots + a_nb_n) = \left(\sum_{i=1}^{n} a_ib_i\right). \tag{14.2.6}$$

Das Resultat ist eine Matrix, die aus einem einzigen Element besteht, nämlich der Zahl $a_1b_1 + \cdots + a_nb_n$. Es ist üblich, jedoch nicht ganz korrekt, eine solche Matrix als gewöhnliche Zahl zu betrachten. Deshalb werden die Klammern in (14.2.6) gewöhnlich weggelassen. Betrachten wir folgendes Beispiel: In einer statistischen Erhebung besitzen 88 Familien keine Kinder, 217 Familien genau ein Kind und 370 Familien zwei Kinder. Dann ergibt sich die Gesamtzahl der Kinder durch die Matrizenmultiplikation

$$(88, 217, 370) \cdot \begin{pmatrix} 0 \\ 1 \\ 2 \end{pmatrix} = 88 \times 0 + 217 \times 1 + 370 \times 2 = 957.$$

Wir wollen die Formel (14.2.6) in Worten ausdrücken: *Ein Zeilenvektor mit Elementen der Nummern* 1, . . . , *n wird mit einem Spaltenvektor mit Elementen der Nummern* 1, . . . , *n multipliziert, indem man Elemente mit gleicher Nummer multipliziert und die Produkte zueinander addiert. Das Resultat ist eine gewöhnliche Zahl.* Eine auf diese Weise durch Addition von Produkten entsprechender Elemente erhaltene Summe nennt man ein *inneres Produkt* zweier Vektoren. Der ungeübte Leser sollte, bevor er weiterfährt, an einigen selbstgewählten Beispielen das innere Produkt berechnen.

In diesem Zusammenhang muß jedoch eine Warnung ausgesprochen werden. Die Produktbildung ist korrekt, wenn alle Elemente von $\boldsymbol{A}$ in der gleichen Einheit gemessen werden und die Elemente von $\boldsymbol{B}$ in einer andern Einheit. Zum Beispiel ist

$$\boldsymbol{AB} = (3N, 4N, 1N) \begin{pmatrix} 2m \\ 0m \\ 5m \end{pmatrix} = 6Nm + 5Nm = 11Nm$$

eine völlig korrekte Produktbildung, aber das Produkt

$$\boldsymbol{AB} = (3\text{kg}, 7\text{m}, 4) \begin{pmatrix} 3 \\ 1 \\ 2 \end{pmatrix} = 9\text{kg} + 7\text{m} + 8$$

ist sinnlos.

Nun können wir die Multiplikationsregel leicht verallgemeinern, indem wir sie auf zwei Matrizen anwenden, die wir schon von (14.1.2) her kennen:

$$\boldsymbol{C} = \begin{pmatrix} a_1 & b_1 & c_1 \\ a_2 & b_2 & c_2 \end{pmatrix}, \qquad \boldsymbol{u} = \begin{pmatrix} x \\ y \\ z \end{pmatrix}$$

Wir berechnen die inneren Produkte jeder Zeile von $\boldsymbol{C}$ mit dem Kolonnenvektor $\boldsymbol{u}$ und bilden eine neue Matrix:

$$\boldsymbol{Cu} = \begin{pmatrix} a_1 & b_1 & c_1 \\ a_2 & b_2 & c_2 \end{pmatrix} \begin{pmatrix} x \\ y \\ z \end{pmatrix} = \begin{pmatrix} a_1x + b_1y + c_1z \\ a_2x + b_2y + c_2z \end{pmatrix}.$$

Vergleichen wir dieses Resultat mit Formel (14.1.1), so erhalten wir mit der Schreibweise

$$\boldsymbol{d} = \begin{pmatrix} d_1 \\ d_2 \end{pmatrix}$$

die Gleichung

$$\boldsymbol{Cu} = \boldsymbol{d}. \tag{14.2.7}$$

Diese kurzgefaßte Matrizengleichung ist äquivalent zum System (14.1.1) von simultanen Gleichungen.
Allgemein seien

$$\boldsymbol{A} = \boldsymbol{A}^{m \times r} = \begin{pmatrix} a_{11} & a_{12} & \cdots a_{1r} \\ \cdots & \cdots & \cdots \\ a_{m1} & a_{m2} & \cdots a_{mr} \end{pmatrix}, \qquad \boldsymbol{B} = \boldsymbol{B}^{r \times n} = \begin{pmatrix} b_{11} & b_{12} & \cdots b_{1n} \\ \cdots & \cdots & \cdots \\ b_{r1} & b_{r2} & \cdots b_{rn} \end{pmatrix},$$

Dann bilden wir das innere Produkt aus jeder Zeile von $\boldsymbol{A}$ mit jeder Kolonne von $\boldsymbol{B}$. Man muß dabei sorgfältig die Regel

Zeile mal Kolonne

beachten. Das erste innere Produkt ist

$$a_{11}b_{11} + a_{12}b_{21} + \cdots + a_{1r}b_{r1}.$$

Falls wir m Zeilen von $\boldsymbol{A}$ mit n Kolonnen von $\boldsymbol{B}$ multiplizieren müssen, erhalten wir mn Elemente für die Produktmatrix. Deshalb ist das Produkt von $\boldsymbol{A}$ und $\boldsymbol{B}$ eine $m \times n$ Matrix, welche wir mit $\boldsymbol{C} = \boldsymbol{C}^{m \times n}$ bezeichnen, also

$$\boxed{\boldsymbol{A}^{m \times r}\, \boldsymbol{B}^{r \times n} = \boldsymbol{C}^{m \times n}} \tag{14.2.8}$$

Das innere Produkt der i-ten Zeile von $\boldsymbol{A}$ mit der j-ten Spalte von $\boldsymbol{B}$ steht in der i-ten Zeile und der j-ten Spalte von $\boldsymbol{C}$. Dieses Element ist gegeben durch

$$c_{ij} = a_{i1}b_{1j} + a_{i2}b_{2j} + \cdots + a_{ir}b_{rj}.$$

Zwei Matrizen können deshalb nur dann miteinander multipliziert werden, *wenn die Zahl der Kolonnen der ersten Matrix mit der Zahl der Zeilen der zweiten übereinstimmt*. So hat in Formel (14.2.8) $\boldsymbol{A}$ r Kolonnen und $\boldsymbol{B}$ r Zeilen. Wenn diese Bedingung nicht erfüllt ist, kann das Produkt nicht gebildet werden.
Ein numerisches Beispiel soll ausführlich dargelegt werden:

$$\begin{pmatrix} 3 & 0 & 2 \\ -1 & 3 & 5 \end{pmatrix} \begin{pmatrix} 8 & 0 & 5 \\ 1 & 7 & -3 \\ 1 & 2 & 0 \end{pmatrix} = \begin{pmatrix} 26 & 4 & 15 \\ 0 & 31 & -14 \end{pmatrix}.$$

Die Elemente der Produktmatrix ergeben sich zu

$$\begin{aligned} 3 \times 8 + 0 \times 1 + 2 \times 1 &= 26, \\ 3 \times 0 + 0 \times 7 + 2 \times 2 &= 4, \\ 3 \times 5 + 0 \times (-3) + 2 \times 0 &= 15, \\ (-1) \times 8 + 3 \times 1 + 5 \times 1 &= 0, \\ (-1) \times 0 + 3 \times 7 + 5 \times 2 &= 31, \\ (-1) \times 5 + 3 \times (-3) + 5 \times 0 &= -14. \end{aligned}$$

Wir sehen leicht, daß *das Kommutativgesetz bei der Multiplikation nicht erfüllt* sein kann. Zum Beispiel erhalten wir mit

$$\boldsymbol{A} = (a_1, a_2, a_3), \qquad \boldsymbol{B} = \begin{pmatrix} b_1 \\ b_2 \\ b_3 \end{pmatrix},$$

wie in Formel (14.2.6)

$$\boldsymbol{AB} = a_1b_1 + a_2b_2 + a_3b_3,$$

und andererseits

$$\boldsymbol{BA} = \begin{pmatrix} b_1 \\ b_2 \\ b_3 \end{pmatrix}(a_1, a_2, a_3) = \begin{pmatrix} b_1a_1 & b_1a_2 & b_1a_3 \\ b_2a_1 & b_2a_2 & b_2a_3 \\ b_3a_1 & b_3a_2 & b_3a_3 \end{pmatrix}.$$

Also

$$\boxed{\boldsymbol{AB} \neq \boldsymbol{BA}} \; . \qquad (14.2.9)$$

Hingegen ist *das Assoziativgesetz erfüllt*:

$$\boxed{\boldsymbol{A}(\boldsymbol{BC}) = (\boldsymbol{AB})\boldsymbol{C}.} \qquad (14.2.10)$$

Wir lassen den Beweis weg, weil er ziemlich schwerfällig ist. Wir beschränken uns darauf, ein Beispiel auszuarbeiten. Es seien

$$\boldsymbol{u} = \begin{pmatrix} x \\ y \end{pmatrix}, \qquad \boldsymbol{u}' = (x, y), \qquad \boldsymbol{A} = \begin{pmatrix} a & b \\ c & d \end{pmatrix}. \qquad (14.2.11)$$

Die Matrix $\boldsymbol{u}'$ ist ein Zeilenvektor, der dieselben Komponenten in derselben Anordnung enthält wie der Spaltenvektor $\boldsymbol{u}$. Die Matrix $\boldsymbol{A}$ ist quadratisch; sie besitzt dieselbe Anzahl Zeilen wie Spalten. Wir bilden nun das Produkt

$$\boldsymbol{u}'\boldsymbol{A} = (x, y)\begin{pmatrix} a & b \\ c & d \end{pmatrix} = (ax + cy, bx + dy)$$

und multiplizieren das Resultat mit $\boldsymbol{u}$ von rechts:

$$(\boldsymbol{u}'\boldsymbol{A})\boldsymbol{u} = (ax + cy, bx + dy)\begin{pmatrix} x \\ y \end{pmatrix} = ax^2 + cxy + bxy + dy^2. \qquad (14.2.12)$$

Nach den Assoziativgesetz sollten wir dasselbe Resultat erhalten, wenn wir zuerst $\boldsymbol{Au}$ berechnen und dann von links mit $\boldsymbol{u}'$ multiplizieren. Also

$$\boldsymbol{Au} = \begin{pmatrix} a & b \\ c & d \end{pmatrix}\begin{pmatrix} x \\ y \end{pmatrix} = \begin{pmatrix} ax + by \\ cx + dy \end{pmatrix},$$

$$\boldsymbol{u}'(\boldsymbol{Au}) = (x, y)\begin{pmatrix} ax + by \\ cx + dy \end{pmatrix} = ax^2 + bxy + cxy + dy^2,$$

was mit (14.2.12) in der Tat übereinstimmt. Dieses Beispiel ist noch in anderer Hinsicht interessant. Es zeigt, daß quadratische Funktionen als Matrizenprodukt dargestellt werden können.

Zum Schluß wollen wir das Gesetz, das Addition und Multiplikation verknüpft, untersuchen. Für gewöhnliche Zahlen ist das *Distributivgesetz* bekannt (s. Formel 1.14.3). Glücklicherweise gilt dasselbe Gesetz auch für Matrizen:

$$\boldsymbol{A}(\boldsymbol{B} + \boldsymbol{C}) = \boldsymbol{AB} + \boldsymbol{AC}. \qquad (14.2.13)$$

Wiederum lassen wir den Beweis weg, weil er ziemlich lang ist. Ein Beispiel dazu finden Sie im Problem 14.2.17.

In (14.2.11) definierten wir zwei Vektoren $\boldsymbol{u}$ und $\boldsymbol{u}'$ mit denselben Elementen in der gleichen Reihenfolge. Der Zeilenvektor $\boldsymbol{u}'$ heißt die *Transponierte* des Kolonnenvektors $\boldsymbol{u}$. In der Matrizenalgebra sind wir oft gezwungen, Zeilen mit Spalten und Spalten mit Zeilen zu vertauschen. So erhalten wir

$$C' = \begin{pmatrix} a_1 & a_2 \\ b_1 & b_2 \\ c_1 & c_2 \end{pmatrix}$$

durch Transponieren[1] von C, einer Matrix, die in (14.2.7) verwendet wurde. Die Bildung der Transponierten ist auf Matrizen beschränkt und hat keine Bedeutung bei gewöhnlichen Zahlen. Beachten Sie, daß die zweimalige Anwendung dieser Operation wieder auf die Ursprungsmatrix führt:

$$(C')' = C. \tag{14.2.14}$$

Es ist leicht einzusehen, daß für zwei $m \times n$ Matrizen A und B

$$(A + B)' = A' + B'$$

gilt.

Die Transponierte einer quadratischen Matrix ist wieder eine quadratische Matrix. Zum Beispiel gilt

$$\begin{pmatrix} 3 & -1 & 2 \\ 0 & 4 & 0 \\ 5 & 8 & -1 \end{pmatrix}' = \begin{pmatrix} 3 & 0 & 5 \\ -1 & 4 & 8 \\ 2 & 0 & -1 \end{pmatrix}.$$

Die Diagonalelemente 3, 4, -1 ändern ihre Position nicht.

Eine quadratische Matrix heißt *symmetrisch*, wenn sie mit ihrer Transponierten übereinstimmt. So ist

$$M = \begin{pmatrix} 7 & 0 & 5 \\ 0 & 3 & -2 \\ 5 & -2 & 0 \end{pmatrix}$$

eine symmetrische Matrix, da $M' = M$ gilt.

Ein Spezialfall einer symmetrischen Matrix ist die sogenannte *Einheitsmatrix*:

$$I = I^{n \times n} = \begin{pmatrix} 1 & 0 & 0 \cdots 0 \\ 0 & 1 & 0 \cdots 0 \\ 0 & 0 & 1 \cdots 0 \\ \cdot & \cdot & \cdot \; \cdot \; \cdot \; \cdot \\ 0 & 0 & 0 \cdots 1 \end{pmatrix}, \tag{14.2.15}$$

deren Diagonalelemente gleich 1 sind, während außerhalb der Diagonalen lauter Nullen stehen. Der Name "Einheitsmatrix" rührt davon her, daß I bei der Multiplikation die Rolle des Faktors Eins spielt. Zum Beispiel erhalten wir mit der Matrix C von (14.2.7)

$$IC' = \begin{pmatrix} 1 & 0 & 0 \\ 0 & 1 & 0 \\ 0 & 0 & 1 \end{pmatrix} \begin{pmatrix} a_1 & a_2 \\ b_1 & b_2 \\ c_1 & c_2 \end{pmatrix} = \begin{pmatrix} a_1 & a_2 \\ b_1 & b_2 \\ c_1 & c_2 \end{pmatrix} = C'$$

und

$$CI = \begin{pmatrix} a_1 & b_1 & c_1 \\ a_2 & b_2 & c_2 \end{pmatrix} \begin{pmatrix} 1 & 0 & 0 \\ 0 & 1 & 0 \\ 0 & 0 & 1 \end{pmatrix} = \begin{pmatrix} a_1 & b_1 & c_1 \\ a_2 & b_2 & c_2 \end{pmatrix} = C.$$

1 Einige Autoren ziehen die Bezeichnungen C^T, C^t oder ${}^tC$ vor

Falls I die Einheitsmatrix der Ordnung n und A eine quadratische Matrix derselben Ordnung ist, gilt $IA = AI = A$. Mit anderen Worten: Die Einheitsmatrix kommutiert mit einer beliebigen quadratischen Matrix der gleichen Ordnung.

14.3 Anwendungsbeispiele

Beispiel 14.3.1. *Graphentheorie.* Es kommt häufig vor, daß bestimmte Objekte in Beziehung zueinander stehen, und wir diese Beziehungen, die wir im Abschn. 3.3 auch *Relationen* genannt haben, zu untersuchen haben. Ein häufig verwendetes Hilfsmittel dazu ist die *Graphentheorie.* Ein gut bekanntes Beispiel sind die chemischen Strukturformeln. Die Ecken sind die Atome und die Kanten die chemischen Bindungen. Wir bilden eine Matrix folgender Art: Die Atome werden in beliebiger Reihenfolge numeriert. Falls zwei Atome miteinander verbunden sind, setzen wir die Zahl Eins, sonst die Zahl Null. Die Zahlen ergeben quadratische Matrizen, wie sie in Abb. 14.1 dargestellt sind (vgl. Rouvray, 1973). Solche Matrizen nennt man *Inzidenzmatrizen.*

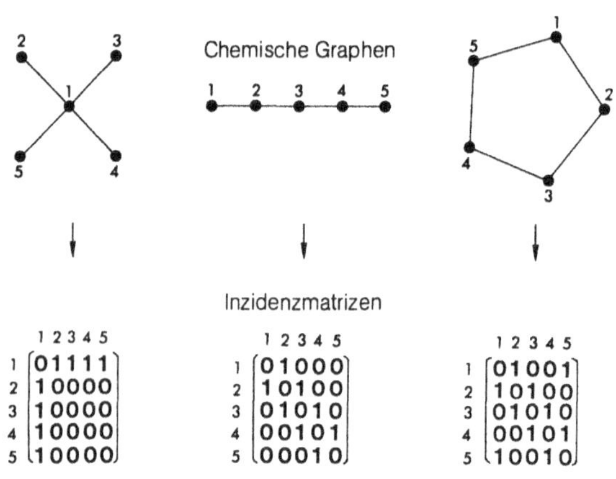

Abb. 14.1. Inzidenzmatrizen von Graphen. Wenn zwei Punkte eines Graphen miteinander verbunden werden, so ordnet man dem Punktepaar die Zahl 1 zu, sonst die Zahl 0

Die Graphentheorie wird heute in vielen Gebieten angewandt, so zum Beispiel in der Ökologie, Taxonomie, Physiologie und Epidemiologie. (s. z.B. Goel *et al.*, 1971; Jardine und Sibson, 1971; Laue, 1970).

Beispiel 14.3.2. *Populationsdynamik.* Im Abschn. 11.3 untersuchten wir einen Geburten- und Sterbeprozeß. In diesem Modell haben wir die Tatsache nicht berücksichtigt, daß die Geburten- und Sterberaten mit dem Alter der Individuen zusammenhängen.

Lewis (1942) und Leslie (1945) entwickelten ein Modell, das die Altersstruktur mitberücksichtigt. Um das Modell handhaben zu können, nehmen wir an, daß der Geburten- und Sterbeprozeß in konstanten Zeitschritten ablaufe. Es sei Δt ein geeignetes Zeitintervall. Für eine Population von Menschen können wir $\Delta t = 5$ Jahre oder, für eine genauere Analyse, $\Delta t = 1$ Jahr wählen. Mit dem gewählten Wert von Δt betrachten wir die Altersverteilung der Population zu den Zeiten $t = 0, \Delta t, 2\Delta t$, etc. Wir führen dazu *Altersgruppen* mit den Nummern $x = 0, 1, 2 \ldots$ ein: Die Gruppe $x = 0$ enthält die Alter von 0 bis Δt, die Gruppe $x = 1$ die Alter von Δt bis $2\Delta t$, die Gruppe $x = 3$ die Alter von $2\Delta t$ bis $3\Delta t$ etc. Die Nummer der letzten Altersgruppe bezeichnen wir mit $x = m$. Man beachte, daß das Gruppenintervall die gleiche Länge hat wie das Intervall zwischen zwei aufeinanderfolgenden Zeitpunkten, in denen wir die Population studieren.

In einer bisexuellen Population brauchen wir nur die *Frauen* einzubeziehen, da die Altersstruktur der Männer von untergeordneter Bedeutung ist.

Zur Zeit $t = 0, t = \Delta t, t = 2\Delta t, \ldots$ werde der Umfang der weiblichen Population durch die Vektoren

$$\boldsymbol{n}_0 = \begin{pmatrix} n_{00} \\ n_{10} \\ n_{20} \\ \vdots \\ n_{m0} \end{pmatrix}, \qquad \boldsymbol{n}_1 = \begin{pmatrix} n_{01} \\ n_{11} \\ n_{21} \\ \vdots \\ n_{m1} \end{pmatrix}, \qquad \boldsymbol{n}_2 = \begin{pmatrix} n_{02} \\ n_{12} \\ n_{22} \\ \vdots \\ n_{m2} \end{pmatrix}, \ldots \tag{14.3.1}$$

repräsentiert. Die Zahl n_{xk} bezeichnet die Anzahl der Frauen der Altersgruppe x zur Zeit $t = k \cdot \Delta t$.

Mit $F_0, F_1, F_2, \ldots, F_m$ bezeichnen wir die durchschnittliche Anzahl Töchter, die im Intervall Δt von einer Frau der Altersgruppe $0, 1, 2, \ldots, m$ geboren wurden. Die Frauen sind jedoch nicht in jedem Alter gebärfähig; es gibt eine präreproduktive und eine postreproduktive Phase. Deshalb sind gewisse F_x, zum Beispiel F_0, F_1 und F_m gleich Null. Die totale Anzahl Töchter, die während des ersten Zeitintervalls von $t = 0$ bis $t = \Delta t$ geboren wurden, ist dann

$$F_0 n_{00} + F_1 n_{10} + \cdots + F_m n_{m0}. \tag{14.3.2}$$

Nun setzen wir voraus, daß mit $F_0, F_1, F_2 \cdots$ nur diejenigen Töchter gezählt sind, die überlebt haben, solange das Intervall dauerte, in dem sie geboren wurden. Ende des Intervalls, so nimmt man an, besäßen alle in diesem Intervall geborenen Töchter das Alter 0. Also ist die Anzahl Frauen der Gruppe 0 zur Zeit $t = \Delta t$, d.h. n_{01}, gleich dem Resultat von Formel (14.3.2).

Mit P_x bezeichnen wir die Wahrscheinlichkeit, daß eine Frau der Altersgruppe x überlebt und in die Gruppe $x + 1$ übertritt. Also erhalten wir für $x = 0, 1, \ldots, m - 1$

$$P_x n_{xk} = n_{x+1,k+1}. \tag{14.3.3}$$

Beachten Sie, daß $P_m = 0$ ist. Im Spezialfall $k = 0$ erhalten wir $P_x n_{xo} = n_{x+1,1}$.

Der Übergang der Population von $t = 0$ bis $t = \Delta t$ kann durch die folgende Matrizenmultiplikation zusammengefaßt werden:

$$\begin{pmatrix} F_0 & F_1 & \cdots & F_{m-1} & F_m \\ P_0 & 0 & \cdots & 0 & 0 \\ 0 & P_1 & \cdots & 0 & 0 \\ \cdot & \cdot & \cdots & \cdot & \cdot \\ 0 & 0 & \cdots & P_{m-1} & 0 \end{pmatrix} \begin{pmatrix} n_{00} \\ n_{10} \\ n_{20} \\ \vdots \\ n_{m0} \end{pmatrix} = \begin{pmatrix} n_{01} \\ n_{11} \\ n_{21} \\ \vdots \\ n_{m1} \end{pmatrix}, \tag{14.3.4}$$

oder in Matrixschreibweise

$$\boldsymbol{M}\boldsymbol{n}_0 = \boldsymbol{n}_1, \tag{14.3.5}$$

wobei $\boldsymbol{M}$ den ersten Faktor in (14.3.4) bedeutet.

Unter der Annahme, daß F_x und P_x mit fortschreitender Zeit konstant bleiben, können wir dieselbe Prozedur wiederholen. Das heißt

$$\boldsymbol{M}\boldsymbol{n}_1 = \boldsymbol{n}_2, \qquad \boldsymbol{M}\boldsymbol{n}_2 = \boldsymbol{n}_3, \qquad \text{etc.}$$

Damit folgt

$$\boldsymbol{n}_2 = \boldsymbol{M}(\boldsymbol{M}\boldsymbol{n}_0) = \boldsymbol{M}^2\boldsymbol{n}_0$$

und durch Induktion

$$\boldsymbol{n}_k = \boldsymbol{M}^k\boldsymbol{n}_0. \tag{14.3.6}$$

Wenn die Anfangspopulation, die Alterstruktur und die sogenannte *Projektionsmatrix* $\boldsymbol{M}$ gegeben sind, können wir die Anzahl Individuen und die Altersstruktur einer zukünftigen Population durch (14.3.6) berechnen. Falls nur $\boldsymbol{n}_0$ gegeben ist, können wir fragen: Welche Eigenschaften muß $\boldsymbol{M}$ haben, damit die Population bezüglich ihrer Größe *stabil* ist, d.h. damit $n_0 = n_1 = n_2 = \ldots$ bleibt? Wir überlassen es dem Leser, diese Frage zu beantworten.

Wir sind vielleicht auch an einer *stabilen Altersverteilung* interessiert. Damit meinen wir konstante Proportionen zwischen verschiedenen Altersgruppen. Diese Frage führt zu der Gleichung

$$\boldsymbol{n}_{k+1} = \lambda\boldsymbol{n}_k \text{ oder } \boldsymbol{M}\boldsymbol{n}_k = \lambda\boldsymbol{n}_k, \tag{14.3.7}$$

wo λ eine positive Zahl ist, die für ein mögliches Wachstum der Population verantwortlich ist. Falls $\boldsymbol{M}$ gegeben ist, setzt die Auflösung von (14.3.7) nach $\boldsymbol{n}_k$ und λ ein Werkzeug der Matrizentheorie voraus, über das wir noch nicht verfügen: die charakteristische Gleichung einer Matrix (s. Abschn. 14.9).

Einzelheiten findet man in Crow und Kimura (1970), Goodman (1969), Keyfitz (1968), Leslie (1945, 1948, 1959), Lopez (1961), Pielou (1969), Pollard (1966, 1973), Searle (1966), Skellam (1967), Sykes (1969), Williamson (1972).

Beispiel 14.3.3. *Ökologie.* Das folgende Beispiel stammt aus Thrall et al. (1967).

Es ist bekannt, daß giftige Schadstoffe (wie DDT oder Quecksilber) in *Nahrungsketten* angereichert werden. Wir wählen für das Studium einen Teil eines ökologischen Systems mit den folgenden drei Gliedern einer Kette:

1. Die Vegetation liefert Nahrung für Pflanzenfresser. Die verschiedenen Pflanzenarten seien mit $p_1, p_2, \ldots, p_r$ bezeichnet.
2. Pflanzenfresser ernähren sich von den Pflanzen, wie sie in Glied 1 beschrieben sind. Die verschiedenen Arten von Pflanzenfressern seien mit $a_1, a_2, \ldots, a_s$ bezeichnet.
3. Fleischfressende Tiere leben von den in Glied 2 beschriebenen Pflanzenfressern. Die verschiedenen Arten der Fleischfresser seien mit $c_1, c_2, \ldots, c_t$ bezeichnet.

Wir können nun fragen: Welche Menge an Pflanzen der Art p_i wird indirekt von den Fleischfressern der Art c_j aufgenommen? Um diese Frage beantworten zu können, bilden wir die folgende Matrix $\boldsymbol{X}$ für den Übergang von Glied 1 zu Glied 2 der Nahrungskette:

$$\begin{array}{c} \\ p_1 \\ p_2 \\ \vdots \\ p_r \end{array} \begin{array}{c} \begin{array}{cccc} a_1 & a_2 & \cdots & a_s \end{array} \\ \begin{pmatrix} x_{11} & x_{12} & \cdots & x_{1s} \\ x_{21} & x_{22} & \cdots & x_{2s} \\ \cdot & \cdot & \cdots & \cdot \\ x_{r1} & x_{r2} & \cdots & x_{rs} \end{pmatrix} \end{array} = \boldsymbol{X} \tag{14.3.8}$$

Hier bezeichnet x_{11} die Menge (in g oder kg) der Pflanzenart p_1, die von jedem Individuum der Art a_1 während der Saison gefressen wurde. Allgemein bedeutet x_{ik} die Menge der Pflanzenart p_i, die von jedem Individuum der Art a_k gefressen wurde.

Wir definieren auch eine Matrix $\boldsymbol{Y}$ für den Übergang von Glied 2 zu Glied 3 der Nahrungskette:

$$\begin{array}{c} \\ a_1 \\ a_2 \\ \vdots \\ a_s \end{array} \begin{array}{c} \begin{array}{cccc} c_1 & c_2 & \cdots & c_t \end{array} \\ \begin{pmatrix} y_{11} & y_{12} & \cdots & y_{1t} \\ y_{21} & y_{22} & \cdots & y_{2t} \\ \cdots & \cdots & \cdots & \cdots \\ y_{s1} & y_{s2} & \cdots & y_{st} \end{pmatrix} \end{array} = \boldsymbol{Y} \tag{14.3.9}$$

Hier bedeutet y_{11} die Zahl der Tiere der Art a_1, die von allen Individuen der Art c_1 gefressen werden. Allgemein bedeutet y_{kj} die Anzahl Individuen der Art a_k, die von allen Individuen der Art c_j gefressen wurden. Beachten Sie, daß y_{kj} eine Anzahl ist und x_{ij} eine Menge.

Betrachten Sie nun die Tiere der Art c_1. Durch das Verzehren der Art a_1 fressen sie indirekt die Menge $x_{11}y_{11}$ der Pflanzen p_1. Durch das Fressen der Art a_2 konsumieren sie die Menge $x_{12}y_{21}$ der Pflanzen p_1 etc. Also ist die Totalmenge indirekt gefressener Pflanzen p_1 durch alle Fleischfresser der Art c_1 gegeben durch

$$x_{11}y_{11} + x_{12}y_{21} + x_{13}y_{31} + \cdots + x_{1s}y_{s1}.$$

Das Resultat ist ein inneres Produkt, oder genauer, die erste Zeile von $\boldsymbol{X}$ multipliziert mit der ersten Kolonne von $\boldsymbol{Y}$. Dieses Resultat kann sofort verallgemeinert werden. Die Menge der Pflanzen p_i, welche indirekt durch die Fleischfresser c_j konsumiert wird, ist das Produkt der i-ten Zeile von $\boldsymbol{X}$ mit der j-ten Kolonne von $\boldsymbol{Y}$. Wir erhalten alle Teilresultate durch das Matrizenprodukt

$$\boldsymbol{XY}. \tag{14.3.10}$$

Damit ist unsere Frage beantwortet.

Beispiel 14.3.4. *Genetik.* Fassen wir einen speziellen Genlocus mit den möglichen Allelen A und a ins Auge. Setzen wir voraus, daß in einer Population das Allel A mit einer Wahrscheinlichkeit von p und das Allel a mit einer Wahrscheinlichkeit von $q = 1 - p$ vorhanden sei. Es seien R_1 und R_2 zwei Verwandte, von denen wir sicher wissen, daß sie ein Allel gemeinsam haben. Die Verwandten können zum Beispiel Elternteil (R_1) und Kind (R_2) oder, in umgekehrter Reihenfolge Kind (R_1) und Elternteil (R_2) sein. Wir interessieren uns für die Wahrscheinlichkeit eines gewissen Genotyps für R_2, falls der Genotyp von R_1 gegeben ist. Die Resultate können mit der folgenden Matrix, die wir mit $\boldsymbol{T}$ bezeichnen, vorausberechnet werden:

Genotyp von R_1	Genotyp von R_2 AA	Aa	aa
AA	p	q	0
Aa	$\frac{1}{2}$	$\frac{1}{2}$	$\frac{1}{2}q$
aa	0	p	q

$= \boldsymbol{T}$ (14.3.11)

Falls R_1 den Genotyp AA besitzt, muß R_2 das Allel A gemeinsam mit R_1 haben. Weil das zweite Allel unabhängig vom bekannten Allel ist, tritt es als A mit der Wahrscheinlichkeit p oder als a mit der Wahrscheinlichkeit q auf. Der Verwandte R_2 kann nicht vom Genotyp aa sein. Dieser Schluß beweist die Beschaffenheit der ersten Zeile von $\boldsymbol{T}$.

Falls R_1 vom Genotyp Aa ist, muß R_2 entweder A oder a gemeinsam mit R_1 besitzen, jedes mit einer Wahrscheinlichkeit von $\boldsymbol{T}$. Weil das zweite Allel unabhängig vom ersten Allel ist, tritt dieses zweite Allel als A mit einer Wahrscheinlichkeit p und als a mit einer Wahrscheinlichkeit q auf. Also ist R_2 vom Genotyp AA mit einer Wahrscheinlichkeit $\boldsymbol{T}p$, vom Genotyp Aa mit einer Wahrscheinlichkeit $\boldsymbol{T}p + \boldsymbol{T}q = \boldsymbol{T}$, oder vom Genotyp aa mit einer Wahrscheinlichkeit $\boldsymbol{T}q$. Damit haben wir die zweite Zeile von $\boldsymbol{T}$ hergeleitet. Der Beweis der dritten Zeile ist ganz analog.

Nun gehen wir einen Schritt weiter und stellen eine Beziehung zwischen Großeltern und Großkindern her. Nehmen wir für den Moment an, daß ein Großvater vom Genotyp AA sei. Dann können wir leicht die Wahrscheinlichkeiten für die verschiedenen Genotypen mit der gleichen Methode finden:

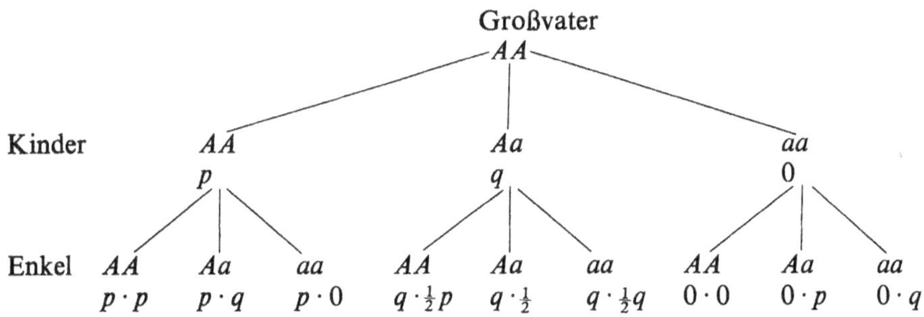

Also gilt für die Enkel

$$\begin{aligned} P(AA) &= p \cdot p + q \cdot \tfrac{1}{2}p + 0 \cdot 0, \\ P(Aa) &= p \cdot q + q \cdot \tfrac{1}{2} \ + 0 \cdot p, \\ P(aa) &= p \cdot 0 + q \cdot \tfrac{1}{2}q + 0 \cdot q. \end{aligned}$$

Diese Ausdrücke können interpretiert werden als "erste Zeile von $\boldsymbol{T}$ multipliziert mit der ersten, zweiten bzw. dritten Kolonne von $\boldsymbol{T}$." Ganz allgemein erhalten wir die Wahrscheinlichkeiten der Genotypen AA, Aa, aa für die Großkinder einfach durch

$$\boldsymbol{T}\boldsymbol{T} = \boldsymbol{T}^2. \tag{14.3.12}$$

Dieses Resultat kann in der Form

$$\boldsymbol{T}^2 = \begin{pmatrix} p^2 + \tfrac{1}{2}pq & pq + \tfrac{1}{2}q & \tfrac{1}{2}q^2 \\ \tfrac{1}{2}p^2 + \tfrac{1}{4}p & pq + \tfrac{1}{4} & \tfrac{1}{4}q + \tfrac{1}{2}q^2 \\ \tfrac{1}{2}p^2 & \tfrac{1}{2}p + pq & \tfrac{1}{2}pq + q^2 \end{pmatrix} \tag{14.3.13}$$

geschrieben werden.

Fährt man mit den Urenkeln fort, muß man folgende Matrix berechnen:

$$\boldsymbol{T}\boldsymbol{T}^2 = \boldsymbol{T}^3. \tag{14.3.14}$$

Li (1976) zeigte, wie man die recht mühsame Matrizenmultiplikation in (14.3.14) durch Einführung neuer Matrizen vermeiden kann. Mit seiner ITO-Methode kann man außerdem Verwandtschaftsverhältnisse wie Geschwister-Geschwister, Geschwister-Halbgeschwister, Onkel-Neffe, Vetter-Vetter leicht begründen (vgl. Aufgabe 14.3.3).

Beispiel 14.3.5. *Markoffkette.* Ein RNS-Molekül wurde berühmt, weil es gelang, es ohne Hilfe lebender Zellen zu reproduzieren. (Mills *et al.*, 1973). Wie andere RNS-Moleküle ist es eine lange Kette von nur vier Bestandteilen, den sogenannten *Basen*:

A = Adenin,
C = Cytosin,
G = Guanin,
U = Uracil.

Das Molekül ist in Abb. 14.2 dargestellt. Auf den ersten Blick sieht man Regelmäßigkeiten in der Basensequenz am Anfang (links) und am Ende (rechts). Sonst scheinen die Basen einander in beliebiger Ordnung zu folgen. Um die Zufälligkeit zu untersuchen, wenden wir eine Technik an, die von Markoff entwickelt wurde[2]. Wir betrachten die Kette als Resultat eines *stochastischen Prozesses* wo jedes Glied der Kette eine der vier *Zustände* A, C, G, U ist. Das Wechseln von einem Glied zum nächsten, d.h. von einem Zustand zu einem andern, heißt *Übergang*. Mit vier Zuständen haben wir 16 verschiedene Übergänge $A \to A$, $A \to C$, $A \to G$, $A \to U$, $C \to A$, $C \to C$, etc. Die 16 möglichen Übergänge treten mit den folgenden Häufigkeiten auf:

	A	C	G	U	Total
$A \to$	4	14	13	0	31
$C \to$	7	23	32	11	73
$G \to$	18	25	26	12	81
$U \to$	2	12	9	9	32

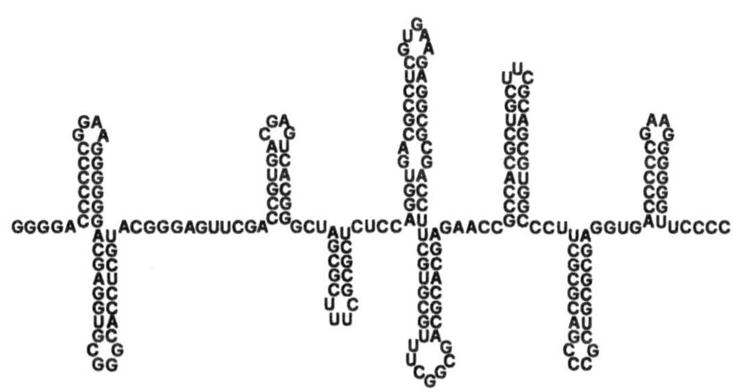

Abb. 14.2. Ein RNS-Molekül mit 218 Nucleotiden. Die vier Basen sind A (Adenin), C (Cytosin), G (Guanin), U (Uracil). Wie im Text gezeigt wird, kann die Sequenz aufeinanderfolgender Nucleotide nicht auf einem Markoff-Prozeß beruhen

Die Übergänge $C \to G$, $G \to G$, $G \to C$ und $C \to C$ besitzen die größten Häufigkeiten, während $A \to A$ und $U \to A$ selten auftreten. Der Übergang $A \to U$ findet überhaupt

2 Andrei Andrewitsch Markoff (1856–1922), russischer Mathematiker

nicht statt in unserer speziellen RNS-Sequenz. Aus den absoluten Häufigkeiten berechnen wir die *relativen Häufigkeiten* in jeder Zeile:

	A	C	G	U	Total
$A \to$	0,129	0,452	0,419	0,000	1,000
$C \to$	0,096	0,315	0,438	0,151	1,000
$G \to$	0,222	0,309	0,321	0,148	1,000
$U \to$	0,063	0,375	0,281	0,281	1,000

Die relativen Häufigkeiten bilden eine Matrix, *Übergangsmatrix* genannt:

$$F = \begin{pmatrix} 0{,}129 & 0{,}452 & 0{,}419 & 0{,}000 \\ 0{,}096 & 0{,}315 & 0{,}438 & 0{,}151 \\ 0{,}222 & 0{,}309 & 0{,}321 & 0{,}148 \\ 0{,}063 & 0{,}375 & 0{,}281 & 0{,}281 \end{pmatrix}. \tag{14.3.15}$$

Beachten Sie, daß die *Summe der Elemente jeder Zeile gleich* 1 *ist.*

Wir können uns theoretisch einen chemischen Prozeß denken, der solche Übergänge mit gewissen Wahrscheinlichkeiten, den *Übergangswahrscheinlichkeiten*, bewirkt. Diese bilden eine theoretische Übergangsmatrix

$$P = \begin{pmatrix} p_{11} & p_{12} & p_{13} & p_{14} \\ p_{21} & p_{22} & p_{23} & p_{24} \\ p_{31} & p_{32} & p_{33} & p_{34} \\ p_{41} & p_{42} & p_{43} & p_{44} \end{pmatrix}. \tag{14.3.16}$$

p_{11} ist die Wahrscheinlichkeit für den Übergang $A \to A$ und wird durch den empirischen Wert 0,129 geschätzt. Entsprechend ist p_{12} die Wahrscheinlichkeit für den Übergang $A \to C$ und wird durch den empirischen Wert 0,452 geschätzt etc. Für jede Zeile fordern wir

$$\sum_{k=1}^{4} p_{ik} = 1 \qquad (i = 1, 2, 3, 4). \tag{14.3.17}$$

Nun dehnen wir unsere Untersuchung auf Zwei-Schritt-Übergänge wie $A \to C \to A$, $G \to C \to U$ aus und fragen: *Welches sind die relativen Häufigkeiten und Wahrscheinlichkeiten für die* 16 *Zwei-Schritt-Übergänge* $A \to \cdot \to A$, $A \to \cdot \to C$, etc.? Der Punkt bedeutet, daß wir nicht an den Zwischenzuständen interessiert sind. Der Übergang $A \to \cdot \to A$ enthält die folgenden vier Fälle

$$\begin{aligned} &A \to A \to A, \\ &A \to C \to A, \\ &A \to G \to A, \\ &A \to U \to A. \end{aligned}$$

In Markoffketten setzen wir voraus, daß aufeinanderfolgende Übergänge im Sinne der Wahrscheinlichkeitstheorie voneinander unabhängig sind (Abschn. 13.6). Das ist die *Markoffeigenschaft*. Auf eine Zeitskala bezogen bedeutet die Markoffeigenschaft, daß die Zukunft lediglich von der Jetztzeit und nicht von der Vergangenheit abhängt.

Unter der Voraussetzung der Markoffketten gilt die *Multiplikationsregel*, und es folgt:

$$P(A \to A \to A) = P(A \to A) \cdot P(A \to A) = p_{11}p_{11},$$
$$P(A \to C \to A) = P(A \to C) \cdot P(C \to A) = p_{12}p_{21},$$
$$P(A \to G \to A) = P(A \to G) \cdot P(G \to A) = p_{13}p_{31},$$
$$P(A \to U \to A) = P(A \to U) \cdot P(U \to A) = p_{14}p_{41}.$$

Wir erhalten die Wahrscheinlichkeit für $A \to \cdot \to A$ durch Anwenden der *Additionsregel* in Abschnitt 13.4:

$$P(A \to \cdot \to A) = p_{11}p_{11} + p_{12}p_{21} + p_{13}p_{31} + p_{14}p_{41}.$$

Dies ist nichts anderes als das innere Produkt der ersten Zeile mit der ersten Kolonne der Übergangsmatrix $\boldsymbol{P}$. Mit demselben Argument können wir die Wahrscheinlichkeit für beliebige andere Zwei-Schritt-Übergänge berechnen. Das Resultat ist stets durch die Formel "Zeile mal Kolonne" gegeben. Alle 16 Möglichkeiten ergeben sich durch die *Matrizenmultiplikation*

$$\boldsymbol{P}^2 = \begin{pmatrix} p_{11} & \cdots & p_{14} \\ \cdot & \cdots & \cdot \\ p_{41} & \cdots & p_{44} \end{pmatrix} \begin{pmatrix} p_{11} & \cdots & p_{14} \\ \cdot & \cdots & \cdot \\ p_{41} & \cdots & p_{44} \end{pmatrix}. \tag{14.3.18}$$

Wir können prüfen, ob unser spezielles RNS-Molekül die Markoffeigenschaft besitzt. Für diesen Test ersetzen wir die unbekannten Übergänge in (14.3.16) durch die empirischen Werte von (14.3.15) und $\boldsymbol{P}^2$ durch $\boldsymbol{F}^2$. So erhalten wir

$$\boldsymbol{F}^2 = \begin{pmatrix} 0{,}153 & 0{,}330 & 0{,}387 & 0{,}130 \\ 0{,}149 & 0{,}335 & 0{,}361 & 0{,}155 \\ 0{,}139 & 0{,}352 & 0{,}373 & 0{,}136 \\ 0{,}124 & 0{,}339 & 0{,}360 & 0{,}177 \end{pmatrix}. \tag{14.3.19}$$

Schließlich vergleichen wir das Resultat dieser Berechnung mit den relativen Häufigkeiten der Zwei-Schritt-Übergänge, die wir aus Abb. 14.2 durch direkte Abzählung erhalten:

$$\begin{pmatrix} 0{,}065 & 0{,}323 & 0{,}548 & 0{,}064 \\ 0{,}153 & 0{,}444 & 0{,}208 & 0{,}195 \\ 0{,}161 & 0{,}222 & 0{,}457 & 0{,}160 \\ 0{,}156 & 0{,}437 & 0{,}313 & 0{,}094 \end{pmatrix}. \tag{14.3.20}$$

Die Übereinstimmung ist schlecht. Ein statistisches Verfahren, das hier nicht beschrieben wird, weist eine signifikante Differenz zwischen den Matrizen (14.3.19) und (14.3.20) nach. Wir schließen daraus, das unser RNS-Molekül die Markoffeigenschaft nicht besitzt, das heißt in diesem Fall, daß die Teilsequenzen nicht unabhängig voneinander sind.

Die Theorie der Markoffketten spielt eine sehr wichtige Rolle in verschiedenen Gebieten wie Populationsdynamik, Genetik, Evolution, Ökologie, Physiologie, Epidemiologie, Verhaltenslehre. Siehe Bailey (1964), Chiang (1968), Gani (1973), Iosifescu und Tăutu (1973), Jacquard (1974), Jacquez (1972), Karlin (1973), Khazanie (1968), Kingman (1969), Lewis (1977), Lillestøl (1968), Pielou (1969), Pollard (1973).

Beispiel 14.3.6. *Statistik.* Matrizenalgebra ist unerläßlich in verschiedenen Gebieten, wie zum Beispiel in der multivariaten statistischen Analyse, beim Planen von Versuchen, sowie in der Varianz- und Kovarianzanalyse.

Um eine Idee solcher statistischer Anwendungen zu bekommen, besprechen wir ein *Regressionsmodell.* Nehmen wir an, es sei uns ein Verteilungsdiagramm, bestehend aus Punkten (x_i, y_i), $i = 1, 2, \ldots, n$, gegeben, wobei x_i und y_i Meßresultate sind. Nehmen wir ferner an, die Punkte lägen in der Nähe einer gewissen Kurve, und wir möchten eine quadratische Parabel an diese Punkte anpassen. Die Gleichung heißt

$$y = a + bx + cx^2, \tag{14.3.21}$$

wobei die Konstanten a, b, c unbekannt sind. Die Koordinaten x_i, y_i der Punkte erfüllen eine Gleichung der Form (14.3.21) nicht genau. Deshalb schreiben wir

$$y_i = a + bx_i + cx_i^2 + e_i \qquad (i = 1, 2, \ldots, n), \tag{14.3.22}$$

wobei e_i ein Fehlerglied ist. Das System (14.3.22) kann in Matrizenschreibweise in der Gestalt

$$\boldsymbol{y} = \boldsymbol{X}\boldsymbol{b} + \boldsymbol{e} \tag{14.3.23}$$

geschrieben werden, mit den Matrizen

$$\boldsymbol{y} = \begin{pmatrix} y_1 \\ y_2 \\ \vdots \\ y_n \end{pmatrix}, \qquad \boldsymbol{X} = \begin{pmatrix} 1 & x_1 & x_1^2 \\ 1 & x_2 & x_2^2 \\ \cdots & \cdots & \cdots \\ 1 & x_n & x_x^2 \end{pmatrix}, \qquad \boldsymbol{b} = \begin{pmatrix} a \\ b \\ c \end{pmatrix}, \qquad \boldsymbol{e} = \begin{pmatrix} e_1 \\ e_2 \\ \vdots \\ e_n \end{pmatrix}. \tag{14.3.24}$$

Die Gln. (14.3.22) sind linear in den Unbekannten a, b, c. Deshalb nennen wir (14.3.22) oder (14.3.23) ein *lineares Modell.*

Um möglichst günstige Koeffizienten zu finden, wenden wir die Methode der "*kleinsten Quadrate*" an. Wir minimieren die Summe der Quadrate der Fehler

$$e_1^2 + e_2^2 + \cdots + e_n^2 = \boldsymbol{e}' \, \boldsymbol{e}. \tag{14.3.25}$$

Hinsichtlich der Formel (14.3.23) bedeutet dies, daß die unbekannten Koeffizienten a, b, c in der Weise zu bestimmen sind, daß

$$\boldsymbol{e}' \, \boldsymbol{e} = (\boldsymbol{y} - \boldsymbol{X}\boldsymbol{b})'(\boldsymbol{y} - \boldsymbol{X}\boldsymbol{b}) \tag{14.3.26}$$

einen möglichst kleinen Wert ergibt. Die Lösung kann entweder mit Hilfe der Matrizenalgebra gefunden werden, oder man kann die Differentialrechnung anwenden (s. Beispiele am Ende des Abschn. 12.3). Für eine vollständige Behandlung dieses Problems verweisen wir den Leser auf Bücher über Statistik.

14.4 Vektoren im Raum

Wir haben Vektoren als Zeilen- und Spaltenmatrizen definiert. Vektoren mit zwei oder drei Elementen können geometrisch interpretiert werden. Einerseits können so die Matrizenoperationen besser verstanden werden. Andererseits erlaubt die geometrische Deutung der Vektoren eine Anwendung auf verschiedene Probleme in den Naturwissenschaften.

Wir betrachten zuerst ein rechtwinkliges x, y- Koordinatensystem in der *Ebene*. Sei (x, y) ein beliebiger Punkt in der Ebene. Mit diesem Punkt (x, y) verknüpfen wir eine gerichtete Strecke, die auch *Pfeil* genannt wird. Der Anfang des Pfeils befindet sich im Ursprung O des Koordinatensystems und die Spitze im Punkt (x, y). Sei $\boldsymbol{a}$ der Kolonnenvektor

$$\boldsymbol{a} = \begin{pmatrix} x \\ y \end{pmatrix}. \tag{14.4.1}$$

Dann besteht eine eineindeutige Beziehung zwischen dem Vektor $\boldsymbol{a}$ und dem oben beschriebenen Pfeil. Es ist üblich das Wort "Vektor" sowohl für den Pfeil wie auch für die Matrix $\boldsymbol{a}$ zu verwenden[3] (s. Abb. 14.3). Wir nennen x und y die *Koordinaten* oder *Komponenten* des Vektors $\boldsymbol{a}$. Es seien

$$\boldsymbol{a}_1 = \begin{pmatrix} x_1 \\ y_1 \end{pmatrix}, \qquad \boldsymbol{a}_2 = \begin{pmatrix} x_2 \\ y_2 \end{pmatrix} \tag{14.4.2}$$

zwei Vektoren.

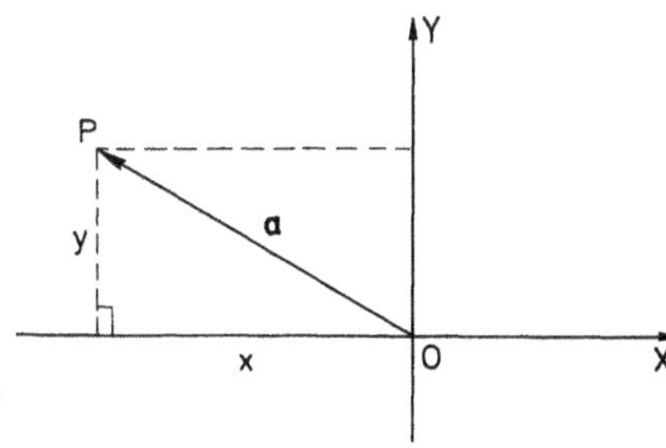

Abb. 14.3. Ein Vektor $\boldsymbol{a}$ wird durch einen Pfeil mit dem Koordinaten x, y dargestellt

Wir versuchen eine geometrische Deutung für den Summenvektor

$$\boldsymbol{a}_1 + \boldsymbol{a}_2 = \begin{pmatrix} x_1 + x_2 \\ y_1 + y_2 \end{pmatrix} \tag{14.4.3}$$

zu finden. In Abb. 14.4 sind die drei Vektoren $\boldsymbol{a}_1$, $\boldsymbol{a}_2$ und $\boldsymbol{a}_1 + \boldsymbol{a}_2$ gezeichnet. Man sieht, wie der Summenvektor $\boldsymbol{a}_1 + \boldsymbol{a}_2$ konstruiert werden kann: Wir verschieben den Pfeil $\boldsymbol{a}_2$

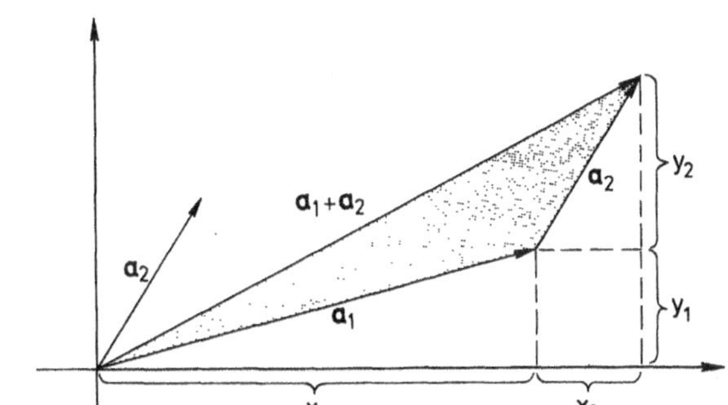

Abb. 14.4. Die Summe zweier Vektoren $\boldsymbol{a}_1$ und $\boldsymbol{a}_2$ ist ein Vektor, der mit Hilfe eines Dreiecks konstruiert werden kann. Die Komponenten von $\boldsymbol{a}_1 + \boldsymbol{a}_2$ sind $x_1 + x_2$ und $y_1 + y_2$

3 Die ursprüngliche Bedeutung von "Vektor" war eine *gerichtete Größe* (wie Kraft, Geschwindigkeit oder Beschleunigung). Nicht gerichtete Größen werden *Skalare* genannt (wie Masse, Dichte, Temperatur). Später wurde das Wort "Vektor" für eine gerichtete Strecke (Pfeil) benützt. In den letzten Jahrzehnten wurde der Sinn des Wortes nochmals erweitert. *Heute heißt jede Zeilen- oder Kolonnenmatrix ein Vektor.* In der Geometrie verwendet man vorzugsweise Kolonnenvektoren

parallel, bis sein Anfangspunkt auf die Spitze von $\boldsymbol{a}_1$ zu liegen kommt. Nun bilden die beiden Pfeile einen Streckenzug. Die Summe $\boldsymbol{a}_1 + \boldsymbol{a}_2$ wird dann durch den Pfeil, dessen Anfangspunkt im Ursprung O und dessen Spitze auf der Spitze des Pfeils $\boldsymbol{a}_2$ liegt, repräsentiert. Man sagt, die Vektoren bilden ein *Vektordreieck*. Um die Gültigkeit des Kommutativgesetzes zu zeigen, können wir auch den Vektor $\boldsymbol{a}_1$ parallel verschieben, bis er einen Streckenzug mit dem Pfeil $\boldsymbol{a}_2$ bildet.

Es ist leicht, die Vektoraddition für mehr als zwei Vektoren zu verallgemeinern. Beim Addieren der Vektoren $\boldsymbol{a}_1, \boldsymbol{a}_2, \ldots, \boldsymbol{a}_n$ bilden wir einen Streckenzug, indem wir mit $\boldsymbol{a}_1$ beginnen und mit $\boldsymbol{a}_2, \boldsymbol{a}_3, \ldots, \boldsymbol{a}_n$ in derselben Weise fortfahren wie oben. Dem Summenvektor entspricht dann der Zdeil mit dem Anfangspunkt im Ursprung O und dem Endpunkt auf der Spitze von $\boldsymbol{a}_n$. Bei Anwendungsbeispielen nennt man diesen Vektor meistens den *resultierenden Vektor* oder die *Resultante* und die Vektoren $\boldsymbol{a}_1, \boldsymbol{a}_2, \ldots, \boldsymbol{a}_n$ *seine Komponenten*. Die Figur bestehend aus den Vektoren $\boldsymbol{a}_1, \boldsymbol{a}_2, \ldots, \boldsymbol{a}_n$ bildet zusammen mit dem resultierenden Vektor ein sogenanntes *Vektorpolygon*. Dies ist eine Verallgemeinerung des Vektordreiecks.

Manchmal konstruiert man den Summenvektor zweier Vektoren mit Hilfe eines Parallelogramms. Abbildung 14.5 erklärt dieses Verfahren. Dieses Vorgehen ist jedoch für mehr als zwei Vektoren unpraktisch.

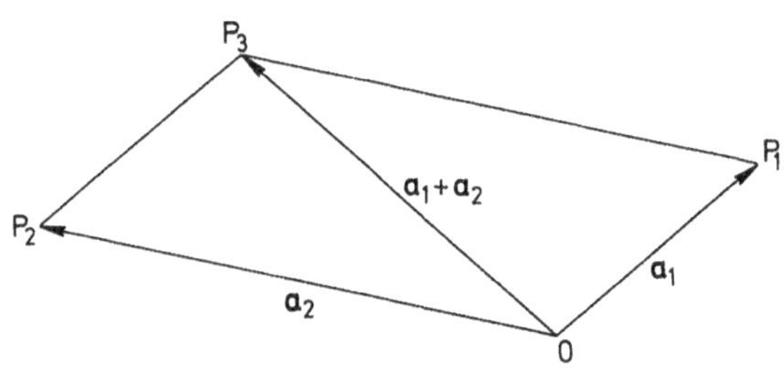

Abb. 14.5. Konstruktion der Summe zweier Vektoren mit Hilfe eines Parallelogramms. Die Strecken P_1P_3 und OP_2 sind parallel, ebenso die Strecken P_2P_3 und OP_1

Nun erklären wir das Vielfache eines Vektors $\boldsymbol{a}$. Die geometrische Deutung von

$$\boldsymbol{a} + \boldsymbol{a} = 2\boldsymbol{a},$$
$$\boldsymbol{a} + \boldsymbol{a} + \boldsymbol{a} = 3\boldsymbol{a} \qquad \text{etc.}$$

ist leicht zu verstehen (Abb. 14.6). Wir können einen Vektor auch mit einer gebrochenen Zahl, z.B. 2/3, oder mit einer negativen Zahl, z.B. -2 multiplizieren. Wenn wir Formel (14.2.4) beachten, erhalten wir

$$\mathrm{k}\boldsymbol{a} = \mathrm{k}\begin{pmatrix} x \\ y \end{pmatrix} = \begin{pmatrix} kx \\ ky \end{pmatrix}. \tag{14.4.4}$$

Beide Koordinaten, x und y, müssen mit k multipliziert werden (Abb. 14.6).

Die Subtraktion ist definiert durch

$$\boldsymbol{a} - \boldsymbol{b} = \boldsymbol{a} + (-\boldsymbol{b}), \tag{14.4.5}$$

d.h. die Subtraktion von $\boldsymbol{b}$ ist äquivalent mit der Addition von $-\boldsymbol{b}$. Abb. 14.7 zeigt die geometrische Bedeutung und die Konstruktion von $\boldsymbol{a} - \boldsymbol{b}$.

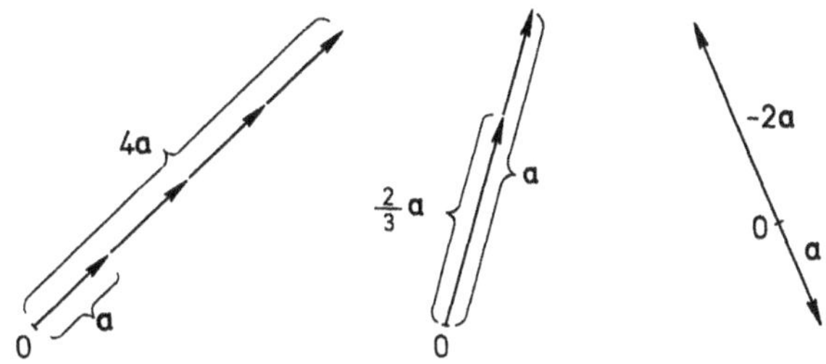

Abb. 14.6. Multiplikation eines Vektors $\boldsymbol{a}$ mit einer Zahl k. Multiplizieren wir mit einer positiven Zahl, so bleibt die Richtung des Vektors unverändert. Ist der Faktor dagegen eine negative Zahl, so entsteht ein Vektor in der entgegengesetzten Richtung

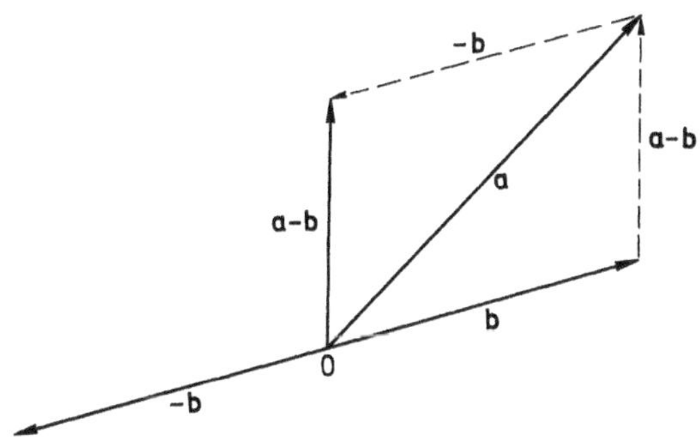

Abb. 14.7. Die drei Vektoren $\boldsymbol{a}$, $\boldsymbol{b}$ und $\boldsymbol{a}-\boldsymbol{b}$ bilden ein Vektordreieck, so daß $\boldsymbol{b}+(\boldsymbol{a}-\boldsymbol{b})=\boldsymbol{a}$ ist

Insbesondere gilt

$$\boldsymbol{a}-\boldsymbol{a}=\begin{pmatrix}x\\y\end{pmatrix}-\begin{pmatrix}x\\y\end{pmatrix}=\begin{pmatrix}0\\0\end{pmatrix}. \tag{14.4.6}$$

Dieses Resultat nennt man den *Nullvektor*. Anfangspunkt und Spitze des Pfeils fallen in den Ursprung O. Dieser spezielle Vektor hat keine Richtung.

Bisher haben wir nichts über die Einheiten, in denen x und y gemessen werden, ausgesagt. Alle bisher erhaltenen Resultate bleiben richtig, sogar wenn z.B. x in Gramm und y in Sekunden gemessen werden. Dies gilt nicht mehr, wenn wir den absoluten Betrag des Vektors einführen. Wir setzen von jetzt an voraus, *daß die beiden Koordinaten x und y in derselben Einheit gemessen wurden*. Wir definieren den *absoluten Betrag* eines Vektors

$$\boldsymbol{a}=\begin{pmatrix}x\\y\end{pmatrix}$$

durch

$$|\boldsymbol{a}|=\sqrt{x^2+y^2}. \tag{14.4.7}$$

Falls $\boldsymbol{a}$ der Nullvektor ist, ist sein Betrag gleich Null; andernfalls ist der absolute Betrag eine positive Zahl. In Anwendungsbeispielen nennt man $|\boldsymbol{a}|$ auch Größe des Vektors $\boldsymbol{a}$.

Falls die Koordinaten x und y in Längeneinheiten gemessen werden, ist der Betrag nach dem Satz von Pythagoras gleich dem Abstand des Punktes (x, y) vom Ursprung O (Abb. 14.3). In diesem Fall nennt man $|\boldsymbol{a}|$ die *Länge* des Vektors $\boldsymbol{a}$.

Der absolute Betrag eines Vektors kann mit Hilfe der Matrizenmultiplikation berechnet werden. Sei $\boldsymbol{a}' = (x, y)$ die Transponierte von $\boldsymbol{a}$. Nun bilden wir das innere Produkt

$$\boldsymbol{a}'\boldsymbol{a} = (x, y)\begin{pmatrix} x \\ y \end{pmatrix} = x^2 + y^2.$$

Also gilt

$$|\boldsymbol{a}|^2 = \boldsymbol{a}'\boldsymbol{a}. \tag{14.4.8}$$

Etwas allgemeiner seien

$$\boldsymbol{a}_1 = \begin{pmatrix} x_1 \\ y_1 \end{pmatrix}, \qquad \boldsymbol{a}_2 = \begin{pmatrix} x_2 \\ y_2 \end{pmatrix}.$$

zwei beliebige Vektoren. Dann können wir fragen, welches die *geometrische Deutung* des inneren Produkts

$$\boldsymbol{a}_1'\boldsymbol{a}_2 = x_1x_2 + y_1y_2$$

ist. Die Rechnung zeigt, daß

$$\boldsymbol{a}_2'\boldsymbol{a}_1 = \boldsymbol{a}_1'\boldsymbol{a}_2. \tag{14.4.9}$$

ist. Dies ist das *Kommutativgesetz für das innere Produkt*. Wir wissen aber, daß das Kommutativgesetz im allgemeinen für die Matrizenmultiplikation nicht gilt. Um das innere Produkt geometrisch zu verstehen, betrachten wir zunächst einen Spezialfall. Wir nehmen an, die beiden Vektoren $\boldsymbol{a}_1$ und $\boldsymbol{a}_2$ seien *zueinander orthogonal* (s. Abb. 14.8). Die Vektoren $\boldsymbol{a}_1$, $\boldsymbol{a}_2$ und $\boldsymbol{a}_1 - \boldsymbol{a}_2$ bilden ein rechtwinkliges Dreieck, und nach dem Satz von Pythagoras gilt

$$|\boldsymbol{a}_1 - \boldsymbol{a}_2|^2 = |\boldsymbol{a}_1|^2 + |\boldsymbol{a}_2|^2. \tag{14.4.10a}$$

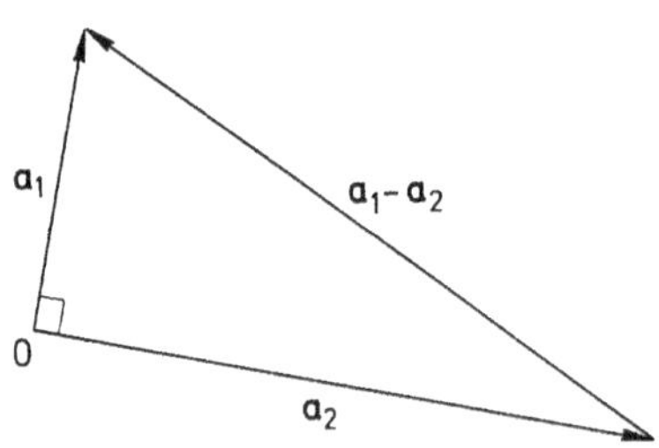

Abb. 14.8. Beweis der Formel (14.4.10a)

Anwendung der Formeln (14.4.8) und (14.4.9) ergibt

$$\begin{aligned} |\boldsymbol{a}_1 - \boldsymbol{a}_2|^2 &= (\boldsymbol{a}_1 - \boldsymbol{a}_2)'(\boldsymbol{a}_1 - \boldsymbol{a}_2) = (\boldsymbol{a}_1' - \boldsymbol{a}_2')(\boldsymbol{a}_1 - \boldsymbol{a}_2) \\ &= \boldsymbol{a}_1'\boldsymbol{a}_1 - \boldsymbol{a}_1'\boldsymbol{a}_2 - \boldsymbol{a}_2'\boldsymbol{a}_1 + \boldsymbol{a}_2'\boldsymbol{a}_2 \\ &= |\boldsymbol{a}_1|^2 + |\boldsymbol{a}_2|^2 - 2\boldsymbol{a}_1'\boldsymbol{a}_2. \end{aligned} \tag{14.4.10b}$$

Die Formel (14.4.10b) gilt auch dann, wenn $\boldsymbol{a}_1$ und $\boldsymbol{a}_2$ nicht senkrecht aufeinander stehen. Setzen wir aber Orthogonalität voraus, so folgt aus (14.4.10a) und (14.4.10b), daß

$$a_1' a_2 = 0 \tag{14.4.11a}$$

ist. Mit Koordinaten können wir diesen Ausdruck in der Form

$$\boxed{x_1 x_2 + y_1 y_2 = 0} \tag{14.4.11b}$$

schreiben. Diese Gleichung gilt dann und nur dann, wenn die beiden Vektoren $\boldsymbol{a}_1$ und $\boldsymbol{a}_2$ senkrecht aufeinander stehen, oder wenn einer der Vektoren ein Nullvektor ist. Die Bedingung (14.4.11a) oder die äquivalente Beziehung (14.4.11b) heißt *Orthogonalitätsbedingung*.

Das Resultat kann auf den Fall verallgemeinert werden, wo $\boldsymbol{a}_1$ und $\boldsymbol{a}_2$ einen beliebigen Winkel α einschliessen (Abb. 14.9). Dazu müssen wir den Satz von Pythagoras durch den *Cosinussatz* ersetzen, der in unserer Schreibweise

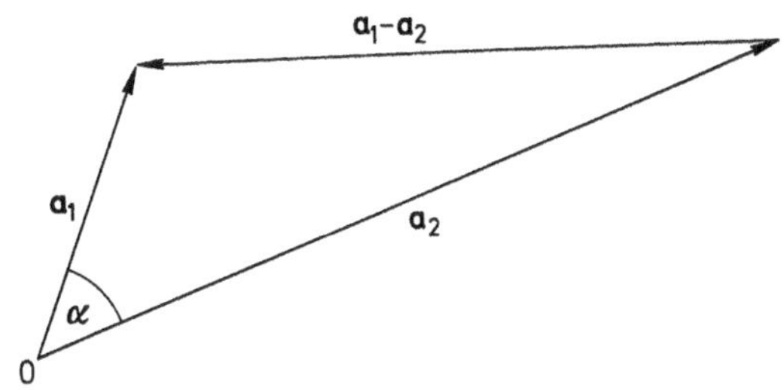

Abb. 14.9. Beweis der Formel (14.4.12)

$$|\boldsymbol{a}_1 - \boldsymbol{a}_2|^2 = |\boldsymbol{a}_1|^2 + |\boldsymbol{a}_2|^2 - 2|\boldsymbol{a}_1|\,|\boldsymbol{a}_2| \cos\alpha \tag{14.4.12}$$

lautet. Ein Vergleich mit (14.4.10b) ergibt

$$\boxed{\boldsymbol{a}_1' \boldsymbol{a}_2 = |\boldsymbol{a}_1|\,|\boldsymbol{a}_2| \cos\alpha.} \tag{14.4.13}$$

In Worten: *Das innere Produkt zweier Vektoren $\boldsymbol{a}_1$ und $\boldsymbol{a}_2$ ist gleich dem Produkt dreier Faktoren: den absoluten Beträgen von $\boldsymbol{a}_1$ und $\boldsymbol{a}_2$ und dem Cosinus des Zwischenwinkels.*

Wenn einer der beiden Vektoren der Nullvektor ist, dann ist das Produkt gleich Null und der Winkel α ist unbestimmt. Ist der *Winkel α spitz*, dann ist $\cos\alpha > 0$, und das Produkt (14.4.13) ist *positiv*. Ist andererseits der *Winkel α stumpf*, dann ist $\cos\alpha < 0$, und das Produkt (14.4.13) ist *negativ*. Den Fall $\alpha = 90°$ haben wir bereits diskutiert; es ist dann $\cos\alpha = 0$.

Die Formel (14.4.13) wird häufig verwendet, um den Zwischenwinkel α zweier nichtverschwindender Vektoren zu berechnen. Mit $\boldsymbol{a}_1' \boldsymbol{a}_2 = x_1 x_2 + y_1 y_2$ erhalten wir

$$\cos\alpha = \frac{x_1 x_2 + y_1 y_2}{|\boldsymbol{a}_1|\,|\boldsymbol{a}_2|}, \qquad |\boldsymbol{a}_1| \neq 0, \qquad |\boldsymbol{a}_2| \neq 0. \tag{14.4.14}$$

Bis jetzt haben wir Vektoren im zweidimensionalen Raum betrachtet. Glücklicherweise kann man die erhaltenen Resultate leicht auf den *dreidimensionalen Raum* übertragen. Sei (x, y, z) ein Punkt in einem rechtwinkligen xyz-Koordinatensystem. Sei $\boldsymbol{a}$ der Kolonnenvektor

$$\boldsymbol{a} = \begin{pmatrix} x \\ y \\ z \end{pmatrix}. \tag{14.4.15}$$

Dann besteht eine eineindeutige Beziehung zwischen dem Vektor $\boldsymbol{a}$ und dem Pfeil, dessen Anfangspunkt in den Ursprung O und dessen Spitze in den Punkt (x, y, z) fällt (Abb. 14.10). Das Wort "Vektor" wird für den Pfeil und für die Matrix verwendet.

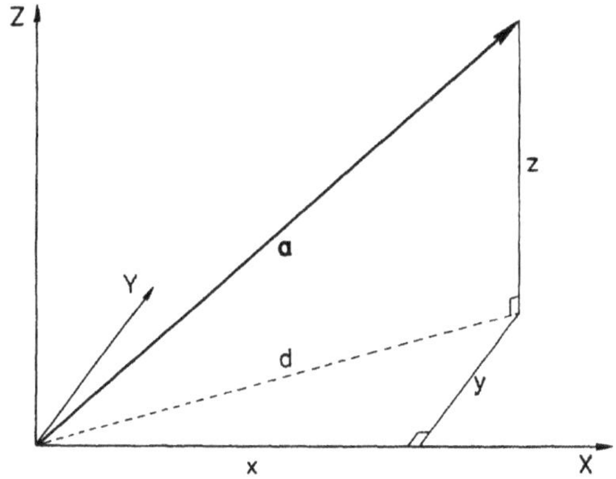

Abb. 14.10. Ein dreidimensionaler Vektor $\boldsymbol{a}$ mit den Koordinaten x, y, z

Die Addition zweier Vektoren ist genau gleich wie in Formel (14.4.3) und in Abb. 14.4 erklärt. Algebraisch addieren wir zwei Vektoren durch Addition entsprechender Komponenten. Geometrisch wird der Summenvektor durch die dritte Seite im Vektordreieck repräsentiert.

Die Multiplikation eines Vektors mit einer gewöhnlichen Zahl ist wie in (14.4.4) definiert. Abbildung 14.6 zeigt ohne Änderung das Vorgehen. Auch Abb. 14.7 kann sofort für den dreidimensionalen Raum verwendet werden.

Der *absolute Betrag*[4] des Vektors (14.4.15) ist definiert durch

$$|\boldsymbol{a}| = \sqrt{x^2 + y^2 + z^2}, \tag{14.4.16}$$

vorausgesetzt daß x, y, z in den gleichen Einheiten gemessen werden. Falls diese Einheiten Längen sind, dann besitzt $|\boldsymbol{a}|$ eine einfache geometrische Deutung. In Abb. 14.10 berechnen wir zuerst die Länge d der Hypotenuse des rechtwinkligen Dreiecks mit den Katheten x, y:

$$d^2 = x^2 + y^2.$$

Zweitens wenden wir den Satz von Pythagoras auf das rechtwinklige Dreieck mit den Katheten d und z an und erhalten:

$$d^2 + z^2 = x^2 + y^2 + z^2$$

für das Quadrat der Hypothenuse. Vergleichen wir mit Formel (14.4.16), dann ist der letzte Ausdruck gleich $|\boldsymbol{a}|^2$. Also ist $|\boldsymbol{a}|$ die *Länge* des Vektors $\boldsymbol{a}$.

Außerdem bleiben auch die Formeln (14.4.8), (14.4.9), (14.4.10a), (14.4.10b), (14.4.11a) im dreidimensionalen Raum gültig. Die *Orthogonalitätsbedingung* (14.4.11b) geht über in

$$\boldsymbol{a}_1'\boldsymbol{a}_2 = x_1x_2 + y_1y_2 + z_1z_2 = 0. \tag{14.4.17}$$

Auch die Formeln (14.4.12) und (14.4.13) gelten uneingeschränkt. Nur die Formel (14.4.14) wird ergänzt zu

$$\cos\alpha = \frac{x_1x_2 + y_1y_2 + z_1z_2}{|\boldsymbol{a}_1|\,|\boldsymbol{a}_2|}, \qquad |\boldsymbol{a}_1| \neq 0, \qquad |\boldsymbol{a}_2| \neq 0. \tag{14.4.18}$$

4 In der modernen Mathematik ist der absolute Betrag eines Vektors ein Spezialfall einer "*Norm.*" In diesem Zusammenhang ersetzt man das Symbol $|\boldsymbol{a}|$ durch $\|\boldsymbol{a}\|$

Tatsächlich ist der Übergang vom zwei- zum dreidimensionalen Raum sehr leicht, so daß die Mathematiker sich nicht scheuten, auch den *vierdimensionalen Raum* einzuführen. Die mangelnde geometrische Anschauung bildet dabei kein Hindernis. Der Schritt vom drei- zum vierdimensionalen Raum ist verlockend und führt sogar zu praktischen Anwendungen. Wir nehmen an, daß der Leser diesen Schritt algebraisch ohne unsere Hilfe durchführen kann (s. auch Beispiel 14.5.7). Die weitere Verallgemeinerung der Geometrie der Vektoren auf den n-dimensionalen Raum mit $n = 5$, 6, . . . ist bloße Routinesache. Um 1900 wurden sogar unendlichdimensionale Räume eingeführt.

Heute ist die Vektoralgebra der n-dimensionalen Räume ein vielgebrauchtes Werkzeug in der multivariaten statistischen Analyse und in der Varianz- und der Kovarianzanalyse.

14.5 Anwendungen

Beispiel 14.5.1. *Schiefe Ebene.* In Abb. 14.11 ist ein auf einer schiefen Ebene liegender Mensch abgebildet. Welches ist die Kraft, die den Körper auf die Ebene drückt, und welches ist die Kraft, die bewirkt, daß der Körper die Ebene hinuntergleitet?

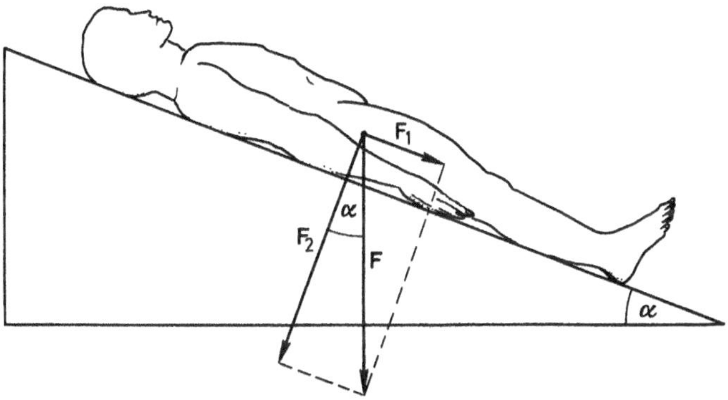

Abb. 14.11. Ein menschlicher Körper, der auf einer schiefen Ebene liegt. Die Vektoraddition verbindet die Komponenten $\boldsymbol{F}_1$ und $\boldsymbol{F}_2$ mit der Schwerkraft $\boldsymbol{F}$

Sei $\boldsymbol{F}_1$ die Kraft, die bewirkt, daß der Körper die Ebene hinabgleitet und $\boldsymbol{F}_2$ die Kraft, die den Körper auf die Unterlage drückt. In der Mechanik lernten wir, daß diese beiden Kräfte durch die Schwerkraft verursacht werden und daß ihre Vektorsumme gerade das Gewicht $\boldsymbol{F}$ ist, d.h. es gilt

$$\boldsymbol{F}_1 + \boldsymbol{F}_2 = \boldsymbol{F}. \tag{14.5.1}$$

$\boldsymbol{F}_1$ und $\boldsymbol{F}_2$ sind die *Komponenten* von $\boldsymbol{F}$. Mit α bezeichnen wir den Neigungswinkel der Ebene. Da $\boldsymbol{F}_2$ senkrecht zur Ebene steht, findet man α auch als Winkel zwischen $\boldsymbol{F}_2$ und $\boldsymbol{F}$. Mit Hilfe von Abb. 14.11 leiten wir folgende Formeln für die Beträge der Komponenten von $\boldsymbol{F}$ her:

$$|\boldsymbol{F}_1| = |\boldsymbol{F}| \sin\alpha, \qquad |\boldsymbol{F}_2| = |\boldsymbol{F}| \cos\alpha. \tag{14.5.2}$$

Ist zum Beispiel $\alpha = 30°$, dann erhalten wir $\sin\alpha = 0{,}500$ und $\cos\alpha = 0{,}866$. Daher ist $|\boldsymbol{F}_1|$ nur 50% und $|\boldsymbol{F}_2|$ nur 86,6% des Körpergewichts. Damit der Körper nicht hinuntergleitet, muß einerseits eine Kraft vom Betrag $\frac{1}{2}|\boldsymbol{F}|$ entgegengesetzt zu $\boldsymbol{F}_1$ wirken. Andererseits ist die Kraft, die den Körper gegen die Unterlage preßt, um 13,4% vermindert, im Vergleich zur Kraft, die auf den horizontal liegenden Körper wirkt.

Auf dieselbe Art und Weise können auch die Kräfte, die auf ein gebrochenes Bein wirken, studiert werden (Abb. 14.12). Eine genauere Beschreibung dazu findet man in Pauwels (1965).

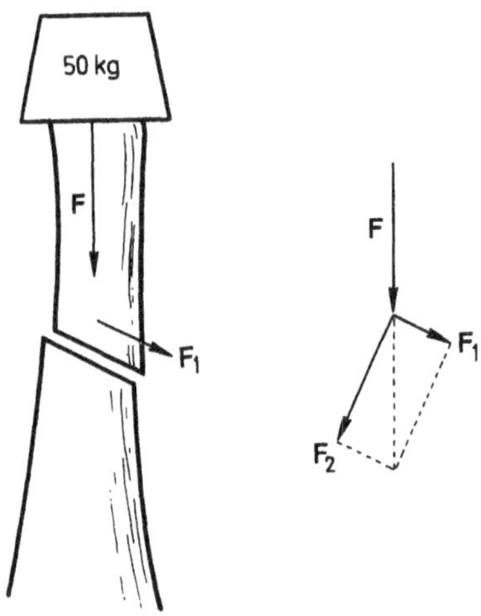

Abb. 14.12. Kräfte, die auf einen gebrochenen Knochen wirken. Die Kraft $\boldsymbol{F}$ kann durch die Schwere oder durch einen Muskel erzeugt sein. Die Komponente $\boldsymbol{F}_1$ heißt *Scherkraft*

Beispiel 14.5.2. *Hebelarme.* Als Beispiel für einen Hebelarm betrachten wir den Unterarm (Abb. 14.13). Sein Drehpunkt ist das Ellbogengelenk. Beträgt der Winkel zwischen Ober- und Unterarm nicht 90°, so muß die Kraft $\boldsymbol{F}$ des Bizeps in eine Komponente $\boldsymbol{F}_1$, die senkrecht auf den Vorderarm wirkt, und in eine Komponente $\boldsymbol{F}_2$, die parallel zum Vorderarm wirkt, zerlegt werden. Während $\boldsymbol{F}_1$ eine Drehung des Vorderarms verursacht, hat die Komponente $\boldsymbol{F}_2$ auf diese Bewegung keinen Einfluß. Nähert sich der Winkel zwischen Ober- und Unterarm der Grenze 180°, so wird $\boldsymbol{F}_1$ beträchtlich kleiner als $\boldsymbol{F}$. Dies bedeutet, daß ein Teil der Muskelkraft "verloren gegangen" ist. In der Vektoralgebra können wir

$$\boldsymbol{F}_1 = \boldsymbol{F} - \boldsymbol{F}_2. \tag{14.5.3}$$

schreiben.

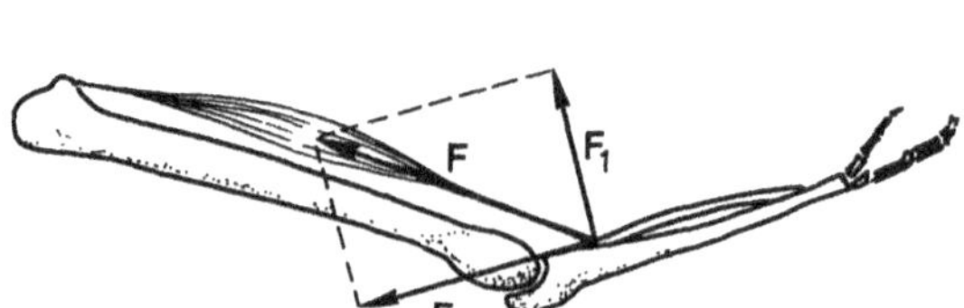

Abb. 14.13. Die Kraftkomponente $\boldsymbol{F}_1$, die den Vorderarm dreht, ist kleiner als die Kraft, die vom Bizeps erzeugt wird

Die Autoren Gray (1968), Ricci (1967), Williams und Lissner (1962) haben in ihren Büchern die Wirkung von Kräften auf das Skelet beschrieben.

Beispiel 14.5.3. *Strecken des Beins.* In Abb. 14.14 ist ein Bein abgebildet, das zu therapeutischen Zwecken mit einem Flaschenzug gestreckt wird. $\boldsymbol{F}_1$ sei die nach unten wirkende Kraft des Gewichtsteins. Das Seil des Flaschenzugs hat auf der ganzen Länge dieselbe Spannung. Deshalb sind die in Abb. 14.14a und 14.14b gezeichneten Kräfte $\boldsymbol{F}_3$ und $\boldsymbol{F}_2$ immer gleich groß wie $\boldsymbol{F}_1$, d.h. es gilt:

$$|\boldsymbol{F}_2| = |\boldsymbol{F}_3| = |\boldsymbol{F}_1|. \qquad (14.5.4)$$

Die Streckkraft $\boldsymbol{F}$ ist die Resultante von $\boldsymbol{F}_2$ und $\boldsymbol{F}_3$. Somit gilt

$$\boldsymbol{F} = \boldsymbol{F}_2 + \boldsymbol{F}_3. \qquad (14.5.5)$$

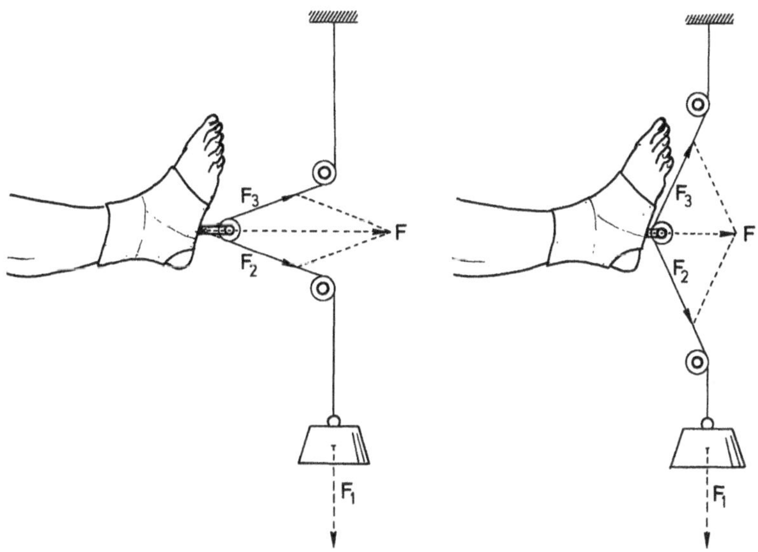

Abb. 14.14. Zug am Bein mit einem Gewicht. Die Größe der Zugkraft hängt vom Winkel zwischen den Kräften $\boldsymbol{F}_2$ und $\boldsymbol{F}_3$ ab (nach Williams und Lissner, 1962)

Strebt der Winkel zwischen $\boldsymbol{F}_2$ und $\boldsymbol{F}_3$ gegen Null, so nimmt der Betrag $|\boldsymbol{F}|$ zu und strebt gegen $|\boldsymbol{F}_2| + |\boldsymbol{F}_3| = 2|\boldsymbol{F}_1|$, wie man leicht aus Abb. 14.14a erkennt. Nähert sich jedoch der Winkel zwischen $\boldsymbol{F}_2$ und $\boldsymbol{F}_3$ der Größe von 180°, dann wird $|\boldsymbol{F}|$ sehr klein und strebt gegen Null (Abb. 14.14b). Somit gilt für $|\boldsymbol{F}|$:

$$0 \leqq |\boldsymbol{F}| \leqq 2|\boldsymbol{F}_1|. \qquad (14.5.6)$$

Beispiel 14.5.4. *Schwerpunkt oder Massenmittelpunkt.* Ein Körper besteht aus einer sehr großen Zahl von Teilchen, die alle der Schwerkraft unterworfen sind. Um den Schwerpunkt auf möglichst einfache Weise zu finden, wählen wir zwei Punkte P_1 und P_2 mit gleicher Masse (Abb. 14.15). Aus Symmetriegründen liegt der Schwerpunkt C genau in der Mitte zwischen P_1 und P_2. Um den Mittelpunkt C mit Hilfe der Vektoralgebra zu finden, bezeichnen wir die Vektoren, die den Ursprung O mit den Punkten P_1 bzw. P_2 verbinden, mit $\boldsymbol{a}_1$ und $\boldsymbol{a}_2$. Mit Hilfe des Parallelogramms der Abb.

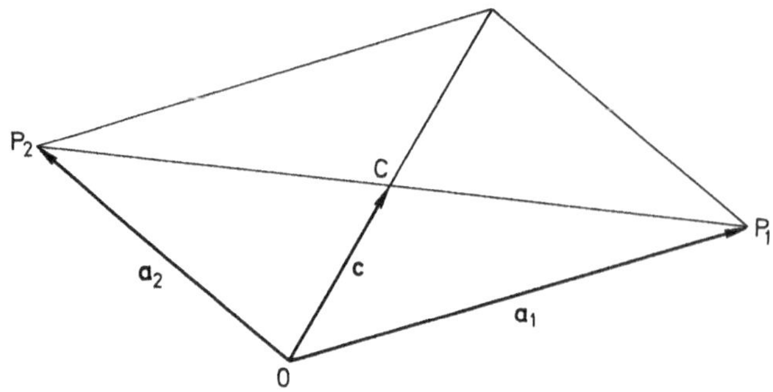

Abb. 14.15. Bestimmung des Mittelpunktes zweier Punkte mit Hilfe von Vektoren

14.5 bilden wir die Vektorsumme von $\boldsymbol{a}_1$ und $\boldsymbol{a}_2$. Da sich die Diagonalen eines Parallelogramms gegenseitig halbieren, ist der auf C weisende Vektor $\boldsymbol{c}$ gleich

$$\boldsymbol{c} = \frac{\boldsymbol{a}_1 + \boldsymbol{a}_2}{2}. \tag{14.5.7}$$

Dies ist das *arithmetische Mittel* von zwei Vektoren $\boldsymbol{a}_1$ und $\boldsymbol{a}_2$. Setzt man $\boldsymbol{a}_1 = \begin{pmatrix} x_1 \\ y_1 \end{pmatrix}$ und $\boldsymbol{a}_2 = \begin{pmatrix} x_2 \\ y_2 \end{pmatrix}$, dann hat $\boldsymbol{c}$ die Koordinaten $(x_1 + x_2)/2$ und $(y_1 + y_2)/2$.

Sind n Punkte mit gleicher Masse durch die Vektoren $\boldsymbol{a}_1, \boldsymbol{a}_2, \ldots, \boldsymbol{a}_n$ gegeben, so lehrt die Mechanik, daß der Schwerpunkt durch den Vektor

$$\boldsymbol{c} = \frac{\boldsymbol{a}_1 + \boldsymbol{a}_2 + \cdots + \boldsymbol{a}_n}{n} = \frac{1}{n} \sum_{i=1}^{n} \boldsymbol{a}_i. \tag{14.5.8}$$

bestimmt ist. Dieses Resultat ist einfach eine Verallgemeinerung von Formel (14.5.7). Die gleiche Formel ist grundlegend in der *statistischen Analyse der Richtungen*, wie sie etwa beim Studium der Navigationsleistungen der Vögel und anderer Tiere verwendet wird. Einzelheiten finden Sie in Batschelet (1965).

Eine weitere Verallgemeinerung ergibt sich, wenn die durch die Vektoren $\boldsymbol{a}_i$ ($i = 1, 2, \ldots, n$) gegebenen Punkte verschiedene Massen M_i aufweisen. In diesem Fall verwendet man statt des gewöhnlichen arithmetischen Mittels das *gewichtete arithmetische Mittel*:

$$\boldsymbol{c} = \frac{M_1 \boldsymbol{a}_1 + M_2 \boldsymbol{a}_2 + \cdots + M_n \boldsymbol{a}_n}{M_1 + M_2 + \cdots + M_n}. \tag{14.5.9}$$

Abbildung 14.16 stellt diesen Fall mit drei Vektoren verschiedener Massen dar. Die Formel gilt für zwei und drei Dimensionen. Sie ist jedoch auch sinnvoll für höhere Dimensionen, verliert aber hier ihren physikalischen Sinn. In der *multivariaten Statistik* findet Formel (14.5.9) eine wichtige Anwendung.

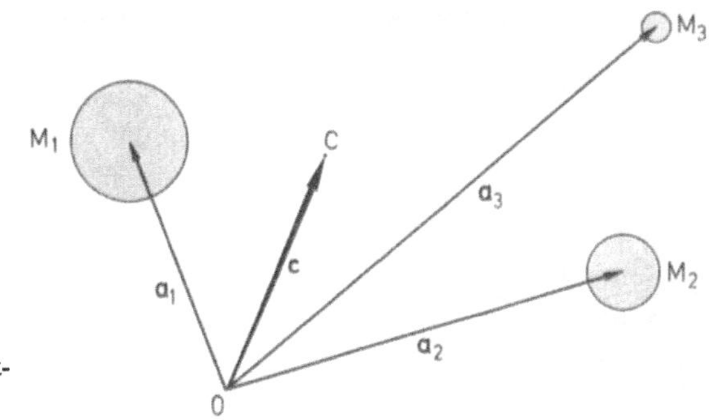

Abb. 14.16. Bestimmung des Massenmittelpunktes dreier Punktmassen

Beispiel 14.5.5. *Kinetik.* In zahlreichen biologischen Experimenten wird mit Hilfe von Vektoren die *Lokomotion von Tieren* beschrieben. Wir beschränken uns hier auf das Beispiel springender Heuschrecken (Abb. 14.17). Das Zeitintervall, beginnend mit der Kontraktion des Muskels und endend mit dem Abheben der Heuschrecke, heißt *Startzeit* oder *Beschleunigungsperiode*. In dieser Zeitspanne bewegt sich der Schwerpunkt von C nach C'. Die gerichtete Strecke CC' bezeichnen wir mit $\boldsymbol{s}$ und den Winkel zwischen $\boldsymbol{s}$ und der horizontalen Geraden mit α. Dann ist $|\boldsymbol{s}| \sin \alpha$ die Vertikalkomponente von $\boldsymbol{s}$.

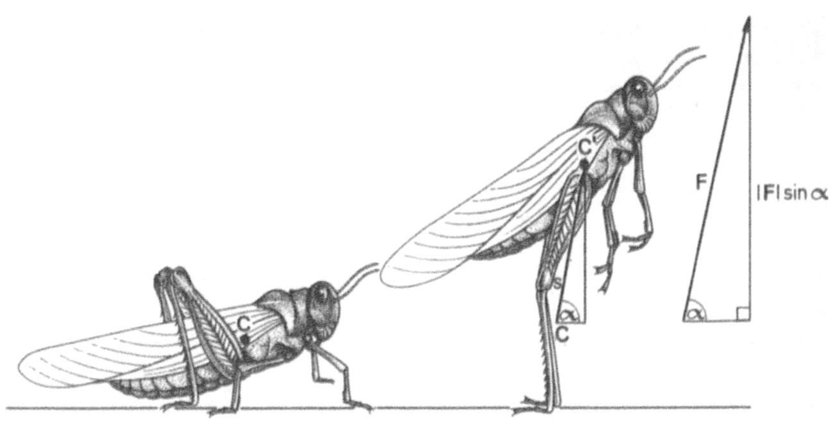

Abb. 14.17. Springende Heuschrecke

Während der Startzeit bleibt die Kraft, welche die Heuschrecke beschleunigt, nicht konstant. Wir rechnen jedoch mit einer *Durchschnittskraft* $\boldsymbol{F}$. Wir nennen $\boldsymbol{F}$ die *Schubkraft*.

Nun wollen wir die maximale Steighöhe h des Heuschreckensprungs berechnen. Während des Sprungs wird kinetische in potentielle Energie verwandelt. Diese potentielle Energie ist das Produkt aus der vertikalen Komponente von $\boldsymbol{F}$ mit der vertikalen Komponente von $\boldsymbol{s}$, also gleich

$$|\boldsymbol{F}| \sin \alpha \cdot |\boldsymbol{s}| \sin \alpha = |\boldsymbol{F}|\,|\boldsymbol{s}| \sin^2 \alpha.$$

Im höchsten Punkt beträgt die potentielle Energie

$$m \cdot g \cdot h,$$

wobei m die Masse des Tieres (in Gramm) und g die Fallbeschleunigung (= 9,81 m sec^{-2}) ist.

Indem wir den kleinen Energieverlust, der durch den Luftwiderstand verursacht wird, vernachlässigen, können wir die zwei Energien einander gleichsetzen. Nach Division durch $m \cdot g$ erhalten wir

$$h = |\boldsymbol{F}|\,|\boldsymbol{s}|\,(\sin^2 \alpha)/m \cdot g. \tag{14.5.10}$$

Diese Formel kann auch zur Berechnung von $|\boldsymbol{F}|$ verwendet werden, sofern die andern Größen durch Messungen bekannt sind.

Der Leser findet Einzelheiten über die Mathematik der springenden Tiere in Alexander (1968), Gray (1968), Hoyle (1955) und Hughes (1965).

Beispiel 14.5.6. *Navigation.* Die Geschwindigkeit ist eine gerichtete Größe und kann deshalb durch einen Vektor dargestellt werden. Die Geschwindigkeit einer Luft- oder Wasserströmung wird mit Hilfe eines festen Bezugspunktes auf dem Boden gemessen. Wir können uns auch eine Geschwindigkeit vorstellen, die ein Körper besitzt, wenn er sich relativ zum bewegten Medium bewegt (Luft oder Wasser).

Wenn daher ein Vogel mit einer Geschwindigkeit von 10 m/sec relativ zur Luft und genau entgegengesetzt zur Windrichtung fliegt, und wenn der Wind eine Geschwindigkeit von 3 m/sec hat, dann ist die resultierende Geschwindigkeit des Vogels gleich 10 m/sec + (−3 m/sec) = 7 m/sec.

Dies ist ein Spezialfall einer allgemeineren Situation. Wir betrachten einen Vogel, der auf ein bestimmtes Ziel fliegt. Während des Fluges muß er gegen einen starken Wind aus einer bestimmten Richtung ankämpfen, eine analoge Situation kann sich bei einem Fisch ergeben (Abb. 14.18).

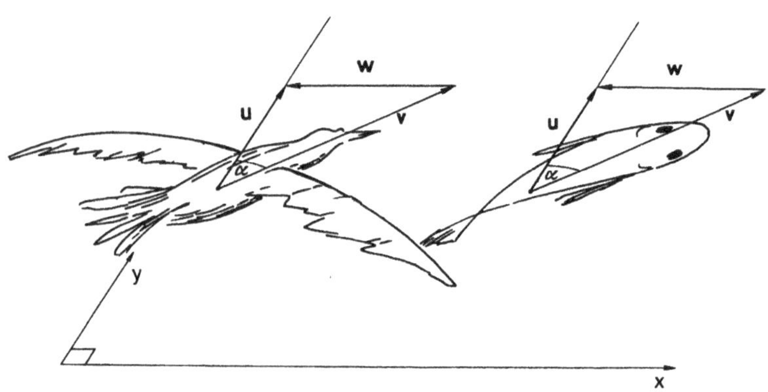

Abb. 14.18. Tiere auf dem Weg zu einem Ziel, während sie starkem Wind oder starker Strömung unterworfen sind

Es sei $\boldsymbol{v}$ der Geschwindigkeitsvektor des Tieres relativ zur Luft oder zum Wasser und $\boldsymbol{w}$ der Geschwindigkeitsvektor des Windes oder Wassers relativ zum festen Boden. Die Reisegeschwindigkeit $\boldsymbol{u}$ (relativ zum festen Boden) ist dann

$$\boldsymbol{u} = \boldsymbol{v} + \boldsymbol{w}. \tag{14.5.11}$$

Der Vektor $\boldsymbol{u}$ ist zum Ziel des Tieres hingerichtet. Die Körperachse des Tieres ist jedoch nicht gegen dieses Ziel gerichtet, sondern hat die Richtung des Vektors $\boldsymbol{v}$.

Ein Zahlenbeispiel illustriert die Anwendung der Formel (14.5.11). Wie in Abb. 14.18 bestimmen wir eine x-Achse, die zur Windrichtung entgegengesetzt ist. Die y-Achse steht senkrecht auf der x-Achse. Dann ist die x-Komponente von $\boldsymbol{w}$ negativ und die y-Komponente gleich Null. Für die Berechnung lassen wir die Einheit m/sec weg. Es seien die Vektoren

$$\boldsymbol{v} = \begin{pmatrix} 8 \\ 3 \end{pmatrix}, \qquad \boldsymbol{w} = \begin{pmatrix} -6 \\ 0 \end{pmatrix}.$$

gegeben. Aus (14.5.11) folgt

$$\boldsymbol{u} = \begin{pmatrix} 8 \\ 3 \end{pmatrix} + \begin{pmatrix} -6 \\ 0 \end{pmatrix} = \begin{pmatrix} 2 \\ 3 \end{pmatrix}.$$

Daher hat der Geschwindigkeitsvektor des Vogels, relativ zur Lufs oder zum Wasser den Betrag $|\boldsymbol{v}| = (8^2 + 3^2)^{\frac{1}{2}} = 73^{\frac{1}{2}} = 8{,}54$ m/sec; aber die Geschwindigkeit gegen das Ziel hin beträgt nur $|\boldsymbol{u}| = (2^2 + 3^2)^{\frac{1}{2}} = 13^{\frac{1}{2}} = 3{,}61$ m/sec.

Sind wir am Winkel α zwischen den Vektoren $\boldsymbol{u}$ und $\boldsymbol{v}$ interessiert, so wenden wir Formel (14.4.14) an. Ohne die Einheit m/sec zu schreiben, erhalten wir

$$\boldsymbol{v} = \begin{pmatrix} x_1 \\ y_1 \end{pmatrix} = \begin{pmatrix} 8 \\ 3 \end{pmatrix}, \qquad \boldsymbol{u} = \begin{pmatrix} x_2 \\ y_2 \end{pmatrix} = \begin{pmatrix} 2 \\ 3 \end{pmatrix},$$

$$x_1x_2 + y_1y_2 = 16 + 9 = 25, \qquad |\boldsymbol{v}| = 8{,}54, \qquad |\boldsymbol{u}| = 3{,}61,$$

und daher

$$\cos\alpha = \frac{25}{8{,}54 \times 3{,}61} = 0{,}812, \qquad \alpha = 35{,}8°.$$

Beispiel 14.5.7. *Genetik.* Die Häufigkeit der Gene im *ABO*-Blutgruppen-System wurde bei verschiedenen Rassen untersucht. Unterscheidet man die vier Allele A_1, A_2, B und O, so erhält man folgende relative Häufigkeiten f_{ki} (Cavalli-Sforza und Edwards, 1967):

Allel	Eskimo f_{1i}	Bantu f_{2i}	Engländer f_{3i}	Koreaner f_{4i}
A_1	0,2914	0,1034	0,2090	0,2208
A_2	0,0000	0,0866	0,0696	0,0000
B	0,0316	0,1200	0,0612	0,2069
O	0,6770	0,6900	0,6602	0,5723
Total	1,0000	1,0000	1,0000	1,0000

Es stellt sich die Frage: Wie nahe sind sich zwei Rassen? Mit andern Worten: Wir sollten ein geeignetes Maß für die *genetische Distanz* finden können.

Cavalli-Sforza und Edwards (1967) schlugen vor, das Problem mit Hilfe der Vektoralgebra zu lösen. Zuerst stellen wir jede Rasse mit Hilfe eines *Einheitsvektors* dar, d.h. mit einem Vektor mit absoluten Betrag 1. Zu diesem Zweck ziehen wir die Quadratwurzel aus jeder Häufigkeit:

$$x_{ki} = \sqrt{f_{ki}}. \tag{14.5.12}$$

Da für jede der vier Populationen

$$\sum_{i=1}^{4} f_{ki} = 1 \tag{14.5.13}$$

gilt, erhalten wir

$$\sum_{i=1}^{4} x_{ki}^2 = 1, \tag{14.5.14}$$

was bedeutet, daß jeder der vier Vektoren

$$\begin{matrix} \text{(Eskimo)} & \text{(Bantu)} & \text{(Engländer)} & \text{(Koreaner)} \\ \boldsymbol{a}_1 = \begin{pmatrix} x_{11} \\ x_{12} \\ x_{13} \\ x_{14} \end{pmatrix} & \boldsymbol{a}_2 = \begin{pmatrix} x_{21} \\ x_{22} \\ x_{23} \\ x_{24} \end{pmatrix} & \boldsymbol{a}_3 = \begin{pmatrix} x_{31} \\ x_{32} \\ x_{33} \\ x_{34} \end{pmatrix} & \boldsymbol{a}_4 = \begin{pmatrix} x_{41} \\ x_{42} \\ x_{43} \\ x_{44} \end{pmatrix} \end{matrix}$$

ein Einheitsvektor ist, d.h. $|\boldsymbol{a}_k| = 1$ ist.

Im vierdimensionalen Raum liegen die Spitzen dieser Vektoren auf einer Kugel vom Radius 1.

Nun kann man einen Winkel zwischen zwei Vektoren als Maß für die *genetische Distanz* zweier Rassen einführen. Der Winkel zwischen $\boldsymbol{a}_1$ (Eskimo) und $\boldsymbol{a}_2$ (Bantu) sei θ. Dann gilt nach Gleichung (14.4.18) und wegen $|\boldsymbol{a}_1| = 1$, $|\boldsymbol{a}_2| = 1$

$$\cos\theta = \boldsymbol{a}_1'\boldsymbol{a}_2. \tag{14.5.15}$$

In unserem Zahlenbeispiel haben wir

$$\boldsymbol{a}_1 = \begin{pmatrix} 0{,}5398 \\ 0{,}0000 \\ 0{,}1778 \\ 0{,}8228 \end{pmatrix}, \qquad \boldsymbol{a}_2 = \begin{pmatrix} 0{,}3216 \\ 0{,}2943 \\ 0{,}3464 \\ 0{,}8307 \end{pmatrix},$$

$$\cos\theta = \boldsymbol{a}_1'\boldsymbol{a}_2 = (0{,}5398)(0{,}3216) + \cdots = 0{,}9187,$$
$$\theta = 23{,}2°.$$

Auf dieselbe Art und Weise finden wir die folgenden *gegentischen Distanzen*[5]:

	Eskimo	Bantu	Engländer	Koreaner
Eskimo	0°	23,2°	16,4°	16,8°
Bantu	23,2°	0°	9,8°	20,4°
Engländer	16,4°	9,8°	0°	19,6°
Koreaner	16,8°	20,4°	19,6°	0°

Der kleinste Unterschied besteht zwischen Bantu und Engländern, der größte zwischen Eskimo und Bantu.

5 In der Originalarbeit werden alle Winkel durch 90° dividiert. Es gibt auch andere Distanzmasse, vgl. Jacquard (1974)

14.6 Determinanten

Betrachten wir das System linearer Gleichungen

$$\begin{aligned} ax_1 + bx_2 &= u \\ cx_1 + dx_2 &= v \end{aligned} \quad \text{oder} \quad \begin{pmatrix} a & b \\ c & d \end{pmatrix} \begin{pmatrix} x_1 \\ x_2 \end{pmatrix} = \begin{pmatrix} u \\ v \end{pmatrix}. \tag{14.6.1}$$

Die Lösung lautet

$$x_1 = \frac{ud - vb}{ad - bc}, \qquad x_2 = \frac{av - cu}{ad - bc}, \tag{14.6.2}$$

vorausgesetzt daß der gemeinsame Nenner $ad - bc$ von Null verschieden ist.

Die Nenner und Zähler der Ausdrücke gehorchen derselben Bildungsregel. Deshalb liegt die folgende Definition einer *Determinante* nahe:

$$\det \begin{pmatrix} a & b \\ c & d \end{pmatrix} = \begin{vmatrix} a & b \\ c & d \end{vmatrix} = ad - bc. \tag{14.6.3}$$

Beachten Sie, daß eine *Matrix* ein *rechteckiges Feld von Zahlen*, eine *Determinante* aber *eine Zahl* ist, das Resultat einer Berechnung.

Mit Hilfe der Gl. (14.6.3) kann die Lösung (14.6.2) in der Form

$$x_1 = \frac{\begin{vmatrix} u & b \\ v & d \end{vmatrix}}{\begin{vmatrix} a & b \\ c & d \end{vmatrix}}, \qquad x_2 = \frac{\begin{vmatrix} a & u \\ c & v \end{vmatrix}}{\begin{vmatrix} a & b \\ c & d \end{vmatrix}} \tag{14.6.4}$$

geschrieben werden. Um eine einfache Regel zu finden, führen wir die folgenden Bezeichnungen ein:

$$\boldsymbol{A} = \begin{pmatrix} a & b \\ c & d \end{pmatrix}, \qquad \boldsymbol{u} = \begin{pmatrix} u \\ v \end{pmatrix}.$$

Die Nenner der Gl. (14.6.4) sind gleich det $\boldsymbol{A}$. Die Zähler werden durch die *Cramersche Regel*[6] berechnet:

1. Um den Zähler von x_1 zu erhalten, wird die erste Kolonne von $\boldsymbol{A}$ durch den Kolonnenvektor $\boldsymbol{u}$ ersetzt.
2. Um den Zähler von x_2 zu erhalten, wird die zweite Kolonne von $\boldsymbol{A}$ durch den Kolonnenvektor $\boldsymbol{u}$ ersetzt.

Beispiel 14.6.1. Das Gleichungssystem

$$\begin{aligned} 8x_1 - 15x_2 &= 7, \\ 3x_1 + 22x_2 &= 5 \end{aligned}$$

ist nach x_1 und x_2 aufzulösen. Hier ist

$$\boldsymbol{A} = \begin{pmatrix} 8 & -15 \\ 3 & 22 \end{pmatrix}, \qquad \boldsymbol{u} = \begin{pmatrix} 7 \\ 5 \end{pmatrix}.$$

6 Gabriel Cramer (1704–1752), schweizerischer Mathematiker

In Gl. (14.6.4) ist der Nenner

$$\det A = \begin{vmatrix} 8 & -15 \\ 3 & 22 \end{vmatrix} = 8 \times 22 - 3 \times (-15) = 221.$$

Um die Zähler zu finden wenden wir die Cramersche Regel an:
Ersetzen wir die erste Kolonne $\begin{pmatrix} 8 \\ 3 \end{pmatrix}$ durch $\begin{pmatrix} 7 \\ 5 \end{pmatrix}$, erhalten wir den Zähler von x_1:

$$\begin{vmatrix} 7 & -15 \\ 5 & 22 \end{vmatrix} = 7 \times 22 - 5 \times (-15) = 229,$$

Also ist $x_1 = 229/221$. Genau gleich erhält man den Zähler von x_2, wenn wir die zweite Kolonne $\begin{pmatrix} -15 \\ 22 \end{pmatrix}$ durch $\begin{pmatrix} 7 \\ 5 \end{pmatrix}$ ersetzen. Das Resultat ist $x_2 = 19/221$.

Lineare Systeme von mehr als zwei Gleichungen können ebenfalls mit Determinanten gelöst werden. Wir wollen die Einzelheiten an einem Beispiel mit drei Gleichungen und drei Unbekannten sehen:

$$\begin{aligned} a_{11}x_1 + a_{12}x_2 + a_{13}x_3 &= u_1 \\ a_{21}x_1 + a_{22}x_2 + a_{23}x_3 &= u_2 \\ a_{31}x_1 + a_{32}x_2 + a_{33}x_3 &= u_3 \end{aligned} \qquad (14.6.5)$$

oder

$$\boldsymbol{Ax} = \boldsymbol{u}, \qquad (14.6.6)$$

wobei wir folgende Matrizenbezeichnungen verwenden:

$$\boldsymbol{A} = \begin{pmatrix} a_{11} & a_{12} & a_{13} \\ a_{21} & a_{22} & a_{23} \\ a_{31} & a_{32} & a_{33} \end{pmatrix}, \qquad \boldsymbol{x} = \begin{pmatrix} x_1 \\ x_2 \\ x_3 \end{pmatrix}, \qquad \boldsymbol{u} = \begin{pmatrix} u_1 \\ u_2 \\ u_3 \end{pmatrix}.$$

Eine längere Berechnung führt zu

$$x_1 = \frac{u_1a_{22}a_{33} - u_1a_{32}a_{23} - u_2a_{12}a_{33} + u_2a_{32}a_{13} + u_3a_{12}a_{23} - u_3a_{22}a_{13}}{a_{11}a_{22}a_{33} - a_{11}a_{32}a_{23} - a_{21}a_{12}a_{33} + a_{21}a_{32}a_{13} + a_{31}a_{12}a_{23} - a_{31}a_{22}a_{13}}, \qquad (14.6.7)$$

vorausgesetzt daß der Nenner von Null verschieden ist. Mit Hilfe von Determinanten können wir die Formel in der Form

$$x_1 = \frac{u_1\begin{vmatrix} a_{22} & a_{23} \\ a_{32} & a_{33} \end{vmatrix} - u_2\begin{vmatrix} a_{12} & a_{13} \\ a_{32} & a_{33} \end{vmatrix} + u_3\begin{vmatrix} a_{12} & a_{13} \\ a_{22} & a_{23} \end{vmatrix}}{a_{11}\begin{vmatrix} a_{22} & a_{23} \\ a_{32} & a_{33} \end{vmatrix} - a_{21}\begin{vmatrix} a_{12} & a_{13} \\ a_{32} & a_{33} \end{vmatrix} + a_{31}\begin{vmatrix} a_{12} & a_{13} \\ a_{22} & a_{23} \end{vmatrix}} \qquad (14.6.8)$$

schreiben. Wenn wir eine 3×3 Determinante durch

$$\begin{aligned} \det A &= \begin{vmatrix} a_{11} & a_{12} & a_{13} \\ a_{21} & a_{22} & a_{23} \\ a_{31} & a_{32} & a_{33} \end{vmatrix} \\ &= a_{11}\begin{vmatrix} a_{22} & a_{23} \\ a_{32} & a_{33} \end{vmatrix} - a_{21}\begin{vmatrix} a_{12} & a_{13} \\ a_{32} & a_{33} \end{vmatrix} + a_{31}\begin{vmatrix} a_{12} & a_{13} \\ a_{22} & a_{23} \end{vmatrix} \end{aligned} \qquad (14.6.9)$$

definieren, ergibt sich schließlich

$$x_1 = \frac{\begin{vmatrix} u_1 & a_{12} & a_{13} \\ u_2 & a_{22} & a_{23} \\ u_3 & a_{32} & a_{33} \end{vmatrix}}{\det A}. \tag{14.6.10}$$

Die *Cramersche Regel* ist auch hier anwendbar: Um den Zähler von x_1 zu erhalten, ersetzen wir die erste Kolonne von A durch den Kolonnenvektor $\boldsymbol{u}$. Analog erhalten wir

$$x_2 = \frac{\begin{vmatrix} a_{11} & u_1 & a_{13} \\ a_{21} & u_2 & a_{23} \\ a_{31} & u_3 & a_{33} \end{vmatrix}}{\det A}, \qquad x_3 = \frac{\begin{vmatrix} a_{11} & a_{12} & u_1 \\ a_{21} & a_{22} & u_2 \\ a_{31} & a_{32} & u_3 \end{vmatrix}}{\det A}. \tag{14.6.11}$$

Gleichung (14.6.9) zeigt, wie eine 3×3 Determinante berechnet wird. Die ersten Faktoren sind die Elemente der ersten Kolonne. Die zweiten Faktoren sind 2×2 Determinanten, die die *Minoren* von A genannt werden. Der Minor zu a_{11} ist bestimmt durch Streichen der Kolonne und Zeile, in der sich das Element a_{11} befindet. Analog ist der Minor von a_{21} bestimmt durch Streichen der Kolonne und Zeile, in der sich das Element a_{21} befindet, usw. Beachten wir, daß die Vorzeichen in Gl. (14.6.9) alternieren: $+ - +$.

Die Entwicklung einer 3×3-Determinante kann auf ganz verschiedene Art geschehen. Statt nach der ersten Kolonne kann man auch nach jeder andern Kolonne entwickeln. In derselben Weise kann eine 3×3-Determinante auch nach Zeilen entwickelt werden. Wir schreiben zwei der Möglichkeiten auf:

(Nach der zweiten Kolonne) $$-a_{12}\begin{vmatrix} a_{21} & a_{23} \\ a_{31} & a_{33} \end{vmatrix} + a_{22}\begin{vmatrix} a_{11} & a_{13} \\ a_{31} & a_{33} \end{vmatrix} - a_{32}\begin{vmatrix} a_{11} & a_{13} \\ a_{21} & a_{23} \end{vmatrix},$$

(Nach der ersten Zeile) $$a_{11}\begin{vmatrix} a_{22} & a_{23} \\ a_{32} & a_{33} \end{vmatrix} - a_{12}\begin{vmatrix} a_{21} & a_{23} \\ a_{31} & a_{33} \end{vmatrix} + a_{13}\begin{vmatrix} a_{21} & a_{22} \\ a_{31} & a_{32} \end{vmatrix}.$$

Das positive und negative Vorzeichen wird bestimmt durch Faktoren, die nach der folgenden Regel

$$\begin{matrix} +1 & -1 & +1 \\ -1 & +1 & -1 \\ +1 & -1 & +1 \end{matrix} \tag{14.6.12}$$

alternieren. Wir unterscheiden *gerade* und *ungerade Elemente*. So sind

$a_{11}, a_{13}, a_{22}, a_{31}, a_{33}$ gerade,
$a_{12}, a_{21}, a_{23}, a_{32}$ ungerade.

Die geraden Elemente erhalten den Faktor $+1$, *die ungeraden den Faktor* -1.

Beispiel 14.6.2.

$$\begin{aligned} 3x_1 + 2x_2 - x_3 &= 18 \\ 2x_1 - 5x_2 - 7x_3 &= -1 \\ x_1 + 4x_2 + x_3 &= 2 \end{aligned}$$

Mit Hilfe der Cramerschen Regel erhält man sofort

$$x_1 = \frac{\begin{vmatrix} 18 & 2 & -1 \\ -5 & -5 & -7 \\ 2 & 4 & 1 \end{vmatrix}}{\begin{vmatrix} 3 & 2 & -1 \\ 2 & -5 & -7 \\ 1 & 4 & 1 \end{vmatrix}}.$$

Entwickeln nach der ersten Kolonne führt zu

$$x_1 = \frac{18\begin{vmatrix} -5 & -7 \\ 4 & 1 \end{vmatrix} - (-5)\begin{vmatrix} 2 & -1 \\ 4 & 1 \end{vmatrix} + 2\begin{vmatrix} 2 & -1 \\ -5 & -7 \end{vmatrix}}{3\begin{vmatrix} -5 & -7 \\ 4 & 1 \end{vmatrix} - 2\begin{vmatrix} 2 & -1 \\ 4 & 1 \end{vmatrix} + 1\begin{vmatrix} 2 & -1 \\ -5 & -7 \end{vmatrix}} = \frac{406}{38}.$$

Genau gleich erhalten wir

$$x_2 = \frac{\begin{vmatrix} 3 & 18 & -1 \\ 2 & -5 & -7 \\ 1 & 2 & 1 \end{vmatrix}}{\begin{vmatrix} 3 & 2 & -1 \\ 2 & -5 & -7 \\ 1 & 4 & 1 \end{vmatrix}} = \frac{-144}{38}, \qquad x_3 = \frac{\begin{vmatrix} 3 & 2 & 18 \\ 2 & -5 & -5 \\ 1 & 4 & 2 \end{vmatrix}}{\begin{vmatrix} 3 & 2 & -1 \\ 2 & -5 & -7 \\ 1 & 4 & 1 \end{vmatrix}} = \frac{246}{38}.$$

Beispiel 14.6.3. Zu berechnen sei

$$\begin{vmatrix} 13 & -713 & 25 \\ 0 & 9 & 0 \\ -2 & 106 & 8 \end{vmatrix}.$$

Wir können diese Determinante nach jeder beliebigen Zeile oder Kolonne entwickeln. Im Hinblick auf die beiden Nullen ist es jedoch am einfachsten, nach der zweiten Zeile zu entwickeln. Das Element 9 ist gerade, erhält also den Faktor $+1$. So erhalten wir

$$9\begin{vmatrix} 13 & 25 \\ -2 & 8 \end{vmatrix} = 9(104 + 50) = 1386.$$

Beachten Sie, daß das Resultat von den beiden Elementen -713 und 106 unabhängig ist.

Es gibt verschiedene wichtige *Regeln* im Umgang mit Determinanten:

1. *Eine Determinante ändert sich nicht, wenn Zeilen und Spalten vertauscht werden*:

$$\det A' = \det A. \tag{14.6.13}$$

Hier bedeutet A' die *Transponierte* von A. Um diese Regel zu prüfen, haben wir die Determinante von A' bloß nach einer beliebigen Zeile und A nach der entsprechenden Kolonne zu entwickeln.

Daraus folgt, daß alle Eigenschaften der Zeilen auch auf die Kolonnen angewendet werden können, und umgekehrt.

2. *Werden zwei Kolonnen (oder zwei Zeilen) vertauscht, ändert die Determinante ihr Vorzeichen.*

Zum Beispiel ist

$$\begin{vmatrix} a_1 & a_2 & a_3 \\ b_1 & b_2 & b_3 \\ c_1 & c_2 & c_3 \end{vmatrix} = - \begin{vmatrix} b_1 & b_2 & b_3 \\ a_1 & a_2 & a_3 \\ c_1 & c_2 & c_3 \end{vmatrix}, \tag{14.6.14}$$

wie man leicht durch Entwicklung nach der dritten Zeile bestätigt.

3. *Wenn zwei Zeilen (oder zwei Kolonnen) identisch sind, ist die Determinante gleich Null.*

Dies folgt aus der vorgehenden Regel, wenn man die beiden identischen Zeilen vertauscht.

4. *Wird jedes Element einer Zeile (oder Kolonne) mit einem Faktor λ multipliziert, so wird die Determinante mit λ multipliziert.*

Zum Beispiel ist

$$\begin{vmatrix} \lambda a_1 & \lambda a_2 & \lambda a_3 \\ b_1 & b_2 & b_3 \\ c_1 & c_2 & c_3 \end{vmatrix} = \lambda \begin{vmatrix} a_1 & a_2 & a_3 \\ b_1 & b_2 & b_3 \\ c_1 & c_2 & c_3 \end{vmatrix}. \tag{14.6.15}$$

Dies ergibt sich beim Entwickeln der Determinante nach der ersten Zeile.

Beachten Sie den *Unterschied zur entsprechenden Regel für Matrizen* in Gl. (14.2.4).

5. *Es seien*

$$\boldsymbol{A} = \begin{pmatrix} a_1 & a_2 & a_3 \\ u_1 & u_2 & u_3 \\ v_1 & v_2 & v_3 \end{pmatrix}, \qquad \boldsymbol{B} = \begin{pmatrix} b_1 & b_2 & b_3 \\ u_1 & u_2 & u_3 \\ v_1 & v_2 & v_3 \end{pmatrix}$$

zwei quadratische Matrizen, die sich nur in der ersten Zeile unterscheiden. Dann gilt

$$\det \boldsymbol{A} + \det \boldsymbol{B} = \begin{vmatrix} a_1 + b_1 & a_2 + b_2 & a_3 + b_3 \\ u_1 & u_2 & u_3 \\ v_1 & v_2 & v_3 \end{vmatrix}. \tag{14.6.16}$$

Dies folgt sofort, wenn man (14.6.16) nach der ersten Zeile entwickelt.

Beachten Sie, daß nur die Elemente einer einzigen Zeile (oder Kolonne) addiert werden, während alle andern unverändert bleiben. Diese Regel *unterscheidet sich stark von derjenigen für die Matrizenaddition* in Gl. (14.2.1).

6. *Wird zu einer Kolonne (oder Zeile) das Vielfache einer andern Kolonne (oder Zeile) addiert, so ändert sich der Wert der Determinante nicht.*

Zum Beispiel ist

$$\begin{vmatrix} a_1 & a_2 & a_3 \\ b_1 & b_2 & b_3 \\ c_1 & c_2 & c_3 \end{vmatrix} = \begin{vmatrix} a_1 + \lambda b_1 & a_2 + \lambda b_2 & a_3 + \lambda b_3 \\ b_1 & b_2 & b_3 \\ c_1 & c_2 & c_3 \end{vmatrix}.$$

Um diese Regel zu prüfen, zerlegen wir die rechte Determinante nach Gl. (14.6.16). Die zweite Determinante verschwindet, weil nach Ausklammern von λ zwei Zeilen identisch sind.

7. *Die Determinante des Produkts zweier quadratischer Matrizen ist gleich dem Produkt ihrer Determinanten, das heißt*

$$\det(\boldsymbol{AB}) = \det \boldsymbol{A} \cdot \det \boldsymbol{B}. \tag{14.6.17}$$

Der Beweis ist mühsam und wird deshalb weggelassen.

Determinanten höherer Ordnung können durch Zurückführen auf Determinanten niedrigerer Ordnung definiertwerden. Zum Beispiel erhalten wir bei Entwicklung nach der ersten Zeile:

$$\begin{vmatrix} a_1 & a_2 & a_3 & a_4 \\ b_1 & b_2 & b_3 & b_4 \\ c_1 & c_2 & c_3 & c_4 \\ d_1 & d_2 & d_3 & d_4 \end{vmatrix} = a_1 \begin{vmatrix} b_2 & b_3 & b_4 \\ c_2 & c_3 & c_4 \\ d_2 & d_3 & d_4 \end{vmatrix} - a_2 \begin{vmatrix} b_1 & b_3 & b_4 \\ c_1 & c_3 & c_4 \\ d_1 & d_3 & d_4 \end{vmatrix}$$
$$+ a_3 \begin{vmatrix} b_1 & b_2 & b_4 \\ c_1 & c_2 & c_4 \\ d_1 & d_2 & d_4 \end{vmatrix} - a_4 \begin{vmatrix} b_1 & b_2 & b_3 \\ c_1 & c_2 & c_3 \\ d_1 & d_2 & d_3 \end{vmatrix}.$$

Alle aufgeführten Regeln gelten auch für Determinanten höherer Ordnung.

Beispiel 14.6.4. zu berechnen sei

$$\begin{vmatrix} 8 & 0 & -4 & 1 \\ 2 & 3 & 2 & 2 \\ 1 & -3 & 5 & 7 \\ -4 & 0 & 2 & 5 \end{vmatrix}.$$

Die zweite Kolonne enthält zwei Nullen. Eine dritte Null erhält man, wenn man die dritte Zeile zur zweiten addiert. So ergibt sich

$$\begin{vmatrix} 8 & 0 & -4 & 1 \\ 3 & 0 & 7 & 9 \\ 1 & -3 & 5 & 7 \\ -4 & 0 & 2 & 5 \end{vmatrix}.$$

Das Element -3 in der zweiten Kolonne ist ungerade und muß deshalb mit -1 multipliziert werden. Somit führt die Entwicklung nach der zweiten Kolonne auf

$$(-1)(-3) \begin{vmatrix} 8 & -4 & 1 \\ 3 & 7 & 9 \\ -4 & 2 & 5 \end{vmatrix}.$$

Multiplikation der dritten Zeile mit 2 und Addition zur ersten ergibt

$$(-1)(-3) \begin{vmatrix} 0 & 0 & 11 \\ 3 & 7 & 9 \\ -4 & 2 & 5 \end{vmatrix} = 3 \cdot 11 \begin{vmatrix} 3 & 7 \\ -4 & 2 \end{vmatrix} = 1122.$$

14.7 Inverse Matrix

Im vorherigen Abschnitt haben wir gelernt, wie man lineare Gleichungen durch explizite Formeln lösen kann. In diesem Abschnitt werden wir die Verwendung der Matrizenalgebra lernen.

Wir kehren zu Gl. (14.6.5) zurück, die in Matrizenform in der einfachen Form

$$\boldsymbol{Ax} = \boldsymbol{u} \tag{14.7.1}$$

geschrieben werden kann. Es ist sehr verlockend, einfach die gewöhnliche Algebra anzuwenden, das heißt, durch $\boldsymbol{A}$ zu "dividieren" und

$$\boldsymbol{x} = \boldsymbol{A}^{-1}\boldsymbol{u} \tag{14.7.2}$$

zu schreiben. Auf jeden Fall muß die Möglichkeit einer Anwendung dieser einfachen Algebra untersucht werden. Ein Blick auf Gl. (14.6.8) zeigt, daß x_1 (und analog x_2 und x_3) lineare Funktionen von u_1, u_2, u_3 sind. So ist es möglich, eine Matrix A^{-1} zu finden, die der Gl. (14.7.2) genügt. Aus Gl. (14.6.8) erhalten wir

$$A^{-1} = \frac{1}{\det A} \begin{pmatrix} +\begin{vmatrix} a_{22} & a_{23} \\ a_{32} & a_{33} \end{vmatrix} & -\begin{vmatrix} a_{12} & a_{13} \\ a_{32} & a_{33} \end{vmatrix} & +\begin{vmatrix} a_{12} & a_{13} \\ a_{22} & a_{23} \end{vmatrix} \\ -\begin{vmatrix} a_{21} & a_{23} \\ a_{31} & a_{33} \end{vmatrix} & +\begin{vmatrix} a_{11} & a_{13} \\ a_{31} & a_{33} \end{vmatrix} & -\begin{vmatrix} a_{11} & a_{13} \\ a_{21} & a_{23} \end{vmatrix} \\ +\begin{vmatrix} a_{21} & a_{22} \\ a_{31} & a_{32} \end{vmatrix} & -\begin{vmatrix} a_{11} & a_{12} \\ a_{31} & a_{32} \end{vmatrix} & +\begin{vmatrix} a_{11} & a_{12} \\ a_{21} & a_{22} \end{vmatrix} \end{pmatrix}. \tag{14.7.3}$$

Der Zähler ist eine 3×3-Matrix. Seine Elemente sind Minoren von A, in einer bestimmten Anordnung und mit positiven oder negativen Vorzeichen versehen. Wir können also die Matrix A^{-1} durch Anwendung folgender Schritte erhalten:

1. Jedes Element von A wird durch den entsprechenden Minor ersetzt.
2. Jeder Minor wird mit $+1$ oder -1 multipliziert, je nachdem ob a_{ik} gerade oder ungerade ist.
3. Transponieren der Matrix.
4. Dividieren der Matrix durch $\det A$.

Diese Regeln sind nicht auf 3×3-Matrizen beschränkt, sondern gelten für jede quadratische Matrix $A^{n \times n}$, vorausgesetzt daß $\det A \neq 0$ gilt.

Wenn A^{-1} berechnet ist, ergibt sich die Lösung von (14.7.1) auf folgende Weise: Wir multiplizieren von links mit A^{-1} und erhalten

$$A^{-1}Ax = A^{-1}u.$$

Mit einem Blick auf (14.7.2) bemerken wir, daß die linke Seite identisch ist mit x, das heißt daß $A^{-1}A$ die Einheitsmatrix I ist, die wir in (14.2.15) eingeführt haben. Somit gilt

$$\boxed{A^{-1}A = I.} \tag{14.7.4}$$

Verfahren wir umgekehrt, d.h. multiplizieren wir (14.7.2) von links mit A, so erhalten wir

$$Ax = AA^{-1}u,$$

und daraus durch Vergleich mit (14.7.1)

$$\boxed{AA^{-1} = I.} \tag{14.7.5}$$

Diese Gleichung besagt, daß A die inverse Matrix von A^{-1} ist. Es gilt demnach

$$(A^{-1})^{-1} = A. \tag{14.7.6}$$

Obwohl das Kommutativgesetz bei der Multiplikationen von Matrizen im allgemeinen nicht gilt, können die Faktoren A und A^{-1} stets vertauscht werden.

Beispiel 14.7.1. Es sei die Matrix

$$A = \begin{pmatrix} 4 & 1 & 2 \\ 5 & -1 & 3 \\ 2 & 2 & 0 \end{pmatrix}$$

gegeben.

Um die inverse Matrix zu finden, berechnen wir erstens alle Minoren in der bekannten Weise:

$$\text{Erste Zeile:}\quad \begin{vmatrix} -1 & 3 \\ 2 & 0 \end{vmatrix} = -6, \quad \begin{vmatrix} 5 & 3 \\ 2 & 0 \end{vmatrix} = -6, \quad \begin{vmatrix} 5 & -1 \\ 2 & 2 \end{vmatrix} = 12,$$

$$\text{zweite Zeile:}\quad \begin{vmatrix} 1 & 2 \\ 2 & 0 \end{vmatrix} = -4, \quad \begin{vmatrix} 4 & 2 \\ 2 & 0 \end{vmatrix} = -4, \quad \begin{vmatrix} 4 & 1 \\ 2 & 2 \end{vmatrix} = 6,$$

$$\text{dritte Zeile:}\quad \begin{vmatrix} 1 & 2 \\ -1 & 3 \end{vmatrix} = 5, \quad \begin{vmatrix} 4 & 2 \\ 5 & 3 \end{vmatrix} = 2, \quad \begin{vmatrix} 4 & 1 \\ 5 & -1 \end{vmatrix} = -9.$$

So erhalten wir die Matrix

$$\begin{pmatrix} -6 & -6 & 12 \\ -4 & -4 & 6 \\ 5 & 2 & -9 \end{pmatrix}.$$

Zweitens multiplizieren wir jedes Element mit +1, falls es gerade ist, und mit −1, falls es ungerade ist:

$$\begin{pmatrix} -6 & 6 & 12 \\ 4 & -4 & -6 \\ 5 & -2 & -9 \end{pmatrix}$$

Drittens transponieren wir die Matrix

$$\begin{pmatrix} -6 & 4 & 5 \\ 6 & -4 & -2 \\ 12 & -6 & -9 \end{pmatrix}.$$

Viertens dividieren wir durch det $A = 6$ und erhalten so das Schlußresultat

$$A^{-1} = \tfrac{1}{6}\begin{pmatrix} -6 & 4 & 5 \\ 6 & -4 & -2 \\ 12 & -6 & -9 \end{pmatrix}.$$

Der Leser möge das Resultat durch Verwenden von Gl. (14.7.4) und Gl. (14.7.5) nachprüfen.

Beispiel 14.7.2. Gesucht ist die inverse Matrix von

$$A = \begin{pmatrix} 4 & 3 \\ 5 & 7 \end{pmatrix}.$$

Hier bedarf es zur Berechnung der Minoren keinerlei Rechenarbeit. Wir beschränken uns darauf, die Resultate der vier Schritte aufzuschreiben:

1. Schritt: $\begin{pmatrix} 7 & 5 \\ 3 & 4 \end{pmatrix}$,

2. Schritt: $\begin{pmatrix} 7 & -5 \\ -3 & 4 \end{pmatrix}$,

3. Schritt: $\begin{pmatrix} 7 & -3 \\ -5 & 4 \end{pmatrix}$,

4. Schritt: $\frac{1}{13}\begin{pmatrix} 7 & -3 \\ -5 & 4 \end{pmatrix} = A^{-1}.$

14.8 Lineare Abhängigkeit

Betrachten wir die beiden Gleichungen

$$\begin{aligned} 3x - 2y &= 7, \\ -6x + 4y &= -14. \end{aligned}$$

Wir bemerken sofort, daß die zweite Gleichung ein Vielfaches der ersten ist. Sie enthält also keine neue Information. Dies bedeutet, daß jede Lösung der ersten Gleichung auch eine Lösung der zweiten Gleichung ist. Wir sagen, die beiden Gleichungen seien *linear abhängig*.

Der Begriff der linearen Abhängigkeit ist sehr wichtig, nicht nur für Gleichungen, sondern auch für viele andere Probleme.

Zu beginn der Theorie betrachten wir einen Vektor und einige Vielfache davon.

$$\boldsymbol{a} = \begin{pmatrix} 6 \\ 2 \\ -4 \end{pmatrix}, \qquad \tfrac{3}{2}\boldsymbol{a} = \begin{pmatrix} 9 \\ 3 \\ -6 \end{pmatrix}, \qquad (-3)\boldsymbol{a} = \begin{pmatrix} -18 \\ -6 \\ 12 \end{pmatrix}.$$

Diese Vektoren heißcn voneinander linear abhängig. Interpretieren wir Vektoren als gerichtete Strecken, so sind zwei linear abhängige Vektoren entweder gleichgerichtet, oder sie haben entgegengesetzte Richtung, wie in Abb. 14.19 dargestellt.

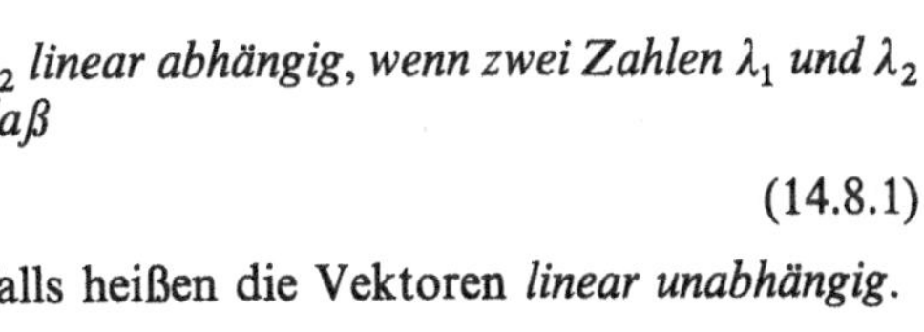

Abb. 14.19. Paare linear abhängiger Vektoren

Allgemein *heißen zwei Vektoren $\boldsymbol{a}_1$ und $\boldsymbol{a}_2$ linear abhängig, wenn zwei Zahlen λ_1 und λ_2 existieren, die nicht beide Null sind, so daß*

$$\lambda_1 \boldsymbol{a}_1 + \lambda_2 \boldsymbol{a}_2 = \boldsymbol{O} \tag{14.8.1}$$

gilt. Hier ist $\boldsymbol{O}$ der *Nullvektor*. Andernfalls heißen die Vektoren *linear unabhängig*.

Beispiel 14.8.1. Sind die beiden Vektoren

$$\boldsymbol{a}_1 = \begin{pmatrix} 9 \\ -3 \\ 12 \\ 6 \end{pmatrix}, \qquad \boldsymbol{a}_2 = \begin{pmatrix} -15 \\ 5 \\ -20 \\ -10 \end{pmatrix}$$

linear abhängig? Die Antwort ist ja. Durch Berechnung finden wir die Zahlen $\lambda_1 = 5$ und $\lambda_2 = 3$, so daß

$$\lambda_1 \boldsymbol{a}_1 + \lambda_2 \boldsymbol{a}_2 = 5\begin{pmatrix} 9 \\ -3 \\ 12 \\ 6 \end{pmatrix} + 3\begin{pmatrix} -15 \\ 5 \\ -20 \\ -10 \end{pmatrix} = \begin{pmatrix} 0 \\ 0 \\ 0 \\ 0 \end{pmatrix}$$

ist. Natürlich ist $\boldsymbol{a}_2$ ein Vielfaches von $\boldsymbol{a}_1$.

Nun sind wir darauf vorbereitet, die folgende Definition zu verstehen:

Drei Vektoren $\boldsymbol{a}_1$, $\boldsymbol{a}_2$, $\boldsymbol{a}_3$ heißen linear abhängig, falls Zahlen $\lambda_1, \lambda_2, \lambda_3$ existieren, die nicht alle Null sind, so daß

$$\lambda_1 \boldsymbol{a}_1 + \lambda_2 \boldsymbol{a}_2 + \lambda_3 \boldsymbol{a}_3 = \boldsymbol{O} \tag{14.8.2}$$

gilt.

Es gibt eine einfache geometrische Deutung von Gl. (14.8.2). Angenommen, es gelte $\lambda_3 \neq 0$. Dann können wir die Gleichung nach $\boldsymbol{a}_3$ auflösen:

$$\boldsymbol{a}_3 = (-\lambda_1/\lambda_3)\boldsymbol{a}_1 + (-\lambda_2/\lambda_3)\boldsymbol{a}_2. \tag{14.8.3}$$

Hier ist $\boldsymbol{a}_3$ eine *Linearkombination* von $\boldsymbol{a}_1$ und $\boldsymbol{a}_2$. Geometrisch bedeutet dies, daß sich $\boldsymbol{a}_3$ in der von $\boldsymbol{a}_1$ und $\boldsymbol{a}_2$ aufgespannten Ebene befindet. Dies ist in Abb. 14.20 dargestellt. Drei *linear unabhängige* Vektoren können nicht in derselben Ebene liegen.

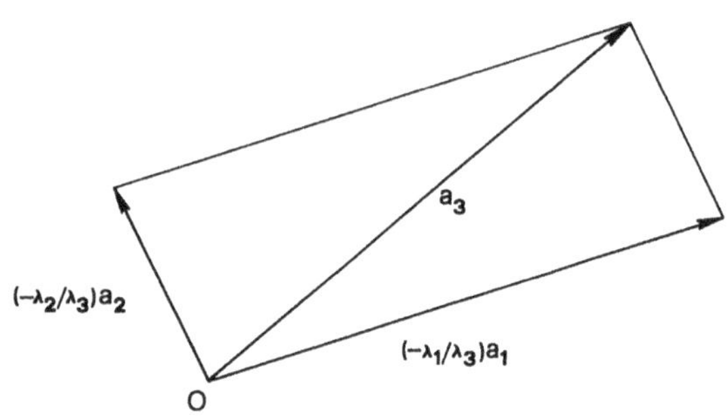

Abb. 14.20. Drei linear abhängige Vektoren $\boldsymbol{a}_1$, $\boldsymbol{a}_2$, $\boldsymbol{a}_3$

Lineare Abhängigkeit kann mit Determinanten nachgewiesen werden, was wir an einem Beispiel zeigen wollen.

Beispiel 14.8.2. Es seien die beiden Zeilenvektoren

$$\boldsymbol{a}_1 = (4, -2, 10), \qquad \boldsymbol{a}_2 = (6, -3, 15).$$

gegeben. Wir kombinieren die beiden Zeilen zu einer Rechteck-Matrix

$$\begin{pmatrix} 4 & -2 & 10 \\ 6 & -3 & 15 \end{pmatrix},$$

und bemerken, daß die beiden Zeilen *proportional* zueinander sind. Das bedeutet, daß jeder Minor der Determinante, den wir bilden können, gleich Null ist:

$$\begin{vmatrix} 4 & -2 \\ 6 & -3 \end{vmatrix} = 0, \qquad \begin{vmatrix} -2 & 10 \\ -3 & 15 \end{vmatrix} = 0, \qquad \begin{vmatrix} 4 & 10 \\ 6 & 15 \end{vmatrix} = 0.$$

Umgekehrt bedeuten die verschwindenden Determinanten, daß die beiden Zeilen proportional bzw. linear abhängig sind.

Beispiel 14.8.3. Sind die drei Zeilenvektoren

$$\boldsymbol{a}_1 = (2, 1, 5, -1), \qquad \boldsymbol{a}_2 = (5, 0, 10, 0), \qquad \boldsymbol{a}_3 = (1, -2, 0, 3)$$

linear abhängig? Dies ist genau dann der Fall, wenn alle 3 × 3 Minoren der Matrix

$$\begin{pmatrix} 2 & 1 & 5 & -1 \\ 5 & 0 & 10 & 0 \\ 1 & -2 & 0 & 3 \end{pmatrix}$$

gleich Null sind. Ein erster Minor ist

$$\begin{vmatrix} 2 & 1 & 5 \\ 5 & 0 & 10 \\ 1 & -2 & 0 \end{vmatrix} = \begin{vmatrix} 2 & 1 & 5 \\ 1 & -2 & 0 \\ 1 & -2 & 0 \end{vmatrix}$$

und gleich Null, weil zwei Zeilen identisch sind. Ein zweiter Minor ist

$$\begin{vmatrix} 2 & 1 & -1 \\ 5 & 0 & 0 \\ 1 & -2 & 3 \end{vmatrix} = 5(-1) \begin{vmatrix} 1 & -1 \\ -2 & 3 \end{vmatrix} = -5.$$

Offenbar ist die Bedingung nicht erfüllt. Dies bedeutet, daß die drei Vektoren linear unabhängig sind.

Nun kehren wir zu den *linearen Gleichungen* zurück. Wir müssen verschiedene Fälle unterscheiden. Das geschieht am besten durch Beispiele.

Beispiel 14.8.4. Wir haben schon gesehen, daß die beiden Gleichungen

$$\begin{aligned} 3x - 2y &= 7 \\ -6x + 4y &= -14 \end{aligned}$$

linear abhängig sind, so daß eine der beiden Gleichungen weggelassen werden kann. Nun ersetzen wir eine der beiden Zahlen der rechten Seite durch eine andere, etwa -14 durch 11:

$$\begin{aligned} 3x - 2y &= 7 \\ -6x + 4y &= 11. \end{aligned}$$

Die linken Seiten sind immer noch linear abhängig, da

$$(-6x + 4y) = (-2)(3x - 2y)$$

unabhängig davon gilt, welche Werte den Variablen x und y zugeordnet werden. Aber die rechte Seite genügt nicht mehr derselben Proportion:

$$11 \neq (-2)7.$$

Das bedeutet, daß sich die beiden Gleichungen widersprechen. Es existieren keine Werte x und y, die beide Gleichungen gleichzeitig erfüllen könnten. Das Gleichungssystem ist nicht lösbar. In Matrizenschreibweise lautet das Gleichungssystem

$$\begin{pmatrix} 3 & -2 \\ -6 & 4 \end{pmatrix} \begin{pmatrix} x \\ y \end{pmatrix} = \begin{pmatrix} 7 \\ 11 \end{pmatrix}.$$

Doch ist die Determinante von $\begin{pmatrix} 3 & -2 \\ -6 & 4 \end{pmatrix}$ gleich Null, so daß die Cramersche Regel nicht angewendet werden kann.

Eine geometrische Deutung der beiden Fälle ist in Abb. 14.21 gegeben. In einem kartesischen Koordinatensystem entspricht jeder linearen Gleichung in x und y eine Gerade. Gleichungen, die ein Vielfaches einer andern sind, entsprechen zusammenfallende Geraden. Sie haben somit unendlich viele Punkte gemeinsam (Abb. 14.21a). Ändern wir andererseits auf der rechten Seite die Zahlenwerte ab, so werden die entsprechenden Geraden parallel und haben überhaupt keinen Punkt gemeinsam (Abb. 14.21b).

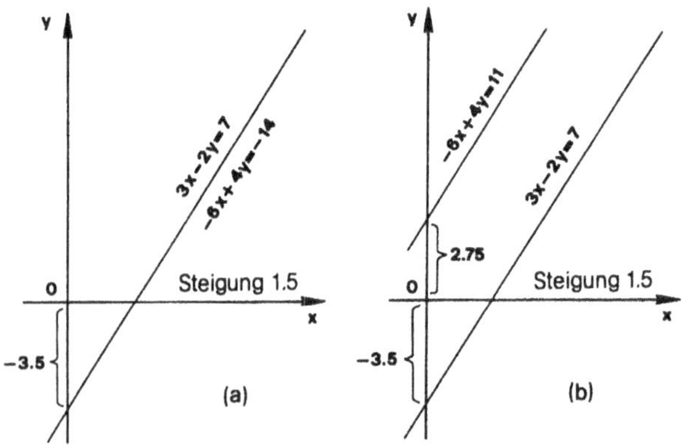

Abb. 14.21. **a** Zwei linear abhängige Gleichungen werden durch zusammenfallende Geraden dargestellt. **b** Wenn nur die link en Seiten der Gleichungen linear abhängig sind, werden die Gleichungen durch parallele Geraden dargestellt

Beispiel 14.8.5. Betrachten wir die Gleichungen

$$\begin{aligned} 3x - 2y &= 0, \\ x + 5y &= 0, \end{aligned}$$

in denen alle Zahlen der rechten Seite gleich Null sind. Ein solches System heißt *homogen*, während jedes System, in dem wenigstens eine Zahl der rechten Seite von Null verschieden ist, *inhomogen* genannt wird. Offenbar existiert in einem homogenen System stets die spezielle Lösung

$$x = 0, \qquad y = 0.$$

Diese heißt die *triviale Lösung*.

Ob eine nichttriviale Lösung existiert oder nicht, hängt von der Determinante der Koeffizienten ab. In unserm Beispiel gilt

$$\begin{vmatrix} 3 & -2 \\ 1 & 5 \end{vmatrix} \neq 0,$$

so daß die Cramersche Regel angewendet werden kann, die ausschließlich die triviale Lösung ergibt.

Sind hingegen homogene Gleichungen gegeben durch

$$\begin{aligned} 3x - 2y &= 0, \\ 15x - 10y &= 0, \end{aligned}$$

bei denen die Determinante verschwindet, so sind die beiden Gleichungen linear abhängig, und eine der beiden kann weggelassen werden. Hier existiert eine nichttriviale Lösung, z.B. $x = 4$, $y = 6$.

Die *allgemeine Theorie* von n Gleichungen mit n Unbekannten enthält genau die Fälle, die in den speziellen Beispielen aufgeführt wurden. Wir schreiben das System in Matrixform

$$\boldsymbol{A}\boldsymbol{x} = \boldsymbol{u}. \tag{14.8.4}$$

Fall 1: det $\boldsymbol{A} \neq 0$. Die Cramersche Regel kann zur Lösung des Systems (14.8.4) verwendet werden.

Unterfall 1*a*: $\boldsymbol{u} = \boldsymbol{O}$ (homogene Gleichungen). Es existiert nur die triviale Lösung $\boldsymbol{x} = \boldsymbol{O}$.

Unterfall 1*b*: $\boldsymbol{u} \neq \boldsymbol{O}$ (nichthomogene Gleichungen). Es existiert genau eine nichttriviale Lösung, das bedeutet, dass wenigstens ein x_i von Null verschieden ist.

Fall 2: det $\boldsymbol{A} = 0$. Die Cramersche Regel kann nicht angewendet werden. Die linken Seiten von Gln. (14.8.4) sind linear abhängig.

Unterfall 2*a*: Die Gleichungen (linke und rechte Seiten kombiniert) sind linear abhängig. Das heißt, eine Gleichung kann weggelassen werden. Wenn überhaupt eine Lösung existiert, so gibt es unendlich viele Lösungen.

Unterfall 2*b*: Die Gleichungen (linke und rechte Seiten kombiniert) sind nicht linear abhängig. Das heißt, sie widersprechen einander. Dann existiert überhaupt keine Lösung.

Beispiel 14.8.6. Gegeben sei das Gleichungssystem

$$\begin{aligned} x_1 - 2x_2 - x_3 &= 0, \\ 2x_1 + x_2 &= 0, \\ x_1 - 3x_2 + x_3 &= 0. \end{aligned}$$

Die Gleichungen sind homogen. Die Determinante ist

$$\begin{vmatrix} 1 & -2 & -1 \\ 2 & 1 & 0 \\ 1 & -3 & 1 \end{vmatrix} = 12 \neq 0.$$

Dies ist der Unterfall 1a. Es existiert nur die triviale Lösung $x_1 = 0$, $x_2 = 0$, $x_3 = 0$.

Wäre aber die dritte Gleichung von der Form

$$x_1 + 3x_2 + x_3 = 0,$$

so würde die Determinante verschwinden:

$$\begin{vmatrix} 1 & -2 & -1 \\ 2 & 1 & 0 \\ 1 & 3 & 1 \end{vmatrix} = 0.$$

Daher sind die drei Gleichungen (linke und rechte Seiten kombiniert) linear abhängig. Eine der Gleichungen, in diesem Fall die dritte, kann weggelassen werden. Die restlichen Gleichungen

$$\begin{aligned} x_1 - 2x_2 - x_3 &= 0, \\ 2x_1 + x_2 &= 0 \end{aligned}$$

besitzen unendlich viele Lösungen. Wir erhalten sie, indem wir für x_1 einen beliebigen Wert wählen, etwa

$$x_1 = p.$$

Dann folgt

$$x_2 = -2p,$$
$$x_3 = 5p.$$

14.9 Eigenwerte und Eigenvektoren

Wir wenden unsere Aufmerksamkeit nun einer besonderen Anwendung der Matrizen und Determinanten zu. Es sei

$$\boldsymbol{A} = \begin{pmatrix} a & b \\ c & d \end{pmatrix}$$

eine quadratische Matrix. Durch Multiplikation mit $\boldsymbol{A}$ wird ein Vektor

$$\boldsymbol{x} = \begin{pmatrix} x \\ y \end{pmatrix}$$

in einen neuen Vektor

$$\boldsymbol{u} = \begin{pmatrix} u \\ v \end{pmatrix}$$

transformiert. Die *Transformation* lautet

$$\boldsymbol{A}\boldsymbol{x} = \boldsymbol{u}. \tag{14.9.1}$$

Sowohl bei geometrischen wie auch bei nichtgeometrischen Anwendungen stellt sich oft die Frage, ob ein Vektor $\boldsymbol{x}$ existiert, der durch die Gl. (14.9.1) in sich selbst oder allgemeiner in ein Vielfaches von sich selbst transformiert wird. Ein Vielfaches von $\boldsymbol{x}$ wird durch

$$\lambda \boldsymbol{x}$$

gegeben, wobei λ irgend eine reelle Zahl ist. Diese Frage führt auf die Gleichung

$$\boldsymbol{A}\boldsymbol{x} = \lambda \boldsymbol{x}. \tag{14.9.2}$$

Das Problem, Lösungen dieser Gleichung zu finden, ist nicht ganz einfach. Wir müssen ein geeignetes λ wie auch einen geeigneten Vektor $\boldsymbol{x}$ finden. Jeder geeignete Wert λ heißt *Eigenwert* und der dazugehörige Vektor $\boldsymbol{x}$ (verschieden von $\boldsymbol{O}$) *Eigenvektor*. Andere, etwas weniger gebräuchliche Bezeichnungen sind *charakteristischer Wert* für λ und *charakteristischer Vektor* für $\boldsymbol{x}$.

Beispiel 14.9.1. gegeben sei die Matrix

$$\boldsymbol{A} = \begin{pmatrix} 3 & -2 \\ 2 & -2 \end{pmatrix}.$$

Aufzulösen sei die Gl. (14.9.2), d.h. das System

$$3x - 2y = \lambda x,$$
$$2x - 2y = \lambda y.$$

Zu diesem Zweck bringen wir alle Glieder auf die linke Seite:

$$\begin{aligned}(3-\lambda)x-2y&=0,\\ 2x-(2+\lambda)y&=0.\end{aligned}\tag{14.9.3}$$

Diese beiden Gleichungen in x und y sind *homogen*. Somit existiert eine triviale Lösung $x=0$ und $y=0$. Eine nichttriviale Lösung jedoch existiert genau dann, wenn die Determinante der Koeffizienten verschwindet, wie im vorigen Abschnitt dargelegt wurde (Unterfall 2a). Wir müssen also die Gleichung

$$\begin{vmatrix}3-\lambda & -2\\ 2 & -(2+\lambda)\end{vmatrix}=0 \quad \text{oder} \quad \lambda^2-\lambda-2=0$$

lösen, die die *charakteristische Gleichung* des Problems heißt. Die Lösungen sind

$$\lambda_1=-1, \qquad \lambda_2=2.$$

Somit haben wir *zwei verschiedene Eigenwerte* gefunden.

Mit jedem Eigenwert können wir in Gl. (14.9.3) zurückgehen. Mit $\lambda_1=-1$ erhalten wir

$$\begin{aligned}4x-2y&=0,\\ 2x-y&=0.\end{aligned}$$

Da beide Gleichungen linear abhängig sind, kann eine von ihnen weggelassen werden. Eine mögliche Lösung ist

$$x_1=1, \qquad y_1=2 \quad \text{oder} \quad \boldsymbol{x}_1=\begin{pmatrix}1\\2\end{pmatrix}.$$

Somit ist $\boldsymbol{x}_1$ ein Eigenvektor. Natürlich würde jedes Vielfache von $\boldsymbol{x}_1$ ebenfalls ein Eigenvektor sein, der zum Eigenwert λ_1 gehört.

Analog erhalten wir für $\lambda_2=2$ die Gleichung

$$x-2y=0$$

mit dem Eigenvektor

$$\boldsymbol{x}_2=\begin{pmatrix}2\\1\end{pmatrix}$$

oder jedem Vielfachen davon.

Um das Eigenwertproblem etwas allgemeiner zu betrachten, setzen wir

$$\boldsymbol{A}=\begin{pmatrix}a_{11} & a_{12} & a_{13}\\ a_{21} & a_{22} & a_{23}\\ a_{31} & a_{32} & a_{33}\end{pmatrix}, \qquad \boldsymbol{x}=\begin{pmatrix}x_1\\x_2\\x_3\end{pmatrix}.$$

Gl. (14.9.2) führt zu

$$\begin{aligned}(a_{11}-\lambda)x_1+a_{12}x_2+a_{13}x_3&=0,\\ a_{21}x_1+(a_{22}-\lambda)x_2+a_{23}x_3&=0,\\ a_{31}x_1+a_{32}x_2+(a_{33}-\lambda)x_3&=0.\end{aligned}\tag{14.9.4}$$

Das ist ein System homogener, linearer Gleichungen in x_1, x_2, x_3. Eine nichttriviale Lösung existiert genau dann, wenn die Determinante der Koeffizienten verschwindet, d.h. wenn

$$\begin{vmatrix} a_{11}-\lambda & a_{12} & a_{13} \\ a_{21} & a_{22}-\lambda & a_{23} \\ a_{31} & a_{32} & a_{33}-\lambda \end{vmatrix} = 0 \qquad (14.9.5)$$

ist. Entwickeln der Determinante führt auf ein Polynom dritten Grades. Deshalb ist die Gl. (14.9.5) eine kubische Gleichung, die in der Form

$$\lambda^3 + p\lambda^2 + q\lambda + r = 0 \qquad (14.9.6)$$

geschrieben werden kann. Diese Gleichung hat in der Regel drei verschiedene Wurzeln $\lambda_1, \lambda_2, \lambda_3$, die Eigenwerte des Problems. In numerischen Aufgaben ist es meistens etwas mühsam, diese Eigenwerte und allenfalls die dazugehörigen Eigenvektoren zu berechnen. Glücklicherweise gibt es Computerprogramme, um diese Aufgaben zu lösen.

Beispiel 14.9.2. Im Abschn. 11.7 behandelten wir ein System linearer Differentialgleichungen

$$\frac{dx}{dt} = a \cdot x + b \cdot y, \qquad \frac{dy}{dt} = c \cdot x + d \cdot y. \qquad (14.9.7)$$

Die Lösungen setzten wir in der Form

$$x = Ae^{\lambda t}, \qquad y = Be^{\lambda t} \qquad (14.9.8)$$

an und mußten dann die Gleichungen

$$(a-\lambda)A + bB = 0, \quad cA + (d-\lambda)B = 0. \qquad (14.9.9)$$

erfüllen. Das ist ein Eigenwertproblem. Da die Gln. (14.9.9) in A und B homogen sind und wir eine nichttriviale Lösung suchen, muß die Determinante der Koeffizienten verschwinden, d.h.

$$\begin{vmatrix} a-\lambda & b \\ c & d-\lambda \end{vmatrix} = 0 \qquad (14.9.10)$$

oder

$$\lambda^2 - (a+d)\lambda + (ad - bc) = 0 \qquad (14.9.11)$$

gelten. Die Gl. (14.9.10) bzw. (14.9.11) heißt charakteristische Gleichung, ihre Wurzeln λ_1 und λ_2 charakteristische Werte oder Eigenwerte. Jedes zu einem Eigenwert zugehörige Paar (A, B) ist dann ein Eigenvektor. Einzelheiten dazu findet man in Abschn. 11.7.

Beispiel 14.9.3. Angenommen, ein Drei-Kompartiment-System werde durch drei lineare Differentialgleichungen vollständig beschrieben:

$$dx/dt = a_{11}x + a_{12}y + a_{13}z,$$
$$dy/dt = a_{21}x + a_{22}y + a_3z,$$
$$dz/dt = a_{31}x + a_{32}y + a_{33}z.$$

Der Ansatz

$$x = Ae^{\lambda t}, \qquad y = Be^{\lambda t}, \qquad z = Ce^{\lambda t}$$

führt zu einem homogenen System linearer Gleichungen in den Unbekannten A, B, C:

$$\begin{aligned}(a_{11} - \lambda)A + a_{12}B + a_{13}C &= 0,\\ a_{21}A + (a_{22} - \lambda)B + a_{23}C &= 0,\\ a_{31}A + a_{32}B + (a_{33} - \lambda)C &= 0.\end{aligned}$$

Eine nichttriviale Lösung existiert, falls die charakteristische Gleichung

$$\begin{vmatrix} a_{11} - \lambda & a_{12} & a_{13} \\ a_{21} & a_{22} - \lambda & a_{23} \\ a_{31} & a_{32} & a_{33} - \lambda \end{vmatrix} = 0 \qquad (14.9.12)$$

erfüllt ist. Das ist eine kubische Gleichung in λ. Die Wurzeln λ_1, λ_2, λ_3 sind die Eigenwerte des Systems. Die Lösung ergibt sich aus den in Abschnitt 11.7 gegebenen Richtlinien.

Beispiel 14.9.4. Zu berechnen sind die Eigenwerte der Matrix

$$\boldsymbol{A} = \begin{pmatrix} 1 & -2 & 8 \\ 0 & 10 & -3 \\ 0 & 7 & 0 \end{pmatrix}.$$

Zuerst müssen wir, wie in den vorherigen Beispielen, λ von jedem Diagonalelement subtrahieren. Diese Operation kann mit Hilfe der Einheitsmatrix $\boldsymbol{I}$ durchgeführt werden:

$$\boldsymbol{A} - \lambda\boldsymbol{I} = \begin{pmatrix} 1 & -2 & 8 \\ 0 & 10 & -3 \\ 0 & 7 & 0 \end{pmatrix} - \lambda\begin{pmatrix} 1 & 0 & 0 \\ 0 & 1 & 0 \\ 0 & 0 & 1 \end{pmatrix} = \begin{pmatrix} 1 - \lambda & -2 & 8 \\ 0 & 10 - \lambda & -3 \\ 0 & 7 & -\lambda \end{pmatrix}.$$

Zweitens müssen wir die Determinante der neuen Matrix gleich Null setzen:

$$\det(\boldsymbol{A} - \lambda\boldsymbol{I}) = \begin{vmatrix} 1 - \lambda & -2 & 8 \\ 0 & 10 - \lambda & -3 \\ 0 & 7 & -\lambda \end{vmatrix} = 0.$$

Entwickeln der Determinante nach der ersten Kolonne führt zu

$$(1 - \lambda)\begin{vmatrix} 10 - \lambda & -3 \\ 7 & -\lambda \end{vmatrix} = 0$$

und weiter zu

$$(1 - \lambda)(\lambda^2 - 10\lambda + 21) = 0.$$

Die drei Wurzeln oder Eigenwerte sind dann

$$\lambda_1 = 1, \qquad \lambda_2 = 3, \qquad \lambda_3 = 7.$$

Beachten Sie, daß die Elemente -2 und 8 der Matrix $\boldsymbol{A}$ ohne Einfluß auf die Eigenwerte sind.

Beispiel 14.9.5. In Beispiel 14.3.2 zur *Populationsdynamik* haben wir das Konzept der *stabilen Altersverteilung* studiert. Dabei gelangten wir zur Gl. (14.3.7). Nun wissen wir, daß λ ein Eigenwert und $\boldsymbol{n}_k$ ein Eigenvektor ist. λ kann durch Lösen der charakteristischen Gleichung gefunden werden:

$$\det(\boldsymbol{M} - \lambda\boldsymbol{I}) = 0. \qquad (14.9.13)$$

Zur weiteren Lektüre empfohlen: Grossman und Turner (1974), Hadeler (1974), Magar (1972), Nahikian (1964), Olinick (1978), Seal (1964), Searle (1966), Smith (1969).

Übungsaufgaben

14.1.1 In einer genetischen Studie werden die Anzahl Individuen mit den Genotypen AA, Aa, aa an einem Locus gezählt und diejenigen mit den Genotypen BB, Bb, bb an einem andern Locus. Ordnen Sie $i = 0, 1, 2$ den Genotypen AA, Aa, bzw. aa, und $k = 0, 1, 2$ den Genotypen BB, Bb, bzw. bb zu. Bilden Sie eine Matrix mit den Anzahlen n_{ik} der Individuen, die den Genotyp i, k haben.

14.1.2 Während fünf Tagen wird dreimal am Tage die Umgebungstemperatur der Luft gemessen. Sei t_{ik} die Temperatur zum i-ten Zeitpunkt am k-ten Tag. Bilden Sie eine 3×5 Matrix der Meßwerte.

14.2.1 Gegeben seien

$$\boldsymbol{a} = (1, 3, -1, 5), \qquad \boldsymbol{b} = (4, 4, 2, 5), \qquad \boldsymbol{c} = (3, 1, 3, 0).$$

Berechnen Sie
a) $\boldsymbol{a} + \boldsymbol{b} + \boldsymbol{c}$, b) $\boldsymbol{a} + \boldsymbol{b} - \boldsymbol{c}$,
c) $\boldsymbol{a} - \boldsymbol{b} + \boldsymbol{c}$, d) $\boldsymbol{a} - \boldsymbol{b} - \boldsymbol{c}$.

14.2.2 Gegeben seien

$$\boldsymbol{u} = \begin{pmatrix} x_1 \\ x_2 \end{pmatrix}, \qquad \boldsymbol{v} = \begin{pmatrix} y_1 \\ y_2 \end{pmatrix}, \qquad \boldsymbol{w} = \begin{pmatrix} z_1 \\ z_2 \end{pmatrix}.$$

Berechnen Sie

$$3\boldsymbol{u} - \boldsymbol{v} + \boldsymbol{w}.$$

14.2.3 Gegeben seien

$$\boldsymbol{A} = \begin{pmatrix} 3 & -2 & 1 \\ 0 & 5 & 4 \end{pmatrix}, \qquad \boldsymbol{B} = \begin{pmatrix} -2 & 2 & 0 \\ 5 & 1 & 1 \end{pmatrix}.$$

Berechnen Sie
a) $\boldsymbol{A} + \boldsymbol{B}$, b) $\boldsymbol{A} - \boldsymbol{B}$,
c) $\boldsymbol{A} + 2\boldsymbol{B}$, d) $3\boldsymbol{A} - \boldsymbol{B}$.

14.2.4 Es seien $\boldsymbol{A}$ und $\boldsymbol{B}$ zwei Matrizen mit gleicher Zeilen und Spaltenzahl, und es seien λ und μ zwei beliebige Zahlen. Zeigen Sie, daß

$$(\lambda + \mu)\boldsymbol{A} = \lambda\boldsymbol{A} + \mu\boldsymbol{A},$$
$$\lambda(\boldsymbol{A} + \boldsymbol{B}) = \lambda\boldsymbol{A} + \lambda\boldsymbol{B},$$
$$\lambda(\mu\boldsymbol{A}) = (\lambda\mu)\boldsymbol{A} \quad \text{gilt.}$$

14.2.5 Gegeben seien

$$\boldsymbol{a} = (4, 4, 5), \qquad \boldsymbol{b} = (6, -2, 7), \qquad \boldsymbol{c} = (2, 0, 1).$$

Berechnen Sie die inneren Produkte
a) $\boldsymbol{a}\boldsymbol{b}'$, b) $\boldsymbol{a}\boldsymbol{c}'$, c) $\boldsymbol{b}\boldsymbol{c}'$, d) $\boldsymbol{b}\boldsymbol{a}'$,
e) $\boldsymbol{a}\boldsymbol{a}'$, f) $\boldsymbol{b}\boldsymbol{b}'$, g) $\boldsymbol{c}\boldsymbol{c}'$.

Warum ist $\boldsymbol{ab}' = \boldsymbol{ba}'$?

14.2.6 Wenn

$$\boldsymbol{u} = \begin{pmatrix} u_1 \\ u_2 \\ u_3 \end{pmatrix}, \qquad \boldsymbol{v} = \begin{pmatrix} 3 \\ -2 \\ 5 \end{pmatrix}, \qquad \boldsymbol{w} = \begin{pmatrix} w_1 \\ w_2 \\ 0 \end{pmatrix},$$

gegeben ist, berechnen Sie

a) $\boldsymbol{u}'\boldsymbol{v}$, b) $\boldsymbol{u}'\boldsymbol{w}$, c) $\boldsymbol{v}'\boldsymbol{w}$,

d) $\boldsymbol{u}'\boldsymbol{u}$, e) $\boldsymbol{v}'\boldsymbol{v}$, f) $\boldsymbol{w}'\boldsymbol{w}$.

14.2.7 Ein Wald wurde in kleine *Quadrate* von 1 m^2 Fläche unterteilt. In jedem Quadrat wurde die Zahl der Farne ermittelt. Das Resultat wurde in Vektorform notiert:

Anzahl Farne pro Quadrat — Anzahl Quadrate

$$\boldsymbol{f} = \begin{pmatrix} 0 \\ 1 \\ 2 \\ 3 \\ 4 \\ 5 \end{pmatrix}, \qquad \boldsymbol{q} = \begin{pmatrix} 23 \\ 17 \\ 8 \\ 6 \\ 8 \\ 2 \end{pmatrix}.$$

(Gemeint ist: 23 Quadrate enthielten 0 Farne, 17 Quadrate enthielten 1 Farn etc.). Berechnen Sie die Gesamtzahl der Farne mit Hilfe einer Matrizenoperation.

14.2.8 Schreiben Sie Gl. (9.4.4) mit Hilfe des inneren Produkts.

14.2.9 Schreiben Sie Gl. (13.9.12) mit Hilfe des inneren Produkts.

14.2.10 Schreiben Sie die folgenden Ausdrücke als innere Produkte zweier Vektoren:

a) $a_1x_1 + a_2x_2 + a_3x_3 + a_4x_4$,

b) $1 + 2p + 3p^2 + \cdots + np^{n-1}$,

c) $a \cos \alpha + b \sin \alpha$.

14.2.11 Berechnen Sie

a) $\begin{pmatrix} 4 & 0 & -1 \\ 2 & 2 & 3 \end{pmatrix} \begin{pmatrix} 4 \\ 2 \\ 1 \end{pmatrix}$. b) $(2, 3, -1) \begin{pmatrix} 5 & 0 \\ 0 & 1 \\ 5 & 2 \end{pmatrix}$.

c) $\begin{pmatrix} 3 & 3 & 0 \\ 2 & 1 & 4 \end{pmatrix} \begin{pmatrix} 3 & 0 \\ 2 & -1 \\ 1 & 5 \end{pmatrix}$, d) $\begin{pmatrix} 4 & 7 & 5 & 2 \\ 0 & -1 & 3 & 4 \end{pmatrix}$.

14.2.12 Gegeben seien die Matrizen

$$\boldsymbol{M} = \begin{pmatrix} 2 & 1 \\ 0 & -1 \end{pmatrix}, \qquad \boldsymbol{N} = \begin{pmatrix} 0 & 3 \\ 5 & 2 \end{pmatrix}.$$

Zeigen Sie, daß $\boldsymbol{MN} \neq \boldsymbol{NM}$ gilt.

14.2.13 Gegeben seien

$$\boldsymbol{R} = \begin{pmatrix} 1 & 1 & 1 & 1 \\ -1 & 1 & -1 & 1 \end{pmatrix}, \qquad \boldsymbol{s} = \begin{pmatrix} a \\ b \\ c \\ d \end{pmatrix}.$$

Berechnen Sie
a) $\boldsymbol{Rs}$, b) $\boldsymbol{s}'\boldsymbol{R}'$, und zeigen Sie, daß $(\boldsymbol{Rs})' = \boldsymbol{s}'\boldsymbol{R}'$ gilt.

14.2.14 Schreiben Sie die Kolonnenmatrix

$$\begin{pmatrix} 3x + 2y + z \\ 5x + 3y + z \end{pmatrix}$$

als ein Produkt von zwei Matrizen $\boldsymbol{A} = \boldsymbol{A}^{2\times 3}$ und $\boldsymbol{v} = \boldsymbol{v}^{3\times 1}$.

14.2.15 Gegeben seien

$$\boldsymbol{u} = \begin{pmatrix} x \\ y \end{pmatrix}, \qquad \boldsymbol{S} = \begin{pmatrix} 3 & -2 \\ 1 & 1 \end{pmatrix}.$$

Berechnen Sie $\boldsymbol{u}'\boldsymbol{S}\boldsymbol{u}$:

14.2.16 Berechnen Sie das Matrizenprodukt

$$(x, y, 1)\begin{pmatrix} 3 & 1 & 0 \\ 1 & 2 & -1 \\ 0 & -1 & 4 \end{pmatrix}\begin{pmatrix} x \\ y \\ 1 \end{pmatrix}$$

nach dem Assoziativgesetz (14.2.10) auf zwei Arten.

14.2.17 Gegeben seien die Matrizen

$$\boldsymbol{A} = \begin{pmatrix} a & b \\ c & d \end{pmatrix}, \qquad \boldsymbol{B} = \begin{pmatrix} 2 & 5 \\ 0 & 4 \end{pmatrix}, \qquad \boldsymbol{C} = \begin{pmatrix} -1 & -2 \\ 3 & 0 \end{pmatrix}.$$

Berechnen Sie $\boldsymbol{A}(\boldsymbol{B} + \boldsymbol{C})$ nach dem Distributivgesetz (14.2.13) auf zwei Arten.

14.2.18 Gegeben seien die Matrizen

$$\boldsymbol{A} = \begin{pmatrix} 2 & 0 \\ 1 & 2 \end{pmatrix}, \qquad \boldsymbol{B} = \begin{pmatrix} -1 & 2 \\ 3 & 2 \end{pmatrix}, \qquad \boldsymbol{C} = \begin{pmatrix} 5 & 1 \\ 1 & 7 \end{pmatrix}.$$

Berechnen Sie
a) $\boldsymbol{A}(\boldsymbol{B} + \boldsymbol{C})$, b) $\boldsymbol{A}(\boldsymbol{B} - \boldsymbol{C})$,
c) $(\boldsymbol{B} + \boldsymbol{C})\boldsymbol{A}$, d) $\boldsymbol{ABC}$.

14.2.19 Es sei $\boldsymbol{A} = \begin{pmatrix} 1 & 2 \\ 0 & 1 \end{pmatrix}$. Berechnen Sie

$\boldsymbol{AA} = \boldsymbol{A}^2, \boldsymbol{AAA} = \boldsymbol{A}^3$ und, durch Induktion, $\boldsymbol{A}^n$ für ein beliebiges, natürliches n.

14.2.20 Gegeben sei die Matrix

$$\boldsymbol{S} = \begin{pmatrix} 1 & -7 & 0 \\ 0 & 1 & -7 \\ 0 & 0 & 1 \end{pmatrix}.$$

Berechnen Sie $\boldsymbol{SS} = \boldsymbol{S}^2$, $\boldsymbol{SSS} = \boldsymbol{S}^3$.

14.2.21 Es sei

$$U = \begin{pmatrix} 1 & 0 & 0 \\ 0 & 2 & 0 \\ 0 & 0 & 3 \end{pmatrix}.$$

Suchen Sie eine Formel für U^n, wo n eine natürliche Zahl ist.

14.2.22 Gegeben sei die Matrix

$$M = \begin{pmatrix} -1 & 5 & 5 \\ 3 & -1 & 5 \\ 3 & 3 & -1 \end{pmatrix}.$$

Ermitteln Sie $M'M$.

14.2.23 Gegeben seien die Matrizen

$$A = \tfrac{1}{2}\begin{pmatrix} 8 & 5 \\ 6 & 5 \end{pmatrix}, \qquad B = \tfrac{1}{5}\begin{pmatrix} 5 & -5 \\ -6 & 8 \end{pmatrix}.$$

Zeigen Sie, dass $AB = I$ gilt, wobei I die Einheitsmatrix bedeutet.

14.2.24 Gegeben sind die beiden Matrizen

$$A = \begin{pmatrix} 4 & -2 \\ -5 & 3 \end{pmatrix}, \qquad B = \tfrac{1}{2}\begin{pmatrix} 3 & 2 \\ 5 & 4 \end{pmatrix}.$$

Zeigen Sie, daß $AB = I$ und $BA = I$ gilt, wobei I die Einheitsmatrix bedeutet. A heißt die *inverse Matrix* von B und B die *inverse Matrix* von A. Wir schreiben $B = A^{-1}$, $A = B^{-1}$.

14.2.25 Gegeben sei die Matrix

$$A = \tfrac{1}{5}\begin{pmatrix} 3 & 4 \\ -4 & 3 \end{pmatrix}.$$

Zeigen Sie, daß $A'A = I$ und $AA' = I$ gilt. Entsprechend dem vorherigen Beispiel ist A' die inverse Matrix von A. Eine Matrix A, die der Beziehung $AA' = A'A = I$ genügt, heißt *orthogonale Matrix*.

14.2.26 Zeigen Sie, daß die Matrix A

$$A = \begin{pmatrix} \sqrt{2}/2 & -1/2 & -1/2 \\ \sqrt{2}/2 & 1/2 & 1/2 \\ 0 & \sqrt{2}/2 & -\sqrt{2}/2 \end{pmatrix}$$

die Gleichung $A'A = I$ erfüllt, und somit eine orthogonale Matrix ist.

14.2.27 Lösen Sie die Matrizengleichung

$$\begin{pmatrix} x & 3 \\ y & 4 \end{pmatrix}\begin{pmatrix} 2 & -1 \\ 3 & -2 \end{pmatrix} = \begin{pmatrix} 43 & -23 \\ -2 & -1 \end{pmatrix}$$

nach x und y auf.

14.2.28 Lösen Sie die Matrizengleichung

$$\begin{pmatrix} 1 & 2 \\ -2 & 3 \end{pmatrix}\begin{pmatrix} u & 6 \\ 1 & v \end{pmatrix} = \begin{pmatrix} 10 & -8 \\ -13 & -33 \end{pmatrix}$$

nach u und v auf.

14.2.29 Gegeben seien

$$\boldsymbol{a} = (3, 1, 1), \qquad \boldsymbol{b} = (4, 2, 1).$$

Berechnen Sie a) $\boldsymbol{ab}'$, b) $\boldsymbol{a}'\boldsymbol{b}$.

14.2.30 Gegeben seien

$$\boldsymbol{u} = \begin{pmatrix} u_1 \\ u_2 \\ u_3 \end{pmatrix}, \qquad \boldsymbol{v} = \begin{pmatrix} v_1 \\ v_2 \\ v_3 \end{pmatrix}.$$

Berechnen Sie a) $\boldsymbol{uv}'$, b) $\boldsymbol{u}'\boldsymbol{v}$.

14.2.31 Zeigen Sie mit

$$\boldsymbol{A} = \begin{pmatrix} a_1 & a_2 & a_3 \\ b_1 & b_2 & b_3 \end{pmatrix}, \qquad \boldsymbol{B} = \begin{pmatrix} x_1 & y_1 \\ x_2 & y_2 \\ x_3 & y_3 \end{pmatrix},$$

daß $(\boldsymbol{AB})' = \boldsymbol{B}'\boldsymbol{A}'$ ist.

14.3.1 Wenden Sie den Übergang in Gl. (14.3.4) auf eine Insektenpopulation mit drei Altersgruppen des Umfangs $n_{00} = 500$, $n_{10} = 300$, $n_{20} = 200$ (nur weibliche Tiere) an. Nehmen Sie an, daß die von jedem Weibchen durchschnittliche Zahl geborener "Töchter" gleich $F_0 = 0$ (Altersgruppe 0), $F_1 = 80$ (Altersgruppe 1), $F_2 = 50$ (Altersgruppe 2) während einer speziellen Zeitperiode der Länge Δt sei. Die Wahrscheinlichkeit zu überleben sei als $P_0 = 0{,}6$ bzw. $P_1 = 0{,}8$ angenommen. Berechnen Sie die Anzahl Weibchen der nächstfolgenden Population.

14.3.2 Lösen Sie dasselbe Problem für den Fall von vier Altersgruppen mit $n_{00} = 800$, $n_{10} = 500$, $n_{20} = 300$, $n_{30} = 150$, $F_0 = 0$, $F_1 = 80$, $F_2 = 50$, $F_3 = 0$, $P_0 = 0{,}6$, $P_1 = 0{,}4$, $P_2 = 0{,}3$.

14.3.3 Es sei $\boldsymbol{T}$ die in (14.3.11) definierte Matrix und

$$\boldsymbol{O} = \begin{pmatrix} p^2 & 2pq & q^2 \\ p^2 & 2pq & q^2 \\ p^2 & 2pq & q^2 \end{pmatrix} \qquad (p + q = 1).$$

(Der Buchstabe $\boldsymbol{O}$ wird nach Li, 1976, gebraucht). Zeigen Sie, daß

a) $\boldsymbol{TO} = \boldsymbol{O}$, b) $\boldsymbol{T}^2 = \frac{1}{2}\boldsymbol{T} + \frac{1}{2}\boldsymbol{O}$, c) $\boldsymbol{T}^3 = \frac{1}{4}\boldsymbol{T} + \frac{3}{4}\boldsymbol{O}$.

14.3.4 Verwenden Sie das vorherige Resultat, um eine Formel für $\boldsymbol{T}^n$ ($n = 2, 3, 4, \ldots$) zu bestimmen, die diese Potenz linear durch $\boldsymbol{T}$ und $\boldsymbol{O}$ ausdrückt. Gegen welchen Grenzwert konvergiert die Matrix, wenn n gegen unendlich strebt?

14.3.5 Ein durch eine Labormaus bedientes Signal hat nur zwei Seiten: R = rot, G = grün. Bei jedem Versuch kann die Maus das Signal entweder ändern oder nicht. Dafür seien folgende Wahrscheinlichkeiten gegeben:

$R \to R$: $p_{11} = 0{,}4$,
$R \to G$: $p_{12} = 0{,}6$,

$G \to R$: $p_{21} = 0{,}2$,
$G \to G$: $p_{22} = 0{,}8$.

Nehmen Sie an, daß jeder Versuch unabhängig vom vorhergehenden ist. In diesem Fall bilden die Resultate der Versuche eine *Markoffkette* mit zwei Zuständen (R und G). Stellen Sie die Übergangsmatrix auf und berechnen Sie die Zweischritt-Wahrscheinlichkeiten, indem Sie die zu Gl. (14.3.18) analoge Formel verwenden.

14.3.6 Gegeben ist die Übergangsmatrix

$$\boldsymbol{P} = \begin{pmatrix} 0{,}7 & 0{,}2 & 0{,}1 \\ 0{,}3 & 0{,}4 & 0{,}3 \\ 0{,}1 & 0{,}3 & 0{,}6 \end{pmatrix}$$

einer *Markoffkette*. Berechnen Sie die Übergangsmatrix für einen Zweischritt-Übergang.

14.4.1 Zeichnen Sie die drei Vektoren

$$\boldsymbol{a}_1 = \begin{pmatrix} 3 \\ 1 \end{pmatrix}, \quad \boldsymbol{a}_2 = \begin{pmatrix} 2 \\ 2 \end{pmatrix}, \quad \boldsymbol{a}_3 = \begin{pmatrix} -1 \\ 3 \end{pmatrix}$$

in ein rechtwinkliges Koordinatensystem. Berechnen Sie ihre Summe a) algebraisch, b) geometrisch.

14.4.2 Bestimmen Sie die Summe von

$$\boldsymbol{a}_1 = \begin{pmatrix} 7 \\ 2 \end{pmatrix}, \quad \boldsymbol{a}_2 = \begin{pmatrix} 0 \\ 3 \end{pmatrix}, \quad \boldsymbol{a}_3 = \begin{pmatrix} -8 \\ 1 \end{pmatrix}, \quad \boldsymbol{a}_4 = \begin{pmatrix} -3 \\ 2 \end{pmatrix}$$

geometrisch, indem Sie ein Vektorpolygon verwenden. Prüfen Sie das erhaltene Resultat, indem Sie die Summe auch algebraisch berechnen.

14.4.3 Gegeben seien die Vektoren

$$\boldsymbol{a} = \begin{pmatrix} 7 \\ -2 \end{pmatrix}, \quad \boldsymbol{b} = \begin{pmatrix} 5 \\ 5 \end{pmatrix}.$$

Zeichnen Sie die Summe und die Differenz von $\boldsymbol{a}$ und $\boldsymbol{b}$. Zeichnen Sie weiter auch $-\boldsymbol{a}$, $-\boldsymbol{b}$, $\frac{1}{2}\boldsymbol{a}$, $-\frac{3}{5}\boldsymbol{b}$.

14.4.4 Gegeben sind

$$\boldsymbol{v} = \begin{pmatrix} -1 \\ 5 \end{pmatrix}, \quad \boldsymbol{w} = \begin{pmatrix} 8 \\ 8 \end{pmatrix}.$$

Zeichnen Sie a) $\boldsymbol{v} + \boldsymbol{w}$, b) $\boldsymbol{v} - \boldsymbol{w}$, c) $-\boldsymbol{v} + \boldsymbol{w}$, d) $-\boldsymbol{v} - \boldsymbol{w}$.

14.4.5 Gegeben sind

$$\boldsymbol{a} = \begin{pmatrix} 3 \\ -4 \end{pmatrix}, \quad \boldsymbol{b} = \begin{pmatrix} 7 \\ 2 \end{pmatrix}.$$

Suchen Sie den Mittelpunkt der beiden Punkte $\boldsymbol{a}$ und $\boldsymbol{b}$. Zeigen Sie, daß der entsprechende Vektor $\frac{1}{2}(\boldsymbol{a} + \boldsymbol{b})$ ist.

14.4.6 Drei Kräfte

$$F_1 = \begin{pmatrix} 5 \\ -8 \end{pmatrix}, \quad F_2 = \begin{pmatrix} 3 \\ 10 \end{pmatrix}, \quad F_3 = \begin{pmatrix} -8 \\ -2 \end{pmatrix}$$

greifen im Punkt O an. Zeigen Sie, daß sie im Gleichgewicht sind.

14.4.7 Gegeben sind die beiden Vektoren

$$\boldsymbol{a} = \begin{pmatrix} 4 \\ -3 \end{pmatrix}, \quad \boldsymbol{b} = \begin{pmatrix} 2 \\ 7 \end{pmatrix}.$$

Berechnen Sie a) den absoluten Betrag von $\boldsymbol{a}$ und $\boldsymbol{b}$, b) den Winkel zwischen $\boldsymbol{a}$ und $\boldsymbol{b}$.

14.4.8 Berechnen Sie den Winkel zwischen

$$\boldsymbol{p} = \begin{pmatrix} 12 \\ -5 \end{pmatrix} \text{ und } \boldsymbol{q} = \begin{pmatrix} 6 \\ 8 \end{pmatrix}.$$

14.4.9 Gegeben sind die drei Vektoren $\boldsymbol{u}$, $\boldsymbol{v}$, $\boldsymbol{w}$ durch

$$\boldsymbol{u}' = (5, 3), \quad \boldsymbol{v}' = (-1, 5), \quad \boldsymbol{w}' = (6, -10).$$

Sind je zwei der gegebenen Vektoren orthogonal?

14.4.10 Gegeben seien die drei Vektoren

$$\boldsymbol{a}_1 = \begin{pmatrix} 5 \\ -8 \\ 6 \end{pmatrix}, \quad \boldsymbol{a}_2 = \begin{pmatrix} -3 \\ 3 \\ 0 \end{pmatrix}, \quad \boldsymbol{a}_3 = \begin{pmatrix} 6 \\ 1 \\ 6 \end{pmatrix}.$$

Berechnen Sie

a) $\boldsymbol{c} = \boldsymbol{a}_1 + \boldsymbol{a}_2 + \boldsymbol{a}_3$,
b) $\boldsymbol{d} = \boldsymbol{a}_1 - \boldsymbol{a}_2 + \boldsymbol{a}_3$,
c) $\boldsymbol{e} = -\boldsymbol{a}_1 + \boldsymbol{a}_2 - \boldsymbol{a}_3$.

14.4.11 Es sind die drei Kräfte

$$F_1 = \begin{pmatrix} 8 \\ -4 \\ 5 \end{pmatrix}, \quad F_2 = \begin{pmatrix} -2 \\ 0 \\ 7 \end{pmatrix}, \quad F_3 = \begin{pmatrix} -6 \\ 2 \\ -2 \end{pmatrix}$$

gegeben, die im *Ursprung* angreifen. Bestimmen Sie eine vierte Kraft, welche zum Gleichgewicht führt.

14.4.12 Berechnen Sie die absoluten Beträge von

$$\boldsymbol{a} = \begin{pmatrix} 3 \\ 4 \\ 0 \end{pmatrix}, \quad \boldsymbol{b} = \begin{pmatrix} 24 \\ 0 \\ 10 \end{pmatrix}, \quad \boldsymbol{C} = \begin{pmatrix} 1 \\ -3 \\ 1 \end{pmatrix}.$$

14.4.13 Gegeben sind die dreidimensionalen Vektoren $\boldsymbol{u}$, $\boldsymbol{v}$, $\boldsymbol{w}$ durch

$$\boldsymbol{u}' = (3, -1, 0), \quad \boldsymbol{v}' = (-2, 3, 1), \quad \boldsymbol{w}' = (5, 2, 4).$$

Sind je zwei dieser Vektoren orthogonal?

14.4.14 Gegeben sind die beiden Vektoren

$$\boldsymbol{u} = \begin{pmatrix} 3 \\ 8 \\ -2 \end{pmatrix}, \quad \boldsymbol{v} = \begin{pmatrix} -x \\ -1 \\ 5 \end{pmatrix}.$$

Bestimmen Sie x so, daß $\boldsymbol{u}$ und $\boldsymbol{v}$ orthogonal sind.

14.4.15 Gegeben sind die dreidimensionalen Vektoren $\boldsymbol{a}$ und $\boldsymbol{b}$ durch $\boldsymbol{a}' = (3, 2, -1)$ und $\boldsymbol{b}' = (4, 0, 5)$. Berechnen Sie den Winkel zwischen den beiden Vektoren.

14.4.16 Berechnen Sie den Winkel zwischen den Vektoren

$$\boldsymbol{p} = \begin{pmatrix} 8 \\ -1 \\ 3 \end{pmatrix}, \quad \boldsymbol{q} = \begin{pmatrix} -3 \\ 1 \\ -2 \end{pmatrix}.$$

14.4.17 Die beiden Vektoren $\boldsymbol{a}$ und $\boldsymbol{b}$ sollen entgegengesetzte Richtungen besitzen. Zeigen Sie, daß

$\boldsymbol{a}'\boldsymbol{b} = -|\boldsymbol{a}|\,|\boldsymbol{b}|$ gilt.

14.4.18 Im vierdimensionalen Raum sind die beiden Vektoren

$$\boldsymbol{a} = \begin{pmatrix} 2 \\ 1 \\ 0 \\ 3 \end{pmatrix}, \quad \boldsymbol{b} = \begin{pmatrix} 3 \\ 0 \\ 4 \\ 4 \end{pmatrix}$$

gegeben. Berechnen Sie

a) $\boldsymbol{a} + \boldsymbol{b}$, b) $\boldsymbol{a} - \boldsymbol{b}$,
c) $2\boldsymbol{a} - 3\boldsymbol{b}$, d) $\frac{1}{2}(\boldsymbol{a} + \boldsymbol{b})$,
e) $\boldsymbol{a}'\boldsymbol{b}$, f) $|\boldsymbol{a}|, |\boldsymbol{b}|$.

14.5.1 Nehmen Sie an, daß drei gleiche Massen in den Punkten, gegeben durch die Vektoren

$$\boldsymbol{a}_1 = \begin{pmatrix} 3 \\ 2 \\ 5 \end{pmatrix}, \quad \boldsymbol{a}_2 = \begin{pmatrix} 6 \\ 0 \\ 3 \end{pmatrix}, \quad \boldsymbol{a}_3 = \begin{pmatrix} 8 \\ 7 \\ 1 \end{pmatrix},$$

lokalisiert seien. Bestimmen Sie den Schwerpunkt.

14.5.2 Im vorhergehenden Problem nehmen Sie an, die Massen wären nicht gleich, sondern

$M_1 = 8$ kg, $M_2 = 5$ kg, $M_3 = 2$ kg.

Bestimmen Sie den Schwerpunkt.

14.5.3 Berechnen Sie $|\boldsymbol{F}|$ in Abb. 14.14, wenn $|\boldsymbol{F}_1|$ und der Winkel α zwischen den Vektoren $\boldsymbol{F}_2$ und $\boldsymbol{F}_3$ gegeben ist.

14.5.4 Nehmen Sie an, eine Heuschrecke wiege 2 g und hüpfe maximal 30 cm hoch, falls sie gegenüber dem horizontalen Boden mit einem Winkel von 60° abspringt. Nehmen Sie weiter an, daß sich der Schwerpunkt der Heuschrecke während der Beschleunigungsphase 3 cm weit bewege. Berechnen Sie die Schubkraft nach Formel (14.5.10).

14.6.1 Berechnen Sie

a) $\begin{vmatrix} 3 & 2 \\ 4 & 5 \end{vmatrix}$, b) $\begin{vmatrix} 3 & 1 \\ -2 & 4 \end{vmatrix}$, c) $\begin{vmatrix} 18 & 11 \\ 6 & -2 \end{vmatrix}$.

14.6.2 Berechnen Sie

a) $\begin{vmatrix} u & 7 \\ v & 2 \end{vmatrix}$, b) $\begin{vmatrix} 3u & -4 \\ -u & 3 \end{vmatrix}$, c) $\begin{vmatrix} 4a & -2b \\ 3a & -5b \end{vmatrix}$.

14.6.3 Lösen Sie mit Hilfe der Cramerschen Regel die folgenden Gleichungen auf:

a) $6x_1 + 5x_2 = 8$, $5x_1 + 7x_2 = 13$, b) $-2x + 3y = 2r$, $8x - 13y = 5s$.

14.6.4 Lösen Sie mit Hilfe der Cramerschen Regel die folgenden Gleichungen auf:

a) $5A - 7B = 3$, $2A + 5B = -8$, b) $3\lambda + 10\mu - 5 = 0$, $4\lambda - \mu + 3 = 0$.

14.6.5 Ermitteln Sie

a) $\begin{vmatrix} 4 & 7 & 5 \\ 3 & -2 & 8 \\ 4 & 0 & 0 \end{vmatrix}$, b) $\begin{vmatrix} 4 & 0 & 5 \\ -2 & 1 & 1 \\ 3 & 7 & 0 \end{vmatrix}$.

14.6.6 Ermitteln Sie

a) $\begin{vmatrix} 13 & 2 & 0 \\ 4 & -7 & 3 \\ 8 & 8 & 0 \end{vmatrix}$, b) $\begin{vmatrix} 0 & 2 & -4 \\ -2 & 0 & -1 \\ -4 & 1 & 0 \end{vmatrix}$.

14.6.7 Benutzen Sie die Cramersche Regel zur Auflösung von

$$x_1 - 2x_2 + x_3 = 8,$$
$$3\ \ x_1 + x_2 - x_3 = 1,$$
$$5x_1 - 3x_2 + 2x_3 = -3.$$

14.6.8 Benutzen Sie die Cramersche Regel zur Àuflösung von

$$A - B = 0,$$
$$B - 5C = 1,$$
$$2A + 3C = 4.$$

14.6.9 Ermitteln Sie auf möglichst günstige Art

a) $\begin{vmatrix} 3 & -1 & -1 \\ 5 & 18 & 16 \\ 6 & -2 & 2 \end{vmatrix}$, b) $\begin{vmatrix} 1 & 12 & 3 \\ 5 & -2 & 5 \\ 8 & 7 & 8 \end{vmatrix}$,

c) $\begin{vmatrix} 5 & 3 & -4 \\ 9 & -6 & 8 \\ 23 & 1 & 7 \end{vmatrix}$, d) $\begin{vmatrix} 26 & 39 & -13 \\ 4 & -2 & 1 \\ 7 & 21 & -49 \end{vmatrix}$.

14.6.10 Ermitteln Sie auf möglichst günstige Art

$$\begin{vmatrix} 3 & -1 & 5 & 8 \\ -3 & 1 & 0 & 7 \\ 6 & -2 & -5 & 3 \\ 1 & 0 & 38 & 54 \end{vmatrix}.$$

14.6.11 Zeigen Sie, daß

$$\begin{vmatrix} 1 & a & a^2 \\ 1 & b & b^2 \\ 1 & c & c^2 \end{vmatrix} = (a-b)(b-c)(c-a) \text{ gilt.}$$

(Hinweis: Subtrahieren sie die Zeilen voneinander.)

14.6.12 Addieren Sie die Determinanten

$$\begin{vmatrix} a & b & c \\ 3 & 3 & 4 \\ 1 & 2 & 2 \end{vmatrix}, \qquad \begin{vmatrix} p & q & r \\ 3 & 3 & 4 \\ 1 & 2 & 2 \end{vmatrix}$$

zu einer einzigen Determinante.

14.6.13 Gegeben sei

$$A = \begin{vmatrix} 4 & 2 & 1 \\ 3 & -4 & 5 \\ 2 & 2 & 2 \end{vmatrix}.$$

Berechnen Sie det (λA).

14.6.14 Zeigen Sie unter Benützung von

$$A = \begin{pmatrix} 3 & 2 \\ 4 & 1 \end{pmatrix}, \qquad B = \begin{pmatrix} -1 & 3 \\ 1 & 5 \end{pmatrix},$$

daß det $(AB) = \det A \cdot \det B$ gilt.

14.7.1 Bestimmen Sie die inverse Matrix, indem Sie die Gleichung

$$\begin{pmatrix} 3 & 7 \\ 2 & 5 \end{pmatrix}\begin{pmatrix} x & y \\ u & v \end{pmatrix} = \begin{pmatrix} 1 & 0 \\ 0 & 1 \end{pmatrix}$$

auflösen.

14.7.2 Berechnen Sie die inverse Matrix, indem Sie die Regeln unterhalb von Gl. (14.7.3) verwenden:

$$A = \begin{pmatrix} 3 & 7 \\ 2 & 5 \end{pmatrix}.$$

14.7.3 Berechnen Sie die inverse Matrix von

$$A = \begin{pmatrix} 3 & -1 & 0 \\ 0 & 4 & 2 \\ 3 & 0 & 1 \end{pmatrix}.$$

14.7.4 Berechnen Sie die inverse Matrix von

$$B = \begin{pmatrix} 1 & 1 & 1 \\ 0 & 0 & 3 \\ -1 & 1 & 0 \end{pmatrix}.$$

14.7.5 Die folgenden Matrizen werden *Dreiecksmatrizen* genannt, weil alle Elemente auf einer Seite der Hauptdiagonale gleich Null sind:

$$\text{a)}\quad A = \begin{pmatrix} 1 & 4 & 6 \\ 0 & 1 & 3 \\ 0 & 0 & 1 \end{pmatrix}, \qquad \text{b)}\quad B = \begin{pmatrix} 3 & 0 & 0 \\ 1 & 1 & 0 \\ 0 & 5 & -2 \end{pmatrix}.$$

Berechnen Sie A^{-1} und B^{-1}.

14.7.6 Gegeben sei

$$A = \begin{pmatrix} a & b \\ c & d \end{pmatrix}.$$

Zeigen Sie, daß $(A')^{-1} = (A^{-1})'$ ist.

14.7.7 Gegeben sei

$$A = \begin{pmatrix} 4 & 5 \\ 5 & 7 \end{pmatrix}.$$

Zeigen Sie, daß $(A^2)^{-1} = (A^{-1})^2$ ist.

14.7.8 Gegeben seien

$$u = \begin{pmatrix} x_1 \\ x_2 \end{pmatrix}, \qquad A = \begin{pmatrix} 4 & 7 \\ 3 & 5 \end{pmatrix}, \qquad x = \begin{pmatrix} p \\ q \end{pmatrix}.$$

Lösen Sie die Gleichung

$$Au = x$$

nach u auf, indem Sie die Inverse von A verwenden.

14.7.9 Gegeben seien

$$x = \begin{pmatrix} x_1 \\ x_2 \\ x_3 \end{pmatrix}, \qquad A = \begin{pmatrix} 3 & 0 & 1 \\ 3 & -1 & 0 \\ 0 & 4 & 2 \end{pmatrix}, \qquad y = \begin{pmatrix} y_1 \\ y_2 \\ y_3 \end{pmatrix}.$$

Lösen Sie die Matrizengleichung

$$Ax = y$$

nach x auf, indem Sie die Inverse A^{-1} von A verwenden.

14.7.10 Gegeben seien

$$S = \begin{pmatrix} a & b \\ c & d \end{pmatrix}, \qquad U = \begin{pmatrix} 2 & 1 \\ 5 & 3 \end{pmatrix}.$$

Berechnen Sie $L = USU^{-1}$.

14.8.1 Sind die drei Vektoren

$a = (3, -1, 5, 2)$,
$b = (0, 0, 5, 2)$,
$c = (3, -1, 0, 0)$

linear abhängig?

14.8.2 Sind die drei Vektoren

$u = (1, 1, 0, 2, 5)$,
$v = (0, -1, 0, 4, 7)$,
$w = (0, 0, 1, -5, 3)$

linear abhängig? (Hinweis: Benutzen Sie Determinanten, indem sie von links beginnen.)

14.8.3 Diskutieren Sie die Art der Lösungen der folgenden Gleichungssysteme:

a) $3x - y = 7$
$-6x + 2y = -14$,

b) $3x - y = 5$
$6x + 2y = 4$,

c) $3x - y = 0$
$-6x + 2y = 0$,

d) $3x - y = 5$
$-6x + y = 4$,

e) $3x - y = 0$, $6x + y = 0$,　　f) $ax + by = 0$, $ax - by = 0$ $(a \neq 0,\ b \neq 0)$.

14.8.4 Welche der folgenden Gleichungssysteme besitzen 1) genau eine Lösung, 2) unendlich viele Lösungen, 3) nur die triviale Lösung, 4) keine Lösung?

a) $A + 3B = 0$, $2A - B = 0$,　　b) $5\lambda - 3\mu = 7$, $\lambda + \mu = -1$,

c) $8m - 6n = 4$, $4m - 3n = 2$,　　d) $12r + 10s = 7$, $18r + 15s = 6$,

e) $28p + 16q = 0$, $21p + 12q = 0$,　　f) $x + y - 4 = 0$, $-x - y + 5 = 0$.

14.8.5 Bestimmen Sie λ so, daß das System

$$\begin{aligned} \lambda x_1 + 12x_2 &= 0 \\ 3x_1 + \lambda x_2 &= 0 \end{aligned}$$

eine nichttriviale Lösung besitzt.

14.8.6 Bestimmen Sie κ (griech. Kappa) so, daß das System

$$\begin{aligned} \kappa x + 3y - 2z &= 0 \\ (\kappa - 1)y + 7z &= 0 \\ (\kappa + 2)z &= 0 \end{aligned}$$

eine nichttriviale Lösung besitzt.

14.9.1 Bestimmen Sie die Eigenwerte und die entsprechenden Eigenvektoren der folgenden Matrizen:

a) $\begin{pmatrix} 8 & 1 \\ -5 & 2 \end{pmatrix}$,　b) $\begin{pmatrix} 7 & 3 \\ 4 & 3 \end{pmatrix}$,　c) $\begin{pmatrix} 1 & -4 \\ 5 & 13 \end{pmatrix}$.

14.9.2 Gegeben sind die folgenden Matrizen:

$$\boldsymbol{A} = \begin{pmatrix} 8 & 9 \\ 3 & 2 \end{pmatrix}, \quad \boldsymbol{B} = \begin{pmatrix} -9 & 5 \\ -3 & -1 \end{pmatrix}, \quad \boldsymbol{C} = \begin{pmatrix} 7 & 3 \\ 1 & 5 \end{pmatrix}.$$

Bestimmen Sie die Eigenwerte und entsprechenden Eigenvektoren von $\boldsymbol{A}$, $\boldsymbol{B}$, $\boldsymbol{C}$.

14.9.3 Bestimmen Sie die Eigenwerte und Eigenvektoren der Matrix

$$\boldsymbol{A} = \begin{pmatrix} 2 & 0 & 0 \\ 1 & 7 & 3 \\ 5 & 4 & 3 \end{pmatrix}.$$

14.9.4 Ermitteln Sie Eigenwerte und Eigenvektoren der Matrix

$$\boldsymbol{S} = \begin{pmatrix} 1 & 5 & 0 \\ 7 & 3 & 0 \\ 4 & 3 & -1 \end{pmatrix}.$$

14.9.5 Es sei

$$\boldsymbol{A} = \begin{pmatrix} p_1 & q_1 \\ p_2 & q_2 \end{pmatrix}$$

die Übergangsmatrix einer *Markoffkette* ($p_1 + q_1 = 1, p_2 + q_2 = 1$). Zeigen Sie, daß $\lambda = 1$ ein Eigenwert von $\boldsymbol{A}$ ist.

14.9.6 Verallgemeinern Sie das vorherige Problem für eine $n \times n$-Übergangsmatrix $\boldsymbol{A}$.
(Hinweis: Addieren Sie alle Kolonnen von $\boldsymbol{A}$-$\boldsymbol{I}$ und zeigen Sie, daß die Kolonnen linear abhängig sind.)

14.9.7 In einer Studie von Geschwisterpaarung gelangten Crow und Kimura (1970) zu der charakteristischen Gleichung

$$\begin{vmatrix} 0-\lambda & 0 \\ \frac{1}{4} & \frac{1}{2}-\lambda \end{vmatrix} = 0.$$

Berechnen Sie die charakteristischen Werte λ_1 und λ_2.

14.9.8 Crow und Kimura (1970) studierten ein genetisches Problem bei Inzucht und stießen auf die charakteristische Gleichung

$$\begin{vmatrix} -\lambda & 1 & 0 \\ 0 & \frac{1}{2}-\lambda & \frac{1}{2} \\ \frac{1}{4} & \frac{1}{2} & -\lambda \end{vmatrix} = 0.$$

Zeigen Sie, daß die charakteristische Gleichung

$$\lambda^3 - \tfrac{1}{2}\lambda^2 - \tfrac{1}{4}\lambda - \tfrac{1}{8} = 0$$

lautet, und daß ein charakteristischer Wert $\lambda \approx 0{,}9196$ ist.

14.9.9 In einem Problem der Populationsdynamik (Beispiel 14.3.2) sei die Matrix $\boldsymbol{M}$ durch

$$\boldsymbol{M} = \begin{pmatrix} 0 & 80 & 50 & 0 \\ 0{,}6 & 0 & 0 & 0 \\ 0 & 0{,}4 & 0 & 0 \\ 0 & 0 & 0{,}3 & 0 \end{pmatrix}$$

gegeben. Berechnen Sie det $(\boldsymbol{M} - \lambda\boldsymbol{I}) = 0$ im Zusammenhang mit einer stabilen Altersverteilung.

Kapitel 15

Komplexe Zahlen

15.1 Einleitung

Wenn x eine beliebige positive oder negative Zahl ist, so ist das Quadrat von x immer positiv. Deshalb erfüllt keine reelle Zahl die Gleichung

$$x^2 = -1. \tag{15.1.1}$$

Jedoch gefällt niemandem ein Resultat, das aussagt, "es ist unmöglich." Die Mathematiker begannen schon früh nach einer neuen Art Zahlen zu suchen. Man könnte formal schreiben $x = \sqrt{-1}$; aber es ist unmöglich festzustellen, ob $\sqrt{-1}$ größer oder kleiner als eine gegebene reelle Zahl ist. Lange glaubte man, Zahlen würden sich notwendigerweise nach aufsteigender Größe ordnen lassen. Folglich könnte $\sqrt{-1}$ nicht als Zahl bezeichnet werden. Andererseits konnte man mit $\sqrt{-1}$ leicht algebraische Operationen durchführen. Die führte zu einem Kompromiß: $\sqrt{-1}$ wurde eine *imaginäre Zahl* genannt. Als Bezeichnung wurde der erste Buchstabe von "imaginär" vorgeschlagen:

$$i = \sqrt{-1}. \tag{15.1.2}$$

Heute hat man die Vorstellung aufgegeben, daß Zahlen notwendigerweise nach ihrer Größe geordnet werden können. Es gibt nichts Geheimnisvolles um imaginäre Zahlen. Sie können addiert, subtrahiert, multipliziert und dividiert werden. Zusammen mit den reellen Zahlen bilden sie die Menge der *komplexen Zahlen*. Jede Zahl besitzt die Form

$$a + bi,$$

wobei a und b reelle Zahlen sind.

Komplexe Zahlen sind nicht nur bei mathematischen Untersuchungen nützlich. Sie dienen auch praktischen Zwecken in Physik und Ingenieurwissenschaften[1]. Man findet sie immer öfter in der biologischen Literatur. Beispielsweise kommen sie vor in biologischen Büchern wie etwa Cole (1968), Grodins (1963), Jacquard (1974), Lotka (1956), Milhorn (1966), Rosen (1967), Sollberger (1965).

15.2 Komplexe Ebene

Um den komplexen Zahlen eine anschauliche Deutung zu geben, stellen wir diese Zahlen als Punkte einer Ebene dar.

---

1 In den Ingenieur-Wissenschaften wird die Bezeichnung i durch j ersetzt, um eine Verwechslung mit der Stromstärke i oder I zu vermeiden

Zunächst zeichnen wir die *Zahlengerade* als horizontale Achse. Von jetzt an nennen wir sie die *reelle Achse* und bezeichnen sie mit X (Abb. 15.1). Diese Achse entspricht der x-Achse in einem gewöhnlichen x,y-Koordinatensystem. Dann zeichnen wir eine vertikale Achse durch den Nullpunkt und wählen dieselbe Längeneinheit wie bei der horizontalen Achse. Wir ordnen der imaginären Zahl i den Punkt zu, der $x = 0$ und $y = 1$ in einem gewöhnlichen x, y-Koordinatensystem entspricht. Auch alle Vielfachen von i legen wir auf die vertikale Achse, die von jetzt an *imaginäre Achse* heißen soll und mit Y bezeichnet wird. Die Zahl i stellt die Einheit dar und wird deshalb *imaginäre Einheit* genannt.

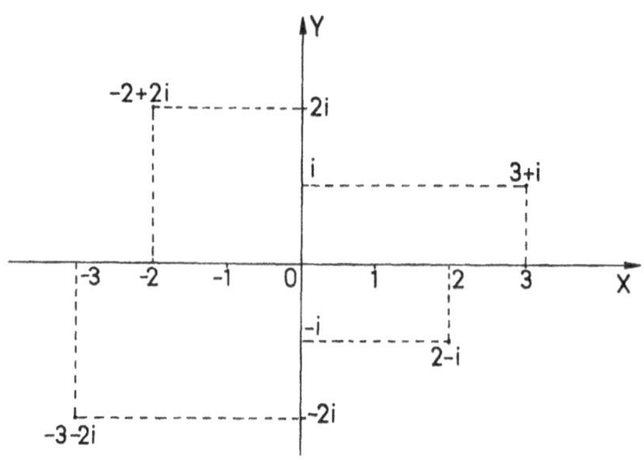

Abb. 15.1. Die komplexe Zahlenebene, auch Gaußsche Ebene genannt

Eine komplexe Zahl wie $3 + i$ wird durch den Punkt mit den Koordinaten $x = 3$ und $y = 1$ in einem x, y-Koordinatensystem dargestellt (Abb. 15.1). Allgemein gilt: Wenn zwei Zahlen x und y gegeben sind, wird die komplexe Zahl

$$z = x + iy \tag{15.2.1}$$

dem Punkt (x, y) in einem x, y-Koordinatensystem zugeordnet. Eine komplexe Zahl besteht aus einem *Realteil* und einem *Imaginärteil*. So ist in $z = x + iy$ die Zahl x der *Realteil* und y der *Imaginärteil*. Wir schreiben

$$\operatorname{Re} z = x, \qquad \operatorname{Im} z = y. \tag{15.2.2}$$

Eine reelle Zahl entpuppt sich als ein Spezialfall einer komplexen Zahl, nämlich $z = x + i \cdot 0$. Ähnlich ist eine imaginäre Zahl ein anderer Spezialfall, nämlich $z = 0 + iy$. Wir nennen $z = iy$ eine *rein imaginäre Zahl*, um hervorzuheben, daß der reelle Teil verschwindet. Zwischen den Paaren (x, y) von reellen Zahlen und den komplexen Zahlen $z = x + iy$ besteht eine eineindeutige Beziehung, symbolisch geschrieben:

$$(x, y) \leftrightarrow z = x + iy. \tag{15.2.3}$$

Auch wenn wir (x, y) als einen *Vektor* betrachten (Abschn. 14.4), also

$$\boldsymbol{a} = \begin{pmatrix} x \\ y \end{pmatrix},$$

setzen, erhalten wir wieder eine eineindeutige Beziehung:

$$\boldsymbol{a} = \begin{pmatrix} x \\ y \end{pmatrix} \leftrightarrow z = x + iy. \tag{15.2.4}$$

Abbildung 15.2 illustriert die Interpretation komplexer Zahlen als Vektoren.

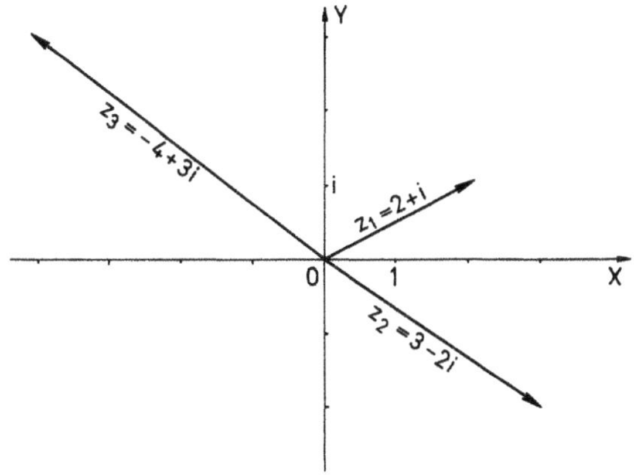

Abb. 15.2. Komplexe Zahlen können auch als Vektoren interpretiert werden

Der *Absolutwert* oder *Betrag* von $z = x + iy$ wird definiert durch

$$|z| = (x^2 + y^2)^{\frac{1}{2}}. \qquad (15.2.5)$$

Außer im Spezialfall $z = 0$, wo $|z| = 0$ ausfällt, ist $|z|$ immer eine positive Zahl. Formel (15.2.5) entspricht der Formel (14.4.7) für Vektoren. Der absolute Betrag hat eine geometrische Bedeutung: $|z|$ ist gleich der Länge des Vektors $\boldsymbol{a} = \begin{pmatrix} x \\ y \end{pmatrix}$ oder gleich dem Abstand des Punktes $x + iy$ vom Punkt $z = 0$. Wenn beispielsweise $z = -12 + 5i$ ist, wird $|z| = (144 + 25)^{\frac{1}{2}} = 13$.

Es ist auch nützlich, für komplexe Zahlen *Polarkoordinaten* einzuführen. In Abschn. 5.5 haben wir die Polarkoordinaten r, α eines Punktes P in der x, y-Ebene eingeführt. Unter r verstehen wir den Abstand des Punktes P vom Ursprung O, und α ist der Winkel zwischen der positiven x-Achse und der Geraden OP im Gegenuhrzeigersinn gemessen. Wenn P mit O zusammenfällt, ist $r = 0$ und α unbestimmt. Es seien x und y die rechtwinkligen Koordinaten von P. Ferner nehmen wir an, daß x und y im gleichen Maßstab gemessen und aufgetragen werden. Dann erhalten wir

$$x = r\cos\alpha, \qquad y = r\sin\alpha. \qquad (15.2.6)$$

Auf dieselbe Weise können wir die Polarkoordinaten eines Punktes in der komplexen Ebene einführen (Abb. 15.3). Die Distanz r ist identisch mit dem Betrag von z, das heißt

$$r = |z|. \qquad (15.2.7)$$

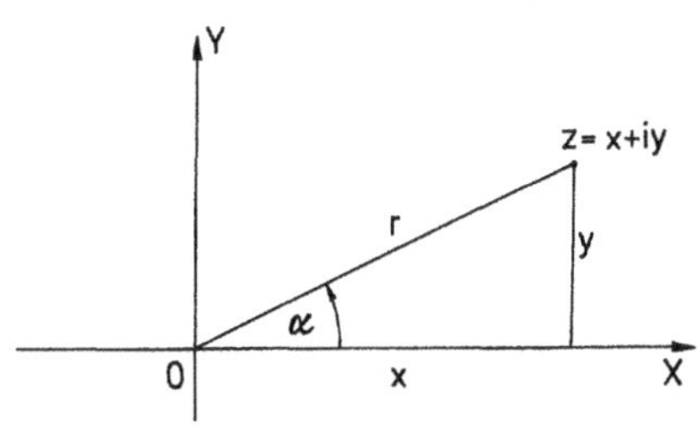

Abb. 15.3. Die Polarkoordinaten r, α einer komplexen Zahl $z = x + iy$

Der *Polarwinkel* α, auch *Argument* oder *Phasenwinkel* genannt, nimmt im Bogenmaß Werte zwischen 0 und 2π an (oder 0° bis 360°). Für $z = 0$ ist der Phasenwinkel α unbestimmt. Für eine reelle Zahl $z = x \neq 0$ ist der Polarwinkel $\alpha = 0$, wenn $x > 0$, und gleich $\pi(= 180°)$, wenn $x < 0$ ist. Für eine rein imaginäre Zahl iy erhalten wir $\alpha = \pi/2$ $(= 90°)$, wenn $y > 0$ und $\alpha = 3\pi/2$ $(= 270°)$, wenn $y < 0$ ist. Manchmal ist die Verwendung negativer Polarwinkel angebracht. Ein Polarwinkel von $-\pi/2$ bedeutet, daß sich der Punkt auf der negativen Seite der imaginären Achse befindet.

Mit den Formeln (15.2.6) können wir $z = x + iy$ auch in der Form

$$z = r(\cos\alpha + i \sin\alpha) \tag{15.2.8}$$

schreiben.

Beispiel 15.2.1. Wir betrachten die komplexe Zahl $z = -7 + 5i$ mit den Komponenten $x = -7$ und $y = 5$. Der zugehörige Punkt befindet sich im zweiten Quadranten. Der absolute Betrag ist

$$r = |z| = (49 + 25)^{\frac{1}{2}} = \sqrt{74} = 8{,}602\ldots.$$

Aus Formel (15.2.6) folgt

$$\cos\alpha = \frac{x}{r} = -0{,}8137\ldots, \qquad \sin\alpha = \frac{y}{r} = 0{,}5812\ldots$$

Also ist

$$\alpha = 144{,}4°.$$

15.3 Algebraische Operationen

Wenn

$$z_1 = x_1 + iy_1, \qquad z_2 = x_2 + iy_2 \tag{15.3.1}$$

zwei komplexe Zahlen sind, so definieren wir die *Summe* und *Differenz* von z_1 und z_2 durch

$$z_1 + z_2 = (x_1 + x_2) + ih(y_1 + y_2), \tag{15.3.2}$$

$$z_1 - z_2 = (x_1 - x_2) + i(y_1 - y_2). \tag{15.3.3}$$

Diese Operationen *entsprechen der Vektoraddition und—subtraktion*, die im Abschn. 14.4 behandelt wurden. Es ist deshalb nützlich, komplexe Zahlen durch Vektoren darzustellen. Abbildung 15.4 zeigt, wie die Addition und Subtraktion komplexer Zahlen graphisch durchgeführt werden kann.

Das kommutative Gesetz

$$z_1 + z_2 = z_2 + z_1 \tag{15.3.4}$$

und das assoziative Gesetz

$$z_1 + (z_2 + z_3) = (z_1 + z_2) + z_3 \tag{15.3.5}$$

der Addition sind offensichtlich gültig.

Die *Multiplikation* definieren wir in zwei Schritten. Zunächst behandeln wir die imaginäre Zahl i, genau so wie eine reelle Zahl. Zum Beispiel multiplizieren wir die

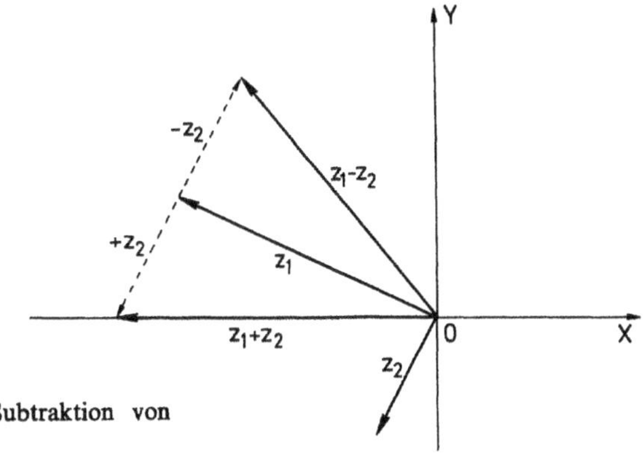

Abb. 15.4. Graphische Addition und Subtraktion von komplexen Zahlen

komplexen Zahlen $3 + 2i$ und $4 - 5i$ unter Verwendung des kommutativen, distributiven und assoziativen Gesetzes:

$$(3 + 2i)(4 - 5i) = 112 - 15i + 8i - 10i^2.$$

Dann erinnern wir uns daran, daß i eingeführt wurde, um die Gl. (15.1.1) zu befriedigen. Wir setzen also

$$i^2 = -1. \tag{15.3.6}$$

In unserem Beispiel erhalten wir

$$(3 + 2i)(4 - 5i) = 12 - 15i + 8i - 10(-1) = 22 - 7i.$$

Das Resultat ist eine neue komplexe Zahl, das Produkt von $3 + 2i$ und $4 - 5i$.

Allgemein erhalten wir für $z_1 = x_1 + iy_1$ und $z_2 = x_2 + iy_2$

$$\begin{aligned} z_1 z_2 &= (x_1 + iy_1)(x_2 + iy_2) \\ &= x_1 x_2 + ix_1 y_2 + ix_2 y_1 + i^2 y_1 y_2 \\ &= (x_1 x_2 - y_1 y_2) + i(x_1 y_2 + x_2 y_1). \end{aligned} \tag{15.3.7}$$

Es ist nicht schwierig, aber mit etwas Schreibarbeit verbunden, das kommutative Gesetz

$$z_1 z_2 = z_2 z_1, \tag{15.3.8}$$

das assoziative Gesetz

$$z_1(z_2 z_3) = (z_1 z_2) z_3, \tag{15.3.9}$$

und das distributive Gesetz

$$z_1(z_2 + z_3) = z_1 z_2 + z_1 z_3 \tag{15.3.10}$$

zu beweisen.

Die geometrische Bedeutung der komplexen Multiplikation behandeln wir erst in Abschn. 15.4.

Bevor wir uns mit der Division befassen können, müssen wir den Begriff der *konjugiert komplexen Zahl* einführen. Es sei $z = x + iy$. Wir ändern nun das Vorzeichen des Imaginärteils. Diese neue Zahl wird die zu z konjugiert komplexe Zahl genannt und mit $\bar{z}$ bezeichnet. Es ist also

$$\bar{z} = x - iy. \tag{15.3.11}$$

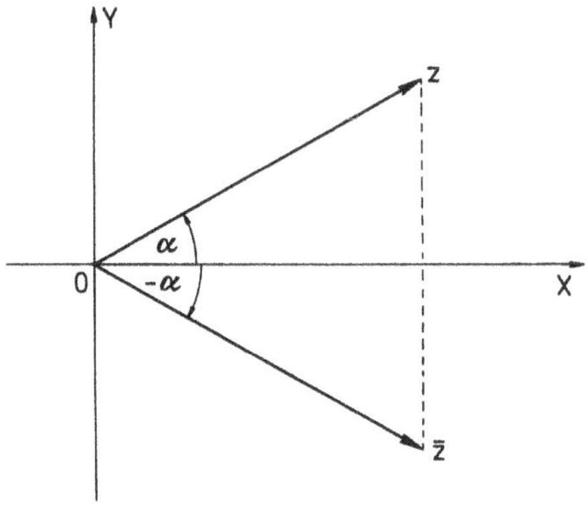

Abb. 15.5. Zwei Zahlen z und $\bar{z}$ heißen konjugiert komplex, wenn sie in der komplexen Zahlenebene zur reellen Achse symmetrisch liegen. Sie haben den gleichen absoluten Betrag, aber entgegengesetzt gleiche Polarwinkel

Wir erhalten wieder z, wenn wir die gleiche Operation auf $\bar{z}$ anwenden. Die zu $\bar{z}$ konjugiert komplexe Zahl ist also z selbst. Abbildung 15.5 stellt zwei konjugiert komplexe Zahlen graphisch dar.

Das Produkt von zwei konjugiert komplexen Zahlen ist immer reell. Denn es ist

$$z \cdot \bar{z} = (x + iy)(x - iy) = x^2 - i^2y^2 = x^2 + y^2. \tag{15.3.12}$$

Aus Formel (15.2.5) folgt

$$z \cdot \bar{z} = |z|^2. \tag{15.3.13}$$

Wir finden jetzt den reziproken Wert $1/z$ einer von Null verschiedenen komplexen Zahl $z = x + iy$, indem wir Zähler und Nenner mit $\bar{z}$ multiplizieren. So erhalten wir durch Anwendung von Formel (15.3.12)

$$\frac{1}{z} = \frac{1}{z} \cdot \frac{\bar{z}}{\bar{z}} = \frac{\bar{z}}{z\bar{z}} = \frac{x - iy}{x^2 + y^2}. \tag{15.3.14}$$

Ist beispielsweise $z = 7 + 3i$, so erhalten wir

$$\frac{1}{7 + 3i} = \frac{7 - 3i}{(7 + 3i)(7 - 3i)} = \frac{7 - 3i}{49 + 9} = \frac{7}{58} - \frac{3}{58}i.$$

Insbesondere gilt

$$1/i = -i. \tag{15.3.15}$$

Die *Division* zweier komplexer Zahlen z_1 und z_2 kann auf die Multiplikation von z_1 mit dem reziproken Wert von z_2 zurückgeführt werden. Es ist also

$$\frac{z_1}{z_2} = z_1 \cdot \frac{1}{z_2}.$$

Der zweite Faktor wird nach Formel (15.3.14) behandelt und die Multiplikation folgt den in Formel (15.3.7) angewendeten Regeln. So ist zum Beispiel

$$\frac{1 + 2i}{1 + i} = (1 + 2i)\frac{1}{1 + i}\frac{1 - i}{1 - i} = (1 + 2i)\frac{1 - i}{2} = \frac{3 + i}{2}.$$

Zusammenfassend halten wir fest, *daß die vier Operationen Addition, Subtraktion, Multiplikation und Division von komplexen Zahlen ausgeführt werden, indem man die gewöhnlichen Regeln der Algebra anwendet. Jedes Mal, wenn die Quadratzahl i^2 auftritt, wird sie durch -1 ersetzt.*

In Abschn. 14.4 haben wir die Multiplikation zweidimensionaler Vektoren untersucht. Mit

$$\boldsymbol{a}_1 = \begin{pmatrix} x_1 \\ y_1 \end{pmatrix}, \qquad \boldsymbol{a}_2 = \begin{pmatrix} x_2 \\ y_2 \end{pmatrix}$$

haben wir das Skalarprodukt (inneres Produkt) definiert durch

$$\boldsymbol{a}_1' \boldsymbol{a}_2 = (x_1, y_1) \begin{pmatrix} x_2 \\ y_2 \end{pmatrix} = x_1 x_2 + y_1 y_2.$$

Ein Vergleich mit Formel (15.3.7) zeigt, daß die Multiplikation zweier komplexer Zahlen eine grundsätzlich andere Operation darstellt.

Nur bei der Multiplikation eines Vektors $\begin{pmatrix} x \\ y \end{pmatrix}$ oder einer komplexen Zahl $x + iy$ mit einer reellen Zahl ist die Analogie zwischen den beiden Operationen gewährleistet. Wenn k eine reelle Zahl bedeutet, so erhalten wir in der Tat

$$k \begin{pmatrix} x \\ y \end{pmatrix} = \begin{pmatrix} kx \\ ky \end{pmatrix}, \qquad k(x + iy) = (kx) + i(ky).$$

Die Addition und Subtraktion komplexer Zahlen, sowie die Multiplikation einer komplexen Zahl mit einem reellen Faktor folgen also denselben Regeln wie die entsprechenden Operationen an zweidimensionalen Vektoren. Bei andern Operationen bricht die Analogie jedoch zusammen.

15.4 Exponentialfunktion einer komplexen Variablen

Im Abschnitt 10.10 bemerkten wir, daß die Reihe

$$e^x = 1 + x + \frac{x^2}{2!} + \frac{x^3}{3!} + \cdots \tag{15.4.1}$$

für alle reellen Zahlen x konvergiert. Wir können deshalb die Reihenentwicklung als eine Definition der Exponentialfunktion e^x betrachten. Damit können wir zur Definition von e^z übergeben, wo $z = x + iy$ eine beliebige komplexe Zahl bedeutet. Zuerst definieren wir e^{iy}, wo iy eine rein imaginäre Zahl bedeutet. Ersetzt man in der Gleichung (15.4.1) x formal durch iy, so folgt

$$\begin{aligned} e^{iy} &= 1 + (iy) + \frac{(iy)^2}{2!} + \frac{(iy)^3}{3!} + \frac{(iy)^4}{4!} + \frac{(iy)^5}{5!} + \cdots \\ &= 1 + iy - \frac{y^2}{2!} - i\frac{y^3}{3!} + \frac{y^4}{4!} + i\frac{y^5}{5!} \pm \cdots \\ &= \left(1 - \frac{y^2}{2!} + \frac{y^4}{4!} \pm \cdots\right) + i\left(y - \frac{y^3}{3!} + \frac{y^5}{5!} \pm \cdots\right). \end{aligned}$$

Real- und Imaginärteile sind Reihenentwicklungen von cos y und sin y (vgl. Übungsaufgabe 10.10.3). Diese Reihen konvergieren für alle reellen Werte von y. Daher wird e^{iy} durch

$$\boxed{e^{iy} = \cos y + i \sin y} \tag{15.4.2}$$

definiert. Die Variable y spielt die Rolle eines Winkels, der im Bogenmaß zu messen ist. Deshalb ersetzt man y oft durch einen griechischen Buchstaben. So erscheint die Gleichung (15.4.2) gerne in der Form

$$e^{i\alpha} = \cos \alpha + i \sin \alpha \tag{15.4.3}$$

Man nennt sie nach ihrem Entdecker die *Eulersche Formel* (vgl. die Fußnote in Abschn. 8.2).

Mit Hilfe der Formeln (15.4.1) und (15.4.2) können wir e^z durch

$$e^z = e^{x+iy} = e^x \cdot e^{iy} \tag{15.4.4}$$

definieren. Mit Hilfsmitteln, die weit über den Zweck dieses Buches hinausgehen, kann man zeigen, daß sich e^z durch die überall konvergente Reihe

$$e^z = 1 + z + \frac{z^2}{2!} + \frac{z^3}{3!} + \cdots \tag{15.4.5}$$

darstellen läßt.

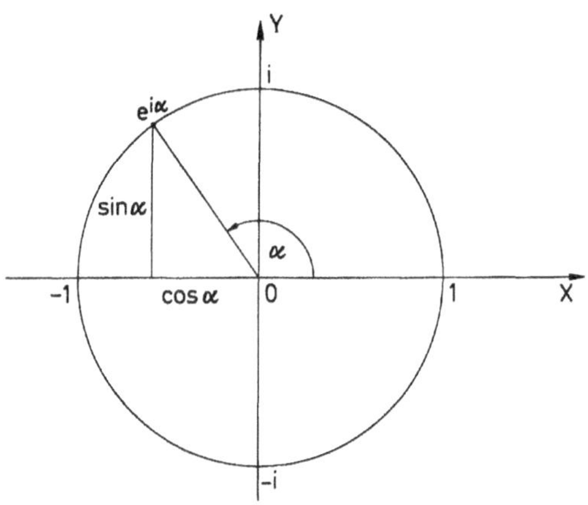

Abb. 15.6. Der Einheitskreis in der komplexen Zahlenebene. Jeder Punkt auf der Peripherie des Einheitsk reises kann in der Form $e^{i\alpha}$ geschrieben werden

Wir kehren jetzt zur Eulerschen Formel (15.4.3) zurück und betrachten die folgenden Spezialfälle:

$$\begin{aligned}
\alpha &= 0, & e^{i0} &= 1, \\
\alpha &= \frac{\pi}{2}, & e^{i\frac{\pi}{2}} &= i, \\
\alpha &= \pi, & e^{i\pi} &= -1, \\
\alpha &= \frac{3\pi}{2}, & e^{i\frac{3\pi}{2}} &= -i.
\end{aligned} \tag{15.4.6}$$

Es sei z eine beliebige komplexe Zahl mit dem Betrag r und dem Polarwinkel α. Dann folgt aus den Formeln (15.2.8) und (15.4.3), daß

$$z = re^{i\alpha} \text{ gilt.} \tag{15.4.7}$$

Mit Hilfe dieses Resultats können wir nun eine *geometrische Deutung der komplexen Multiplikation finden.* Wir betrachten die beiden komplexen Zahlen:

$$z_1 = r_1 e^{i\alpha_1}, \qquad z_2 = r_2 e^{i\alpha_2}.$$

Daraus folgt

$$z_1 z_2 = (r_1 e^{i\alpha_1})(r_2 e^{i\alpha_2}) = r_1 r_2 e^{i(\alpha_1 + \alpha_2)}. \tag{15.4.8}$$

Daher ist der absolute Betrag des Produktes $z_1 z_2$ gleich

$$|z_1 z_2| = r_1 r_2 = |z_1|\,|z_2|, \tag{15.4.9}$$

das heißt, *der absolute Betrag des Produktes komplexer Zahlen ist gleich dem Produkt der Beträge dieser Zahlen.*

Wir können auch den *Polarwinkel des Produkts* der Formel (15.4.8) entnehmen. Der Winkel beträgt

$$\alpha_1 + \alpha_2,$$

wenn er im Intervall von 0 bis 2π (0° bis 360°) liegt. In andern Fällen reduzieren wir die Summe einfach um 2π (oder 360°), wie dies am Ende von Abschn. 5.3 beschrieben wurde.

Beispiel 15.4.1. Gegeben seien

$$z_1 = 2e^{i\pi/6}, \qquad z_2 = 3e^{i\pi/3}.$$

Die absoluten Beträge sind 2 bzw. 3 und die Polarwinkel $\pi/6$ bzw. $\pi/3$. Also ist

$$z_1 z_2 = 2 \cdot 3e^{i(\pi/6 + \pi/3)} = 6e^{i\pi/2}.$$

Das Produkt hat den Betrag 6 und den Polarwinkel $\pi/2$. Das Beispiel ist in Abb. 15.7 dargestellt.

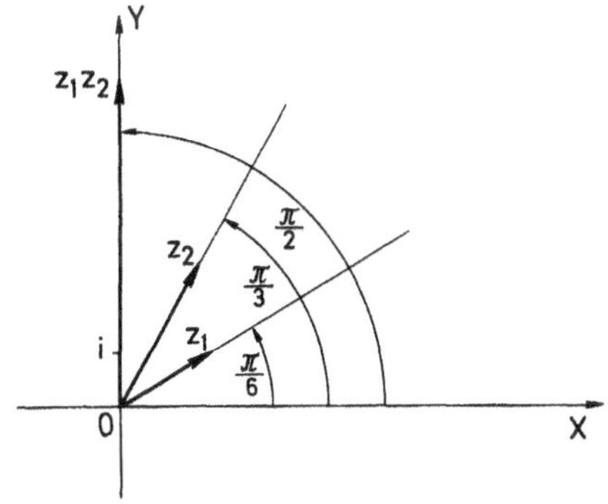

Abb. 15.7. Der Polarwinkel des Produktes zweier komplexer Zahlen ist gleich der Summe der Polarwinkel der Faktoren

Von besonderer Wichtigkeit ist die Multiplikation einer beliebigen komplexen Zahl $z = re^{i\alpha}$ mit einer komplexen Zahl vom Betrag 1, die wir etwa mit $e^{i\beta}$ bezeichnen:

$$ze^{i\beta} = re^{i\alpha}e^{i\beta} = re^{i(\alpha+\beta)}. \tag{15.4.10}$$

Wenn wir z als Vektor auffassen, bedeutet dieses Resultat einfach, *daß wir z um den Winkel β im Gegenuhrzeigersinn drehen müssen.*

Aus der Eulerschen Formel (15.4.3) erhalten wir

$$\begin{aligned} e^{i\alpha} &= \cos\alpha + i\sin\alpha, \\ e^{i\beta} &= \cos\beta + i\sin\beta, \\ e^{i(\alpha+\beta)} &= \cos(\alpha+\beta) + i\sin(\alpha+\beta). \end{aligned}$$

Aus Formel (15.4.10) folgt, daß

$$\begin{aligned} \cos(\alpha+\beta) + i\sin(\alpha+\beta) &= (\cos\alpha + i\sin\alpha)(\cos\beta + i\sin\beta) \\ &= \cos\alpha\cos\beta + i\cos\alpha\sin\beta + i\sin\alpha\cos\beta + i^2\sin\alpha\sin\beta \\ &= (\cos\alpha\cos\beta - \sin\alpha\sin\beta) + i(\sin\alpha\cos\beta + \cos\alpha\sin\beta) \end{aligned}$$

gilt. Durch Trennung von Real- und Imaginärteil erhalten wir

$$\begin{aligned} \cos(\alpha+\beta) &= \cos\alpha\cos\beta - \sin\alpha\sin\beta, \\ \sin(\alpha+\beta) &= \sin\alpha\cos\beta + \cos\alpha\sin\beta. \end{aligned}$$

Damit haben wir die Formeln (5.7.2) verifiziert.

Schließlich kann man mit Hilfe der Eulerschen Gleichungen trigonometrische Funktionen in der Form von Exponentialfunktionen ausdrücken. Aus den Beziehungen $\sin(-\alpha) = -\sin\alpha$ und $\cos(-\alpha) = \cos\alpha$ erhalten wir die beiden konjugiert komplexen Zahlen

$$\begin{aligned} e^{i\alpha} &= \cos\alpha + i\sin\alpha, \\ e^{-i\alpha} &= \cos\alpha - i\sin\alpha. \end{aligned} \qquad (15.4.11)$$

Wir können die Gln. (15.4.11) als lineares Gleichungssystem mit den Unbekannten $\cos\alpha$ und $\sin\alpha$ auffassen. Die Lösungen sind

$$\begin{aligned} \cos\alpha &= \frac{1}{2}(e^{i\alpha} + e^{-i\alpha}), \\ \sin\alpha &= \frac{1}{2i}(e^{i\alpha} - e^{-i\alpha}). \end{aligned} \qquad (15.4.12)$$

Dieses Resultat können wir geometrisch mit Hilfe von Abb. 15.8 verifizieren. Es

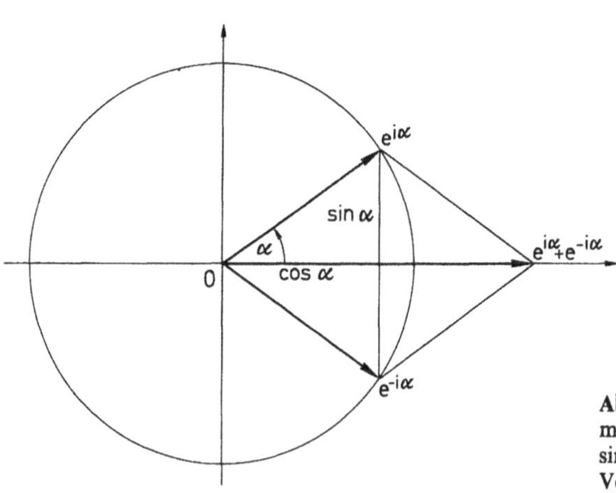

Abb. 15.8. Veranschaulichung der Formeln (15.4.12). Die Größen $e^{i\alpha}$ und $e^{-i\alpha}$ sind durch Einheitsvektoren, d.h. durch Vektoren der Länge 1 dargestellt

besteht eine bestechende Ähnlichkeit zwischen den Formeln (15.4.12) einerseits und (10.11.1) und (10.11.2) für den Sinus hyperbolicus und Cosinus hyperbolicus andererseits.

15.5 Quadratische Gleichungen

Komplexe Zahlen kommen häufig im Zusammenhang mit quadratischen Gleichungen vor. Die Normalform einer quadratischen Gleichung lautet:

$$ax^2 + bx + c = 0. \qquad (15.5.1)$$

Wir nehmen an, die Koeffizienten seien reell, und es sei a von Null verschieden.

In Abschn. 4.6 gaben wir die *Lösungen oder Wurzeln* in der Form

$$x = \frac{-b \pm (b^2 - 4ac)^{\frac{1}{2}}}{2a} \qquad (15.5.2)$$

an. Die Art der Lösungen wird von der *Diskriminanten*

$$D = b^2 - 4ac \qquad (15.5.3)$$

bestimmt. Wenn $D > 0$ ist, hat (15.5.1) zwei verschiedene reelle Wurzeln x_1 und x_2. Wenn $D = 0$ ist, sind die Wurzeln immer noch reell, fallen jedoch zu dem einzigen Wert $x_1 = x_2 = -b/2a$ zusammen. Jetzt bleibt noch der Fall

$$D < 0 \qquad (15.5.4)$$

zu studieren. Hier gilt $D = -|D|$ und somit

$$(b^2 - 4ac)^{\frac{1}{2}} = \sqrt{-|D|} = \sqrt{(-1)|D|} = i\sqrt{|D|}.$$

Daraus erhalten wir die beiden komplexen Lösungen

$$x = \frac{-b \pm i\sqrt{|D|}}{2a}. \qquad (15.5.5)$$

Der Realteil $-b/2a$ ist für beide Wurzeln gleich groß. Die beiden Wurzeln unterscheiden sich jedoch im Vorzeichen des Imaginärteils. Sie sind also *konjugiert komplex.*

Beispiel 15.5.1. Die Diskriminante der Gleichung

$$4x^2 - 12x + 25 = 0$$

beträgt $D = 12^2 - (4 \cdot 4 \cdot 25) = -256$. Somit sind die Lösungen zwei konjugiert komplexe Zahlen:

$$\frac{12 \pm \sqrt{-256}}{8} = \frac{12 \pm 16i}{8} = \frac{3 \pm 4i}{2}.$$

Beispiel 15.5.2. Es sei

$$A = \begin{pmatrix} 6 & 5 \\ -1 & 4 \end{pmatrix}$$

eine 2×2 Matrix. Oft müssen wir die *Eigenwerte* einer solchen Matrix bestimmen. Nach Abschn. 14.9 führt das Eigenwertproblem auf die Gleichung

$$\begin{vmatrix} 6-\lambda & 5 \\ -1 & 4-\lambda \end{vmatrix} = \lambda^2 - 10\lambda + 29 = 0.$$

Folglich sind die Eigenwerte

$$\lambda_1 = \frac{10 + \sqrt{-16}}{2} = 5 + 2i, \qquad \lambda_2 = \frac{10 - \sqrt{-16}}{2} = 5 - 2i.$$

15.6 Schwingungen

Alle Pflanzen, Tiere, Mikroorganismen, aber auch einzelne Organe oder Gewebeteile sind *periodischen Prozessen* unterworfen, die man *biologische Rhythmen* nennt. Zu den bestbekannten biologischen Rhythmen gehören Gehirnwellen, das Schlagen des Herzens, das Atmen, die täglichen Schwankungen der Aktivität von Leber und Nieren, die täglichen Bewegungen der grünen Blätter, die Menstruation und der jährliche Zyklus des Brutpflegeverhaltens. Einen Überblick über biologische Rhythmen und Literaturangaben findet man bei Sollberger (1965).

Zyklische Prozesse können durch externe Signale und Kräfte wie Licht, Temperaturwechsel, Änderungen der Feuchtigkeit, chemische Reize oder Korpuskularstrahlung ausgelöst werden. Sehr oft dauern die biologischen Zyklen auch dann an, wenn man die erwähnten Signale oder Kräfte entfernt. So bewegen sich die grünen Blätter der Pflanzen weiterhin auf und ab, wenn sie in ständiger Dunkelheit gehalten werden. Hamster unterbrechen ihren täglichen Wechsel zwischen Ruhe und Aktivität selbst bei ständiger Helligkeit nicht. Aus diesen Gründen müssen diese Organismen ein *inneres* Zeitsystem besitzen. Solche Systeme nennt man *biologische Uhren.*

Über die Beschaffenheit biologischer Uhren ist wenig bekannt. Eine Theorie nimmt an, daß eine solche Uhr rhythmische Signale aus der physikalischen Umgebung aufnimmt und verarbeitet. Die so gewonnene Information wird dann zur Steuerung des Organismus verwendet. Eine solche Uhr würde grundsätzlich wie eine elektronische Synchronuhr laufen, die von den 50 Schwingungen pro Sekunde des Wechselstromes gesteuert wird (s. Brown, 1965). Eine andere Theorie besagt, daß eine biologische Uhr etwas komplexer sei. Prinzipiell gleiche die biologische Uhr einer gewöhnlichen Uhr und besitze wie diese ein eigenes Schwingungssystem. Eine solche Uhr kann ohne periodische Signale von außen funktionieren (s. z. B. Pittendrigh und Bruce, 1957).

In diesem Abschnitt wollen wir uns auf die mathematische Behandlung von schwingenden Systemen konzentrieren. Es gibt verschiedene Arten von schwingenden Systemen, die wir von jetzt an *Oszillatoren* nennen wollen.

Aus der Mechanik kennen wir das Pendel, die Unruhe einer Armbanduhr, vibrierende Saiten und Membranen, die Stimmgabel und andere Oszillatoren. Radar- und Radiosender und -empfänger sind elektrische Oszillatoren. Oszillationen können auf engstem Raum stattfinden, selbst innerhalb von Atomen und Molekülen. Weniger bekannt sind die thermischen Oszillatoren; das vertrauteste Beispiel ist der Geysir. Wir kennen auch eine Anzahl von chemischen Systemen, die periodische Schwingungen ausführen (Einzelheiten in Nicolis und Prigogine, 1977; Tyson, 1976; Haken, 1977).

Als einführendes Beispiel wollen wir einen Körper betrachten, der an einer Stahlfeder hängt (Abb. 15.9). Wir lassen nur Bewegungen des Körpers in vertikaler Richtung zu. Wir ordnen dieser Richtung die x-Achse zu. Die positive Richtung weise

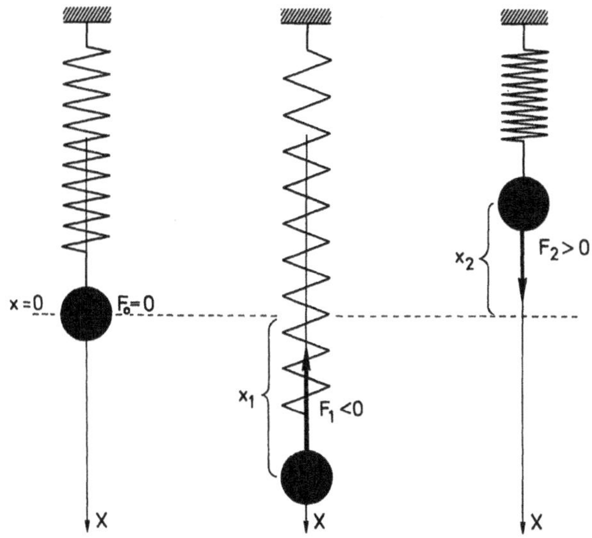

Abb. 15.9. Ein Körper, der an einer schraubenförmigen Stahlfeder hängt, kann als Beispiel eines mechanischen Oszillators betrachtet werden. Die Kraft *F*, die auf den Körper wirkt, ist die Resultante des Körpergewichts und der elastischen Federkraft

nach unten und der Ursprung $x = 0$ liege im Gleichgewichtspunkt des Körpers, wo sich das Gewicht des Körpers und die rücktreibende Kraft der Feder die Waage halten. Man nennt die Koordinate x die *Elongation* oder die *Auslenkung*.

Mit $F = F(x)$ bezeichnen wir die resultierende Kraft als Funktion von x. Wenn sich der Körper unterhalb des Gleichgewichtspunktes befindet, beispielsweise an der Stelle x_1, ist die Kraft $F(x_1) = F_1$ negativ, da sie den Körper in der negativen x-Richtung beschleunigt. Umgekehrt, wenn sich der Körper oberhalb des Gleichgewichtspunktes befindet, an der Stelle x_2, ist die Kraft $F(x_2) = F_2$ positiv. Die Größen x und $F(x)$ haben also entgegengesetztes Vorzeichen. Das Experiment zeigt, daß für mäßige Auslenkungen die Kraft $F(x)$ eine *lineare Funktion* von x ist (Hooksches Gesetz). Somit erhalten wir

$$F(x) = -kx, \tag{15.6.1}$$

wobei k eine positive Konstante bedeutet.

Die Auslenkung x ist eine Funktion der Zeit. Wir können also schreiben $x = x(t)$. Jetzt betrachten wir die Geschwindigkeit $v = v(t) = dx/dt$ und die Beschleunigung $dv/dt = d^2v/dt^2$ des Körpers. Die zweite Newtonsche Bewegungsgleichung sagt aus, daß

$$M\frac{d^2x}{dt^2} = F(x) \tag{15.6.2}$$

ist. Dabei steht M für die Masse des Körpers.

Aus (15.6.2) und (15.6.1) folgt, daß

$$\boxed{M\frac{d^2x}{dt^2} + kx = 0} \quad (M > 0,\ k > 0). \tag{15.6.3}$$

Wir haben stillschweigend angenommen, daß keine andern Kräfte vorhanden seien. Insbesondere haben wir Reibung ausgeschlossen und angenommen, daß die Masse der Feder vernachlässigbar klein sei.

Formel (15.6.3) ist eine Differentialgleichung zweiter Ordnung für die unbekannte Funktion $x = x(t)$. Die Gleichung ist linear und die Koeffizienten sind konstant. Eine solche Gleichung löst man mit der *Methode des Ansatzes* auf, die wir bereits in Abschn. 11.7 angewendet haben. Wir versuchen es mit der Exponentialfunktion

$$x = A\mathrm{e}^{\lambda t}. \tag{15.6.4}$$

Wenn wir x in (15.6.3) durch diese Funktion ersetzen, erhalten wir

$$M\lambda^2 A\mathrm{e}^{\lambda t} + kA\mathrm{e}^{\lambda t} = (M\lambda^2 + k)A\mathrm{e}^{\lambda t} = 0.$$

Die neue Gleichung ist dann und nur dann erfüllt, wenn entweder $A = 0$ oder

$$\boxed{M\lambda^2 + k = 0} \tag{15.6.5}$$

ist.

Den trivialen Fall $A = 0$ beachten wir nicht. Die quadratische Gl. (15.6.5) wird *charakteristische Gleichung* genannt. Sie hat die beiden imaginären Lösungen

$$\lambda = \pm\sqrt{-k/M} = \pm\sqrt{k/M}.$$

Wir führen die Bezeichnung

$$\omega = \sqrt{k/M}. \tag{15.6.6}$$

ein. Dann sind $\lambda_1 = i\omega$ und $\lambda_2 = -i\omega$ die beiden Lösungen. Sowohl $\mathrm{e}^{\lambda_1 t} = \mathrm{e}^{i\omega t}$ als auch $\mathrm{e}^{\lambda_2 t} = \mathrm{e}^{-i\omega t}$ ist eine Lösung der Differentialgleichung (15.6.3). Die allgemeine Lösung lautet

$$A_1\mathrm{e}^{i\omega t} + A_2\mathrm{e}^{-i\omega t} \tag{15.6.7}$$

mit den frei wählbaren reellen oder komplexen Konstanten A_1 und A_2. Im allgemeinen ist (15.6.7) eine komplexe Funktion der Zeit. Für unser mechanisches Problem ist allerdings nur eine reelle Funktion sinnvoll. Deshalb zerlegen wir (15.6.7) in den Real- und den Imaginärteil und wählen A_1 und A_2 so, daß der Imaginärteil verschwindet. Der Realteil wird dann unsere Funktion $x = x(t)$ sein. Mit Hilfe von Formel (15.4.15) können wir $\mathrm{e}^{i\omega t}$ und $\mathrm{e}^{-i\omega t}$ durch Linearkombinationen von $\cos \omega t$ und $\sin \omega t$ ersetzen. Deshalb hat der Realteil von (15.6.7) die Form

$$x = a \cos \omega t + b \sin \omega t, \tag{15.6.8}$$

wobei a und b frei wählbare Konstanten bezeichnen. Es ist vorteilhaft, diese Funktion in der Form

$$\boxed{x = c \cos \omega(t - t_0)} \quad (c > 0), \tag{15.6.9}$$

zu schreiben. Die Funktion (15.6.9) lernten wir bereits in Abschn. 5.9 kennen. Dort nannten wir ω die *Kreisfrequenz*, c die *Amplitude* und t_0 die *Akrophase*. Die Zusammenhänge zwischen den Konstanten a, b, c, ω und t_0 sind gegeben durch

$$a = c \cos \omega t_0, \qquad b = c \sin \omega t_0. \tag{15.6.10}$$

Abbildung 5.21c zeigt eine graphische Darstellung von $x(t)$. Die Differentialgleichung (15.6.3) führt zu einer sinusförmigen Schwingung. Die Trägheit des Körpers und die Elastizität der Feder halten das System in Gang, und ohne Reibung bleibt die Amplitude konstant. Deshalb wird dieses schwingende System ein *ungedämpfter harmonischer Oszillator* genannt.

Wir wollen unser System etwas realistischer gestalten, indem wir eine *Reibung*, beispielsweise den Luftwiderstand, einführen. Wie das Experiment zeigt, ist bei mäßiger Geschwindigkeit die Reibungskraft proportional zur Geschwindigkeit $v = dx/dt$. Da die Reibung die Geschwindigkeit verringert, ist das Vorzeichen der Reibungskraft demjenigen der Geschwindigkeit v entgegengesetzt. Also ist die Reibungskraft gleich $-fv = -f\,dx/dt$, wobei f eine positive Konstante ist. Um die gesamte auf den Körper wirkende Kraft $F(x)$ zu erhalten, müssen wir diesen Reibungsterm zur rechten Seite von (15.6.1) addieren. Damit ist

$$F(x) = -kx - f\,dx/dt. \tag{15.6.11}$$

Mit (15.6.2) und (15.6.11) gelangen wir zur Differentialgleichung

$$\boxed{M\frac{d^2x}{dt^2} + f\frac{dx}{dt} + kx = 0} \qquad (M > 0, f > 0, k > 0). \tag{15.6.12}$$

Diese Gleichung ist wieder von zweiter Ordnung und linear; sie weist auch konstante Koeffizienten auf. Mit der Versuchsfunktion (15.6.4) erhalten wir

$$M\lambda^2 A e^{\lambda t} + f\lambda A e^{\lambda t} + kAe^{\lambda t} = 0.$$

Diese Gleichung wird genau dann erfüllt, wenn entweder $A = 0$ (Trivialfall) gilt, oder wenn

$$\boxed{M\lambda^2 + f\lambda + k = 0} \tag{15.6.13}$$

ist. Man nennt die quadratische Gl. (15.6.13) die *charakteristische Gleichung*. Ihre beiden Lösungen λ_1 und λ_2 sind

$$\frac{1}{2M}(-f \pm \sqrt{f^2 - 4Mk}). \tag{15.6.14}$$

Die Art der Llösungen hängt von der *Diskriminante*

$$D = f^2 - 4Mk$$

ab. Wenn die Reibungskonstante f relativ groß ist, wird $D \geqslant 0$ und damit sind die Lösungen (15.6.14) reell. Weil

$$\sqrt{f^2 - 4Mk} < f$$

ist, sind λ_1 und λ_2 beide negativ. Deshalb läßt sich die Lösung unserer Differentialgleichung durch $e^{-|\lambda_1|t}$ und $e^{-|\lambda_2|t}$ ausdrücken. Diese zeitabhängigen Größen sind monoton fallend, was physikalisch bedeutet, daß der Körper zu seiner Gleichgewichtslage "zurückkriecht."

Da wir uns für Schwingungen interessieren, verlassen wir den Fall $D \geqslant 0$ und fordern, daß

$$D = f^2 - 4Mk < 0 \tag{15.6.15}$$

sei. Jetzt erhalten wir zwei konjugiert komplexe Lösungen

$$\frac{1}{2M}(-f \pm i\sqrt{|D|}),$$

die wir mit $-\alpha + i\omega$ und $-\alpha - i\omega$ bezeichnen. Die Konstante $\alpha = f/2M$ ist positiv. Weiterhin ist

$$\omega = \frac{1}{2M}\sqrt{|D|} = \frac{1}{2M}(4Mk - f^2)^{\frac{1}{2}} \tag{15.6.16}$$

gesetzt. Mit der neuen Bezeichnug läßt sich die allgemeine Lösung unserer Differentialgleichung in der Form

$$A_1 e^{(-\alpha+i\omega)t} + A_2 e^{(-\alpha-i\omega)t} = e^{-\alpha t}(A_1 e^{i\omega t} + A_2 e^{-i\omega t}).$$

schreiben. Da wir uns auf eine reelle Lösung beschränken, behandeln wir den eingeklammerten Ausdruck gleich wie in Formel (15.6.7). Dann ist die Auslenkung gegeben durch

$$x(t) = ce^{-\alpha t}\cos\omega(t - t_0) \qquad (\alpha > 0). \tag{15.6.17}$$

Ein Vergleich dieser Lösung mit (15.6.9) zeigt uns, daß $x(t)$ immer noch mit der Kreisfrequenz ω oszilliert, daß aber die Amplitude $ce^{-\alpha t}$ monoton abnimmt. Deshalb wird die Schwingung abklingen, wenn t gegen unendlich strebt. Unser mechanisches System wird in diesem Fall ein *gedämpfter harmonischer Oszillator* genannt. Formel (5.9.2) ergibt für die Periode l den konstanten Wert

$$l = 2\pi/\omega.$$

Abbildung 15.10 zeigt eine graphische Darstellung von $x(t)$.

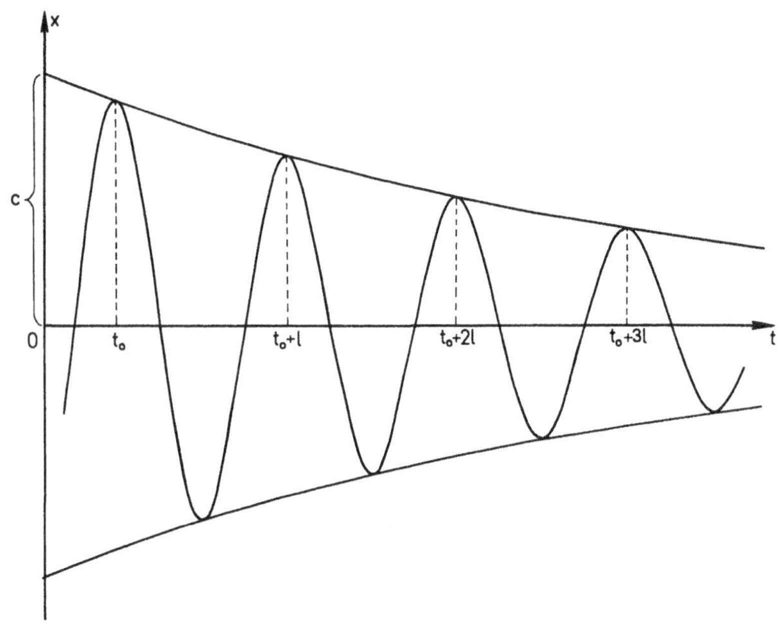

Abb. 15.10. Graph der Elongation $x(t)$ im Falle eines gedämpften harmonischen Oszillators. Die Amplitude ist abnehmend. Die Akrophase ist mit t_0 und die Periode mit l bezeichnet

Zwischen der Differentialgleichung (15.6.12) und dem System von Differentialgleichungen erster Ordnung, das wir in Abschn. 11.7 betrachtet haben, besteht eine wichtige Beziehung. Um diesen Zusammenhang zu finden, ersetzen wir in Gl. (15.6.12) dx/dt durch $v = v(t)$ und d^2x/dt^2 durch dv/dt. Damit erhalten wir

$$\frac{dx}{dt} = v,$$
$$\frac{dv}{dt} = -\frac{k}{M}x - \frac{f}{M}. \tag{15.6.18}$$

Diese beiden Gleichungen haben die Form von (11.7.1). Wir brauchen nur y mit v zu identifizieren und

$$a = 0, \qquad b = 1,$$
$$c = -k/M, \qquad d = -f/M$$

zu setzen. Umgekehrt erhalten wir die Gleichung zweiter Ordnung (15.6.12), indem wir v aus (15.6.18) eliminieren. Die Gln. (15.6.12) und (15.6.18) sind also äquivalent. Wir überlassen es dem Leser zu beweisen, daß sich die charakteristische Gl. (11.7.5) auf (15.6.3) reduzieren läßt.

Gedämpfte harmonische Oszillatoren kommen nicht nur in der Mechanik vor. Um dem Leser eine Ahnung von dem breiten Anwendungsbereich zu vermitteln, erwähnen wir einen typischen elektrischen Schwingkreis (Abb. 15.11). Ein elektrischer Strom $I = I(t)$ oszilliert in einem Schwingkreis, der einen Kondensator der Kapazität C, einen Widerstand von der Größe R und eine Spule der Induktivität L enthält. Aus den Gesetzen der Elektrizität folgt die Differentialgleichung

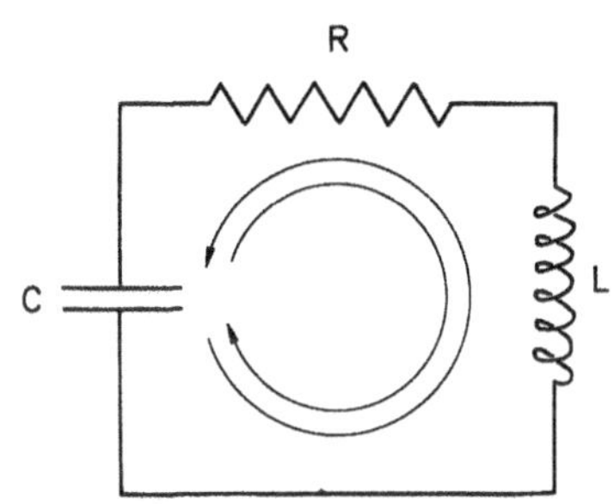

Abb. 15.11. Ein elektrischer Schwingkreis als Oszillator. Er besteht aus einem Kondensator mit Kapazität C, gemessen in Farad, einer Spule mit Selbstinduktion L, gemessen in Henry und einem Widerstand R, gemessen in Ohm. Der elektrische Strom ist alternierend; die Stromstärke $I = I(t)$ kann durch eine Sinus- oder Cosinusfunktion dargestellt werden

$$L\frac{d^2I}{dt^2} + R\frac{dI}{dt} + \frac{1}{C}I = 0. \tag{15.6.19}$$

Diese Gleichung ist formal dieselbe wie (15.6.12). Deshalb hat ihre Lösung die Form (15.6.17), falls eine zu (15.6.15) analoge Bedingung erfüllt ist. Ein Vergleich des elektrischen Oszillators mit dem mechanischen zeigt, daß der Widerstand der Reibung entspricht, daß die Spule wie eine träge Masse wirkt, und daß der Kondensator die Rolle der elastischen Feder spielt.

Wir können das Oszillatormodell weiter verallgemeinern, indem wir *von außen wirkende Kräfte* zulassen. Äußere Kräfte sind unabhängig von der momentanen

Auslenkung $x(t)$ des Oszillators. Vom Standpunkt des Biologen betrachtet, könnte ein äußeres Signal aus der Umwelt des Organismus kommen, könnte aber auch vom Organismus selbst erzeugt und zur Steuerung des Oszillators verwendet werden.

Wir bezeichnen die äußere Kraft mit $E(t)$. Dann nimmt die Differentialgleichung (15.6.12) die Form

$$\boxed{M\frac{d^2x}{dt^2} + f\frac{dx}{dt} + kx = E(t)} \tag{15.6.20}$$

an. Die neue Differentialgleichung ist zwar immer noch linear in x, aber nicht mehr homogen. Wir nennen die frühere Gl. (15.6.12) *homogen*, weil jedes Produkt der Lösung $x(t)$ mit einer Konstanten A, also $Ax(t)$ auch eine Lösung der Differentialgleichung darstellt. Die neue Gl. (15.6.20) verliert diese Eigenschaft, wenn $E(t) \neq 0$ ist und wird deshalb *inhomogen* genannt. In der Biologie sagt man, ein System *schwinge frei*, wenn $E(t) = 0$ für alle Werte von t ist. Im andern Fall spricht man von *erzwungenen Schwingungen.*

Inhomogene Differentialgleichungen sind wesentlich schwieriger zu lösen als die entsprechenden homogenen. Wir wollen uns deshalb auf einen Spezialfall beschränken. Wir wenden uns wieder ungedämpften Schwingungen zu, indem wir die Reibung ausschalten. Wir verwenden Formel (15.6.6) und ersetzen in (15.6.3) k/M durch ω^2. Damit erhalten wir die homogene Differentialgleichung

$$\frac{d^2x}{dt^2} + \omega^2 x = 0.$$

Weiterhin fordern wir, daß die äußere Kraft harmonisch sei. Bezeichnen wir die Amplitude mit A und die Kreisfrequenz mit ω_1, so sei also

$$E(t) = A\cos\omega_1 t. \tag{15.6.21}$$

Damit erhalten wir die inhomogene Differentialgleichung

$$\frac{d^2x}{dt^2} + \omega^2 x = r\cos\omega_1 t, \tag{15.6.22}$$

wobei r den Quotienten A/M bezeichnet. Wir begnügen uns damit, die Lösung ohne Herleitung zu geben. Es ist

$$x(t) = c\cos\omega(t - t_0) + \frac{r}{\omega^2 - \omega_1^2}\cos\omega_1 t \tag{15.6.23a}$$

falls $\omega_1 \neq \omega$, und

$$x(t) = c\cos\omega(t - t_0) + \frac{rt}{2\omega}\sin\omega t \tag{15.6.23b}$$

falls $\omega_1 = \omega$ ist. Die Konstanten c und t_0 sind frei wählbar.

Der Leser möge diese Lösungen verifizieren, indem er $x(t)$ in Gl. (15.6.22) einsetzt.

Die beiden Fälle $\omega_1 \neq \omega$ und $\omega_1 = \omega$ müssen sorgfältig unterschieden werden.

Fall (a): $\omega_1 \neq \omega$. Formal (15.6.23a) besteht aus zwei Cosinustermen mit unterschiedlichen Amplituden und Kreisfrequenzen. Wenn sich ω_1 nur wenig von ω unterscheidet, ist $\omega^2 - \omega_1^2$ sehr klein und die Amplitude $r/(\omega^2 - \omega_1^2)$ wird groß. Diese Amplitude kann so groß werden, daß man den ersten Term mit ω vernachlässigen kann. In diesem Fall stellt $x(t)$ angenähert eine harmonische Schwingung dar. Die Kreisfrequenz dieser Schwingung ist ω_1, also die Kreisfrequenz der äußeren Kraft und nicht die Kreisfrequenz ω des freischwingenden Oszillators. Wir sagen deshalb, daß der Oszillator durch die äußere Kraft *synchronisiert* werde. Die *Synchronisation* scheint in biologischen Systemen sehr wichtig zu sein. *Die Periode frei oszillierender Systeme kann durch äußere harmonische Kräfte etwas verändert werden.*

Fall (b): $\omega_1 = \omega$. Hier ist die Frequenz der äußeren Kraft genau gleich der Eigenfrequenz des ungestörten Oszillators. Formel (15.6.23b) enthält zwei Terme mit derselben Kreisfrequenz ω. Allerdings *strebt* hier *die zweite Amplitude* $rt/2\omega$ *mit wachsendem* t *gegen unendlich.* Das System ist also *instabil.* Dieses besondere Phänomen nennt man *Resonanz.*

Weitere Einzelheiten findet man bei Defares *et al.* (1973), Klotter (1960), Milhorn (1966), Pavlidis (1973), Rosen (1967). Biologische Anwendungen werden behandelt in Bailey (1957, S. 136ff.), Cole (1968, S. 9), Smith (1968) und Sollberger (1965).

In Abschn. 11.8 haben wir ein *nichtlineares Modell* behandelt, das ebenfalls zu Schwingungen führte. Dieses nach Lotka und Volterra benannte Modell stammt aus der Ökologie. Es ist heute bekannt, daß die weitere Erforschung biologischer Rhythmen die Verwendung *nichtlinearer Modelle* erforderlich macht (s. Goodwin 1963, Pavlidis, 1973; Wever, 1972).

Übungsaufgaben

15.2.1 Ermitteln Sie die absoluten Beträge und Polarwinkel folgender komplexer Zahlen:

a) $3 + 4i$, b) $3 - 4i$, c) $-1 - i$, d) $5 - 5i$.

15.2.2 Bestimmen Sie die komplexen Zahlen, die durch folgende Beträge und Polarwinkel gegeben sind:

a) $r = 5, \alpha = 30°$, b) $r = 3, \alpha = 120°$,
c) $r = 1, \alpha = 270°$, d) $r = 10, \alpha = -45°$.

15.3.1 Berechnen Sie

a) $(3 + 7i) - (2 - 5i)$, b) $\frac{3}{2}(-8 + 5i)$,
c) $5i \cdot 2i$, d) $(-3i)(9i)$,
e) $(\pm 4i)^2$, f) $(8 + 3i)(7 + 5i)$,
g) $(4 - 5i)(5 - 6i)$, h) $(2 + 3i)^2$,
i) $(4 - 5i)^2$, k) $(8 - 3i)(8 + 3i)$.

15.3.2 Berechnen Sie

a) $\frac{5}{3}(4 - 12i)$, b) $(-8 + 3i) - (-1 - 4i)$, c) $(4i)(-3i)$,
d) $i^2 \cdot i$, e) $i^3 \cdot i^2$, f) $(-i^3)(-i)^2$,
g) $(1 - 2i)(1 + 2i)$, h) $(4i + 5)^2$, i) $(i - 6)^2$,
k) $(3 + 5i)(4 + 2i)$, l) $(4 - 8i)(1 - 2i)$, m) $(1 + i)^3$.

15.3.3 Berechnen Sie

a) $\frac{1}{2 + 5i}$, b) $\frac{1}{a + bi}$,

c) $\frac{1}{3 - i}$, d) $\frac{5 - 3i}{2 + 4i}$.

15.3.4 Berechnen Sie

a) $\frac{2}{2+i}$, b) $\frac{3}{5-i}$, c) $\frac{1}{(2+i)(2-i)}$,

d) $\frac{1}{(2+i)^2}$, e) $\frac{i}{2-i}$, f) $\frac{3}{(1-2i)^2}$,

g) $\frac{1-8i}{1+8i}$, h) $\frac{3+2i}{2+3i}$, i) $\frac{9+3i}{11-2i}$.

15.4.1 Schreiben Sie die folgenden komplexen Zahlen in der Form $re^{i\alpha}$:

a) $3+4i$, b) $3-4i$, c) $2+2i$,
d) $-4+i$, e) $-12-i$, f) $-6+8i$.

15.4.2 Bringen Sie die folgenden Zahlen auf die Form $a+bi$:

a) $e^{2\pi i/3}$, b) $5e^{\pi i}$, c) $\frac{1}{3}e^{-\pi i/2}$.

15.4.3 Berechnen Sie

a) $e^{i\pi/2} \cdot e^{i\pi/3}$ b) $e^{-i\pi/3} \cdot e^{i\pi/2}$
c) $e^{2\pi i} \cdot e^{-2\pi i/3}$ d) $e^{i\pi}/e^{i\pi/2}$.

15.4.4 Multiplizieren Sie die folgenden Zahlen mit $i = e^{i\pi/2}$ und überprüfen Sie die Resultate graphisch:

a) $3+2i$ b) $-1+i$ c) $-2-2i$
d) $-i$ e) -3 f) $e^{-i\pi/3}$.

15.5.1 Lösen Sie die folgenden quadratischen Gleichungen auf:

a) $x^2+9=0$, b) $x^2+6x+25=0$,
c) $\lambda^2 = 6\lambda - 18$, d) $p(p+12)+61=0$,
e) $2u + \frac{6}{u} = 5$, f) $2s - 50 = s^2$.

15.5.2 Lösen Sie die folgenden quadratischen Gleichungen nach x auf:

a) $x^2+p^2=0$, b) $x^2+ax+2a^2=0$,

c) $2x^2 = s(x+3s)$, d) $x + \frac{r^2+1}{x} = r$.

15.5.3 Ermitteln Sie die Eigenwerte der folgenden Matrizen:

a) $\begin{pmatrix} 4 & 1 \\ -2 & 2 \end{pmatrix}$, b) $\begin{pmatrix} 7 & 13 \\ -1 & 3 \end{pmatrix}$.

15.5.4 Es sei

$$\boldsymbol{A} = \begin{pmatrix} 15 & -4 \\ 5 & 7 \end{pmatrix}, \quad \boldsymbol{B} = \begin{pmatrix} 2 & 13 \\ -2 & -8 \end{pmatrix}.$$

Berechnen Sie die Eigenwerte von $\boldsymbol{A}$ und $\boldsymbol{B}$.

15.6.1 Lösen Sie folgende Differentialgleichungen:

a) $2\dfrac{d^2x}{dt^2} + 3x = 0,$ b) $4\dfrac{d^2x}{dt^2} + 4\dfrac{dx}{dt} + 5x = 0.$

15.6.2 Lösen Sie folgende Differentialgleichungen:

a) $p^2\dfrac{d^2x}{dt^2} = -x,$ b) $\dfrac{d^2x}{dt^2} + 4a\dfrac{dx}{dt} + 5a^2x = 0.$

Tafel A: Quadrate von x

x	0	1	2	3	4	5	6	7	8	9
1.0	1.000	1.020	1.040	1.061	1.082	1.103	1.124	1.145	1.166	1.188
1.1	1.210	1.232	1.254	1.277	1.300	1.323	1.346	1.369	1.392	1.416
1.2	1.440	1.464	1.488	1.513	1.538	1.563	1.588	1.613	1.638	1.664
1.3	1.690	1.716	1.742	1.769	1.796	1.823	1.850	1.877	1.904	1.932
1.4	1.960	1.988	2.016	2.045	2.074	2.103	2.132	2.161	2.190	2.220
1.5	2.250	2.280	2.310	2.341	2.372	2.403	2.434	2.465	2.496	2.528
1.6	2.560	2.592	2.624	2.657	2.690	2.723	2.756	2.789	2.822	2.856
1.7	2.890	2.924	2.958	2.993	3.028	3.063	3.098	3.133	3.168	3.204
1.8	3.240	3.276	3.312	3.349	3.386	3.423	3.460	3.497	3.534	3.572
1.9	3.610	3.648	3.686	3.725	3.764	3.803	3.842	3.881	3.920	3.960
2.0	4.000	4.040	4.080	4.121	4.162	4.203	4.244	4.285	4.326	4.368
2.1	4.410	4.452	4.494	4.537	4.580	4.623	4.666	4.709	4.752	4.796
2.2	4.840	4.884	4.928	4.973	5.018	5.063	5.108	5.153	5.198	5.244
2.3	5.290	5.336	5.382	5.429	5.476	5.523	5.570	5.617	5.664	5.712
2.4	5.760	5.808	5.856	5.905	5.954	6.003	6.052	6.101	6.150	6.200
2.5	6.250	6.300	6.350	6.401	6.452	6.503	6.554	6.605	6.656	6.708
2.6	6.760	6.812	6.864	6.917	6.970	7.023	7.076	7.129	7.182	7.236
2.7	7.290	7.344	7.398	7.453	7.508	7.563	7.618	7.673	7.728	7.784
2.8	7.840	7.896	7.952	8.009	8.066	8.123	8.180	8.237	8.294	8.352
2.9	8.410	8.468	8.526	8.585	8.644	8.703	8.762	8.821	8.880	8.940
3.0	9.000	9.060	9.120	9.181	9.242	9.303	9.364	9.425	9.486	9.548
3.1	9.610	9.672	9.734	9.797	9.860	9.923	9.986	10.05	10.11	10.18
3.2	10.24	10.30	10.37	10.43	10.50	10.56	10.63	10.69	10.76	10.82
3.3	10.89	10.96	11.02	11.09	11.16	11.22	11.29	11.36	11.42	11.49
3.4	11.56	11.63	11.70	11.76	11.83	11.90	11.97	12.04	12.11	12.18
3.5	12.25	12.32	12.39	12.46	12.53	12.60	12.67	12.74	12.82	12.89
3.6	12.96	13.03	13.10	13.18	13.25	13.32	13.40	13.47	13.54	13.62
3.7	13.69	13.76	13.84	13.91	13.99	14.06	14.14	14.21	14.29	14.36
3.8	14.44	14.52	14.59	14.67	14.75	14.82	14.90	14.98	15.05	15.13
3.9	15.21	15.29	15.37	15.44	15.52	15.60	15.68	15.76	15.84	15.92
4.0	16.00	16.08	16.16	16.24	16.32	16.40	16.48	16.56	16.65	16.73
4.1	16.81	16.89	16.97	17.06	17.14	17.22	17.31	17.39	17.47	17.56
4.2	17.64	17.72	17.81	17.89	17.98	18.06	18.15	18.23	18.32	18.40
4.3	18.49	18.58	18.66	18.75	18.84	18.92	19.01	19.10	19.18	19.27
4.4	19.36	19.45	19.54	19.62	19.71	19.80	19.89	19.98	20.07	20.16
4.5	20.25	20.34	20.43	20.52	20.61	20.70	20.79	20.88	20.98	21.07
4.6	21.16	21.25	21.34	21.44	21.53	21.62	21.72	21.81	21.90	22.00
4.7	22.09	22.18	22.28	22.37	22.47	22.56	22.66	22.75	22.85	22.94
4.8	23.04	23.14	23.23	23.33	23.43	23.52	23.62	23.72	23.81	23.91
4.9	24.01	24.11	24.21	24.30	24.40	24.50	24.60	24.70	24.80	24.90
5.0	25.00	25.10	25.20	25.30	25.40	25.50	25.60	25.70	25.81	25.91
5.1	26.01	26.11	26.21	26.32	26.42	26.52	26.63	26.73	26.83	26.94
5.2	27.04	27.14	27.25	27.35	27.46	27.56	27.67	27.77	27.88	27.98
5.3	28.09	28.20	28.30	28.41	28.52	28.62	28.73	28.84	28.94	29.05
5.4	29.16	29.27	29.38	29.48	29.59	29.70	29.81	29.92	30.03	30.14

Tafel A (Forts.): Quadrate von x

x	0	1	2	3	4	5	6	7	8	9
5.5	30.25	30.36	30.47	30.58	30.69	30.80	30.91	31.02	31.14	31.25
5.6	31.36	31.47	31.58	31.70	31.81	31.92	32.04	32.15	32.26	32.38
5.7	32.49	32.60	32.72	32.83	32.95	33.06	33.18	33.29	33.41	33.52
5.8	33.64	33.76	33.87	33.99	34.11	34.22	34.34	34.46	34.57	34.69
5.9	34.81	34.93	35.05	35.16	35.28	35.40	35.52	35.64	35.76	35.88
6.0	36.00	36.12	36.24	36.36	36.48	36.60	36.72	36.84	36.97	37.09
6.1	37.21	37.33	37.45	37.58	37.70	37.82	37.95	38.07	38.19	38.32
6.2	38.44	38.56	38.69	38.81	38.94	39.06	39.19	39.31	39.44	39.56
6.3	39.69	39.82	39.94	40.07	40.20	40.32	40.45	40.58	40.70	40.83
6.4	40.96	41.09	41.22	41.34	41.47	41.60	41.73	41.86	41.99	42.12
6.5	42.25	42.38	42.51	42.64	42.77	42.90	43.03	43.16	43.30	43.43
6.6	43.56	43.69	43.82	43.96	44.09	44.22	44.36	44.49	44.62	44.76
6.7	44.89	45.02	45.16	45.29	45.43	45.56	45.70	45.83	45.97	46.10
6.8	46.24	46.38	46.51	46.65	46.79	46.92	47.06	47.20	47.33	47.47
6.9	47.61	47.75	47.89	48.02	48.16	48.30	48.44	48.58	48.72	48.86
7.0	49.00	49.14	49.28	49.42	49.56	49.70	49.84	49.98	50.13	50.27
7.1	50.41	50.55	50.69	50.84	50.98	51.12	51.27	51.41	51.55	51.70
7.2	51.84	51.98	52.13	52.27	52.42	52.56	52.71	52.85	53.00	53.14
7.3	53.29	53.44	53.58	53.73	53.88	54.02	54.17	54.32	54.46	54.61
7.4	54.76	54.91	55.06	55.20	55.35	55.50	55.65	55.80	55.95	56.10
7.5	56.25	56.40	56.55	56.70	56.85	57.00	57.15	57.30	57.46	57.61
7.6	57.76	57.91	58.06	58.22	58.37	58.52	58.68	58.83	58.98	59.14
7.7	59.29	59.44	59.60	59.75	59.91	60.06	60.22	60.37	60.53	60.68
7.8	60.84	61.00	61.15	61.31	61.47	61.62	61.78	61.94	62.09	62.25
7.9	62.41	62.57	62.73	62.88	63.04	63.20	63.36	63.52	63.68	63.84
8.0	64.00	64.16	64.32	64.48	64.64	64.80	64.96	65.12	65.29	65.45
8.1	65.61	65.77	65.93	66.10	66.26	66.42	66.59	66.75	66.91	67.08
8.2	67.24	67.40	67.57	67.73	67.90	68.06	68.23	68.39	68.56	68.72
8.3	68.89	69.06	69.22	69.39	69.56	69.72	69.89	70.06	70.22	70.39
8.4	70.56	70.73	70.90	71.06	71.23	71.40	71.57	71.74	71.91	72.08
8.5	72.25	72.42	72.59	72.76	72.93	73.10	73.27	73.44	73.62	73.79
8.6	73.96	74.13	74.30	74.48	74.65	74.82	75.00	75.17	75.34	75.52
8.7	75.69	75.86	76.04	76.21	76.39	76.56	76.74	76.91	77.09	77.26
8.8	77.44	77.62	77.79	77.97	78.15	78.32	78.50	78.68	78.85	79.03
8.9	79.21	79.39	79.57	79.74	79.92	80.10	80.28	80.46	80.64	80.82
9.0	81.00	81.18	81.36	81.54	81.72	81.90	82.08	82.26	82.45	82.63
9.1	82.81	82.99	83.17	83.36	83.54	83.72	83.91	84.09	84.27	84.46
9.2	84.64	84.82	85.01	85.19	85.38	85.56	85.75	85.93	86.12	86.30
9.3	86.49	86.68	86.86	87.05	87.24	87.42	87.61	87.80	87.98	88.17
9.4	88.36	88.55	88.74	88.92	89.11	89.30	89.49	89.68	89.87	90.06
9.5	90.25	90.44	90.63	90.82	91.01	91.20	91.39	91.58	91.78	91.97
9.6	92.16	92.35	92.54	92.74	92.93	93.12	93.32	93.51	93.70	93.90
9.7	94.09	94.28	94.48	94.67	94.87	95.06	95.26	95.45	95.65	95.84
9.8	96.04	96.24	96.43	96.63	96.83	97.02	97.22	97.42	97.61	97.81
9.9	98.01	98.21	98.41	98.60	98.80	99.00	99.20	99.40	99.60	99.80

Tafel B: Quadratwurzeln von x

x	0	1	2	3	4	5	6	7	8	9
1.0	1.000	1.005	1.010	1.015	1.020	1.025	1.030	1.034	1.039	1.044
1.1	1.049	1.054	1.058	1.063	1.068	1.072	1.077	1.082	1.086	1.091
1.2	1.095	1.100	1.105	1.109	1.114	1.118	1.122	1.127	1.131	1.136
1.3	1.140	1.145	1.149	1.153	1.158	1.162	1.166	1.170	1.175	1.179
1.4	1.183	1.187	1.192	1.196	1.200	1.204	1.208	1.212	1.217	1.221
1.5	1.225	1.229	1.233	1.237	1.241	1.245	1.249	1.253	1.257	1.261
1.6	1.265	1.269	1.273	1.277	1.281	1.285	1.288	1.292	1.296	1.300
1.7	1.304	1.308	1.311	1.315	1.319	1.323	1.327	1.330	1.334	1.338
1.8	1.342	1.345	1.349	1.353	1.356	1.360	1.364	1.367	1.371	1.375
1.9	1.378	1.382	1.386	1.389	1.393	1.396	1.400	1.404	1.407	1.411
2.0	1.414	1.418	1.421	1.425	1.428	1.432	1.435	1.439	1.442	1.446
2.1	1.449	1.453	1.456	1.459	1.463	1.466	1.470	1.473	1.476	1.480
2.2	1.483	1.487	1.490	1.493	1.497	1.500	1.503	1.507	1.510	1.513
2.3	1.517	1.520	1.523	1.526	1.530	1.533	1.536	1.539	1.543	1.546
2.4	1.549	1.552	1.556	1.559	1.562	1.565	1.568	1.572	1.575	1.578
2.5	1.581	1.584	1.587	1.591	1.594	1.597	1.600	1.603	1.606	1.609
2.6	1.612	1.616	1.619	1.622	1.625	1.628	1.631	1.634	1.637	1.640
2.7	1.643	1.646	1.649	1.652	1.655	1.658	1.661	1.664	1.667	1.670
2.8	1.673	1.676	1.679	1.682	1.685	1.688	1.691	1.694	1.697	1.700
2.9	1.703	1.706	1.709	1.712	1.715	1.718	1.720	1.723	1.726	1.729
3.0	1.732	1.735	1.738	1.741	1.744	1.746	1.749	1.752	1.755	1.758
3.1	1.761	1.764	1.766	1.769	1.772	1.775	1.778	1.780	1.783	1.786
3.2	1.789	1.792	1.794	1.797	1.800	1.803	1.806	1.808	1.811	1.814
3.3	1.817	1.819	1.822	1.825	1.828	1.830	1.833	1.836	1.838	1.841
3.4	1.844	1.847	1.849	1.852	1.855	1.857	1.860	1.863	1.865	1.868
3.5	1.871	1.873	1.876	1.879	1.881	1.884	1.887	1.889	1.892	1.895
3.6	1.897	1.900	1.903	1.905	1.908	1.910	1.913	1.916	1.918	1.921
3.7	1.924	1.926	1.929	1.931	1.934	1.936	1.939	1.942	1.944	1.947
3.8	1.949	1.952	1.954	1.957	1.960	1.962	1.965	1.967	1.970	1.972
3.9	1.975	1.977	1.980	1.982	1.985	1.987	1.990	1.992	1.995	1.997
4.0	2.000	2.002	2.005	2.007	2.010	2.012	2.015	2.017	2.020	2.022
4.1	2.025	2.027	2.030	2.032	2.035	2.037	2.040	2.042	2.045	2.047
4.2	2.049	2.052	2.054	2.057	2.059	2.062	2.064	2.066	2.069	2.071
4.3	2.074	2.076	2.078	2.081	2.083	2.086	2.088	2.090	2.093	2.095
4.4	2.098	2.100	2.102	2.105	2.107	2.110	2.112	2.114	2.117	2.119
4.5	2.121	2.124	2.126	2.128	2.131	2.133	2.135	2.138	2.140	2.142
4.6	2.145	2.147	2.149	2.152	2.154	2.156	2.159	2.161	2.163	2.166
4.7	2.168	2.170	2.173	2.175	2.177	2.179	2.182	2.184	2.186	2.189
4.8	2.191	2.193	2.195	2.198	2.200	2.202	2.205	2.207	2.209	2.211
4.9	2.214	2.216	2.218	2.220	2.223	2.225	2.227	2.229	2.232	2.234
5.0	2.236	2.238	2.241	2.243	2.245	2.247	2.249	2.252	2.254	2.256
5.1	2.258	2.261	2.263	2.265	2.267	2.269	2.272	2.274	2.276	2.278
5.2	2.280	2.283	2.285	2.287	2.289	2.291	2.293	2.296	2.298	2.300
5.3	2.302	2.304	2.307	2.309	2.311	2.313	2.315	2.317	2.319	2.322
5.4	2.324	2.326	2.328	2.330	2.332	2.335	2.337	2.339	2.341	2.343

Tafel B (Forts.): Quadratwurzeln von x

x	0	1	2	3	4	5	6	7	8	9
5.5	2.345	2.347	2.349	2.352	2.354	2.356	2.358	2.360	2.362	2.364
5.6	2.366	2.369	2.371	2.373	2.375	2.377	2.379	2.381	2.383	2.385
5.7	2.387	2.390	2.392	2.394	2.396	2.398	2.400	2.402	2.404	2.406
5.8	2.408	2.410	2.412	2.415	2.417	2.419	2.421	2.423	2.425	2.427
5.9	2.429	2.431	2.433	2.435	2.437	2.439	2.441	2.443	2.445	2.447
6.0	2.449	2.452	2.454	2.456	2.458	2.460	2.462	2.464	2.466	2.468
6.1	2.470	2.472	2.474	2.476	2.478	2.480	2.482	2.484	2.486	2.488
6.2	2.490	2.492	2.494	2.496	2.498	2.500	2.502	2.504	2.506	2.508
6.3	2.510	2.512	2.514	2.516	2.518	2.520	2.522	2.524	2.526	2.528
6.4	2.530	2.532	2.534	2.536	2.538	2.540	2.542	2.544	2.546	2.548
6.5	2.550	2.551	2.553	2.555	2.557	2.559	2.561	2.563	2.565	2.567
6.6	2.569	2.571	2.573	2.575	2.577	2.579	2.581	2.583	2.585	2.587
6.7	2.588	2.590	2.592	2.594	2.596	2.598	2.600	2.602	2.604	2.606
6.8	2.608	2.610	2.612	2.613	2.615	2.617	2.619	2.621	2.623	2.625
6.9	2.627	2.629	2.631	2.632	2.634	2.636	2.638	2.640	2.642	2.644
7.0	2.646	2.648	2.650	2.651	2.653	2.655	2.657	2.659	2.661	2.663
7.1	2.665	2.666	2.668	2.670	2.672	2.674	2.676	2.678	2.680	2.681
7.2	2.683	2.685	2.687	2.689	2.691	2.693	2.694	2.696	2.698	2.700
7.3	2.702	2.704	2.706	2.707	2.709	2.711	2.713	2.715	2.717	2.718
7.4	2.720	2.722	2.724	2.726	2.728	2.729	2.731	2.733	2.735	2.737
7.5	2.739	2.740	2.742	2.744	2.746	2.748	2.750	2.751	2.753	2.755
7.6	2.757	2.759	2.760	2.762	2.764	2.766	2.768	2.769	2.771	2.773
7.7	2.775	2.777	2.778	2.780	2.782	2.784	2.786	2.787	2.789	2.791
7.8	2.793	2.795	2.796	2.798	2.800	2.802	2.804	2.805	2.807	2.809
7.9	2.811	2.812	2.814	2.816	2.818	2.820	2.821	2.823	2.825	2.827
8.0	2.828	2.830	2.832	2.834	2.835	2.837	2.839	2.841	2.843	2.844
8.1	2.846	2.848	2.850	2.851	2.853	2.855	2.857	2.858	2.860	2.862
8.2	2.864	2.865	2.867	2.869	2.871	2.872	2.874	2.876	2.877	2.879
8.3	2.881	2.883	2.884	2.886	2.888	2.890	2.891	2.893	2.895	2.897
8.4	2.898	2.900	2.902	2.903	2.905	2.907	2.909	2.910	2.912	2.914
8.5	2.915	2.917	2.919	2.921	2.922	2.924	2.926	2.927	2.929	2.931
8.6	2.933	2.934	2.936	2.938	2.939	2.941	2.943	2.944	2.946	2.948
8.7	2.950	2.951	2.953	2.955	2.956	2.958	2.960	2.961	2.963	2.965
8.8	2.966	2.968	2.970	2.972	2.973	2.975	2.977	2.978	2.980	2.982
8.9	2.983	2.985	2.987	2.988	2.990	2.992	2.993	2.995	2.997	2.998
9.0	3.000	3.002	3.003	3.005	3.007	3.008	3.010	3.012	3.013	3.015
9.1	3.017	3.018	3.020	3.022	3.023	3.025	3.027	3.028	3.030	3.032
9.2	3.033	3.035	3.036	3.038	3.040	3.041	3.043	3.045	3.046	3.048
9.3	3.050	3.051	3.053	3.055	3.056	3.058	3.059	3.061	3.063	3.064
9.4	3.066	3.068	3.069	3.071	3.072	3.074	3.076	3.077	3.079	3.081
9.5	3.082	3.084	3.085	3.087	3.089	3.090	3.092	3.094	3.095	3.097
9.6	3.098	3.100	3.102	3.103	3.105	3.106	3.108	3.110	3.111	3.113
9.7	3.114	3.116	3.118	3.119	3.121	3.122	3.124	3.126	3.127	3.129
9.8	3.130	3.132	3.134	3.135	3.137	3.138	3.140	3.142	3.143	3.145
9.9	3.146	3.148	3.150	3.151	3.153	3.154	3.156	3.158	3.159	3.161

Tafel B (Forts.): Quadratwurzeln von x

x	0	1	2	3	4	5	6	7	8	9
10	3.162	3.178	3.194	3.209	3.225	3.240	3.256	3.271	3.286	3.302
11	3.317	3.332	3.347	3.362	3.376	3.391	3.406	3.421	3.435	3.450
12	3.464	3.479	3.493	3.507	3.521	3.536	3.550	3.564	3.578	3.592
13	3.606	3.619	3.633	3.647	3.661	3.674	3.688	3.701	3.715	3.728
14	3.742	3.755	3.768	3.782	3.795	3.808	3.821	3.834	3.847	3.860
15	3.873	3.886	3.899	3.912	3.924	3.937	3.950	3.962	3.975	3.987
16	4.000	4.012	4.025	4.037	4.050	4.062	4.074	4.087	4.099	4.111
17	4.123	4.135	4.147	4.159	4.171	4.183	4.195	4.207	4.219	4.231
18	4.243	4.254	4.266	4.278	4.290	4.301	4.313	4.324	4.336	4.347
19	4.359	4.370	4.382	4.393	4.405	4.416	4.427	4.438	4.450	4.461
20	4.472	4.483	4.494	4.506	4.517	4.528	4.539	4.550	4.561	4.572
21	4.583	4.593	4.604	4.615	4.626	4.637	4.648	4.658	4.669	4.680
22	4.690	4.701	4.712	4.722	4.733	4.743	4.754	4.764	4.775	4.785
23	4.796	4.806	4.817	4.827	4.837	4.848	4.858	4.868	4.879	4.889
24	4.899	4.909	4.919	4.930	4.940	4.950	4.960	4.970	4.980	4.990
25	5.000	5.010	5.020	5.030	5.040	5.050	5.060	5.070	5.079	5.089
26	5.099	5.109	5.119	5.128	5.138	5.148	5.158	5.167	5.177	5.187
27	5.196	5.206	5.215	5.225	5.235	5.244	5.254	5.263	5.273	5.282
28	5.292	5.301	5.310	5.320	5.329	5.339	5.348	5.357	5.367	5.376
29	5.385	5.394	5.404	5.413	5.422	5.431	5.441	5.450	5.459	5.468
30	5.477	5.486	5.495	5.505	5.514	5.523	5.532	5.541	5.550	5.559
31	5.568	5.577	5.586	5.595	5.604	5.612	5.621	5.630	5.639	5.648
32	5.657	5.666	5.675	5.683	5.692	5.701	5.710	5.718	5.727	5.736
33	5.745	5.753	5.762	5.771	5.779	5.788	5.797	5.805	5.814	5.822
34	5.831	5.840	5.848	5.857	5.865	5.874	5.882	5.891	5.899	5.908
35	5.916	5.925	5.933	5.941	5.950	5.958	5.967	5.975	5.983	5.992
36	6.000	6.008	6.017	6.025	6.033	6.042	6.050	6.058	6.066	6.075
37	6.083	6.091	6.099	6.107	6.116	6.124	6.132	6.140	6.148	6.156
38	6.164	6.173	6.181	6.189	6.197	6.205	6.213	6.221	6.229	6.237
39	6.245	6.253	6.261	6.269	6.277	6.285	6.293	6.301	6.309	6.317
40	6.325	6.332	6.340	6.348	6.356	6.364	6.372	6.380	6.387	6.395
41	6.403	6.411	6.419	6.427	6.434	6.442	6.450	6.458	6.465	6.473
42	6.481	6.488	6.496	6.504	6.512	6.519	6.527	6.535	6.542	6.550
43	6.557	6.565	6.573	6.580	6.588	6.595	6.603	6.611	6.618	6.626
44	6.633	6.641	6.648	6.656	6.663	6.671	6.678	6.686	6.693	6.701
45	6.708	6.716	6.723	6.731	6.738	6.745	6.753	6.760	6.768	6.775
46	6.782	6.790	6.797	6.804	6.812	6.819	6.826	6.834	6.841	6.848
47	6.856	6.863	6.870	6.877	6.885	6.892	6.899	6.907	6.914	6.921
48	6.928	6.935	6.943	6.950	6.957	6.964	6.971	6.979	6.986	6.993
49	7.000	7.007	7.014	7.021	7.029	7.036	7.043	7.050	7.057	7.064
50	7.071	7.078	7.085	7.092	7.099	7.106	7.113	7.120	7.127	7.134
51	7.141	7.148	7.155	7.162	7.169	7.176	7.183	7.190	7.197	7.204
52	7.211	7.218	7.225	7.232	7.239	7.246	7.253	7.259	7.266	7.273
53	7.280	7.287	7.294	7.301	7.308	7.314	7.321	7.328	7.335	7.342
54	7.348	7.355	7.362	7.369	7.376	7.382	7.389	7.396	7.403	7.409

Tafel B (Forts.): Quadratwurzeln von x

x	0	1	2	3	4	5	6	7	8	9
55	7.416	7.423	7.430	7.436	7.443	7.450	7.457	7.463	7.470	7.477
56	7.483	7.490	7.497	7.503	7.510	7.517	7.523	7.530	7.537	7.543
57	7.550	7.556	7.563	7.570	7.576	7.583	7.589	7.596	7.603	7.609
58	7.616	7.622	7.629	7.635	7.642	7.649	7.655	7.662	7.668	7.675
59	7.681	7.688	7.694	7.701	7.707	7.714	7.720	7.727	7.733	7.740
60	7.746	7.752	7.759	7.765	7.772	7.778	7.785	7.791	7.797	7.804
61	7.810	7.817	7.823	7.829	7.836	7.842	7.849	7.855	7.861	7.868
62	7.874	7.880	7.887	7.893	7.899	7.906	7.912	7.918	7.925	7.931
63	7.937	7.944	7.950	7.956	7.962	7.969	7.975	7.981	7.987	7.994
64	8.000	8.006	8.012	8.019	8.025	8.031	8.037	8.044	8.050	8.056
65	8.062	8.068	8.075	8.081	8.087	8.093	8.099	8.106	8.112	8.118
66	8.124	8.130	8.136	8.142	8.149	8.155	8.161	8.167	8.173	8.179
67	8.185	8.191	8.198	8.204	8.210	8.216	8.222	8.228	8.234	8.240
68	8.246	8.252	8.258	8.264	8.270	8.276	8.283	8.289	8.295	8.301
69	8.307	8.313	8.319	8.325	8.331	8.337	8.343	8.349	8.355	8.361
70	8.367	8.373	8.379	8.385	8.390	8.396	8.402	8.408	8.414	8.420
71	8.426	8.432	8.438	8.444	8.450	8.456	8.462	8.468	8.473	8.479
72	8.485	8.491	8.497	8.503	8.509	8.515	8.521	8.526	8.532	8.538
73	8.544	8.550	8.556	8.562	8.567	8.573	8.579	8.585	8.591	8.597
74	8.602	8.608	8.614	8.620	8.626	8.631	8.637	8.643	8.649	8.654
75	8.660	8.666	8.672	8.678	8.683	8.689	8.695	8.701	8.706	8.712
76	8.718	8.724	8.729	8.735	8.741	8.746	8.752	8.758	8.764	8.769
77	8.775	8.781	8.786	8.792	8.798	8.803	8.809	8.815	8.820	8.826
78	8.832	8.837	8.843	8.849	8.854	8.860	8.866	8.871	8.877	8.883
79	8.888	8.894	8.899	8.905	8.911	8.916	8.922	8.927	8.933	8.939
80	8.944	8.950	8.955	8.961	8.967	8.972	8.978	8.983	8.989	8.994
81	9.000	9.006	9.011	9.017	9.022	9.028	9.033	9.039	9.044	9.050
82	9.055	9.061	9.066	9.072	9.077	9.083	9.088	9.094	9.099	9.105
83	9.110	9.116	9.121	9.127	9.132	9.138	9.143	9.149	9.154	9.160
84	9.165	9.171	9.176	9.182	9.187	9.192	9.198	9.203	9.209	9.214
85	9.220	9.225	9.230	9.236	9.241	9.247	9.252	9.257	9.263	9.268
86	9.274	9.279	9.284	9.290	9.295	9.301	9.306	9.311	9.317	9.322
87	9.327	9.333	9.338	9.343	9.349	9.354	9.359	9.365	9.370	9.375
88	9.381	9.386	9.391	9.397	9.402	9.407	9.413	9.418	9.423	9.429
89	9.434	9.439	9.445	9.450	9.455	9.460	9.466	9.471	9.476	9.482
90	9.487	9.492	9.497	9.503	9.508	9.513	9.518	9.524	9.529	9.534
91	9.539	9.545	9.550	9.555	9.560	9.566	9.571	9.576	9.581	9.586
92	9.592	9.597	9.602	9.607	9.612	9.618	9.623	9.628	9.633	9.638
93	9.644	9.649	9.654	9.659	9.664	9.670	9.675	9.680	9.685	9.690
94	9.695	9.701	9.706	9.711	9.716	9.721	9.726	9.731	9.737	9.742
95	9.747	9.752	9.757	9.762	9.767	9.772	9.778	9.783	9.788	9.793
96	9.798	9.803	9.808	9.813	9.818	9.823	9.829	9.834	9.839	9.844
97	9.849	9.854	9.859	9.864	9.869	9.874	9.879	9.884	9.889	9.894
98	9.899	9.905	9.910	9.915	9.920	9.925	9.930	9.935	9.940	9.945
99	9.950	9.955	9.960	9.965	9.970	9.975	9.980	9.985	9.990	9.995

Tafel C: Trigonometrische Funktionen

Grad	rad	sin	cos	tan	cot		
0	0.0000	0.0000	1.0000	0.0000		1.5708	90
1	0.0175	0.0175	0.9998	0.0175	57.290	1.5533	89
2	0.0349	0.0349	0.9994	0.0349	28.636	1.5359	88
3	0.0524	0.0523	0.9986	0.0524	19.081	1.5184	87
4	0.0698	0.0698	0.9976	0.0699	14.301	1.5010	86
5	0.0873	0.0872	0.9962	0.0875	11.430	1.4835	85
6	0.1047	0.1045	0.9945	0.1051	9.5144	1.4661	84
7	0.1222	0.1219	0.9925	0.1228	8.1443	1.4486	83
8	0.1396	0.1392	0.9903	0.1405	7.1154	1.4312	82
9	0.1571	0.1564	0.9877	0.1584	6.3138	1.4137	81
10	0.1745	0.1736	0.9848	0.1763	5.6713	1.3963	80
11	0.1920	0.1908	0.9816	0.1944	5.1446	1.3788	79
12	0.2094	0.2079	0.9781	0.2126	4.7046	1.3614	78
13	0.2269	0.2250	0.9744	0.2309	4.3315	1.3439	77
14	0.2443	0.2419	0.9703	0.2493	4.0108	1.3265	76
15	0.2618	0.2588	0.9659	0.2679	3.7321	1.3090	75
16	0.2793	0.2756	0.9613	0.2867	3.4874	1.2915	74
17	0.2967	0.2924	0.9563	0.3057	3.2709	1.2741	73
18	0.3142	0.3090	0.9511	0.3249	3.0777	1.2566	72
19	0.3316	0.3256	0.9455	0.3443	2.9042	1.2392	71
20	0.3491	0.3420	0.9397	0.3640	2.7475	1.2217	70
21	0.3665	0.3584	0.9336	0.3839	2.6051	1.2043	69
22	0.3840	0.3746	0.9272	0.4040	2.4751	1.1868	68
23	0.4014	0.3907	0.9205	0.4245	2.3559	1.1694	67
24	0.4189	0.4067	0.9135	0.4452	2.2460	1.1519	66
25	0.4363	0.4226	0.9063	0.4663	2.1445	1.1345	65
26	0.4538	0.4384	0.8988	0.4877	2.0503	1.1170	64
27	0.4712	0.4540	0.8910	0.5095	1.9626	1.0996	63
28	0.4887	0.4695	0.8829	0.5317	1.8807	1.0821	62
29	0.5061	0.4848	0.8746	0.5543	1.8040	1.0647	61
30	0.5236	0.5000	0.8660	0.5774	1.7321	1.0472	60
31	0.5411	0.5150	0.8572	0.6009	1.6643	1.0297	59
32	0.5585	0.5299	0.8480	0.6249	1.6003	1.0123	58
33	0.5760	0.5446	0.8387	0.6494	1.5399	0.9948	57
34	0.5934	0.5592	0.8290	0.6745	1.4826	0.9774	56
35	0.6109	0.5736	0.8192	0.7002	1.4281	0.9599	55
36	0.6283	0.5878	0.8090	0.7265	1.3764	0.9425	54
37	0.6458	0.6018	0.7986	0.7536	1.3270	0.9250	53
38	0.6632	0.6157	0.7880	0.7813	1.2799	0.9076	52
39	0.6807	0.6293	0.7771	0.8098	1.2349	0.8901	51
40	0.6981	0.6428	0.7660	0.8391	1.1918	0.8727	50
41	0.7156	0.6561	0.7547	0.8693	1.1504	0.8552	49
42	0.7330	0.6691	0.7431	0.9004	1.1106	0.8378	48
43	0.7505	0.6820	0.7314	0.9325	1.0724	0.8203	47
44	0.7679	0.6947	0.7193	0.9657	1.0355	0.8029	46
45	0.7854	0.7071	0.7071	1.0000	1.0000	0.7854	45
		cos	sin	cot	tan	radians	degrees

Tafel D: Gewöhnlicher Logarithmus von x

x	0	1	2	3	4	5	6	7	8	9
10	0000	0043	0086	0128	0170	0212	0253	0294	0334	0374
11	0414	0453	0492	0531	0569	0607	0645	0682	0719	0755
12	0792	0828	0864	0899	0934	0969	1004	1038	1072	1106
13	1139	1173	1206	1239	1271	1303	1335	1367	1399	1430
14	1461	1492	1523	1553	1584	1614	1644	1673	1703	1732
15	1761	1790	1818	1847	1875	1903	1931	1959	1987	2014
16	2041	2068	2095	2122	2148	2175	2201	2227	2253	2279
17	2304	2330	2355	2380	2405	2430	2455	2480	2504	2529
18	2553	2577	2601	2625	2648	2672	2695	2718	2742	2765
19	2788	2810	2833	2856	2878	2900	2923	2945	2967	2989
20	3010	3032	3054	3075	3096	3118	3139	3160	3181	3201
21	3222	3243	3263	3284	3304	3324	3345	3365	3385	3404
22	3424	3444	3464	3483	3502	3522	3541	3560	3579	3598
23	3617	3636	3655	3674	3692	3711	3729	3747	3766	3784
24	3802	3820	3838	3856	3874	3892	3909	3927	3945	3962
25	3979	3997	4014	4031	4048	4065	4082	4099	4116	4133
26	4150	4166	4183	4200	4216	4232	4249	4265	4281	4298
27	4314	4330	4346	4362	4378	4393	4409	4425	4440	4456
28	4472	4487	4502	4518	4533	4548	4564	4579	4594	4609
29	4624	4639	4654	4669	4683	4698	4713	4728	4742	4757
30	4771	4786	4800	4814	4829	4843	4857	4871	4886	4900
31	4914	4928	4942	4955	4969	4983	4997	5011	5024	5038
32	5051	5065	5079	5092	5105	5119	5132	5145	5159	5172
33	5185	5198	5211	5224	5237	5250	5263	5276	5289	5302
34	5315	5328	5340	5353	5366	5378	5391	5403	5416	5428
35	5441	5453	5465	5478	5490	5502	5514	5527	5539	5551
36	5563	5575	5587	5599	5611	5623	5635	5647	5658	5670
37	5682	5694	5705	5717	5729	5740	5752	5763	5775	5786
38	5798	5809	5821	5832	5843	5855	5866	5877	5888	5899
39	5911	5922	5933	5944	5955	5966	5977	5988	5999	6010
40	6021	6031	6042	6053	6064	6075	6085	6096	6107	6117
41	6128	6138	6149	6160	6170	6180	6191	6201	6212	6222
42	6232	6243	6253	6263	6274	6284	6294	6304	6314	6325
43	6335	6345	6355	6365	6375	6385	6395	6405	6415	6425
44	6435	6444	6454	6464	6474	6484	6493	6503	6513	6522
45	6532	6542	6551	6561	6571	6580	6590	6599	6609	6618
46	6628	6637	6646	6656	6665	6675	6684	6693	6702	6712
47	6721	6730	6739	6749	6758	6767	6776	6785	6794	6803
48	6812	6821	6830	6839	6848	6857	6866	6875	6884	6893
49	6902	6911	6920	6928	6937	6946	6955	6964	6972	6981
50	6990	6998	7007	7016	7024	7033	7042	7050	7059	7067
51	7076	7084	7093	7101	7110	7118	7126	7135	7143	7152
52	7160	7168	7177	7185	7193	7202	7210	7218	7226	7235
53	7243	7251	7259	7267	7275	7284	7292	7300	7308	7316
54	7324	7332	7340	7348	7356	7364	7372	7380	7388	7396

Tafel D (Forts.): Gewöhnlicher Logarithmus von *x*

x	0	1	2	3	4	5	6	7	8	9
55	7404	7412	7419	7427	7435	7443	7451	7459	7466	7474
56	7482	7490	7497	7505	7513	7520	7528	7536	7543	7551
57	7559	7566	7574	7582	7589	7597	7604	7612	7619	7627
58	7634	7642	7649	7657	7664	7672	7679	7686	7694	7701
59	7709	7716	7723	7731	7738	7745	7752	7760	7767	7774
60	7782	7789	7796	7803	7810	7818	7825	7832	7839	7846
61	7853	7860	7868	7875	7882	7889	7896	7903	7910	7917
62	7924	7931	7938	7945	7952	7959	7966	7973	7980	7987
63	7993	8000	8007	8014	8021	8028	8035	8041	8048	8055
64	8062	8069	8075	8082	8089	8096	8102	8109	8116	8122
65	8129	8136	8142	8149	8156	8162	8169	8176	8182	8189
66	8195	8202	8209	8215	8222	8228	8235	8241	8248	8254
67	8261	8267	8274	8280	8287	8293	8299	8306	8312	8319
68	8325	8331	8338	8344	8351	8357	8363	8370	8376	8382
69	8388	8395	8401	8407	8414	8420	8426	8432	8439	8445
70	8451	8457	8463	8470	8476	8482	8488	8494	8500	8506
71	8513	8519	8525	8531	8537	8543	8549	8555	8561	8567
72	8573	8579	8585	8591	8597	8603	8609	8615	8621	8627
73	8633	8639	8645	8651	8657	8663	8669	8675	8681	8686
74	8692	8698	8704	8710	8716	8722	8727	8733	8739	8745
75	8751	8756	8762	8768	8774	8779	8785	8791	8797	8802
76	8808	8814	8820	8825	8831	8837	8842	8848	8854	8859
77	8865	8871	8876	8882	8887	8893	8899	8904	8910	8915
78	8921	8927	8932	8938	8943	8949	8954	8960	8965	8971
79	8976	8982	8987	8993	8998	9004	9009	9015	9020	9025
80	9031	9036	9042	9047	9053	9058	9063	9069	9074	9079
81	9085	9090	9096	9101	9106	9112	9117	9122	9128	9133
82	9138	9143	9149	9154	9159	9165	9170	9175	9180	9186
83	9191	9196	9201	9206	9212	9217	9222	9227	9232	9238
84	9243	9248	9253	9258	9263	9269	9274	9279	9284	9289
85	9294	9299	9304	9309	9315	9320	9325	9330	9335	9340
86	9345	9350	9355	9360	9365	9370	9375	9380	9385	9390
87	9395	9400	9405	9410	9415	9420	9425	9430	9435	9440
88	9445	9450	9455	9460	9465	9469	9474	9479	9484	9489
89	9494	9499	9504	9509	9513	9518	9523	9528	9533	9538
90	9542	9547	9552	9557	9562	9566	9571	9576	9581	9586
91	9590	9595	9600	9605	9609	9614	9619	9624	9628	9633
92	9638	9643	9647	9652	9657	9661	9666	9671	9675	9680
93	9685	9689	9694	9699	9703	9708	9713	9717	9722	9727
94	9731	9736	9741	9745	9750	9754	9759	9763	9768	9773
95	9777	9782	9786	9791	9795	9800	9805	9809	9814	9818
96	9823	9827	9832	9836	9841	9845	9850	9854	9859	9863
97	9868	9872	9877	9881	9886	9890	9894	9899	9903	9908
98	9912	9917	9921	9926	9930	9934	9939	9943	9948	9952
99	9956	9961	9965	9969	9974	9978	9983	9987	9991	9996

Tafel E: Natürliche Exponentialfunktion von *x*

x	e^x	e^{-x}	x	e^x	e^{-x}
0.00	1.0000	1.0000	1.5	4.4817	0.2231
0.01	1.0101	0.9901	1.6	4.9530	0.2019
0.02	1.0202	0.9802	1.7	5.4739	0.1827
0.03	1.0305	0.9705	1.8	6.0496	0.1653
0.04	1.0408	0.9608	1.9	6.6859	0.1496
0.05	1.0513	0.9512	2.0	7.3891	0.1353
0.06	1.0618	0.9418	2.1	8.1662	0.1225
0.07	1.0725	0.9324	2.2	9.0250	0.1108
0.08	1.0833	0.9231	2.3	9.9742	0.1003
0.09	1.0942	0.9139	2.4	11.023	0.0907
0.10	1.1052	0.9048	2.5	12.182	0.0821
0.11	1.1163	0.8958	2.6	13.464	0.0743
0.12	1.1275	0.8869	2.7	14.880	0.0672
0.13	1.1388	0.8781	2.8	16.445	0.0608
0.14	1.1503	0.8694	2.9	18.174	0.0550
0.15	1.1618	0.8607	3.0	20.086	0.0498
0.16	1.1735	0.8521	3.1	22.198	0.0450
0.17	1.1853	0.8437	3.2	24.533	0.0408
0.18	1.1972	0.8353	3.3	27.113	0.0369
0.19	1.2092	0.8270	3.4	29.964	0.0334
0.20	1.2214	0.8187	3.5	33.115	0.0302
0.21	1.2337	0.8106	3.6	36.598	0.0273
0.22	1.2461	0.8025	3.7	40.447	0.0247
0.23	1.2586	0.7945	3.8	44.701	0.0224
0.24	1.2712	0.7866	3.9	49.402	0.0202
0.25	1.2840	0.7788	4.0	54.598	0.0183
0.30	1.3499	0.7408	4.1	60.340	0.0166
0.35	1.4191	0.7047	4.2	66.686	0.0150
0.40	1.4918	0.6703	4.3	73.700	0.0136
0.45	1.5683	0.6376	4.4	81.451	0.0123
0.50	1.6487	0.6065	4.5	90.017	0.0111
0.55	1.7333	0.5769	4.6	99.484	0.0101
0.60	1.8221	0.5488	4.7	109.95	0.0091
0.65	1.9155	0.5220	4.8	121.51	0.0082
0.70	2.0138	0.4966	4.9	134.29	0.0074
0.75	2.1170	0.4724	5.0	148.41	0.0067
0.80	2.2255	0.4493	5.5	244.69	0.0041
0.85	2.3396	0.4274	6.0	403.43	0.0025
0.90	2.4596	0.4066	6.5	665.14	0.0015
0.95	2.5857	0.3867	7.0	1096.6	0.0009
1.0	2.7183	0.3679	7.5	1808.0	0.0006
1.1	3.0042	0.3329	8.0	2981.0	0.0003
1.2	3.3201	0.3012	8.5	4914.8	0.0002
1.3	3.6693	0.2725	9.0	8103.1	0.0001
1.4	4.0552	0.2466	10.0	22026	0.00005

Tafel F: Natürlicher Logarithmus von *x*

x	ln x	x	ln x	x	ln x
		4.5	1.5041	9.0	2.1972
0.1	- 2.3026	4.6	1.5261	9.1	2.2083
0.2	- 1.6094	4.7	1.5476	9.2	2.2192
0.3	- 1.2040	4.8	1.5686	9.3	2.2300
0.4	- 0.9163	4.9	1.5892	9.4	2.2407
0.5	- 0.6931	5.0	1.6094	9.5	2.2513
0.6	- 0.5108	5.1	1.6292	9.6	2.2618
0.7	- 0.3567	5.2	1.6487	9.7	2.2721
0.8	- 0.2231	5.3	1.6677	9.8	2.2824
0.9	- 0.1054	5.4	1.6864	9.9	2.2925
1.0	0.0000	5.5	1.7047	10	2.3026
1.1	0.0953	5.6	1.7228	11	2.3979
1.2	0.1823	5.7	1.7405	12	2.4849
1.3	0.2624	5.8	1.7579	13	2.5649
1.4	0.3365	5.9	1.7750	14	2.6391
1.5	0.4055	6.0	1.7918	15	2.7081
1.6	0.4700	6.1	1.8083	16	2.7726
1.7	0.5306	6.2	1.8245	17	2.8332
1.8	0.5878	6.3	1.8405	18	2.8904
1.9	0.6419	6.4	1.8563	19	2.9444
2.0	0.6931	6.5	1.8718	20	2.9957
2.1	0.7419	6.6	1.8871	25	3.2189
2.2	0.7885	6.7	1.9021	30	3.4012
2.3	0.8329	6.8	1.9169	35	3.5553
2.4	0.8755	6.9	1.9315	40	3.6889
2.5	0.9163	7.0	1.9459	45	3.8067
2.6	0.9555	7.1	1.9601	50	3.9120
2.7	0.9933	7.2	1.9741	55	4.0073
2.8	1.0296	7.3	1.9879	60	4.0943
2.9	1.0647	7.4	2.0015	65	4.1744
3.0	1.0986	7.5	2.0149	70	4.2485
3.1	1.1314	7.6	2.0281	75	4.3175
3.2	1.1632	7.7	2.0412	80	4.3820
3.3	1.1939	7.8	2.0541	85	4.4427
3.4	1.2238	7.9	2.0669	90	4.4998
3.5	1.2528	8.0	2.0794	100	4.6052
3.6	1.2809	8.1	2.0919	110	4.7005
3.7	1.3083	8.2	2.1041	120	4.7875
3.8	1.3350	8.3	2.1163	130	4.8675
3.9	1.3610	8.4	2.1282	140	4.9416
4.0	1.3863	8.5	2.1401	150	5.0106
4.1	1.4110	8.6	2.1518	160	5.0752
4.2	1.4351	8.7	2.1633	170	5.1358
4.3	1.4586	8.8	2.1748	180	5.1930
4.4	1.4816	8.9	2.1861	190	5.2470

Tafel G: Binomische Wahrscheinlichkeiten $\binom{n}{k} p^k q^{n-k}$

n	k	p=.05	.10	.15	.20	.25	.30	.35	.40	.45	.50
2	0	.9025	.8100	.7225	.6400	.5625	.4900	.4225	.3600	.3025	.2500
	1	.0950	.1800	.2550	.3200	.3750	.4200	.4550	.4800	.4950	.5000
	2	.0025	.0100	.0225	.0400	.0625	.0900	.1225	.1600	.2025	.2500
3	0	.8574	.7290	.6141	.5120	.4219	.3430	.2746	.2160	.1664	.1250
	1	.1354	.2430	.3251	.3840	.4219	.4410	.4436	.4320	.4084	.3750
	2	.0071	.0270	.0574	.0960	.1406	.1890	.2389	.2880	.3341	.3750
	3	.0001	.0010	.0034	.0080	.0156	.0270	.0429	.0640	.0911	.1250
4	0	.8145	.6561	.5220	.4096	.3164	.2401	.1785	.1296	.0915	.0625
	1	.1715	.2916	.3685	.4096	.4219	.4116	.3845	.3456	.2995	.2500
	2	.0135	.0486	.0975	.1536	.2109	.2646	.3105	.3456	.3675	.3750
	3	.0005	.0036	.0115	.0256	.0469	.0756	.1115	.1536	.2005	.2500
	4	.0000	.0001	.0005	.0016	.0039	.0081	.0150	.0256	.0410	.0625
5	0	.7738	.5905	.4437	.3277	.2373	.1681	.1160	.0778	.0503	.0312
	1	.2036	.3280	.3915	.4096	.3955	.3602	.3124	.2592	.2059	.1562
	2	.0214	.0729	.1382	.2048	.2637	.3087	.3364	.3456	.3369	.3125
	3	.0011	.0081	.0244	.0512	.0879	.1323	.1811	.2304	.2757	.3125
	4	.0000	.0004	.0022	.0064	.0146	.0284	.0488	.0768	.1128	.1562
	5	.0000	.0000	.0001	.0003	.0010	.0024	.0053	.0102	.0185	.0312
6	0	.7351	.5314	.3771	.2621	.1780	.1176	.0754	.0467	.0277	.0156
	1	.2321	.3543	.3993	.3932	.3560	.3025	.2437	.1866	.1359	.0938
	2	.0305	.0984	.1762	.2458	.2966	.3241	.3280	.3110	.2780	.2344
	3	.0021	.0146	.0415	.0819	.1318	.1852	.2355	.2765	.3032	.3125
	4	.0001	.0012	.0055	.0154	.0330	.0595	.0951	.1382	.1861	.2344
	5	.0000	.0001	.0004	.0015	.0044	.0102	.0205	.0369	.0609	.0938
	6	.0000	.0000	.0000	.0001	.0002	.0007	.0018	.0041	.0083	.0156
7	0	.6983	.4783	.3206	.2097	.1335	.0824	.0490	.0280	.0152	.0078
	1	.2573	.3720	.3960	.3670	.3115	.2471	.1848	.1306	.0872	.0547
	2	.0406	.1240	.2097	.2753	.3115	.3177	.2985	.2613	.2140	.1641
	3	.0036	.0230	.0617	.1147	.1730	.2269	.2679	.2903	.2918	.2734
	4	.0002	.0026	.0109	.0287	.0577	.0972	.1442	.1935	.2388	.2734
	5	.0000	.0002	.0012	.0043	.0115	.0250	.0466	.0774	.1172	.1641
	6	.0000	.0000	.0001	.0004	.0013	.0036	.0084	.0172	.0320	.0547
	7	.0000	.0000	.0000	.0000	.0001	.0002	.0006	.0016	.0037	.0078
8	0	.6634	.4305	.2725	.1678	.1001	.0576	.0319	.0168	.0084	.0039
	1	.2793	.3826	.3847	.3355	.2670	.1977	.1373	.0896	.0548	.0312
	2	.0515	.1488	.2376	.2936	.3115	.2965	.2587	.2090	.1569	.1094
	3	.0054	.0331	.0839	.1468	.2076	.2541	.2786	.2787	.2568	.2188
	4	.0004	.0046	.0185	.0459	.0865	.1361	.1875	.2322	.2627	.2734
	5	.0000	.0004	.0026	.0092	.0231	.0467	.0808	.1239	.1719	.2188
	6	.0000	.0000	.0002	.0011	.0038	.0100	.0217	.0413	.0703	.1094
	7	.0000	.0000	.0000	.0001	.0004	.0012	.0033	.0079	.0164	.0312
	8	.0000	.0000	.0000	.0000	.0000	.0001	.0002	.0007	.0017	.0039

Tafel H: Poisson-Wahrscheinlichkeiten $e^{-m} m^k/k!$

m	k=0	1	2	3	4	5	6	7	8	9	10
0.1	.9048	.0905	.0045	.0002	.0000						
0.2	.8187	.1637	.0164	.0011	.0001	.0000					
0.3	.7408	.2222	.0333	.0033	.0002	.0000					
0.4	.6703	.2681	.0536	.0072	.0007	.0001	.0000				
0.5	.6065	.3033	.0758	.0126	.0016	.0002	.0000				
0.6	.5488	.3293	.0988	.0198	.0030	.0004	.0000				
0.7	.4966	.3476	.1217	.0284	.0050	.0007	.0001	.0000			
0.8	.4493	.3595	.1438	.0383	.0077	.0012	.0002	.0000			
0.9	.4066	.3659	.1647	.0494	.0111	.0020	.0003	.0000			
1.0	.3679	.3679	.1839	.0613	.0153	.0031	.0005	.0001	.0000		
1.1	.3329	.3662	.2014	.0738	.0203	.0045	.0008	.0001	.0000		
1.2	.3012	.3614	.2169	.0867	.0260	.0062	.0012	.0002	.0000		
1.3	.2725	.3543	.2303	.0998	.0324	.0084	.0018	.0003	.0001	.0000	
1.4	.2466	.3452	.2417	.1128	.0395	.0111	.0026	.0005	.0001	.0000	
1.5	.2231	.3347	.2510	.1255	.0471	.0141	.0035	.0008	.0001	.0000	
1.6	.2019	.3230	.2584	.1378	.0551	.0176	.0047	.0011	.0002	.0000	
1.7	.1827	.3106	.2640	.1496	.0636	.0216	.0061	.0015	.0003	.0001	.0000
1.8	.1653	.2975	.2678	.1607	.0723	.0260	.0078	.0020	.0005	.0001	.0000
1.9	.1496	.2842	.2700	.1710	.0812	.0309	.0098	.0027	.0006	.0001	.0000
2.0	.1353	.2707	.2707	.1804	.0902	.0361	.0120	.0034	.0009	.0002	.0000
2.2	.1108	.2438	.2681	.1966	.1082	.0476	.0174	.0055	.0015	.0004	.0001
2.4	.0907	.2177	.2613	.2090	.1254	.0602	.0241	.0083	.0025	.0007	.0002
2.6	.0743	.1931	.2510	.2176	.1414	.0735	.0319	.0118	.0038	.0011	.0003
2.8	.0608	.1703	.2384	.2225	.1557	.0872	.0407	.0163	.0057	.0018	.0005
3.0	.0498	.1494	.2240	.2240	.1680	.1008	.0504	.0216	.0081	.0027	.0008
3.2	.0408	.1304	.2087	.2226	.1781	.1140	.0608	.0278	.0111	.0040	.0013
3.4	.0334	.1135	.1929	.2186	.1858	.1264	.0716	.0348	.0148	.0056	.0019
3.6	.0273	.0984	.1771	.2125	.1912	.1377	.0826	.0425	.0191	.0076	.0028
3.8	.0224	.0850	.1615	.2046	.1944	.1477	.0936	.0508	.0241	.0102	.0039
4.0	.0183	.0733	.1465	.1954	.1954	.1563	.1042	.0595	.0298	.0132	.0053
5.0	.0067	.0337	.0842	.1404	.1755	.1755	.1462	.1044	.0653	.0363	.0181
6.0	.0025	.0149	.0446	.0892	.1339	.1606	.1606	.1377	.1033	.0688	.0413
7.0	.0009	.0064	.0223	.0521	.0912	.1277	.1490	.1490	.1304	.1014	.0710
8.0	.0003	.0027	.0107	.0286	.0573	.0916	.1221	.1396	.1396	.1241	.0993
9.0	.0001	.0011	.0050	.0150	.0337	.0607	.0911	.1171	.1318	.1318	.1186
10.0	.0000	.0005	.0023	.0076	.0189	.0378	.0631	.0901	.1126	.1251	.1251

m	k=11	12	13	14	15	16	17	18	19	20	21
5.0	.0082	.0043	.0013	.0005	.0002						
6.0	.0225	.0113	.0052	.0022	.0009	.0003	.0001				
7.0	.0452	.0264	.0142	.0071	.0033	.0014	.0006	.0002	.0001		
8.0	.0722	.0481	.0296	.0169	.0090	.0045	.0021	.0009	.0004	.0002	.0001
9.0	.0970	.0728	.0504	.0324	.0194	.0109	.0058	.0029	.0014	.0006	.0003
10.0	.1137	.0948	.0729	.0521	.0347	.0217	.0128	.0071	.0037	.0019	.0009

Tafel I: Normalverteilung

t	$\phi(t)$	$\Phi(t)$
0.0	0.398 942	0.500 000
0.1	.396 952	.539 828
0.2	.391 043	.579 260
0.3	.381 388	.617 911
0.4	.368 270	.655 422
0.5	.352 065	.691 462
0.6	.333 225	.725 747
0.7	.312 254	.758 036
0.8	.289 692	.788 145
0.9	.266 085	.815 940
1.0	.241 971	.841 345
1.1	.217 852	.864 334
1.2	.194 186	.884 930
1.3	.171 369	.903 200
1.4	.149 727	.919 243
1.5	.129 518	.933 193
1.6	.110 921	.945 201
1.7	.094 049	.955 435
1.8	.078 950	.964 070
1.9	.065 616	.971 283
2.0	.053 991	.977 250
2.1	.043 984	.982 136
2.2	.035 475	.986 097
2.3	.028 327	.989 276
2.4	.022 395	.991 802
2.5	.017 528	.993 790
2.6	.013 583	.995 339
2.7	.010 421	.996 533
2.8	.007 915	.997 445
2.9	.005 953	.998 134
3.0	.004 432	.998 650
3.1	.003 267	.999 032
3.2	.002 384	.999 313
3.3	.001 723	.999 517
3.4	.001 232	.999 663
3.5	.000 873	.999 767
3.6	.000 612	.999 841
3.7	.000 425	.999 892
3.8	.000 292	.999 928
3.9	.000 199	.999 952
4.0	.000 134	.999 968
4.1	.000 089	.999 979
4.2	.000 059	.999 987
4.3	.000 039	.999 991
4.4	.000 025	.999 995
4.5	.000 016	.999 997

Tafel K: Zufallszahlen

88	47	43	73	86	36	96	47	36	61	46	98	63	71	62	33	26	16	80	45
70	74	24	67	62	42	81	14	57	20	42	53	32	37	32	27	07	36	07	51
85	76	62	27	66	56	50	26	71	07	32	90	79	78	53	13	55	38	58	59
64	56	85	99	26	96	96	68	27	31	05	03	72	93	15	57	12	10	14	21
12	59	56	35	64	38	54	82	46	22	31	62	43	09	90	06	18	44	32	53
16	22	77	94	39	49	54	43	54	82	17	37	93	23	78	87	35	20	96	43
84	42	17	53	31	57	24	55	06	88	77	04	74	47	67	21	76	33	50	25
63	01	63	78	59	16	95	55	67	19	98	10	50	71	75	12	86	73	58	07
33	21	12	34	29	78	64	56	07	82	52	42	07	44	38	15	51	00	13	42
57	60	86	32	44	09	47	27	96	54	49	17	46	09	62	90	52	84	77	27
18	18	07	92	46	44	17	16	58	09	79	83	86	19	62	06	76	50	03	10
26	62	38	97	75	84	16	07	44	99	83	11	46	32	24	20	14	85	88	45
23	42	40	64	74	82	97	77	77	81	07	45	32	14	08	32	98	94	07	72
52	36	28	19	95	50	92	26	11	97	00	56	76	31	38	80	22	02	53	53
37	85	94	35	12	83	39	50	08	30	42	34	07	96	88	54	42	06	87	98
70	29	17	12	13	40	33	20	38	26	13	89	51	03	74	17	76	37	13	04
56	62	18	37	35	96	83	50	87	75	97	12	25	93	47	70	33	24	03	54
99	49	57	22	77	88	42	95	45	72	16	64	36	16	00	04	43	18	66	79
16	08	15	04	72	33	27	14	34	09	45	59	34	68	49	12	72	07	34	45
31	16	93	32	43	50	27	89	87	19	20	15	37	00	49	52	85	66	60	44
68	34	30	13	70	55	74	30	77	40	44	22	78	84	26	04	33	46	09	52
74	57	25	65	76	59	29	97	68	60	71	91	38	67	54	13	58	18	24	76
27	42	37	86	53	48	55	90	65	72	96	57	69	36	10	96	46	92	42	45
00	39	68	29	61	66	37	32	20	30	77	84	57	03	29	10	45	65	04	26
29	94	98	94	24	68	49	69	10	82	53	75	91	93	30	34	25	20	57	27
16	90	82	66	59	83	62	64	11	12	67	19	00	71	74	60	47	21	29	68
11	27	94	75	06	06	09	19	74	66	02	94	37	34	02	76	70	90	30	86
35	24	10	16	20	33	32	51	26	38	79	78	45	04	91	16	92	53	56	16
38	23	16	86	38	42	38	97	01	50	87	75	66	81	41	40	01	74	91	62
31	96	25	91	47	96	44	33	49	13	34	86	82	53	91	00	52	43	48	85
66	67	40	67	14	64	05	71	95	86	11	05	65	09	68	76	83	20	37	90
14	90	84	45	11	75	73	88	05	90	52	27	41	14	86	22	98	12	22	08
68	05	51	18	00	33	96	02	75	19	07	60	62	93	55	59	33	82	43	90
20	46	78	73	90	97	51	40	14	02	04	02	33	31	08	39	54	16	49	36
64	19	58	97	79	15	06	15	93	20	01	90	10	75	06	40	78	78	89	62
05	26	93	70	60	22	35	85	15	13	92	03	51	59	77	59	56	78	06	83
07	97	10	88	23	09	98	42	99	64	61	71	62	99	15	06	51	29	16	93
68	71	86	85	85	54	87	66	47	54	73	32	08	11	12	44	95	92	63	16
26	99	61	65	53	58	37	78	80	70	42	10	50	67	42	32	17	55	85	74
14	65	52	68	75	87	59	36	22	41	26	78	63	06	55	13	08	27	01	50

Lösungen zu ausgewählten Übungsaufgaben

Kapitel 1

1.3.3 1,8%.

1.3.5 $I_1 = (0{,}902)\, I_0$, $\quad I_2 = (0{,}814)\, I_0$, $\quad I_n = (0{,}902)^n\, I_0$.

1.3.7 71,2% und 28,8%.

1.3.9 (0,15)(0,08) = 0,012 oder 1,2%.

1.4.1 Entweder 90% (Addition von 20%) oder 76% (wenn die Zahl der falsch klassifizierten Personen als 100% gesetzt wird).

1.5.1 $a + \frac{b}{c} = 29/6 = 4{,}83\ldots$, $\quad \frac{a+b}{c} = 3/2 = 1{,}5$,

$\frac{a}{b} + c = 34/5 = 6{,}8$, $\quad \frac{a}{b+c} = 4/11 = 0{,}36\ldots$.

1.5.3 $x^2 + xy + yx - y^2$ (zweimal distributives Gesetz),
$x^2 + xy + xy - y^2$ (kommutatives Gesetz der Multiplikation),
$x^2 + 2xy - y^2$ (assoziatives Gesetz der Addition).

1.5.5 a) $(17 \times 19) + (13 \times 19) = (17 + 13) \times 19 = 30 \times 19 = 570$,
b) $25 \times 17 \times 4 = 25 \times 4 \times 17 = 100 \times 17 = 1700$,
c) $33 \times 125 \times 5 \times 8 = 33 \times 1000 \times 5 = 165000$.

1.5.7 a) $6!/4! = 5 \times 6 = 30$,
b) $97!/98! = 1/98$.

1.6.1 a) $(-1)^2 + (-2)^2 + (-3)^2 = 1 + 4 + 9 = 14$,
b) $(-1)(-2)(-3) = -6$,
c) $1 \times 4 \times 9 = 36$,
d) $(5)(200)(8)(125) = 1000 \times 1000 = 1\,000\,000$.

1.6.3 b) d) e) richtig.
a) $3/4 = 0{,}75$, c) $(-6) < 5$, f) $-5 < -1 < 0$.

1.6.5 $w < 20$, $\quad 20 \leqq w < 22$, $\quad 22 \leqq w < 24$, $\quad 24 \leqq w$.

1.6.7 a) $x(8 - x) = 0$, $\quad x_1 = 0$, $\quad x_2 = 8$,
b) $x(px - 1) = 0$, $\quad x_1 = 0$, $\quad x_2 = 1/p$,
c) $x(1 - x)(1 + x) = 0$, $\quad x_1 = 0$, $\quad x_2 = 1$, $\quad x_3 = -1$.

1.7.1 a) $x > 3$, b) $y < 7$, c) $u > 5$, d) $p \geqq -1$,
e) $|s| < 2$, oder $-2 < s < +2$,
f) $|t| > \sqrt{3}$, oder $t > \sqrt{3}$ or $t < -\sqrt{3}$.

1.8.1 $\left(\frac{a+b}{2}\right)^2 \geqq ab$ ist gleichwertig wie $a^2 + 2ab + b^2 \geqq 4ab$ oder wie $(a - b) \geqq 0$, was stets richtig ist.

1.9.1 a) $\sum_{i=1}^{5} x_i$, b) $\sum_{i=0}^{k} z_i$, c) $\sum_{j=3}^{n} a_j$, d) $\sum_{k=1}^{4} a_k^2$,

e) $\sum_{i=1}^{N} (a_i + b_i)^2$.

1.9.3 Wenden Sie das assoziative und kommutative Gesetz der Addition an.

1.9.5 $(x_1 + a) + (x_2 + a) + \cdots + (x_n + a) =$
$(x_1 + x_2 + \cdots + x_n) + na$.

1.9.7 a) $\bar{x} = 76{,}7$
b) $+1{,}1, \quad -1{,}0, \quad -4{,}4, \quad +4{,}7, \quad -0{,}4,$

c) $\sum_{i=1}^{5} (x_i - \bar{x}) = 0,$

d) 43,82.

1.9.9 a) $\Sigma(x_i^2 - 2\bar{x}x_i + \bar{x}^2) = \Sigma x_i^2 - 2\bar{x}\Sigma x_i + n\bar{x}^2$.
Ersetzen Sie Σx_i durch $n\bar{x}$ und vereinfachen Sie.
b) Ersetzen Sie in der vorhergehenden Formel $\bar{x}$ durch $(\Sigma x_i)/n$.
c) Ersetzen Sie nur einen Faktor $\bar{x}$ durch $(\Sigma x_i)/n$.

1.10.5 p^{-1}, $(a+b)^{-1}$, $2p^{-5}$, $5(x-z)^{-1}$, $(u-v)(u+v)^{-1}$.

1.10.7 11 cm.

1.10.9 a) $5{,}1 \times 10^{18}$ kg,
b) $1{,}1 \times 10^{18}$ kg.

1.10.11 120 000 Jahre.

1.10.13 a) 2,4°C.
b) $100\ \text{m}^3 = 10^5$ Liter. Geschwindigkeit der Temperaturzunahme $= 2{,}4 \times 10^{-5}$°C/sec.

1.10.15 Zwischen $1{,}2 \times 10^5$ kg und $5{,}6 \times 10^5$ kg.

1.10.17 Wir nennen die Energie, die es braucht, um 1 m^3 Wasser um 1°C zu erwärmen, kurz eine "Einheit." Das Kraftwerk erzeugt 300 Einheiten/sec. Diese Energie pro Sekunde wird gleichmäßig auf 200 m^3 Wasser verteilt. Daher erhält 1 m^3 Wasser 300 Einheiten/200 = 1,5 Einheiten pro Sekunde. Somit erhöht sich die Temperatur um 1,5°C.

1.10.19 1 m^3 Wasser enthält $10^3 \times 35$ ng $= 35 \times 10^{-6}$ g. Die gesamte Menge Oberflächenwasser beträgt $20 \times 5 \times 10^{12}\ \text{m}^3 = 10^{14}\ \text{m}^3$. Menge an PVC ist $10^{14} \times 35 \times 10^{-6}$ g $= 3500$ Tonnen.

1.10.21 $15{,}1 \times 10^{13}$ m oder tausendmal die Distanz Erde-Sonne.

1.10.23 7,2 ng.

1.10.25 a) xy/a, b) a^2/b, c) $(a+2b)/(2-a)$, d) $x-y$.

1.10.27 a) $(x+y)/xy$, b) $(t-2)/2t$,
c) $(u-1)/u^2$, d) $(5y-6x)/3x^2y^2$.

1.11.1 $7^{1/2}$, $10^{1/3}$, $A^{1/2}$, $(a+b)^{1/2}$, $(1-x)^{1/3}$, $3^{-1/2}$, $p^{-1/3}$.

1.11.3 $a^{9/4}$.

1.11.5 Faktor 100.

1.11.7 $|a-b|$ oder $b-a$.

1.12.1 8,1, 4,0, 18,4, 20,8, 0,7, 0,2.

1.12.3 a) 27,13, b) 27.

1.12.5 $a^2-b^2 \approx 0{,}10$, $(a+b)(a-b)=0{,}102$.

1.12.7 7,9‰, 17‰, 20‰.

1.14.1 $(a-b)^2(a+b)^2=[(a-b)(a+b)]^2=(a^2-b^2)^2$
$=(a^2-b^2)^2=a^4+b^4-2a^2b^2$.

Kapitel 2

2.3.1 $S\subset R\subset P\subset U$, $S\subset T\subset P\subset U$, $R\cap T=S$.

2.4.1 $C\subset D$ oder $D=C\cup\{5\}$.

2.4.3 a) $\{x|x<5\}$, b) $\{15/4\}$, c) $\{-9\}$,
d) $\{10^{1/2},-10^{1/2}\}$, e) $\{x|x\geqq 6\}$, f) $\{t|t\neq 0\}$.

2.5.1 $A=(a_4, a_5\}$, $\bar{A}=\{a_0, a_1, a_2, a_3\}$,
$B=\{a_2, a_3, a_4, a_5\}$, $\bar{B}=\{a_0, a_1\}$.

2.7.1 Zwei Schnittpunkte, ein Berührungspunkt, leere Menge.

2.7.3 Für zwei Ebenen: eine Gerade, eine Ebene, leere Menge. Für drei Ebenen: ein Punkt, eine Gerade, eine Ebene, leere Menge.

2.7.5 607.

2.7.7 $A\backslash B=A\cap\bar{B}$, $B\backslash A=B\cap\bar{A}$.

2.7.9 $A_1\cap A_2=$ Verbindungsgerade von P_1 und P_2, wenn $P_1\neq P_2$ ist. $A_1\cap A_2=A_1$, wenn $P_1=P_2$ ist.

2.10.1 c) $[(A\vee B)\wedge D]\vee[C\wedge E]$,
d) $[(A\vee B)\wedge F\wedge(H\vee I)]\vee[\{(C\wedge G)\vee(D\wedge G)\vee E\}\wedge K]$.

2.10.3 a) Die Summe zweier positiver Zahlen ist positiv.
b) Das Produkt zweier negativer zahlen ist positiv.
c) Wenn die Summe der Quadrate zweier zahlen größer ist als Null, so ist mindestens eine der beiden Zahlen von Null verschieden.

Kapitel 3

3.2.1 $A\times B=\{(0,0),(0,2),(0,4),(1,0),(1,2),(1,4)\}$,

$B \times A = \{(0, 0), (0, 1), (2, 0), (2, 1), (4, 0), (4, 1)\}$.

3.3.1 $A \times A$ enthält 25 Paare; 19 davon befriedigen die Ungleichung.

3.3.3 $R = \{(P, Z), (P, 0), (P, D), (Z, 0), (Z, C), (Z, D), (0, C), (C, 0), (0, 0), (C, C), (0, D), (C, D)\}$.

3.3.5 1) 520 mh^{-1}, 2) 290 mh^{-1}, 3) 490 mh^{-1}, 4) 390 mh^{-1}, 5) 320 mh^{-1}.

3.4.1 Eindeutigkeit der Zuordnung in einer Richtung. Definitionsbereich: $\{1, 2, \ldots, 20\}$, Bildmenge: $\{0, 1\}$.

3.4.3 Nur b), c), d) definieren Funktionen.

3.5.1 $y = ax$, wobei $a = 2{,}8\%$ pro kR ist. Definitionsbereich: $\{x|0 \leqq x \leqq 6\text{kR}\}$, Bildmenge: $\{y|0 \leqq y \leqq 16.8\%\}$. Der Winkel ist sinnlos, da er von de gerade gewählten Einheiten abhängen würde.

3.5.3 $v = at$, wobei $a = 9{,}81$ m/sec^2. $v_1 = 0{,}981$ m/sec, $v_2 = 1{,}962$ m/sec.

3.5.5 Die Lücke mißt 10 cm/2π = 1,6 cm.

3.6.3 Beginnen Sie mit $x = 0$, $y = -20$. Dann zeichnen Sie $\Delta x = 1$, $\Delta y = 8{,}8$.

3.6.5 Alle Geraden gehen durch den Punkt $x = 2$, $y = 3$.

3.6.7 $\Delta Q = 1{,}3$ mg, $\Delta t = 25$ sec, $\Delta Q/\Delta t = 0{,}052$ mg/sec, $b = 87{,}6$ mg.

3.6.9 $l = l_0 + aF$.

3.6.11 Ja. $\Delta y/\Delta x = 1{,}5$.

3.6.13 $y = ax + b$, wobei $a = 7{,}44$ und $b = 9$ mm sind.

3.6.15 $y = 1{,}8x + 32$,

$x = 36{,}0$°C	36,1°C	36,2°C . . .
$y = 96{,}8$°F	96,98°F	97,16°F . . .

3.6.17 b) Bildmenge = $\{N|95 \leqq N \leqq 115\}$.

3.6.19 Die Differenz δ ist eine Funktion von v_0 für eine bestimmte Funktion, wenn zu jedem Wert von v_0 nur eine Messung durchgeführt wurde. Die Funktion ist nichtlinear.

Kapitel 4

4.1.1 Bildmenge: $\{y|y \geqq 0\}$, wenn $a > 0$,
$\{y|y \leqq 0\}$, wenn $a < 0$.

4.1.3 Punktmenge, die zwischen Parabel und Gerade enthalten ist.

4.2.3 36,8%.

4.3.1 $x' = x - 1$, $x = x' + 1$, $y' = y + 2$, $y = y' - 2$,
$y' = -x'^2 + 4x' + 7$.

4.4.1

x	y	Δy	$\Delta^2 y$
-1	12		
		-4	2
0	8		
		-2	2
1	6		
		0	2
2	6		
⋮	⋮	⋮	⋮

4.4.3 $\Delta f(x) = 3x^2 + 3x + 1$, $\Delta^2 f(x) = 6x + 6$, $\Delta^3 f(x) = 6$.

4.5.1 $v = 1{,}185$, $1{,}167$, $1{,}111$, $1{,}019$ (cm sec^{-1}).

4.6.5 a) $x(x - 2p) = 0$, $x_1 = 0$, $x_2 = 2p$,
b) $x(qx - 3) = 0$, $x_1 = 0$, $x_2 = 3/q$,
c) $x(rx + r + 3) = 0$, $x_1 = 0$, $x_2 = -(r + 3)/r$.

4.6.7 $y = \pm 2$.

4.6.9 $u = 9$.

4.6.11 $(x - 7)(x + 3s) = x^2 + (3s - 7)x - 21s = 0$.

4.6.13 $a = 5{,}24$, $b = 0{,}76$.

4.6.15 $D = m^2 - 6m - 27$. Reelle Lösungen, wenn $D \geq 0$ ist, d.h. wenn $m \leqslant -3$ oder $m \geq 9$ ist.

4.6.17 Diskriminante $(N - 1)^2 + 2N = N^2 + 1 > 0$. Für $N = 0$ gibt es nur eine Wurzel, nämlich $\lambda = \frac{1}{2}$.

4.7.1 Zeitintervall zwischen zwei Wagen: im ersten Fall 2,52 sec; 1400 Wagen pro Stunde. im zweiten Fall 1,80 sec; 2000 Wagen pro Stunde. Die Geschwindigkeitsbeschränkung *erhöht* die Kapazität der Straße.

Kapitel 5

5.1.1 $l' = 10$ ist ebenfalls eine Periode.

5.2.1 $\pi/6$, $\pi/4$, $\pi/3$, $2\pi/3$, $3\pi/4$, $3\pi/2$, $5\pi/2$.

5.4.1 a) $\sin\alpha = \sin(\pi - \alpha)$, b) $\sin(\pi + \alpha) = -\sin\alpha$,
c) $\cos(-\alpha) = \cos\alpha$, d) $\cos\alpha = -\cos(\pi - \alpha)$.

5.5.1 Wenn die positive x-Achse gegen die Sonne zeigt, so ist $x = 142$ m, $y = 531$ m.

5.5.3 $x_1 = 8{,}0$ m, $y_1 = 26{,}3$ m, $x_2 = -18{,}1$ m, $y_2 = 4{,}8$ m, $x_3 = -8{,}6$ m, $y_3 = 30{,}1$ m.

5.5.5 a) $\alpha_1 = 30°$, $\alpha_2 = 150°$,
b) $30° \leqq \beta \leqq 150°$.

5.5.7 a) 25,0°, b) 143,1°, c) 149,0°, d) 54,5°.

5.6.1 a) $2/\tan\theta = 0{,}85$ m,
b) $2\tan\theta = 4{,}71$ m.

5.6.3 $h = d\sin\alpha = 0{,}9$ cm, 2,5 cm, 3,8 cm.

5.8.1 $r = 2/\sin\alpha (0 < \alpha < \pi)$.

5.9.1 Sinuswelle mit Akrophase $t = 0$ und Amplitude 2.

Kapitel 6

6.1.1 a), b), d), e) sind arithmetisch; c), d), f), j) sind geometrisch.

6.1.3 $N_0 \cdot 2^{12}$. Die 25% grenze von $N_0 \cdot 2^{12}$ wird in 20 Stunden erreicht.

6.1.5 $N_0/16$. 125 Stunden.

6.2.3 $\Delta y = aq^{x+1} - aq^x = aq^x(q-1)$.

6.3.1 a), c), d) monoton,
b), e), nicht monoton.

6.4.1 a) $x = \log y/\log 2$ $(y > 0)$,
b) $x = \log(y/a)$ $(y > 0)$,
c) $t = \log 2r/\log 5$ $(r > 0)$,
d) $x = \log(Q/2)/\log w$ $(Q > 0)$.

6.5.5 $4{,}5 \times 10^9$, $5{,}5 \times 10^9$, $6{,}7 \times 10^9$.

6.5.7 a) 5,13%, b) 14 Jahre

6.5.9 8,3 und 13,9 Wochen.

6.5.11 125 g, 312 g, 781 g, etc.

6.5.13 0,64%.

6.6.1 $I_2/I_1 = 31{,}6$.

6.6.3 a) 4,4, b) 7,1, c) 7,6.

6.6.5 $L = 10(\log(c/I_0) - 2\log r)$

6.7.1 $OA_1 = aq$, $OA_2 = aq^2$, etc. wobei $q = 1/\cos\alpha$.

6.7.3 Logarithmische Spirale.

Kapitel 7

7.2.9 $a \approx 121\ \mu g/10\,ml$, $q \approx 0{,}955$.

7.3.1 Sei $D = \log d$, $M = \log m$. Dann ist $\Delta M/\Delta D = 1{,}01$, $M = 1{,}01\ D + 0{,}53$.

7.3.5 a) Exponentialfunktion, b) und c) Potenzfunktionen.

Kapitel 8

8.1.1 a) 8, b) $-1/3$, c) $2/7$, d) a/b.
8.1.3 a) 2, b) 2, c) $-1/3$, d) $2x$.

8.1.5 $a_n = \dfrac{n}{\sqrt{n^2+1}} = \dfrac{1}{\sqrt{1+1/n^2}} \to 1.$

8.1.7 $\dfrac{(\sqrt{5+h}-\sqrt{5})(\sqrt{5+h}+\sqrt{5})}{h(\sqrt{5+h}+\sqrt{5})} = \dfrac{5+h-5}{h(\sqrt{5+h}+\sqrt{5})}$

$= \dfrac{1}{\sqrt{5+h}+\sqrt{5}} \to \dfrac{1}{2\sqrt{5}}.$

8.19 a), b), e) streben nach Null, c) und d) nach unendlich.

8.2.1 a) e^3, b) a^{-2}.

8.2.3 $\dfrac{\sin 5h}{h} = \dfrac{5 \sin k}{k} \to 5.$

8.3.1 a) 728/486, b) $2\dfrac{1-11^{-6}}{1-11^{-1}}$, c) 43/64.

8.3.3 a) $1/(1-r)$, b) $2c$, c) $s/(s-1)$.

8.3.5 $U = 1/(1-w)^2$

8.3.7 $q = 1 - 0{,}023 = 0{,}977$,
a) $M_n = M(1-q^{n+1})/(1-q)$,
b) $M/(1-q) = 43{,}5\, M$.

8.3.9 $q = 1 - p/100$. Totale Anreicherung des Giftes $= d + dq + \cdots + dq^n = d(1-q^{n+1})/(1-q)$.

8.3.11 $\left|\dfrac{a_{n+1}}{a_n}\right| = \left|\dfrac{a^{n+1}}{(n+1)!} \cdot \dfrac{n}{a^n}\right| = \left|\dfrac{a}{n+1}\right| \to 0,$

$\left|\dfrac{a}{n+1}\right| < q < 1$ von einem gewissen n an.

8.4.1 a) strebt nach $+\infty$, b) strebt nach $-\infty$.

8.4.3 Für $t \to 0$, $i \to \infty$. Für $t \to \infty$, $i \to b$.

8.4.5 Es sei E die Schallenergie, die von der Fledermaus pro Sekunde ausgestrahlt wird, und I_1 die von der Motte aufgenommene Intensität. Dann ist $I_1 \propto E/r^2$. Ferner sei I_2 die Intensität des Echos, wobei wir $I_2 \propto I_1$ annehmen dürfen. Schließlich sei I_3 die vom Ohr der Fledermaus absorbierte Schallintensität. Da das Echo wie eine neue Schallquelle wirkt, erhalten wir $I_3 \propto I_2/r^2 \propto I_1/r^2 \propto E/r^4$. (Eine Verdoppelung der Distanz reduziert I_3 auf 1/16)

8.5.3 Es sei $\{f_n\}$ die Folge der Brüche. Dann ist $f_{n+1} = \dfrac{1}{1+f_n}$. Für $b_n = 1/f_n$ ist dies gleichwertig wie $b_{n+1} = \dfrac{1}{b_n} + 1$, vgl. Gl. (8.5.7).

Kapitel 9

9.1.1 $v_1 = 31$ km/7,5 h $= 4{,}1$ km h^{-1},
$v_2 = 14$ km/3 h $= 4{,}7$ km h^{-1}, $v_2 > v_1$.

9.1.3 a) $\Delta N/\Delta t = 90$, b) $\Delta N/\Delta t = 540$, c) $\Delta N/\Delta t = 450$.

9.1.5 $\text{Dichte} = \dfrac{(10+h)^2/3 - 10^2/3}{h} = \dfrac{20+h}{3}$
(= 7,00, 6,70, bzw. 6,67).

9.2.1 $\Delta y/\Delta x = \dfrac{a(x+h)^2 - ax^2}{h} = 2ax + ah \to 2ax.$

9.2.3 a) $(-2)x^{-3}$, b) $5w^4$, c) $\frac{2}{3}r^{-1/3}$,
d) $(-3)t^{-4}$, e) $\frac{1}{3}Q^{-2/3}$, f) $-\frac{1}{2}p^{-3/2}$.

9.2.5 a) $dv/dt = a - b/t^2$, b) $dU/dz = 2az + \frac{1}{2}bz^{-1/2} - \frac{1}{2}cz^{-3/2}$.

9.2.7 $\dfrac{dN}{dt} = 52 + 4t = 72h^{-1}.$

9.2.9 a) 0, b) $-0{,}12$, c) $-0{,}06$.

9.2.11 $\Delta y/\Delta x = \dfrac{\cos(x+h) - \cos x}{h} = -\dfrac{2}{h}\sin\left(x + \dfrac{h}{2}\right)\sin\dfrac{h}{2}$

$$= -\sin(x+k)\cdot\frac{\sin k}{k} \to -\sin x.$$

9.2.13 a) $y' = (x-3) + (x+7) = 2x + 4$,
b) $y' = \sin x + x\cos x$,
c) $z' = -\cos t - (1-t)\sin t$,
d) $Q' = \cos^2\alpha - \sin^2\alpha$,
e) $n' = \frac{1}{3}x^{-2/3}(1-2x) - 2x^{1/3}$,
f) $f' = \frac{a}{2}y^{-1/2}\sin y + a\sqrt{y}\cos y$.

9.2.15 a) $\cos^2 x - \sin^2 x$, b) $6t^2 - 6t + 10$, c) $\cos u - u\sin u$,
d) $-\frac{3}{2}w^{1/2} + \frac{1}{2}w^{-1/2}$.

9.2.17 a) $2(x+5)$, b) $4u(u^2-3)$, c) $-(t-2)^{-2}$,
d) $2(1-v)^{-2}$, e) $-\frac{3}{2}(4-3t)^{-1/2}$, f) $4\cos(4\alpha - 5)$.

9.2.19 a) $u' = -4(x-1)^{-5}$, b) $E' = -\dfrac{1}{w^2} - \dfrac{1}{(w-1)^2}$,
c) $z' = \frac{1}{2}(t-1)^{-1/2} - \frac{1}{2}(t+1)^{-3/2}$,
d) $f' = 2\alpha\cos\alpha(\cos\alpha - \alpha\sin\alpha)$.

9.2.21 a) $dy/dx = \dfrac{3x^2 - 2x^3}{(1-x)^2}$,

b) $dS/dt = \dfrac{ad - bc}{(ct+d)^2}$,

c) $$\frac{dQ}{d\alpha} = \frac{(1+\cos\alpha)(-\cos\alpha) - (1-\sin\alpha)(-\sin\alpha)}{(1+\cos\alpha)^2}$$
$$= \frac{-\cos\alpha + \sin\alpha - 1}{(1+\cos\alpha)^2},$$

d) $dP/dt = (3+t^4)(1+t^2)^{-2}$,

e) $df/du = pu^2(pu^3 + q)^{-2/3}$,

f) $$dh/d\phi = \frac{2\cos 3\phi \cos 2\phi + 3\sin 2\phi \sin 3\phi}{\cos^2 3\phi}.$$

9.2.23 $y' = 2x, \quad x = \sqrt{y-1} \quad (y > 1)$,

$$\frac{dx}{dy} = \frac{1}{2\sqrt{y-1}} = \frac{1}{2x} = \left(\frac{dy}{dx}\right)^{-1}.$$

9.3.1 a) $y = 2x^3 + C$, b) $y = 4x^2 - 7x + C$,
c) $u = \frac{a}{2}t^2 + bt + C$, d) $y = \frac{5}{4}x^4 + C$,
e) $W = t^2 - 8t + C$, f) $U = U_0 x + \sin x + C$,
g) $y = \frac{1}{3}\sin t + C$, h) $U = \frac{1}{2}\sin 2x + C$,
i) $K = -1/u + C$.

9.5.1 $\approx 2{,}8$.

9.5.3 a) 1/2, b) 10, c) $a\frac{t^3}{3} + b\frac{t^2}{2} + \mathrm{ct}$,
d) 4, e) 2, f) 2.

9.5.5 a) $-\frac{1}{5}x^{-5} + C$, b) $\frac{3}{2}t^{2/3} + C$,
c) $\frac{u_2}{2} + \frac{2}{3}u^3 + \frac{3}{4}u^4 + C$,
d) $\frac{10}{11}s^{\frac{11}{10}} + C$,
e) $-A\cos\theta + B\sin\theta + C$,
f) $-\frac{1}{\sqrt{2}}Q^{-1/2} + C$.

9.5.7 a) $\frac{1}{x+2}$, b) $\frac{ax-1}{x+1}$,

c) $\frac{t-3}{\sin t}$, d) $\sqrt{s^3+1}$.

9.6.1 a) $y'' = -6x$, b) $u'' = 40z^3 - 18z$,
c) $W'' = 6t^{-3}$, d) $-\frac{1}{2}s^{-3/2}$.

9.6.3 $v = at, \quad s = \frac{a}{2}t^2$.

9.6.5 a) Nach unten konvex, b) und c) nach oben konvex, d) nicht konvex, e) für $x < 0$ nach oben konvex, für $x > 0$ nach unten konvex.

9.6.7 a) Maximum bei $x = -3^{-1/2}$, Minimum bei $x = +3^{-1/2}$,
b) Minimum bei $t = -2$, c) Maximum bei $p = \frac{1}{2}$

9.6.9 Notwendig, aber nicht hinreichend. Unter ungewöhnlichen Umständen auch nicht notwendig.

9.6.11 Hinreichend, aber nicht notwendig, da c nicht die Hypotenuse zu sein braucht.

9.6.13 Notwendig, aber nicht hinreichend.

9.6.15 Die Bedingung $f''(x) = 0$ ist notwendig, aber nicht hinreichend für die Existenz eines Wendepunktes.

9.7.1 a) Absolutes Minimum bei $x = 3/2$, absolutes Maximum bei $x = 5$.
b) Absoluten Minimum bei $t = -2$, absolutes Maximum bei $t = 3$.
c) Maximum bei $v = 1$, Minimum bei $v = 3$.
d) Relatives Maximum bei $x = -1$, relatives Minimum bei $x = +1$, absolutes Maximum bei $x = 3$, absolutes Minimum bei $x = -3$.

9.7.3 $dQ/ds = (s^2 + 2s - 15)(s + 1)^{-2} = 0$ für $s = 3$ und $s = -5$. Für $s \downarrow 3$ ist $dQ/ds > 0$, für $s \uparrow 3$ ist $dQ/ds < 0$. $Q(0) = 5$, $Q(3) = -4$ absolutes Minimum.

9.7.5 a) bei $x = 5\,\text{cm}$, b) $\int_0^{10} (10x - x^2)\,dx = 167$ mg.

9.7.7 $x = a/2$.

9.7.9 $dP/dv = -\dfrac{W^2}{2\varrho S v^2} + \frac{3}{2}\varrho A v^2 = 0, \quad v = \left(\dfrac{W^2}{3\varrho^2 SA}\right)^{1/4}.$

9.7.11 $S = 2\pi r h + 2\pi r^2, \quad V = \pi r^2 h,$

$$S = 2\frac{V}{r} + 2\pi r^2, \quad dS/dr = -2\frac{V}{r^2} + 4\pi r = 0,$$

$$r = \left(\frac{V}{2\pi}\right)^{1/3}, \quad h:r = V:\pi r^3 = V:\frac{V}{2} = 2, \quad h = 2r.$$

9.8.1 a) $\dfrac{1}{6}\int_0^6 \left(\dfrac{x}{2} + 3\right) dx = 9/2,$

b) $\int_2^3 at^2\,dt = 19a/3,$

c) $\dfrac{1}{\pi}\int_{-\pi/2}^{\pi/2} \cos\alpha\,d\alpha = 2/\pi.$

9.9.1 $\delta S \approx 8\pi r \cdot \delta r,$
$\delta V \approx 4\pi r^2 \cdot \delta r = S \cdot \delta r.$

9.10.5 a) $\dfrac{1}{\omega}\sin\omega x\,(\omega \neq 0),$ b) $-\dfrac{1}{32}(1 - 8u)^4,$

c) $\dfrac{2}{3q}(p + qs)^{3/2},$ d) $\dfrac{1}{20}(4t + 3)^5\Big|_0^2 = \dfrac{11^5 - 3^5}{20},$

e) $\frac{1}{3}\sin 3\theta\,|_0^{\pi/2} = -\frac{1}{3},$ f) $-\frac{1}{5}(5x - 1)^{-1}|_1^3 = 1/28.$

9.10.7 a) $\int x\sin x dx = -x\cos x + \sin x + C,$
b) $\int t\cos\omega t = \omega^{-2}(\omega t\sin\omega t + \cos\omega t) + C,$
c) $\int u(u + 1)^{1/2}\,du = \frac{2}{3}u(u + 1)^{3/2} - \frac{4}{15}(u + 1)^{5/2} + C.$

Kapitel 10

10.3.1 a) 6,931, b) 4,189, c) $2\ln 100 = 9{,}2104.$

10.4.1 a) 7,5244, b) 0,3935, c) 0,49658.

10.4.7 a) $\frac{1}{2}$, b) 0, c) $-a$.

10.5.1 a) 5,65, b) 0,253, c) 0,850.

10.5.3 a) $\exp(x\ln 2)$, b) $\exp(u\ln 10)$, c) $\exp(s\ln 4{,}43)$,
d) $\exp(-3{,}08886t)$, e) $\exp(-0{,}43124x)$.

10.5.5 $33{,}115e^{2x}$.

10.6.1 $\log 10 = 1$, $\ln 10 = 2{,}3026$, $\ln 10 = 2{,}3026\log 10$, etc.

10.7.1 a) $3e^{3x}$, b) $-2e^{1-2u}$, c) $(-t)\exp(-\frac{1}{2}t^2)$,
d) $5/(5x+4)$, e) $2v/(v^2-2)$, f) $-1/(s^2+s)$,
g) $e^{t/2}(1+t/2)$, h) $1+\ln 3u$, i) $1/[r(1-r)]$.

10.7.3 Verwenden Sie die Kettenregel mit $u = f(x)$.

10.7.5 a) $e^u + C$, b) $\frac{1}{2}e^{2t} + C$, c) $-e^{-x} + C$,
d) $\ln w + C$, e) $\ln(x+1) + C$, f) $\frac{1}{2}\ln(2t+5) + C$.

10.7.7 $\delta y \approx (1/x)\,\delta x$,

10.7.9 Sei $u = -x^2$. a) $e^u > 0$, b) $1/e^u \to 0$,
c) $y' = -2xe^u$, $y'' = -2e^u(1-2x^2)$; aus $y' = 0$ folgt $x = 0$ mit $y'' < 0$.
d) Aus $y'' = 0$ folgt $1 - 2x^2 = 0$.

10.7.11 a) $y(0) = c(e^0 - e^0) = 0$,
b) $e^{-at} > e^{-bt}$ wegen $b > a$,
e) $y'' = c(a^2e^{-at} - b^2e^{-bt}) = 0, \quad t = (b-a)^{-1}\ln\left(\frac{b}{a}\right)^2$.

10.8.1 Verwenden Sie Gl. (10.8.3) mit $a = 3, -3, \frac{1}{2}$. So wird

a) e^3, b) e^{-3}, c) $e^{1/2}$.

d) $\frac{1}{h}\ln(1+3h) = \frac{3}{k}\ln(1+k) \to 3$.

10.9.1 $dT/dt = -ak\exp(-kt)$.

10.9.3 a) 8,06 d, b) 1,87 h.

10.9.5 $\delta N/N_0 \approx -\lambda e^{-\lambda t_1}\delta t$.

10.9.7 $dN/dt = -abk\exp(-b\cdot\exp kt)\exp kt$.

10.10.1 $e^{-x} \approx e^0 - x$.

10.10.3 $\sin x \approx x - \frac{x^3}{3!}$, $\cos x \approx 1 - \frac{x^2}{2}$.

10.10.5 $\ln(1+x) = x - \frac{x^2}{2} + \frac{x^3}{3} - \frac{x^4}{4} + \cdots$,

$$\frac{d}{dx}\ln(1+x) = 1 - x + x^2 - x^3 + x^4 - \cdots$$

$$= 1/(1+x) \text{ für } |x| < 1.$$

10.10.7 a) $\Delta t = \dfrac{\ln 2}{\ln\left(1 + \dfrac{p}{100}\right)}$,

b) $\Delta t = \dfrac{100 \ln 2}{p} \approx \dfrac{70}{p}$.

10.11.1 a) $\sinh(-x) = \frac{1}{2}(e^{-x} - e^{x})$,
b) $\cosh(-x) = \frac{1}{2}(e^{-x} + e^{x})$,
d) $\sinh(x + h) = \frac{1}{2}(e^{x+y} - e^{-x-y})$.

10.11.3 $\sinh x = x + \dfrac{x^3}{3!} + \dfrac{x^5}{5!} + \cdots$,

$\cosh x = 1 + \dfrac{x^2}{2!} + \dfrac{x^4}{4!} + \cdots$.

10.11.5 a) $e^x(x-1) + C$, b) $e^x(x + k - 1) + C$,

c) $\dfrac{x^3}{3}(\ln x - \frac{1}{3}) + C$, d) $(-\frac{1}{2})\ln(5 - 2z)\,|_1^2 = \ln 2$,

e) $\left.\dfrac{1}{\ln a} e^{x \ln a}\right|_0^1 = (a-1)/\ln a$,

f) $\left.\dfrac{1}{a}\ln(at + b)\right|_a^{2a} = \dfrac{1}{a}\ln\dfrac{2a^2 + b}{a^2 + b}\,(a > 0)$.

Kapitel 11

11.1.1 $y' = 2ax + b = \dfrac{ax^2 + bx}{x} + ax = \dfrac{y}{x} + ax$.

11.3.1 a) $\dfrac{dy}{y} = \dfrac{dx}{x}$, $\ln|y| = \ln|x| + C$, $y = C_1 x$, $C_1 \in \mathbb{R}$,

b) $\dfrac{dy}{y^2} = a\,dx$, $-\dfrac{1}{y} = ax + C$, $y = -\dfrac{1}{ax + C}$,

c) $\dfrac{dy}{y} = kt\,dt$, $\ln|y| = k\dfrac{t^2}{2} + C$, $y = C_1 e^{kt^2/2}$,

d) $\dfrac{du}{u^2} = t\,dt$, $-\dfrac{1}{u} = \dfrac{t^2}{2} + C$, $u = -\dfrac{1}{t^2/2 + C}$.

11.3.3 $\left(\dfrac{2}{v} - 1\right)dv = k\,dt$, $2\ln|v| - v = kt + C$; aus

$v = 1$, $t = 0$ folgt $C = -1$.

11.3.5 $N = N_1 e^{c(t-t_1)}$.

11.3.7 $\lambda > 0{,}5$, wenn t in Jahren gemessen wird.

11.3.9 a) $\dfrac{dy}{dt} = 0{,}76y$, b) $\dfrac{dy}{dt} = 2\sqrt{y}$, c) $\dfrac{dy}{dt} = y - 1$.

11.3.11 $I(x) = I_0 e^{-\mu x}$, $\frac{dI}{dx} = -\mu I_0 e^{-\mu x}$, $\frac{dI}{dx} = -\mu I$.

11.4.3 $\frac{dN}{dt} = (\lambda - \mu)N + v$, $N = N_0 e^{(\lambda - \mu)t} - 1)$.

11.4.5 $\frac{dz}{z-1} = dx (z > 1)$, $\ln(z-1) = x + C$, $C = 0$,

$z = 1 + e^x$.

11.4.7 $QdQ = (x-3)\,dx$,

$\frac{Q^2}{2} = \frac{1}{2}(x-3)^2 + C$, $C = 1/2$, $Q^2 = (x-3)^2 + 1$.

11.5.1 a) $y = 2 + \frac{3}{1 + ke^{3t}}$, b) $u = 3 - \frac{3}{1 + ke^{-3t/2}}$,

c) $z = 1 + \frac{2}{1 + ke^{2t}}$, d) $y = 2 - \frac{4}{1 + ke^{4x}}$.

11.5.3 a) $y = \frac{2}{1 + e^{-t}}$, b) $y = \frac{4}{1 + \frac{1}{3}e^{-4t}}$,

c) $y = \frac{1}{1 + e^{-t/3}}$, d) $y = \frac{4}{1 + 3^{-t}}$.

11.6.1 $V = cL^3$, $\frac{dV}{dt} = 3cL^2 \frac{dL}{dt}$,

$\frac{1}{V}\frac{dV}{dt} = \frac{3}{L}\frac{dL}{dt}$.

11.6.3 $\frac{dy}{y} = \frac{mdx}{x}$, $\ln|y| = m \ln x + C$,

$y = Ax^m$, $A = -\frac{1}{2^m}$.

11.6.5 a) $y_2 - y_1 = A(e^{kt_2} - e^{kt_1})$,

b) $\frac{\Delta y}{y} = \frac{A(e^{kt_2} - e^{kt_1})}{e^{kt_1}}$,

c) $\frac{\Delta y}{\Delta t} = \frac{A(e^{kt_2} - e^{kt_1})}{t_2 - t_1}$,

d) $\frac{dy}{dt} = kAe^{kt_1}$,

e) $\frac{1}{y}\frac{dy}{dt} = k$.

11.7.1 $x = Ae^{\lambda t}, \quad y = Be^{\lambda t},$

$$\left.\begin{array}{l}(7-\lambda)A - 4B = 0\\ -9A + (7-\lambda)B = 0\end{array}\right\} \lambda_1 = 1, \quad \lambda_2 = 13.$$

$$\frac{A_1}{B_1} = \frac{2}{3}, \quad \frac{A_2}{B_2} = -\frac{2}{3}, \quad A_1 = 2k, \quad B_1 = 3k,$$

$A_2 = 2m, \quad B_2 = -3m,$
$x = 2ke^t + 2me^{13t},$
$y = 3ke^t - 3me^{13t}.$

11.7.3 Die Diskriminante von $\lambda^2 - (a+d)\lambda + (ad - bc) = 0$ ist $(a+d)^2 - 4(ad - bc) = (a-d)^2 + 4bc > 0.$

11.7.5 a) Bevölkerungswachstum erhöht Armut. Armut verstärkt Bevölkerungswachstum.

b) Das Verbrennen von Erdöl und Kohle erzeugt Luftverschmutzung. In der Öffentlichkeit entsteht Besorgnis. Zur Verminderung der Luftverschmutzung wird zu anderen Energieträgern übergegangen.

c) Ein niedriger Lebensstandard kann die Gesundheit schädigen und die Produktion hemmen. Geringere Produktion hat eine Senkung des Lebensstandards zur Folge.

d) Je mehr Automobile, je dichter der Verkehr, desto mehr Straßen müssen gebaut werden. Mehr und bessere Straßen verlocken zum Kauf weiterer Wagen und fördern so den privaten Verkehr.

e) Drogeneinnahme kann zu Süchtigkeit führen. Dies führt zur Schädigung der Gesundheit und zum Gebrauch von noch mehr und stärkeren Drogen.

f) Zerstörung des Waldes kann zur Verschlechterung des Bodens führen (Erosion, Auslaugung der Mineralstoffe, Verkrustung). Zur Fortsetzung der Landwirtschaft muß mehr Wald zerstört werden.

11.9.1 $d^2x/dt^2 = -A\omega^2 \cos\omega t - B\omega^2 \sin\omega t,$
$\omega^2 = \mathrm{k}, \quad \omega_1 = +\sqrt{k}, \quad \omega_2 = -\sqrt{k},$
wobei A und B beliebige Konstanten sind.

Kapitel 12

12.2.1 a) $\partial f/\partial x = a, \quad \partial f/\partial y = -b,$
b) $\partial g/\partial u = 2u - 2v, \quad \partial g/\partial v = -2u + 2v,$
c) $\partial\Phi/\partial s = \partial\Phi/\partial t = e^{s+t},$
d) $\partial h/\partial x = a\exp(ax + by + cz),$ etc.
e) $\partial\Psi/\partial\alpha = 3\cos(3\alpha + \beta), \quad \partial\Psi/\partial\beta = \cos(3\alpha + \beta),$
f) $\partial Q/\partial v = w/v, \quad \partial Q/\partial w = \ln v,$
g) $\partial F/\partial r = -(r - 2s)^{-2}, \quad \partial F/\partial s = 2(r - 2s)^{-2},$
h) $\partial G/\partial s = -abt/(bx - ct)^2, \quad \partial G/\partial t = abs/(bs - ct)^2.$

12.2.3 a) $f_{xx} = 2a, \quad f_{xy} = b, \quad f_{yy} = 2c,$
b) $h_{uu} = n(n-1)u^{n-2}v^n, \quad h_{uv} = n^2(nv)^{n-1},$
$h_{vv} = n(n-1)u^n v^{n-2},$

c) $Q_{vv} = -w/v^2, \quad Q_{vw} = 1/v, \quad Q_{ww} = 0,$
d) $S_{xx} = S_{yy} = S_{zz} = 2, \quad S_{xy} = S_{xz} = S_{yz} = 0,$
e) $\Phi_{ss} = 0, \quad \Phi_{st} = ae^{at}, \quad \Phi_{tt} = a^2se^{at},$
f) $\Psi_{\alpha\alpha} = -A\sin\alpha, \quad \Psi_{\alpha\beta} = 0, \quad \Psi_{\beta\beta} = -B\sin\beta.$

12.2.5 $Q_x = x(x^2+y^2)^{-1/2} = xQ^{-1}, \quad Q_y = yQ^{-1},$
$Q_{xx} = Q^{-1} - xQ^{-2}Q_x = Q^{-1} - x^2Q^{-3},$
$Q_{yy} = Q^{-1} - y^2Q^{-3},$
$Q_{xx} + Q_{yy} = 2Q^{-1} - (x^2+y^2)Q^{-3} = Q^{-1}.$

12.3.1 $$\left.\begin{array}{l}\partial z/\partial x = 18x - 6y = 0\\ \partial z/\partial y = -6x + 4y - 6 = 0\end{array}\right\} x = 1, \quad y = 3, \quad z = 2.$$

12.3.3 Sei $15 + 4x - 3y + 5xy - x^2 - 2y^2 = S$,
$\partial S/\partial x = 4 + 5y - 2x, \quad \partial S/\partial y = -3 + 5x - 4y,$
$$\left.\begin{array}{l}\partial z/\partial x = (4 + 5y - 2x)\exp S = 0\\ \partial z/\partial y = (-3 + 5x - 4y)\exp S = 0\end{array}\right\} x = -\tfrac{1}{17}, \quad y = -\tfrac{14}{17}.$$

12.3.5 Im ersten und dritten Quadranten haben x und y gleiches Vorzeichen; daher ist $z > 0$. Im zweiten und vierten Quadranten haben x und y ungleiches Vorzeichen; daher ist dort $z < 0$.

12.3.7 Es bezeichne x die Schwefelmenge und y die Anzahl Absenzen. Dann folgt

$\Sigma x_i = 71, \quad \Sigma y_i = 265, \quad \Sigma x_i y_i = 4244, \quad \Sigma x_i^2 = 1103.$
$$\left.\begin{array}{r}1103a + 71b = 4244\\ 71a + 5b = 265\end{array}\right\} a = 5{,}074, \quad b = -19{,}049,$$

$y = (5{,}074)x - 19{,}049.$

12.3.9 $x = py + q, \quad \varepsilon_i = py_i + q - x_i.$
Es sei $S = \Sigma\varepsilon_i^2$. Aus $\partial S/\partial p = 0$ folgt $p\Sigma y_i^2 + q\Sigma y_i = \Sigma x_i y_i$. Aus $\partial S/\partial q = 0$ folgt $p\Sigma y_i + mq = \Sigma x_i$ oder

$$\left.\begin{array}{r}16571p + 265q = 4244\\ 265p + 5q = 71\end{array}\right\} p = 0{,}1904, \quad q = 4{,}1078,$$

$x = (0{,}1904)y + 4{,}1078$ oder $y = (5{,}252)x - 21{,}57.$

Kapitel 13

13.2.1 $\{A, B\}$: Blutdruck unter 150 mm,
$\{B, C\}$: Blutdruck über 120 mm,
$\{A, C\}$: Blutdruck unter 120 mm oder über 150 mm,
$\{A, B, C\}$: Blutdruck beliebig.

13.2.3 Schnittmenge $\{BB\}$,
Vereinigungsmenge $\{BB, BG, GB\}$.

13.2.5 A und B, A und D, C und D.

13.3.1 0,7 und 0,3.

13.3.3 a) 19/37, b) 6/37, c) 11/37.

13.3.5 11/20.

13.3.7 $\{ABC, ACB, BAC, BCA, CAB, CBA\}$, Wahrscheinlichkeit 1/6.

13.4.1 a) 0,77, b) 0,54.

13.4.3 Verwenden Sie ein Venn-Diagramm.

13.5.1 Der verkürzte Ereignisraum ist $\{BG, GB, GG\}$. Alle drei Ereignisse haben die gleiche Wahrscheinlichkeit. Daher ist $P(GG|\text{nicht } BB) = 1/3$.

13.5.3 a) 0,0067, b) 0,891.

13.5.5 a) 39% + 48% − 15% = 72% haben beide Antigene, 28% haben kein Antigen.
b) 33% der Population haben B, aber nicht A. Die bedingte Wahrscheinlichkeit ist 33/48 = 0,69 oder 69%.

13.5.7 (3/8)(2/7) = 3/28.

13.5.9 a) 0,0385, b) 0,0925.

13.6.1 a) (2/6)(2/6) = 1/9, b) 2(1/6)(1/6) = 1/18,
c) 3(1/6)(1/6) = 1/12.

13.6.3 a) 1/4, b) 1/4, c) 1/4, e) 0.

13.6.5 $p_1 = r^2$, $p_2 = 2pq$, $p_3 = p^2 + 2pr$, $p_4 = q^2 + 2qr$.

13.7.1 Anzahl Wörter $25^2 = 625$.
a) ja, b) nein.

13.7.3 Für jeden Balken gibt es zwei Möglichkeiten. Die Anzahl Zeichen ist höchstens $2^7 = 128$.

13.7.5 10, 20, 56, 9, 1, 330.

13.7.7 $\binom{10}{1} = \binom{9}{0} + \binom{9}{1} = 10$, $\binom{10}{2} = \binom{9}{1} + \binom{9}{2} = 45$, etc.

13.7.9 $\binom{38}{3} = 8436$.

13.7.11 $\binom{10}{4} = 210$.

13.7.13 $8!/(5!3!) = \binom{8}{3} = 56$.

13.7.15 a) $\binom{10}{3}$, b) $\binom{10}{4}$.

13.7.17 a) $1 + 4x + 6x^2 + 4x^3 + x^4$,
b) $1 - 4x + 6x^2 - 4x^3 + x^4$,
c) $32 + 80p + 80p^2 + 40p^3 + 10p^4 + p^5$,
d) $z^3 + \frac{3}{2}z^2 + \frac{3}{4}z + \frac{1}{8}$,
e) $12a^5 + 40a^3 + 12a$.

13.7.19 a) $\dfrac{n+1}{n+1-k}$, b) $\dfrac{1}{k}m(m-1)\cdots(m-k+1)$,

c) $\binom{N+1}{5}$.

13.7.21 a) $a^{n-1} + \binom{n-1}{1} a^{n-2}b + \binom{n-1}{2} a^{n-3}b^2 + \cdots + b^{n-1}$,

b) $a^{2n} + \binom{2n}{1} a^{2n-1}b + \binom{2n}{2} a^{2n-2}b^2 + \cdots + b^{2n}$.

13.8.1 a) $\binom{5}{2} \Big/ 2^5 = 10/32$, b) $1/32$, c) $31/32$, d) $16/32$.

13.8.3 Die Wahrscheinlichkeit, daß *keine* Doppelsechs eintrifft, beträgt $(35/36)^{24} = 0{,}5086$. Es ist besser zu wetten, daß dieser Fall eintrifft.

13.8.5 a) $0{,}822^3 = 0.555$, b) $1 - 0{,}555 = 0{,}445$.

13.8.7 a) $\binom{4}{1}\left(\frac{1}{4}\right)\left(\frac{3}{4}\right)^3 = 0{,}422$, b) $1 - \left(\frac{3}{4}\right)^4 = 0{,}684$.

13.8.9 $P(GGGG|\text{mindestens } GG) = \dfrac{1/16}{6/16 + 4/16 + 1/16} = \dfrac{1}{11}$

13.8.11 15/16.

13.9.1 c) $\mu = E(X) = (0{,}5)1 + (0{,}3)5 + (0{,}2)10 = 4{,}0$,
$\sigma^2 = E(X-\mu)^2 = (0{,}5)3^2 + (0{,}3)1^2 + (0{,}2)6^2 = 12{,}0$,
$\sigma = 3{,}46$.

13.9.3 $E(X) = 39$, $\sigma = 2{,}93$.

13.9.5 $E(S_6) = (0{,}7351)0 + (0{,}2321)1 + (0{,}0305)2 + (0{,}0021)3 + (0{,}0001)4 = 0{,}2998$,
$E(S_6) = 6(0{,}05) = 0{,}30$. Die Differenz erklärt sich durch Rundungsfehler.

13.9.7 $E(X) = 5(0{,}5) = 2{,}5$, $\mathrm{Var}(X) = 5(0{,}5)(0{,}5) = 1{,}25$.

13.9.9 a) $E(N_1) = 240(0{,}25) = 60$, $E(N_2) = 240(0{,}5) = 120$,
$E(N_3) = E(N_1)$.

b) $\mathrm{Var}(N_1) = 240(0{,}25)(0{,}75) = 45$, $\sigma_1 = 6{,}71$,
$\mathrm{Var}(N_2) = 240(0{,}50)(0{,}50) = 60$, $\sigma_2 = 7{,}75$,
$\mathrm{Var}(N_3) = \mathrm{Var}(N_1)$, $\sigma_3 = \sigma_1$.

13.10.1 $p_0 = (0{,}5)^0\, e^{-0{,}5}/0! = 0{,}6065$,
$p_1 = (0{,}5)^1\, e^{-0{,}5}/1! = 0{,}3033$,
$p_2 = (0{,}5)^2\, e^{-0{,}5}/2! = 0{,}0758$,
$p_3 = (0{,}5)^3\, e^{-0{,}5}/3! = 0{,}0126$, etc.

13.10.3 $E(X) = (0{,}1353)0 + (0{,}2707)1 + (0{,}2707)2 + \cdots + (0{,}0002)9 = 1{,}9994$,
$E(X) = m = 2$ (Differenz wegen Rundungsfehlern)
$\mathrm{Var}\, X = E(X-m)^2 = (0{,}1353)2^2 + (0{,}2707)1^2 + (0{,}2707)0^2 + \cdots + (0{,}0002)7^2 = 1{,}9972$,
$\mathrm{Var}\, X = m = 2$ (Differenz wegen Rundungsfehlern)

13.10.5 a) $\sigma = \sqrt{m} = 2{,}10$,
b) $1 - p_0 = 1 - (4{,}4)^0 \, e^{-4{,}4}/0! = 0{,}9877$.

13.10.7 $\sigma = \sqrt{m} = 2{,}83$. Abweichungen von 1, 2 oder 3 treten häufig ein. Größere Abweichungen sind aber selten.

13.10.9 $m = 5$. $p_0 = 0{,}0067$, $p_1 = 0{,}0337$, $p_2 = 0{,}0842$, etc. (Tafel H).

13.11.1 $x = \pm 1$.

Kapitel 14

14.1.1
$$\begin{array}{c} \\ AA \\ Aa \\ aa \end{array} \begin{pmatrix} BB & Bb & bb \\ n_{00} & n_{01} & n_{02} \\ n_{10} & n_{11} & n_{12} \\ n_{20} & n_{21} & n_{22} \end{pmatrix}$$

14.2.1 a) (8, 8, 4, 10), b) (2, 6, −2, 10), c) (0, 0, 0, 0), d) (−6, −2, −6, 0).

14.2.3 a) $\begin{pmatrix} 1 & 0 & 1 \\ 5 & 6 & 5 \end{pmatrix}$, b) $\begin{pmatrix} 5 & -4 & 1 \\ -5 & 4 & 3 \end{pmatrix}$,
c) $\begin{pmatrix} -1 & 2 & 1 \\ 10 & 7 & 6 \end{pmatrix}$, d) $\begin{pmatrix} 11 & -8 & 3 \\ -5 & 14 & 11 \end{pmatrix}$,

14.2.5 a) 51, b) 13, c) 19,
d) 51, e) 57, f) 89, g) 5.

14.2.7 $\boldsymbol{f}'\boldsymbol{q} = 0(23) + 1(17) + 2(8) + 3(6) + 4(8) + 5(2) = 93$.

14.2.9
$$E(X) = (p_1, p_2, \ldots, p_m) \begin{pmatrix} x_1 \\ x_2 \\ \vdots \\ x_m \end{pmatrix}.$$

14.2.11 a) $\begin{pmatrix} 15 \\ 15 \end{pmatrix}$, b) (5, 1),
c) $\begin{pmatrix} 15 & -3 \\ 12 & 19 \end{pmatrix}$, d) $\begin{pmatrix} 41 & 36 \\ -3 & -4 \end{pmatrix}$.

14.2.13 a) $\begin{pmatrix} a + b + c + d \\ -a + b - c + d \end{pmatrix}$ b) $(a + b + c + d, \; -a + b - c + d)$.

14.2.15 $\boldsymbol{u}'\boldsymbol{S}\boldsymbol{u} = 3x^2 - xy + y^2$.

14.2.17 $\boldsymbol{A}(\boldsymbol{B} + \boldsymbol{C}) = \boldsymbol{AB} + \boldsymbol{AC} = \begin{pmatrix} a + 3b & 3a + 4b \\ c + 3d & 3c + 4d \end{pmatrix}$.

14.2.19 $\boldsymbol{A}^2 = \begin{pmatrix} 1 & 2 \\ 0 & 1 \end{pmatrix}\begin{pmatrix} 1 & 2 \\ 0 & 1 \end{pmatrix} = \begin{pmatrix} 1 & 4 \\ 0 & 1 \end{pmatrix}$, $\boldsymbol{A}^n = \begin{pmatrix} 1 & 2n \\ 0 & 1 \end{pmatrix}$.

14.2.21 $\boldsymbol{U}^n = \begin{pmatrix} 1^n & 0 & 0 \\ 0 & 2^n & 0 \\ 0 & 0 & 3^n \end{pmatrix}$.

14.2.23 $\frac{1}{10}\begin{pmatrix} 8 & 5 \\ 6 & 5 \end{pmatrix}\begin{pmatrix} 5 & -5 \\ -6 & 8 \end{pmatrix} = \begin{pmatrix} 1 & 0 \\ 0 & 1 \end{pmatrix}$.

14.2.25 $\boldsymbol{A}'\boldsymbol{A} = \frac{1}{25}\begin{pmatrix} 3 & -4 \\ 4 & 3 \end{pmatrix}\begin{pmatrix} 3 & 4 \\ -4 & 3 \end{pmatrix} = \begin{pmatrix} 1 & 0 \\ 0 & 1 \end{pmatrix}$.

14.2.27 $x = 17, \quad y = -7$.

14.2.29 a) $\boldsymbol{ab}' = 15$, b) $\boldsymbol{a}'\boldsymbol{b} = \begin{pmatrix} 3 \\ 1 \\ 1 \end{pmatrix}(4, 2, 1) = \begin{pmatrix} 12 & 6 & 3 \\ 4 & 2 & 1 \\ 4 & 2 & 1 \end{pmatrix}$.

14.2.31 $\boldsymbol{AB} = \begin{pmatrix} a_1x_1 + a_2x_2 + a_3x_3 & a_1y_1 + a_2y_2 + a_3y_3 \\ b_1x_1 + b_2x_2 + b_3x_3 & b_1y_1 + b_2y_2 + b_3y_3 \end{pmatrix}$,

$$\boldsymbol{B}'\boldsymbol{A} = \begin{pmatrix} a_1x_1 + a_2x_2 + a_3x_3 & b_1x_1 + b_2x_2 + b_3x_3 \\ a_1y_1 + a_2y_2 + a_3y_3 & b_1y_1 + b_2y_2 + b_3y_3 \end{pmatrix} = (\boldsymbol{AB})'.$$

14.3.1 $n_{01} = 34000, \quad n_{11} = 300, \quad n_{21} = 240$.

14.3.3 a) $\boldsymbol{TO} = \begin{pmatrix} p & q & 0 \\ \frac{1}{2}p & \frac{1}{2} & \frac{1}{2}q \\ 0 & p & q \end{pmatrix} \begin{pmatrix} p^2 & 2pq & q^2 \\ p^2 & 2pq & q^2 \\ p^2 & 2pq & q^2 \end{pmatrix}$

$$= \begin{pmatrix} p^2(p+q) & 2pq(p+q) & q^2(p+q) \\ p^2(p+q) & 2pq(p+q) & q^2(p+q) \\ p^2(p+q) & 2pq(p+q) & q^2(p+q) \end{pmatrix}$$

$$= \begin{pmatrix} p^2 & 2pq & q^2 \\ p^2 & 2pq & q^2 \\ p^2 & 2pq & q^2 \end{pmatrix} = \boldsymbol{O},$$

b) $\boldsymbol{T}^2 = \begin{pmatrix} p & q & 0 \\ \frac{1}{2}p & \frac{1}{2} & \frac{1}{2}q \\ 0 & p & q \end{pmatrix} \begin{pmatrix} p & q & 0 \\ \frac{1}{2}p & \frac{1}{2} & \frac{1}{2}q \\ 0 & p & q \end{pmatrix}$

$$= \begin{pmatrix} p^2 + \frac{1}{2}pq & pq + \frac{1}{2}q & \frac{1}{2}q^2 \\ \frac{1}{2}p^2 + \frac{1}{4}p & pq + \frac{1}{4} & \frac{1}{4}q + \frac{1}{2}q^2 \\ \frac{1}{2}p^2 & \frac{1}{2}p + pq & \frac{1}{2}pq + q^2 \end{pmatrix}$$

$$= \begin{pmatrix} \frac{1}{2}p + \frac{1}{2}p^2 & \frac{1}{2}q + pq & \frac{1}{2}q^2 \\ \frac{1}{4}p + \frac{1}{2}p^2 & \frac{1}{4} + pq & \frac{1}{4}q + \frac{1}{2}q^2 \\ \frac{1}{2}p^2 & \frac{1}{2}p + pq & \frac{1}{2}q + \frac{1}{2}q^2 \end{pmatrix} = \tfrac{1}{2}\boldsymbol{T} + \tfrac{1}{2}\boldsymbol{O},$$

c) $\boldsymbol{T}^3 = \boldsymbol{T}(\boldsymbol{T}^2) = \boldsymbol{T}(\frac{1}{2}\boldsymbol{T} + \frac{1}{2}\boldsymbol{O}) = \frac{1}{2}\boldsymbol{T}^2 + \frac{1}{2}\boldsymbol{TO}$

$$= \tfrac{1}{2}(\tfrac{1}{2}\boldsymbol{T} + \tfrac{1}{2}\boldsymbol{O}) + \tfrac{1}{2}\boldsymbol{O} = \tfrac{1}{4}\boldsymbol{T} + \tfrac{3}{4}\boldsymbol{O}.$$

14.3.5 $\boldsymbol{P} = \begin{pmatrix} 0{,}4 & 0{,}6 \\ 0{,}2 & 0{,}8 \end{pmatrix}, \quad \boldsymbol{P}^2 = \begin{pmatrix} 0{,}28 & 0{,}72 \\ 0{,}24 & 0{,}76 \end{pmatrix}$.

14.4.1 $\boldsymbol{a}_1 + \boldsymbol{a}_2 + \boldsymbol{a}_3 = \begin{pmatrix} 4 \\ 6 \end{pmatrix}$.

14.4.3 $\boldsymbol{a}+\boldsymbol{b}=\begin{pmatrix}12\\3\end{pmatrix},\quad \boldsymbol{a}-\boldsymbol{b}=\begin{pmatrix}2\\-7\end{pmatrix},\quad -\boldsymbol{a}=\begin{pmatrix}-7\\2\end{pmatrix},$

$$-\boldsymbol{b}=\begin{pmatrix}-5\\-5\end{pmatrix},\quad \tfrac{1}{2}\boldsymbol{a}=\begin{pmatrix}7/2\\-1\end{pmatrix},\quad -\tfrac{3}{5}\boldsymbol{b}=\begin{pmatrix}-3\\-3\end{pmatrix}.$$

14.4.5 $\frac{1}{2}(\boldsymbol{a}+\boldsymbol{b})=\begin{pmatrix}5\\-1\end{pmatrix}.$

14.4.7 a) $|\boldsymbol{a}|=5,\quad |\boldsymbol{b}|=\sqrt{53}.$

b) $\boldsymbol{a}'\boldsymbol{b}=-13,\quad \cos\alpha=\dfrac{-13}{5\sqrt{53}}=-0{,}3571,\quad \alpha=110{,}9^0.$

14.4.9 $\boldsymbol{u}'\boldsymbol{w}=30-30=0$; $\boldsymbol{u}$ und $\boldsymbol{w}$ sind orthogonal.

14.4.11 $\boldsymbol{F}_1+\boldsymbol{F}_2+\boldsymbol{F}_3=\begin{pmatrix}0\\-2\\10\end{pmatrix},\quad \boldsymbol{F}=\begin{pmatrix}0\\2\\-10\end{pmatrix}.$

14.4.13 $\boldsymbol{v}'\boldsymbol{w}=-10+6+4=0$; $\boldsymbol{v}$ und $\boldsymbol{w}$ sind orthogonal.

14.4.15 $|\boldsymbol{a}|=\sqrt{14},\quad |\boldsymbol{b}|=\sqrt{41},\quad \boldsymbol{a}'\boldsymbol{b}=7,$

$\cos\alpha=0{,}2922,\quad \alpha=73{,}0^0.$

14.4.17 $\boldsymbol{a}'\boldsymbol{b}=|\boldsymbol{a}|\,|\boldsymbol{b}|\cos\pi=-|\boldsymbol{a}|\,|\boldsymbol{b}|.$

14.5.1 $\frac{1}{3}(\boldsymbol{a}_1+\boldsymbol{a}_2+\boldsymbol{a}_3)=(17/3,\ 3,\ 3)'.$

14.5.3 $|\boldsymbol{F}|=2|\boldsymbol{F}_1|\cos\frac{\alpha}{2}.$

14.6.1 a) 7, b) 14, c) -102.

14.6.3 a) $x_1=-9/17$, $x_2=+38/17$. b) $x=\frac{1}{2}(-26r-15s)$, $y=-5s-8r$.

14.6.5 a) $4\begin{vmatrix}7&5\\-2&8\end{vmatrix}=264$, b) $4\begin{vmatrix}1&1\\7&0\end{vmatrix}+5\begin{vmatrix}-2&1\\3&7\end{vmatrix}=-113.$

14.6.7 $x_1=-10/7,\quad x_2=-103/7,\quad x_3=-140/7.$

14.6.9 a) 236 (Multiplizieren Sie die erste Zeile mit -2 und addieren Sie sie zur dritten Zeile),
b) 102 (Subtrahieren Sie die erste von der dritten Kolonne),
c) -475 (Multiplizieren Sie die erste Zeile mit 2 und addieren Sie sie zur zweiten),
d) 8645 (Ziehen Sie die Faktoren 13 und 7 heraus).

14.6.11 $\begin{vmatrix}1&a&a^2\\1&b&b^2\\1&c&c^2\end{vmatrix}=\begin{vmatrix}0&a-b&a^2-b^2\\0&b-c&b^2-c^2\\1&c&c^2\end{vmatrix}$

$$=(a-b)(b-c)\begin{vmatrix}1&a+b\\1&b+c\end{vmatrix}=(a-b)(b-c)(c-a).$$

14.6.13 $\det(\lambda A) = \lambda^3 \begin{vmatrix} 4 & 2 & 1 \\ 3 & -4 & 5 \\ 2 & 2 & 2 \end{vmatrix} = -50\lambda^3.$

14.7.1 $\begin{pmatrix} x & y \\ u & v \end{pmatrix} = \begin{pmatrix} 5 & -7 \\ -2 & 3 \end{pmatrix}.$

14.7.3 $A^{-1} = \frac{1}{6} \begin{pmatrix} 4 & 1 & -2 \\ 6 & 3 & -6 \\ -12 & -3 & 12 \end{pmatrix}.$

14.7.5 a) $A^{-1} = \begin{pmatrix} 1 & -4 & 6 \\ 0 & 1 & -3 \\ 0 & 0 & 1 \end{pmatrix}$, b) $B^{-1} = -\frac{1}{6} \begin{pmatrix} -2 & 0 & 0 \\ 2 & -6 & 0 \\ 5 & -15 & 3 \end{pmatrix}.$

14.7.7 $A^2 = \begin{pmatrix} 41 & 55 \\ 55 & 74 \end{pmatrix}$, $(A^2)^{-1} = \frac{1}{9} \begin{pmatrix} 74 & -55 \\ -55 & 41 \end{pmatrix}$,

$A^{-1} = \frac{1}{3} \begin{pmatrix} 7 & -5 \\ -5 & 4 \end{pmatrix}$, $(A^{-1})^2 = \frac{1}{9} \begin{pmatrix} 74 & -55 \\ -55 & 41 \end{pmatrix}.$

14.7.9 $y = Ax, \quad A^{-1}y = A^{-1}Ax,$

$x = A^{-1}y, \quad A^{-1} = \frac{1}{6} \begin{pmatrix} -2 & 4 & 1 \\ -6 & 6 & 3 \\ 12 & -12 & -3 \end{pmatrix}.$

14.8.1 $a - b - c = O$. Deshalb sind a, b, c linear abhängig.

14.8.3 a) $x = t$ (beliebig), $y = 3t - 7$,
b) keine Lösung.
c) $x = t$ (beliebig), $y = 3t$,
d) $x = -3$, $y = -14$,
e) $x = y = 0$,
f) $x = y = 0$.

14.8.5 $\begin{vmatrix} \lambda & 12 \\ 3 & \lambda \end{vmatrix} = 0, \quad \lambda_1 = 6, \quad \lambda_2 = -6.$

14.9.1 a) $\lambda_1 = 3$, $x_1 = (1, -5)$,
$\lambda_2 = 7$, $x_2 = (1, -1)$,
b) $\lambda_1 = 1$, $x_1 = (1, -2)$,
$\lambda_2 = 9$, $x_2 = (3, 2)$,
c) $\lambda_1 = 3$, $x_1 = (2, -1)$,
$\lambda_2 = 11$, $x_2 = (2, -5)$.

14.9.3 $\lambda_1 = 2$, $x_1 = (1, -2, 3)$,
$\lambda_2 = 1$, $x_2 = (0, 1, -2)$,
$\lambda_3 = 9$, $x_3 = (0, 3, 2)$.

14.9.5 $\begin{vmatrix} p_1 - 1 & q_1 \\ p_2 & q_2 - 1 \end{vmatrix} = \begin{vmatrix} -q_1 & q_1 \\ p_2 & -p_2 \end{vmatrix} = 0.$

14.9.7 $\begin{vmatrix} -\lambda & 1 \\ \frac{1}{4} & \frac{1}{2} - \lambda \end{vmatrix} = \lambda^2 - \frac{\lambda}{2} - \frac{1}{4} = 0, \quad \lambda = \frac{1 \pm \sqrt{5}}{4}.$

14.9.9 $\det(M - \lambda I) = \lambda(\lambda^3 - 48\lambda - 12) = 0.$

Kapitel 15

15.2.1 a) 5, 53,1°, b) 5, −53,1°,
c) $\sqrt{2}$, 225°, d) $5\sqrt{2}$, −45°.

15.3.1 a) $1 + 12i$, b) $-12 + \frac{15}{2}i$, c) -10,
d) $+27$, e) -16, f) $41 + 61i$,
g) $-10 - 49i$, h) $-5 + 12i$, i) $-9 - 40i$, k) 73.

15.3.3 a) $\frac{1}{29}(2 - 5i)$, b) $\dfrac{a - bi}{a^2 + b^2}$,
c) $\frac{1}{10}(3 + i)$, d) $-\frac{1}{10}(1 + 13i)$.

15.4.1 a) $5e^{0,9273i}$, b) $5e^{-0,9273i}$,
c) $2\sqrt{2}e^{i\pi/4}$, d) $\sqrt{17}e^{2,8966i}$,
e) $\sqrt{145}e^{3,2247i}$, f) $10e^{2,2143i}$.

15.4.3 a) $e^{\frac{5}{6}\pi i}$, b) $e^{\frac{\pi}{6}i}$,
c) $e^{\frac{4\pi i}{3}}$, d) $e^{\frac{\pi}{2}i} = i$.

15.5.1 a) $x = \pm 3i$, b) $x = -3 \pm 4i$, c) $\lambda = 3 \pm 3i$,
d) $p = -6 \pm 5i$, e) $u = \frac{1}{4}(5 \pm \sqrt{23}i)$, f) $s = 1 \pm 7i$.

15.5.3 a) $3 \pm i$, b) $5 \pm 3i$.

15.6.1 a) $\omega = \sqrt{3/2}$, $x = a\cos\omega t + b\sin\omega t$,
b) $x = e^{-t/2}(A_1e^{it} + A_2e^{-it})$.

Literaturverzeichnis

Abbott, B.C., Brady, A.J.: Amphibian muscle. In: Physiology of the amphibia. Moore, J.A. (Ed.). Chap. 6, pp. 329—370. London-New York: Academic Press 1964

Ackerman, E.: Biophysical science. Englewood Cliffs, N.J.: Prentice-Hall 1962

Adler, I.: Simplifying the formula. Letter publ. in Science **153**, 936 (1966)

Alexander, R.M.: Animal mechanics. Seattle: University of Washington Press 1968

Anderson, K.P.: Manual of sampling and statistical methods for fisheries biology. Part II, Chap. 5: Computations. FAO Fisheries Technical Paper No. 26, Suppl. 1, Rome: Food and Agriculture Organization of the United Nations 1965

Arbib, M.A.: Brains, machines and mathematics. New York-San Francisco-Toronto-London: McGraw-Hill 1964

Atkins, G.L.: Multicompartment models for biological systems. London: Methuen 1969

Bailey, N.T.J.: The mathematical theory of epidemics. New York-London: Hafner. London: Griffin 1957

Bailey, N.T.J.: The elements of stochastic processes with applications to the natural sciences. London-New York-Sydney: Wiley & Sons 1964

Bailey, N.T.J.: The mathematical approach to biology and medicine. London-New York-Sydney: Wiley & Sons 1967

Bakir, F. *et al.*: Methylmercury poisoning in Iraq. Science **181**, 230—241 (1973)

Bandoni, R.J., Koske, R.E.: Monolayers and microbial dispersal. Science **183**, 1079—1081 (1974)

Barlow's Tables: s. Comrie

Barnett, V.D.: The Monte Carlo solution of a competing species problem. Biometrics **18**, 76—103 (1962)

Bartlett, M.S.: The use of transformations. Biometrics **3**, 39—52 (1947)

Bartlett, M.S.: Stochastic population models in ecology and epidemiology. London: Methuen, London-New York-Sydney: Wiley & Sons 1960

Batschelet, E.: Statistical methods for the analysis of problems in animal orientation and certain biological rhythms. Washington, D.C.: Amer. Inst. Biol. Sciences 1965

Batschelet, E., Striebel, H.R.: Nomogramm zur Bestimmung der reellen und komplexen Wurzeln einer Gleichung vierten Grades. Z. angew. Math. Phys. **3**, 156—159 (1952)

Beier, W.: Biophysik. Eine Einführung in die physikalische Analyse elementarer biologischer Strukturen und Vorgänge. 2nd edition. Leipzig. VEB G. Thieme 1962

Benedict, F.G.: Vital energetics. Report No. 503. Washington, D.C.: Carnegie Institute 1938

Beroza, M., Knipling, e.F.: Gypsy moth control with the sex attractant pheromone. Science **177**, 19—27 (1972)

Bertalanffy, L. von: s. von Bertalanffy, L

Beyer, W.H. (Ed.): Handbook of tables for probability and statistics. Cleveland; Ohio: Chemical Rubber 1966

Blaxter, K.L., Graham, N.M., Wainman, F.W.: Some observations on the digestibility of food by sheep, and on related problems. Brit. J. Nutr. **10**, 69—91 (1956)

Bliss, C.I.: Statistics in biology. Vol. 2. New York-San Francisco-Toronto-London: McGraw-Hill 1970

Bliss, C.I., Blevins, D.L.: The analysis of seasonal variation in measles. Amer. J. Hyg. **70**, 328—334 (1959)

Blume, J.: Nachweis von Perioden durch Phasen- und Amplitudendiagramm mit Anwendungen aus der Biologie, Medizin und Psychologie. Köln-Opladen: Westdeutscher Verlag 1965

Boag, J.W.: Maximum likelihood estimates of the proportion of patients cured by cancer therapy. J. Roy. Stat. Soc., Ser. **B**, **11**, 15—53 (1949)

Bourret, J.A., Lincoln, R.G., Carpenter, B.H.: Fungal endogenous rhythms expressed by spiral figures. Science **166**, 763—764 (1969)

Braun, M: Differential equations and their applications. 2. Aufl. New York-Heidelberg-Berlin: Springer 1978

Brian, M.V.: Social insect populations. London-New York: Academic Press 1965

Brody, S.: Bioenergetics and growth. With special reference to the efficiency complex in domestic animals. New York-Amsterdam-London: Reinhold 1945

Brohmer, P.: Fauna von Deutschland. 9th edition. Heidelberg: Quelle & Meyer 1964

Brown, F.A., Jr: A unified theory for biological rhythms. Rhythmic duplicity and the genesis of circa periodisms. In: Circadian clocks. Proc. of the Feldafing Summer School 1964. Aschoff, J. (Ed.). Amsterdam: North-Holland 1965

Cajori, F.: A history of mathematical notations. Vols. 1 and 2. Chicago: Open Court 1928 and 1929

Calloway, N.O.: Ages of experimental animals. Letter publ. in Science **150**, 1771 (1965)

Cannings, C., Edwards, A.W.F.: Natural selection and the de Finetti diagram. Annals Human Genetics **31**, 421—428 (1968)

Cavalli-Sforza, L.L., Edwards, A.W.F.: Phylogenetic analysis. Models and estimation procedures. Amer. J. Hum. Genet. **19**, 233—257 (1967)

Chapman, D.G.: Stochastic models in animal population ecology. Proc. Fifth Berkeley Symposium on Mathematical Statistics and Probability, **4**, 147—162. Berkeley, Calif.: Univ. of California Press 1967

Chiang, C.L.: Competition and other interactions between species. In: Statistics and mathematics in biology. Kempthorne, O., Bancroft, T.A., Gowen, J.W., Lush, J.L. (Eds.). Chap. 14. Reprinted from 1954 edition. New York-London: Hafner 1964

Chiang, C.L.: Introduction to stochastic processes in biostatistics. London-New York-Sydney: Wiley & Sons 1968

Chiarappa, L., Chiang, H.C., Smith, R.F.: Plant pests and diseases: Assessment of crop losses. Science **176**, 769—773 (1972)

Christiansen, F.B., Fenchel, T.M.: Theories of populations in biological communities. Ecological Studies, Vol. 20. Berlin-Heidelberg-New York: Springer 1977

Clow, D.J., Urquhart, N.S.: Mathematics in biology. Calculus and related topics. New York: Norton 1974

Cole, K.S.: Theory, experiment, and the nerve impulse. In: Theoretical and mathematical biology. Waterman, T.H. and Morowitz, H.J. (Eds.), pp. 136—171. New York-Toronto-London: Blaisdell 1965

Cole, K.S.: Membranes, ions and impulses. A chapter of classical biophysics. Berkeley-Los Angeles: University of California Press 1968

Comroe, J.H.: Physiology of respiration. An introductory text. Chicago: Year Book 1965

Consolazio, C.F., Johnson, R.E., Pecora, L.J.: Physiological measurements of metabolic functions in man. New York-San Francisco-Toronto-London: McGraw-Hill 1963

Copp, D.H., Cockcroft, D.W., Kueh, Y.: Calcitonin from ultimobranchial glands of dogfish and chickens. Science **158**, 924—925 (1967)

Cronan, C.S., Reiners, W.A., Reynolds, R.C., Jr., Lang, G.E.: Forest floor leaching. Contributions from mineral, organic, and carbonic acids in New Hampshire subalpine forests. Science **200**, 309–311, 1978

Crow, J.F., Kimura, M.: An introduction to population genetic theory. New York, Evanston, London: Harper & Row 1970

D'Ancona, U.: The struggle for existence. Leiden: Brill 1954

Davis, D.S.: Nomography and empirical equations, 2nd edition. New York-Amsterdam-London: Reinhold 1962

Davis, F.S., Wayland, J.R., Merkle, M.G.: Ultrahighfrequency electromagnetic fields for weed control: Phytotoxicity and selectivity. Science **173**, 535—537 (1971)

Davson, H.: A textbook of general physiology, 3rd edition. Boston: Little, Brown 1964

Defares, J.G., Sneddon, I.N., Wise, M.E.: An Introduction to the mathematics of medicine and biology. 2nd edition. Amsterdam-London: North-Holland 1973

de Finetti, B.: Considerazioni matematiche sull' ereditarieta mendeliana. Metron **6**, 3—41 (1926)

Derrick, W.R., Grossman, S.I.: Elementary differential equations with applications. Reading, Mass.: Addison-Wesley 1976

De Sapio, R: Calculus for the Life Sciences. San Francisco: Freeman 1976.

Diem, K., Lentner, C. (Eds.): Scientific tables. 7th edition. Basel: Ciba-Geigy (1970)

Dingle, H.: Migration strategies of insects. Science **175**, 1327—1335 (1972)

Dohan, F.C.: Air pollutants and incidence of respiratory disease. Arch. Environ. Health **3**, 387—395 (1961)

Dormer, K.J.: Shoot organization in vascular plants. London: Chapman and Hall 1972

Dwight, H.B.: Tables of integrals and other mathematical data. New York: MacMillan 1961

Ebenhöh, W.: Mathematik für Biologen und Mediziner. Heidelberg: Quelle & Meyer 1975.

Edwards, A.W.F.: Foundations of mathematical genetics. London-New York: Cambridge Univ. Press 1977

Eisner, T. Hicks, K., Eisner, M., Robson, D.S.: "Wolf-in-sheep's-clothing" strategy of a predaceous insect larvae. Science **199**, 790–793 (1978)

Elias, H.: Three-dimensional structure identified from single sections. Science **174**, 993—1000 (1971).

Elias, H., Hennig, A.: Stereology of the human renal glomerulus. In: Quantitative methods in morphology. Weibel, E.R., Elias, H. (Eds.), pp. 130—166. Berlin-Heidelberg-New York: Springer 1967

Engel, A.: Wahrscheinlichkeitsrechnung und Statistik. Bde. 1 und 2. Stuttgart: Klett 1976

Engelhardt, W.: Was lebt in Tümpel, Bach und Weiher? Stuttgart: Kosmos, Franck'sche Verlagshandlung 1962

Ewens, W.J.: Population genetics. London: Methuen 1969

Feinstein, A.R.: Clinical judgment. Baltimore: The Williams & Wilkins Co. 1967

Feller, W.: On the logistic law of growth and its empirical verifications in biology. Acta Biotheor. (Leiden) **5**, 51—64 (1940)

Feller, W.: Diffusion processes in genetics. In: Proceedings of the Second Berkeley Symposium on mathematical statistics and probability. Neyman, J. (Ed.), pp. 227—246. Berkeley: University of California Press 1951

Feller, W.: An introduction to probability theory and its applications. Vol. 1, 3rd edition. London-New York-Sydney: Wiley & Sons 1968

Ficken, R.W., Ficken, M.S., Hailman, J.P.: Temporal pattern shifts to avoid acoustic interference in singing birds. Science **183**, 762—763 (1974)

Fischmeister, H.F.: Apparative Hilfsmittel der Stereologie. In: Quantitative methods in morphology. Weibel, E.R., Elias, H. (Eds.), pp. 221—249. Berlin-Heidelberg-New York: Springer 1967

Fisher, R.A.: The theory of inbreeding. 2nd edition. Edinburgh-London: Oliver and Boyd 1965

Fraenkel, G.S., Gunn, D.L.: The orientation of animals. Kineses, taxes and compass reactions. New York: Dover 1961

Frisch, Karl von: s. von Frisch, K.

Fyhn, H.J., Petersen, J.A., Johansen, K.: Heart activity and high-pressure circulation in Cirripedia. Science **180**, 513—515 (1973)

Gani, J.: Stochastic formulations for life tables, age distributions and mortality curves. In: The mathematical theory of the dynamics of biological populations. M.S. Bartlett and R.W. Hiorns (Eds.), pp. 291—302. London and New York: Academic Press 1973

Gause, G.F.: The struggle for existence. Baltimore: Williams and Wilkins 1934. New York: Hafner 1964 and 1969

Gebelein, H., Heite, H.J.: Statistische Urteilsbildung. Berlin-Göttingen-Heidelberg: Springer 1951

Geigy: Scientific tables. S. Diem, K

Gelbaum, B.R., March, J.G.: Mathematics for the social and behavioral sciences. Probability, calculus and statistics. Philadelphia-London: Saunders

General Electric Company: Tables of the individual and cumulative terms of Poisson distribution. New York: Van Nostrand 1962

Gentry, R.D.: Introduction to Calculus for the Biological and Health Sciences. Reading, Mass.: Addison-Wesley 1978.

George, F.H.: The brain as a computer. Oxford-London-Edinburgh-New York: Pergamon Press 1961

Gnedenko, B.V., Khinchin, A.Y.: An elementary introduction to the theory of probability. San Francisco-London: Freeman 1961

Goel, N.S., Maitra, S.C., Montroll, E.W.: On the Volterra and other nonlinear models of interacting species. New York-London: Academic Press 1971

Goel, N.S., Richter-Dyn, N.: Stochastic models in biology. New York-San Francisco-London: Academic Press 1974

Goldberg, S.: Probability, an introduction. Englewood Cliffs: Prentice-Hall 1960

Goldin, A., Venditti, J.M., Mantel, N., Kline, I., Gang, M.: Evaluation of combination chemotherapy with three drugs. Cancer Research **28**, 950—960 (1968)

Good, I.J.: A power law and a logarithmic law in athletics. Amer. Statistician 1971, 54

Goodman, L.A.: The analysis of population growth when the birth and death rates depend upon several factors. Biometrics **25**, 659—681 (1969)

Goodwin, B.C.: Temporal organization in cells. A dynamic theory of cellular control processes. London-New York: Academic Press 1963

Gowen, J.W.: Humoral and cellular elements in natural and acquired resistance to typhoid. Amer. J. Human Genet, **4**, 285—302 (1952)

Gowen, J.W.: Effects of X-rays of different wave lengths on viruses. In: Statistics and mathematics in biology. Kempthorne, O., Bancroft, T.A., Gowen, J.W., Lush, J.L. (Eds.). Reprint of 1954 edition, Chap. 39, pp. 495—510. New York-London: Hafner 1964

Gradštejn, I.S., Ryžik, I.M.: Table of integrals, series and products. London-New York: Academic Press 1965

Grande, F., Taylor, H.L.: Adaptive changes in the heart, vessels, and patterns of control under chronically high loads. In: Handbook of physiology. Field, J. (Ed.). Section 2, Vol. 3, pp. 2615—2677. Washington, D.C.: Amer. Physiol. Soc. 1965

Gray, Sir James: Animal locomotion. New York: Norton 1968

Griffith, J.S.: Mathematical neurobiology. An introduction to the mathematics of the nervous system. London and New York: Academic Press 1971

Gröbner, W., Hofreiter, N.: Integraltafel. Two parts, 4th edition. Wien-New York: Springer 1965 and 1966

Grodins, F.S.: Control theory and biological systems. New York-London: Columbia University Press 1963

Grossman, S.I., Turner, J.E.: Mathematics for the biological sciences. New York: Macmillan. London: Collier Macmillan 1974

Guelfi, Initiation mathèmatique à la physique mèdicale et à la biologie. 2nd edition. Paris: Masson 1966

Hadeler, K.P.: Mathematik für Biologen. Berlin-Heidelberg-New York: Springer 1974

Haken, H.: Synergetics. Berlin-Heidelberg-New York: Springer, 1977
Halberg, F., Carandente, F., Cornelissen, G., Katinas, G.S.: Glossary of chronobiology. Internat. Soc. Chronobiology, University of Arkansas, Little Rock, U.S.A. 1977
Halberg, F.: Chronobiology. Ann. Rev. Physiol. **31**, 675—725 (1969)
Halberg, F., Engeli, M., Hamburger, C., Hillman, D.: Spectral resolution of low-frequency, smallamplitude rhythms in excreted ketosteroid; probable androgen-induced circaseptan desynchronization. Acta Endocr. (Kbh.) Suppl. **103**, 54 pp. (1965)
Halberg, F., Reinberg, A.: Rythmes circadiens et rythmes de basses fréquences en physiologie humaine. J. Physiol. (Paris) **59**, 117—200 (1967)
Halberg, F., Tong, Y.L., Johnson, E.A.: Circadian system phase—an aspect of temporal morphology; procedures and illustrative examples. Proc. International Congress of Anatomists. In: The cellular aspects of biorhythms. Symposium on Rhythmic Research, pp. 20—48. Berlin-Heidelberg-New York: Springer 1967
Hamilton, W.F.: Falling drop method: Density determination of biologic fluids. In: Medical physics. Glasser, O. (Ed.), pp. 427—429. Chicago: Year Book 1947
Hammond, K.R., Householder, J.E.: Introduction to the statistical method. Foundations and use in the behavioral sciences. Reprint. New York: Knopf 1963
Harvey, G.R., Steinhauer, W.G., Teal, J.M.: Polychlorobiphenyls in North Atlantic ocean water. Science **180**, 643—644 (1973)
Hays, W.L.: Statistics for psychologists. New York-Chicago-San Francisco-Toronto-London: Holt, Rinehart, and Winston 1963
Heinz, E.: Probleme bei der Diffusion kleiner Substanzmengen innerhalb des menschlichen Körpers. Biochem. Z. **319**, 482—492 (1949)
Hennig, A.: Fehlerbetrachtungen zur Volumenbestimmung aus der Integration ebener Schnitte. In: Quantitative methods in morphology. Weibel, E.R., Elias, H. (Eds.), pp. 99—129. Berlin-Heidelberg-New York: Springer 1967
Hodges, J.L., Lehmann, E.L.: Basic concepts of probability and statistics. San Francisco: Holden-Day 1964
Hodgkin, A.L., Huxley, A.F.: A quantitative description of membrance current and its application to conduction and excitation in nerve. J. Physiol. **117**, 500—544 (1952)
Holm, L.G., Weldon, L.W., Blackburn, R.D.: Aquatic weeds. Science **166**, 699—709 (1969)
Hoyle, G.: Neuromuscular mechanism of a locust skeletal muscle. Proc. Roy. Soc. London, B, **143**, 343—367 (1955)
Huff, D.: Wie lügt man mit Statistik. Zürich: Sanssouci Verlag 1956
Hughes, G.M.: Locomotion: Terrestrial. In: The Physiology of Insecta. Rockstein, M. (Ed.). Vol. 2, Chap. 4, pp. 227—254. London-New York: Academic Press 1965
Huntley, H.E.: The divine proportion. A study in mathematical beauty. New York: Dover 1970
Huxley, J.S.: Problems of relative growth. London: Methuen 1932
Inman, D.L., Brush, B.M.: The coastal challenge. Science **181**, 20—32 (1973)
Inman, R.E., Ingersoll, R.B., Levy, E.A.: Soil. A natural sink for carbon monoxide. Science **172**, 1229—1231 (1971)
Iosifescu, M., Tăutu, P.: Stochastic processes and applications in biology and medicine. Vol. I (theory), Vol. II (models). Biomathematics Vol. 3 and 4. Berlin-Heidelberg-New York: Springer 1973
Jacquard, A.: The genetic structure of populations. Berlin-Heidelberg-New York: Springer 1974
Jacquez, J.A.: Compartmental analysis in biology and medicine. Kinetics of distribution of tracer-labeled materials. Amsterdam-London-New York: Elsevier 1972
Jardine, N., Sibson, R.: Mathematical taxonomy. London-New York: Wiley 1971
Jarman, M.: Examples of quantitative zoology. London: Edward Arnold 1970
Jenks, G.F., Brown, D.A.: Three-dimensional map construction. Science **154**, 857—864 (1966)
Jerison, H.J.: Brain evolution: New light on old principles. Science **170**, 1224—1225 (1970).
Johnson, F.H., Eyring, H., Polissar, M.J.: The kinematic basis of molecular biology. London-New York-Sydney: Wiley & Sons 1954
Kamke, E.: Differentialgleichungen. Lösungsmethoden und Lösungen. Vol. 1, 3rd edition. New York: Chelsea 1948
Karlin, S.: Sex and infinity. A mathematical analysis of the advantages and disadvantages of genetic recombination. In: The mathematical theory of the dynamics of biological populations. M.S. Bartlett and R. W. Hiorns (Eds.), pp. 155—194. London and New York: Academic Press 1973
Kemeny, J.G., Snell, J.L.: Mathematical models in the social sciences. Boston: Ginn 1962
Kempthorne, O.: An intoduction to genetic statistics. London-New York-Sydney: Wiley & Sons 1957
Kendall, M.G., Stuart, A.: The advanced theory of statistics. Vol. 3. London: Griffin 1966
Kerlinger, F.N.: Foundations of behavioral research. Educational and psychological inquiry. New York-Chicago-San Francisco-Toronto-London: Holt, Rinehart, and Winston 1964
Keyfitz, N.: Introduction to the mathematics of population. Reading-Menlo Park-London-Don Mills: Addison-Wesley 1968

Khazanie, R.G.: An indication of the asymptotic nature of the Mendelian Markov process. J. Appl. Prob. **5**, 350—356 (1968)

Kimura, M.: Diffusion models in population genetics. J. appl. Prob. **1**, 177—232 (1964)

Kimura, M.: Stochastic processes in population genetics, with special reference to distribution of gene frequencies and probability of gene fixation. In: Mathematical topics in population genetics. Ken-ichi Kojima (Ed.). Biomathematics, Vol. 1, pp. 178—209. Berlin-Heidelberg-New York: Springer 1970

Kimura, H., Ohta, T.: Theoretical aspects of population genetics, Princeton, N.J.: Princeton University Press 1971

King, K., Jr., Hare, P.E.: Amino acid composition of planktonic Foraminifera: A paleobiochemical approach to evolution. Science **175**, 1461—1463 (1972)

Kingman, J.F.C.: Markov population processes. J. Appl. Prob. **6**, 1—18 (1969)

Kleerekoper, H.: Orientation through chemo-reception in fishes. In: Animal orientation and navigation, NASA-Symposium at Wallops Station, Va. S. R. Galler *et al.* (Eds.), pp. 459—468. U.S. Government Printing Office, Washington, D.C. 1972

Klotter, K.: General properties of oscillating systems. Cold Spr. Harb. Symp. quant. Biol. **25**, 185—187 (1960)

Kostitzin, V.A.: Mathematical biology. London: Harrap 1939

Kramer, H.H.: Recombination in selfed chromosome interchange heterozygotes. In: Statistics and mathematics in biology. Kempthorne, O., Bancroft, T.A., Gowen, J.W., Lush, J.L. (Eds.). Chap. 40, pp. 511—522. Reprinted. New York-London: Hafner 1964

Kummer, B.: Biomechanik des Säugetierskelets. In: Handbuch der Zoologie, Vol. 8, part 6, pp. 1—80. Berlin: De Gruyter 1959

Lampert, F., Bahr, G.F., Rabson, A.S.: Herpes simplex virus: Dry mass. Science **166**, 1163—1164 (1969)

Lang, H.J.: Über das Lichtrückenverhalten des Guppy (*Lebistes reticulatus*) in farbigen und farblosen Lichtern. Z. vergl. Physiol. **56**, 296—340 (1967)

Latham, J.L.: Elementary reaction kinetics. London: Butterworths 1964

Laue, R.: Elemente der Graphentheorie und ihre Anwendung in den biologischen Wissenschaften. Leipzig: Akademische Verlagsgesellschaft Geest & Portig 1970

Lee, R.E., Jr.: The size of suspended particulate matter in air. Science **178**, 567—575 (1972)

Lefort, G.: Mathématiques pour les sciences biologiques et agronomiques. Vol. 1 (text) and Vol. 2 (exercises). Paris: Colin 1967

Leigh, E.G., Jr., Lewontin, R.C., Pavlidis, T.: Some mathematical problems in biology. Providence: Amer. Math. Soc. 1968

Leigh, E.G., Jr.: Adaptation and diversity. San Francisco: Freeman, Cooper 1971

Leslie, P.H.: On the use of matrices in certain population mathematics. Biometrika **33**, 183—212 (1945)

Leslie, P.H.: Some further notes on the use of matrices in population mathematics. Biometrika **35**, 213—245 (1948)

Leslie, P.H.: An analysis of the data for some experiments carried out by Gause with populations of the protozoa, *Paramecium Aurelia* and *Paramecium caudatum*. Biometrika **44**, 314—327 (1957)

Leslie, P.H.: The properties of a certain lag type of population growth and the influence of an external random factor on a number of such populations. Physiol. Zool. 32, 151—159 (1959)

Leslie, P.H.: Gower, J.C.: The properties of a stochastic model for the predator-prey type of interaction between two species. Biometrika **47**, 219—234 (1960)

Levene, H., Pavlovsky, O., Dobzhansky, T.: Interaction of the adaptive values in polymorphic experimental populations of *Drosophila pseudoobscura*. Evolution **8**, 335—349 (1954)

Levens, A.S.: Nomography. 2nd edition. London-New York-Sydney: Wiley & Sons 1959

Levens, A.S.: Graphics. With an introduction to conceptual design. 1st ed. 1962, 2nd enlarged ed. 1968. London-New York-Sydney: Wiley & Sons 1962 and 1968

Levens, A.S.: Graphical methods in research. London-New York-Sydney: Wiley & Sons 1965

Levin, B.R.: A model for selection in systems of species competition. In: Concepts and models of biomathematics. Simulation techniques and methods. Heinmets, F. (Ed.), pp. 237—275. New York: Dekker 1969

Levins, R.: Evolution in changing environments. Some theoretical explorations. Princeton: Princeton University Press 1968

Lewis, E.G.: On the generation and growth of a population. Sankhya **6**, 93—96 (1942)

Lewis, E.R.: Network models in population biology. Biomathematics, Vol. 7. Berlin-Heidelberg-New York: Springer 1977

Li, C.C.: First course in population genetics. Pacific Grove, California: Boxwood Press 1976

Li, C.C.: Human genetics. Principles and methods. New York-San Francisco-Toronto-London: McGraw-Hill 1961

Lillestøl, J.: Another approach to some Markov chain models in population genetics. J. Appl. Prob. **5**, 9—20 (1968)

Liss, A., Maniloff, J.: Isolation of mycoplasmatales viruses and characterization of MVL 1, MVL 52, and MVG 51. Science **173**, 725—727 (1971)
Lopez, A.: Problems in stable population theory. Princeton: Office of Population Research 1961
Lotka, A.J.: Elements of mathematical biology. Unabridged republication of: Elements of physical biology. New York: Dover 1956
Luce, R.D.: Individual choice behavior. A theoretical analysis. London-New York-Sydney: Wiley & Sons 1959
Luce, R.D., Galanter, E.: Discrimination. In: Handbook of mathematical psychology. Luce, R.D., Bush, R.R., Galanter, E. (Eds.). Chap. 4, Vol. 1. London-New York-Sydney: Wiley & Sons 1963a
Luce, R.D., Galanter, E.: Psychophysical scaling. In: Handbook of mathematical psychology. Luce, R.D., Bush, R.R., Galanter, E. (Eds.). Chap. 5, Vol. 1. London-New York-Sydney: Wiley & Sons 1963b
MacArthur, R.H.: Geographical Ecology. Patterns in the distribution of species. New York-Evanston-London: Harper & Row 1972
MacArthur, R.H., Connell, J.H.: The biology of populations. London-New York-Sydney: Wiley & Sons 1966
McBrien, V.O.: Introductory analysis. New York: Appleton-Century-Crofts 1961
McDonald, D.A.: Blood flow in arteries. London: Arnold 1960
McNaughton, S.J.: Photosynthetic system II: Racial differentiation in *Typha latifolia*. Science **156**, 1363 (1967)
Magar, M.E.: Data analysis in biochemistry and biophysics. New York and London: Academic Press 1972
Matis, J.H., Hartley, H.O.: Stochastic compartmental analysis: Model and least squares estimation from time series data. Biometrics **27**, 77—102 (1971)
Meredith, W.M.: Basic mathematical and statistical tables for psychology and education. New York-San Francisco-Toronto-London: McGraw-Hill 1967
Metzler, C.M.: Usefullness of the two-compartment open model in pharmacokinetics. J. Amer. Statist. Assoc. **66**, 49—54 (1971)
Miescher, K.: Zur Frage der Alternsforschung. Experientia (Basel) **11**, special reprint with additions, 1—40 (1955)
Milhorn, H.T.: The application of control theory to physiological systems. Philadelphia-London: Saunders 1966
Mills, D.R., Kramer, F.R., Spiegelman, S.: Complete nucleotide sequence of a replicating RNA molecule. Science **180**, 916—927 (1973)
Mitchell, H.C., Thaemert, J.C.: Three dimensions in fine structure. Science **148**, 1480—1482 (1965)
Mitchell, R.L., Anderson, I.C.: Catalase photoinactivation. Science **150**, 74 (1965)
Montroll, E.W.: Some statistical aspects of the theory of interacting species. In: Some mathematical questions in biology III. J.D. Cowan (Ed.), pp. 99—143. Providence, R.I.: American Mathematical Society 1972
Moran, P.A.P.: The statistical processes of evolutionary theory. Oxford: Clarendon Press 1962
Morowitz, H.J.: Entropy for biologists. An introduction to thermodynamics. London-New York: Academic Press 1970
Morscher, E.: Development and clinical significance of the anteversion of the femoral neck. Wiederherstellungschir. u. Traum. (Reconstr. Surg. Traumat.) **9**, 107—125 (1967)
Mosimann, J.E.: Elementary probability for the biological sciences. New York: Appleton-Century-Crofts 1968
Mosteller, F., Rourke, R.E.K., Thomas, G.B.: Probability with statistical applications. Reading-Menlo Park-London-Don Mills: Addison-Wesley 1961
Nahikian, H.M.: A modern algebra for biologists. Chicago-London: University of Chicago Press 1964
National Bureau of Standards. Table of natural logarithms. Vols. 1—4. Federal Works Agency. Work Projects Administration for the City of New York 1941
National Bureau of Standards. Tables of probability functions. Vol. 2. Federal Works Agency. Work Projects Administration for the City of New York 1942
National Bureau of Standards. Tables of the exponential function e^x. 2nd edition. Washington, D.C.: U.S. Government Printing Office 1947
National Bureau of Standards. Tables of the binomial probability distribution. Washington, D.C.: U.S. Government Printing Office 1950
National Bureau of Standards. Tables of 10^x (Antilogarithms to the base 10). Washington, D.C.: U.S. Government Printing Office 1953
Neel, J.V., Schull, W.J.: Human heredity. 3rd impression. Chicago-London: University of Chicago Press 1958
Nelson, E.: Gesetzmäßigkeiten der Gestaltwandlung im Blütenreich. Ihre Bedeutung für das Problem der Evolution. Chernex-Montreux: E. Nelson 1954
Nicolis, G., Prigogine, I.: Self-Organization in nonequilibrium systems. New York-London: Wiley 1977

Nöbauer, W., Timischl, W.: Mathematische Modelle in der Biologie. Braunschweig-Wiesbaden: Vieweg 1979.
Northrop, J.H., Kunitz, M., Herriot, R.M.: Crystalline enzymes. 2nd edition. New York: Cambridge University Press 1948
Olinick, M.: An Introduction to Mathematical Models in the Social and Life Sciences. Reading, Mass: Addison-Wesley 1978.
Ostrander, C.C.: A mathematical study of the genus Pentremites. In: Numerical taxonomy. A.J. Cole (Ed.), pp. 165—180. London and New York: Academic Press 1969
Patrick, W.H., Jr., Gotoh, S., Williams, B.G.: Strengite dissolution in flooded soils and sediments. Science **179**, 564—565 (1973)
Patten, B.C.: Systems ecology: A course sequence in mathematical ecology. BioScience **16**, 593—598 (1966)
Pauwels, F.: Gesammelte Abhandlungen zur funktionellen Anatomie des Bewegungsapparates. Berlin-Heidelberg-New York: Springer 1965
Pavlidis, T.: Biological oscillators: Their mathematical analysis. New York-London: Academic Press 1973
Pearce, C.: A new deterministic model for the interaction between predator and prey. Biometrics **26**, 387—392 (1970)
Pearson, E. S., Hartley, H.O. (Eds.): Biometrika tables for statisticians, Vol. 1, 3rd edition. Cambridge: University Press 1966
Peirce, B.O.: A short table of integrals. 3rd edition. Boston: Ginn 1929
Pennycuick, C.J.: The machanics of bird migration. Ibis **111**, 525—556 (1969)
Peskar, B., Spector, S.: Serotonin. Radioimmunoassay. Science **179**, 1340—1341 (1973)
Peters, R.M.: The mechanical basis of respiration. An approach to respiratory pathophysiology. Boston: Little, Brown 1969
Pielou, E.C.: An introduction to mathematical ecology. London-New York-Sydney: Wiley & Sons 1969
Pittendrigh, C.S., Bruce, V.G.: An oscillator model for viological clocks. In: Rhythmic and synthetic processes in growth. Rudnick, D. (Ed.), pp. 75—109. Princeton: Princeton University Press 1957
Platt, D.R.: Natural history of the hognose snakes *Heterodon platyrhinos* and *Heterodon nasicus*. University of Kansas Publications, Museum of Natural History **18**, No. 4, 253—420 (1969)
Platt, R.B.: Griffiths, J.F.: Environmental measurements and interpretation. New York-Amsterdam-London: Reinhold 1964
Pollard, J.H.: On the use of the direct matrix product in analysing certain stochastic population models. Biometrika **53**, 397—415 (1966)
Pollard, J.H.: Mathematical models for the growth of human populations. Cambridge: University Press 1973
Radinsky, L.: Relative brain size: A new measure. Science **155**, 836—837 (1967).
Rains, D.W.: Light-enhanced potassium absorption by corn leaf tissue. Science **156**, 1382—1383 (1967)
Randall, J.E.: Elements of biophysics. Chicago: Year Book 1958
Randall, J.E.: Elements of biophysics, 2nd edition. Chicago: Year Book 1962
Rashevsky, N.: Mathematical biophysics. Physico-mathematical foundations of biology. Vols. I and II, 3rd edition. New York: Dover 1960
Rashevsky, N.: Mathematical principles in biology and their applications. Springfield: Thomas 1961
Rashevsky, N.: Some medical aspects of mathematical biology. Springfield: Thomas 1964
Reinke, W.A.: Taylor, C.E., Immerwahr, G.E.: Nomograms for simplified demographic calculations. Public Health Reports **84**, No. 5, 431—444 (1969)
Ricci, B.: Physiological basis of human performance. Philadelphia: Lea and Febiger 1967
Riedwyl, H.: Graphische Gestaltung von Zahlenmaterial. Bern und Stuttgart: Haupt 1975
Riggs, D.S.: Control theory and physiological feedback mechanisms. Baltimore: Williams and Wilkins 1970
Riggs, D.S.: The mathematical approach to physiological problems. A critical primer. Baltimore: Williams and Wilkins 1963. Paperback edition, Cambridge-London: M.I.T. Press 1970
Roach, S.A.: The theory of random clumping. London: Methuen 1968
Robertson, A.: A theory of limits in artificial selection with many linked loci. In: Mathematical topics in population genetics. Ken-ichi Kojima (Ed.). Biomathematics, Vol. 1, pp. 246—288. Berlin-Heidelberg-New York: Springer 1970
Roederer, J.G.: Introduction to physics and psychophysics of music. Heidelberg Science Library, Vol. 16. 2. Auflage. New York-Heidelberg-Berlin: Springer 1975
Romig, H.G.: 50—100 binomial tables. London- New York-Sydney: Wiley & Sons 1953
Rosen, R.: Optimality principles in biology. London: Butterworths 1967
Rosenfeld, A.: Picture processing by computer. London-New York: Academic Press 1969
Rouvray, D.H.: The search for useful topological indices in chemistry. Amer. Scientist **61**, 729—735 (1973)
Rubinow, S.I.: Mathematical problems in the biological sciences. Philadelphia: Soc. Indust. Appl. Math. 1973
Rubinow, S.I.: Introduction to mathematical biology. New York-London: Wiley & Sons 1975
Ruch, T.C., Patton, H.D.: Physiology and biophysics. Philadelphia-London: Saunders 1965
Schaffer, H.E., Mettler, L.E.: Teaching models in population genetics. BioScience **20**, 1304—1310 (1970)

Schanz, F.: Wachstumsansprüche der Cladophoracee *Rhizoclonium hieroglyphicum* Kütz. in Reinkultur. Ph. D. dissertation, Univ. Zürich 1974

Schaub, H.: Über die Grossforaminiferen im Untereocaen von Campo (Ober-Aragonien). Eclogae Geol. Helv. **59**, 355—378 (1966)

Schips, M.: Mathematik und Biologie. Leipzig-Berlin: Teubner 1922

Schmid, C.F.: Handbook of graphic presentation. New York: Ronald Press 1954

Schmidt-Nielsen, K.: How animals work. Cambridge: at the University Press 1972

Schmidt-Nielsen, K.: Locomotion. Energy cost of swimming flying, and running. Science **177**, 222—228 (1972a)

Schüepp, O.: Meristeme. Wachstum und Formbildung in den Teilungsgeweben höherer Pflanzen. Basel-Stuttgart: Birkhäuser 1966

Schuler, R., Kreuzer, F.: Properties and performance of membrance-covered rapid polarographic oxygen catheder electrodes for continuous oxygen recording *in vivo*. In: Progress in respiration research. Herzog, H. (Ed.). Vol, 3, pp. 64—78. Basel-New York: Karger 1969

Seal, H.L.: Multivariate statistical analysis for biologists. London-New York-Sydney: Wiley & Sons 1964

Searle, S.R.: Matrix algebra for the biological sciences (including applications in statistics). London-New York-Sydney: Wiley & Sons 1966

Setlow, R.B., Pollard, E.C.: Molecular biophysics. Reading-MenloPark-London-Don Mills: Addison-Wesley 1962

Severinghaus, J.W., Stupfel, M.: Respiratory physiologic studies during hypothermia. From: The physiology of induced hypothermia, pp. 52—57. Proceedings of a Symposium 1955. Dripps, R.D. (Ed.). Washington, D.C.: Publication No. 451 of the National Academy of Sciences 1956

Simon, W.: Mathematical techniques for physiology and medicine. New York-London: Academic Press 1972

Simpson, G.G., Roe, A., Lewontin, R.C.: Quantitative zoology. Revised edition. New York-Burlingame: Harcourt, Brace 1960

Singh, I.J., Gunberg, D.L.: Quantitative histology of changes with age in rat bone cortex. J. Morphology **133**, 241—252 (1971)

Skellam, J.G.: Seasonal periodicity in theoretical population ecology. Proc. Fifth Berkeley Symposium on mathematical statistics and probability, Vol. 4, pp. 179—205. Berkeley-Los Angeles: University of California Press 1967

Slijper, E.J.: Riesen und Zwerge im Tierreich. Hamburg-Berlin: Parey 1967

Slobodkin, L. B.: Growth and regulation of animal populations. New York-Chicago-San Francisco-Toronto-London: Holt, Rinehart and Winston 1961

Smith, C.A.B.: Biomathematics, the principles of mathematics for students of biological and general science. Vol. 1: Algebra, geometry, calculus. Vol. 2: Numerical methods, matrices, probability, statistics. 4th edition. London: Griffin 1966 and 1969

Smith, J.M.: Models in ecology. London-New York: Cambridge Univ. Press 1974

Smith, J.M.: Mathematical ideas in biology. London-New York: Cambridge University Press 1968

Sollberger, A.: Biological rhythm research. Amsterdam-London-New York: Elsevier 1965

Solomon, A.K.: Compartmental methods of kinetic analysis. In: Mineral metabolism. Comar, C.L., Bronner, F. (Eds.). Vol. 1, part A, Chap. 5. London-New York: Academic Press 1960

Sparrow, A. H., Underbrink, A.G., Rossi, H.H.: Mutations induced in *Tradescantia* by small doses of *X*-rays and neutrons: Analysis of dose-response curves. Science **176**, 916—918 (1972)

Speth, J.D., Davis, D.D.: Seasonal variability in early hominid predation. Science **192**, 441—445 (1976)

Steinhaus, H.: Mathematical snapshots. Revised edition. New York: Oxford University Press 1960

Stevens, B.: Chemical kinetics. For general students of chemistry. London: Chapman & Hall 1965

Stevens, S.S.: Mathematics, measurement, and psychophysics. In: Handbook of experimental psychology. S.S. Stevens (Ed.). New York: Wiley & Sons, 1—49 (1951)

Stevens, B.: Neural events and the psychophysical lay. Science **170**, 1043—1050 (1970)

Stibitz, G.R.: Mathematics in medicine and the life sciences. Chicago: Year Book 1966

Strehler, B.L.: Time, cells, and aging. 2nd printing. London-New York: Academic Press 1963

Stuhlman, O.: An introduction to biophysics. London-New York-Sydney: Wiley & Sons 1943

Stumpff, K.: Grundlagen und Methoden der Periodenforschung. Berlin: Springer 1937

Sunderman, F.W., Boener, F.: Normal values in clinical medicine. Philadelphia-London: Saunders 1949

Sved, J. A., Mayo, O.: The evolution of dominance. In: Mathematical topics in population genetics. Ken-ichi Kojima (Ed.). Biomathematics, Vol. 1, 289—316. Berlin-Heidelberg-New York: Springer 1970

Swanson, D.A.: Magma supply rate at Kilauea volcano, 1952—1971. Science **175**, 169—170 (1972)

Swerdloff, R.S., Pozefsky, T., Tobin, J.D., Andres, R.: Influence of age on the intravenous tolbutamide response test. Diabetes **16**, 161—170 (1967)

Sykes, Z.M.: On discrete stable population theory. Biometrics **25**, 285—293 (1969)

Tarski, A.: Introduction to logic and to the methodology of deductive sciences. 3rd edition. New York: Oxford University Press 1965

Taunton-Rigby, A., Sher, S.E., Kelley, P.R.: Lysergic acid diethylamide: Radioimmunoassay. Science **181**, 165—166 (1973)
Taylor, T.R., Aitchison, J., McGirr, E.M.: Doctors as decision-makers: A computerassisted study of diagnosis as a cognitive skill. Brit. Med. J., 35—40 (1971, July issue)
Teissier, G.: Relative growth. In: The physiology of crustacea. Waterman, T.H. (Ed.). Vol. 1, Chap. 16. London-New York: Academic Press 1960
Tenney, S.M., Remmers, J.E.: Comparative quantitative morphology of the mammalian lung: diffusion area. Nature (London) **197**, 54—56 (1963)
Thews, G.: Nomogramme zum Säure-Basen-Status des Blutes und zum Atemgastransport. Berlin-Heidelberg-New York: Springer 1971
Thompson, d'Arcy W.: On growth and form. First edition. Cambridge: At the University Press 1917
Thompson, d'Arcy W.: On growth and form. Abridged edition. Cambridge: University Press 1961
Thornley, J.H.M.: Mathematical models in plant physiology. London-New York-San Francisco: Academic Press 1976
Thrall, R.M., Mortimer, J.A., Rebman, K.R., Baum, R.F. (Eds.): Some mathematical models in biology. Revised Edition. Report No. 40241-R-7 prepared at the University of Michigan 1967
Timoféeff-Ressovsky, N.W., Zimmer, K.G.: Das Trefferprinzip in der Biologie. Leipzig: Hirzel 1947
Tóth, L.F.: What the bees know and what they do not know. Bull. Amer. math. Soc. **70**, 468—481 (1964)
Tucker, V.A., Schmidt-Koenig, K.: Flight speeds of birds in relation to energetics and wind directions. The Auk **88**, 97—107 (1971)
Turner, J.R.G.: Changes in mean fitness under natural selection. In: Mathematical topics in population genetics. Ken-ichi Kojima (Ed.). Biomathematics, Vol. **1**, 32—78. Berlin-Heidelberg-New York: Springer 1970
Tyson, J.J.: The Belousov-Zhabotinskii reaction. Lecture Notes in Biomathematics, Vol. 10. Berlin-Heidelberg-New York: Springer 1976
Volterra, V.: Lecons sur la théorie mathématique de la lutte pour la vie. Paris: Gauthier-Villars 1931
von Bertalanffy, L.: Theoretische Biologie. Vol. 2: Stoffwechsel, Wachstum. 2nd edition. Bern: Francke 1951
von Bertalanffy, L., Beier, W., Laue, R.: Biophysik des Fliessgleichgewichts. Braunschweig: Vieweg 1977
von Frisch, K.: Tanzsprache und Orientierung der Bienen. Berlin-Heidelberg-New York: Springer 1965
Wagner, G.: Ergänzung zu Variationsstatistik. Mitt. Ver. Schweiz. Naturwissenschaftslehrer **2**, 5—6 (1957)
Waltman, P.: Deterministic thershold models in the theory of epidemics. Lecture Notes in Biomathematics 1. Berlin-Heidelberg-New York: Springer 1974
Waterman, T.H.: The analysis of spacial orientation. Ergebn. Biol. **26**, 98—117 (1963)
Waterman, T.H.: Morowitz, H.J. (Ed.): Theoretical and mathematical biology. New York-Toronto-London: Blaisdell 1965
Watt, K.E.F.: Ecology and resource management. A quantitative approach. New York-San Francisco-Toronto-London: McGraw-Hill 1968
Weibel, E.R.: Morphometry of the human lung. Berlin-Göttingen-Heidelberg: Springer 1963
Weibel, E.R., Elias, H.: Introduction to stereologic principles. In: Quantitative methods in morphology. Weibel, E.R., Elas, H. (Eds.), pp. 89—98. Berlin-Heidelberg-New York: Springer 1967
Welch, L.F., Adams, W.E., Carmon, J.L.: Yield response surfaces, isoquants, and economic fertilizer optima for coastal Bermuda grass. Agron. J. **55**, 63—67 (1963)
Went, F.W.: The size of man. Amer. Scientist **56**, 400—413 (1968)
Wever, R.: Virtual synchronization towards the limits of the range of entrainment. J. theor. Biol. **36**, 119—132 (1972)
Weyl, H.: Symmetry. Princeton: Princeton University Press 1952
Wilbur, H.M., Collins, J.P.: Ecological aspects of amphibian metamorphosis. Science **182**, 1305—1314 (1973)
Wilbur, K.M., Owen, G.: Growth. In: Physiology of Mollusca. Wilbur, K.M., Yonge, C.M. (Eds.). Vol. 1, Chap. 7. London-New York: Academic Press 1964
Williams, M., Lissner, H.R.: Biomechanics of human motion. Philadelphia-London: Saunders 1962
Williamson, M.: The analysis of biological populations. London: Arnold 1972
Wilson, R.: Tax the integrated pollution exposure. Science **178**, 182—183 (1972)
Winfree, A.T.: Spiral waves in chemical activity. Science **175**, 634—635 (1972)
Woodwell, G.M.: Radioactivity and fallout: The model pollution. BioSience **19**, 884—887 (1969)
Worobjow, N.N.: Die Fibonaccischen Zahlen. Berlin: Deutscher Verlag der Wissenschaften 1954
Worthing, A.G., Geffner, J.: Treatment of experimental data. 8th printing. London-New York-Sydney: Wiley & Sons. London: Chapman & Hall 1959
Wright, S.: The interpretation of multivariate systems. Chap. 2. In: Statistics and mathematics in biology. Kempthorne, O., Bancroft, T.A., Gowen, J.W., Lush, J.L. (Eds.). Reprinted. New York-London: Hafner 1964

Wright, S.: Evolution and the genetics of populations. Vol. 1: Genetic and biometric foundations. Vol. 2: The theory of gene frequencies. Chicago-London: University of Chicago Press 1968 and 1969

Autoren- und Sachverzeichnis

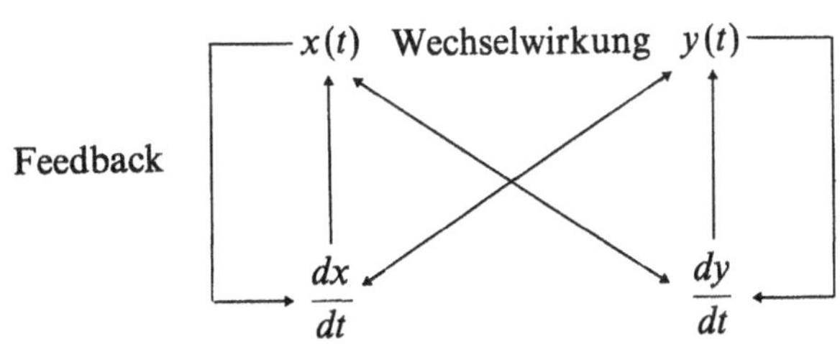

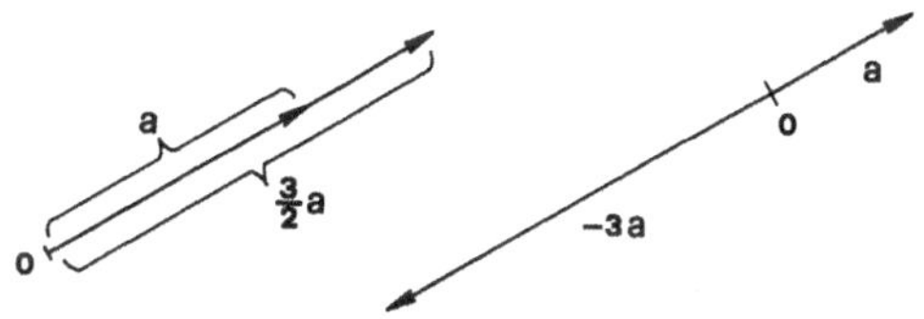

GPSR Compliance

The European Union's (EU) General Product Safety Regulation (GPSR) is a set of rules that requires consumer products to be safe and our obligations to ensure this.

If you have any concerns about our products, you can contact us on ProductSafety@springernature.com

In case Publisher is established outside the EU, the EU authorized representative is:

Springer Nature Customer Service Center GmbH
Europaplatz 3
69115 Heidelberg, Germany

Batch number: 10704763

Printed by Printforce, the Netherlands